中国抗癌协会推荐

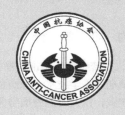

精准肿瘤学

主编 詹启敏 钦伦秀

科学出版社

北 京

内 容 简 介

本书共分6个部分、46章,系统整合了精准肿瘤学研究成果与临床实践,全面介绍了精准肿瘤学总论、精准肿瘤学技术、肿瘤精准预防及诊断、肿瘤精准治疗、肿瘤精准治疗的临床实践,以及精准肿瘤学研究,本书内容丰富、科学、实用,与临床研究成果紧密结合,使肿瘤诊治过程更加精准。

本书可供肿瘤专业及相关专业临床医师、医学研究人员及医疗管理人员参考使用。

图书在版编目(CIP)数据

精准肿瘤学 / 詹启敏,钦伦秀主编 . —北京:科学出版社,2022.10
ISBN 978-7-03-073049-7

Ⅰ.①精… Ⅱ.①詹…②钦… Ⅲ.①肿瘤学 Ⅳ.①R73

中国版本图书馆CIP数据核字(2022)第161344号

责任编辑:郝文娜 / 责任校对:张 娟
责任印制:李 彤 / 封面设计:吴朝洪

科 学 出 版 社 出版
北京东黄城根北街 16 号
邮政编码:100717
http://www.sciencep.com

北京建宏印刷有限公司 印刷
科学出版社发行 各地新华书店经销

*

2022 年 10 月第 一 版 开本:889×1194 1/16
2023 年 3 月第二次印刷 印张:24 1/2
字数: 751 000
定价:218.00 元
(如有印装质量问题,我社负责调换)

参编者名单

主　编　詹启敏　钦伦秀

副主编　沈　琳　郝继辉　徐　骁　韩宝惠　刘　强

参编者（按姓氏汉语拼音排序）

白士浩　上海交通大学系统生物医学研究院

常瑾嘉　复旦大学附属肿瘤医院

陈　可　上海交通大学系统生物医学研究院

陈策实　中国科学院昆明动物研究所

陈锦飞　南京大学医学院附属泰康仙林鼓楼医院

陈志翔　复旦大学附属肿瘤医院肿瘤研究所

陈忠杰　天津医科大学肿瘤医院

程书文　南京大学医学院附属泰康仙林鼓楼医院

丁乃清　南京大学医学院附属鼓楼医院

高　静　中国医学科学院肿瘤医院深圳医院

关　明　复旦大学附属华山医院

郭伟剑　复旦大学附属肿瘤医院

还　林　复旦大学附属肿瘤医院肿瘤研究所

韩宝惠　上海交通大学附属胸科医院

韩泽广　上海交通大学系统生物医学研究院

郝继辉　天津医科大学肿瘤医院

何祥火　复旦大学附属肿瘤医院肿瘤研究所

胡　欣　复旦大学附属肿瘤医院肿瘤研究所

黄若凡　复旦大学附属华山医院

姜　曼　青岛大学附属医院

李　超　复旦大学附属华山医院

李　薇　中国科学院昆明动物研究所

李丹丹　中山大学肿瘤防治中心

刘　杰　复旦大学附属华山医院

刘　强　大连医科大学肿瘤中心

陆　录　复旦大学附属华山医院

罗　宸　复旦大学附属华山医院

罗振恺　中国医学科学院肿瘤医院

彭　智　北京大学肿瘤医院

钱海利　中国医学科学院肿瘤医院

钦伦秀　复旦大学附属华山医院

尚雪莹　上海交通大学系统生物医学研究院

沈　琳　北京大学肿瘤医院

沈晓勇　浙江大学医学院附属第一医院

孙豪庭　复旦大学附属华山医院

孙孟红　复旦大学附属肿瘤医院

汪　洋　复旦大学附属华山医院

王　娜　上海交通大学系统生物医学研究院

王超群　复旦大学附属华山医院

王朝霞　南京医科大学第二附属医院

王辰辰　复旦大学附属肿瘤医院

王海涛　天津医科大学第二医院

王静远　中国医学科学院肿瘤医院深圳医院

王久红　中山大学肿瘤防治中心

王文婕　上海立迪生物技术股份有限公司

王秀超　天津医科大学肿瘤医院

王雅坤　中国医学科学院肿瘤医院深圳医院

王郁杨　青岛大学附属医院

王振宁　中国医科大学附属第一医院

魏　嘉　南京大学医学院附属鼓楼医院

闻丹忆　上海立迪生物技术股份有限公司

吴劲松　复旦大学附属华山医院

肖志强　中南大学湘雅医院

徐　骁　杭州市第一人民医院

徐天蔚　南京医科大学第二附属医院

许蜜蝶　复旦大学附属肿瘤医院

许明炎　深圳海普洛斯生物科技有限公司

杨济萌　复旦大学附属华山医院

杨璐宇　复旦大学附属华山医院

殷保兵　复旦大学附属华山医院

俞　亮　中国医学科学院肿瘤医院

袁　颖　南京大学医学院附属泰康仙林鼓楼医院

袁家佳　北京大学肿瘤医院

詹启敏　北京大学医学部

张　莉　新疆医科大学第一附属医院

张传涛　青岛大学附属医院

张海增　中国医学科学院肿瘤医院

张巨波　复旦大学附属华山医院

张清媛　哈尔滨医科大学附属肿瘤医院

张庆华　上海华盈生物医药科技有限公司

张士哲　复旦大学附属华山医院

张晓春　青岛大学附属医院

章　程　中国医学科学院肿瘤医院深圳医院

赵　曙　哈尔滨医科大学附属肿瘤医院

赵天锁　天津医科大学肿瘤医院

赵一鸣　上海交通大学附属胸科医院

郑　敏　中国科学院昆明动物研究所

朱　迎　复旦大学附属华山医院

朱文伟　复旦大学附属华山医院

邹建玲　复旦大学附属肿瘤医院

编写秘书　殷保兵　杨济萌

前　言

　　对健康和长寿的期望既是人类作为智慧物种和社会文明主导者的本能追求，也是社会管理者维持和推动社会发展的责任所在。

　　人类健康水平是在与疾病斗争经验积累的过程中不断发展的，这些经验的积累和流传逐渐形成了医学。医学的发展经历了传统经验医学、近代医学启蒙、现代医学广泛传播和当代医学高速发展4个阶段。当代医学发展的特征是多交叉学科前沿技术推动生命医学研究和实践进入暴发式发展阶段。当前，分子水平的生命科学研究推动疾病诊疗从宏观的经验治疗时代进入以分子诊疗为代表的精准医学时代。

　　精准医学是在诊疗中充分考虑疾病本身的转归规律，在纳入患者的遗传背景、生活习惯及环境因素的基础上，从个体角度和分子角度提出对疾病进行诊断和干预的策略。精准医学是生物学、物理学、信息学等多种前沿学科交叉融合的产物，是医学发展的前沿方向。精准医学的发展极大地提高了疾病的诊断效率和治疗效果。

　　2016年中共中央、国务院印发《"健康中国2030"规划纲要》，提出推进健康中国建设。2016年科学技术部将"精准医学研究"列为重点专项计划，并进行精准医学战略化产业布局。2021年部署"十四五"规划，进一步推进大健康理念，生物制药、精准医学等大健康产业及其附加产值进一步大幅提高。精准医学的发展布局成为我国健康事业发展的重大机遇。

　　肿瘤是全球发病率与死亡率最高的疾病，且随着社会老龄化而逐年攀升，严重威胁人类健康。分子医学的发展和肿瘤诊疗的迫切需求极大地推动了肿瘤领域精准医学的进展和临床实践。自"人类基因组图谱"计划完成以来，全球范围内的肿瘤研究机构与组织相继完成如癌症基因组图谱式的大规模临床肿瘤测序计划，为肿瘤领域的精准医学发展积累了海量的组学大数据。伴随信息技术的发展，以及计算机算法和算力的快速提升，医学信息解读和生物信息学解读方式取得了巨大的进展，使研究人员能够将肿瘤疾病的宏观临床表型与分子机制相关联，并将研究成果应用于肿瘤诊疗的临床实践，从而产生精准医学的分支学科，即精准肿瘤学。精准肿瘤学的研究成果极大地推动了临床肿瘤精准诊断，以及治疗理念和方式的变革。精准肿瘤学领域已然形成了一套贯穿从基础肿瘤研究到临床肿瘤防治的完整知识体系。

　　编著《精准肿瘤学》一书，旨在体系化地总结精准医学概念下精准肿瘤学分支学科的知识体系，整合国内外精准肿瘤学研究及临床实践的重要成果与进展，构建关于精准肿瘤学的体系化知识框架。本书不仅可为肿瘤学研究人员和临床工作者提供系统、全面的关于精准肿瘤学的参考，还填补了精准肿瘤学学习与研究过程中体系化教材需求的空缺。本书系统化地整合了精准肿瘤学研究成果与临床实践，为精准肿瘤学实施提供理论和技术支持，便于精准肿瘤学知识体系科学地传播和迭代。

　　本书共6个部分，46章，系统性地介绍了精准肿瘤学总论、精准肿瘤学技术、肿瘤精准预防及诊断、肿瘤精准治疗、肿瘤精准治疗的临床实践，以及精准肿瘤学研究。本书可帮助从事肿瘤学研究和临床实践的医务人员构建体系化精准肿瘤学概念、了解学科发展趋势，以及开拓研究和工作的思路，具有较高的借鉴价值和指导意义。

　　本书引用了各界专家与作者的论著及相关研究成果，在此向他们表示衷心的感谢！

　　书中如有疏漏、谬误或值得商榷的论述，恳请读者批评指正。

中国工程院院士

詹启敏

2021年12月30日

目　录

肿瘤精准预防及诊断篇

肿瘤精准治疗篇

精准肿瘤学研究篇

总 论 篇

第 1 章　精准肿瘤学总论

一、精准医学

精准医学整合了医学和生物学的最新研究成果，利用信息学、物理学、化学、管理学等现代科技手段，科学认识人体生理和疾病的本质，并针对患者的个体特征提出有效、安全、系统优化人类疾病防治和保健的原理和实践方法，以经济、有效、安全的方式实现个体医疗服务的最佳获益。精准医学是不断进化的医疗模式和保健理念。

针对个体的精准医学主要包括以下内容。①注重个性化的治疗策略：有研究者将精准医学定义为"充分考虑具有相似临床表现的患者个体之间在遗传、生物标志物、表型或社会心理特征等方面的差异而采取的具有明确生物靶点指向性的治疗措施"。②关注诊疗决策过程的数据处理和利用：有研究者将精准医学描述为一个整合了临床和其他数据的决策模型，根据疾病易感性及表现出的共同生理、病理基础，从而将患者分层，为采取更精确的治疗方案提供可能。精准医学定义的重点是基于个体生物学特征的患者分层，从而用更适合的方式治疗疾病，这超越了经典的依据"体征和症状"而施行治疗方案的模式。

二、精准肿瘤学

在众多疾病研究与转化领域，肿瘤学研究领域的精准医学发展处于领先地位。全球肿瘤总发病率高，是全球人口疾病死亡的主要原因，严重威胁人类健康，社会人口老龄化的进展使这一威胁更加严峻。因此，克服肿瘤疾病是人类健康事业的一项重大任务。在过去的十几年产生的海量肿瘤基因组学及其他组学数据逐渐描绘出肿瘤的分子缺陷特征，使针对这些分子缺陷设计治疗方案成为可能，从而使精准肿瘤学得到了迅速发展。另外，分子靶向药物研发技术的发展也使得各国肿瘤研究团队和机构大规模开展精准医学研究有了实践方向和转化出口。

精准肿瘤学本质上是一种数据驱动的肿瘤基础研究和诊疗方法，通过肿瘤诊疗模式的进步，改善肿瘤患者的预后。精准肿瘤学的关键在于寻找肿瘤疾病机制的可操作特征。例如：①针对具有癌基因成瘾特征的肿瘤采用抑制癌基因靶点的治疗策略；②针对具有 DNA 修复 / 重组缺陷特征的肿瘤可使用免疫检查点抑制剂或合成致死原则的治疗策略。

三、精准肿瘤学的分子生物学基础

20 世纪 80 年代肿瘤学研究得到了快速发展，产生了丰富而复杂的知识体系。研究表明癌症是一种涉及基因组动态变化的疾病。但研究人员发现，从单基因异常到几个基因突变或异常的简单叠加，都难以解释人类肿瘤发生、发展的个体差异及复杂的临床表现。

肿瘤样本基因突变的检测技术是识别细胞发生恶性转化过程中遗传事件的一个里程碑，这意味着肿瘤发生和发展的遗传学证据逐渐得以揭示。遗传检测技术的发展使在包括体液在内的非肿瘤组织中检测肿瘤相关突变成为可能，也使得早期单个体细胞致癌突变的系列研究取得进展，如

Ras 突变和 p53 肿瘤抑制基因热点突变。由于技术发展的阶段性，从发现并确定这类致癌突变到深入理解其突变特征对于肿瘤发生与进展的重要性，经历了很长的研究阶段。后来发现，对肿瘤发生与进展具有驱动作用的主要基因变异因子中有一类被称为激酶的活性分子，抑制其活性，能够降低肿瘤细胞的恶性行为，甚至杀死肿瘤细胞。对肿瘤分子驱动机制的深入认识是将基于机制的抗肿瘤治疗方法引入临床实践的先决条件。

以基因组测序为代表的高通量检测技术的进步促进了人们对肿瘤异常分子特征的认识，从而产生了主要肿瘤类型的大规模分子图谱。这种高通量大样本队列分析，以及大量基于数据分析结果的研究，极大改变了我们对肿瘤生物学的理解：肿瘤的发生通常被认为是由个体细胞中持续获得的遗传和表观遗传变异的自然选择驱动的。自然选择的结果集中表现为肿瘤细胞的共同表型特征，包括持续增殖、迁移、侵袭和（或）抗凋亡等。组织微环境提供适应性筛选压力影响肿瘤细胞的进化路径，进而产生具有遗传异质性的细胞亚群。肿瘤细胞群的异质性并不局限于基因组层面，分化分层、转录信号和蛋白质组学景观的动态变化也参与了肿瘤的表型异质性。肿瘤细胞并不是孤立地存在，而是与邻近的肿瘤亚克隆细胞、基质细胞、微环境因子相互作用，最终导致肿瘤表型的整体进化。

在肿瘤发生与进展过程中的遗传变异事件首先成为基于肿瘤分子异常设计治疗策略的干预靶点。针对这些靶点的蛋白产物在肿瘤细胞中发挥功能的位置，设计了基于化学小分子或单克隆抗体抑制致癌驱动靶点活性的治疗方法，这种治疗方法通常称为靶向治疗。研究人员根据多年的靶向药物应用经验，认识到遗传异质性和相关信号通路的可塑性在决定患者个体治疗反应中的核心作用。一个明显的例子是针对 BRAF 突变的靶向治疗。40% 以上的黑色素瘤中存在 BRAF 突变。尽管通过突变特异性 BRAF 靶向抑制剂治疗 BRAF 突变肿瘤已经在临床上取得了巨大的成功，但后期研究发现 RAS/RAF/MEK/ERK 信号轴中关键分子之间的复杂反馈和串扰明显影响靶向药物的治疗疗效。基于对 BRAF 和 RAS 信号通路调控关系的理论认识，进一步优化临床治疗方案，发现联合抑制 BRAF 和 MEK 的活性产生的疗效优于单药治疗。肿瘤发生和进展的分子生物学基础是精准肿瘤学实践发展的基石。

除了基因序列变异，分化程序异常、表观遗传学改变和局部微环境在驱动肿瘤发病机制中的作用也越来越多地被研究者所认识。针对肿瘤的生物学程序异常也逐渐发展出特异性的治疗策略和药物，如利用全反式维 A 酸恢复急性早幼粒细胞白血病和神经母细胞瘤正常分化程序的治疗方法，利用组蛋白去乙酰化酶（HDAC）抑制剂来重编程肿瘤细胞表观遗传学标记并恢复基因正常表达程序的治疗方法，以及干扰肿瘤与微环境交互作用的药物血管生成抑制剂和免疫治疗药物等也相继面世。

四、技术进步引导精准肿瘤学的变革

精准肿瘤学的快速发展起步于人类基因组计划这一重大科学成就，如果没有人类基因组测序的成果，便无从谈起精准肿瘤学。人类基因组计划由多国合作，历时十余年，人类基因组草图于 2001 年发表，人类基因组完成图于 2003 年完成。人类基因组计划完成不到 3 年，肿瘤基因组图谱（the Cancer Genome Atlas，TCGA）项目正式启动，以描绘肿瘤相关基因组变化及相关组学变化的系统图谱。TCGA 系统性地注释了大量人类肿瘤样本及其匹配正常组织的高通量分子数据，以确定可能在致癌表型中发挥作用的基因组学和相关组学变化。TCGA 计划为肿瘤的起源和病因研究开拓了一条新的宽广道路。该项目通过对人类肿瘤基因组和转录组的大规模测序已经确定了近 200 个"共识"驱动基因（其中 15% 主要是通过肿瘤基因组的 DNA 测序确定的），另外还提出了近 300 个推定的驱动基因，这些基因的生物学功能和作用途径也在逐步得到阐释。这些研究成果及在此理论指导下某些肿瘤亚型靶向治疗成功的事实，奠定了精准肿瘤学的科学基础，催生了肿瘤诊断分类的新标准，将基于循证医学的肿瘤分类转向为基于分子分型的分类标准，使患者得到更加精准、有效的治疗。

继肿瘤基因组图谱计划之后，各国研究机构和组织相继完成了转录组学、蛋白质组学、代谢组学等多组学技术支持的肿瘤图谱项目，产生了海量的肿瘤组学数据，这无疑会使我们对肿瘤生物学的认识越来越清晰。但是，我们也应该看到，尽管生命科学技术的进步推动了这些数据获取的速度和广度，但在识别特异的生命组学变异，以及将它们以调控网络的形式联系起来以理解这些分子异常是如何影响人类肿瘤行为方面，我们的能力仍然非常有限。并且，将这些特异性的分子异常转化为实践中的靶向治疗策略仍然任重道远。当前，主要基于肿瘤突变谱的治疗决策策略也有很大的局限性，故研究人员正在将目光投向高维多参数的研究方法，如联合全基因组、转录组、蛋白质组和代谢物的多组学分析正在不断产生新的肿瘤诊疗线索。这样新的肿瘤学研究范式推动了由肿瘤独特分子特征驱动的肿瘤诊断和治疗新策略。

五、精准肿瘤学推动肿瘤诊治理念的变化

肿瘤学的研究目标是通过识别产生肿瘤生物学行为的分子机制，并将其应用于肿瘤的预防、诊断和治疗。在传统的肿瘤治疗中，肿瘤的诊断和治疗一直是建立在肿瘤的起源部位及进一步的组织学亚型（如腺癌与鳞状细胞癌）分类这一基础之上的。由于技术发展的局限性，早期检测和诊断方法仅能检测到共识的有限数量的临床分子标记，这些临床分子标记也仅能确定简单的肿瘤相关模式，对后续治疗方案选择的指导作用有限。近年来高通量检测技术的发展能够针对基因（基因组学）、基因转录本（转录组学）、蛋白质（蛋白质组学）、代谢物（代谢组学）和 DNA 化学修饰（表观组学）等不同维度的分子改变进行大规模组学分析，不但发现了更多的肿瘤相关分子标志物，还使这些标志物能够在临床诊断中进行高效、及时和经济地检测，从而指导肿瘤的临床诊断和治疗。

常见肿瘤与罕见肿瘤的基因组突变分析后，发现多数常见肿瘤，如肺癌、结肠癌和乳腺癌，在基因组维度的变化是多样性的，研究者发现了多种不同的肿瘤驱动因子，如 ALK、EGFR、RET、ROS1、MET、BRAF、NTRK、KRAS、STK11、KEAP1/NRF2、NF1、MAP2K1、FGFR2、HRAS、NRAS 和 ERBB2。而且，常见肿瘤的治疗反应也存在相当大的异质性。而罕见或极罕见的恶性肿瘤几乎普遍以特定的分子异常为特征，如费城染色体阳性 [t（9；22）]、BCR-ABL 融合相关的慢性粒细胞白血病、BRAF V600E 突变相关的毛细胞白血病等。此外，这些罕见的恶性肿瘤与特定的统一治疗方案的疗效存在高度关联性，如毛细胞白血病对 BRAF 抑制剂 Vemurafenib 的应答率为 96%。这提示我们，如果根据肿瘤的分子异常特征将肿瘤划分为不同的分子亚型，我们有可能针对这些分子异常特征施以相同的治疗策略并产生类似的疗效。常见肿瘤的基因变异的异质性决定了它们不能对相同的治疗方法产生一致的疗效。因此，在这些肿瘤中，必须了解肿瘤发生的分子基础，才能有针对性的研发相应的治疗策略，这也是当前精准肿瘤学临床实践中正在蓬勃发展的领域。

大多数转移性肿瘤具有复杂的分子变异谱，并且随着肿瘤治疗和（或）免疫进化、分子变异持续演化和积累，常对单靶点的靶向治疗策略产生次级耐药，病情难以得到控制。为了克服肿瘤进展过程中因继发性基因变异积累而导致的对单靶点治疗缺乏反应性或继发耐药的问题，通过针对续贯分子变异实施个性化的联合治疗方案是解决这一问题的途径之一。治疗策略与肿瘤异常分子谱的匹配程度与肿瘤治疗疗效密切相关。

六、精准肿瘤学的目标和面临的挑战

精准肿瘤学的发展是不断积累和迭代的过程。随着深入解析生物学和肿瘤学的理论规律，以及生命科学技术的快速发展，精准肿瘤学的学科方向和内涵也在快速革新。当前，精准肿瘤学既面临肿瘤复杂分子调控网络解析方面的挑战，又面临肿瘤预防、检测、治疗方案开发和优化等方面的任务。继续深入分子肿瘤学研究，积极结合医学、生物学、信息学等多学科的新成果，开展交叉合作，是不断深化精准肿瘤学实践，进而造福肿瘤患者的必然趋势。

（钱海利　詹启敏）

参 考 文 献

Agusti A, Bel E, Thomas M, et al, 2016. Treatable traits: toward precision medicine of chronic airway diseases. Eur Respir J, 47(2): 410-419.

Forbes SA, Beare D, Boutselakis H, et al, 2017. COSMIC: somatic cancer genetics at high-resolution. Nucleic Acids Res, 45(D1): D777-D783.

Hofree M, Carter H, Kreisberg JF, et al, 2016. Challenges in identifying cancer genes by analysis of exome sequencing data. Nat Commun, 7: 12096.

Johnson DB, Pollack MH, Sosman JA, 2016. Emerging targeted therapies for melanoma. Expert Opin Emerg Drugs, 21(2): 195-207.

Johnson TM, 2017. perspective on precision medicine in oncology. Pharmacotherapy, 37(9): 988-989.

Jones PA, Issa JPJ, Baylin S, 2016. Targeting the cancer epigenome for therapy. Nat Rev Genet, 17(10): 630-641.

McGranahan N, Swanton C, 2017. Clonal heterogeneity and tumor evolution: past, present, and the future. Cell, 168(4): 613-628.

McGrath S, Ghersi D, 2016. Building towards precision medicine: empowering medical professionals for the next revolution. BMC Med Genomics, 9: 23.

Saad ED, Paoletti X, Burzykowski T, et al, 2017. Precision medicine needs randomized clinical trials. Nat Rev Clin Oncol, 14(5): 317-323.

Sicklick JK, Kato S, Okamura R, et al, 2019. Molecular profiling of cancer patients enables personalized combination therapy: the I-PREDICT study. Nat Med, 25(5): 744-750.

Tao JJ, Schram AM, Hyman DM, 2018. Basket studies: redefining clinical trials in the era of genome-driven oncology. Annu Rev Med. 69: 319-331.

Turski ML, Vidwans SJ, Janku F, et al, 2016. Genomically driven tumors and actionability across histologies: BRAF-mutant cancers as a paradigm. Mol Cancer Ther, 15(4): 533-547.

Walter W, Pfarr N, Meggendorfer M, et al, 2020. Next-generation diagnostics for precision oncology: Preanalytical considerations, technical challenges, and available technologies. Semin Cancer Biol, S1044-579X(20)30220-0.

West HJ, 2017. Novel precision medicine trial designs: umbrellas and baskets. JAMA Oncol, 3(3): 423.

Yates LR, Knappskog S, Wedge D, et al, 2017. Genomic Evolution of Breast Cancer Metastasis and Relapse. Cancer Cell, 32(2): 169-184. e7.

21 世纪以来，由于分子与细胞生物学，特别是相关组学研究的进步，包括肿瘤在内的疾病诊断与治疗进入全新时代，基于临床病理特征联合基因突变或表达特征，进行精确诊断、判断预后及规划治疗方案，即所谓的"精准医学"。精准医学是一全新的医学模式变革，由基于临床表现的"经验医学"及基于队列人群数据的"循证医学"模式发展为基于个体特征的"精准医学"模式，是"个体化医学"模式的升级。精准医学可改变以群体为对象的传统医学中"一刀切"的模式，降低误诊、误治和过度治疗的发生率，进一步提高疗效。而肿瘤是多基因疾病，无疑是精准医学的最佳对象。

2016 年美国对精准医学投入巨大（2.15 亿美元），使精准医学从口号变为现实，并构建了巨大的新基因组数据库。美国国立癌症研究所（National Cancer Institute，NCI）建立信息平台，整合肿瘤遗传学信息及其在治疗中的潜在意义，并宣布启动基因组数据共享（genomic data commons，GDC），且将其作为"登月计划"（moon shot initiative）的一部分。2016 年我国优先启动了"精准医学研究"重点专项，以我国重大疾病为切入点，重点研究方向：①精准防控技术及模式（针对高发区前瞻性人群及易感人群等，探索符合国情的个体化预防模式）；②分子标志物的发现和应用（通过多种组学技术，发现用于肿瘤的早期预警，筛查和诊断，指导治疗敏感性、预后和转归的分子标志物）；③分子影像学和病理学的精准诊断（包括分子影像学、多模态图像融合、无创和微创精准诊断技术）；④临床精准治疗技术（结合临床分子分型、临床病理学信息、组学和影像学分析，制订精准治疗方案，发展靶向、免疫和细胞治疗等精准治疗新技术）。

第一节 精准肿瘤学的内涵与应用

狭义上的精准肿瘤学旨在基于组学数据（如基因组、蛋白质组、代谢组学）及组织病理学视角分析肿瘤类型、分级及分期，以及患者对某种特定治疗药物的可能反应，定制相应的个体化干预治疗策略。此外，基于可视化影像学、细胞学、病理学特征及分子谱评估的精准外科也是精准肿瘤学的重要组成部分。

一、肿瘤易感性检测与预防性干预

对于具有明显遗传易感性的人群，特异性遗传标志物的检测确认其罹患肿瘤的风险较高，进行预防性干预是降低患癌症风险最有效的策略。例如，为携带 *BRCA 1/2* 突变的患者实施双侧预防性乳房切除术和卵巢切除术，因为携带 *BRCA 1/2* 突变的患者患乳腺癌的概率约为 87%，而患卵巢癌的概率为 40% ~ 60%。预防性外科干预可降低相应癌症的发生率，还有助于缓解心理负担，提高生存质量。除了预防性外科干预，疫苗、化学预防或基因修饰可能是更理想选择。

另外，预防性干预还可预测肿瘤术后转移复发的风险。目前，已建立了多种恶性实体瘤的转移基因标签，用于预测肿瘤复发和辅助治疗获益，从而降低复发风险。笔者所在的研究团队过去一直致力肝癌术后转移复发风险预测研究，创建并优化了 2 个肝癌转移复发分子预测模型，有助于临床预测和识别术后转移复发的高危患者人群，并及早进行个体化干预。

二、精准诊断

肿瘤的精准诊断包括早期诊断、分子分期 /

亚型、疗效预测与监控、转移复发监控及预后判定等多个内容，是精准肿瘤学的核心部分，所有都离不开生物标志物。

发现肿瘤早期诊断标志物、提高早期诊断准确性是精准肿瘤学的重要组成部分。以肝癌为例，由于 AFP 用于肝癌早期诊断的准确性及特异性存在质疑，人们一直在努力发现诊断肝癌的新标志物。近年来通过组学等手段，已筛选鉴定多种新型早期诊断标志物，最接近临床应用的有 GPC3、GP73（GOLPH2/GLOM1）、MDK、Dkk-1 和 miRNA（Cmi）等。GPC3 检测试剂盒获得 SFDA 颁发的三类医疗器械注册证，但其他指标尚有待进一步验证。其他常见实体瘤，如胆道、胰腺、胃肠和肺肿瘤的早期诊断标志物，虽然在多组学研究、液体活检等方面有不少探索，也有新的发现，但没有实质性突破。

识别肿瘤的临床相关特征是精准肿瘤学的关键。分子分型是精准诊疗的核心。肺癌和乳腺癌等研究较多，并用于指导分子靶向治疗的选择。肝癌近些年也取得诸多进展，笔者所在研究团队与美国 NCI 合作，基于 EpCAM 和 AFP 表达水平，将肝细胞癌（hepatocellular carcinoma，HCC）分为 4 个亚型，其发生机制和预后明显不同。还有基于 miRNA 表达标签鉴定出 *CTNNB1* 突变、*IFN-* 相关基因和 IGF/Akt 通路等不同分子特征的 HCC 分型体系。还有研究发现 miR-26a 低表达的 HCC 患者预后差，但更可能从干扰素辅助治疗中获益，从而将 HCC 分子分型与个体化治疗对接。

近年来肝内胆管癌（intrahepatic cholangiocarcinoma，ICC）的分子分型备受关注，有报道基于基因组变异和相关基因表达谱，将 ICC 分为 6 个亚型，其分子标签明显差异。基于多组学技术的 iCCA 分子分型指导临床决策成为可能。我们发现约 10% 的 ICC 存在 *IDH 1/2* 突变，且 *IDH 1/2* 突变型与 *TP53/KRAS* 突变型的 ICC 在临床病理特征、转移特性和临床预后方面明显不同，前者预后较好，且更可能从代谢干预中获益。

三、精准治疗

精准治疗是肿瘤精准医学的出口和目标所在，既包括基于分子分型的个体化方案的定制、分子靶向治疗，以及治疗反应及耐药的预测与监控，也包括精准外科与物理治疗等。

自从第一个分子靶向药物利妥昔单抗用于治疗 CD20⁺B 细胞淋巴瘤，分子靶向治疗用于治疗实体瘤已走过 20 年，新问世的靶向药物始终保持着稳定的数目增长趋势，其中一个里程碑事件是证实血管生成抑制剂可有效治疗多种晚期和转移性癌症。近十年 HCC 分子靶向治疗取得了明显的进展，2007 年索拉非尼和 2018 年仑伐替尼先后被批准成为进展期 HCC 的一线治疗药物；瑞戈非尼、卡博替尼和雷莫卢单抗的出现提供了新的希望，可成为二线治疗药物。虽然多项研究证实 HCC 分子靶向治疗可延长患者的生存时间，但这类以抗血管生成为主要作用的药物存在疗效有限、长疗程用药和获得性耐药产生、抑制肿瘤生长的同时又促侵袭转移，以及无特异性分子标志等缺点。今后应重点关注的方向：①寻找分子标志物，以筛选获益人群，并监测其疗效和耐药发生；②研究原发性 / 获得性耐药机制，寻找干预措施；③探索与免疫治疗等的联合应用，进一步增加疗效；④研究其对 HCC 生物学（包括免疫微环境）可能的负面影响。

靶向免疫检查点（如 PD-1/PD-L1 通路）的策略成为另一热点，在晚期黑色素瘤、肾和肺癌的临床试验中表现出理想的疗效。研究显示 PD-1 抗体治疗肺癌疗效优于化疗，纳武利尤单抗(nivolumab)具有可与索拉非尼竞争的一线治疗实力，2017 年 9 月 22 日美国 FDA 批准用于接受过索拉非尼治疗后的 HCC 的二线治疗；2020 年 3 月艾瑞卡®获批上市，是首个在中国获批肝癌适应证的免疫检查点抑制剂，开启免疫治疗的新时代。如何有效筛选获益人群仍为一道难关。免疫治疗生物学的机制与实体肿瘤治疗中所出现的"疾病超进展状态"的机制及其防御仍需进一步研究。

"联合"是解决问题的途径之一，包括传统疗法（手术、局部消融、介入、放疗、化疗等）与分子靶向 / 免疫疗法的联合；不同靶向药物的联合应用；以及分子靶向治疗与免疫治疗的联合。联合用药是一线治疗的方向，也是近 2 年的研究热点。对于肝癌来说，最备受关注的联合方案是阿特珠单抗和贝伐珠单抗联合一线治疗晚期 HCC（IMbrave150），虽然 OS 尚未达到，但无进展生存期（progression free survival，PFS）为 6.8 个月，ORR 为 27%，已被批准成为 HCC 的一线治疗方案。另一个有希望的组合是 pembrolizumab + 仑伐替尼一线治疗无法切除的 HCC，即"可乐组合"（Ⅰb 期试验 KEYNOTE 524），mOS 达 22 个月，

ORR 为 46%，DCR 为 88%。较高的 ORR 为不可手术的患者提供了更多的机会进行可切除手术，或有希望成为肝癌患者的新辅助治疗方案。此外，分子靶向治疗联合阿司匹林或干扰素等非特异性免疫调节剂，以及巨噬细胞抑制剂等也值得探索。我们发现联合 CSF1/CSF1-R 抑制剂可通过对肿瘤微环境炎症免疫失衡环境的再平衡，增强 PD-L1 抗体疗效。

预测及监控治疗反应与耐药是精准肿瘤学的另一核心问题。预测标志物用于评估患者从某种治疗获益的可能性，对临床治疗决策有重大影响。典型案例是 HER2 基因扩增的乳腺癌患者可从曲妥珠单抗（赫赛汀）治疗中获益。此外，编码 EGFR 激酶结构域的基因突变的肺癌患者对厄洛替尼或吉非替尼治疗敏感；相反，KRAS 基因突变则提示对这些抑制剂耐药。miR-26a 表达水平用于干扰素辅助治疗反应的预测与患者个体化选择，也是疗效预测在 HCC 中应用。

对于肿瘤外科，以兼顾疗效、手术安全性和微小创伤等多方面最优化为特征的"精准外科"也已出现。除了术前或术中通过可视化影像学、细胞学及病理学等手段评估肿瘤播散及侵犯范围，还有一些新技术的开发与应用，如射频光谱镜、光学相干断层扫描（OCT）及切缘分子分析（如基于分子谱分析的 iKnife 和 MasSpec Pen 系统）。上述多种组合的应用为评估肿瘤扩散范围提供了理想手段。

第二节　精准肿瘤学中的新型技术支撑

一、基因组与多组学检测

基因组特征更多地被用于指导肿瘤，特别是进展期肿瘤患者的临床治疗决策。检测技术从选择一组基因的热点外显子测序到全基因组测序等多种策略描述了癌肿基因组特征，因此检测内容已从早期单核苷酸变异（single nucleotide variation，SNV），扩展到插入缺失、异位及拷贝数改变等。已有许多商业或研究机构的检测平台可进行基因组异常批量检测（panel testing），但要开展这些诊断需要完备的分子诊断与生物信息学证据作为支撑。目前应用最多的是批量检测 100～500 个癌相关基因。批量检测的优点包括需要 DNA 量较少、可支持某些新发现，以及其覆盖面和测序深度足以检测亚克隆变异。全外显子测序（WES）[也称"外显子组学"（exome）] 比全基因组测序（WGS）便宜，特别适用于那些批量检测无合适选择的患者，以及罕见肿瘤或常规检测基因不常变化的肿瘤。

由于肿瘤基因组呈现动态进展及明显异质性等特征，因此需要重复取样。基因组匹配性研究设计应该配有"进展性穿刺活检"（progression biopsiy）。这对研究获得性耐药机制、寻找克服途径至关重要。

尽管基因组学是目前精准肿瘤学的主要工具，但仅有部分患者具有明确的基因组异常，且仅部分患者对基因型匹配疗法有效。因此，探索多种组学，如转录组和蛋白质组与基因组的联合检测以期获得更多信息就变得尤为重要。在转录组方面，近年更多地应用 RNA-Seq，已被用于识别基因组水平可能漏掉的异常，如融合和重排，还可明确基因组异常是否在 RNA 水平有所反应。与蛋白质组相关的较新的技术包括逆向蛋白诊疗、质谱及循环免疫荧光等，具有较好的前景。

二、液体活检

虽然外科/组织活检（surgical biopsy，SB）仍是肿瘤诊断和治疗选择的"金标准"，但其存在许多不足：①肿瘤组织获得困难，增加了假阴性结果风险；②无法获得肿瘤时空异质性的相关信息；③无法获得肿瘤进展和治疗过程中遗传图谱动态演变（如治疗耐受亚克隆的出现）等信息；④由于组织储存等物流和技术问题影响检测结果准确性；⑤活检过程增加了相关不良反应的风险；⑥花费高。

1974 年 Sorrells 首次提出"液体活检"（liquid biopsy）的概念。1997 年卢煜明发现妊娠女性血浆中存在游离的胎儿 DNA；2010 年液体活检正式进入临床应用。近些年肿瘤液体活检的进展迅速，成为肿瘤研究领域的热点。液体活检克服了组织活检的缺点，具有创伤小、取样简单安全、可连续多次取样，以及便于实时动态监测、监控等优点。液体活检的对象包括所有体液（如血液、尿、唾液、消化道液体等），其中血液的液体活检进展迅速。液体活检主要包括循环肿瘤细胞（circulating tumor cell，CTC）检测、循环游离 DNA（circulating free，DNA，cfDNA）检测和（胞）外体（exosome，又称外泌体）检测三大领域。近年来随着检测技术的不断进步，液体活检的敏感度和特异度明显提高，也进一步推动了其临床应用与生物学意义的研究。目前液体活检已被用于肿瘤的早期诊断（包括早期筛查，转移复发风险的预测）；预后判断（计数/量、细胞与遗传学表型、动态变化）；疗效与耐药的动态监控，以及抗转移治疗靶标的开发等领域。并在肿瘤转移的动态监控、抗转移新策略研发方面发挥重要作用。

液体活检还存在许多挑战。①血浆核酸成分及其来源：ctDNA 可来源于正在死亡的肿瘤细胞。而 CTC 或细胞外囊泡等其他液体活检组分可来自活细胞。但健康人血浆核酸组分的来源及其在衰老等生理过程中的变化如何？如何准确检测才能根据血浆中可追溯组分确定其组织来源？②肿瘤异质性：液体活检样本能否准确反映肿瘤异质性及其亚克隆或所有转移病灶？能否区分预后差与预后好的肿瘤？是否有助于了解癌生物学特征、临床进程和预后？能否比现有筛查手段更高的敏感度和特异度，以及通过筛查更早、更可靠地发现早期肿瘤？某些癌肿（如肺癌）无法通过液体活检进行诊断和亚型分型，只能通过组织学检测进行诊断和亚型分型。③组织的克隆起源与进化：液体活检能否识别组织的克隆来源？能否提供克隆进化的组织起源信息？是否能够预测这些克隆良、恶性转化？④检测技术的稳定性和精确性尚需提高：由于液体活检检测目标均微量，需要检测技术的敏感度和特异度足够高。富集技术可提高敏感度，但是否会影响特异度？并且目前检测技术缺少标准化，大多数检测技术缺乏精心设计的临床多中心验证和应用，无法作为临床常规使

用。⑤尚未建立理想的联合检测策略：目前液体活检组分包括 cfDNA、mRNA、microRNA、细胞外囊泡、蛋白、代谢物或其他组分等，联合检测可进一步提高准确性，但如何联合尚无定论。

三、功能性检测

常用的功能性检测技术主要包括患者来源肿瘤异种移植模型（patient-derived xenograft，PDX）、迷你人源肿瘤异种移植模型（mini-patient-derived xenograft，MiniPDX）和类器官（organoid）。其他功能性检测技术尚有肿瘤细胞程序性重编程（conditional reprogramming，CR）等。这些技术为临床前药物研发和肿瘤精准治疗提供重要支撑。PDX 最大限度地保留其供体肿瘤的组织学和遗传学特征，并可稳定传代，可用于预测临床预后、临床前药物评估、生物标志物识别、肿瘤异质性对治疗反应的影响、肿瘤进展过程中和治疗压力下动态进化模式，以及耐药机制等。此外，CTC 来源的移植瘤模型（circulating tumor cell-derived xenograft，CDX）可作为无法获取肿瘤组织时的替代技术。类器官是一种体外三维（3D）培养技术，将组织样本离散成细胞并种植到半固体细胞外基质中，在富含生长因子的培养基中进行扩增培养。可在体外模拟监测癌细胞在体内的生物学特性，可与高通量技术用于关键信号通路识别和肿瘤特异性分子药靶的筛选。MiniPDX 相当于体内版的类器官，即将新鲜的肿瘤组织细胞经特殊方法制备后，放入 MiniPDX 胶囊内，植入小鼠体内，经系统性给药后，取出胶囊，进行细胞活性检测。MiniPDX 具有准确性高、检测周期短、检测费用低、适用于多种临床样本等优点，还适用于药物研发筛选和临床药敏检测。

第三节　精准肿瘤学的挑战

一、肿瘤细胞的异质性与动态进化

不同肿瘤及个体之间的异质性是提出精准肿瘤学的主要原因，精准肿瘤学所面临的首要挑战正是原发瘤内及与其转移灶的遗传异质性。在肿瘤进展过程中，癌细胞具有明显的可塑性，可出现表型和特征的动态变化。正是癌细胞的可塑性及其随着时间推移获得更多新遗传突变的能力成为精准肿瘤

治疗的最大挑战之一。这也是目前肿瘤精准主要手段——分子靶向治疗出现"原发性耐药"和"获得性耐药"的主要原因。另一个问题是，对于一个肿瘤，我们需要覆盖多少靶点才能发挥作用。

二、对肿瘤生物学特性知之甚少

肿瘤是一类存在多种遗传异常的复杂疾病。肿瘤基因组应在精准医学中占据首要地位。识别

驱动肿瘤发展和生长的遗传异常是精准肿瘤学的基础，并且驱动肿瘤发展和生长的遗传异常可影响肿瘤的风险评估、诊断手段和治疗策略。根据肿瘤遗传特质来制订治疗方案也是狭义肿瘤精准治疗的核心内涵。近数十年，肿瘤基因组学研究取得了诸多进展，该研究可帮助我们更多地理解肿瘤生物学特征，识别肿瘤标志物和治疗靶标，建立相关的大数据库，并发展越来越多的小分子药物及靶向肿瘤特异性驱动分子抗体。这些内容有望在理解肿瘤生物学及进行肿瘤的精准诊治方面得到广泛应用。但需要对遗传和基因组分析进行严格的质控，并且确定这些基因及其信息传导通路的功能顺序和原则是否适用于治疗性干预。目前现有的遗传和基因组分析技术对于临床常规应用来说过于复杂，而相应的生物信息学及数据分析工具却不够精准。另一项挑战是识别哪些遗传学异常是肿瘤生物学特性的驱动因子。此外，研究表明基因测序仅能为 5% 的患者提供有用信息，即检测到具有药物选择性靶向的突变驱动基因。并且即使检测到明确的基因突变，也常无阻断药物。例如，*Ras* 基因在肿瘤中常突变，但无靶向 *Ras* 的干预措施。并且应用二代深度测序及单细胞组学技术已发现驱动突变范式与肿瘤的体细胞突变理论存在不一致。此外，除了肿瘤细胞本身，肿瘤微环境中的免疫炎症反应在肿瘤进展中也扮演着关键角色，如何对肿瘤微环境中的免疫炎症反应进行精确靶向干预也是未来的挑战之一。

三、基因组大数据与不精确的临床信息

临床医师对肿瘤基因组学知之甚少。在多宗大规模肿瘤基因组学测序研究中，只有肿瘤类型及大小等最基本的临床数据可用。临床资料的准确性非常低，一些关键的临床信息，如诊断时的肿瘤分期、分级、组织类型、复发类型和存活时间等通常缺失。这需要肿瘤基因组学家与病理学、放射学、内科、外科和放射治疗等学科的专家进行广泛的协作。这些学科的专家需增加对精准肿瘤学应用的理解，并能主动参与。我们需要将基因组临床研究数据标准化，并能与患者医疗记录进行互通。

四、敏感药物少且有原因不明的耐药

通常每个肿瘤存在 5 ～ 6 个驱动性遗传异常。驱动改变的复杂性和数量可成为精准肿瘤学达到预期目标的障碍。靶向治疗是否足以攻克癌症这种复杂的疾病一直饱受质疑；靶向单个驱动基因异常的单一用药的疗效通常是短暂的。目前我们尚不知道需要同时或序贯靶向多少驱动基因才足以清除所有的癌细胞。不同药物的联合是提高疗效的手段之一，但同时也带来了新的临床挑战，如具体需要应用这种联合疗法靶向哪些基因改变或信号通路，以及如何避免联合疗法对正常细胞的毒性叠加。

再者，有各种证据表明癌细胞可以通过靶标基因的变异或激活特定的代偿通路来绕过药物抑制作用，以适应及逃逸靶向药物的攻击。但这些理论仍缺少充分的论证，较少用于临床逆转耐药。此外，肿瘤微环境在药物敏感度和耐药中的作用仍有待探索。研究发现，索拉非尼等抗血管生成药物通过激活 HGF/c-MET 通路从而诱发 HCC 获得性耐药和促进转移，双功能抑制 MET 和 VEGFR 可协同抑制 HCC 的生长和转移。

五、缺少用于精准诊断和治疗的肿瘤生物标志物

随着肿瘤基因组学的发展，筛选和鉴定用于早期检测和诊断、分子分型和预后判定的肿瘤相关和（或）特异性的遗传改变（生物标志物）已成为可能。尽管已有研究人员发现了一些基因或分子标签，但仅有少数的肿瘤患者能从应用这些标志物监控疗效及肿瘤复发的作用中获益。由于缺乏经过验证的遗传学和分子生物标志物，极大限制了选择可能对靶向治疗敏感的肿瘤患者的能力。

第四节　结　　语

尽管基因组学是精准肿瘤学的最重要方面，但精准肿瘤学绝不等同于基因组测序，它包括精准预防（肿瘤风险监测和预防性干预）、精准诊断（早期发现与诊断、分子分型）和精准治疗（分子靶向疗法，治疗反应的预测与监控，以及基于可视化技术、细胞学和病理学及分子表达谱评估的精准外科技术）。精准肿瘤学的到来并不意味着循证医学的终结，相反我们更期待精准

肿瘤学带来的更好的临床试验设计、更准确的临床诊断及更精准的治疗。药物或治疗方式的疗效评估仍然依赖于循证医学研究所得到的证据。精准肿瘤学的最终目标是选择最可能获益于某类药物或其他治疗方式的患者亚群。在精准肿瘤学时代，必须从分子层面理解肿瘤特性和进行临床决策，但在其成为临床常规之前，还需解决许多问题。

精准肿瘤学的重点发展方向如下。①信息支撑系统的建立：通过肿瘤精准治疗相关临床信息与生物大数据整合和挖掘，建立信息支撑系统（包括生物样本库、生物信息数据库和知识库的建设）；②肿瘤的精准预警与诊断体系：包括肿瘤的分子诊断、液体活检，分子影像学和分子病理学诊断，早期预警与早期诊断技术体系和试剂盒研发等；③肿瘤的精准分型与预测：包括肿瘤分子分型/分期，预后和转移复发预测，治疗反应与耐药监控；④精准治疗新策略：包括化学治疗、分子靶向、免疫靶向和细胞治疗，以及其个体化优选方案；⑤精准物理与外科治疗：包括精准数字外科、精准放疗、精准局部治疗等。

（孙豪庭　杨璐宇　钦伦秀）

参 考 文 献

Brock A, Huang S, 2017. Precision oncology: between vaguely right and precisely wrong. Cancer Res, 77(23): 6473-6479.

Bruix J, Qin SK, Merle P, et al, 2017. Regorafenib for patients with hepatocellular carcinoma who progressed on sorafenib treatment (RESORCE): a randomised, double-blind, placebo-controlled, phase 3 trial. Lancet, 389(10064):56-66.

Byrne AT, Alférez DG, Amant F, et al, 2017. Interrogating open issues in cancer precision medicine with patient-derived xenografts. Nat Rev Cancer, 17(4):254-268.

Chen M, Li GH, Yan J, et al, 2013. Reevaluation of glypican-3 as a serological marker for hepatocellular carcinoma. Clin Chim Acta, 423:105-111.

El-Khoueiry AB, Sangro B, Yau T, et al, 2017. Nivolumab in patients with advanced hepatocellular carcinoma (CheckMate 040): an open-label, non-comparative, phase 1/2 dose escalation and expansion trial. Lancet, 389(10088):2492-2502.

Farshidfar F, Zheng SP, Gingras MC, et al, 2017. Integrative genomic analysis of cholangiocarcinoma identifies distinct IDH-mutant molecular profiles. Cell Rep, 18(11):2780-2794.

Finn RS, Qin S, Ikeda M, et al, 2020. Atezolizumab plus Bevacizumab in unresectable hepatocellular carcinoma. N Engl J Med, 382(20):1894-1905.

Heitzer E, Haque IS, Roberts CES, et al, 2019. Current and future perspectives of liquid biopsies in genomics-driven oncology. Nat Rev Genet, 20(2):71-88.

Julich-Haertel H, Urban SK, Krawczyk M, et al, 2017. Cancer-associated circulating large extracellular vesicles in cholangiocarcinoma and hepatocellular carcinoma. J Hepatol, 67(2):282-292.

Jusakul A, Cutcutache I, Yong CH, et al, 2017. Whole-genome and epigenomic landscapes of etiologically distinct subtypes of cholangiocarcinoma. Cancer Discov, 7(10):1116-1135.

Kudo M, Finn RS, Qin SK, et al, 2018. Lenvatinib versus sorafenib in first-line treatment of patients with unresectable hepatocellular carcinoma: a randomised phase 3 non-inferiority trial. Lancet, 391(10126):1163-1173.

Liu ZH, Lian BF, Dong QZ, et al, 2018. Whole-exome mutational and transcriptional landscapes of combined hepatocellular cholangiocarcinoma and intrahepatic cholangiocarcinoma reveal molecular diversity. Biochim Biophys Acta Mol Basis Dis, 1864(6 Pt B):2360-2368.

Mao YL, Yang HY, Xu HF, et al, 2010. Golgi protein 73 (GOLPH2) is a valuable serum marker for hepatocellular carcinoma. Gut, 59(12):1687-1693.

Morgana G, Aftimosb P, Awadab A, 2016. Current-day precision oncology: from cancer prevention, screening, drug development, and treatment- have we fallen short of the promise. Curr Opin Oncol, 28(5):441-446.

Qin LX, 2012. Inflammatory immune responses in tumor microenvironment and metastasis of hepatocellular carcinoma. Cancer Microenviron, 5(3):203-209.

Qin LX, 2014. Osteopontin is a promoter for hepatocellular carcinoma metastasis: a summary of 10 years of studies. Front Med, 8(1):24-32.

Reinert T, Schøler LV, Thomsen R, et al, 2016. Analysis of circulating tumour DNA to monitor disease burden following colorectal cancer surgery. Gut, 65(4):625-634.

Roessler S, Jia HL, Budhu A, et al, 2010. A unique metastasis gene signature enables prediction of tumor relapse in early-stage hepatocellular carcinoma patients. Cancer Res, 70(24):10202-10212.

Sia D, Hoshida Y, Villanueva A, et al, 2013. Integrative

molecular analysis of intrahepatic cholangiocarcinoma reveals 2 classes that have different outcomes. Gastroenterology, 144(4):829-840.

Villanueva A, 2019. Hepatocellular carcinoma. N Engl J Med, 380(15):1450-1462.

Wang P, Dong Q, Zhang C, et al, 2013. Mutations in isocitrate dehydrogenase 1 and 2 occur frequently in intrahepatic cholangiocarcinomas and share hypermethylation targets with glioblastomas. Oncogene, 32(25):3091-3100.

Zhang JL, Rector J, Lin JQ, et al, 2017. Nondestructive tissue analysis for ex vivo and in vivo cancer diagnosis using a handheld mass spectrometry system. Sci Transl Med. 9(406):eaan3968.

Zhang Y, Gao XM, Zhu Y, et al, 2018. The dual blockade of MET and VEGFR2 signaling demonstrates pronounced inhibition on tumor growth and metastasis of hepatocellular carcinoma. J Exp Clin Cancer Res, 37(1):93.

Zhou HJ, Huang H, Shi J, et al, 2010. The prognostic value of IL-2 and IL-15 in peritumoral hepatic tissues for hepatocellular carcinoma patients after curative resection. Gut, 59(2):1699-1708.

Zhu WW, Guo JJ, Guo L, et al, 2013. Evaluation of midkine as a diagnostic serum biomarker in hepatocellular carcinoma. Clin Cancer Res, 19(14):3944-3954.

Zhu Y, Yang J, Xu D, et al, 2019. Disruption of tumour-associated macrophage trafficking by the osteopontin-induced colony-stimulating factor-1 signalling sensitises hepatocellular carcinoma to anti-PD-L1 blockade. Gut, 68(9):1653-1666.

第3章 基因组与表观遗传组学技术

基因组学的概念被美国遗传学家 Thomas Roderick 于 1986 年首次提出，并于 1990 年人类基因组计划启动时得到广泛关注与研究。随着 21 世纪初人类基因组计划的完成，人类基因组的遗传图谱、物理图谱、序列图谱使基于基因组信息的基因治疗、疾病预防、疾病易感基因的识别、风险人群研究、环境因子干预等精准医学工作成为可能。基因组学的内容与目标是对所有基因进行多方面绘制，包括核苷酸序列分析（单核苷酸突变、拷贝数变异）、基因定位、遗传图谱等，即在基因组水平上解析基因的结构、功能与关系。作为中心法则的起点，基因组学是多组学技术应用的基础，基因组的组成、表达、调控、功能和相互关系均对转录组、蛋白组、代谢组起关键作用，它囊括了大量性状的遗传信息，使其被称为组学之源也不为过。

万变不离其宗，基因组学的核心技术就是 DNA 测序，绕不开的话题就是突变检测，这同样也是肿瘤精准医学的首要目标。肿瘤相关基因的突变包括单碱基突变、插入缺失、染色体易位或逆转、杂合性丧失、甲基化及染色体非组蛋白改变等。同样，对于某个原癌基因或抑癌基因，也有激活和失活等表达形式，而癌细胞中的基因拷贝数检测也是一项重要指标。

第一节 肿瘤基因组学研究技术

一、DNA 微阵列与测序技术

目前基因组学的技术主要包括 DNA 微阵列与测序技术。

DNA 微阵列又称生物芯片技术（microar-ray），是一块带有生物信息片段或成分的微阵列，在平方厘米尺度上摆放数万个核酸探针，是生物医学领域的第一代高通量技术。作为基因组学和遗传学测序的里程碑技术，DNA 微阵列不仅可以用作 DNA 芯片，还衍生了 RNA、蛋白质、糖等芯片。随着二代测序技术的问世，以 DNA 芯片为首的某些芯片逐渐被淘汰，但由于其技术流程与分析工具的完备，尤其是在此基础上改造的液相芯片测序仍对肿瘤精准医学的开拓与发展具有重要应用前景。

基因组学的发展离不开测序技术的推动，随着更先进的 DNA 测序技术的应用，诞生了全基因组测序（whole genome sequencing，WGS）、全外显子组测序（whole exome sequencing，WES）及染色体微阵列分析（chromosomal microarray analysis，CMA）等，WGS 和 WES 主要识别基因组改变，CMA 主要识别基因拷贝数变化。它们可解决认识基因与拷贝数变异、生殖系（germline）变异等问题。DNA 测序技术的发展非常迅速，第一代 DNA 测序（Sanger 法测序，又称双脱氧法测）技术的读取长度可达 1000bp，准确性超过 99.9%，但由于测序通量低，成本高，使其逐渐被第二代测序所取代。第二代测序通过物理或化学方法将基因组 DNA 破碎成 300bp 左右的小片段，再通过建库过程使 DNA 富集排列。第二代测序在高准确性的前提下，增加了测序速度，其高通量使成本极大降低。目前最流行的第二代测序仪，如 Illumina 公司开发的 Solexa、Hiseq 等都是基于边合成边测序技术（sequencing-by-synthesis，SBS）的新型测序方法。以 Illumina 技术为例，测序过程包括 DNA 文库构建、flowcell 配对吸附、桥式 PCR 扩增与变性，以及最终测序。第二代测序一次能生成几百千兆的碱基序列数据。肿瘤基因组图谱（TCGA）和国际癌症基因组联盟（ICGC）等大型肿瘤研究计划应用第二代测序技术对大量癌症样本进行 DNA 测序分析，极大扩充了肿瘤基因组数据库，完善了人类癌症基因组变异图谱。肿瘤基因组学中常见的单核苷酸突变、拷贝数变化、基因融合、结构变异、甲基化检测都可运用第二代测序进行检测，第二代测序成为目前最重要的组学研究平台。但第二代测序仍具有 PCR 过程带来的局限性：PCR 扩增可能把一些量少的变异序列信息漏掉，同时错配带来的误差也不可避免。近年来兴起了一种新的测序方法，即第三代测序技术，可以弥补这一不足。尽管第三代测序的技术原理不尽相同，但大体可以分为单分子实时测序（single molecule real-time sequencing，SMRT）和单分子纳米孔（nanopore）测序，都是对第二代测序的升级，即摒弃了 PCR 富集，可以直接高通量的检测 10kb 左右的序列，准确度高达 99.999%。

二、肿瘤基因组学的常见异常

单核苷酸多态性（single nucleotide polymorphism，SNP）是指由生殖系基因组核苷酸水平上的变异引起的 DNA 序列多态性，包括单碱基的转换、颠换，以及插入和缺失等。根据 SNP 在基因组中发生的位置，常将分布在基因编码区（coding region）的 SNP 称为 cSNP，再根据 cSNP 是否引起表达蛋白变异从而改变蛋白功能，将 cSNP 分为同义突变和非同义突变。SNP 在基因组中随时发生，人类基因组有 30 亿个碱基中有 300 万以上的 SNP，但在编码区的非同义突变只有几万个。研究这些突变的规律，对基因组学和肿瘤医学意义重大。

单核苷酸变异（single nucleotide variant，SNV）是指体细胞单碱基变异，由单碱基替换、单碱基插入或碱基缺失等所致，也称为点突变，是肿瘤细胞中常见突变形式。SNV 的分类与 SNP 类似，根据 SNV 在基因表达的位置和蛋白变异情况，可分为非同义突变和同义突变，前者改变基因产物序列，甚至缩短或延长基因产物序列，后者不改变氨基酸序列，也称为沉默突变。

拷贝数变异（copy number variation，CNV）一般是指长度为 1kb 以上的基因组大片段的拷贝数增加或减少，是由于基因重排而导致的一种重要的结构变异。自 2004 年 CNV 被认为可以作为人类基因组遗传多态性的重要指标以来，关于 CNV 的基因组学研究就从未停止。2006 年研究人员基于欧洲、亚洲和非洲人群构建了人类基因组的第一代 CNV 图谱，使用 2 种互补技术从这些个体中筛选出 1447 个拷贝数可变区，覆盖了 360 兆碱基（占基因组的 12%）。这些 CNV 区域包含数百个基因、疾病位点、功能元件和重复序列片段，在遗传多样性和进化中具有重要价值。目前，世界上多个医学中心的研究者已经联合起来研究疾病的拷贝数变异，已确认的拷贝数变异已经超过了 3000 个，并且在不断更新中。肿瘤细胞常有 CNV 异常，一些癌基因如 *myc* 常见拷贝数扩增，其拷贝数可达数十个，甚至更多，形成双微体（DM）和染色体外 DNA（extrachromosomal DNA，ecDNA），以促进肿瘤形成和进展。而一些抑癌基因，如 *RB*、*P53* 等可以发生一个等位基因（allele）丢失，且仅保有一个等位基因现象，这一现象称为杂合性缺失（loss of heterozygosity，LOH），此外也可以发生完全缺失。

基因组学通常运用多种技术采集数据，以更准确地获取基因突变 - 代谢通路 - 疾病的关联性，从而全方面地了解复杂疾病，尤其是肿瘤的分子机制。基于 SNP、SNV、CNV 及基因表达谱的关联分析是最常见的手段，多种分析手段结合通常可以为肿瘤精准治疗提供依据。

第二节　表观遗传组学技术

肿瘤是一类由多个信号通路异常调节共同驱动的复杂疾病，甚至可以由单个恶性细胞发展而成。对于肿瘤发生、发展及恶性表型维持，表观遗传起着至关重要的调控作用。表观遗传是指 DNA 序列在未发生改变的前提下，对基因表达产生可遗传的改变。这类遗传改变主要发生在 DNA 和组蛋白的共价修饰上，进而影响核小体占位、DNA 折叠及转录调控因子的染色质可接近性，实现对基因表达的调控。表观遗传组的研究内容包括DNA甲基化、组蛋白修饰、染色质构象改变及重塑。与基因组改变不同的是，表观遗传的改变具有可逆性，并且易受环境因素的影响，因此全面揭示肿瘤进程中基因组水平的表观遗传变化及调控规律，寻找特异的药物靶标，能够为肿瘤早期预警、诊断、治疗及预后提供有效策略，这种在基因组水平对表观遗传改变的研究即为表观遗传组学。对于表观遗传组研究，各国投入了大量科研基金支持，其中最具代表性的包括由德英法三国研究机构率先启动的以绘制DNA甲基化可变位点图谱为目标的人类表观基因组计划（human epigenome project，HEP）、美国国立卫生研究院发起的表观组学路线图计划（roadmapepigenomics project）、美国国家人类基因组研究所发起的DNA元件百科全书计划（encyclopedia of DNA element，ENCODE），以及与精准医疗概念提出同期启动的以绘制人类和小鼠基因组动态结构图谱为目标的四维核组计划（4D nucleome project）（图3-1）。四维核组计划包括基因组空间作用动态图谱、模型构建及功能验证。表观遗传组技术的革新快速推动人们对表观遗传的认识，以下我们将对表观遗传组技术进行简要介绍。

一、DNA甲基化的研究技术

基因组DNA由A、T、G、C 4种碱基组成，碱基的共价修饰可以在不改变基因序列的基础上使其携带额外的信息层，用于机体判别附加的遗传信息，并调控基因表达。DNA的共价修饰共有43种类型，但绝大多数是由DNA损伤导致，仅少数具有调控作用。在真核生物中，DNA甲基化主要发生在CpG双核苷酸位点的胞嘧啶第五位碳原子（5mC）上，广泛参与人类发育、基因组重复元件沉默、基因印记、X染色体失活及转录调控。近30年来的大量研究证实，肿瘤细胞内普遍存在全基因组范围的低甲基化且伴随局部甲基化水平升高的表观遗传特征，因此准确定量基因组水平5mC并掌握其分布状态，对于肿瘤表观遗传机制研究十分关键。目前应用于DNA甲基化组研究的技术主要分为以下4类。

（1）基于亚硫酸氢盐修饰转化原理。基因组DNA未发生甲基化的胞嘧啶经处理后脱氨基转变为尿嘧啶，PCR扩增后转变为胸腺嘧啶，从而与具有甲基化修饰的胞嘧啶区分开来，这类技术主要包括Infinium 450K/850K芯片、全基因组亚硫酸氢盐测序（whole-genome bisulfite sequencing，WGBS），以及简化的代表性亚硫酸氢盐测序（reduced-representation bisulfite sequencing，RRBS）。

（2）利用特异性蛋白或抗体对5mC进行亲和富集。例如，基于可结合基因组中甲基化CpG的分子MBD分离基因组测序（MBD-isolated genome sequencing，MiGS）、利用5mC抗体富集的甲基化DNA免疫沉淀测序（methylated DNA immunoprecipitation sequencing，MeDIP-Seq），以及相同原理应用于液体活检中的游离甲基化DNA免疫沉淀高通量测序（cell-free methylated DNA immunoprecipitation and high-throughput

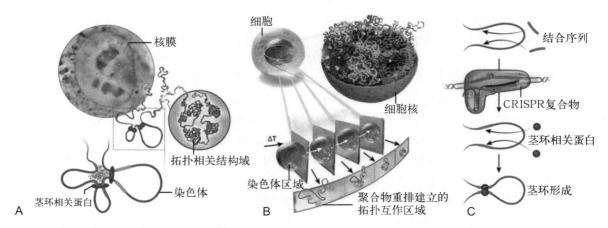

图 3-1　四维核组计划（引自 Dekker J，Belmont AS，Guttman M，et al.The 4D nucleome project.Nature，2017，549（7671）：219-226.）

A. 图谱绘制：基因组空间作用动态图谱绘制；B. 模型构建：借助约束模型和聚合物模拟；C. 功能验证：借助遗传与生物物理干扰实验

sequencing，cfMeDIP-Seq）技术。

（3）基于第三代测序平台的单分子实时定量技术（PacBio single molecule real-time sequencing，SMRT）和纳米孔单分子测序技术 [oxford nanopore technologies（ONT）nanopore sequencing]。第三代测序的特点是长读长、高一致性、低偏差，同时能够检测出 DNA 上的化学修饰。SMRT 测序通过不同的荧光强度判断碱基类型，而当碱基上存在化学修饰，两次荧光信号间会出现间隔（inter-pulse duration，IPD），从而可以确定碱基的化学修饰。纳米孔单分子测序判别修饰采用电泳技术，碱基带电性质的不同会决定电信号的差异，从而实现测序分析。

（4）对 5mC 与 5- 羟甲基胞嘧啶（5hmC）进行区分测定。最初 5hmC 仅被认为是 5mC 去甲基化的中间代谢物，但随着研究的深入，学者们发现 DNA 甲基化中的 5mC 易氧化形成 5hmC，并作为稳定的表观遗传标志物同样发挥基因表达调控的作用，在癌症中广泛表现为 DNA 羟甲基化酶（TET）功能缺失并伴有 5hmC 水平降低。而先前基于亚硫酸氢盐测序得到的均为 5mC 与 5hmC 的混合信号，为准确掌握 5hmC 的修饰水平与分布情况，研究人员通过化学反应预处理与亚硫酸氢盐测序结合开发出化学氧化结合亚硫酸氢盐测序技术（oxidative Bisulfite sequencing，oxBS-Seq）与 TET 辅助的亚硫酸氢盐测序（TET-assisted bisulfite sequencing，TAB-Seq）。以 oxBS-Seq 为例，其原理是先将 5hmC 氧化为甲酰基修饰（5fC）后再进行亚硫酸氢盐处理并测序分析，通过与未进行化学氧化反应测得的结果比对拆分可以准确区分 5mC 与 5hmC，这也是首个以单碱基分辨率对 5hmC 进行定量测序的方法。

二、组蛋白修饰的研究

核小体是染色质的基本单位，其结构是由 147bp 的 DNA 缠绕在组蛋白 H2A、H2B、H3、H4 组成的异源八聚体上。两个核小体之间由长度约为 60bp 的 DNA 和组蛋白 H1 共同构成连接区（linker），将核小体串联成染色质细丝。作为核小体的核心成分，组蛋白有超过 130 种翻译后修饰位点（post-translational modification，PTM），主要包括乙酰化、甲基化、磷酸化、糖基化、泛素化及 SUMO 化等。为了精确修饰组蛋白，细胞内有一系列蛋白和酶类参与其中，这些多蛋白复合物包括特异性催化核小体和转录因子特定结构域化学反应的酶类，常被称为"书写器"（writer）；负责催化去除共价修饰的酶类，常被称为"消除器"（eraser）；负责识别这些化学修饰并介导下游调控元件的蛋白，常被称为"阅读器"（reader），以及控制核小体及 DNA 元件定位的"重塑器"（remodeler）。组蛋白 PTM 广泛分布于基因组中，形成一套组蛋白密码调控 DNA 的染色质可接近性，通过招募转录因子、共激活因子 / 共抑制因子，从而决定转录的活跃、静息或沉默。组蛋白修饰异常或参与调控的蛋白、酶类功能障碍与癌症密切相关，因此准确掌握全基因组水平组蛋白修饰状态及调控因子的分布情况，对于癌症表观机制研究至关重要。目前用于解析组蛋白修饰的组学技术主要包括两类：一类是经典的染色质免疫沉淀测序技术（chromatin immunoprecipitation sequencing，ChIP-Seq）及以此为基础的衍生技术；另一类是将基因组 DNA 片段化与免疫沉淀抗体连接的染色质免疫共沉淀测序（chromatin immunoprecipitation followed by sequencing，ChIP-Seq）、核酸酶靶向切割和释放技术（cleavage under targets and release using nuclease，CUT&RUN），以及 CUT&TAG（cleavage under targets and TAG mentation）技术。ChIP-Seq 是一种功能强大的测序分析技术，可用于组蛋白修饰的全基因组分析，揭示活跃、稳定或抑制的转录状态。ChIP-Seq 也可以针对转录因子或辅因子的分布分析，是研究 DNA 与转录调控因子间关系的常用方法。CUT&RUN 是一种新的表观遗传组分析策略，通过微球菌核酸酶连接抗体靶向控制 DNA 片段化，将特定的蛋白 -DNA 复合物释放到上清中进行测序。由于只有目标 DNA 片段进入溶液，因此 CUT&RUN 的背景水平非常低，其在分辨率、信噪比和所需的测序深度等方面均优于最广泛使用的 ChIP-Seq。而后美国匹兹堡大学和马萨诸塞大学医学院的研究人员对 CUT&RUN 的方法进行了改进，CUT&TAG 技术利用 pA-Tn5 连接的抗体靶向结合目的蛋白，二抗孵育放大信号，经反应体系中 Mg^{2+} 激活 Tn5 酶活性后切割目标片段而完成测序，转座酶的激活可以有效地生成高分辨率、低背景的 DNA 片段库，其优势体现在可测定少量细胞（尤其是单细胞和单个植入前胚胎）的组蛋白修饰及转录因子在染色质的占据等方面。

第三节 染色质高级结构

染色质的基本结构单元是由 DNA 缠绕组蛋白形成的核小体颗粒，核小体经串联形成直径约为 10nm 的染色质纤维，构成了染色质的初级结构，染色质纤维进一步空间折叠，实现了将长约 2m 的 DNA 高度压缩，并有序排布在仅 5～10μm 的细胞核内，形成了染色质的高级结构。染色质在细胞核内分布的这一特定区域称为染色质疆域（chromatin territory），其中顺式作用元件通过染色质纤维挤压环绕成大大小小的茎环结构（chromatin loop），以调控基因表达；在空间上邻近的染色质环会聚集形成染色质拓扑相关结构域（topological associated domain，TAD），在进化上具有保守性。TAD 由隔离子结合蛋白 CTCF（CCCTC-binding factor）和粘连蛋白形成的绝缘边界阻隔，既结构域内部的基因转录提供高效的调控环境，同时又阻断相邻顺式作用元件间的异常调控。根据基因的分布密度和表达的活跃程度，可以将染色质分为 A 和 B 两种类型的隔间（compartment），相较于 B 隔间，A 隔间的基因密度更高，且具有更高的染色质可接近性，主要分布促进转录活跃的组蛋白修饰类型，而 B 隔间则主要是转录沉默的异染色质结构。研究证实，染色质结构异常会导致先天性畸形、癌症等多种疾病的发生。研究显示，目前染色质三维结构的方法主要有 2 种，一种是显微成像技术，如荧光原位杂交（fluorescence in situ hybridization，FISH）和在人类活细胞细胞核中实现了 3D 基因组成像的 ChromEMT（Chromatin dye with electron-microscope tomography）技术，显微成像技术能直观地获得单个细胞内的染色质结构，但由于通量过低，无法掌握细胞群体全局性的染色质构象。另一种是结合高通量测序的染色质构象捕获（high-throughput chromosome conformation capture，Hi-C）及其衍生技术，是目前解析全基因组染色质三维结构的主要手段。

2002 年 Job Dekker 及同事开发出捕获特定基因组位点间空间相互作用的染色质构象捕获技术（chromosome conformation capture，3C），为染色质空间结构与功能的关联研究奠定技术基础。其原理是通过甲醛原位交联细胞内分子，经过限制性酶切、空间邻近片段连接，最终对目标位点 PCR 判别互作状态。为了能够获得全基因组水平的染色质空间相互作用状态，2009 年该研究团队基于 3C 原理结合高通量测序开发出 Hi-C 技术，实现了基因组三维结构的全面解析。2014 年，Aiden 等对 Hi-C 技术的酶切和裂解方式进行优化，极大提高了染色质酶切效率，并降低了染色质间的随机连接，开发出分辨率达 1kb 的原位 Hi-C（in situ Hi-C）技术，实现了全基因组染色质互作 loop 结构的检测。除原位 Hi-C 技术外，研究人员不断对高通量染色质构象捕获技术进行技术创新，包括利用固相邻近连接的 TCC（tethered conformation capture）、原位连接结合 DNase 酶切的原位 DNase Hi-C 及仅需两轮酶切连接的 DLO Hi-C（digestion-ligation-only Hi-C）等。不仅如此，研究人员针对转录表达活跃的开放染色质区同样开发出多种构象捕获技术，如 DNase Hi-C 技术及 OCEAN-C 技术（open chromatin enrichment and network Hi-C）。然而要通过 Hi-C 技术获得染色质间互作的结构，就必须依靠庞大的测序量来获得高分辨率构象图谱，似乎其更适用于 A、B 隔间和 TAD 尺度上的染色质结构研究。研究人员针对转录调控元件间互作研究开发出以下 2 类技术：一类是转录相关蛋白介导的染色质互作捕获技术，包括 ChIA-PET（chromatin interaction analysis by paired-end tag）、HiChIP 及 PLAC-Seq（proximity ligation-assisted ChIP-Seq），其原理是免疫沉淀技术与 Hi-C 技术结合，通过抗体富集转录相关蛋白及其介导的基因组位点，通过测序后进行分析染色质互作状态。另一类是目的探针所在区域的染色质相互作用的捕获，代表技术包括 Promoter Capture Hi-C 和 DNase Capture-Hi-C，其原理是在 Hi-C 文库中引入探针以富集靶基因邻近的染色质互作对。还有一类组学技术用于评估染色质的整体开放性，并以此判断基因的活跃程度，如 DNase-Seq、MNase-Seq 及 ATAC-Seq。

通过多维度、多层次组学技术的整合，能够深入全面地掌握肿瘤的致病机制，并依据组学技术挖掘出的分子标志物，可精确地进行肿瘤早期预警、筛查、诊断、预后及转归预测，也可以科学制订临床肿瘤精准治疗方案，提高治疗效果。

（尚雪莹 白士浩 王 娜 韩泽广）

参 考 文 献

Berdasco M, Esteller M, 2019. Clinical epigenetics: seizing opportunities for translation. Nat Rev Genet, 20(2):109-127.

Bonev B, Cavalli G, 2016. Organization and function of the 3D genome. Nat Rev Genet, 17(11):661-678.

Dekker J, Belmont AS, Guttman M, et al, 2017. The 4D nucleome project. Nature, 549(7671):219-226.

Eagen KP, 2018. Principles of chromosome architecture revealed by Hi-C. Trends Biochem Sci, 43(6):469-478.

Fang RX, Yu M, Li GQ, et al, 2016. Mapping of long-range chromatin interactions by proximity ligation-assisted ChIP-seq. Cell Res, 26(12):1345-1348.

Gouil Q, Keniry A, 2019. Latest techniques to study DNA methylation// Blewitt M. DNA Methylation: Volume 63. London: Portland Press Ltd, 639-648.

Harel T, Lupski JR, 2018. Genomic disorders 20 years on-mechanisms for clinical manifestations. Clin Genet, 93(3):439-449.

Kaya-Okur HS, Wu SJ, Codomo CA, et al, 2019. CUT&Tag for efficient epigenomic profiling of small samples and single cells. Nat Commun, 10(1):1930.

Krijger PHL, de laat W, 2016. Regulation of disease-associated gene expression in the 3D genome. Nat Rev Mol Cell Biol, 17(12):771-782.

Li TT, Jia LM, Cao Y, et al, 2018. OCEAN-C: mapping hubs of open chromatin interactions across the genome reveals gene regulatory networks. Genome Biol, 19(1):54.

Lin D, Hong P, Zhang SH, et al, 2018. Digestion-ligation-only Hi-C is an efficient and cost-effective method for chromosome conformation capture. Nat Genet, 50(5):754-763.

Luo YY, Yan Y, Zhang SQ, et al, 2018. Computational approach to investigating key GO terms and KEGG pathways associated with CNV. Biomed Res Int, 2018:8406857.

Lupiáñez DG, Spielmann M, Mundlos S, 2016. Breaking TADs: how alterations of chromatin domains result in disease. Trends Genet, 32(4):225-237.

Marcozzi A, Pellestor F, Kloosterman WP, 2018. The genomic characteristics and origin of chromothripsis. Methods Mol Biol, 1769:3-19.

Momtaz R, Ghanem NM, El-Makky NM, et al, 2018. Integrated analysis of SNP, CNV and gene expression data in genetic association studies. Clin Genet, 93(3):557-566.

Mumbach MR, Rubin AJ, Flynn RA, et al, 2016. HiChIP: efficient and sensitive analysis of protein-directed genome architecture. Nat Methods, 13(11):919-922.

Ou HD, Phan S, Deerinck TJ, et al, 2017. ChromEMT: Visualizing 3D chromatin structure and compaction in interphase and mitotic cells. Science, 357(6349):eaag0025.

Pfister SX, Ashworth A, 2017. Marked for death: targeting epigenetic changes in cancer. Nat Rev Drug Discov, 16(4):241-263.

Ramani V, Cusanovich DA, Hause RJ, et al, 2016. Mapping 3D genome architecture through in situ DNase Hi-C. Nat Protoc, 11(11):2104-2121.

Shen SY, Singhania R, Fehringer G, et al, 2018. Sensitive tumour detection and classification using plasma cell-free DNA methylomes. Nature, 563(7732):579-583.

Shendure J, Findlay GM, Snyder MW, 2019. Genomic medicine-progress, pitfalls, and promise. Cell, 177(1):45-57.

Shortt J, Ott CJ, Johnstone RW, et al, 2017. A chemical probe toolbox for dissecting the cancer epigenome. Nat Rev Cancer, 17(3):160-183.

Skene PJ, Henikoff JG, Henikoff S, 2018. Targeted in situ genome-wide profiling with high efficiency for low cell numbers. Nat Protoc, 13(5):1006-1019.

Sood AJ, Viner C, Hoffman MM, 2019. DNAmod: the DNA modification database. J Cheminforma, 11(1):30.

Yu M, Han D, Hon GC, et al, 2018. Tet-Assisted Bisulfite Sequencing (TAB-seq). Methods Mol Biol, 1708:645-663.

第4章 转录组与非编码 RNA 技术

转录组包含编码信使 RNA（mRNA）和非编码 RNA（ncRNA），如小 RNA（miRNA）、长非编码 RNA（lncRNA）、核糖体 RNA（rRNA）和转移 RNA（tRNA）等。随着研究的进展和技术的开发，如第二代高通量测序技术及非编码 RNA 技术的成熟，已经可以较好地描述人类疾病中 RNA 的特性。如 RNA 测序（RNA-Seq）可以用于提供整个转录组的全面视图，包括异构体和基因融合检测、基因表达谱分析、靶向测序和单细胞测序分析。基于 RNA-Seq 技术，TCGA 计划生成了 33 种癌症类型的综合转录组图谱，为后续科学研究及临床个性化治疗的潜在靶点提供了较好的大数据库。此外，基因表达综合数据库（Gene Expression Omnibus，GEO）作为一个公共数据库，收集了来自全球各地的数据，用于存放和分发芯片、二代测序数据及其他形式的高通量功能基因组数据。这些项目的目标是为临床医师和学者提供开放的数据集，通过全球科学家的集体努力，寻找更有效的诊断方法，提出标准的治疗手段，以预防癌症。

第一节　转录组学研究技术和方法

根据遗传学中心法则，遗传信息在精密的调控下，通过信使 RNA（mRNA）从 DNA 传递到蛋白质，从而决定细胞的结构和功能，不同细胞之间再通过生物大分子的联系，进一步构成组织、器官和生物个体。因此，RNA 被认为是 DNA 与蛋白质之间生物信息传递的"桥梁"。转录物组（transcriptome）是在特定发育阶段或生理条件下，由一种细胞或组织的基因组所转录出来的 RNA 总和，由编码 RNA（mRNA）和非编码 RNA（non-coding RNA，ncRNA）组成。转录组学是一门在整体水平上研究特定生物体内或特定细胞内在特定情况下的基因转录水平及表达模式的学科，对于理解每个基因可能具有的各种功能非常重要。转录组学能够揭示特定生物学过程中的分子机制，在生物学前沿研究中得到了越来越广泛的应用。转录组学可以用来更好地理解健康个体和患者之间基因表达的差异，通过研究哪些基因被打开，哪些被关闭，以及在哪些人群中打开或关闭，研究人员得到了基因表达变化如何影响疾病进展的线索。比较不同组织、不同条件、不同时间点甚至不同单个细胞水平的转录组差异，可以解释基因调控机制和差异表达信息，揭示系统生物学细节并反映肿瘤发生、发展过程。因此，在转录组学中，研究 mRNA、miRNA、lncRNA 和其他非编码 RNA 的表达和功能，可以评价它们在肿瘤中的诊断、预测和预后潜力，为肿瘤分子分型和精准治疗提供理论基础。

早期，由于测序价格昂贵、基因序列数目有限，转录组学研究者只能进行极少数特定基因的结构功能分析和表达研究。近十几年，随着分子生物学技术的快速发展，高通量分析成为可能，这为真正意义上的转录组学的研究奠定了基础。目前，转录组研究技术主要分为两类：一类是基于杂交的方法，主要是指微阵列技术、基因芯片（microarray）技术等；另一类是基于测序的方法，这类方法包括表达序列标签技术（expression sequence tags technology，EST）、基因表达系列分析技术（serial analysis of gene expression，SAGE）、大规模平行测序技术（massively parallel signature sequencing，MPSS）、RNA 测序技术（RNA sequencing，RNA-Seq）等。

一、基因微阵列技术

基因微阵列技术也称基因芯片、DNA 芯片，它的测序原理为杂交测序方法，通过将已知序列的核酸探针固定在玻璃或尼龙膜表面，然后与样品进行分子杂交，当溶液中带有荧光标记的核酸序列与基因芯片上对应位置的探针序列互补匹配时，即可形成 DNA 互补链（据探针序列可推断出靶核酸的序列），根据杂交荧光信息的强弱，可以测定实验样本中目的基因的表达丰度。基因芯片技术比较成熟，能够准确地检测较高表达的基因，但有一定的局限性，该技术依赖于现有的基因组序列知识，不能发现未知的基因。交叉杂交导致芯片具有高背景水平，受基因拷贝数的限制，无法检测出低丰度基因。此外，由于缺乏简单的标准化方法，不同实验组、不同实验批次间的相互比较通常很困难。

目前，基因芯片主要应用于基因表达检测、基因突变及基因型多态性等方面的研究。根据芯片点样量和研究目的的不同，基因芯片可分为两种：高通量的全基因组表达谱芯片和低通量的功能分类表达谱芯片。高通量表达谱芯片的探针数目可以从几千到数百万个不等，可以在全基因组水平检测基因表达谱的改变。功能分类基因表达谱芯片密度相对较低，研究对象主要是某一生物学通路或疾病过程中感兴趣的基因，探针数目仅有几十至数百个，因而杂交条件易于优化，具有灵敏度高、准确可靠和重复性好的优点。功能分类基因芯片可以对个体遗传信息进行快速准确分析，不仅能在肿瘤分子诊断和基因突变分析中发挥重要作用，在新药的筛选、临床用药的指导等方面也有重要作用。

二、RNA 测序技术

转录组测序根据发展的阶段，有以下技术。①早期的基于 Sanger 测序法的基因表达序列分析；②基于新一代高通量测序技术的 RNA 测序技术（RNA-Seq）。与微阵列方法相比，基于测序技术的方法是直接确定 cDNA 序列。最初使用的是 cDNA 或 EST 文库的 Sanger 测序，但这种方法通量相对较低，价格昂贵，且通常不定量。为了克服这些缺点，人们开发了基于标签的测序方法，如 SAGE 和 MPSS 等。这些基于标签的测序方法是高通量的，能够提供精确的"数字"基因表达水平。然而，Sanger 测序昂贵，一部分短标签不能唯一地映射到参考基因组，不包含在探针组中的转录本将不会被检测，且各转录本亚型之间通常无法区分。这些缺点都限制了传统测序技术在转录组中的开发和应用。近年来，随着下一代测序技术的出现，新一代高通量 DNA 测序技术以其在短时间内能够获得前所未有的数据量而被誉为生物学和医学领域的革命性成果，为转录本的定位和定量提供了一种新的方法。因此，RNA-Seq 是目前研究基因表达和鉴定新 RNA 物种的首选方法，有望彻底改变分析转录组的方式。它可以全面快速地获得特定细胞或组织在某一个状态下几乎所有转录本的序列信息和表达信息，包括编码蛋白质的 mRNA 和各种非编码 RNA，以及因基因可变剪接产生的不同转录本的表达丰度等。

虽然 RNA 序列可以直接测序获得，但由于用于 DNA 测序用商业仪器的技术成熟，大多数 RNA 测序是在 DNA 测序仪上进行的。因此，RNA-Seq 的技术流程为：提取样本总 RNA 后，根据检测 RNA 的种类（编码或非编码 RNA）进行分离纯化；从 RNA 中制备 cDNA 文库，将 cDNA 文库中的 DNA 随机剪切为小片段（或先将 RNA 片段化后再转录），再在 cDNA 两端连接测序接头，利用 PCR 扩增达到一定丰度；在特定平台上进行测序，直接获得足够的序列数据（图 4-1）；所得测序数据通过生物信息学方法与参考基因组（已有测序数据）比对或从头组装（没有测序数据可参考），形成全基因组范围的转录谱。RNA-Seq 方法因所研究的 RNA 种类的不同而不同，其大小、序列、结构特征和丰度也不同。主要考虑的因素包括：①如何捕获感兴趣的 RNA 分子；②如何将 RNA 转化为具有特定大小范围的双链 cDNA；③如何将测序接头放置在 cDNA 末端进行扩增和测序；④运用哪些生物信息学方法进行分析和数据挖掘。

1. Poly（A）富集转录本捕获 RNA

在真核生物中，大多数蛋白编码RNA（mRNA）和许多长链非编码 RNA（lncRNA）都含有 Poly（A）尾，因此可以通过 Poly（A）尾富集 Poly（A）阳性的 RNA。Poly（A）阳性 RNA 的富集可以通过包被有 oligo-dT 分子的磁珠或纤维素珠来完成，也可以通过使用 oligo-dT 作为引物反转录来完成。Poly（A）尾富集纯化 RNA 是特异性转录组捕获的首选方法，但不同样品的总 RNA 中 mRNA 的含量差异较大，不完整或降解的总 RNA 模板会引入 3′偏好性，因此该方法用于起始模板量较高、完整度良好的真核生物的 RNA

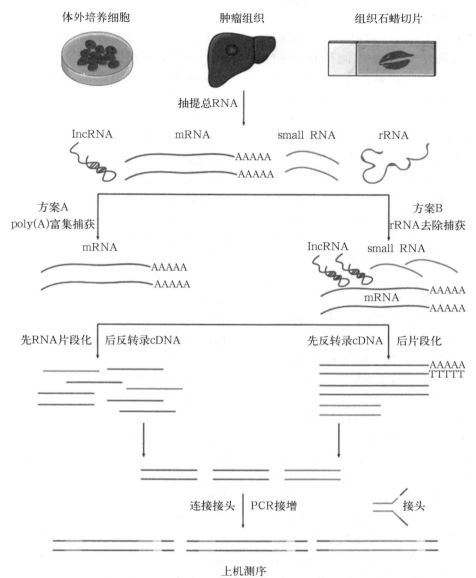

图 4-1 RNA-Seq 流程图

捕获。

2. 核糖体 RNA（rRNA）去除捕获 RNA

Poly（A）尾阴性的 RNA，包括原核 mRNA、片段化的 mRNA 及无 Poly（A）尾的非编码 RNA 等，也是研究的热点。在细胞总 RNA 中，rRNA 丰度较高，占有很大比例，但在大多数研究中又不关注这类 RNA，因此对这些标本进行测序的一个主要问题是如何消除 rRNA。目前，去除 rRNA 最常用的方法是基于与 rRNA 杂交的序列特异性探针。rRNA 或反转录之后的 cDNA 与生物素标记的 DNA 或锁核苷酸探针杂交，然后通过链霉亲和素磁珠筛选去除。此外，rRNA 也可与反义寡核苷酸结合，通过 RNA 酶 RNase 消化降解。通过这些方法，可以将 rRNA 从总 RNA 中去除，保留 mRNA 和其他非编码 RNA，可用于 lncRNA、circRNA 等非编码 RNA 的测序分析。

在肿瘤研究中，选择哪种 RNA 富集方法进行后续的测序实验取决于实验的目的和其他技术条件。在真核细胞中，通过 Poly（A）尾富集 Poly（A）阳性转录本的方法简单易操作，且成本较低，适合大规模研究，是大多数研究的首选方法。如果样本中 RNA 被部分降解，如总 RNA 来源于甲醛固定石蜡包埋组织，RNA 抽提后容易片段化，或对非编码 RNA 感兴趣，则需通过去除 rRNA 的方法来捕获总 RNA。

3. cDNA 文库构建

由于大多数测序平台对序列长度有一定限制，一般要求序列不能超过 600bp，因此 RNA 在捕获后需要片段化。RNA 可以用碱性溶液、带有二价阳离子（如 Mg^{2+}、Zn^{2+}）的溶液或酶 RNase Ⅲ 裂解。用碱性溶液或二价阳离子裂解通常在 70℃ 高温下进行，以减轻 RNA 结构对裂解的影响。然而，通过化学裂解和 RNase Ⅲ 处理的方法并不是完全随机的，可能会引入偏差，RNA 的不均匀片段可能会产生偏倚，导致不同样本间 RNA 特定区域的差异表达。此外，捕获后的总 RNA，也可以先反转录成 cDNA，然后再进行片段化。cDNA 在 Tn5 转座酶的作用下，双链 DNA 断裂，同时在两端连接接头序列。该方法反应快速，但 Tn5 酶的量要根据 DNA 量优化，操作不如 RNA 直接片段化简单。因此，目前在 RNA 文库的制备中，RNA 片段化是最常用的方法。

RNA 片段化之后，再利用随机引物进行 RNA 的反转录，然后连接 DNA 接头序列，经 PCR 扩增、分子标记后上机测序。测序文库的构建，可分为非链特异性文库（non-strand-specific library）和链特异性文库（strand-specific library）两种。非链特异性文库是指 RNA 反转录成 cDNA 后，随机加上接头序列，不区分 RNA 链信息的文库。测序时以双链 DNA 进行测序，无法区分 mRNA 的转录方向。链特异性文库可以分为两类：一类是指通过化学修饰（如重硫酸盐处理 RNA 分子）标记 RNA 链，或通过在第二链 cDNA 合成时引入 dUTP，然后通过 UDG 酶水解含 dU 的 DNA 单链；另一类是以不同接头连接 RNA 分子或 cDNA 的 5′ 和 3′ 末端，来区分正反义链。

4. 转录组测序数据处理分析

转录组测序数据分析基本流程的前期包括原始数据预处理、读长比对、转录本组装等，后期根据实验目的，通过不同的分析方法进行转录本预测、转录本表达水平分析、基因变异检测、基因融合检测和可变剪切检测等。测序数据获得后，需要对数据质量进行评估并进行质量控制（quality control，QC），评价测序数据的数据量、GC 含量、rRNA 含量、碱基分布、重复序列等。去除其中低质量的读长和接头序列，得到 clean data。然后将 clean data 通过不同软件比对至基因组序列上，将测序数据组装成转录本。对于有参考基因组的物种，根据比对后的结果，明确外显子之间的连接方式，构建出转录本的结构。对于没有参考基因组序列的转录组数据，或为了得到完整的转录组，可以对测序数据进行从头组装。此时，用于组装的有效数据量越大，拼接得到的转录本数量和完整性越好。

5. 转录本表达水平分析

将读长比对到相应的基因组位置或从头组装出转录本后，得到每个基因或转录本上的读长数在一定程度上可以反映其表达丰度。但落在一个基因区域内的读长数取决于基因的长度和测序深度，一个基因越长，测序深度越高，落在其内部的读长就相对越多。因此，在进行基因差异表达的分析时，如比较多个样本中相同或不同基因的表达量，则需要对样本间的读长数进行标准化。标准化的两个关键因素是基因长度和测序深度，标准化后的转录本表达量一般以 RPKM（Reads per kilobase per million mapped reads）、FPKM（Fragments per kilobase per million mapped reads）或 TPM（Transcripts per million）这三类数值表示。一个样本中一个基因的 RPKM 等于落在这个基因上的总读长数（total exon reads）与这个样本的总读长数（mapped reads）和基因长度（exon length）乘积的比值。FPKM 和 RPKM 的计算方法基本一致，只是把读长换成了 fragments，FPKM 适用于双端测序文库，RPKM 适用于单端测序文库。对于单端测序结果，基因的 RPKM 与 FPKM 值相等。而 TPM 值的计算方法是：先对基因的读长数用基因的长度进行校正，再用校正后的这个基因读长数与校正后的这个样本的所有读长数求商，TPM 值比 FPKM 值更能代表转录本的表达量。

6. 非编码 RNA 分析

人类基因组编码有大量非编码 RNA，这些非编码 RNA 部分已经成为肿瘤的生物标志物和治疗靶点。大多数非编码 RNA 都可以被 RNA-Seq 捕获，包括长非编码 RNA（lncRNA）、假基因、增强子 RNA（eRNA）、小分子核仁 RNA（snoRNA）和环状 RNA（circRNA）等。lncRNA 可通过与蛋白质、其他 RNA 和脂质的相互作用在肿瘤中发挥重要作用。假基因是蛋白质编码基因功能失调后的基因拷贝，这些基因由于有害突变的累积而丧失了产生蛋白质的能力，在肿瘤中亦起着重要的作用。circRNA 是一种新的非编码 RNA，具有共价封闭的环状结构，与线性 RNA 相比具有独特的性质。circRNA 可作为 miRNA 海绵在肿瘤中发挥重要作用。因此，通过各种生物信息学方法从 RNA-Seq 数据中探索这些非编码 RNA 的功能意义重大。

7. 转录后修饰分析

几乎所有的多外显子基因都具有可变剪接（alternative splicing，AS）的特性，从而导致转录组的复杂性和蛋白质的多样性。异常剪接事件或剪接位点序列突变常发生在肿瘤中，基因的特定亚型也与肿瘤的恶性特征相关。可变聚腺苷酸化（alternative polyadenylation，APA）是一种广泛存在的 mRNA 3' 末端处理模式，它提供了一种调节 mRNA 代谢的手段，包括 mRNA 稳定性、翻译效率及其细胞内定位。已有研究表明，APA 在人类肿瘤的发生、发展中具有重要作用。RNA 编辑能在不改变基因组 DNA 的情况下改变 RNA 核苷酸上的单个碱基，可导致 mRNA 可变剪切、错义密码子改变和非编码 RNA 修饰等，有助于肿瘤蛋白质组的多样性。因此，开发不同的 RNA-Seq 数据分析工具，有助于在大规模的肿瘤转录组数据集中探索可变剪切、APA 和 RNA 编辑模式，使其成为肿瘤精准治疗靶点。

8. 转录基因变异分析

融合基因是由 2 个或多个先前独立的基因组成的杂交基因的一个亚型，通过染色体缺失、易位或倒位形成。由染色体重排产生的基因融合在约 20% 的癌症中存在，这些事件有可能产生功能改变的嵌合蛋白，可以作为诊断特定肿瘤类型的生物标志物，也可成为有希望的治疗靶点。融合事件可以用 RNA-Seq 数据和特定的生物信息学方法进行检测。

SNV 是 DNA 序列中单核苷酸的改变。分析转录组测序数据，可以获得样本的全部转录本的序列信息，包括转录本上全部的 SNV 和 Indel 等突变类型。转录生成的 RNA 分子在翻译之前可能会经历多种修饰，如 A-to-I 的 RNA 编辑过程，从而进一步增加转录组的复杂性。分析转录本中的突变信息，可以捕获基因从 DNA 向 RNA 转录中修饰过程，从而探究转录过程中复杂的调控机制。

9. 外源性 RNA

据估计，约 15% 的人类肿瘤与微生物感染 [如病毒和（或）细菌感染] 有关。微生物可以通过多种机制促进癌症的发生，如改变宿主细胞的增殖，影响宿主的新陈代谢和免疫系统等。微生物甚至可能影响肿瘤免疫治疗。因此，检测肿瘤内的病毒和细菌遗传物质对于肿瘤的诊断和预后至关重要。通过对 RNA-Seq 数据的分析，可以探索微生物和肿瘤之间的相互作用。

总而言之，转录组测序技术因其低成本和方便性已经受到了广泛重视，正逐步取代传统测序方法而成为研究基因的主要手段。相对于传统的测序技术和芯片杂交技术，RNA-Seq 具有明显的优势，其无须烦琐的亚克隆过程，无须预先针对已知序列设计探针，即可对任意物种的整体转录活动进行检测，提供更精确的数字化信号、更高的检测通量。最重要的是，RNA-Seq 是通过直接鉴定 RNA 序列，分析转录本的结构和表达水平的同时，还能发现未知转录本和稀有转录本，从而准确地分析基因表达差异、基因结构变异、筛选分子标记等生命科学的重要问题。因此，RNA-Seq 是目前深入研究转录组学的强大工具，已广泛应用于生物学和医学基础研究、临床诊断和药物研发等领域。

三、单细胞转录组测序

目前，利用测序技术对转录方向的研究已经不再局限于组织或器官层面。在多细胞生物中，一个细胞体通常包含不同的类型或亚型，而这些类型或亚型的转录组分析是不可能使用基于细胞整体的特征信息。当细胞聚集时，细胞内基因之间的共表达模式也会丢失。更重要的是，肿瘤存在多水平多层次的异质性，其中就包括基因水平上的差异。因此，了解单细胞水平上的基因表达对于获得肿瘤内部基因调控的全貌非常重要。单细胞转录组测序（single cell RNA-Seq，scRNA-Seq）旨在从单个细胞层面揭示组织构成、转录动力学和基因之间的调控关系，并且有望重塑当前的细胞分类系统，主要用于在全基因组范围内挖掘基因调控网络。

单细胞转录组测序是从培养物、组织或分离的细胞悬液中分离出感兴趣的单个细胞，将单个细胞 RNA 转化为 cDNA 后，对 cDNA 文库进行大规模平行测序。因此，单细胞测序分析的技术流程包括单细胞制备捕获、cDNA 文库构建、测序与数据分析等步骤。单细胞悬液的成功制备对于有效的单细胞捕获和后续的建库测序至关重要。对于悬浮的液体样本，可进行密度离心，然后直接用于单细胞的捕获。对于生物组织样本，首先根据不同组织类型，挑选不同的机械分解和酶（包括胶原酶和 DNase 酶）处理进行组织解离，裂解分离的细胞悬液质控后用于单细胞的捕获。目前，常用的单细胞捕获方法包括流式细胞分选（FACS）、微孔法、微流控技术、激光捕获显微切割和组合条形码法等。FACS 是把制备好的单细胞悬液标记后通过流式细胞仪，根据细胞的特异性荧光标记、粒径等特征实现分选，具有自动化高通量的优势，但不利于分离数量较少的细胞种群。此外，筛选过程产生的高流速可能对细胞活力造成损伤。微孔法主要是依靠手工操作或微孔细胞分选来获取单个细胞。激光捕获显微切割方法主要用于对组织切片的单细胞获取。微流控技术是通过控制微流体芯片中的液体流动来捕获单个细胞，其不仅可以有效捕获单细胞，后续的反转录和 cDNA 扩增还可以自动化地完成。因此，微流控技术是当前获取单个细胞最常用的方法，应用前景较好。组合条形码法无须对单个细胞进行分离，细胞一次会被分成多个组，随后将组合条形码添加到它们的 RNA 中，这个过程重复多次，可为每个细胞的 RNA 引入一个独特的组合条码，然后进行建库测序，该方法成本低廉，但操作稍复杂。随着多种单细胞测序技术平台（如 10×Genomics，BD Rhapsody 等）的建立，可以根据各自的生物学问题和样本来源，结合平台的适用范围、价格、时间、精准度和分析流程等问题，选择合适的平台（图 4-2）。

四、空间转录组学

单细胞转录组能够无偏倚和系统性地反映组织或细胞群的详细信息，但该技术会丢失细胞在体内原有的空间信息，并不能对组织中单个细胞的空间特征进行描述，而对于肿瘤生物学，肿瘤组织内部细胞来源的位置信息十分关键。空间转录组学（spatial transcriptomics）是一项突破性的技术，它允许科学家测量组织样本中的所有基因活动，并绘制活动发生的位置。空间转录组学技术为转录组学研究领域开辟了新方向，将有助于科学家更好地理解疾病和生物过程。

空间转录组学分为 2 种方法：空间编码方法（spatial encoding）和原位转录组学方法（in situ spatial transcriptomics）。空间编码方法是在准备 RNA-Seq 文库的过程中对 RNA 进行空间位置标签，通过激光捕获显微切割（LCM）分离特定空间细胞，或根据 RNA 分离前的空间信息直接从组织切片对 RNA 进行标签。首先对新鲜冷冻组织进行切片，并将切片放置在含有与 RNA 结合的捕获探针的阵列上。随后对组织切片进行固定、染色和透化，使 RNA 得到释放，并结合到相应的捕获探针，然后以捕获的 RNA 为模板进行 cDNA 合成，生成带有空间信息的 cDNA 文库。最终对制备好的文库进行测序和数据可视化分析，从而确定组织内基因表达的空间位置信息。原位转录组学方法是

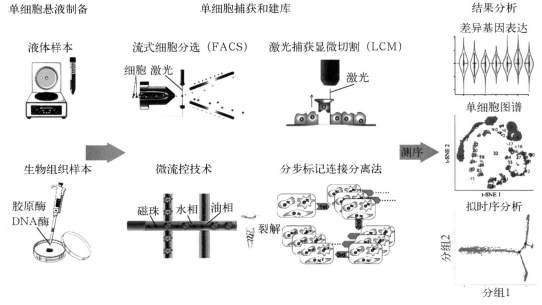

图 4-2　单细胞转录组测序流程图

对组织切片细胞中的 RNA 进行测序或成像，从而得到组织内 RNA 的空间位置信息。如该技术可通过使用多个短的、20bp 长的寡核苷酸探针库（每个探针用一个荧光团标记），在组织原位进行转录定量，描述组织的细胞亚群和空间异质性。

五、全长转录组学

转录本复杂多样，大部分基因通常存在多种剪切形式。通过第二代测序技术，我们可以很准确地进行基因的表达和定量的研究，但受限于读长的限制，不能得到全长转录本的信息。基于二代转录组测序技术平台的数据，无法直接获取单个 RNA 分子由 5' 到 3' 的全部序列。虽然通过生物信息学算法可以拼接，计算出转录组剪切等信息，但由于建库的过程需要把 RNA 打成小的短片段进行测序，以及测序过程中读长的限制，在转录本组装的过程中存在较多的嵌合体，从而会极大降低可变剪切、基因融合等分析的准确性，与生物体内的实际情况存在差异。

随着测序技术的进一步发展，基于第三代测序技术进行 RNA-Seq 成为转录组学研究的一个重要方向。第三代测序技术是指单分子测序技术，DNA 测序时，不需要经过 PCR 扩增，实现了对每一条 DNA 分子的单独测序。长读取（long read，LR）是第三代测序技术的优势特征，这个技术克服了第二代测序技术的局限性，极大提高了基因组装的质量。第三代测序平台的转录组研究无须打断，直接读取反转录的全长 cDNA，能够有效获取高质量的单个 RNA 分子的全部序列，准确辨别第二代测序无法识别的同源异构体（isoform）、同源基因、超家族基因或等位基因表达的转录本。但第三代测序也有明显的缺陷：①单读长的错误率偏高，需要重复测序加以纠正（增加测序成本）；②某些方法低数据量时无法做到准确定量，需要联合第二代测序。

第三代测序技术从原理上主要分为两大技术阵营：一是单分子荧光测序，代表性的是美国太平洋生物（Pacific bioscience，PacBio）的 SMRT（the single-molecule real-time sequencing）技术。二是纳米孔测序，代表性的是英国牛津纳米孔公司（Oxford Nanopore technologies，ONT）的纳米孔测序法。

1. 单分子荧光测序（PacBio SMRT）

第三代测序平台 PacBio 应用 SMRT 测序技术实现单分子实时测序。SMRT 测序原理是以 SMRT Cell 为载体，每个 SMRT Cell 上布满了数百万个零模波导孔（ZMW），ZMW 是一个直径为几十纳米的小孔，它阻止可见的激光完全透过 ZMW。测序时 DNA 聚合酶和一条模板分子被瞄定在 ZMW 孔底部进行反应，位于小孔底部的激发光能够激发核苷酸底物上的荧光标记，进而通过监测系统将荧光信号记录下来，从而获得碱基信息。整个测序过程 DNA 分子不需要经过 PCR 扩增，实现了对每一条 DNA 分子的单独测序。

目前，PacBio Sequel II 测序 Polymerase 读长可达 25kb 以上，具有长度长、高产出、测序速度快的优点，能够进行全长转录组的研究，特别适合用于发现新转录本。PacBio SMRT 测序的数据错误率比较高，在 10% ~ 12%，但这种错误率是随机发生的，不存在系统偏好性，因此可以多次测序来进行有效地纠错，当数据深度达到 50× 左右时，一致性序列准确性超过 99.999%。此外，SMRT 测序不需要扩增步骤，便可实现对整个基因组的均匀覆盖。这样就能够测序回文序列和多样性程度低的基因组区域，同时长读长测序同样能够跨越复杂区域。对于 PacBio 对转录本的定量问题，理论上也是可以做定量的，但是由于芯片中 ZMW 孔数限制，需要较大的数量才能达到数据量饱和，成本较高，目前常用第二代测序来辅助定量。

2. 纳米孔测序

纳米孔测序仪的核心是一组纳米孔，从原理上简单来说，该技术通过设计一种特殊的纳米孔，孔内共价结合有接头分子，当 DNA 碱基通过纳米孔时，电荷发生变化，因而短暂地影响流过纳米孔的电流强度，每种碱基所影响的电流变化幅度是不同的，通过检测这种电流变化从而鉴定所通过的碱基。

该技术除了具有长度长的特点（约为几十 Kb，甚至 100Kb）和结构变异的检测之外，可以对转录本进行准确定量，还可以直接测序 RNA，检测 RNA 的碱基修饰，如 m6A、m5C 和 m7G 等，并能够实时监控测序。目前，纳米孔测序的错误率相对比较高，且为随机错误，而不是聚集在读取的两端。单碱基错误率，可以通过后续分析对数据进行矫正。

第二节 转录组技术在肿瘤精准诊疗中的应用

一、发现新型遗传异常

1. 发现新型基因融合和异常剪切

在 TCGA 融合基因数据库中，已经发现了 33 种不同肿瘤类型的 25 000 多个融合基因。有研究表明，与癌基因相关的融合基因常出现高表达，而与肿瘤抑制相关的基因则常表现出低表达。如在卵巢癌研究中，通过核型信息、RNA-Seq 等联合分析，在高级别卵巢癌中发现了 2 个融合基因 DPP9-PPP6R3 和 DPP9-PLIN3，进一步利用基因融合可以作为卵巢癌病变区域表达变化指标的新方法。剪接异常是肿瘤常见分子特征，异常剪接可导致蛋白变异，从而影响细胞功能异常。研究表明，通过 RNA-seq 对肺腺鳞癌患者进行了选择性剪接事件分析，发现 EGFR、CD44、PIK3C3 和 FGFR2 等选择性剪接事件与患者生存预后明显相关，其可以作为潜在的预后预测因子。

2. 发现新转录本

在转录组分析过程中，对于有参考基因组和转录本参考信息的物种，转录本测序数据依靠基因组序列进行拼接和组装后，得到已知的转录本信息。对于无参考基因组的物种或想得到新的转录本序列时，可以自行组装出基因的转录本序列，得到新的转录本序列，然后再对新的转录本进行鉴定和注释。新转录本可以与数据库进行比较，以判断得到的基因或转录本序列的可靠性。如在肝癌研究中，对正常组织和肝癌组织进行 RNA-Seq，测序原始数据拼接分析后，发现在肝癌中存在特异性转录本，且其高表达提示肝癌患者较差的预后。进一步研究发现，在肝癌患者的血液外泌体中也可以检测到肿瘤特异性转录本。因此，对新转录本，尤其是肿瘤特异性转录本的鉴定有助于肿瘤的诊断和预后判断，从而进一步指导肿瘤的精准诊疗。

3. 检测复杂的染色体重排和结构变异

复杂的基因组重排是指基因组序列的插入、缺失、反转、复制和易位。这些基因组序列通常在结构和长度上是具有多态性的，在肿瘤等疾病中发挥重要作用。利用三代全长转录组测序可直接获得转录本全长序列，获得的信息是生物体内直接存在的，比基于参考基因组预测到的转录组信息更准确，可以准确鉴定基因的复杂染色体和结构变异。

4. 直接 RNA 测序

基于纳米孔测序平台 ONT，可以实现转录组水平的 RNA 直接测序，在肿瘤疾病转录调控方面的研究具有非常大的潜力。当 RNA 通过纳米孔之后，可一次性获得 RNA 修饰、转录本类型和定量、Poly（A）长度等转录调控过程的变化。因此，纳米孔直接 RNA 测序具有许多优点，尤其是能够直接鉴定 RNA 修饰，同时鉴定 m6A 和 m5C，还可以准确鉴定异构体和等位基因的 RNA 修饰。因此，ONT 方法可以在有限的资源、较短的时间内应用于癌症患者的精准药物开发。

二、转录组技术在精准肿瘤诊疗中的意义

1. 肿瘤的分子分型

早期临床上主要根据组织病理学特征判断肿瘤的类型、分级和分期，用于指导治疗方案的制订和预测患者的预后。但传统的肿瘤分型方法对患者预后的判断和治疗原则的指导并不完全准确，同一类型的患者即使采用相同的治疗方法，预后通常差异很大，已经不适应现代肿瘤精准诊疗的需要。转录组测序技术的进步和发展，加速了肿瘤基因组学的研究，也帮助科学家认识了肿瘤的异质性，以及其发生、发展的分子机制。基于单个组学的肿瘤分子分型研究已经在多个肿瘤类型中取得了一定的成果，特别是基于转录组的分子分型已经得到了临床的广泛认可。例如，基因表达图谱可以用来提供结直肠癌和肝癌的分子分型，若能将转录组分子亚型与临床病理分级系统综合考虑，用于肿瘤患者病理诊断和分级治疗，将有望改善患者的生存情况，推进患者的个体化医疗进程。

2. 肿瘤预后与疗效的分子预测

转录组测序能够在单个时间点快速分析大量肿瘤组织和血液标本，通过基因差异表达分析，评估相关基因转录变异，并确定他们与肿瘤早期诊断、转移和预后判断的相关性。如异常表达的 miRNA 与很多肿瘤的发生相关，其充当癌基因或抑癌基因，在肿瘤转移中发挥重要作用。有研究

表明，循环 miRNA 的表达，无论是在血液肿瘤还是实体肿瘤中，都是诊断与预后评估的良好生物标志物。环状 RNA 由于其稳定的环结构使其可以抵抗核酸外切酶的降解，能在血液和唾液中稳定存在，因此通过对转录组这部分数据的分析，可以作为肿瘤筛查的理想生物标志物。目前，在肝细胞癌、胃癌和肺腺癌中已检测到相应的环状 RNA 分子肿瘤标志物。基于滤泡性淋巴瘤基因表达谱发现的潜在预后标志物组合，可以协助医师判断使用利妥昔单抗或化疗是否会加重患者的疾病风险，从而进一步指导精准治疗。

第三节 非编码 RNA 的研究技术和方法

生物的转录组学比原先人们设想得更加复杂，其中一个原因就是基因组上有大量的非编码区转录出的非编码 RNA。在人类约 30 亿碱基对的基因组中，仅有不足 2% 的基因可以编码成蛋白质，而超过 75% 的基因能够成功转录为 RNA，却不具备蛋白编码的能力，无法进行翻译。近些年越来越多的研究都揭示了这些非编码 RNA 并不是基因组上的垃圾序列，而是多种生物学过程的重要组成部分，可以作为癌基因或抑癌基因在不同的层面调控肿瘤发展，其既可以作为癌基因促进肿瘤微血管的形成，以及肿瘤细胞的侵袭和生长，也可以作为抑癌基因调控肿瘤细胞的凋亡和耐药。非编码 RNA 通常指不能编码蛋白或很难编码蛋白的 RNA，以 RNA 的形式发挥功能。非编码 RNA 的种类非常多，有短的非编码 RNA，如 miRNA、piRNA、tRF（tRNA-derived small RNA）；中等长度的非编码 RNA，如 snoRNA、PASR（promoter-associated sRNA）；长的非编码 RNA，如长链非编码 RNA（lncRNA）；以及环状 RNA（circRNA）。随着研究的深入，非编码 RNA 的种类与数目都日益增多，并且这些非编码 RNA 在肿瘤中发挥作用的机制也日益丰富，但是它们的研究方法却有着非常多的共性。

一、原位杂交

原位杂交（in situ hybridization，ISH）技术开发至今已有 50 年，被广泛应用于不同的研究领域。原位杂交使用与 DNA 或 RNA 互补的序列作为探针，利用碱基互补配对的原理检测对应的 DNA 或 RNA。随着技术的不断进步，探针的标记方法也从最初的放射性标记变得越来越多种多样，如生物素标记、荧光标记、地高辛标记、BrdU 标记、抗体标记等。利用 DNA 原位杂交，可以检测非编码 RNA 的基因座在基因组上的位置。RNA 原位杂交则能够在细胞水平上检测非编码 RNA 的亚细胞定位，甚至可以在组织水平上，检测非编码 RNA 在不同组织中或是在同一组织不同区域中丰度的差异。最近 RNAscope 技术被广泛应用，RNAscope 使用双 Z 形探针结合其特有的信号放大系统，能够获得细胞内单子分 RNA 的定位信息和定量信息。获得非编码 RNA 亚细胞或是组织水平的定位信息，对于研究非编码 RNA 的功能有至关重要的作用。例如，MALAT1 定位在细胞核中参与 mRNA 加工的核散斑体（nuclear speckle）中，调节剪切因子的活性，从而调控下游基因的可变剪切。

原位杂交技术广泛应用于肿瘤的诊断。石蜡包埋组织在内的多种组织形式都可以进行原位杂交实验。染色体拷贝数变异、染色体重排或是基因融合在肿瘤中非常常见，并且通常与肿瘤的发生、发展息息相关。原位杂交实验能够快速检测到这些变异，常用于肿瘤的诊断。随着非编码 RNA 的研究越来越丰富，尝试将不同类型的非编码 RNA 原位杂交用于肿瘤诊断与基础的研究也越来越多。如在图 4-3 中可见，在非小细胞肺癌中利用 ISH 检测长链非编码 RNA PCAT14 在不同区域的表达；在肠癌肝转移中使用绿色荧光标记原位杂交（FISH）实验检测环状 RNA circLONP2 的表达；在直肠癌中使用 ISH 检测不同化疗反应的患者组织中 miR-194 的表达；利用 RNAscope 检测 TGFβ 处理后 lncRNA TBILA 在肺癌细胞系中的表达和定位变化；在乳腺癌组织及其癌旁组织中利用 RNAscope 检测 lncRNA CamK-A 的表达与定位。

二、cDNA 末端快速扩增

近些年，随着长链非编码 RNA 研究的增多，人们已经通过高通量测序技术，获得了越来越多的参考序列，但仍然不能满足研究的需求。对于长链非编码的研究，首先就要确定它的全长序

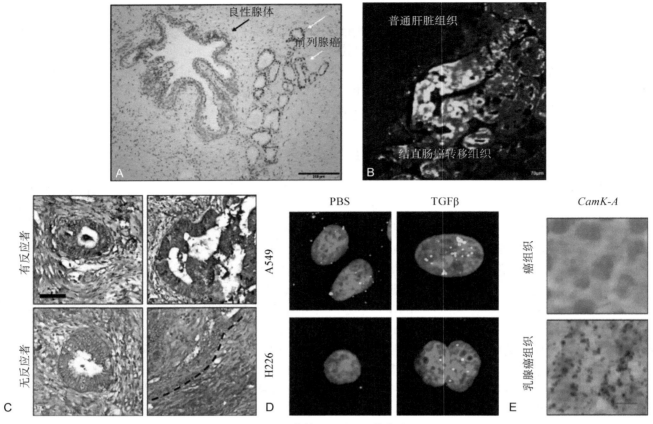

图 4-3 非编码 RNA 原位杂交

A. 前列腺癌中 PCAT14[引自 Shukla S，Zhang X，Niknafs YS，et al. Identification and validation of PCAT14 as Prognostic Biomarker in Prostate Cancer.Neoplasia，2016，18（8），489-499]；B. 绿色荧光 FISH 指示肠癌肝转移灶中 circLONP2[引自 Han K，Wang FW，Cao CH，et al. Circ LONP2 enhances colorectal carcinoma invasion and metastasis through modulating the maturation and exosomal dissemination of micro RNA-17. Mol Cancer，2020，19（1），60]；C. 不同化疗反应的肠癌患者组织中 miR-194，组织使用快染红复染 [引自 D'Angelo E，Zanon C，Sensi F，et al. miR-194 as predictive biomarker of responsiveness to neoadjurant chemoradiotherapy in patients with locally advanced rectal adenocarcinoma. J Clin Pathol，2018，71（4），344-350]；D. 在肺癌细胞系中红色荧光 RNAscope 指示 lncRNA TBILA 的表达与定位（引自 Lu Z，Yuan L，Che Y，et al，The TGFβ-induced lncRNA TBILA promotes non-small cell lung cancer progression in vitro and in vivo via cis-regulating HGAL and activating S100A7/JAB1 signaling. Cancer Lett，2018，432，156-168）；E. 在乳腺癌组织和癌旁组织中利用 RNAscope 指示 lncRNA CamK-A[引自 Sang LJ，Ju HQ，Liu GP，et al. lncRNA CamK-A Regulates Ca^{2+}-Signaling-Mediated Tumor Microenvironment Remodeling. Mol Cell，2018，72（1），71-83.e7]

列。最常见的实验方法就是 cDNA 末端快速扩增（rapid-amplification of cDNA end，RACE），这也是一项非常经典的实验技术。首先对 RNA 进行第一链的合成，基于一段参考序列设计引物，可以使用 RACE 向 RNA 的 5' 端和 3' 端延伸，利用 5'-RACE 和 3'-RACE 获得非编码 RNA 的全长序列，进行后续的研究。

三、RNA pull-down

非编码 RNA 通常通过结合不同的蛋白从而发挥不同的生物学功能，所以寻找与非编码 RNA 相互结合的蛋白在非编码 RNA 的研究中至关重要。RNA pull-down 实验就是寻找与 RNA 相互结合蛋白最常用的实验方法，其基本原理就是利用带有标记的 RNA 与蛋白孵育，再将整个复合物与其他 RNA 和蛋白分离。首先使用 RNA 聚合酶在体外对目的非编码 RNA 进行转录和生物素标记，产生带有生物素标记的待研究目的 RNA。在 RNA 中添加标记的方式主要有 2 种，一种是体外转录过程中加入生物素标记的尿嘧啶核糖核苷酸（Biotin-U），在 AUCG 的 4 个核糖核苷酸的连接过程中随机添加 Biotin-U；另一种是使用 RNA 连接酶在体外转录好的目的非编码 RNA，后续在目的非编码 RNA 末端连接上生物素标记的寡核苷酸。获得进行后续实验的 RNA 后，将 RNA 在退火缓冲液中折叠，形成高级结构，将带有标记的 RNA 与蛋白裂解物孵育，那么 RNA 就能够与相互作用的蛋白结合。最后使用亲和素标记的磁珠将与生物素标记 RNA 相结合的复合物分离出来。获得的 RNA/ 蛋白复合物可以进行 PAGE 电泳、银染后寻找差异条带进行质谱，也可以直接将复合物进行质谱分析；如果是鉴定候选蛋白则可以通过蛋白质印迹法（Western blotting）检测特定的蛋白。

四、MS2–GST pull down

除了通过上述 RNA pull-down 的方法寻找相互作用蛋白，还有一种常用的方法是 MS2-GST pull-down。与上述 RNA pull-down 不同，MS2-GST pull-down 并不需要对 RNA 进行体外转录和标记，而是在细胞中表达融合了 MS2 发卡结构的非编码 RNA，使得细胞内过表达带有 MS2 发卡结构的目的非编码 RNA。同时，细胞中需要表达能够识别 MS2 发卡结构的 MS2 蛋白，MS2 蛋白上通常会融合谷胱甘肽巯基转移酶（GST）。一般

通过表达 MS2-GST 融合蛋白后，进行 GST pull down。在细胞内过表达的 RNA 能够与相互作用蛋白结合，MS2-GST 融合蛋白能够识别目的非编码 RNA 上的 MS2 发卡结构。最后使用谷胱甘肽的磁珠结合 MS2-GST 融合蛋白，从而将 RNA/ 蛋白复合物分离出来（图 4-4）。复合物既可以像 RNA pull-down 一样检测蛋白，也可以检测与目的非编码 RNA 相互结合的 RNA。

五、RNA 免疫沉淀

在探究与目的非编码 RNA 结合的蛋白组分的时候，可以使用 RNA pull-down 或 MS2-GST pull down；反之，如果需要探究与目的蛋白结合的 RNA，就可以进行 RNA 免疫沉淀（RNA immunoprecipitation，RIP）实验。RIP 实验的主要实验过程同免疫共沉淀类似，不同之处是最后重点检测与蛋白结合的复合物中的 RNA 组分，而不是蛋白结合复合物中的蛋白。首先使用待研究蛋白的抗体进行免疫共沉淀实验，抗体与细胞裂解物孵育，识别特定蛋白。利用 Protein A/G 的磁珠能够分离出抗体 / 蛋白 /RNA 复合物（图 4-5），将复合物进行 RNA 抽提，最后既可以进行定量

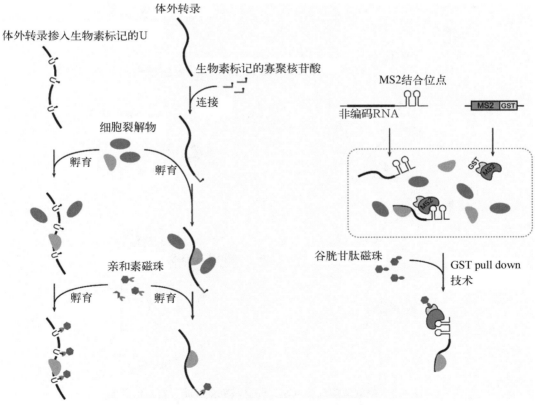

图 4-4　RNA pull-down（左）和 MS2-GST pull down（右）示意图

PCR 检测 RNA 的丰度（RIP-qPCR），也可以建库后进行高通量测序（RIP-Seq），获取与目的蛋白相互结合的 RNA。

六、交联免疫沉淀

RIP 实验能够非常方便地鉴定到与蛋白结合的 RNA，但是也有其局限性。RIP 实验不能判断蛋白与 RNA 是否直接结合，同时通常也不能确定蛋白在 RNA 上的结合位点。为了获得更加特异的蛋白与 RNA 结合的信息，人们开发了交联免疫沉淀（crosslinking-imm unoprecipitation，CLIP）技术。至今为止随着实验方法的不断进步，CLIP 也有迅猛发展，扩展出了 Fractionation CLIP、PAR-CLIP、iCLIP、eCLIP 等；可以高通量地获得待研究蛋白与 RNA 结合的信息，甚至是碱基水平的信息。虽然 CLIP 有很多变体形式，但是实验的主要方法却是类似的，主要区别在于蛋白与 RNA 交联的方式，有些使用紫外有些使用核酸类似物。首先需要在原位对细胞内的蛋白与 RNA 进行共价交联。其次对细胞进行裂解。为了获得蛋白在 RNA 上结合的位置信息，就需要将 RNA 进行片段化，获得较小的片段和更精密的位置信息。使用抗体与磁珠就可以分离出蛋白/RNA 复合物，由于是共价交联的复合物纯化的条件可以比 RIP 苛刻许多，得到更加特异的结果。最后对 RNA 进行建库测序，即可获得高通量的蛋白与 RNA 的结合信息（图 4-5）。

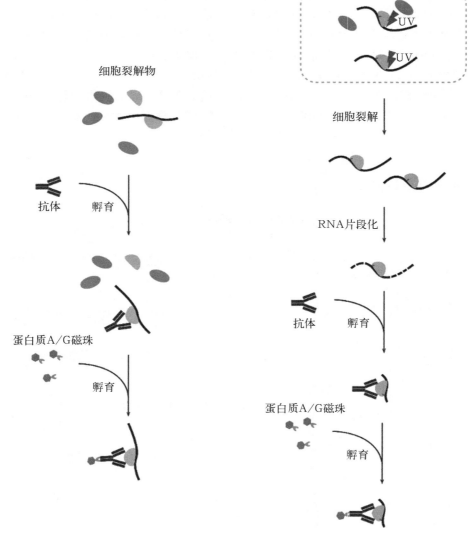

图 4-5　交联免疫沉淀（左）和交联免疫沉淀（右）示意图

七、RNA 纯化法染色质分离、RNA 靶的捕获杂交分析和 RNA 反义纯化

非编码 RNA 的定位与功能有着非常密切的关系，有些在细胞核内的 lncRNA 能够与基因组结合调控相关基因的表达。例如，lncRNA HOTAIR 能够在细胞核内与表观沉默复合物 PRC2（polycomb repressive complex 2）结合，调控基因组上百个基因的表观遗传修饰及其表达。为了研究非编码 RNA 在基因组上的结合位点，Howard Chang 实验室开发了 RNA 纯化法染色质分离（chromatin isolation by RNA purification，ChIRP）技术。ChIRP 实验需要设计一系列 20 个核苷酸长的、与 lncRNA 互补的探针，并且将探针按照顺序分为奇数组和偶数组，实验时使用两

组探针能够有效降低非特异性；每个探针都在 3' 端进行生物素标记。在实验操作中，先将生长良好的细胞进行固定、超声，使得 RNA 的片段长度在 100～500 个核苷酸的长度。向待研究的非编码 RNA 奇数组和偶数组两组探针及阴性对照探针（如 LacZ）中分别加入等量的细胞裂解物孵育，然后只用亲和素磁珠分离出生物素标记的探针 /lncRNA/DNA 复合物，并且分别回收 RNA 与 DNA 片段。RNA 用 qPCR 检测目的 lncRNA 的探针回收效率；DNA 则用于建库测序，获得 lncRNA 所结合的 DNA 的位置信息（图 4-6）。

2015 年 Howard Chang 实验室将 ChIRP 实验更推进一步，使用 ChIRP 与质谱联用获得与 lncRNA 相结合的蛋白。其主要步骤与之前的 ChIRP 实验步骤类似，但是使用 3% 甲醛进行细胞固定；最后使

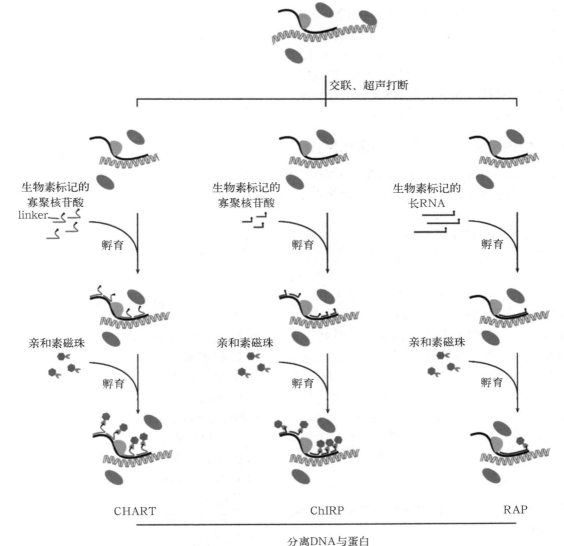

图 4-6　CHART、ChIRP 和 RAP 示意图

用三氯乙酸和丙酮沉淀的方法从生物素标记的探针/lncRNA/蛋白复合物中回收蛋白质。回收到的蛋白质既可以进行 Western 实验，也可以进行质谱分析，从而可以得到 lncRNA 结合的蛋白组分。

与 ChIRP 类似，Simon 等开发了 RNA 靶的捕获杂交分析（capture hybridization analysis of RNA，CHART）技术，同样使用生物素标记的短探针富集对应的 lncRNA，从而获得与 lncRNA 相互作用的复合物。在细胞内，RNA 通常与复合物结合，使得 RNA 上有些序列不能暴露出来被探针识别。在 CHART 中，笔者首先利用 RNase-H 特异性水解 DNA-RNA 双链这个特性，确定待研究 RNA 序列中哪些是可以被探针识别；而后使用这些特异性识别的探针将 RNA 所结合的复合物分离出来。除此以外，还有 RNA 反义纯化（RNA antisense purification，RAP）技术，RAP 技术也是利用生物素标记探针富集与非编码 RNA 相互作用的复合物，但 RAP 中的探针长度为 120 个核苷酸的长度。首先对待研究非编码 RNA 上的探针序列进行体外转录形成 RNA，而后使用生物素标记的引物对体外转录出的 RNA 进行反转录，形成生物素标记的单链 DNA（图 4-6）。

八、染色质上 RNA 相互作用图谱

越来越多的研究都提示 lncRNA 可能在细胞核内结合特定的基因组位点，招募表观修饰因子，从而调节对应基因的表观遗传状态与其表达。可想而知，与不同染色质状态结合的 lncRNA 可能对表观遗传的调节作用并不相同，并且也发挥着不同的生物学作用。要想获得全基因组范围的、与特定染色质结合的 lncRNA，就需要使用染色质上 RNA 相互作用图谱（profiling interacting RNA on chromatin，PIRCh）技术（图 4-7）。PIRCh 的主要步骤是先将细胞使用戊二醛固定，然后超声打断基因组，片段大小为 300 ~ 2000bp。然后使用特定的组蛋白抗体识别染色质上特定的组蛋白修饰，而后使用磁珠纯化特定组蛋白修饰的染色质复合物。最后提取出复合物中的 RNA，建库进行高通量测序，就可以得到与该组蛋白结合的 RNA 了。

九、交联、连接和杂交测序和 RNA 原位构象测序

交联、连接和杂交测序（crosslinking-ligation

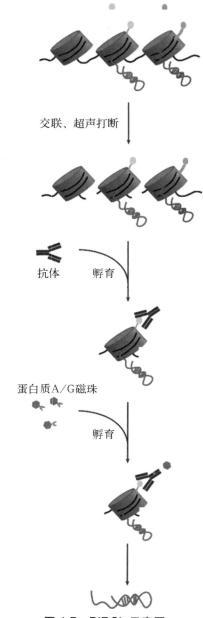

交联、超声打断

抗体　孵育

蛋白质A/G磁珠

孵育

图 4-7　PIRCh 示意图

and sequencing of hybrid，CLASH）技术主要用于寻找细胞原位 RNA 与 RNA 的相互作用。在细胞中蛋白与多个 RNA 通常形成一个复合物发挥作用，如 miRNA、沉默复合体与靶基因的 mRNA，所以通过蛋白可以获得 RNA 与 RNA 的相互作用关系。首先将细胞中的 RNA 与蛋白进行固定，使用 RNase A/T1 切去末端的核苷酸，再利用连接酶使同一个复合物中的不同 RNA 片段首尾相连。在高通量测序的过程中就会出现融合的 RNA 序列。这些融合的 RNA 序列就是在细胞中相互作用的 RNA（图 4-8）。

基于这类近端连接的方式，最近又开发出了

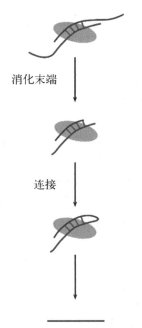

消化末端

连接

图 4-8　CLASH 示意图

新的 RIC 方法，这种新方法具有更好的信噪比。首先也是对细胞中的 RNA 与蛋白进行固定，使用微球菌核酸酶（MNase）随即切割 RNA，并用碱性磷酸酶去除 3'端的磷酸基团。然后使用生物素化的磷酸胞苷（biotinylated cytidine phosphate，pCp-biotin）连接在 3'端，去除磷酸基团，并使用 T4 多核苷酸激酶将 RNA 片段的 5'端进行磷酸化。最后将所有邻近的 RNA 片段连接起来，那么在 5'端与 3'端的连接中就引入了生物素标记的胞苷（biotin-C）。使用亲和素既可以将新连接生成的 RNA 富集下来，又可以进行高通量测序。在 CLASH 和 RNA 原位构象测序（RNA in situ conformation sequencing，RIC-Seq）中可以得到 RNA 及与 RNA 相互作用的信息，如果连接起来的 RNA 片段来自同一条 RNA，那么也可以获得 RNA 高级构象的信息。

十、荧光素酶报告基因实验

最初荧光素酶报告基因系统常用于验证 miRNA 的靶基因。将特定基因的 3'UTR 连接在荧光素酶报告基因的后面，实验可以得到 miRNA 是否能够与 3'UTR 区域相互作用的结果。近些年，越来越多的报道提示 lncRNA 或环状 RNA 能够作为内源竞争性 RNA 结合 miRNA，从而发挥作用。除了 RNA pull-down、MS2-GST pull down、CLASH 及 RIC-Seq 能够探究 miRNA 与 lncRNA 的相互作用，荧光素酶实验也是一种被

广泛应用的且易于操作的实验。荧光素酶实验的主要原理是 miRNA 与相应的 RNA 序列识别能够招募沉默复合体，抑制对应 RNA 的降解或阻滞其翻译。先将 lncRNA 的序列或环状 RNA 的序列线性化连接在荧光素酶报告基因的后面（图 4-9），再向细胞中转染荧光素酶报告基因质粒、突变了结合位点序列的荧光素酶报告基因质粒及特定的 miRNA，最后检测荧光素酶的活性，便可以得知 miRNA 是否与 lncRNA 或环状 RNA 直接结合。

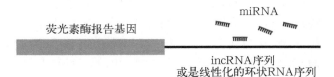

miRNA

荧光素酶报告基因

incRNA序列
或是线性化的环状RNA序列

图 4-9　荧光素酶报告基因示意图

十一、靶向 RNA 的 CRISPR/Cas 技术

近些年，CRISPR/Cas 因其能够在真核生物中对基因组进行编辑而闻名。其中，Cas9 可以切割 DNA 而对基因组进行精确的编辑，因而在实验室中被使用的次数最多。CRISPR/Cas9 系统能够非常方便地敲除目标基因或目标基因组片段，而如果将 Cas9 的核酸酶活性突变，并引入特定的表观修饰因子等，则可以对目标基因或目标基因组片段的活性进行调控。自从 CRISPR/Cas 系统被发现以来，研究人员一直在研究和鉴定新的 Cas 酶，以改善和扩展其在生物技术中的应用。Sergey Shmakov 等在 2015 年发现了能够靶向 RNA 的 II 类 CRISPR/Cas 系统，这些酶都属于 Cas13 家族。现有的研究发现所有已经鉴定的 Cas13 酶都具有 2 个核酸酶活性，一个是将 pre-CRISPR RNA 剪切至成熟的 crRNA 并识别 RNA，另一个是当目标 RNA 与目标结合以后，对目标 RNA 进行剪切。利用 Cas13 的第二个核酸酶活性可以对目标 RNA 在转录后水平上进行降解，进而研究目标 RNA 包括非编码 RNA 的生物学功能（图 4-10A）。

如同先前研究 Cas9 一样，研究人员将 Cas13 的核酸酶活性失活，得到 dCas13（catalytically dead Cas 13），使其能在更广泛的领域中应用。在细胞中共表达 dCas13 和待研究 RNA 的 gRNA。这样 dCas13 能够结合 gRNA 并与待研究 RNA 进行互补配对，从而形成复合物，但不对 RNA 进行降解。利用这一特性，如果在 dCas13 上融合荧光蛋白，那么就可以在细胞中进行目标 RNA

的荧光定位（图 4-10B）。如果在 dCas13 上融合生物素（biotin）催化酶，那么就可以催化 dCas9/gRNA/ 待研究 RNA 复合物邻近的蛋白，使邻近的蛋白带有生物素化修饰；这些邻近的蛋白通常很可能是与待研究 RNA 结合的蛋白，可能对于非编码 RNA 发挥其生物学功能是至关重要的。生物素化的蛋白可以被亲和素（streptavidin）磁珠识别、富集，后续进行质谱或蛋白质印迹法实验（图 4-10C）。

非编码 RNA 在肿瘤中发生异常表达，能够以多种机制参与到肿瘤的发生、发展过程中。越来越多的研究提示非编码 RNA 可以作为肿瘤诊断标志物和预后标志物。以 miRNA 为例，miRNA 片段较小，在血液中也相对稳定，是一个良好的标志物，血浆中的 7 个 miRNA（miR-122、miR-192、miR-21、miR-223、miR-26a、miR-27a 和 miR-801）在与乙肝相关的肝癌诊断中敏感度达 82.5%，特异度达 83.5%。尿液中的长链非编码 RNA PCA3 已经被 FDA 批准成为前列腺癌的诊断标志物。包裹在外泌体的非编码 RNA 更加稳定，血液中的外泌体易于获得，也更有利于作为分子标志物。越来越多的研究开始关注外泌体中 miRNA、长链非编码 RNA、环状 RNA 等非编码 RNA 作为分子标志物的可能。例如，血清外泌体中的 miR-17-92a 簇与肠癌的复发相关，并且血清外泌体中的 miR-19a 能够作为肠癌预后的标志物。外泌体中的长链非编码 RNA lncUEGC1 在胃癌早期诊断中具有高敏感度、稳定等特点，是潜在的胃癌早期诊断标志物。研究发现环状 RNA 能够在外泌体中明显富集。外泌体中的 circRNA has-circ-0004771 在肠癌患者血清外泌体中明显

上调，ROC 曲线下面积达 0.88，并且在肠癌患者术后会明显下调，这提示 has-circ-0004771 能作为肠癌诊断和术后跟踪的潜在标志物。还有一个非编码 RNA tRF 也能被包含在外泌体中，Lei Zhu 等发现外泌体中的 tRF（tRNA-ValTAC-3、tRNAGlyTCC-5、tRNA-ValAAC-5、tRNA-GluCTC-5）可能是肝癌诊断的潜在标志物。

非编码 RNA 在肿瘤的精准治疗中也大放光彩。首屈一指的仍然是 miRNA，已经有多个正在进行的临床试验；可以使用 anti-miRNA 抑制促癌 miRNA，如 miR-122、miR-155 等，或是过表达抑癌 miRNA，如 miR-34、miR-16 等对多种肿瘤患者进行治疗。Xi Liu 等也尝试使用人工合成的环状 RNA 吸附 miR-21，从而抑制肠癌的发生与发展。非常多的研究都揭示了 lncRNA 能够参与到肿瘤的发生与发展中，如 HOTAIR、UCA1 等；在多种肿瘤中干扰 lncRNA 或干扰这些 lncRNA 联合放化疗能够获得非常好的效果。选取特异性的靶点是肿瘤治疗的难点。目前大量研究提示非编码 RNA 在特定的肿瘤组织中特异性表达，并发挥重要的生物学功能。这为非编码 RNA 作为肿瘤精准治疗提供了基础。在肿瘤精准治疗中，使用 siRNA 或反义核苷酸等多种方式抑制这些促癌非编码 RNA 在肿瘤中的表达，从而抑制肿瘤的发生与发展，具有非常广阔的前景。

随着对非编码 RNA 机制研究的深入，研究非编码 RNA 的实验方法也越来越丰富。这些非编码 RNA 的研究将极大拓宽我们对生命活动调控机制的认知，丰富我们对基因组及中心法则的理解。

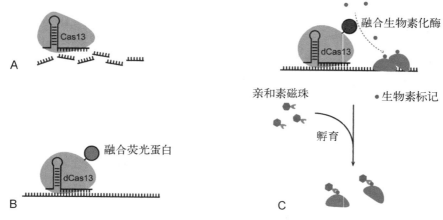

图 4-10　Cas13 的应用

第四节 转录组和非编码 RNA 研究的相关数据库

随着测序技术的广泛使用，产生了大量的实验数据，传统的单凭通过实验方法来分析数据的方法已经不能满足科研的需要，目前已有不少集成数据库来储存、整理和组合不同来源、不同物种的数据集。表 4-1 列出了肿瘤转录组与非编码 RNA 研究相关数据库，这些数据库的数据挖掘，可以使我们理解肿瘤转录组的复杂性，从而发现新的生物标志物和治疗靶点，进一步指导肿瘤精准诊疗。

表 4-1 肿瘤转录组与非编码 RNA 研究相关数据库

数据库	数据库简介	网址
GEO	公共基因表达谱数据库	https://www.ncbi.nlm.nih.gov/geo
ArrayExpress	公共基因表达谱数据库	https://www.ebi.ac.uk/arrayexpress
TCGA	肿瘤基因组图谱	https://cancergenome.nih.gov/
ICGC	国际肿瘤基因组协作组	https://dcc.icgc.org/
TARGET	儿童肿瘤的基因组、转录组及表观遗传数据库	https://ocg.cancer.gov/programs/target
CCLE	肿瘤细胞系百科全书	https://portals.broadinstitute.org/ccle
GTEx	基因型 - 组织表达数据库	https://www.gtexportal.org/
CMap	小分子药物处理后细胞系基因表达谱	https://www.broadinstitute.org/cmap
LINCS	基因沉默、过表达、小分子化合物处理后细胞系基因表达谱	https://www.lincsproject.org
St. Jude Pediatric Cancer	儿童肿瘤基因组计划	https://pecan.stjude.cloud/home
CSCD	肿瘤特异性 circRNA 数据库	http://gb.whu.edu.cn/CSCD
TCGA_PseudoGene	TCGA 肿瘤假基因表达谱	https://www.synapse.org/#!Synapse: syn1732077/files
TCGASpliceSeq	TCGA 肿瘤可变剪切数据库	http://projects.insilico.us.com/TCGASpliceSeq
TC3A	TCGA APA 数据库	http://tc3a.org
TCGA_RNAediting	TCGA RNA 编辑数据库	https://www.synapse.org/#!Synapse: syn2374375
MicroView	TCGA 数据细菌分析与可视化数据库	http://microview.igs.umaryland.edu/tcga_v1
ChimerDB 3.0	肿瘤转录组基因融合数据库	http://ercsb.ewha.ac.kr/fusiongene
COSMIC fusion	已发表的基因融合数据库	https://cancer.sanger.ac.uk/cosmic/fusion
FusionCancer	591 个已发表 RNA-Seq 基因融合数据库	http://donglab.ecnu.edu.cn/databases/FusionCancer
Tumorfusions	TCGA 来源的肿瘤相关融合转录本	http://www.tumorfusions.org
NONCODE	非编码 RNA 数据库	http://www.noncode.org/
LncBook	人类 lncRNA 数据库	https://bigd.big.ac.cn/lncbook/index
Lncipedia	综合性 lncRNA 数据库	https://lncipedia.org/
LncRNADiseas	LncRNA 与疾病	http://www.cuilab.cn/lncrnadisease
LncACTdb	lncRNA-miRNA-gene 互作关系	http://www.bio-bigdata.net/LncACTdb/
DIANA TOOL	lncRNA-miRNA 的预测与实验数据	http://diana.imis.athena-innovation.gr/DianaTools/index.php?r=lncBase/index

续表

数据库	数据库简介	网址
MiTranscriptome	6000 多个不同肿瘤和组织样本 lncRNA 数据库	http://www.mitranscriptome.org
TANRIC	探讨 lncRNA 在肿瘤中的作用	https://bioinformatics.mdanderson.org/main/TANRIC: Overview
lnc2Cancer	提供实验支持的 lncRNA 与肿瘤之间的关系	http://www.bio-bigdata.com/lnc2cancer
Lnc2Catlas	提供 lncRNA 与肿瘤危险因素的相关性	https://lnc2catlas.bioinfotech.org
lnCaNet	lncRNA 与肿瘤相关基因网络图谱	http://lncanet.bioinfo-minzhao.org
RNAct	预测蛋白与 RNA 互作	https://rnact.crg.eu/
LongTarget	LncRNA 与 DNA 结合位点的预测	http://lncrna.smu.edu.cn/
RNA structure	RNA 二级结构预测	http://rna.urmc.rochester.edu/RNAstructureWeb/
IPknot	RNA 二级结构预测	http://rtips.dna.bio.keio.ac.jp/ipknot/
miRBase	miRNA 的注释与功能	http://www.mirbase.org/
TargetScan	miRNA 的靶基因预测	http://www.targetscan.org/
miRGator	miRNA 的注释与功能	http://mirgator.kobic.re.kr/help.html
piRBase	piRNA 的注释与功能	http://www.regulatoryrna.org/database/piRNA/
piRTarBase	piRNA 的靶基因	http://cosbi6.ee.ncku.edu.tw/piRTarBase/
circBase	circRNA 信息	http://circbase.org/
circInteractome	circRNA 互作的蛋白与 miRNA 预测	https://circinteractome.irp.nia.nih.gov/index.html
TSCD	组织特异性 circRNA	http://gb.whu.edu.cn/TSCD/
EVmiRNA	细胞外囊泡中的 miRNA	http://bioinfo.life.hust.edu.cn/EVmiRNA/
liqDB	液体活检中的小 RNA 测序数据库	https://bioinfo5.ugr.es/liqdb/
ExorBase	人血液外泌体中 circRNA、lncRNA、mRNA 数据库	http://www.exorbase.org/
ENCORI/starBase	RNA-RNA 互作、RNA-蛋白互作	http://starbase.sysu.edu.cn/
deepBase	小 RNA 测序数据库	http://deepbase.sysu.edu.cn/
oncoNcRNA	肿瘤中非编码 RNA 表达（lncRNA，miRNA，piRNA，tRNA 和 snoRNA 等）	http://rna.sysu.edu.cn/onconcrna/
ChIPBase	非编码 RNA 以及蛋白编码基因的转录调控	http://rna.sysu.edu.cn/chipbase/index.php
C-It-Loci	人、小鼠、斑马鱼中 lncRNA 和蛋白编码基因的组织表达信息	http://c-it-loci.uni-frankfurt.de/

（陈志翔　还　林　何祥火）

参 考 文 献

Adelman K, Egan E, 2017. Non-coding RNA: more uses for genomic junk. Nature, 543(7644): 183-185.

Chu C, Chang HY, 2018. ChIRP-MS: RNA-directed proteomic discovery. Methods Mol Biol, 1861: 37-45.

D'Angelo E, Zanon C, Sensi F, et al, 2018. miR-194 as predictive biomarker of responsiveness to neoadjuvant chemoradiotherapy in patients with locally advanced rectal adenocarcinoma. J Clin Pathol, 71(4): 344-350.

Fang JW, Ma Q, Chu C, et al, 2019. PIRCh-seq: functional classification of non-coding RNAs associated with distinct histone modifications. Genome Biol, 20(1): 292.

Gagliardi M, Matarazzo MR, 2016. RIP: RNA immunoprecipitation. Methods Mol Biol, 1480: 73-86.

Guo WJ, Hu ZX, Bao YC, et al, 2018. A LIN28B tumor-specific transcript in cancer. Cell Rep, 22(8): 2016-2025.

Han K, Wang FW, Cao CH, et al, 2020. CircLONP2 enhances colorectal carcinoma invasion and metastasis through modulating the maturation and exosomal dissemination of microRNA-17. Mol Cancer, 19(1): 60.

Jathar S, Kumar V, Srivastava J, et al, 2017. Technological developments in lncRNA biology. Adv Exp Med Biol, 1008: 283-323.

Kristensen LS, Hansen TB, Venø MT, et al, 2018. Circular RNAs in cancer: opportunities and challenges in the field. Oncogene, 37(5): 555-565.

Lee F CY, Ule J, 2018. Advances in CLIP technologies for studies of protein-RNA interactions. Mol Cell, 69(3): 354-369.

Li SL, Li YC, Chen B, et al, 2018. exoRBase: a database of circRNA, lncRNA and mRNA in human blood exosomes. Nucleic Acids Res, 46(D1): D106-D112.

Li Y, Sun N, Lu Z, et al, 2017. Prognostic alternative mRNA splicing signature in non-small cell lung cancer. Cancer Lett, 393: 40-51.

Li YC, Zhao JJ, Yu SL, et al, 2019. Extracellular vesicles long RNA sequencing reveals abundant mRNA, circRNA, and lncRNA in human blood as potential biomarkers for cancer diagnosis. Clin Chem, 65(6): 798-808.

Lin LY, Yang L, Zeng Q, et al, 2018. Tumor-originated exosomal lncUEGC1 as a circulating biomarker for early-stage gastric cancer. Mol Cancer, 17(1): 84.

Liu X, Abraham JM, Cheng YL, et al, 2018. Synthetic circular RNA functions as a miR-21 sponge to suppress gastric carcinoma cell proliferation. Mol Ther Nucleic Acids, 13: 312-321.

Lu ZL, Li Y, Che Y, et al, 2018. The TGFbeta-induced lncRNA TBILA promotes non-small cell lung cancer progression in vitro and in vivo via cis-regulating HGAL and activating S100A7/JAB1 signaling. Cancer Lett, 432: 156-168.

Malone ER, Oliva M, Sabatini PJ B, et al, 2020. Molecular profiling for precision cancer therapies. Genome Med, 12(1): 8.

Marco-Puche G, Lois S, Benítez J, et al, 2019. RNA-Seq perspectives to improve clinical diagnosis. Front Genet, 10: 1152.

Mohit MK, Wu MC, Chiu KP, 2019. Long read sequencing in deciphering human genetics to a greater depth. Hum Genet, 138(11-12):1201-1215.

Moor AE, Itzkovitz S, 2017. Spatial transcriptomics: paving the way for tissue-level systems biology. Curr Opin Biotechnol, 46: 126-133.

Pan B, Qin J, Liu XX, et al, 2019. Identification of serum exosomal hsa-circ-0004771 as a novel diagnostic biomarker of colorectal cancer. Front Genet, 10: 1096.

Rupaimoole R, Slack FJ, 2017. MicroRNA therapeutics: towards a new era for the management of cancer and other diseases. Nat Rev Drug Discov, 16(3): 203-222.

Sakamoto Y, Sereewattanawoot S, Suzuki A, 2020. A new era of long-read sequencing for cancer genomics. J Hum Genet, 65(1):3-10.

Sakamoto Y, Xu L, Seki M, et al, 2020. Long-read sequencing for non-small-cell lung cancer genomes. Genome Res, 30(9):1243-1257.

Sang LJ, Ju HQ, Liu GP, et al, 2018. LncRNA CamK-A regulates Ca(2+)-signaling-mediated tumor microenvironment remodeling. Mol Cell, 72(1): 71-83. e7.

Shukla S, Zhang X, Niknafs YS, et al, 2016. Identification and validation of PCAT14 as prognostic biomarker in prostate cancer. Neoplasia, 18(8): 489-499.

Stark R, Grzelak M, Hadfield J, 2019. RNA sequencing: the teenage years. Nat Rev Genet, 20(11):631-656.

Tang Q, Hann SS, 2018. HOTAIR: an oncogenic long non-coding RNA in human cancer. Cell Physiol Biochem, 47(3): 893-913.

Wang WT, Han C, Sun YM, et al, 2019. Noncoding RNAs in cancer therapy resistance and targeted drug development. J Hematol Oncol, 12(1): 55.

Wu YJ, Zhao YM, Huan L, et al, 2020. An LTR retrotransposon-derived long noncoding RNA lncMER52A promotes hepatocellular carcinoma progression by binding p120-catenin. Cancer Res, 80(5): 976-987.

Xiang Y, Ye YQ, Zhang Z, et al, 2018. Maximizing the utility of cancer transcriptomic data. Trends Cancer, 4(12): 823-837.

Yu SL, Li YC, Liao Z, et al, 2020. Plasma extracellular vesicle long RNA profiling identifies a diagnostic signature for the detection of pancreatic ductal adenocarcinoma. Gut, 69(3): 540-550.

Zheng QP, Zhao JJ, Yu H, et al, 2020. Tumor-specific transcripts are frequently expressed in hepatocellular carcinoma with clinical implication and potential function. Hepatology, 71(1): 259-274.

Zhu L, Li J, Gong YL, et al, 2019. Exosomal tRNA-derived small RNA as a promising biomarker for cancer diagnosis. Mol Cancer, 18(1): 74.

第 5 章 蛋白质组学技术

第一节 蛋白质组学的概念

蛋白质组（proteome）的概念是澳大利亚学者 Williams 和 Wilkins 于 1994 年首先提出，它源于蛋白质（protein）与基因组（genome）2 个词的杂合，意指"proteins expressed by a genome"，即"基因组所表达的全部蛋白质"，是对应一个基因组的所有蛋白质构成的整体，而不是局限于一个或几个蛋白质。由于同一基因组在不同细胞、不同组织中的表达情况不相同，即使是同一细胞，在不同的发育阶段、不同的生理条件甚至不同的环境影响，其蛋白质的存在状态也不相同。因此，蛋白质组是一个在空间和时间上动态变化的整体。蛋白质组学（proteomics）是指应用各种技术手段来研究蛋白质组的一门新兴科学，其目的是从整体角度分析细胞内动态变化的蛋白质组成成分、表达水平与修饰状态，了解蛋白质之间的相互作用与联系，揭示蛋白质功能与生命活动规律。

自"蛋白质组"概念提出并开始从整体蛋白质水平研究生命现象以来，蛋白质组研究在国际上进展十分迅速。无论是基础理论，还是技术方法，都在不断地进步和完善。蛋白质组学已经成为 21 世纪生命科学与生物技术的战略前沿，是当前人类基因尤其是重要功能基因争夺战的重要战场。

第二节 蛋白质组学技术

蛋白质组研究比基因组研究更复杂和困难，一方面，蛋白质的数目明显超过基因的数目。人基因组有 2.5 万～ 3.0 万个编码基因，而其表达的蛋白质可达十几万或更多；另一方面，基因是相对静态的，一种生物仅有一个基因组，而蛋白质是动态的，即随时间和空间而变化，同时还有复杂的翻译后修饰。因此，发展高通量、高敏感度、高准确性的蛋白质组分析技术是现在乃至相当一段时间内蛋白质组学研究的主要任务。蛋白质组研究的技术主要有蛋白质样品制备技术、蛋白质分离技术、蛋白质鉴定技术及生物信息学。

一、蛋白质样品制备技术

蛋白质组研究中的样品通常来自细胞或组织中的总蛋白质。也可以进行样品预分级，即采用各种方法将细胞或组织中的总蛋白质分成几部分，分别进行蛋白质组研究。样品预分级的主要方法包括根据蛋白质溶解性和蛋白质在细胞中不同的细胞器定位进行分级，如专门分离出细胞核、线粒体或高尔基体等细胞器的蛋白质成分。通过对样品进行预分级不仅可以提高低丰度蛋白质的上样量和检测灵敏度，还可以针对某一细胞器的蛋白质组进行研究。由于蛋白质组研究是对不同时间和不同空间发挥功能的蛋白质整体的研究，因此如何从细胞组织中尽可能完整地将蛋白质以溶解状态提取出来，是蛋白质组研究的首要步骤。

在蛋白质制备中主要包括组织细胞的破碎裂解、缓冲液的选择、蛋白质增溶溶解以破坏蛋白质与蛋白质分子之间，以及蛋白质与非蛋白质之间的共价与非共价相互作用、变性及还原，以及去除非蛋白质组分，如核酸、脂类等。为了达到这一目的，在蛋白质制备过程中需使用表面活性剂、还原剂及离液剂。通常使用的蛋白质样品溶解液或细胞裂解液含有 8 ～ 9.8mol/L 脲蛋白酶抑制剂、50 ～ 100mmol/L DTT、4% CHAPS、40mmol/L Tris 和 5% Pharmalyte（pH3 ～ 10）。

但样品中各种蛋白质的溶解度差别很大，使用这种标准提取液并不能真正做到将所有蛋白质提取出来。某些蛋白质如膜蛋白、碱性蛋白如果使用一般的溶解液则溶解性较差，样品溶解得不好就会减少分离得到的蛋白质数量，甚至造成在等电聚焦时某些蛋白质产生沉淀，并影响从第一向转移到第二向的蛋白质数量。因此，为了提高总蛋白质的溶解性，通常要使用一些新的表面活性剂、还原剂及离液剂，以增加蛋白质的溶解性。由于不同的蛋白质溶解性不同，以及在细胞中存在部位的差别，所以有时需要采取分步提取的方法或进行亚蛋白质组分的顺序分步提取，才能将细胞中的全部蛋白质分离提取出来。样品的制备没有一种通用方法，不同来源的样品需要不同的提取和裂解技术。但在蛋白质抽提过程中，有几个共同的原则需要遵循：一是尽可能溶解全部蛋白质，打断蛋白质之间的非共价键结合，使样品中的蛋白质以分离的多肽链形式存在；二是避免蛋白质的修饰作用和蛋白质的降解作用；三是避免脂类、核酸、盐等物质的干扰作用；四是蛋白质样品与第一向电泳的相容性。

临床组织样本的蛋白质组研究是蛋白质组研究的重要方向之一。但临床样本都是各种细胞或组织混杂，而且状态不一。如肿瘤组织中，发生癌变的通常是上皮类细胞，而这类细胞在肿瘤中总是与血管、基质细胞等混杂。所以，常规采用的癌和癌旁组织或肿瘤与正常组织进行蛋白质差异比较，实际上是多种细胞甚至组织蛋白质组混合物的比较。采用激光捕获显微切割（laser capture microdissection，LCM）技术可直接在显微镜下从组织切片中精确分离特定的细胞或细胞群，用于制备蛋白质样品。

二、蛋白质分离技术

双向凝胶电泳（two-dimensional electrophoresis，2-DE）是最主要的基于胶的蛋白质组学分离技术。2-DE 技术于 1975 年首先由 O'Farrell 等创立，其原理是第一向在高压电场下对蛋白质进行等电聚焦（IEF），再在第一向垂直方向进行第二向 SDS- 聚丙烯酰胺凝胶电泳（SDS-PAGE）。第一向 IEF 电泳经历了从最初的载体两性电解质 pH 梯度等电聚焦电泳到 20 世纪 80 年代固相 pH 梯度等电聚焦电泳（immobilized pH gradient，IPG）的发展过程。尽管传统的 O'Farrell 系统

双向电泳有较高的分辨率，曾报道可以分离到 1000 多种蛋白质，但这种系统仍存在不少问题，如重复性，特别是第一向因阴极漂移而丢失碱性蛋白质，载体两性电解质 pH 梯度不稳定，受电场和时间影响大，脲在低温下容易在毛细管中析出影响聚合及蛋白质分离等。1982 年由 Bjellgvist 等发展并完善了固相 pH 梯度等电聚焦技术，1997 年 Görg 等成功地将之应用于双向电泳的第一向分离，从而克服了载体两性电解质阴极漂移等许多缺点而得以建立非常稳定的可以随意精确设定的 pH 梯度。由于可以建立很窄的 pH 范围（如 0.05U/cm），对特别感兴趣的区域可在较窄的 pH 范围内做第二轮分析，从而极大提高了分辨率及重复性。第二向 SDS-PAGE 有垂直板电泳和水平超薄胶电泳两种做法，可分离 10 ～ 100kDa 的蛋白质。目前在一张双向电泳图谱上已可以分离到近万个蛋白质点，并且该方法具有高敏感度和高分辨率、便于计算机进行图像分析处理、可很好地与质谱分析匹配等优点，因而它已成为蛋白质组学研究不可缺少的核心技术。

前面提到 2-DE 技术由于其高分辨率而得到广泛应用，但其有难以克服的缺点，如极酸性蛋白质、极碱性蛋白质、疏水性蛋白质、极大蛋白质、极小蛋白质及低丰度蛋白质用此技术难以有效分离。而且此技术路线采用的胶内酶解过程也费时、费力，难以与质谱联用实现自动化。为弥补双向凝胶电泳技术的缺陷，促进蛋白质组学研究，目前发展了许多新型高分辨率、高通量、高峰容量的分离分析的非凝胶技术，如液相色谱法（liquid chromatography，LC）、毛细管电泳技术（capillary electrophoresis，CE）等得到发展并在蛋白质组学研究中广泛应用，这些非凝胶技术的应用简化了蛋白质组研究步骤，又可与质谱联用实现自动化，是 2-DE 技术路线的有效补充。其中液相色谱偶联质谱技术（LC-MS/MS）是近几年发展迅速的新方法。蛋白质混合物直接通过液相色谱分离以代替 2-DE 的分离，然后进入 MS 系统获得肽段分子量，再通过串联 MS 技术，得到部分序列信息，最后通过计算机联网查询、鉴定蛋白质。

三、蛋白质鉴定技术

对分离的蛋白质进行鉴定是蛋白质组学研究的又一重要内容，传统的鉴定技术有蛋白质微量

测序、氨基酸组成分析等，但这些方法费时、费力、不易实现高通量分析。一种新的蛋白质鉴定技术——质谱（MS）法受到了人们的重视和应用，它是目前蛋白质组研究中发展最快，也最具活力和潜力的技术。目前用于蛋白质鉴定的质谱主要有 2 种：基质辅助激光解吸 / 电离飞行时间质谱（matrix-assisted laser desorption/ionization time of flight mass spectrometry，MALDI-TOF MS）和电喷雾质谱（electrospray ionization mass spectrometry，ESI-MS）。而以此为基础鉴定和注释蛋白质主要通过 2 种路线，一种是通过肽质谱指纹图（peptide mass fingerprinting，PMF）和数据库搜寻匹配的路线，进行这种分析的质谱仪首选 MALDI-TOF 质谱仪；另一种是通过测出样品中部分肽段二级质谱信息或氨基酸序列标签和数据库搜寻匹配的路线，适合进行这种分析的仪器主要是电喷雾串联质谱仪。

蛋白质组研究中双向电泳技术（2-DE）是分离蛋白质的主导技术之一，对 2-DE 胶上蛋白质点的鉴定，目前普遍认为 MALDI-TOF 质谱仪进行 PMF 分析是合适的第一步。而 MALDI-TOF 质谱仪由于其灵敏度高（可达 fmol）、分析速度快，谱图简单易于解析，以及受缓冲液、盐分的干扰小等诸多优点，非常适合进行 PMF 分析。对于那些数据库比较完善的蛋白质组样品，在较好的仪器分析状态下，2-DE 胶上的蛋白质点通过 PMF 方法鉴定的成功率可达 50% 以上。然而单靠 PMF 路线来鉴定蛋白质并非总能获得成功，经常有获得的 PMF 在数据库中得不到可靠的匹配情况。为了对 PMF 方法未能鉴定的蛋白质进行鉴定，可通过其他质谱技术获得该蛋白质一段或数段多肽的串联质谱信息或序列标签（sequence tag），并将其输入数据库中进行搜寻以鉴定该蛋白质。当前进行这一工作的质谱仪多用电喷雾串行质谱仪，特别是 ESI- 离子肼和 ESI 三级四级杆飞行时间质谱仪。基质辅助激光解吸附电离串联飞行时间（MALDI-TOF/TOF）质谱技术能更进一步提高蛋白质序列标签测定的通量和准确性。对于蛋白质鉴定而言，高通量、高敏感度和高精度是 3 个关键指标。一般的质谱技术难以将三者合一，而近年发展的傅里叶转换回旋共振质谱（FTMS）使蛋白质鉴定的敏感度、可靠性和通量进一步提高，从而实现对蛋白质准确和大规模的鉴定。

四、蛋白质组学研究中的生物信息学

生物信息学是随着人类基因组计划、计算机技术、网络技术的发展而诞生的一门新兴学科，是蛋白质组学的一个重要技术平台。它研究生物信息的采集、加工、分析、存储、传播等各个方面，通过综合应用数学、计算机科学、工程科学及生物学技术来分析大量复杂的生物学数据，从而揭示生物学的奥秘。生物信息学是蛋白质组学研究的一个不可缺少的部分。蛋白质生物信息分析常用到的数据库有蛋白质序列数据库、蛋白质注释数据库及蛋白相互作用数据库。目前应用最普遍的蛋白质序列数据库是全球蛋白质资源（Universal Protein Resource，UniProt）数据库，该数据库来自欧洲生物信息学中心，收录了 TrEMBL、SwissProt 及 PIR-PSD 3 个数据库的信息，不仅提供完全分类的、丰富且准确的蛋白质序列信息，而且有广泛的交叉引用及多种查询界面，方便序列查询。其次是美国国家生物技术信息中心 / 欧洲生物信息学研究所（National Center for Biotechnology Information/ European Bioinformatics Institute，NCBI/EBI）共同编辑的核酸数据库 dbEST，包括许多生物体的表达序列标签（EST），用肽序列标签（PST）或部分序列信息最适合查寻 dbEST 数据库。有报道强调用蛋白质质谱分析数据查寻 EST 数据库以鉴定研究者最感兴趣的未知蛋白质的重要性，表明人类 EST 数据库能满足用质谱数据快速识别哺乳类动物多蛋白质复合物的要求。生物信息学的发展已给蛋白质组研究提供了更方便有效的计算机分析软件；特别值得注意的是蛋白质质谱鉴定软件和算法发展迅速，如 SWISS-PROT、Rockefeller 大学、UCSF 等都有自主搜索软件和数据管理系统。最近发展的质谱数据直接搜寻基因组数据库，使得质谱数据可直接进行基因注释，判断复杂的拼接方式。

最常用的蛋白质注释数据库是基因本体数据库（Gene Ontology，GO），该数据库将全世界所有与基因有关的研究结果进行分类汇总，涵盖了基因的生物学进程、分子功能和细胞组分。而 KEGG 是系统分析基因功能和基因组信息的数据库，它整合了基因组学、生物化学及功能组学的信息，是应用最普遍的生物通路分析数据库。覆盖的物种最多、相互作用信息最全的蛋白相互作用数据库是 STRING 数据库，该数据库可以过滤和评估功能性基因组学的数据。

五、定量蛋白质组学技术

随着蛋白质组学研究的深入发展，人们已不再满足对一个复杂体系中的蛋白质进行简单的定性分析，要求更加准确地定量分析，定量蛋白质组学应运而生。定量蛋白质组学就是把一个基因组表达的全部蛋白质或一个复杂体系中所有的蛋白质进行精确的定量和鉴定。与基因组研究相比，蛋白质组研究最大的不同和难点之一是定量。蛋白质组定量技术面临很多难点：首先，对低丰度蛋白质检测的困难显然阻碍对这些蛋白质的定量。其次，当蛋白质表达量差异很小，如在 50% 以下时，精确定量成为瓶颈。另外，生物体系中蛋白质表达瞬时变化的捕捉是样品制备中需要关注的问题。目前定量蛋白质组研究技术主要有荧光差异显示双向电泳（F-2D-DIGE）及基于质谱的定量蛋白质组学技术等。

1. 荧光差异显示双向电泳

荧光差异显示双向电泳（F-2D-DIGE）是在传统双向凝胶电泳基础上发展起来的定量分析凝胶蛋白质点的新方法，其优点是可以在同一块凝胶上比较 2 种不同来源或不同处理的蛋白质组表达，能比较精确地在较宽的动态范围内对研究者感兴趣的蛋白质进行定量，因此成为一种有较好应用前景的定量蛋白质组学研究方法。该方法首先将待比较的几个样品的总蛋白分别用 2 种不同的荧光标记试剂（Cy2、Cy3 或 Cy5）进行标记，然后将不同荧光染料标记的几种待比较蛋白质等量混合，上样进行双向电泳，2-DE 凝胶在成像仪上用不同的波长激发，分别将样品的荧光图谱成像，用 2D 分析软件进行定量分析，质谱鉴定差异的蛋白质点。

2. 基于质谱的定量蛋白质组技术

基于质谱的定量蛋白质组技术主要包括 iTRAQ/TMT 相对定量技术、DIA/SWATH 相对定量技术、Label-free 相对定量技术及 PRM 绝对定量技术。应用最广泛的定量蛋白质组技术是 iTRAQ/TMT 相对定量技术，它们均采用体外标记的方法，利用放射性核素试剂标记蛋白质酶解后产生的多肽，对 2 个或多个样本在蛋白质组层面展开相对定量分析。放射性核素的相对与绝对定量（isobaric tags for relative and absolute quantitation，iTRAQ）技术是 ABI 公司研发的，可同时标记 4 个或 8 个不同样本。同质异序标签（tandem mass tag，TMT）技术是 ThermoFisher 公司研发的，可同时标记 2 个、6 个或 10 个不同样本。2 种技术的原理基本一致，只是 2 种标签分子的结构有一些差异。iTRAQ/TMT 技术可同时比较 2～10 个样本间几千个蛋白质的定量差异，且准确率高。iTRAQ/TMT 技术成本高，操作麻烦，难以实现高通量样本的鉴定，且难以鉴定低丰度的样本。数据非依赖采集（data independent acquisition，DIA）是一种新的蛋白质组分析技术，它将质谱整个全扫描范围内的离子按质荷比（m/z）分为若干个窗口，高速、循环地对每个窗口中所有离子进行选择、碎裂、检测，从而无遗漏、无差异地获得样本中所有离子的全部碎片信息。SWATH（sequential windowed acquisition of all Theoretical fragment ion）是 DIA 技术的一个变种，由苏黎世联邦理工学院 Ruedi 教授开发。DIA/SWATH 相对定量技术是近年来快速发展的高通量蛋白组学技术，能够提供高度精确、高度重复性的蛋白定量结果。但 DIA/SWATH 技术的一大难题就是复杂的质谱数据的解析，不仅需要高性能的硬件还需要复杂的分析软件。Label-free 相对定量技术，通过 LC-MS/MS 对蛋白质酶解肽段进行质谱分析，无须使用昂贵的稳定放射性核素标签，实验简单，成本低，但需分析大规模的质谱数据，且误差大，准确性低。PRM 绝对定量技术，即平行反应监测（parallel reaction monitoring，PRM）是通过选定母离子，而不需要预选子离子，进行选择性检测，从而实现对目标蛋白质/肽段进行绝对定量。PRM 是一种基于高分辨、高精度质谱的离子监视技术，对质谱仪有要求，需要高精度的 Orbitrap 质谱仪。

六、蛋白质修饰及蛋白质相互作用分析技术

随着功能蛋白质组研究的不断深入，蛋白质修饰及蛋白质相互作用已成为蛋白质组学的重要内容。蛋白质翻译后修饰包括糖基化、磷酸化、泛素化、二硫键的配对、甲基化、乙酰化、羧基化、焦谷氨酸化、蛋白质降解、S- 硝酸化及 ADP 核糖基化等 20 多种。有些修饰基团只出现在蛋白的 N 端，与氨基酸种类无关，有些却只出现在某几个氨基酸残基上，与氨基酸位置无关，还有

些修饰现象既与氨基酸种类有关，又与其位置有关。这些修饰基团会影响蛋白质的相对分子质量和等电点，使其在双向电泳胶上偏离其理论位置。蛋白质的翻译后修饰与其活性及功能状态有关，也与蛋白质所在细胞的种类和生命周期相关。完全理解特定蛋白质结构与功能的关系需要掌握多方面的信息，而不仅仅是它的氨基酸序列，翻译后修饰也是非常重要的信息。随着质谱技术的敏感度和准确的明显提高，质谱已经成为分析蛋白质翻译后修饰的中坚力量。蛋白质的糖基化和磷酸化修饰在生命活动中具有重要的调控作用，是蛋白质翻译后修饰研究的重点，近年来蛋白质的酰化修饰及乳酸化修饰成为修饰蛋白质组研究的热点。

基于质谱技术研究蛋白质相互作用的基本步骤主要由 3 个部分组成：靶蛋白制备，蛋白质复合体的纯化，以及蛋白质复合体的质谱鉴定。蛋白质复合体的纯化方法主要有传统的亲和层析和免疫共沉淀，以及新型的串联亲和纯化（TAP）。根据纯化蛋白质复合体的方法不同，可将基于质谱的蛋白质相互作用分析方法分为以下 3 种。

1. 亲和层析偶联质谱技术

亲和层析是一种传统的纯化蛋白质复合体、研究蛋白质相互作用的方法。其基本原理是将某种蛋白质以共价键固定在基质（如琼脂糖）上作为诱饵，让含有与之相互作用的蛋白质的细胞裂解液通过层析柱，先用低盐溶液洗脱下未结合的蛋白质，然后用高盐溶液或 SDS 溶液洗脱结合在柱子上的蛋白质，最后用多维液相色谱偶联质谱技术（MDLC-ESI-MS/MS）鉴定靶蛋白的结合蛋白。

2. 免疫共沉淀偶联质谱技术

免疫共沉淀是研究蛋白质相互作用的一种非常有效的方法，它以细胞内源性靶蛋白为诱饵，采用抗靶蛋白抗体与细胞总蛋白进行免疫共沉淀（immuno-precipitation，IP），纯化包括靶蛋白及其结合蛋白的免疫复合物，凝胶电泳将蛋白复合物分离后，应用质谱技术鉴定靶蛋白的结合蛋白。抗体可以是单克隆抗体，也可以是多克隆抗体。如被分析的靶蛋白质加上一个抗原决定簇标签(如 FLAG)，则可应用抗 FLAG 抗体进行免疫共沉淀，免除对每一种被分析的靶蛋白均需制备其抗体的麻烦。

3. 串联亲和纯化偶联质谱技术

串联亲和纯化（tandem affinity purification，TAP）偶联质谱技术是近年出现的一种新的研究蛋白质相互作用的技术，特别适用于研究生理条件下蛋白质的相互作用，能揭示细胞内部蛋白质分子之间的相互作用网络，是研究蛋白质相互作用的方法学上的突破。TAP 偶联质谱技术鉴定蛋白质复合体的基本原理是通过在靶蛋白的一端或中部嵌入蛋白质标记（TAP tag），由于没有破坏靶蛋白调控序列，因此被标记的靶蛋白的表达量与其自然表达水平相当，避免了由于过表达导致的假阳性结果。经过特异性的两步亲和纯化，在生理条件下与靶蛋白相互作用的蛋白质便可洗脱下来，然后质谱技术对得到的蛋白质复合体进行鉴定。

第三节　蛋白质组学技术在精准肿瘤学中的应用

精准医学是指以个体组学等信息为基础，为患者量身设计出最佳治疗方案，进行个性化的精准治疗，以期达到治疗效果最大化而副作用最小化的一门定制医疗模式。肿瘤精准医学的核心环节是肿瘤分子分型及肿瘤标志物和治疗靶标的发现。

蛋白质是生命活动的直接执行者，尽管不同细胞的基因组相同，但蛋白质的数目和修饰完全不同。因此，仅从基因层面去了解肿瘤的发生与发展还远远不够，蛋白质组能为肿瘤精准医疗提供更重要、更全面的直接依据。采用蛋白质组学技术研究肿瘤发生、发展过程中蛋白质种类、表达水平与修饰的改变，不仅可揭示肿瘤发生、发展的分子机制，而且能发现肿瘤的生物标志物和治疗靶标，用于肿瘤分子分型和药物研发，因此蛋白质组学在肿瘤精准医学研究领域具有独特的优势。蛋白质组学已在多种肿瘤的精准医学研究中取得突破。例如，2018 年我国科学家通过分析84 例胃癌与癌旁组织的蛋白质组，在国际首次描绘了弥漫型胃癌的蛋白质全谱；基于蛋白质组标签将弥漫型胃癌分为与生存预后和化疗敏感度密切相关的 3 个分子亚型，对弥漫型胃癌的精准诊治具有重要意义。他们的研究也发现，以前认为在胃癌中发挥关键作用的瘤基因，如 *Ras* 基因等虽然存在突变，但并不表达蛋白质。如果基于基因测序指导精准医疗，对于不存在治疗蛋白靶点的肿瘤患者，很可能无法受益。这提醒我们，精准医疗应结合基因组和蛋白质组，不能脱离蛋白质组谈基因组。2019 年贺福初院士等通过分析 110 例早期肝细胞癌组织的磷酸化蛋白质组，将早期肝细胞癌分为 3 个与临床预后密切相关的蛋白质组亚型，并发现 III 型的特点是胆固醇稳态受损，其特征为甾醇 O- 酰基转移酶 1 （SOAT1）等调控胆固醇代谢的关键酶明显上调，证实 SOAT1 是肝癌的有效治疗靶点，研究成果发表于 *Nature* 杂志。近年的肿瘤蛋白质组研究成果预示着"蛋白质组驱动肿瘤精准医学时代"的到来，蛋白质组学在肿瘤精准医疗中将发挥不可替代的作用。随着蛋白质组学技术的不断进步和广泛应用，基于蛋白质组的精准医疗有望在不久的将来应用于大规模的临床实践，为肿瘤的精准诊疗做出突出贡献。

（肖志强）

参 考 文 献

Ge S, Xia X, Ding C, et al, 2018. A proteomic landscape of diffuse-type gastric cancer. Nat Commun, 9(1):1012.

Jiang Y, Sun A, Zhao Y, et al, 2019. Proteomics identifies new therapeutic targets of early-stage hepatocellular carcinoma. Nature, 567(7747):257-261.

Smits AH, Vermeulen M, 2016. Characterizing protein-protein interactions using mass spectrometry: challenges and opportunities. Trends Biotechnol, 34(10):825-834.

第6章 代谢组学技术

第一节 代谢组学的概念

代谢组学（metabolomics）的概念由 Nicholson 等于 1999 年首先提出，是对某一生物系统所有低分子量代谢产物同时进行定性和定量分析的一门新学科。代谢组学是以组群指标分析为基础，以高通量检测和数据处理为手段，以信息建模与系统整合为目标的系统生物学的一个分支。代谢组学反映的是生物系统对病理生理刺激及遗传变异、疾病及环境影响的最终应答，关注的是各种代谢途径的小分子（MW ＜ 1kd）化合物，包括脂肪酸、核苷酸、氨基酸、糖类和维生素等，目的是通过分析生物体的代谢产物，跟踪其代谢路径，以描绘出基因、蛋白和代谢产物之间各种复杂相互作用的全景图。

基因是遗传信息的载体，转录是遗传信息的传递过程，蛋白质是生命活动的执行者，而代谢物反映的是已经发生了的生物学事件。可以说，基因组、转录组、蛋白组告诉我们什么可能会发生，而代谢组则告诉我们什么确实发生了。基因组学和蛋白质组学分别从基因和蛋白质层面探寻生命的活动，而实际上细胞内许多生命活动是发生在代谢物层面的，如细胞信号传导，能量传递，细胞间通信等都是受代谢物调控的。因此，代谢组学是全面认识生物系统不可缺少的部分。另外，与基因组学和蛋白组学比较，代谢组学还具有以下特点：基因和蛋白水平的微小变化会在代谢水平得到放大，因而代谢物的变化更易于检测；代谢物的种类小于基因和蛋白的数目，因而更易于

进行整体分析。随着代谢组学研究技术的发展和完善，代谢组学已广泛用于生命科学各个领域。

根据代谢物定量的方式，可以将代谢组学分为定量代谢组学（quantitative metabolomics）和相对定量/半定量代谢组学（semi-quantitative metabolomics）。定量代谢组学是研究机体内代谢物的绝对含量和含量，需要基于特定物质的标准品，制作标准曲线，通过与标准曲线对照，实现对特定代谢物的定量。相对定量/半定量代谢组学则通常应用于分析不同样本中特定或总体代谢物的相对改变情况，通常以其中一组样本作为基准，进行定性或相对定量。

根据研究目的和研究对象不同，代谢组学研究可分为 4 个层次：①目标代谢物分析，即对某个或某几个特定代谢物组分进行定量分析，糖代谢、脂代谢、游离脂肪酸和氨基酸等代谢组学研究；②代谢物轮廓谱分析，即对一系列预设定的代谢物（特定代谢途径中的所有代谢物或多条代谢途径中的共同代谢物）进行定量分析，如对血液和尿液的脂肪酸代谢谱轮廓进行分析，内标涵盖预设定的所有待分析物；③代谢指纹（metabolic fingerprints）分析，以整个代谢谱图代表生物体、组织和细胞的代谢模式，不注重分离鉴定每一组分，而是通过整体分析对样本进行分类；④代谢组学分析，对特定生理或病理条件下生物样本中所有代谢组分进行定性和定量分析。

第二节 代谢组学技术

代谢组学的发展同相关检测技术和仪器的发展紧密联系在一起的，代谢组学的发展实际是现代分析仪器发展的应用成果，因此代谢组学技术

实际隶属于"现代仪器分析"这一学科。1956 年，Dalgliesh 利用双向纸色谱分析法分离了尿液中的小分子物质。随后，随着气相色谱分析技术的发

展，实现了血液和尿液标本中挥发性物质的检测。1967 年，核磁共振光谱技术（nuclear magnetic resonance spectroscopy，NMR）首次应用于检测拥有先天遗传性代谢障碍患者的尿道代谢物；1984 年，代谢组学的创始人 Nicholson 教授利用 NMR 技术首次实现了对血液和尿液标本代谢物的全谱分析，即代谢轮廓分析。与此同时，质谱技术的出现进一步推动了代谢组学的发展。

代谢组学研究技术平台包括以下几个部分：前期的样品制备（蛋白沉淀和代谢物提取等），中期的代谢产物分离与鉴定，以及后期的数据分析与模型建立。代谢产物分离与鉴定，以及后期的数据分析与模型建立是代谢组学的两大支撑技术。代谢产物检测与鉴定技术主要有 2 种：①气相/液相色谱 - 质谱联用（GC/LC-MS）技术。二维液相/气相色谱是把分离机制不同且相互独立的两根色谱柱以串联的方式结合而成的，可对组分数多达几千的体系进行分析。气相色谱 - 质谱联用（GC-MS）具有解析能力强、灵敏度高、拥有成熟的商业化的质谱数据库可供查询，便于对代谢物的鉴定，在代谢组学研究中得到广泛应用，可用于体液和组织提取液的代谢组学研究，特别是多维 GC 的应用能明显增强 GC-MS 对代谢物的分离鉴定能力。但氨基酸和有机酸等内源性代谢物的挥发性差且具有热不稳定性，因此它们必须经过衍生化后才能进行 GC-MS 分析。液相色谱 - 质谱联用（LC-MS）也是一种比较理想的代谢组学研究技术，因为生物样品如尿液和血液不需经过衍生化而只需进行简单的样品处理就能进行分析。② NMR 可用于体液、组织提取物和活体组织分析。如 NMR 氢谱分析可以直接鉴定代谢物的化学成分，信号的相对强弱则反映各成分的相对含量。NMR 具有分析速度快、样品预处理简单的优势，但存在敏感度低、分辨率不高、常导致高丰度代谢物掩盖低丰度代谢等缺点。由于各种技术均有优缺点，因此需要根据样品性质、实验目的和代谢物理化性质选择合适的分离与鉴定技术。目前代谢组学的数据分析与模型建立主要通过化学计量学方法，如主成分分析（PCA）、偏最小二乘 - 判别分析（PLS-DA）和非线性判别分析（ULDA）等模式识别技术。与其他组学研究一样，代谢组学分析能产出海量的高维复杂数据，因此如何采用专门的数学、统计和信息学工具、合适的数据分析方法去加工、处理和分析这些高维的大数据集，有效提取其中的信息以形成知识，从而掌握代谢规律是研究者面临的一大新挑战。

第三节　代谢组学在肿瘤精准医学中的应用

尽管 1924 年就发现了 Warburg 效应，但直到 2011 年，代谢异常才被列为癌症的十大特征之一，此后兴起了肿瘤代谢研究的热潮。随着代谢组学技术的发展，糖代谢、氨基酸代谢、脂质代谢和核苷酸代谢等代谢途径异常在肿瘤发生发展中的作用得以揭示，基于代谢组的肿瘤分子分型及肿瘤代谢标志物/分子标签不断被发现，并广泛用于肿瘤诊断、疗效监测和预后判断。在基于代谢组的肿瘤分子分型方面，Peng 等总体分析了 33 种肿瘤类型共计 9125 例肿瘤患者中氨基酸代谢、碳水化合物代谢、能量代谢、脂代谢、核苷酸代谢、三羧酸循环代谢和维生素和辅酶代谢 7 条主要的代谢通路相关基因的表达情况，并验证了相关代谢通路活性与实际代谢物水平的相关性，分析了相关代谢通路活性与肿瘤患者临床治疗和预后的相关性，证实了基于代谢通路的分子分型与肿瘤诊断、治疗和预后密切相关，具有临床指导意义。Randall 等采用质谱成像技术，证实前列腺癌的脂质代谢物谱改变，如多种磷脂酰胆碱、磷脂酸、磷脂酰丝氨酸、磷脂酰肌醇和心磷脂等 31 种脂代谢相关小分子与前列腺癌 Gleason 评分具有明显相关性，具备分子分型的效能。

代谢物直接反映生物过程的结果，因此筛选和鉴定肿瘤特异性代谢物，尤其是早期代谢物，是开发肿瘤诊断新标志物的有效手段。Mayers 等利用代谢组学技术比较了 450 例胰腺癌患者发病前和诊断后的血浆支链氨基酸水平，结果显示胰腺癌患者支链氨基酸水平明显升高，能够作为标志物判断胰腺癌的发病风险。随后，基于日本公共卫生中心的数据开展了前瞻性大型队列研究，Katagiri 等的研究进一步证实了支链氨基酸与胰腺癌的相关性，并发现在胰腺癌患者确诊 10 年前，就存在支链氨基酸水平升高，这表明监控支链氨基酸水平是实现胰腺癌筛查和早期诊断的重要指标。Daniele 等系统总结了实体肿瘤患者唾液代谢组学分析，结果显示在唾液中总共检测到 140 种小分子代谢物，其中丙氨酸、缬氨酸和亮氨酸在多种肿瘤的唾液中存在；在乳腺癌中，脯氨酸、苏氨酸和组氨酸三者联合或单酰甘油单独应用具有最高的诊断效能；胆碱，甜菜碱、2- 哌啶酸及左旋肉碱构建的预测模型在诊断早期口腔癌时具有良好的效能。基于尿液的代谢组学研究证实，尿液中特定代谢物的改变，在泌尿系肿瘤和非泌尿系肿瘤中皆有良好的诊断价值。如尿液中异丁酰肉碱等酰肉碱水平的改变可以有效区分肾癌患者和健康人群；尿液中 2- 氨基乙磺酸、2，5- 呋喃甲酸、核糖醇、核糖酸及柠檬酸盐的改变也具备诊断膀胱癌的价值；尿液中尿素、肌酸和琥珀酸盐等代谢物的水平在诊断卵巢癌，2- 羟基异丁酸，3- 吲哚硫酸盐和丙氨酸等物质水平在诊断胃癌中皆具有良好的效能。

代谢组学被广泛应用于预测和评价新辅助化疗在乳腺癌、宫颈癌和结直肠癌治疗中的疗效。Wei 等分析了化疗敏感度不同的乳腺癌患者血清代谢物差异，发现由苏氨酸、异亮氨酸、谷氨酸和亚麻酸在化疗敏感度不同的患者之间具有明显差异，且基于其构建的预测模型可以有效区分治疗敏感和不敏感的患者，准确率高达 80%。Hou 等基于 L- 缬氨酸和 L- 色氨酸构建的预测模型，预测宫颈癌患者对新辅助化疗不敏感的准确率为 80%，对新辅助化疗敏感的准确率为 87%，其受试者工作特征曲线的曲线下面积（AUC）为 0.9407。在结直肠癌中，Yang 等发现血清中 L- 亮氨酸、α-D- 葡萄糖等 8 种代谢物构建的模型的化疗预测效能（敏感度为 0.71，精确性为 0.83，AUC=0.83）明显高于 CEA（敏感度为 0.41，精确性为 0.83，AUC=0.59）和 CA199（敏感度为 0.59，精确性为 0.63，AUC=0.54）等标志物的效能。

人体代谢组受许多因素，如性别、年龄、饮食、昼夜变化等影响，需要充分了解和评价这些因素对代谢组的影响。可以说，研究代谢组的影响因素是开展肿瘤代谢组研究的前提。另外，在发挥肿瘤代谢组学研究的最大效能之前，仍存在不同分析平台和方法的兼容性、临床样本收集和分析流程标准化、肿瘤特异性代谢物参考值等诸多问题需要解决，这也是今后肿瘤代谢组学研究需要解决的问题。

（肖志强）

参 考 文 献

贾伟，张永煜，王晓艳，2017. 代谢组学与精准医学. 上海：上海交通大学出版社 .

Dinges SS, Hohm A, Vandergrift LA, et al, 2019. Cancer metabolomic markers in urine: evidence, techniques and recommendations. Nat Rev Urol, 16(6):339-362.

Graça G, Lau CE, Gonçalves LG, 2020. Exploring cancer metabolism: applications of metabolomics and metabolic phenotyping in cancer research and diagnostics. Adv Exp Med Biol, 1219: 367-385.

Katagiri R, Goto A, Nakagawa T, et al, 2018. Increased levels of branched-chain amino acid associated with increased risk of pancreatic cancer in a prospective case-control study of a large cohort. Gastroenterology, 155(5):1474-1482. el.

Newgard CB, 2017. Metabolomics and metabolic diseases: where do we stand?. Cell Metab, 25(1):43-56.

Peng X, Chen Z, Farshidfar F, et al, 2018. Molecular characterization and clinical relevance of metabolic expression subtypes in human cancers. Cell Rep, 23(1):255-269.

Randall EC, Zadra G, Chetta P, et al, 2019. Molecular characterization of prostate cancer with associated gleason score using mass spectrometry imaging. Mol Cancer Res, 17(5):1155-1165.

Yang K, Zhang F, Han P, et al, 2018. Metabolomics approach for predicting response to neoadjuvant chemotherapy for colorectal cancer. Metabolomics, 14(9):110.

第7章　单细胞组学分析

第一节　单细胞组学概述

细胞是构成生物体最基本的结构和功能单位，细胞多样性是生命多样性的起源和基础。近些年，随着生命科学的飞速发展，相继产生了基因组学、转录组学、表观遗传组学、蛋白组学、代谢组学等相关学科，它们极大拓展了生命科学的研究领域。这些相关生命科学领域的研究一般将组织、器官中的细胞作为群体进行样本制备和实验研究，这些组织水平的生物学数据只能反映细胞群体的总体特征。早期这些方法能方便快捷地为我们提供大量组学数据以便进行生物学分析，而随着研究的深入，研究者逐渐认为这些方法在一定程度上忽略了组织中细胞间的差异性，也不能获取少量及稀有细胞类型的特异性数据，有碍生物学更深层次分析。因此，从单个细胞层面精准反映细胞状态和系统性地研究组织和器官特征是科学发展的趋势。

细胞扩增技术于2009年问世，随着单细胞分离技术和测序技术的发展，尤其是基因测序技术成本大幅降低，单细胞组学技术引起人们越来越多的关注，并逐渐发展为现今生命科学的焦点领域。目前对细胞的了解一般停留在细胞形态和基本功能上，对细胞的分类研究一般也着眼于为某些特定目标而设定，严重缺乏系统性和准确性。而单细胞组学技术发展可以同多种其他组学技术结合形成交叉学科，并对块状组织中的单个细胞进行精准分析，明显加深对机体发育、细胞分化、免疫细胞分类及肿瘤异质性分析等方面的认识。目前单细胞技术主要通过对细胞谱系、细胞状态及细胞发展轨迹分析（图7-1），从而认识生物学特征。

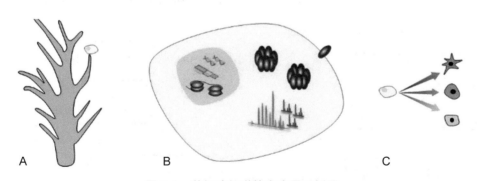

A   B   C

图7-1　单细胞组学技术应用示例图
A. 细胞谱系分析；B. 细胞状态研究；C. 细胞发展轨迹

第二节　单细胞组学的检测方法及流程

一、单细胞分选方法

从组织中分离单个细胞是单细胞组学技术发展的瓶颈之一。快速有效的单细胞分离和最大程度地保持活性是单细胞多组学研究的基础。在单细胞组学研究中，单细胞的高通量筛选是关键环节之一。现行的单细胞分选方法主要包括显微镜人工分离、流式细胞分选（flow cytometry，

FCM），激光捕获显微切割（laser capture micro-dissection，LCM）和微流体技术等。显微镜人工分离方法可以自主选择需要的特殊细胞，但是操作过程高度依赖显微镜的分辨率和操作熟练程度，并且对单细胞的高通量分选有较大限制。流式细胞分选技术可以根据仪器发射荧光的强度和波长将悬浮细胞分成不同的亚群，分离速度可以达到25000 个细胞 / 秒以上，极大提高了细胞分选效率。但是流式细胞分选对细胞的活力损伤较为严重，并且不适合做组织样品的分选。激光捕获显微切割技术可通过激光对冻存或包埋样品进行切割细胞分离，这种方法适合对少量特殊细胞进行分选，但是激光切割容易造成细胞污染。采用微流体装置进行单细胞分选和研究是重要的发展趋势，微流体装置可以包括一个或多个线性通道，通过每个线性通道理化特征如长度、高度和宽度的截面进行单细胞分离。微流体装置常把单细胞分选和组学检测结合起来，如微流体细胞分选技术将单个细胞包裹到小油滴中生成小液珠，单个细胞在小液滴中裂解，遗传物质被特异性标记，然后对其进行高通量 DNA 测序。如果需要进行单细胞组学分析的样品是组织，则需在进行微流体分选之前对组织样品进行分离和细胞悬浮处理。在现行的所有单细胞分选技术中，微流体细胞分选技术由于其高通量和最大程度地保存细胞活性特性，是目前应用最广泛的单细胞分选技术之一。

二、单细胞基因组分析

单细胞基因组学研究是单细胞分析的重点领域之一。但是由于单个细胞的 DNA 含量非常低，通常在皮克（pg）水平，因此单细胞基因组学分析中最重要的步骤之一是通过全基因组扩增（whole genome amplification，WGA）进行核酸信号放大。全基因组扩增技术包括基于聚合酶链式反应（PCR）的 DNA 扩增方法，如退行性寡核苷酸 PCR（degenerate oligonucleotide PCR，DOP-PCR）；基于等温反应的扩增技术，如多重置换扩增法（multiple displacement amplification，MDA）；以及基于多重退火环状循环扩增法（multiple annealing and looping based amplification cycles，MALBAC）（图 7-2）。DOP-PCR 是最早使用的 DNA 扩增技术，由于其扩增效率不高且基因组覆盖率很低（一般小于 15%），故现在较少使用。MDA 进行 DNA 扩增方法，与 DOP-PCR 相比具有更高的覆盖率和准确度，其聚合酶可在较低温度下催化 DNA 链延伸，并通过指数扩增法可从单细胞基因组中获得高达 90% 以上的基因组覆盖，并且扩增效率高。但是 MDA 技术的非特异性扩增较多，基因组覆盖率不均匀，由此限制了其在单细胞基因组测序中的应用。MALBAC 综合了前两项技术的优点，先通过 MDA 技术对单细胞基因组进行预扩增，达到很高的基因组覆盖率，然后通过退火步骤使 DNA 链形成闭合环

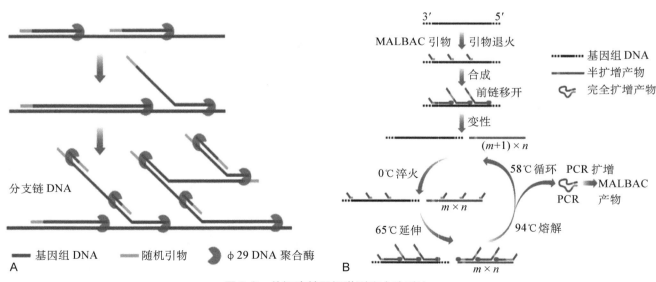

图 7-2　单细胞基因组学测序方法对比

A. 多重置换扩增法（MDA）；B. 多重退火环状循环扩增法（MALBAC）

状分子，再通过常规 PCR 进行线性扩增，降低指数扩增法中非特异性扩增率高的问题，可形成均一性较好的全基因组序列。综上，单细胞全基因组高效和高准确度的扩增是获得高质量的单细胞测序结果的基础。

三、单细胞表观遗传学分析

经典表观遗传学是指基因组 DNA 序列不发生改变的情况下，基因表达的可遗传的变化，一般包括 DNA 甲基化、组蛋白修饰和染色质构象变化等。单细胞表观遗传学研究主要包括单细胞全基因组 DNA 甲基化测序分析和组蛋白修饰分析等。单细胞基因组甲基化测序分析一般用单细胞双硫酸盐测序法（single-cell bisulfite sequencing, scBS-Seq）。近年，将染色质免疫共沉淀（chromatin immunoprecipitation, ChIP）和基因测序相结合，开发出 ChIP-Seq 方法，能够高效地在全基因组范围内检测与组蛋白、转录因子等互作的基因组 DNA 区段。研究人员将此方法与单细胞分析技术相结合，将单细胞中与目的蛋白特异性结合的 DNA 进行富集和纯化，然后进行文库构建，之后对其进行高通量测序。再通过带特异性标签的序列分析，获得单细胞基因组范围的与组蛋白及转录因子互作的 DNA 片段信息。

测序法测定转座酶可接近的染色质（assay for transposase-accessible chromatin using sequencing, ATAC-Seq）也是单细胞表观遗传学分析方法之一。真核生物的 DNA 并不是裸露存在，而是和组蛋白缠绕在一起，形成串珠式结构。这种结构在其他蛋白的辅助下进一步折叠，形成染色质。在基因复制和转录过程中，细胞 DNA 需要先将其高级结构解开，提高开放度，这部分被打开的染色质称为开放染色质区域。它是细胞中结合转录因子和 RNA 聚合酶等的重要区域。ATAC-Seq 方法用 Tn5 转座酶将这部分开放 DNA 区域切割，同时连接上特异的测序适配元件，构建序列文库，然后进行测序和进一步分析。

四、单细胞转录组分析

单细胞转录组学分析是基于单细胞基因表达特异性研究最重要的手段之一。单细胞 mRNA、miRNA、lncRNA、circRNA 的定性表征和定量分析可以准确反映细胞基因表达水平，它在生物和医学领域有广泛应用。

在单细胞转录组测序之前，需要对单细胞进行全转录本扩增（whole transcriptional amplification, WTA）。与基因组 DNA 扩增不同的是，转录组扩增需要先将 mRNA 反转录为 cDNA。目前单细胞转录组分析方法主要包括汤氏测序法（2009）、Smart-Seq（2012）、Smart-Seq2（2012）、Drop-Seq（2015）、in Drop（2015）、Seq-well（2017）、Microwell-Seq（2018）和 SPLiT（2018）。汤氏测序法基于高通量芯片对已知基因进行 mRNA 测定，缺点是无法分析未知基因的表达。随后，Smart-Seq 法弥补了这一缺陷并提高了测序覆盖率，但是这种测序方法需要对 PCR 产物预纯化，增加了操作步骤和样品损失率。随后开发的 Smart-Seq2 通过提高 cDNA 产率对 Smart-Seq 方法进行优化，但是由于其只能检测带有多聚腺嘌呤 [poly（A）] 尾端的 mRNA，所以其应用也受到限制。

2015 年以后，微流体技术被应用于单细胞转录组分析，其代表方法是 Drop-Seq 和 in Drop 等。它将单个细胞和特异性核酸标签包裹在一个微滴中。细胞裂解后，在 mRNA 反转录成 cDNA 时，特异性核酸标签会对不同细胞来源 mRNA 进行不同标记，同时来自同一个细胞的不同 mRNA 转录本也会被用不同核酸标签标记。Drop-Seq 和 in Drop 技术分别拥有超过 1600 万和 15 万种特异性核酸标签，这两种方法极大提高了单细胞检测技术的通量，尤其是 Drop-Seq 技术为高通量的单细胞转录组分析提供了基础。

除了最大程度保持样本细胞活性和提高检测通量外，单细胞转录组测序技术的另一瓶颈是测序成本。2018 年以后，微孔板测序技术（microwell-Seq）逐渐应用于单细胞技术分析。微孔板上含有数十万个微孔，每个微孔中可以容纳一个细胞。然后将带磁性和特异性核酸标签的小磁珠均匀分散到每个微孔中，对单个细胞 mRNA 进行标记，此种方法进一步降低了单细胞技术成本。

单细胞转录组学数据量非常大，一个样品包含上万个单细胞转录组。尽管每个细胞中 mRNA 含量非常少，但是在检测 mRNA 时需要对其进行百万倍的扩增，以便 mRNA 数据被准确测序，所以一个单细胞的转录本数据量非常大，通常数据大小约为 100Gb。由于单细胞转录组学惊人的数据量，获取单细胞转录组学数据以后，需要根据实验目的对其进行生物信息学分析和数据深度挖掘。

五、单细胞蛋白组和代谢组分析

细胞中蛋白质丰度变化和代谢特征性小分子含量对细胞生理、生化反应起至关重要的作用。单细胞蛋白组学是将一个细胞中全部蛋白进行精确定量和鉴定，而单细胞代谢组学是将细胞中特征小分子进行定性表征和定量分析。单个细胞中蛋白和特征代谢小分子含量非常微量，较难扩增和检测。目前，流式细胞技术和质谱法是单细胞蛋白组和代谢组分析的主要方法。

流式细胞技术起源于 20 世纪 70 年代，它通过对流动液体中排列成单列的细胞进行颗粒光散射及荧光测定来揭示细胞大小、内部结构、蛋白表达等理化特征。如对细胞进行特异性荧光染色后，可通过流式细胞术进行细胞分选。流式细胞术还在细胞周期分析、细胞亚群分选方面有广泛应用。

高效液相色谱质谱联用技术（UPLC/MS）和气相色谱质谱联用技术（GC/MS）也是蛋白组和代谢组学的常用分析方法。它通过分析目标物分子量和元素组成等来揭示样品信息。混合样本首先经过色谱柱根据成分极性进行分离，然后针对特定的目标成分可进行二级质谱碎片信息收集，以便获得目标分子更准确的信息。通过标准品比对及数据库信息匹配等分析，可以对样品进行深入解析。

第三节　单细胞组学的应用

单细胞组学和其他生命多组学相结合，提供了科研新思想和新方法。其应用主要在以下几个方面：细胞谱系分析、细胞状态研究及细胞发展轨迹分析等。

细胞谱系分析方面，单细胞组学技术可用于细胞分类。最新进展主要包括以下几类：用于谱系跟踪的合成靶阵列单细胞基因组编辑（single-cell genome editing of synthetic target arrays for lineage tracing，scGESTALT），对普遍存在的序列进行核酸酶激活的编辑来开展谱系追踪(lineage tracing by nuclease-activated editing of ubiquitous sequence，LINNAEUS)，光学原位读取人工突变存储（memory by engineered mutagenesis with optical in situ readout，MEMOIR）等。

在细胞状态研究方面，单细胞组学技术可采用以下方法：通过测序对转录和免疫表位进行细胞索引（cellular indexing of transcriptomes and epitopes by sequencing，CITE-Seq），荧光 - 激活的细胞分类（fluorescence- activated cell sorting，FACS），对序列进行核酸酶激活的编辑来开展谱系追踪（lineage tracing by nuclease- activated editing of ubiquitous sequences，LINNAEUS），大规模平行 RNA 单细胞测序（massively parallel RNA single- cell sequencing，MARS-Seq），光学原位读取人工突变存储（memory by engineered mutagenesis with optical in situ readout，MEMOIR），基于多路复用错误的荧光原位杂交（multiplexed error robust fluorescence in situ hybridization，MERFISH），接近延伸测定（proximity extension assay，PEA），RNA 表达和蛋白质测序测定（RNA expression and protein sequencing assay，REAP-Seq），测序法测定转座酶可接近的染色质（single-cell assay for transposase-accessible chromatin using sequencing，scATAC-Seq），单细胞双硫酸盐测序（single-cell bisulfite sequencing，scBS-Seq），测序后的单细胞染色质免疫沉淀（single-cell chromatin immunoprecipitation followed by sequencing，scChIP-Seq），用于谱系跟踪的合成靶阵列单细胞基因组编辑（single-cell genome editing of synthetic target arrays for lineage tracing，scGESTALT），用于甲基化分析的单细胞组合索引（single-cell combinatorial indexing for methylation analysis，sci-MET），单细胞组合索引 RNA 测序（single-cell combinatorial indexing RNA sequencing，sci-RNA-Seq），单细胞组合索引测序（single- cell combinatorial indexed sequencing，SCI-Seq），单细胞组合索引测定转座酶 - 用测序理解染色质可接近性（single-cell combinatorial indexing assay for transposase-accessible chromatin using sequencing，sciATAC-Seq），单细胞转座超敏位点测序（single-cell transpose hypersensitivity site sequencing，scTHS-Seq），单分子荧光原位杂交（single-molecule fluorescence in situ hybridization，smFISH），单个细胞核甲基胞

嘧啶测序（single-nucleus methylcytidine sequencing，snmC-seq），单个细胞核测序（single-nucleus sequencing，SNS），基于配位的转录组测序技术（split-pool ligation-based transcriptome sequencing，SPLiT-seq）等。最近，在三维组织中也应用单细胞 RNA 测序技术（spatially resolved transcript amplicon readout mapping，STARmap）等。

细胞轨迹分析主要用于展示细胞动态，跟踪单细胞的发展，尤其是细胞周期、细胞分化、细胞发育及细胞扩散等。

第四节　单细胞组学在肿瘤精准治疗中的应用

肿瘤异质性（包括肿瘤细胞的异质性和微环境的异质性）是导致肿瘤耐药、复发等的最主要原因之一，也是推动肿瘤精准治疗的主要动力。肿瘤微环境和机体由此产生的免疫微环境是肿瘤患者体内最复杂的微环境之一。不同个体针对特异性肿瘤微环境产生特征性免疫。理论上讲，不同肿瘤细胞和与之对应的免疫细胞都含有丰富的特征性突变位点和表面特异性标志物。如果能够对这些特异性突变位点和标志物进行检测，将对肿瘤治疗有重要作用。但是，要想实现这一目标非常困难。因为在临床上，同一部位肿瘤的不同患者，即使处于同一发展阶段，也会因为患者个体差异而导致肿瘤细胞基因表达不同，其转录组学和蛋白组学具有个体特异性。即使是同一患者，在不同时间阶段、不同空间部位的肿瘤细胞基因表达也会有差异。另外，肿瘤微环境中免疫细胞和非免疫细胞数量、状态、分化程度不同，也促进了肿瘤异质性。因此，针对肿瘤患者进行单细胞组学的精准分析研究可为个体化肿瘤精准治疗方案制订提供科学依据。

单细胞技术在肿瘤精准治疗中还可以应用于 CTC 分析，目前已用于结直肠癌、乳腺癌、卵巢癌、神经胶质瘤、肝癌研究等方面。CTC 分析是通过检测肿瘤脱落到血液中的肿瘤细胞来对肿瘤进行早期筛查和评估，肿瘤的早期发现和预警可极大提高肿瘤患者 5 年存活率。临床上，肿瘤细胞只有 1mm 左右时，一般用影像学手段很难检测，但是通过检测血液 CTC 可能查出。过去常见的 CTC 标志物包括 AFP、CEA、CA19-9 等，但较少的分子标志物作用有限。而单细胞水平的 CTC 监测及其转录组分析可以为肿瘤细胞的早期转移提供珍贵的数据基础。

通过对患者组织或其他体液进行单细胞基因组和转录组学分析，可以为患者疾病进行分子分型提供有力支撑。此外，还可以对患者进行用药治疗指导及治疗方案制订，通过对化疗前后患者细胞转录组测序及基因表达聚类分析，可以对患者治疗的不同反应进行精准分类，评估药物及化疗效果，为下一步治疗提供依据。

（陈　可　王　娜　韩泽广）

参 考 文 献

Chen W, Li S, Kulkarni AS, et al, 2020. Single cell omics: from assay design to biomedical application. Biotechnol J, 15(1):e1900262.

Kyrochristos ID, Ziogas DE, Goussia A, et al, 2019. Bulk and single-cell next-generation sequencing: individualizing treatment for colorectal cancer. Cancers, 11(11): 1809.

Li L, Lu M, Fan YY, et al, 2019. High-throughput and ultra-sensitive single-cell profiling of multiple microRNAs and identification of human cancer. Chem Commun, 55(70):10404-10407.

Li ZM, Wang Z, Tang Y, et al, 2019. Liquid biopsy-based single-cell metabolic phenotyping of lung cancer patients for informative diagnostics. Nat commun, 10(1):3856.

Liu LQ, Liu CY, Quintero A, et al, 2019. Deconvolution of single-cell multi-omics layers reveals regulatory heterogeneity. Nat commun, 10(1):470.

Qi Z, Barrett T, Parikh AS, et al, 2019. Single-cell sequencing and its applications in head and neck cancer. Oral Oncol, 99:104441.

Rashid R, Gaglia G, Chen YA, et al, 2019. Highly multiplexed immunofluorescence images and single-cell data of immune markers in tonsil and lung cancer. Sci Data, 6(1):323.

Seki M, Suzuki A, Sereewattanawoot S, et al, 2019. Single-cell DNA-Seq and RNA-Seq in cancer using the C1 system. Adv Exp Med Biol, 1129: 27-50.

Stuart T, Satija R, 2019, Integrative single-cell analysis. Nat Rev Genet, 20(5): 257-272.

Zhang YY, Zheng LT, Zhang L, et al, 2019. Deep single-cell RNA sequencing data of individual T cells from treatment-naive colorectal cancer patients. Sci Data, 6(1):131.

第8章 | 多组学技术的整合应用

肿瘤是一种复杂性疾病，涉及 DNA、RNA、蛋白质及代谢物水平的多种异常。肿瘤的研究从过去单一组学向现在多组学整合研究转变，包括从基因组、表观遗传组、转录组、蛋白质组、代谢组、微生物组等各个层面进行综合研究（图 8-1）。多组学技术的整合应用系统揭示了肿瘤的发生与发展机制，明确肿瘤的分子分型，识别有潜在临床应用价值的生物标志物和治疗靶点，实现肿瘤精准诊疗（表 8-1）。

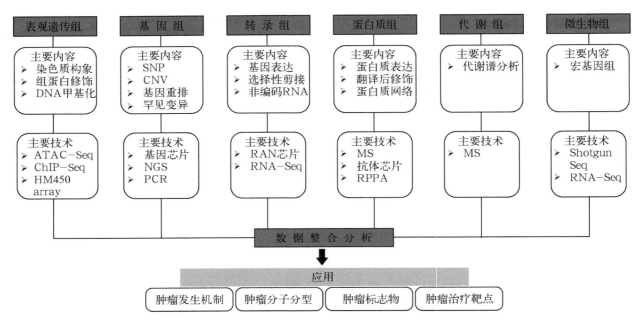

图 8-1 不同组学技术在肿瘤研究中的应用

表 8-1 多组学技术在肿瘤中的整合应用

肿瘤类型	表观遗传组	基因组	转录组	蛋白质组	代谢组	微生物组	应用方向
肝细胞癌	HM450 array	WES, SNP array	RNA-SEQ	RPPA	-	-	肿瘤机制、分型、标志物、治疗靶点
肝细胞癌	-	WES	RNA-Seq	TMT	-	-	肿瘤机制、分型、标志物、治疗靶点
肝细胞癌	-	-	RNA-Seq	TMT	-	-	肿瘤机制
前列腺癌	WGBS	WGS	RNA-Seq	-	-	-	肿瘤机制、分型

续表

肿瘤类型	表观遗传组	基因组	转录组	蛋白质组	代谢组	微生物组	应用方向
葡萄膜黑色素瘤	HM450 array	WGS，WES，SNP array	RNA-Seq	RPPA	-	-	肿瘤机制、分型
肾透明细胞癌	HM450 array	WGS，WES	RNA-Seq	TMT	-	-	肿瘤机制、分型
肝细胞癌	HM450 array	-	RNA-Seq	-	-	-	肿瘤分型
肝细胞癌	-	WES	RNA-Seq	TMT	LC-MS/MS	-	肿瘤分型
前列腺癌	-	-	RNA-Seq	-	UHPLC-HRMS	-	肿瘤标志物
结直肠癌	-	-	-	-	CE-TOFMS	Shotgun Seq	肿瘤标志物
结直肠癌	-	-	RNA-Seq	-	-	Shotgun Seq	肿瘤标志物
髓母细胞瘤	HM450 array	WGS	RNA-Seq，Expression array	TMT	-	-	肿瘤机制、分型、治疗靶点
卵巢癌	-	-	Bru-Seq，RNA-Seq	TMT	-	-	肿瘤机制、治疗靶点
脑转移瘤	-	-	RNA-Seq	MS	-	-	肿瘤机制、治疗靶点

注：HM450 array. 人类 450K 甲基化芯片；WES. 全外显子测序；SNP array. 全基因组 SNP 微阵列芯片；RPPA. 反相蛋白质芯片；TMT. 串联质谱标签；WGBS. 全基因组甲基化测序；WGS. 全基因组测序；UHPLC-HRMS. 超高效液相色谱串联高分辨质谱；CE-TOFMS. 毛细管电泳飞行时间质谱；Bru-Seq. 溴尿苷测序

第一节　肿瘤发生发展机制研究

2017 年，癌症基因组图谱研究网络（Cancer Genome Atlas Research Network）对 363 例肝细胞癌（HCC）患者进行 DNA 拷贝数和体细胞突变进行分析，同时对 196 例 HCC 患者进行 DNA 甲基化，以及 mRNA、miRNA 及蛋白质表达的分析，从整体上探究肝细胞癌的分子机制。该研究发现了一些重要的突变基因，如 LZTR1、EEF1A1、SF3B1 和 SMARCA4；ALB 基因、APOB 基因和 CPS1 基因的突变或高甲基化可能导致肝细胞癌的代谢重编程；鉴定出潜在的治疗靶点，包括 WNT 信号通路、MDM4、MET、VEGFA、MCL1、IDH1、TERT，以及免疫检查点相关蛋白 CTLA-4、PD-1 和 PD-L1。

2019 年，Gao 等在 Cell 上发表的论文介绍了中国乙肝病毒阳性的肝细胞癌多维基因蛋白质组学研究成果，其对 159 例乙肝病毒阳性的肝细胞癌和癌旁样本外显子组、转录组、蛋白质组、磷酸化蛋白质组的多组学数据检测分析，整合发现并证实了 CTNNB1 突变基因相关的 ALDOA 磷酸化促进肝细胞癌的糖酵解和细胞增殖；2 个预后标志物 PYCR2 和 ADH1A 涉及肝细胞癌的代谢重编程。

Lan 等通过 RNA-Seq 结合 TMT 标记蛋白质组定量方法，发现长链非编码 RNA（long noncoding RNA，lncRNA）SNHG10 通过 c-Myb 形成正反馈循环持续刺激同源物 SCARNA13 的表达；SCARNA13 通过调节 SOX9 促进 HCC 细胞的细胞周期和上皮间质转化（epithelial-mesenchymal transition，EMT）。

2020 年，Li 等利用全基因组、全转录组和 DNA 甲基化组对 208 对原发性前列腺癌组织和匹配健康人对照组织进行测序。同时与已发表的数据进行系统性比较，发现许多在中国人群中有特异性的基因组变异，如 41% 的肿瘤携带有 FOXA1 突变，18% 携带有 ZNF292 和 CHD1 缺失。另外，研究人员还揭示了编码基因突变、非编码基因突变及表观突变共同影响致癌通路。总之，该项研究对于理解亚洲人群尤其是中国人群前列腺癌的发生、发展尤为重要。

第二节 肿瘤分子分型

葡萄膜黑色素瘤（uveal melanoma，UM）是成年人最常见的原发性眼内肿瘤，近50%的患者会发生远端转移。目前没有有效的手段治疗远端转移，大部分患者生存期小于12个月。Robertson等对80例原发性葡萄膜黑色素瘤组织样本及其配对血液样本进行了多平台分子综合分析，如DNA拷贝数、mRNA、miRNA、lncRNA、DNA甲基化及蛋白质，寻求从分子水平指导预后。该研究确定了4个分子差异的临床相关亚型：2个与预后不良的单体型3（Monosomy 3，M3）和2个与预后较好的二体型3（Disomy 3，D3）。BAP1的缺失伴随着M3亚型的发生，并且与整体DNA甲基化状态相关。M3亚型具有不同的基因组变异、转录特征和临床结果。在D3亚型中，EIF1AX和SRSF2/SF3B1突变的肿瘤具有独特的体细胞拷贝数改变和DNA甲基化谱。该研究强调了从分子水平分层管理葡萄膜黑色素瘤患者的必要性。

肾细胞癌是世界十大常见的癌症之一，其中75%为肾透明细胞癌（clear cell renal cell carcinoma，ccRCC），并占据了肾细胞癌死亡的绝大部分。2019年，临床蛋白质组肿瘤分析联盟（Clinical Proteomics Tumor Analysis Consortium，CPTAC）对110个未治疗的ccRCC和84个配对的癌旁正常组织样本进行基因组、表观遗传组、转录组、蛋白质组、磷酸化蛋白质组学的综合性分析。该研究鉴定出一个与基因组不稳定相关的独特分子亚群；蛋白基因组整合分析鉴定出由基因组改变导致的蛋白质失调，包括氧化磷酸化相关的代谢、蛋白质翻译过程和磷酸化信号调控等的蛋白质；对肿瘤中免疫细胞浸润程度进行分析，描绘了4种以不同细胞通路为特征的免疫性ccRCC亚型（CD8+炎性、CD8-炎性、VEGF免疫缺乏和代谢性免疫缺乏），用来预测治疗反应。

Chaudhary等基于深度学习算法，对来自360例HCC患者的RNA测序数据、miRNA测序数据及甲基化数据进行建模，构建了与预后相关的2种亚型。侵袭型亚型与频繁的TP53失活突变、干细胞标志物（KRT19和EPCAM）和肿瘤标志物BIRC5的高表达，以及激活的WNT和AKT信号通路有关，预后更差。更重要的是，这2个亚型在5个独立的队列中得到验证。

2019年，Zhang等在Gut上发表文章，利用多组学联合分析的方法，提出一种新型免疫表型分类，将HCC样本分为免疫能力型、免疫缺陷型及免疫抑制型3个亚型。这些亚型有着独特的代谢特征与细胞因子表达，可用于肝细胞癌患者的预后评估，指导治疗方案的选择。

第三节 肿瘤标志物的识别鉴定

尿液样本是一种非侵入性、包含丰富又容易获得的"液体活检"样本。Lee等对20例良性前列腺增生患者、11例前列腺炎患者、20例前列腺癌（prostate cancer，PCa）患者及20例健康人群的尿液进行转录组和代谢组数据的综合分析，鉴定出一组RNA和代谢物信号可以作为前列腺癌潜在的标志物和治疗靶点，确定了谷氨酸草酰乙酸转氨酶1（glutamate oxaloacetate transaminase 1，GOT1）是PCa患者代谢变化的关键调节因子。该研究发现，前列腺癌呈现GOT1依赖的代谢适应，以促进恶性表型和抵抗氧化应激。

近年来，越来越多的证据表明，人类肠道微生物群与结直肠癌（colorectal cancer，CRC）的发生具有一定的关联。来自日本大阪大学的研究团队对616例粪便样本进行了宏基因组和代谢组学分析，宏基因组分析发现具核梭杆菌属（Fusobacterium nucleatum spp.）的相对丰度从黏膜内癌到更高级癌变持续明显升高；在多发性息肉状腺瘤或黏膜内癌中，极小阿托波氏菌（Atopobium parvulum）与龋齿放线菌（Actinomyces odontolyticus）明显增加。代谢组分析显示，支链氨基酸和苯丙氨酸在黏膜内癌中明显升高；包括脱氧胆酸在内的胆汁酸在多发性息肉状腺瘤或黏膜内癌中明显升高。该研究表明，鉴定的这些特定的宏基因组和代谢组学标志物可以帮助区分黏膜内癌和健康样本。

Tarallo等对80例受试者（24例健康对照者、27例腺瘤患者和29例CRC患者）的粪便样本进行了小 RNA 和宏基因组分析，发现这 2 种方法检测到的微生物种群有广泛的重叠，提出了由 32 个来自人小 RNA、微生物小 RNA 和宏基因组组成的预测信号，它能够准确地从腺瘤患者和健康对照者中区分 CRC 患者。

第四节　肿瘤治疗靶点的识别鉴定

髓母细胞瘤（medulloblastoma，MB）是最常见的儿科脑瘤。MB 患者的存活率较高，但目前的治疗方法可能会留下持久的副作用，包括言语、认知和行为问题，以及二次癌症的风险。为此，Archer 等将 45 例髓母细胞瘤患者肿瘤样本作为研究对象，对其进行深度全面的蛋白质组和磷酸化蛋白质组学分析，希望在蛋白质组水平进一步细致地对疾病进行分子分型，并为肿瘤的靶向治疗提供可行的方向。通过整合以往 DNA 甲基化、WGS 及 RNA-Seq 数据，该研究发现 MYC 的磷酸化与 Group 3 亚型 MB 患者的不良预后相关；同时，抑制 PRKDC 可能使 MYC 激活的髓母细胞瘤对放射治疗敏感，为髓母细胞瘤治疗靶点提供了新的依据。

卵巢癌（ovarian cancer，OC）致死率居妇科恶性肿瘤第三位，目前急需要鉴定新的治疗靶点改善患者预后。Lu 等对 STAT3 敲除的卵巢癌细胞进行了多组学分析，包括新生 RNA 合成分析，RNA 和蛋白质表达分析。该研究指出 STAT3 在卵巢癌的细胞周期进展、EMT、侵袭及干性维持中发挥重要角色，提供了 STAT3 作为潜在治疗靶点的理论依据。

脑转移（brain metastasis，BrM）目前缺乏有效的治疗手段，主要归因于人们对脑转移机制的了解甚微。外泌体（exosome）是一类由细胞内的内体（endosome）与细胞膜融合分泌到细胞外直径为 40 ～ 150nm 的小囊泡。外泌体含有核酸、蛋白质和代谢物等细胞来源的丰富的生物大分子物质，因此在细胞的信息交流传递中作为重要的载体，在机体微环境调控中发挥关键作用。Rodrigues 等发现脑转移细胞来源地外泌体促进细胞脑部定植，通过蛋白质质谱鉴定出外泌体 CEMIP（cell migration-inducing and hyaluronan-binding protein）表达升高。随后一系列敲除和营救实验证实了 CEMIP 改变脑部微环境，促进肿瘤脑转移。利用转录组测序，发现外泌体 CEMIP 诱导脑微环境血管重塑和通过上调促炎细胞因子诱导炎症。同时，CEMIP 是脑转移患者的预后标志物。该研究表明靶向外泌体 CEMIP 是脑转移预防和治疗的未来的一个方向。

综上，尽管多组学技术的整合在肿瘤方面的应用更加全面和系统地阐明了肿瘤的发生、发展机制，但仍存在诸多挑战。首先，多组学的综合分析与解读依赖强大的生物信息分析能力。同时，统计方法的发展也是一个重要的方面。2020 年 2 月，全基因组泛癌分析联盟 [Pan-Cancer Analysis of Whole Genomes（PCAWG）Consortium] 提供了多组学数据的通路富集分析——ActivePathways 方法。该方法是一种集成方法，利用统计数据融合实现跨越多个数据集的重要富集通路的发现，合理化相关证据并突出了相关基因。其次，多组学的综合分析有必要在组学数据的收集、分析等方面要求一种标准的、易于传播的术语和方法。标准化有利于各个研究的有效整合。最后，如何将多组学技术的整合应用转化为临床效益，让患者受益。多组学方法提供了大量潜在的生物标志物和治疗靶点，但距离明显提高肿瘤早期诊断率和整体生存率的长期社会利益还有很长的路需要探索。

（张庆华）

参 考 文 献

冉冰冰，梁楠，孙辉，2019. 组学技术在肿瘤精准诊疗中应用的研究进展：从单组学分析到多组学整合. 中国肿瘤生物治疗杂志，26(12): 1297-1304.

Archer TC, Ehrenberger T, Mundt F, et al, 2018. Proteomics, post-translational modifications, and integrative analyses reveal molecular heterogeneity within Medulloblastoma Subgroups. Cancer Cell, 34(3): 396-410. e8.

Cancer Genome Atlas Research Network, Electronic Address WBE, Cancer Genome Atlas Research N, 2017. Comprehensive and Integrative Genomic Characterization of Hepatocellular Carcinoma. Cell, 169(7): 1327-1341. e23.

Chaudhary K, Poirion O B, Lu LQ, et al, 2018. Deep learning-based multi-omics integration robustly predicts survival in liver cancer. Clin Cancer Res, 24(6): 1248-1259.

Clark DJ, Dhanasekaran SM, Petralia F, et al, 2019. Integrated proteogenomic characterization of clear cell renal cell carcinoma. Cell, 179(4): 964-983. e31.

Gao Q, Zhu H, Dong L, et al, 2019. Integrated proteogenomic characterization of HBV-related hepatocellular carcinoma. Cell, 179(2): 561-577. e22.

Jeppesen DK, Fenix AM, Franklin JL, et al, 2019. Reassessment of exosome composition. Cell, 177(2): 428-445. e18.

Lan T, Yuan KF, Yan XK, et al, 2019. LncRNA SNHG10 facilitates hepatocarcinogenesis and metastasis by modulating its homolog SCARNA13 via a positive feedback loop. Cancer Res, 79(13): 3220-3234.

Lee B, Mahmud I, Marchica J, et al, 2020. Integrated RNA and metabolite profiling of urine liquid biopsies for prostate cancer biomarker discovery. Sci Rep, 10(1): 3716.

Li J, Xu CL, Lee H J, et al, 2020. A genomic and epigenomic atlas of prostate cancer in Asian populations. Nature, 580(7801): 93-99.

Lu TG, Bankhead A 3rd, Ljungman M, et al, 2019. Multi-omics profiling reveals key signaling pathways in ovarian cancer controlled by STAT3. Theranostics, 9(19): 5478-5496.

Northcott PA, Buchhalter I, Morrissy AS, et al, 2017. The whole-genome landscape of medulloblastoma subtypes.

Nature, 547(7663): 311-317.

Paczkowska M, Barenboim J, Sintupisut N, et al, 2020. Integrative pathway enrichment analysis of multivariate omics data. Nat Commun, 11(1): 735.

Robertson AG, Shih J, Yau C, et al, 2017. Integrative analysis identifies four molecular and clinical subsets in uveal melanoma. Cancer Cell, 32(2): 204-220. e15.

Rodrigues G, Hoshino A, Kenific C M, et al, 2019. Tumour exosomal CEMIP protein promotes cancer cell colonization in brain metastasis. Nat Cell Biol, 21(11): 1403-1412.

Tarallo S, Ferrero G, Gallo G, et al, 2019. Altered fecal small RNA profiles in colorectal cancer reflect gut microbiome composition in stool samples. mSystems, 4(5): e00289-e00319.

Van Niel G, d'Angelo G, Raposo G, 2018. Shedding light on the cell biology of extracellular vesicles. Nat Rev Mol Cell Biol, 19(4): 213-228.

Yachida S, Mizutani S, Shiroma H, et al, 2019. Metagenomic and metabolomic analyses reveal distinct stage-specific phenotypes of the gut microbiota in colorectal cancer. Nat Med, 25(6): 968-976.

Zhang Q, Lou Y, Yang JQ, et al, 2019. Integrated multiomic analysis reveals comprehensive tumour heterogeneity and novel immunophenotypic classification in hepatocellular carcinomas. Gut, 68(11): 2019-2031.

第9章 生物信息结合大数据处理技术

第一节 生物信息学介绍

生物信息学（bioinformatics）是一门利用信息技术和计算机科学解释生物数据的跨学科科学，也是随着生命科学和计算机科学的迅猛发展，生命科学和计算机科学相结合形成的一门新学科。它综合利用生物学、计算机科学和信息技术来揭示大量复杂的生物数据中的生物学奥秘。从历史上看，像人类基因组计划这样的大型研究项目，如果没有随后的生物信息学分析和数据解释，就无法充分发挥其效用。由于基因组信息越来越多地应用于医学实践，生物信息学正在成为医学研究和临床诊断实验室设置的重要组成部分。随着人类 DNA 测序所需的成本和劳动力的持续下降，这一趋势将持续下去。

"生物信息学"这个术语出现在"基因组学革命"之前。1978 年，荷兰理论生物学家 Paulien Hogeweg 在进行生物系统中的信息过程研究时首次创造了这个词。自 20 世纪 80 年代末以来，它主要用于基因组学和遗传学，特别是涉及大规模 DNA 测序的基因组学领域。生物信息学的一个常见定义是：为扩大生物、医学、行为或健康数据的使用而进行的计算工具和方法的研究、开发或应用。这包括获取、存储、组织、存档、分析或可视化这些数据的任何计算方法。对另一些人来说，生物信息学只是"biological informatics"的语法缩写，它可能会让人想到信息科学或信息技术的计算机科学学科，强调分析和管理大量数据。同样值得注意的是，大部分计算工作并不是在 Microsoft Windows® 环境中进行的。更典型的设置是命令行解析、脚本编制和使用 Perl、Python、Java、R 和 SQL 等编程语言和工具在 Unix/Linux 系统上进行工作。

前所未有的数据量和二代测序（NGS）数据的定性和独特的定量性质推动了生物信息学研究和发展，导致各种开源和商业算法和软件的激增，以支持 NGS 结果的计算处理、分析和解释。这些努力促进了 NGS 在生物医学研究各个方面的广泛传播，促进了临床诊断应用的多样性。

第二节 生物医学大数据现状

大数据（big data）是指数据容量太大且较复杂，不能在短时间内通过常规软件对其进行获取、存储、检索、管理、共享、传输及分析的数据集。近年来，"大数据"一词已经成为流行语。根据常见搜索引擎的使用频率，在过去几年，"大数据"一词每年的使用频率都在大幅度增长。通常大数据具有"6V"的特征，分别是科学价值（value）高、数据容量（volume）大、更新速度（velocity）快、数据种类（variety）多、数据真实可靠（veracity）和数据可变性（variability）。而大数据在生命科学领域通常被定义为"生物医学大数据"，生物医学大数据涵盖了人类健康相关的各个领域，如临床医疗、医药研发、公共卫生、健康网络与媒体、医疗市场与费用、个体行为与情绪、人类遗传学与组学、社会人口学、环境等的数据。未来几年，生物医学大数据预计会大幅增加，以 TB（terabytes）、PB（petabytes）甚至 YB（yottabytes）为单位的大数据会不断涌现。显然，数据的大小（或容量）是大数据的重要标签，但是其他几个特征对于大数据也非常重要，我们应该以正确的方式利用它、分析它、挖掘它，从而发挥它的最大价值，将成为非常重要的机遇与挑战。

随着高通量测序技术的飞速发展，生命科学领域多组学基因大数据呈指数级的增长，包括千人基因组计划（the 1000 Genomes Project）、癌症基因组图谱（the Cancer Genome Atlas，TCGA）在内的多个国际大合作项目都产生了大量的数据，基因大数据分析也早已成为生物医学研究的热点。生物医学大数据分析整合了生物信息学、医学成像、传感器信息学、医学信息学和卫生信息学等多个科学领域的分析。具体可应用于以下几个方面。

（1）开展组学研究及多组学关联研究。深入探究基因组学、转录组学、表观基因组学、蛋白质组学、代谢组学、微生物组学、药物基因组学、疾病组学、表型组学在内的多组学数据，利用大数据将各组学数据进行综合分析，为疾病的发生、预防和治疗提供更全面地认识和更精准的解决方案。

（2）快速识别生物标志物和研发药物。通过挖掘某种疾病患者的生物医学大数据，快速筛选与该疾病发生、发展、预后相关的生物标志物；在药物研发方面，利用海量的组学大数据，更加深入地理解疾病发生的原因及发生机制，从而加速药物研发的过程。

（3）对疾病进行分型。疾病分型（或疾病分层）是根据基因组、转录组、表观基因组和临床数据将患者进行分组。分型的主要目的是获得更准确的个体预期预后，以改善治疗决策。许多疾病的治疗都得益于分型，包括帕金森病、心血管疾病、自身免疫性疾病和癌症。癌症是研究最多的疾病之一。它是一种基因组畸变积累并最终导致细胞系统失调的疾病。在基因组、表观基因组、转录组和蛋白质组水平上，组织学上相似的癌症由许多具有明显不同临床行为和分子复杂性的分子亚型组成。通过数据整合技术鉴定了多种癌症类型的亚型，包括结肠癌和直肠癌、乳腺癌和卵巢癌等。目前大多数方法采用综合方法将多种类型的分子数据，如DNA拷贝数改变、DNA甲基化、mRNA和蛋白表达、分子相互作用数据等结合起来，从而解释受影响个体之间的不同水平上的变异，从而提供更准确的分型。例如，Shen等开发了iCluster，它是一种无监督学习框架，可以模拟多种数据类型的聚类、数据集成、特征选择和降维。

（4）还可以通过生物医学大数据快速筛查未知病原和发现可疑致病微生物、实时开展生物监测与公共卫生管理、充分探究人群疾病谱的改变，实时开展健康管理及开展更深入的数据挖掘，主要包括利用关联分析、聚类分析、差异分析、机器学习等，对大数据充分挖掘和利用，对已有的研究数据进行再分析。

（5）生物医学大数据分析的应用可以改善以患者为基础的医疗服务，更早地发现正在传播的疾病，对疾病机制提出新的见解，监测医疗机构的服务质量及提供更好的治疗方法。在电子病历、网络和社交媒体数据上采用的数据挖掘技术能够确定医院中的最佳实践准则，在电子病历中确定关联规则并揭示疾病监测和基于健康的趋势。此外，对具有不同性质的数据（如社会科学数据）进行整合和分析，可以带来新的知识和讯息，探索新的假设，用信息改变医学实践，为改善人类健康及公共卫生提供数据支撑。

第三节　大数据分析的挑战

随着生物医学大数据的不断增长，如何将多而杂的数据进行多层次高维度的交互共享，真正实现从"组学"大数据到生物医学大数据的综合管理与利用，成为当前生物医学大数据分析利用的挑战。主要的挑战包括以下几方面。

1. 数据的杂乱性

不同类型的数据及相同类型的数据存储在不同的数据库中，都会导致数据准确性、格式和详细信息存在差异，同时，数据没有通过标准化的方式处理，没有一个统一的数据管理标准、数据访问、查询及共享的操作规范，这些差异和多样性都会给大数据的整合与分析带来巨大挑战。因此，对于大数据的整合分析必须对数据进行规范管理，建立统一的数据标准，使其易于分析和利用。对于数据的规范性不仅简单地要求数据的电子信息化和格式的规范统一，还要求描述语言、存储管理方式的规范性。

2. 数据的开放性

不同数据可能归属不同的利益相关者或群体，由于商业保护目的、个人隐私、文化差异、语言障碍及缺乏公开共享意识，导致数据浪费或得不到充分挖掘。然而，数据只有共享才能充分利用，发挥它的最大价值，创造共赢的局面。因此，需要建设规范的数据共享平台，实现生物医学大数据的开放、资源共享，让数据更好地服务于不同的对象，造福全人类。

3. 数据的安全性

大数据的开放共享对于数据的安全性、个人的隐私及所有权提出了更多的挑战。隐私权是每个公民最基本的权利，在使用大数据进行生物医学研究过程中，确保数据的共享与开放不能以牺牲个人的隐私为代价。对于隐私权的保护，通常有两点准则：一是个人可以选择同意或不同意提供数据；二是数据的匿名化和去标识化。因此，需要采取有效的保护措施及数据使用准则，确保数据的安全性。

4. 数据的存储和计算

大数据的整合分析与使用，对于数据的存储和计算也带来了很大的压力，本地存储和计算资源已经越来越难以满足大数据的分析需求。随着科学技术的不断发展与进步，云存储与云计算已在各个领域得到广泛的推广和应用，云存储和云计算的兴起为生物医学大数据的存储管理、分析计算提供了切实可行的解决方案。目前国内外已有许多大型公司为客户提供了云服务，如亚马逊的 AWS、阿里巴巴的阿里云、华为公司的华为云等。这些云服务的出现极大地缓解了大数据的存储、分析计算压力，为生物医学研究带来了极大的便利。

第四节　大数据处理技术

生物医学科学家正面临着存储、管理和分析大量数据集的新挑战。大数据的特征需要强大而新颖的技术来提取有用的信息，并实现更广泛的医疗解决方案。在大多数案例中，通常多种技术同时使用，如云技术、人工智能（artificial intelligence，AI）和数据挖掘工具。

并行计算是管理大数据任务的基础设施之一。它能够在一组机器或超级计算机上同时执行算法任务。近年来，有学者提出了新的并行计算模型，如谷歌的 MapReduce，可用于新的大数据基础设施。Apache 发布的一个名为 Hadoop 的 MapReduce 开源软件包，可用于分布式数据管理。Hadoop 分布式文件系统（HDFS）支持对集群机器的并发数据进行访问。基于 Hadoop 的服务也可以被看作是云计算平台，它允许集的数据存储及通过互联网远程访问。因此，云计算是一种通过网络共享可混淆计算资源的新模式，可以作为提供集成解决方案的基础设施、平台和（或）软件。此外，云计算可以提高系统速度、敏捷性和灵活性，因为它减少了维护硬件或软件能力的需要，并且需要较少的系统维护资源，如安装、配置和测试。许多新的大数据应用都基于云技术。

AI 是研究、开发用于模拟、延伸和扩展人的智能的理论、方法、技术及应用系统的一门新的技术科学，在生物学、生物技术和医学领域有着广泛的应用。它可以通过机器学习技术、神经计算、专家系统、模糊逻辑、遗传算法或贝叶斯模型在不同领域应用。随着计算机信息技术的不断发展，各个领域都在不断积累海量的数据，AI 技术也获得了快速的发展。近年来，AI 技术在生物医学领域的应用也到达了前所未有的高度，人们越来越期待 AI 技术可以代替医师，如诊断某些重大疾病或通过一系列烦琐的分析运算来选择最佳的诊疗措施和预后方案等。目前，AI 技术在生物医学领域的应用主要在药物研发、医学影像和辅助诊疗 3 个方向。其中，研发一种新的药物是一个非常艰难且漫长的过程，传统科学的方法是研究人员首先提出一种假设，然后测试该假设，从数十万种化合物中层层筛选出潜在的药物，再经过漫长的三期临床试验，即使进入了临床试验，最后能够被 FDA 批准通过的也不到 1%，而 AI 技术将极大缩短新药研发的周期。医学影像是我国 AI 技术与大数据在生物医学领域发展最快的方向，它主要基于 AI 技术对 X 线片、计算机断层扫描、磁共振成像等影像学技术扫描图像和手术视频进行分析处理等。当积累了足够数量和质量的生物医学数据后，就为辅助诊断提供了完备的数据基础，利用 AI 技术可以更高效地分析、处理海量数据，快速找到数据之间的特征和规律，为患者提供精准的诊断和治疗方案。

数据挖掘就是从大量的、不完全的、有噪声的、模糊的、随机的实际应用数据中，提取隐含在其中的、事先不知道的，但又是潜在有用的信息和知识的过程。数据挖掘涉及的技术方法很多，有多种分类法。根据挖掘任务可分为分类或预测模型发现、数据总结、聚类、关联规则发现、序列模式发现、依赖模型发现、异常和趋势发现等；根据挖掘对象可分为关系数据库、面向对象数据库、空间数据库、时态数据库、文本数据源、多媒体数据库、异质数据库、遗产数据库等；根据挖掘方法分法可粗略分为机器学习方法、统计方法、神经网络方法和数据库方法等。

我们正处在大数据时代，大数据技术正迅速应用于生物医学和医疗领域。大数据在生物信息学中的应用相对成熟，已经有成熟的平台和工具用于帮助分析生物数据，如基于基因测序开发的各种分析软件及工具等。然而，在其他生物医学研究领域，如临床信息学、医学影像信息学、公共卫生信息学等领域，大数据应用还有巨大的、未开发的潜力。简而言之，前所未有的海量大数据的出现，加上计算机能力和数据分析能力的不断提升，导致这场数据革命的到来。

（许明炎）

参 考 文 献

Chang AC, 2016. Big data in medicine: the upcoming artificial intelligence. Prog Pediatr Cardiol, 43:91-94.

Ristevski B, Chen M, 2018. Big data analytics in medicine and healthcare. J Integr Bioinform, 15(3):20170030.

第 10 章　液体活检技术

第一节　液体活检

　　肿瘤组织活检是癌症诊断和治疗的金标准，它能提供病理分析，有效指导肿瘤精确疗法的选择。但并非每个肿瘤都适合传统的组织活检，肿瘤的位置或大小会限制组织活检的可行性，同时该过程是一种侵入性检查，且价格昂贵。这些缺点限制了组织活检的使用，而液体活检能够克服了组织活检的诸多障碍，用作标准肿瘤活检中重要的微创辅助手段，在某些情况下甚至可能是潜在的替代方法，有望成为了解肿瘤异质性及癌症检测和监测的重要工具（表 10-1）。

表 10-1　组织活检和液体活检优缺点比较

常规组织活检	液体活检
金标准	尚处于研究阶段的临床焦点问题
可进行组织学分析和分期	仅限于 CTC 的组织学分析
样本较难获取	样本容易获得
有时无法获取	与组织活检相比，周转时间更快
	体液中的肿瘤衍生产物含量低
	存在假阴性结果的风险
侵入性方法	微创
可导致患者不适、引起并发症	
FFPE 保存的组织质量参差不齐	未经防腐剂修饰的新鲜DNA
取决于收集程序、存储和保存	须遵循严格的收集、操作和存储程序以避免DNA 降解
DNA 产量较高，但有 DNA 降解/交联的风险（FFPE）	DNA 的数量和质量在很大程度上取决于分析前和分析过程
DNA 量随采样方法变化很大	

常规组织活检	液体活检
局部分析	如果 DNA 充足，能充分体现肿瘤内和肿瘤间异质性和多部位肿瘤
无法表征肿瘤内或肿瘤间异质性	
仅代表大多数肿瘤的特征，尤其是在晚期或多个肿瘤部位	
不适用于动态监测	适用于动态监测
固定时间点分析	在患者治疗或随访期间可随时获取的 DNA 来源
无法动态跟踪癌症分子修饰变化	肿瘤进展的动态随访（尤其与 ctDNA 的半衰期短有关）

　　液体活检（liquid biopsy）是指对非固相生物组织（如血液、尿液）的采样和分析。在癌症的情况下，肿瘤可将多种生物分子释放到体液中，液体活检能够分析和监测体液中的癌症来源的生物标志物。CTC、循环肿瘤 DNA（circulating tumor DNA，ctDNA）、外泌体（exosome）等都是液体活检的靶向成分。通过液体活检，可获得肿瘤的 RNA 和蛋白质表达、DNA 和染色体异常、扩增，缺失和易位、点突变等信息，同时液体活检可在癌症变得可见或患者表现出临床症状之前检测出癌症复发，对癌症进行早期检测。此外，液体活检中收集的 DNA 片段和癌细胞源于整个身体，而不是像组织活检仅来自单个肿瘤部位，因而可发现在局部手术活检中遗漏的基因突变。医师可使用这些数据来更全面地了解患者的癌症。同时，液体活检便于进行多次检查，以监测癌症患者的疾病进展和对治疗的反应。

　　目前关于液体活检的大多数研究使用血液作

为样本，但其他液体如尿液、粪便、脑脊液（CSF）、唾液、胸膜液和腹水都是肿瘤来源物质的潜在样本。分析其他体液中的内容物可能适用于特定类型的癌症（如 CSF 用于中枢神经系统癌症）或用于检测特定器官系统中产生的癌症（如粪便用于结直肠癌，唾液用于头颈部癌症）。在过去几年中，液体活检研究经历了指数级的增长，一些研究人员和临床协会开始提出在诊断中引入液体活检，不同的商业检测系统也已面世。本章将重点介绍与液体活检有关的主要生物标志物及其检测与应用。

第二节　常见液体活检靶标种类

一、循环游离 DNA

1948 年首次描述血液中的循环游离 DNA（cfDNA），人们观察到癌症患者的 cfDNA 水平升高，并证明其部分来自肿瘤细胞。除血液外，在其他液体，如尿液或脑脊髓液中也检测到 cfDNA。目前学者们一般认为 cfDNA 通过凋亡或坏死释放到血液中，常以 150～200 个碱基对长度的双链片段形式存在。

循环肿瘤 DNA（ctDNA）即源自肿瘤的 cfDNA，是 cfDNA 的一部分。与正常细胞相比，ctDNA 可以通过片段大小和（或）遗传异常的变化与 cfDNA 进行鉴别和区分。通常，血浆中的 ctDNA 片段比体细胞 DNA 片段短，但 ctDNA 片段的分布也会随着肿瘤组织学类型和肿瘤负荷或癌症阶段而变化。区分 ctDNA 和 cfDNA 的另一种方法是根据癌症中是否存在遗传变异。这些体细胞突变仅存在于癌细胞或癌前细胞的基因组中，而不存在于同一个体的正常细胞的 DNA 中，这确保了 ctDNA 作为生物标志物具有出色的生物学特异性。

血液循环中的 cfDNA 浓度极低，在血清水平比血浆水平高 2～4 倍，其原因在于凝血过程中溶解的白细胞释放出大量 DNA。因此，通常建议采用血浆样本，而并非血清样本，从而避免了高背景的无意义 cfDNA。循环 cfDNA 的半衰期很短，可通过肝、脾、肾迅速从循环系统中清除。采用尿液样本时，由于肾小球具有选择性滤过的功能，仅允许短于 100pb 的 cfDNA 通过，且尿液中富含 DNaseI，因此与血液相比，尿液中 DNA 碎片更多。高浓度的 DNase 会导致尿液中 cfDNA 的稳定性降低，可通过在样品采集过程中添加 EDTA 或通过碱化尿液来抑制尿液中 DNase 的活性。

由于 cfDNA 的水平低且突变的相对丰度低，应谨慎考虑分析前的因素，如收集管的类型、样品离心方式或 cfDNA 提取方法。建议使用 EDTA 管收集血浆样本，并放置于冰上。使用商品化收集管可将 cfDNA 在室温下保存更长时间。cfDNA 分离方法也应谨慎选择，使用不同的商业试剂盒获得的 cfDNA 产量差异巨大。此外，某些纯化方法可能会干扰后续的分析技术。

cfDNA 分析主要有两种方法：靶向突变分析和 DNA 测序法。由于血浆中的 cfDNA 浓度非常低，目标突变的相对丰度通常也很低，因而需要在更加丰富的野生型 DNA 的背景下进行检测，同时要求检测技术具备高敏感度。由于技术敏感高，在一定程度上阻碍了 cfDNA 分析的临床应用。

近年来开发了一些针对突变的技术，如数字 PCR（digital PCR）、BEAMing、扩增不应性突变系（ARMS）PCR 或 PNA Clamp 技术。数字 PCR 和 BEAMing 可以检测到 cfDNA 中低至 0.01% 频率的突变，从而在宽达 6 个数量级的动态范围内进行 DNA 定量。在上述 2 种技术中，DNA 被分为成千上万个离散的亚单位，这些亚单位不包含或仅包含少量拷贝 DNA，这些拷贝 DNA 可被独立进行 PCR 扩增。扩增后，再对每个单元进行荧光分析和定量。

由于这些针对目标设计的检测技术只能检测预先设计的特定突变或序列，无法对突变进行广泛筛选或寻找未知突变，使用第二代测序（NGS）可弥补这一缺陷，可根据需要对大范围的基因组进行测序。目前 NGS 平台检测的一般过程主要涉及 4 个步骤：①制备 DNA 的随机片段、构建文库；② PCR 扩增；③大规模并行测序；④数据分析、比对参考基因组。

针对 cfDNA 的商业诊断测试已问世多种，其中最完整、使用最广泛的是 Guardant Health 公司的 Guardant360 试剂，该检测试剂盒可以同时分析 73 个基因中的 CNV、突变和易位，并涵盖相关专家共识推荐的晚期实体瘤的所有体细胞基因组生物标志物，可检出 0.1% 突变等位基因，分析特异度高于 99.9%。此外，Thermo Fisher 公司开发出的 Ion Torrent™ Oncomine™ cfDNA 检测法是一种多生物标志物 NGS 检测法，可用于肺癌、乳腺癌或结肠癌，检测低至 0.1% 的 cfDNA 中的驱动突变和耐药突变基因。

二、循环游离 RNA

人类细胞转录组主要是非编码 RNA（ncRNA），只有 2% 的基因组可被转录为编码蛋白质的 RNA。ncRNA 的基因组定位、功能或细胞位置不同，因而有多种分类方式。通常 ncRNA 可根据转录本大小分为两大类：①短于 200nt 的小 ncRNA，如 MicroRNA（miRNA）、小干扰 RNA（siRNA）；②长于 200nt 的长链非编码 RNA（lncRNA），如长链基因间 ncRNA（lincRNA）、长链内含子 ncRNA 和环状 RNA（circRNA）。

研究最多的 ncRNA 是 miRNA（18～25nt）。miRNA 是单链分子，与靶 mRNA 具有互补性，通过与其相互作用调节基因表达，参与调节许多过程，包括增殖、凋亡和发育。另外，非编码转录组的绝大部分为 lncRNA，目前已鉴定出数千种。尽管 lncRNA 缺乏蛋白编码潜能，但它们仍显示出一些类似于 mRNA 的特性，与多种调控功能有关，如染色质相关的作用、剪接控制和转录调控。尽管尚未对大多数 lncRNA 进行仔细研究，但其中一些分子已经在癌症中得到了很好的表征，可作为癌基因（*HOTAIR* 和 *MALAT1*）或肿瘤抑制因子（*TP53TG1* 和 *LED*）。

近年的研究表明，ncRNA 在多种疾病中均被破坏，包括肿瘤发生、移植、妊娠改变和许多其他疾病。不同种类的 RNA 从人体细胞和组织释放到体液（血液、尿液、脑脊液或唾液等）中，有作为生物标志物的广阔远景。2008 年，首次证明血清中存在 miRNA。后来，在至少 12 种不同的体液中检测到 miRNA，这 12 种体液分别是血浆、尿液、唾液、腹膜液、胸膜液、精液、眼泪、羊水、乳汁、支气管灌洗液、脑脊液和初乳。尽管对循环游离 RNA（cell-free RNA，cfRNA）的起源和功能知之甚少，但这些分子的浓度水平却在健康受试者与患者之间，以及不同疾病亚型之间显示出明显差异。重要的是，与其他循环生物标志物相比，miRNA 的优势之一在于这些非编码分子具有明显的稳定性和简单操作性，更易在临床实验室进行检测。

多数 cfRNA 分析仍处于探索阶段，亟须在临床研究中使用标准化方案对其临床价值进行验证。cfRNA 标准化对其应用至关重要，如确认体液收集的影响因素、cfRNA 分离方法和检测技术的参数等。由于 RNase 的作用，样品液中的 cfRNA 可能会被迅速降解。一些血液商业 RNA 稳定剂可解决该限制，如 BD 公司的 PAXgene® 和 Life Technologies 公司的 Tempus™ 适用于血液样本，Qiagen 公司的 RNAprotect Saliva™ 则用于唾液样本。cfRNA 分离最常用的技术是基于胍基 - 酸 - 苯酚法和硅柱法。硅柱法的操作较少，可简便、高效分离 cfRNA，更适合临床实验室。

分离的 cfRNA 可以通过不同的方法在液体中进行检测，包括基因芯片、NGS、定量反转录 PCR（qRT-PCR）和 ddPCR。基因芯片和 NGS 均可评估大批量 cfRNA 的全基因组信息。同时，NGS 具有更高的敏感度，可发现新的 cfRNA 作为生物标志物。另外，qRT-PCR 可用于分析体液中特定的 RNA 种类。如果需要非常高的灵敏度，可用数字 PCR 对单分子水平的 cfRNA 进行绝对定量。需要注意的是，cfRNA 作为临床上潜在的生物标志物的有效性和可靠性不仅取决于液体收集的方法，还取决于 cfRNA 分离规程和检测的技术。

三、循环肿瘤细胞

1869 年，Ashworth 首次报道了循环肿瘤细胞（CTC），这是恶性癌症发展中的正常过程：原发性肿瘤或转移瘤释放出癌细胞，侵入血管和淋巴管，最终在远处扩散并增殖，形成转移灶。如今，在多种癌症中均证实血液中存在 CTC，并对其临床效用进行了深入研究。在乳腺癌患者中，CTC 的存在与肿瘤负担的增加、侵袭性及复发时间相关。由于肿瘤的异质性，CTC 可从不同部位脱落，因此它们也是异质性的。通过对来自乳腺癌患者的 CTC 进行单细胞分析，表明即使是同一患者，这些细胞也不是同质群体，并且它们有别于癌细胞系。此外，这些细胞中存在上皮-间质转化（EMT）表型，导致细胞倾向于呈现出间充质甚至干细胞样表型。

CTC 大小不均一，通常比白细胞和红细胞大，直径在 20～30μm。血液中 CTC 极为罕见，通常每毫升外周血只能检测到极少量 CTC。此外，采血部位可能会影响所采集的血液中的 CTC 的数量。肿瘤释放到循环中的可以是单个肿瘤细胞，也可以是多个肿瘤细胞簇。CTC 簇比单个 CTC 更少，具有更高的转移性。与单个 CTC 相比，CTC 簇的清除速度更快。此外，CTC 可与血小板、白细胞结合。血小板聚集促进了 CTC 的生成，血小板外壳还可以帮助 CTC 躲避 NK 细胞的天然杀伤，同时血小板还通过表达黏附分子来参与 CTC 与内皮细胞的相互作用。

CTC 在血液中极为稀有，约百万个白细胞中只有 1 个肿瘤细胞，因此分离 CTC 极具挑战性。分离 CTC 需要大量血液样本，同时采血时，尤其是后续使用上皮标志物用于 CTC 检测时，应采取必要的预防措施，以免表皮或上皮细胞被污染。通常，在检测前会对 CTC 进行正向富集或负向富集。富集和检测方法均基于 CTC 与正常造血细胞不同的物理或表型特性：① 癌细胞比白细胞或红细胞体积更大，密度更大，且带有不同的电荷，这些差异可用于物理分离。目前较常使用 Ficoll® 或更高效的 OncoQuick® 进行密度梯度分离。还可使用特殊的过滤器根据细胞大小进行分离。由于恶性肿瘤细胞与正常细胞之间的细胞表面电荷不同，还可以通过介电电泳场流分离技术分离细胞。② 基于表型差异的分离通常使用黏着于磁珠的抗体。最常见的正向分离使用抗上皮细胞黏附分子（EpCAM）抗体，如 Cell-Search® 系统（Veridex）。对于负向选择分离，白细胞标记 CD45 是常用的抗体。

细胞分离后，需再对 CTC 进行鉴定。Cell-Search® 系统采用核染料 DAPI 染色来评估细胞活力，同时使用针对细胞角蛋白或上皮细胞中间丝状体的抗体(阳性标记)或抗 CD45 抗体(阴性标记)对细胞进行荧光染色。图像分析可以将 $DAPI^+$/CK^+/$CD45^-$ 细胞鉴定为 CTC。由于 Cell-Search® 系统是美国 FDA 批准的唯一量化 CTC 的系统，它通常作为其他技术的参考方法。但这项技术也有一些缺陷，尽管大多数 CTC 中都有 EpCAM 表达，但上皮 - 间质转化（EMT）可导致 EpCAM 表达下调，从而导致系统误判。

部分改进方法使用了针对各种其他上皮细胞表面抗原、间充质或干细胞抗原的抗体混合物。还有些替代方法用 mRNA 作为 CTC 免疫学鉴定的标志。由于正常血液中也存在某些低浓度的特异性转录本，如编码细胞角蛋白 19 片段或前列腺特异性抗原的转录本，在这种情况下，必须事先明确 qRT-PCR 使用的截断值。Qiagen 公司的 AdnaTest® 就综合了上述方法，首先使用针对上皮和肿瘤相关抗原的抗体对肿瘤细胞进行免疫磁珠（Dynabeads®）富集，再通过非定量 RT-PCR 分析肿瘤特异性基因转录本来检测 CTC。由于 CTC 数量在很大程度上取决于所使用的分离和检测技术，不同方法得出的结果存在一定差异，因此使用前必须进行验证和标准化，特别是在进行多中心临床研究时。

四、外泌体

"外泌体"（exosome）一词创造于 1981 年，是指大小在 50 ～ 150nm 的小型细胞微泡，经由活细胞通过 ATP 依赖性机制分泌。研究表明外泌体的产生是一种普遍存在的细胞过程。实际上，在癌症进展期间，肿瘤细胞外泌体分泌特别活跃，血浆中肿瘤来源的外泌体浓度明显增加，低氧分压环境可诱导肿瘤细胞中外泌体的生物发生。

外泌体来自多囊泡体（multivesicular body）的内部囊泡，含有核酸（DNA、miRNA、单链 RNA、lncRNA）、蛋白质和脂质。通常，外泌体内包含核内体特异性四跨膜蛋白（CD9，CD63 和 CD81）、内吞体分选转运复合体（ESCRT）通路蛋白（ALIX 和 TS101）、膜运输和融合相关蛋白（RAB 蛋白和膜联蛋白）、细胞骨架蛋白（肌动蛋白和微管蛋白）、G 蛋白和黏附分子（整联蛋白）。这些蛋白质反映了外泌体的内吞起源，并可用作外泌体标记。另外，外泌体还包含其他蛋白质，可用于鉴定细胞的来源，如单核细胞的 CD14 或上皮细胞的 CD105。而且，肿瘤来源的外泌体携带有将它们与非恶性细胞释放的其他外泌体区分开的分子。

外泌体通过多种机制与受体细胞相互作用。外泌体与细胞表面的配体 / 受体结合，与质膜融合或通过内吞、微胞饮或吞噬作用摄取。外泌体被受体细胞吞没后，在外泌体中运输的某些 RNA 和蛋白质可传递至受体细胞，充当细胞之间的通信机制，可能与基质修饰、血管生成和免疫调节有关。同时由于外泌体具有磷脂双分子膜，还能保护其携带的内含物在血液循环中不被降解，利用这种特性可以运载外源性物质用于疾病治疗。

外泌体的分离方法主要是基于其物理性质或

组成。最常见的方法是超速离心，此过程需要使用复杂的设备，而且可能存在其他蛋白质复合物的共沉淀，该方法分离效率低，所得外泌体纯度低，较难在临床实验室开展。使用 HPLC 技术通过尺寸排阻色谱法可分离外泌体，该方法分离的外泌体更纯，但需要专门的设备。另一种分离方法更便于临床实践的方法是使用配备了低蛋白结合超滤膜的旋转装置。亲和捕获主要使用针对外泌体表面抗原（如 CD63）、特异性肽或蛋白聚糖的抗体，尽管产量低，但可获得高纯度的外泌体。结合的分子可附着在磁性或琼脂糖珠上，从而被快速分离，但这种方法只能选择性的分离目标外泌体而失去其他非靶标外泌体。最后，外泌体沉淀使用不含水的聚合物（如聚乙二醇），这些聚合物会迫使外泌体脱离溶液，并且可以通过低速离心轻松收集。沉淀的方法虽然纯度低，但可实现较高的外泌体回收率。

在临床实践中，由于体液通常量较少，并且分离过程可能受高浓度蛋白质及基质类型等因素的影响，对于分离方法提出了较大挑战。目前大多数分离方法实际上分离了多种不同类型的微囊泡，并不仅限于外泌体一种，因此一些研究者提出了 "小细胞外囊泡"（sEVs）这一术语来指代这些混合物。研究者还对 4 种外泌体商业分离试剂盒进行了比较，结果表明，在纯度方面，OptiPrep® 密度梯度离心优于超速离心、ExoQuick® 和 Total Exosome Isolation® 的效果，ExoQuick® 方法产生的外泌体浓度最高。

分离后，一般建议至少使用 2 种不同的方法进行外泌体的纯化和鉴定。可基于表面标记，采用四跨膜蛋白（CD63 或 CD81）或 ESCRT 途径蛋白（ALIX 或 TS101）作为靶标，通过蛋白质印迹、流式细胞术或 ELISA 分析进行鉴定。对外泌体的大小通常采用光学方法（纳米粒子跟踪分析、动态光散射或电子显微镜）进行分析。流式细胞仪只能检测大于外泌体的颗粒，应与靶向外泌体抗原的抗体结合珠一起使用。纳米粒子跟踪分析和电阻式脉冲传感的优点在于这些方法可以提供大小分布和粒子浓度的信息。此外，外泌体定量还可以通过检测乙酰胆碱酯酶活性的间接方法进行检测。

第三节　液体活检与精准肿瘤学

抗肿瘤治疗具有强大的选择性，在治疗过程中，肿瘤的遗传特征通常会出现动态变化，诱导抗性产生。监测肿瘤治疗前后的突变模式可为治疗和预后提供指导，评估肿瘤异质性、分期和预后的信息，有助于选择个性化疗法。为了提供有关治疗反应和治疗耐药性发展的信息，必须进行连续分析。因此，液体活检已成为一种极具吸引力的解决方案，血液、尿液、脑脊液或恶性积液等非侵入性样品，可被用作传统活检的替代物，或用作有效的补充检测方法（表 10-2）。

表 10-2　液体活检对癌症患者精准管理的潜在价值

诊断
早期发现
初步诊断：肿瘤分子特征分析
鉴定多个肿瘤部位
残留病的随访
复发诊断

续表

预测
分析分子内和分子间变化
肿瘤动态随访
鉴定靶向治疗的遗传标记
早期评估疗效
手术后随访
实时监测治疗耐药性（如遗传改变的出现）

预后
识别复发风险
与肿瘤负荷改变的相关性
癌症进展的早期评估

一、指导肿瘤精准治疗

当前对转移性疾病患者的靶向治疗方案一般基于对原发肿瘤的分析。此外，药物疗法（化学疗法或靶向疗法）可能会导致癌症发生分子变化，仅检测原发性肿瘤组织无法代表转移性肿瘤的真实情况。液体活检可以在治疗过程中进行多次分析，及时监测治疗反应或耐药性的出现。以下列举了3种常见肿瘤治疗中液体活检的临床应用。

1. 肺癌

研究发现，肺癌患者 ctDNA 和相对应的组织样本中表皮生长因子受体（EGFR）的突变状态高度一致，因而美国 FDA 和欧洲药品管理局批准了直接从血浆中检测 EGFR 突变的检测方法。我国国家卫生和健康委员会发布的《新型抗肿瘤药物临床应用指导原则（2018 年版）》也明确提出使用埃克替尼治疗非小细胞肺癌（NSCLC）时"针对一线治疗，用药前进行 *EGFR* 基因突变检测，组织和液体检测均可，组织检测优先"。

CTC 数量的连续增加与肺癌进展有关，在某些情况下还伴有其他 EGFR 突变的出现。此外，在转移性非小细胞肺癌患者的 CTC 检测到 EGFR 激活突变。接受酪氨酸激酶抑制剂治疗的患者 CTC 中发现了 EGFR T790M 突变，该突变会导致耐药。肺癌患者 CTC 还检测到 *KRAS* 和 *EGFR* 基因突变，并在相同患者的原发性肿瘤中得到证实，据此可制订患者的治疗方案。

2. 乳腺癌

一般采用内分泌疗法治疗雌激素受体（estrogen receptor，ER）阳性的乳腺肿瘤患者，但部分患者携带 ER 阴性 CTC，这可能是耐药的潜在机制。约 20% 的转移性乳腺癌患者的活检中存在 *ER* 基因突变，*ER* 基因的体细胞突变可以在 ctDNA 中轻松鉴定。同时，乳腺癌患者 ctDNA 中还可检测到与内分泌治疗耐药相关的 *ER* 突变。

PIK3CA 基因是乳腺癌中最常见的致癌基因，分析血浆来源的 ctDNA 可用于检测转移性乳腺癌患者中 *PIK3CA* 突变，从而指导靶向 PIK3CA 药物的临床使用。值得注意的是，*PIK3CA* 突变状态会随着疾病的复发而改变。转移性乳腺癌患者 CTC 中也检测到 *PIK3CA* 突变。分离出的单个 CTC 具有更高的 *PIK3CA* 突变检出率，并且患者 *PIK3CA* 突变状态显示出强烈的异质性。

约 20% 的原发性乳腺癌 *HER2* 癌基因被扩增和过表达，可根据 *HER2* 对原发性肿瘤患者进行分层治疗，但约 30% 的病例远处转移和 CTC 中 *HER2* 状态与原发性肿瘤不同。患有晚期 ER 阳性／HER2 阴性乳腺癌的女性中的 CTC 可以在接受多个疗程治疗后获得 HER2 阳性亚群。值得注意的是，HER2 阳性和 HER2 阴性 CTC 存在自发地相互转换，这种动态变化可能有助于逃避靶向

HER2 治疗。

3. 结直肠癌

RAS 基因野生型结直肠癌通常采用西妥昔单抗和帕尼单抗治疗。研究发现结直肠癌患者组织中 *KRAS*、*NRAS* 和 *BRAF* 突变状态与 ctDNA 之间高度一致。甚至在某些情况下，血液中还能检测到手术标本中遗漏的 *KRAS* 突变，ctDNA 更能体现肿瘤异质性。使用 EGFR 阻滞药物过程中，可迅速出现 *KRAS* 和 *NRAS* 突变，通过检测突变可早于放射学方法监测疗效和肿瘤复发。

此外，*APC* 基因突变常出现在结直肠癌早期，存在于原发性肿瘤和转移瘤的所有细胞中。患者血液中 *APC* 突变的检测可用于追踪对治疗的反应，并评估在不同克隆中对靶向药物产生耐药时的分子异质性水平。

二、肿瘤转移复发的预测与诊断

微小残留病变（minimal residual disease，MRD）可能是液体活检的关键应用领域之一。术后进行液体活检，可通过 ctDNA 进行频繁监测，有助于早期发现临床影像学检查（CT 或 MRI 等）无法检测到微小转移灶，将极大有助于预防晚期、难治性转移性疾病。在多项乳腺癌患者的研究中，证实手术后 ctDNA 阳性患者的复发率更高，化疗后持续存在的 CTC 对 PFS 和总生存期（overall surivua，OS）有负面影响。相较于目前其他标志物或图像分析方法，ctDNA 能提前检测到肿瘤复发。术后使用 ctDNA 预测复发比使用肿瘤标志物 CEA 更有效。通过优化基于 ctDNA 的液体活检，可在肿瘤根治性切除后，早于临床或放射学复发之前，捕获和监测 MRD 的基因组标记。

同样，ctDNA 分析可用于对复发风险高的患者进行分层，并使低风险患者免于不必要的全身疗法的毒性。手术后 ctDNA 的增加还与远处转移灶的发展相关。总之，对基于 CTC 和 ctDNA 的复发风险较高的患者进行筛查可能会在临床转移发生之前尽早进行治疗干预。监测高危 MRD 患者分层以接受强化治疗是另一个重要应用。例如，Dukes 分期 B 期的结肠癌患者在手术切除原发性肿瘤后不接受辅助化疗。但是，这些患者中有很大一部分（10% ~ 20%）在术后 5 年内复发，并且通过 RT-PCR 分析检测外周血中 CTC 的 plastin-3 RNA 有助于预先识别这些高危患者。

尽管现已明确 ctDNA、CTC 与转移性患者

疾病监测中的临床相关性，但这些生物标志物在早期患者中的作用仍有待认证。理论上可通过 ctDNA 早期检测残留癌症可以帮助患者根除肿瘤或预防复发，但没有证据证实这种方法的临床益处（延长 OS 或改善生活质量）。未来尚需大规模的前瞻性研究，以研究 ctDNA 方法在癌症中的临床应用。

三、肿瘤的筛查与早期诊断

液体活检的预期应用目标之一是对无症状个体进行早期癌症诊断。在临床上检测出癌症之前使用液体活检进行癌症筛查，可能是迄今为止最困难的应用，但它对于降低癌症的发病率和死亡率潜力最大。指导肿瘤精准治疗和检测癌症复发都是为已知患有癌症的患者设计的，即诊断型测试。对于这类患者而言，检测方法的敏感度最重要，反之，对于筛查检测，如果要将该测试应用于数百万癌症风险相对较低的患者，若测试缺乏准确性，那么假阳性的数量将明显超过真阳性的数量，从而损害患者利益，使其遭受不必要的医疗损失。

肿瘤早期诊断对于可靠的早期癌症指标的需求十分迫切，尤其是肺癌和胰腺癌等肿瘤类型，该类疾病一经发现，通常已处于疾病的较晚阶段。

CTC 和 ctDNA 均由早期肿瘤病变释放，因此具有作为早期癌症标志物的潜力。但 cfDNA 主要来源仍为正常细胞的 DNA，来源于肿瘤细胞的 DNA 相对较少，且样本中 cfDNA 数量变化大，因而鉴定极少量的 ctDNA 十分困难。尽管现已具备了非常灵敏的技术条件，但这项应用仍具有挑战性。

广泛的人群筛查检测方法必须具有高度特异度。即使是在一生中从未罹患癌症的个体中，与癌症相关的突变也会随着年龄的增长而发生，这可能会导致假阳性结果。例如，已经在超过 10% 的非癌症对照中检测到 TP53 基因突变，并且在 10% 的年龄超过 65 岁的个体中发现了具有体细胞突变的克隆性造血，这是随后发生血液学癌症的强大危险因素。因此，在 cfDNA 上检测到与癌症相关的突变可能并不表示受测者已经患有癌症或将在其一生中发展为癌症。

每种标志物的效用都有一定的局限性，液体活检作为早期检测癌症的筛查工具尚需改进。通过多种标志物或方法的组合和整合，在一定程度上能提高检测的准确性。人们尽管对液体活检的使用热情普遍高涨，但目前尚无支持液体活检用于早期癌症检测的临床有效性和实用性的证据。

第四节　液体活检技术展望

目前，组织活检仍是液体活检分析的金标准或参考标准，但近年来技术的快速发展使得检测和鉴定体液中的罕见生物分子成为现实，并且极大缩减成本及周转时间，促进了液体活检从研究领域向临床应用的快速转化。"十三五"国家战略性新兴产业发展规划明确提出，培育生物服务新业态，着力发展专业化诊疗机构，培育符合规范的液体活检、基因诊断等新型技术诊疗服务机构。cfDNA 分析目前已包含在许多产前筛查和癌症治疗方案中。利用液体活检进行筛查（或无创早期检测）的可行性也令人着迷。相信在不久的将来，用于液体活检的平台可获批用于临床，液体活检将辅助或替代组织活检作为优化个性化治疗的主要信息来源，成为具有多种前途的临床应用技术。毫无疑问，液体活检在临床实践中的作用越来越大，将为临床实验室开辟一个新兴领域。

（关　明）

参 考 文 献

中华人民共和国国家健康委员会, 2015.《肿瘤个体化治疗检测技术指南（试行）》(2015-7-31). http://www. nhc. gov. cn/yzygj/s3594/201507/d7df42ae50b14d01b2eda7fl610bd295. shtml.

中华人民共和国国家健康委员会, 2018.《新型抗肿瘤药物临床应用指导原则 (2018 年版)》(2018-9-21). http:// www. nhc. gov. cn/yzygj/s7659/201809/0ea15475f58a4f3

6b675cfa4716fa1e4. shtml.

Bardelli A, Pantel K, 2017. Liquid biopsies, what we do not know (Yet). Cancer Cell, 31(2): 172-179.

Corcoran RB, Chabner BA, 2018. Application of cell-free dna analysis to cancer treatment. N Engl J Med, 379(18): 1754-1765.

Goldberg SB, Narayan A, Kole A J, et al, 2018. Early

assessment of lung cancer immunotherapy response via circulating tumor DNA. Clin Cancer Res, 24(8): 1872-1880.

Macías M, Alegre E, Díaz-Lagares A, et al, 2018. Liquid biopsy: from basic research to clinical practice. Adv Clin Chem, 83: 73-119.

Sato Y, Matoba R, Kato K, 2018. Recent advances in liquid biopsy in precision oncology research. Biol Pharm Bull, 42(3): 337-342.

Siravegna G, Marsoni S, Siena S. et al, 2017. Integrating liquid biopsies into the management of cancer. Nat Rev Clin Oncol, 14(9): 531-548.

Wang J, Chang S, Li G, et al, 2017. Application of liquid biopsy in precision medicine: opportunities and challenges. Front Med, 11: 522-527.

第 11 章

临床前精准研究模型介绍及应用

在过去很长一段时间，肿瘤临床前研究模型主要以体外培养的肿瘤细胞系或肿瘤细胞系来源动物模型为主，虽然肿瘤细胞系依然是目前肿瘤研究的很好支撑，但随着精准医疗的推广，常规的肿瘤细胞系由于缺乏肿瘤异质性、长久体外分化、与患者特征差异较大等缺点，已无法满足当前精准研究的需求。近几年，以 CR (conditional reprogramming) 细胞、类器官 (organoid)、PDX (patient-derived xenograft) 模型等为代表的临床前拟人化精准研究模型的陆续推广，促进肿瘤精准研究大步向前。本章对目前常用的几种临床前精准研究模型及其在肿瘤精准研究中的应用进行一一介绍。

第一节　条件重编程模型

一、条件重编程技术培养体系简介

条件重编程（conditional reprogramming，CR）技术是 2012 年由美国乔治城大学的 Richard Schlegel 团队开发的一种体外快速扩增患者组织样本的技术方法。CR 培养体系是在人诱导多能干细胞培养体系（human induced pluripotent stem cell，hiPSC）的基础上改良并经过验证的细胞培养体系，专用于培养组织来源的上皮细胞。该培养体系可使原代细胞在体外长期稳定传代培养，并保持组织来源的原代细胞的遗传稳定性和生物学特征。CR 培养体系是将新鲜消化分离得到的人源肿瘤细胞或正常细胞与成纤维饲养层细胞（feeder 细胞）在含有 Rho 相关激酶（Rho associated kinase，ROCK）抑制剂（Y-27632）的培养基中共培养。因为 ROCK 抑制剂具有提高骨髓源性间充质干细胞和人角质形成细胞增殖的能力，并能够诱导细胞无限增殖，所以使用含有 ROCK 抑制剂的培养基来培养人源肿瘤细胞或正常细胞，能够在不需要外源病毒或基因转染的情况下诱导其在体外无限增殖，并实现体外快速扩增患者来源组织样本细胞的目的。

对于传统的细胞培养体系而言，在长期传代培养过程中细胞的表型、染色体组型、蛋白表达谱等会发生改变，此外，肿瘤细胞在体外培养过程中会逐渐失去肿瘤原代细胞的异质性，与此同时，正常组织细胞由于端粒酶等因素限制，本身一直为非永生化状态，所以其无法在体外长期培养，限制了肿瘤发生与发展分子机制的深入探究。在精准医疗时代，构建易于操作且成功率高的患者来源组织细胞研究模型是迫切的需要。CR 培养体系满足以上的需求，可将培养的肿瘤细胞或正常细胞快速转化为"干样重编程"状态，使得细胞能够保持其原始核型的基础上高度增殖，并在一定程度上恢复了细胞的分化能力，因此将这种培养方法命名为"条件重编程"，由此获得的细胞也被称为条件重编程细胞（CR 细胞）。

二、条件重编程培养体系的特征和应用范围

CR 培养体系适用于多种组织，如皮肤、前列腺、肺、乳腺、肾、唾液腺和肝细胞等，近期研究表明神经内分泌等内分泌组织同样适用。而且，该技术适用于多种哺乳类动物，如小鼠、大鼠、犬、雪貂、马和牛等。因为 CR 细胞保留了组织的细胞谱系并维持细胞培养过程中的细胞异质性，所以可在 CR 培养体系的基础上获取患者来源的原代细胞系，并可进一步构建异种移植模型，也可以用于从 PDX 或类器官培养物中培养原代细胞系。研究数据表明，经 CR 技术扩增后，

正常组织的 CR 细胞培养物能够保持正常核型及分化潜能，而来源于肿瘤组织的细胞培养物也能保持其致瘤表型。收集足够的样本是开展功能检测、药物敏感性测试、各类生化检测及蛋白质组学和代谢组学等分析的前提，CR 技术的诞生使得临床小样本量如活检组织等也能满足各类后续分析的样本需求。除组织样本外，CR 技术还能够富集尿液、血液、胸腔积液、腹水等样本中的肿瘤细胞进行体外扩增培养。因此，CR 细胞培养体系在再生医学、肿瘤基因表达谱、蛋白表达谱和药物敏感性分析等方面有广泛的应用前景，有助于更深入地了解疾病发生、发展的分子机制，并对于指导临床精准治疗和个体化治疗具有重要意义。

三、条件重编程培养体系在肿瘤研究中的应用举例

肿瘤来源的 CR 细胞保留了原始肿瘤组织的生物学特征、分子表型，以及基因组和遗传学特征，是非常重要的研究工具，可以利用其进行肿瘤研究并进一步探究精准治疗。分析肿瘤 CR 细胞与正常细胞间差异基因表达情况，有助于揭示肿瘤发生、发展的分子机制。通过对肿瘤 CR 细胞和正常细胞进行转录组等组学测序，并对差异基因通路进行富集分析，能够探索与肿瘤发生、发展密切相关的信号通路改变，并寻找可能用于治疗的靶基因。此外，利用 CR 细胞构建肿瘤模型，并对可能的药物靶标进行验证，亦可用于评估新药的疗效。如有研究报道，胰腺导管腺癌中 ERCC3-Myc 之间的相互作用有望成为新的潜在治疗靶点，在胰腺导管腺癌 PDX 组织来源的 CR 细胞中，已证实 ERCC3 的共价作用抑制剂雷公藤甲素的治疗作用。在腺样囊性癌中，高表达 Notch1 和 Sox10 的 CR 细胞在小鼠体内呈现高成瘤性，而一种 γ- 分泌酶抑制剂 DAPT 可在体内外通过抑制 Notch1 表达从而抑制腺样囊性癌 CR 细胞的生长。此外，CR 细胞还可被用于高通量药物筛选研究，评估药物治疗前列腺癌的效果，指导肿瘤患者的个体化治疗方案。

四、基于 CR 技术的下一代活体生物样本库

随着诱导性多能干细胞（iPSC）、CR 细胞、类器官(organoid)和患者来源的异种移植瘤(PDX)

模型等活体生物样本库的概念和技术不断完善成熟，在基础研究、临床研究及免疫肿瘤学和靶向治疗等研究领域正在发挥日益重要的作用。2011 年在 NCI 的 BRN（Biospecimen Research Network）研讨会上首次提出"赋予生物样本库生命"这一概念，同时美国病理学杂志的主编也提出将上述培养技术应用于活体生物样本库的倡议，随后越来越多的研究报道了活体生物样本库在肿瘤研究和治疗中的应用。但是基于工作量和成本等因素限制，为每一位患者构建活体生物样本库并指导患者个体化治疗是一项非常艰巨甚至不可能完成的任务。因此，有学者提出了下一代活体生物样本库（Next-Generation Living Biobanks, NGLB）这一新概念，即收集并保存患者手术标本、活检标本、细胞刷及液体活检的细胞(血液、尿液、其他体液)等样本，记录这些样本相应的组学信息（基因组学、转录组学、蛋白质组学、代谢组学等）及临床信息，同时使用 CR 技术培养活体生物样本库，用于研发新药、构建疾病模型和再生医学的研究等。这些保存的标本、生物信息及其相应的 CR 细胞和衍生物共同组成了 NGLB。与传统活体生物样本库相比，NGLB 是一个更高效的平台，并且对于某些罕见疾病，如腺样囊性癌和神经内分泌癌等建立 PDX 模型，成瘤效率较低，缺乏可用的细胞模型及细胞系，而使用 CR 细胞培养则能提高成功率，获得的细胞系及衍生的其他模型则有助于对该类疾病的进一步研究。

五、条件重编程模型的优缺点及与其他生物模型的联系

CR 细胞培养体系能够快速有效的体外培养原代细胞，并保持染色体组的完整性，仅需微量组织如肿瘤穿刺活检组织样本即可建系。CR 培养技术能够快速将肿瘤患者的相关信息反馈给临床，用于指导临床对抗肿瘤药物的筛选和免疫治疗等方案的选择，达到精准医疗和个体化治疗的目的。但作为二维（2D）培养技术，CR 细胞不具有免疫细胞、肿瘤微环境及肿瘤 - 基质互作等特性，并且在长期多代的二维培养过程中可能会发生优势克隆选择，使肿瘤组织固有的异质性逐渐消失。总体来说，CR 技术在兼具样本来源广泛、快速、操作简便及高成功率等优点的同时，为临床小样本量进行综合性的功能性检测奠定了坚实的基础。在体外水平，利用 CR 培养体系获

取的 CR 细胞可继续在二维条件下培养，或进一步在三维培养体系中培养形成肿瘤细胞球和类器官。在体内水平，CR 细胞可以像肿瘤细胞系一样，接种至小鼠形成异种移植瘤 CDX（cell-derived xenograft）模型，为肿瘤研究提供较好的小鼠体内模型。有研究报道称，来自人肺癌、卵巢癌和前列腺癌 PDX 组织的 CR 细胞保持了很好的原始遗传学特征，并与亲本小鼠 PDX 模型对药物反应性保持一致。

第二节　类　器　官

一、类器官简介

类器官（organoid）是一种基于三维（3D）体外细胞培养系统建立的、与体内来源组织或器官解剖特征高度相似的模型，因此称为"类器官"。这些 3D 体外培养系统可复制出已分化组织的复杂空间形态，并能够表现出细胞与细胞之间、细胞与周围基质之间的相互作用和空间位置形态，而其本身又能做到与体内分化的组织器官具有相似的生理反应，与对应的器官拥有类似的空间组织并能够重现对应器官的部分功能，从而提供一个与生理高度相关的系统。3D 培养的类器官体外培养系统包含一个自我更新的干细胞群，可以分化为多个器官特异性的细胞类型。与传统 2D 细胞培养模式相比，类器官代表着一种能够概括整个生物体生理过程的创新技术，具有更接近生理细胞的组成和行为、更稳定的基因组、更适合生物转染和高通量筛选等优势。而与动物模型相比，类器官模型的操作更简单，还能用于研究疾病发生和发展等机制。

二、类器官的特征和应用范围

纵观类器官的发生、发展，其里程碑式的发展简史如下。自 2009 年荷兰的 Clevers 团队成功将小鼠小肠成体干细胞培养成为具有隐窝和绒毛结构的体外细胞簇以来，各国学者相继培养出体外视杯结构、肝芽、迷你肾和微型大脑等，引起国际广泛关注。目前，类器官培养技术已经成功培养出人类肺部类器官、肝类器官、肠类器官、前列腺类器官、心脏早期发育模型等。类器官体系内包含多种细胞类型，能够形成具有功能的"微器官"，能更好地用于模拟器官组织的发生过程及生理病理状态。2011 年，研究人员成功构建了人类正常肠上皮及结肠癌组织的类器官，为恶性肿瘤的个体化治疗、药物敏感性测定开辟了新途径。随后，又培养出食管、胰腺、胃、前列腺、肝、卵巢、乳腺、子宫内膜等器官的肿瘤类器官模型系统，为研究恶性肿瘤的信号传导通路、新的药物靶点、药物敏感性相关的遗传突变、个体化治疗等开辟了新途径，还可补充某些疾病的诊断标准，为其精准治疗提供依据。此外，CRISPR/Cas9 技术已成功应用于结直肠癌（CRC）的类器官，相关研究表明类器官在表型和基因型分析中与原发肿瘤高度相似。这些研究表明，类器官在临床前转化研究及诊疗方面具有广阔的应用前景，可用作各种模型，在生长发育、生理病理、同种异体移植、药物研发及肿瘤精准医学等研究中具有重要意义，是最近几年非常受欢迎的指导精准治疗的模型。

三、类器官在药物研发和个体化癌症治疗中的应用

肿瘤临床治疗是目前生物医学领域最急迫需要探究及解决的临床难题。肿瘤相关的研究越来越多，研究领域也越来越广泛化和细致化，然而新药临床转化效率却依然低下。类器官培养为肿瘤药物研发及快速临床转化提供了新的技术平台，通过体外类器官模型进行药物筛选和基因分析，制订适合个体的联合方案及剂量优化等以实现个体化精准治疗。肿瘤类器官直接采用患者肿瘤组织进行体外模型构建，具有临床相关性、人群多样性特点，是目前评估肿瘤免疫药物、靶向药物及化疗药物疗效的简便模型，同时也是在体外免疫治疗评估中的一个新兴工具。

类器官包含肿瘤组织相对完整成分，且具有培养成功率高、周期短的优点，适合用作临床或临床前药物筛选模型。近年来，研究人员基于建立的多种肿瘤组织类器官，分析了可用于揭示靶点耐药性相关的遗传或表观遗传变化，为患者定制个体化的精准治疗方案。此外，类器官还可用于肿瘤新药研发及预测患者对于某种治疗应答情况的潜能。有研究认为肿瘤类器官对于患者药物

治疗反应的预测灵敏度超过80%，借助类器官生物样本库进行筛选，不仅可以预测患者可以从哪些现有药物中获益，还可为后续具有相同肿瘤特征的患者推介治疗方案。Nicola Valeri团队将Ⅰ/Ⅱ期临床试验入组的转移性胃肠肿瘤患者样本建成类器官生物样本库，对类器官药敏检测和临床试验疗效进行比对，结果表明，类器官药效结果与临床患者的疗效具有良好的一致性。

四、类器官在肿瘤免疫研究中的应用

近几年，肿瘤免疫疗法进展如火如荼，然而体外探索肿瘤免疫微环境的临床前转化研究模型仍然缺乏。临床癌症免疫疗法的体外实验具有局限性，单一的免疫细胞与肿瘤细胞共培养无法模拟体内复杂而动态的免疫信号网络，而这些相互作用只有在体内才能完全再现。现有的体内肿瘤免疫模型也远非完美。目前的免疫肿瘤模型面临着共同的挑战，如种属特异性；人源化体系的复杂性，导致研发成本高，周期长；肿瘤免疫微环境的多样性及异质性导致实验结果的重复性验证不够等。目前肿瘤进展机制探索及临床前治疗策略探索主要应用肿瘤细胞系和患者来源的异种移植模型，但两者对于肿瘤免疫微环境的探索具有很大的局限性，前者不足以概括肿瘤细胞的异质性，后者通常采用小鼠免疫系统，而小鼠免疫系统与人类免疫系统不完全吻合。传统的2D细胞培养因无法模拟细胞在体内的生长方式、微环境、维持遗传稳定性等特性而备受质疑，与二维培养体系相比，类器官模型可以更好地研究肿瘤细胞与免疫细胞之间的复杂而紧密的相互作用，有助于阐明疾病的发展、稳态和发病机制，为疾病的诊断和治疗提供可能的新方法。

目前为止，类器官在免疫微环境中的培养方式主要有3种：①用细胞外基质（ECM）中的重组细胞因子处理类器官，以评估免疫细胞衍生的细胞因子对肿瘤细胞的影响。②肿瘤组织首先消化成单个细胞，然后在免疫细胞存在的情况下，类似地用于评估免疫细胞和免疫细胞衍生的细胞因子对类器官生长和分化的影响。③在ECM或生长培养基中，向完整的肿瘤类器官添加免疫细胞，用于评估免疫细胞与肿瘤细胞之间的相互作用。共培养物中使用的免疫细胞可直接从小鼠组织中分选也可直接从人外周血衍生而体外分化。

肿瘤类器官在研究肿瘤相关免疫微环境体现以下几种优势：①与体外永生化肿瘤细胞系相比，类器官在肿瘤免疫学研究中体现更强的临床相关性。②类器官空间结构的三维异质性特点，可以较完美地体现原始肿瘤的基因组、形态和生理特征。③肿瘤类器官直接来源于患者，且培养周期短，可以更加实时的检测药物疗效，确认耐药机制或了解治疗失败的原因，更加详细地展现肿瘤微环境的时间和空间的异质性。

五、类器官在肿瘤新抗原筛选中的应用

在肿瘤发生、发展过程中，肿瘤细胞大量基因突变所产生的变异蛋白，被主要组织相容性复合体呈递于细胞表面，这些生物标志物称为新生抗原，机体免疫系统可根据这些标志物特异性识别肿瘤细胞。最新研究表明，通过质谱技术直接检测癌症患者衍生的类器官的新生抗原，用于预测患者对免疫治疗的反应，或据此设计个体化肿瘤疫苗。此外，肿瘤类器官保留许多患者原有的分子特征，通过剖析类器官中肿瘤抗原挖掘肿瘤内在的异质性，可以简化治疗策略的开发流程及难度。

六、类器官的优缺点及未来发展趋势

类器官作为一种临床前转化研究模型具有明显优势：①类器官在培养过程中能够形成与来源组织相似的细胞结构，具有更接近真实生理状态的细胞组成和功能行为；②类器官可长期培养，稳定扩增，也可冷冻保存成生物样本库，而且培养扩增后的类器官仍能保持基因组稳定性；③能长期传代培养并保持患者来源肿瘤的部分异质性。类器官模型的建立为肿瘤新药研发、诊断和再生医学开辟了令人兴奋的前景，但目前类器官技术也面临着大量挑战，在临床肿瘤精准医疗的实际应用中仍然存在一定的局限性。类器官通常要经历4～6周的培养才能提供足够用于药物筛选的细胞，成功率与来源的组织类型相关，且无法进行系统性给药。此外，由于类器官培养过程中正常细胞和肿瘤细胞均能增殖，肿瘤组织的精准取样对于类器官培养的影响较大。类器官模型形态不具有代表性，难以区分不同瘤肿模型，培养周期长，培养价格昂贵。随着传代次数的增多，培养的类器官中的免疫细胞成分也会逐渐减少，失去了开展免疫药物研究的价值。类器官相关药物筛选及免疫治疗方法筛选不够完善。类器官体系

中也缺乏血管和神经细胞,对于微环境模拟相对真实的体内情况而言较为粗略。

类器官作为近些年的研究热点及研究难点,在基础研究、临床前转化及临床辅助治疗中发挥了重要的作用,类器官模型的产生与发展打破了以往 2D 平面培养细胞的局限性,保留了原有器官的立体结构,建立了体外模拟细胞生长微环境,能更好地体现不同生物学的遗传特性。类器官的未来应用前景非常广泛,如①类器官培养体系进一步完善,目前类器官培养体系中缺乏结缔组织、血管和免疫细胞的微环境,与人体内微环境不能够完全拟合。因此未来的类器官发展模式将更进一步与人体环境拟合,优化类器官培养体系,建立更适合患者精准治疗的临床前转化研究模型。②直接构建来源于肿瘤患者的病灶标本库,之后直接进行有利于患者最佳治疗的个体方案,如靶点筛选、药敏试验等。③类器官发展模型与转录组测序、组学分析结合,进一步细化肿瘤的分子分型,用于指导临床新靶点及相关药物的开发,同时可以基于 CRISPR 编辑工具的基因修饰允许通过向正常类器官引入改变基因的任何组合来设计肿瘤类器官模型。总而言之,类器官为个性化医学和药物开发创造了新途径。目前,类器官应用广泛,未来发展之路充满挑战,但不可否认的是,类器官技术的研发及成熟极大促进了基础研究和临床治疗及两者之间相互转化的发展。

第三节 人源肿瘤异种移植瘤模型

一、人源肿瘤异种移植瘤模型简介

传统的细胞系培养存在缺少基质组分、发生克隆选择、长期培养过程中发生遗传漂变等问题,缺乏来源肿瘤的遗传异质性,难以反映真实的生理学状态和行为,与肿瘤临床药效相关性差。人源肿瘤异种移植瘤(patient-derived xenograft,PDX)模型作为广泛使用的动物模型,是将患者来源的新鲜肿瘤组织经皮下或原位移植到免疫缺陷小鼠体内,依赖小鼠提供的生理环境生长扩增的异种移植模型,具有极高的基因稳定性,特别是在前几代次,能够很好地保持原发肿瘤的组织病理学、遗传学特征和药物敏感度,并维持肿瘤的异质性。当无法获得患者肿瘤组织标本时,通过非侵入检查在外周血或胸腔积液、腹水等体液中富集到的 CTC 也可以用于建立 PDX 模型,以监测肿瘤负荷和评价药物疗效。

PDX 模型可以连续传代,对患者肿瘤样本进行扩增的同时,能够随时冻存和复苏,形成不同患者组成的肿瘤样本活库,为临床前药物筛选和疾病机制研究提供宝贵的生物样本资源。在过去的十几年,PDX 模型被国内外各大药企广泛地应用于临床前药物筛选和研发,大量研究数据表明,PDX 模型药效测试结果与临床一致性高达 90%,对于筛选抗肿瘤药物、预测患者疗效及减少无效治疗的毒副作用等具有重大意义。

二、PDX 模型的主要应用方向

由于 PDX 模型是目前应用较多的临床前研究模型,下面就 PDX 模型几个常用应用方向进行简单概述。

1. 基于 PDX 模型的分子特征探讨潜在的药物靶点与新药临床前研究

PDX 模型在保持患者原发肿瘤瘤内异质性的同时,对细胞毒/靶向药物的敏感度与对应患者保持了较高的一致性。基于 PDX 肿瘤组织活体样本库及多组学手段,揭示每例 PDX 模型独特的分子特征,以替代肿瘤患者进行临床前新药与新靶点探索。Chen 等对 50 例晚期胃癌 PDX 模型的组织基因组和多种分子(EGFR1/2/3、MET、PD-L1 等)表达情况进行了鉴定,并初步探讨了以 MET、EGFR 家族为靶点及靶向血管生成的抗肿瘤药物的疗效与疗效标志物。Jiang 等发现将靶向 Claudin 18.2 的 CAR T 细胞输入小鼠体内可有效抑制 Claudin 18.2 阳性胃癌 PDX 模型的生长。这一研究结果的发现开启了胃癌 CAR T 细胞治疗时代,推动了 CLDN 18.2 特异性 CAR-T 细胞的临床应用(NCT03159819)。由于肿瘤异质性的存在,单种药物的治疗可能无法满足肿瘤患者的治疗需求,探索联合治疗方式也尤为重要。诺华生物医学研究院在 1000 例 PDX 模型的基础上评估了 62 种治疗策略,发现 MEK 抑制剂和 BRAF 抑制剂联用能够克服 BRAF 抑制剂原发耐药,明显抑制 BRAF 突变的恶性黑色素瘤 PDX 模型的生长。除了探讨药物的抗肿瘤疗效,通过PDX模型,研究者也能进一步探讨药物发挥作用的分子机制。Zou等利用食管鳞癌PDX模型,在探讨新型拓扑异构酶抑制剂吉马替康疗效的同时,进一步发现该药可以通过抑制拓扑异构酶的活性、诱导DNA损伤和S期阻滞进而发挥抗肿瘤作用。

2. 基于继发耐药PDX模型探索潜在的药物耐药机制及克服耐药策略

继发性耐药是抗肿瘤药物治疗过程中不可避免的现象,也是肿瘤治疗的难点所在。可以通过以下2种方式构建模拟患者继发耐药的PDX模型,以探讨药物的耐药机制与克服耐药策略:①基于某药物敏感的PDX模型,模拟患者给药,采用长期间歇给药法,直至该模型对某药物不再敏感,构建PDX耐药模型。②通过获取患者治疗前与用药后疾病进展时的肿瘤组织,建立配对PDX模型,但该方法在将耐药肿瘤组织植入小鼠皮下后进入生长潜伏期,不再接受药物治疗,进入"药物假期",可能使肿瘤组织对抗肿瘤药物再次敏感。大多数研究倾向选择第一种方法。诺华生物医学研究院将恶性黑色素瘤PDX模型连续暴露于BRAF抑制,发现BRAF扩增可能参与恶性黑色素瘤PDX模型对BRAF抑制剂的获得性耐药。Liu及Chen等通过将食管鳞癌及胃癌PDX模型连续暴露于靶向EGFR小分子抑制剂阿法替尼,成功构建了阿法替尼继发耐药食管鳞癌及胃癌PDX模型,并通过多手段分析发现,SRC通路的激活可能是食管鳞癌阿法替尼耐药的主要机制,而EPHA2的激活可能是胃癌使用阿法替尼的耐药机制,SRC抑制剂达沙替尼联合阿法替尼可以有效克服食管鳞癌使用阿法替尼耐药,EPHA2抑制剂联合阿法替尼可有效克服胃癌使用阿法替尼耐药。

3. 基于PDX模型探索的新药临床前研究药效及克服耐药策略,通过开展"同步临床试验",快速实现临床转化研究

Bertotti等建立了130例肠癌肝转移灶PDX模型,基于PDX模型模拟患者开展"小鼠临床试验",探讨西妥昔单抗在肠癌肝转移人群中的应答情况及探索可能的耐药机制。联合PDX模型的分子特征及药物应答情况,研究者发现HER2扩增可能参与转移性结直肠癌患者对西妥昔单抗的耐药,并以此开展了抗HER2治疗联合西妥昔单抗在HER2扩增的转移性结直肠癌患者中疗效的临床试验。Chen等基于吡咯替尼耐药前后

胃癌PDX模型进行分析发现,CDK4/6信号通路的异常激活可能参与吡咯替尼的耐药,在证实CDK4/6抑制剂联合吡咯替尼可发挥较强的抑瘤作用后,其团队开展了一项Id期临床试验探索CDK4/6抑制剂联合吡咯替尼在HER2阳性胃癌患者中的疗效(NCT03480256),初步少样本量结果显示两药联合具有很好的应用前景,期待后续大样本结果的出现。一项PDX模型与肺鳞癌Ⅱ期临床试验的co-clinical trial研究表明,多韦替尼在PDX模型上的药效结果与患者临床疗效一致性高,且*FGFR*基因表达谱可以作为生物标志物,用于预测多韦替尼的疗效。

4. 基于核素标记探针在PDX模型中的临床前研究结果,推动新型分子探针在患者体内的精准示踪

分子分型指导的患者治疗是目前临床精准治疗的主流。目前临床最常用的分子分型方法是基于肿瘤组织的分子分型,最近兴起的液体活检手段分子分型也成为很重要的替代或辅助手段,但这些分子分型方法均是标本的体外操作,不可避免,也无法克服肿瘤时空异质性问题,患者在体示踪靶分子检测是反映靶分子在患者体内分布及表达的最佳方式。基于此,核素标记探针联合PET/CT检测以独特优势成为最近几年研究的热点。Guo等基于临床常用靶向HER2药物trastuzumab,应用不同的放射性核素,设计并合成新型 ^{124}I-trastuzumab 探针和 ^{64}Cu-NOTA-trastuzumab 探针,在运用HER2阳性胃癌PDX模型对探针的理化性质、特异性、代谢性等进行探索后,已用该探针开展HER2阳性胃癌患者的无创检测临床试验,指导并监测患者的精准治疗。目前,众多新靶点药物均可根据药物性质进行相应的核素标记探针合成,伴随临床试验进行患者在体示踪靶分子检测,如靶向PD-1/PD-L1药物、靶向血管生成药物、靶向CLDN18.2药物等,成熟的设计和合成流程,均为后续更多核素标记探针合成奠定基础。

三、基于PDX模型的衍生模型

随着PDX模型的应用越来越广,也针对PDX模型操作周期较长、建模成功率不高这一缺点,众多研究者或公司也进行了改良,研发出操作周期相对较短、建模成功率较高的衍生模型,如迷你PDX模型(mini patient-derived xenograft,

MiniPDX）及 SuperPDX 模型等，这 2 种衍生模型原理有相同之处，也有不同之处，MiniPDX 模型是将患者肿瘤组织分离成单细胞悬液或将体液中的肿瘤细胞分离后，细胞装入 MiniPDX 胶囊中，植入免疫缺陷小鼠体内，然后以系统性给药的方式（口服灌胃、静脉注射、腹腔注射等）给予小鼠药物治疗后，取出 MiniPDX 胶囊，进行细胞活性检测，分析药物的抑瘤情况。而 SuperPDX 模型是将患者来源肿瘤组织直接接种至免疫缺陷小鼠体内，然后给予小鼠相应的药物治疗后，取出肿瘤组织，检测肿瘤组织各种病理参数如肿瘤细胞形态、计数、组织坏死比例、Ki-67 指数等，判断药物的抑瘤情况。2 种模型均有利有弊，操作周期差不多，需 2～3 周，对于临床一些对时间要求较高，且对现有标准治疗手段已耐药的患者来讲，是较好的选择，但不管哪种方法，虽然操作周期变短，均还需要进行深入优化和改善，如短时间给药是否真正符合药物发挥作用特点、药效判断标准是否合理、组织 / 细胞不可再生等。

近年来，免疫治疗在抗肿瘤治疗中取得了巨大的进展，但普通 PDX 模型由于缺乏免疫细胞，难以探讨免疫治疗药物临床前研究疗效，因此具有人源化免疫系统的 PDX 模型至关重要，我们常把该模型成为双人源化 PDX 模型。基于此，研究者采用对 NOG、NSG 等重度联合免疫缺陷小鼠进行亚致死性辐照后，主要通过以下 3 种方案在小鼠体内重建人源化免疫系统：① 将人类免疫组织器官（如人胎胸腺和胎肝等）移植入小鼠肾包膜下，同时通过尾静脉注射来自同一个体的胎肝或骨髓来源的造血干细胞。尽管该方法能够产生较为健全的免疫系统，但是免疫组织器官来源受限，且能诱发移植物抗宿主反应，限制了其临床应用。② 将足够量的人外周血淋巴细胞分离后，在小鼠体内进行免疫重建，主要包括静脉注射人源化重建和共接种人源化。尾静脉注射人源化免疫重建是将人外周血单核细胞（PBMC）通过尾静脉或腹腔注射到小鼠体内，1～2 周后通过检测小鼠血液中人免疫细胞，确认重建是否成功，此方法的优点是能够在小鼠全身（包括血液和组织）建立人的免疫环境，并能模拟免疫细胞对肿瘤浸润过程。其缺点是由于在小鼠体内移植了人免疫细胞，该免疫细胞分布较广，会在 2～5 周对小鼠本身产生严重的移植物抗宿主反应，仅

能在短期内快速评价免疫治疗的疗效；共接种人源化模型是将肿瘤细胞与人免疫细胞混合后接种于小鼠体内，建立起局部肿瘤免疫微环境。相对尾静脉注射人源化过程，该建立方式不仅能够实现肿瘤细胞和免疫比例的配制，而且发展出多种免疫细胞与肿瘤细胞混合共接种模型，如 T 细胞、巨噬细胞、树突状细胞等，这样就能针对不同免疫细胞靶点的药物进行评价；此外，由于该模型实现了肿瘤免疫微环境，所以药物能够快速通过免疫细胞来作用于肿瘤细胞，进而有效快速评价免疫类药物；而且相对尾静脉注射方法，该模型由于是局部重建，血液和其他组织中人的免疫细胞较少，所以基本上不会出现移植物抗宿主反应，所以能够长时间评价药物效果。③ 将 CD34+ 造血干细胞或从脐带血、骨髓、外周血中分离的前体细胞通过尾静脉注入小鼠体内。与外周血淋巴细胞或肿瘤浸润淋巴细胞相比，造血干细胞移植能够在小鼠体内产生多系造血细胞的发育，而这种模型由于 T 细胞在体外分化时因没见过胸腺，分化出的细胞通常有表型，没有成熟细胞功能。Sanmamed 等利用该模型发现抗 PD-1 抗体能够激活人淋巴细胞，增加体内产生 IFNγ 淋巴细胞的数量、并使其重新分布到表达 PD-1 和 CD137 的细胞周围，抑制调节性 T 细胞的产生。但该模型操作成本和技术要求均较高，成功率较低，且具有不可再生性等劣势，难以在实践中广泛推广与应用。

四、PDX 模型的优势与劣势

通过上述描述，PDX 模型及其衍生模型的用途很广，优势很明确，已成为目前临床前研究最佳拟人化模型，且研究方向多种多样。但 PDX 模型也具有一定缺点，对不同研究选择 PDX 模型提供参照：初始建模周期较长，虽然不同肿瘤生物学行为不同，但大部分肿瘤组织在初始接种至小鼠体内形成肿瘤的时间较长（几个月不等），这对于指导临床实时性用药局限大；PDX 模型的建模成功率受肿瘤组织来源、恶性程度及激素水平等因素影响，基于已有报道，大部分肿瘤组织的建模成功率均不太高，大多在 50% 以下；PDX 组织在传代过程中会发生淋巴瘤转化及间质由人源向鼠源转变显像，因此每一代 PDX 组织均需要经过鉴定；建立 PDX 模型，采用的是免疫缺陷小鼠（如 NOD/SCID 小鼠等），与患者原始肿瘤

环境的相似度下降，特别是人的基质细胞组分与免疫细胞的互作，而即使成功构建双人源化PDX模型，也只能从有限的角度去模拟人体肿瘤和免疫的相互作用，仍然无法完全反映体内肿瘤免疫反应的真实情况。可能PDX模型在实际操作中，还会遇到其他上述未提到的缺点，但不管是拟人化程度多高的体外研究模型，总会与患者体内情况有一定差异，毕竟整个患者机体非常复杂。作为一种"患者替身"，PDX模型成为患者很好的体外研究平台，因此在药物开发及其他临床前研究中具有传统动物模型无法比拟的优势，研究者可以根据自己的研究需求来选择相应的PDX模型进行研究。

第四节 展 望

由于肿瘤细胞存在着高度的异质性，单一的检测手段或治疗方案都不可能使所有肿瘤患者获益，目前主流的基于多组学的肿瘤精准医学也仅能帮助一小部分患者，肿瘤精准医学的发展与进步离不开各种新兴的功能性检测技术。在临床前药物研发阶段，CR细胞、类器官及PDX模型技术已经广泛应用于药物筛选、疗效预测、患者分层、生物标志物鉴定及伴随诊断等方面，极大提升临床试验成功率的同时，也节省了大量的时间和经费。2018年，美国贝斯以色列女执事医疗中心（BIDMC）启动了一项将类器官技术加入到胰腺癌疫苗的临床试验，并且在2018年2月开放的第二个胰腺癌"HOPE Trial"（Harnessing organoids for personalized therapy）研究中，将类器官技术作为胰腺癌个体化精准医疗的评估工具，以提高患者的临床获益。在临床前研发阶段，已有医药企业利用MiniPDX药敏检测技术结合多组学分析，更高效地筛选确认了新药的临床适应证及可作为后续临床试验伴随诊断的生物标志物。我国多家医药企业也在临床I/IIa期试验将MiniPDX药敏检测技术加入到探索性研究中，评估MiniPDX药敏结果与临床疗效的一致性，为药物III期临床试验提供潜在的伴随诊断方法，以帮助患者入组并提高患者临床获益。同时，对于肿瘤驱动基因不明的癌种，越来越多的医药企业在临床试验方案设计中引入功能性检测，功能性检测正在成为临床试验患者入组的设计新思路。此外，已有与拟人化模型相关的研究处于伴随诊断报批的阶段，尽管尚未成为标准，但功能性检测技术用于肿瘤的伴随诊断必然是未来的发展趋势。在临床治疗阶段，基于CR细胞、类器官和PDX模型的药敏检测等功能性检测技术也都发挥着积极作用。目前，与上述患者来源生物模型相关的前瞻性和回顾性临床试验也在积极推进中，相信随着大规模临床数据的收集和总结，拟人化模型运用于药敏检测和疗效指导的可行性，以及与各个癌种或各个药物的临床疗效一致性将得到更加充分细致的确证，为肿瘤患者的个性化用药提供精细的指导。无论是临床前药物筛选和研发阶段，还是临床个性化治疗阶段，CR细胞、Organoid、PDX及其衍生模型等拟人化模型相关的功能性检测技术必将成为肿瘤精准医学不可或缺的重要工具。

（章 程 王静远 王文婕 闻丹忆 高 静）

参 考 文 献

Bar-Ephraim YE, Kretzschmar K, Clevers H, 2020. Organoids in immunological research. Nat Rev Immunol, 20(5):279-293.

Beglyarova N, Banina E, Zhou Y, et al, 2016. Screening of conditionally reprogrammed patient-derived carcinoma cells identifies ERCC3-MYC interactions as a target in pancreatic cancer. Clin Cancer Res, 22(24):6153-6163.

Chen ZH, Huang WW, Tian TT, et al, 2018. Characterization and validation of potential therapeutic targets based on the molecular signature of patient-derived xenografts in gastric cancer. J Hematol Oncol, 11(1): 20.

Chen ZH, Liu ZT, Zhang MQ, et al, 2019. EPHA2 blockade reverses acquired resistance to afatinib induced by EPHA2-mediated MAPK pathway activation in gastric cancer cells and avatar mice. Int J Cancer, 145(9): 2440-2449.

Chen ZH, Xu YY, Gong JF, et al, 2020. Pyrotinib combined with CDK4/6 inhibitor in HER2-positive metastatic gastric cancer: a promising strategy from AVATAR mouse to patients. Clin Transl Med, 10(4): e148.

Choi BK, Kim SH, Kim YH, et al, 2018. Cancer immunotherapy using tumor antigen-reactive T cells.

Immunotherapy, 10(3):235-245.

Clevers H, 2016. Modeling development and disease with organoids. Cell, 165(7):1586-1597.

Clevers HC, 2019. Organoids: avatars for personalized medicine. Keio J Med, 68(4):95.

Drost J, Clevers H, 2018. Organoids in cancer research. Nat Rev Cancer, 18(7):407-418.

Guo XY, Zhou N, Chen ZH, et al, 2020. Construction of (124)I-trastuzumab for noninvasive PET imaging of HER2 expression: from patient-derived xenograft models to gastric cancer patients. Gastric Cancer, 23(4): 614-626.

Guo XY, Zhu H, Zhou N, et al, 2018. Noninvasive detection of her2 expression in gastric cancer by (64)Cu-NOTA-trastuzumab in PDX mouse model and in patients. Mol Pharm, 15(11): 5174-5182.

Ho BX, Pek NMQ, Soh BS, 2018. Disease modeling using 3D organoids derived from human induced pluripotent stem cells. Int J Mol Sci, 19(4):936.

Jacob F, Salinas RD, Zhang DY, et al, 2020. A patient-derived glioblastoma organoid model and biobank recapitulates inter- and intra-tumoral heterogeneity. Cell, 180(1):188-204. e22.

Janiaud P, Serghiou S, Ioannidis JPA, 2019. New clinical trial designs in the era of precision medicine: An overview of definitions, strengths, weaknesses, and current use in oncology. Cancer Treat Rev, 73:20-30.

Jiang H, Shi Z, Wang P, et al, 2019. Claudin18. 2-Specific chimeric antigen receptor engineered T cells for the treatment of gastric cancer. J Natl Cancer Inst, 111(4): 409-418.

Kettunen K, Boström PJ, Lamminen T, et al, 2019. Personalized drug sensitivity screening for bladder cancer using conditionally reprogrammed patient-derived cells. Eur Urol, 76(4):430-434.

Khan K, Rata M, Cunningham D, et al, 2018. Functional imaging and circulating biomarkers of response to regorafenib in treatment-refractory metastatic colorectal cancer patients in a prospective phase II study. Gut, 67(8):1484-1492.

Kim HK, Kang HN, Shim HS, et al, 2017. Co-clinical trials demonstrate predictive biomarkers for dovitinib, an FGFR inhibitor, in lung squamous cell carcinoma. Ann Oncol, 28(6):1250-1259.

Lavender KJ, Williamson BN, Saturday G, et al, 2018.

Pathogenicity of Ebola and Marburg viruses is associated with differential activation of the myeloid compartment in humanized triple knockout-bone marrow, liver, and thymus mice. J Infect Dis, 218(Suppl 5):S409-S417.

Liu XF, Krawczyk E, Suprynowicz FA, et al, 2017. Conditional reprogramming and long-term expansion of normal and tumor cells from human biospecimens. Nat Protoc, 12(2):439-451.

Liu ZT, Chen ZH, Wang JY, et al, 2018. Mouse avatar models of esophageal squamous cell carcinoma proved the potential for EGFR-TKI afatinib and uncovered Src family kinases involved in acquired resistance. J Hematol Oncol, 11(1):109.

Mondal AM, Ma AH, Li GZ, et al, 2019. Fidelity of a PDX-CR model for bladder cancer. Biochem Biophys Res commun, 517(1):49-56.

Nagle PW, Plukker JTM, Muijs CT, et al, 2018. Patient-derived tumor organoids for prediction of cancer treatment response. Semin Cancer Biol, 53:258-264.

Newey A, Griffiths B, Michaux J, et al, 2019. Immunopeptidomics of colorectal cancer organoids reveals a sparse HLA class I neoantigen landscape and no increase in neoantigens with interferon or MEK-inhibitor treatment. J Immunother Cancer, 7(1):309.

Palechor-Ceron N, Krawczyk E, Dakic A, et al, 2019. Conditional reprogramming for patient-derived cancer models and next-generation living biobanks. Cells, 8(11):1327.

Panaccione A, Chang MT, Carbone BE, et al, 2016. NOTCH1 and SOX10 are essential for proliferation and radiation resistance of cancer stem-like cells in adenoid cystic carcinoma. Clini Cancer Res, 22(8):2083-2095.

Vlachogiannis G, Hedayat S, Vatsiou A, et al, 2018. Patient-derived organoids model treatment response of metastatic gastrointestinal cancers. Science (New York, NY), 359(6378):920-926.

Yang L, Yang S, Li XY, et al, 2019. Tumor organoids: from inception to future in cancer research. Cancer Lett, 454:120-133.

Zou JL, Li S, Chen ZH, et al, 2018. A novel oral camptothecin analog, gimatecan, exhibits superior antitumor efficacy than irinotecan toward esophageal squamous cell carcinoma in vitro and in vivo. Cell Death Dis, 9(6): 661.

第 12 章 肿瘤分子功能精准诊断

第一节 分子影像学

分子影像学（molecular imaging）是运用影像学技术显示组织、细胞和亚细胞结构，反映活体状态下的分子水平变化，可视化人体内复杂的生化过程。分子影像学是一个随着医学影像技术和分子生物学、生物工程学、材料科学、计算机医学、物理学化学、核医学等多个学科发展和融合而形成的新兴的跨领域学科。分子影像技术能够探查疾病过程中细胞和分子水平的异常，在尚无解剖改变的疾病前检出异常，为探索疾病的发生、发展和转归，以及药物设计、评价药物的疗效时，起到连接分子生物学与临床医学之间的桥梁作用。疾病的精准诊疗的进一步发展离不开分子影像学的创新，例如，通过引入分子成像探针，将其注入体内，与相关靶点结合，再应用影像学方法直接反映肿瘤分子水平上的异常，而非传统影像的结构改变，可用于指导精准的肿瘤临床诊疗。分子影像技术主要的成像模式包括 5 类：放射性核素成像、光学成像、超声、CT（computed tomography，CT）及 MRI（magnetic resonance imaging，MRI）。单一的成像方式存在很大的局限性，整合多种分子影像技术优势的多模态融合分子影像，可以发挥与任何一种单独的成像技术相比的组合优势，以弥补各成像系统的不足，不仅可以提供功能影像，而且能够呈现解剖结构等信息，为提高疾病诊断的特异性、灵敏度及靶向性提供了途径。

第二节 分子影像学成像模式

一、放射性核素成像

放射性核素成像主要包括正电子发射型计算机断层成像（positron emission computed tomography，PET）和单光子发射计算机断层成像术（single-photon emission computed tomography，SPECT）。放射性核素的成像具有方法简单、敏感度和特异度高、无创性、可定量分析等优点，并能在分子水平层面评估脏器的功能和代谢。因此，其在临床和基础研究中的应用日益广泛。但是，放射性核素成像空间分辨率较低，导致解剖结构显示不清，限制了其更广泛的应用空间，需联合 CT、MR 等能清晰显示解剖结构的成像方法才能在临床应用中发挥更大的作用。有研究证实，使用放射性核素分子成像在肿瘤诊断、预测治疗反应等方面有可行性，而且随着纳米技术和更加成熟的生物耦合化学的发展，集定量、无创成像及靶向分子治疗于一体的核素标记纳米颗粒平台将会有很大的研究及临床价值。

二、MRI 成像

MRI 是一种无电离辐射、无创的成像技术，具有优秀的软组织对比及组织穿透能力，能够实现任意方位的层面成像，多参数、多序列的成像。另外，MRI 具有多种特殊成像技术，如各种血管成像、水成像、脂肪抑制成像等。

分子影像学对影像医学的发展有很大的推动作用，随着纳米技术的发展及纳米分子探针在影像学中的不断应用，使影像医学从对传统的解剖、生理功能的研究，深入到分子水平的成像，去探索疾病的分子水平的变化，将对新的医疗模式的形成和人类健康有深远影响。纳米探针使 MR 的分子影像技术在肿瘤诊断、治疗及疗效的评价等方面应用具有重要的参考价值，很好地弥补了传统 MR 对比剂，如钆喷替酸葡甲胺（Gd-DTPA）增强敏感度较低的缺点。氧化铁纳米颗粒是目前研究最广泛的 MR 纳米颗粒对比剂，但磁性纳米颗粒本身没有特异性，且易被网状内皮细胞吞噬，为了能达到靶向分子显影的目的，需要在磁性纳米颗粒表面修饰靶向小分子、多肽或抗体等，如整合纤维蛋白靶向抗体等。

同机融合 PET-MRI 的出现源自 PET 和 MRI 系统的技术革新，以及基于 MRI 数据的衰减校正方法的完善。作为解剖、功能和代谢成像的综合体，PET-MRI 较传统成像手段有更多、更新的应用优势。因此 PET-MRI 的研究也成为关注的焦点。多模态多功能探针的发展和优化有力地推动了 PET/SPECT-MRI 在肿瘤精准医疗中的应用，特别是肿瘤特异性靶向性探针可以提供肿瘤诊断及治疗中更加准确、完善的信息。此外，有研究证明 PET-MRI 精确的空间融合定位对改进神经系统肿瘤的放疗定位及活检的意义重大。尽管 PET/MRI 的数据校正方法还需进一步完善，但初步研究已证明在生理组织器官（除肺部），PET/MRI 能够提供与 PET/CT 相当的定量诊断信息，且在病灶检测和全身肿瘤定位方面也不逊色于 PET/CT。

三、CT 成像

碘具有较高的 X 线吸收系数，目前临床上常用的 CT 造影剂是含碘的有机分子。然而含碘物质具有肾毒性，且会被肾迅速清除，在体内的存留时间短，这使得 CT 增强的有效时间短暂。由于纳米材料和生物技术的飞速发展，近年来，纳米技术被逐渐应用于新型 CT 造影剂的研发，以获得高效且低毒的分子探针。例如，有着更高原子序数和 X 线吸收系数的金比碘的增强效果会更好，据报道，增强效果可以达 2.7 倍及以上。金纳米粒子同时具有较好的生物相容性、容易进行表面修饰及粒径的可控性等特点。基于金纳米粒子的纳米 CT 探针在肿瘤分子影像中也表现出良好的应用前景。另外，通过修饰特异性亲和分子来实现功能成像，以及融合光学等多模态成像模式，能够很好地弥补单一 CT 成像对于软组织分辨率和敏感度相对较低的缺点。

PET/SPECT 对于检测病变的灵敏度高，可以在传统成像设备（如 MR、CT 等）发现肿瘤病灶前探测到其异常改变。PET 与 CT 图像同机同时采集后的融合图像将精细的解剖结构信息和功能信息结合在一起，这样可避免由于 PET、SPECT 空间分辨率差，难以实现对发现的异常信号改变进行精准解剖定位的缺点。^{18}F-FDG 是目前临床应用最多的 PET 示踪剂，通过对体内葡萄糖代谢的定量、半定量示踪分析，可以提示肿瘤及正常组织代谢活性的变化。PET 和 CT 的组合可以生成共同数据，在 PET 图像上提供 ^{18}F-FDG 聚集的区域，并与 CT 图像上的解剖位置相对应，从而增强 PET 对病变能力的检测和对于靶向目标的特异度和敏感度的描绘。

近年来，PET/SPECT-CT 在肿瘤早期发现、浸润转移、疗效监测、个性化诊断与治疗，以及对肿瘤特殊分子示踪、信号通路改变、增殖、凋亡等临床及基础研究中被广泛应用，这些都是基于新型示踪剂，尤其是肿瘤靶向性和特异性分子探针的快速发展。针对肿瘤特异性抗原或受体的 PET/SPECT-CT 成像研究表明，其在肿瘤的个性化诊断和治疗中有巨大的潜力。PET-CT 的诊断正确性已得到广泛的认可，PET 与 CT 系统一般不会相互干扰，CT 数据可以直接用于 PET 衰减的校正。

四、光学成像

光学分子影像针对待观察细胞或分子的特性引入合适的光学分子探针予以标记，分子探针与体内特定的化学物质发生反应或被特定波长的光源激发而发出光信号。通过对光学成像设备检测到的光信号进行分析处理，可以获得光学分子探针的位置、强度等信息，从而实现对光学分子探针相关的生理和病理过程的观测。光学分子成像具有高度灵敏、成像速度快、操作简单、无辐射等优势，由于通过该成像技术可探测体内蛋白质的活动等代谢动态过程，因此在检测活体肿瘤的发展、转移及基因表达方面具有重要的价值。但是，荧光分子稳定性差、有潜在毒性、探测深度浅等原因也限制了其在体内的应用。近年来，国际上关于多模态分子影像的研究工作，主要是将成熟的影像模式，如 CT、MRI 及 PET 与光学分子影像，尤其是激发荧光断层成像（fluorescence molecular tomography，FMT）和生物自发荧光断层成像（bioluminescence tomography，BLT）进行模态融合，以获得成像质量更高、信息更为丰富的多模态光学分子影像。

有文献报道称七甲川菁（heptamethine

cyanine）染料是一类具有肿瘤靶向性的近红外荧光（near-infrared fluorescence，NIRF）制剂。该染料在纳米材料的包裹下，可用于 NIRF-MRI 的双模态成像。NIRF 成像灵敏度高，但信噪比低，空间分辨率差，而 MRI 可提供高分辨率的解剖信息，与 NIRF 技术组合后，可提供精确的空间图像。目前，已有多个七甲川菁染料的复合物被开发用作多模态成像，成为光动力学、光热及组合治疗肿瘤的新策略。

五、其他肿瘤分子成像技术

近年来，超声分子影像学（ultrasound molecular imaging，UMI）的研究热点是靶向性超声微泡造影剂应用的研究在肿瘤靶向性诊断和治疗中显示了较好的前景。理想的靶向微气泡超声造影剂能迅速分布于血液循环，并稳定积聚于靶组织，在特定组织中出现高于背景、能持续一段时间的特定对比回声。但超声不能应用于骨及含空气多的组织，超声微泡粒径较大，难以透过脉管系统。

除了 PET 和 CT 或 MRI 的结合，文献还报道了其他多模态成像方法，如 OI/US，OI/CT，OI/MRI 和 US/MRI 等。OI/US 利用光学成像的高灵敏度和超声的高分辨率，并提供具有良好空间和时间分辨率的图像。多模态分子影像技术在肿瘤的早期诊断、个性化检测、特定细胞群及功能分子的监测、基因及靶向药物跟踪、预后判断、疗效评价等方面具有诱人的应用前景。

第三节　多模态分子影像技术在肿瘤诊断中的应用

单一模态的分子影像技术，如 CT、MRI、US、放射性核素成像和光学成像，由于其低分辨率、低敏感度及空间位置信息解读困难等缺点不能很好地满足科研及临床需求。整合多种分子影像技术优势的多模态融合分子影像，可以发挥与任何一种单独的成像技术相比的组合优势，以弥补各成像系统的不足，不仅可以提供功能影像，而且能够呈现解剖结构等信息。多模态融合提高了传统影像定位及定性的准确性，这俨然已经成为现代分子影像研究领域的热点和发展趋势。

一、前列腺癌

目前前列腺癌骨转移的临床诊断方法较多，但临床上难以发现一些早期的骨转移或仅凭常规检查无法确定。X 线及 CT 检查虽然简便，普及率高，但由于 X 线检查过度依赖骨质密度的变化程度，需要在骨盐代谢至相当程度时才能显示出骨质密度的异常改变，对骨骼早期病变难以发现。^{99m}Tc-MDP 全身骨显像是目前诊断骨转移最常用的影像学方法，其较 X 线检查、CT 扫描可更早发现骨转移病灶。而 ^{18}F-NaF 作为一种正电子骨显像剂，相对于全身骨显像使用的 ^{99m}Tc-MDP，具有更高的骨骼摄取率，同时使用 PET/CT 进行成像，具有更高的图像分辨率，因此在诊断肿瘤骨转移上 ^{18}F-NaF PET/CT 显像优于 ^{99m}Tc-MDP。^{18}F-NaF PET/CT 可用于区分恶性病变和良性病变，发现溶骨性骨转移和成骨性骨转移。另外，胆碱 PET/CT 检测淋巴结转移的准确性高于常规 CT 扫描，检测骨转移的能力高于 ^{99m}Tc-MDP 骨闪烁显像。^{18}F- 氟环丁烷羧酸（^{18}F-FACBC）显像剂具有对前列腺癌细胞特异性强、半衰期长、制备简单等优点，因此胆碱 PET/CT 和 ^{18}F-FACBC PET/CT 均有助于检测初次治疗失败后前列腺癌的复发情况，两者准确性相当，且后者灵敏度更高。

二、乳腺癌

PET/CT 对术后或放疗后的病例具有独特的优势，对检测乳腺癌的复发和转移具有较高的灵敏度和特异度。文献报道表明，对有乳腺癌病史和怀疑复发的患者行 ^{18}F-FDG PET/CT 随访检查，结果发现诊断复发的灵敏度和特异度分别是 96% 和 89%。PET/CT 成像中恶性肿瘤对于 ^{18}F-FDG 摄取明显增加，但有些良性病灶如炎症、结节肉芽肿同样也可表现有较高的摄取。基于恶性肿瘤细胞中高表达的己糖激酶与欠表达的葡萄糖 -6-磷酸酶，导致肿瘤细胞摄取 ^{18}F-FDG 随着时间的延迟而增加。与炎症细胞相比，肿瘤细胞具有更加持久的高代谢表现。所以，^{18}F-FDG PET/CT 双时相显像有助于鉴别乳腺癌早期显像中难以鉴别的生理性或病理性高 ^{18}F-FDG 浓聚病灶，可以排除正常生理结构摄取 ^{18}F-FDG 所带来的干扰，提高诊断的准确率。

此外，Pace 等比较发现 PET/MRI 与 PET/CT 在乳腺肿瘤定性诊断中的作用相当，在病灶示踪剂摄取定量检测方面也表现出很好的一致性，从而证明 PET-MRI 的临床可行性。研究表明，与 MRI 相比，PET/MRI 在乳腺癌的肿瘤分期中并没有明显的优势，但 PET/MRI 和 MRI 在评估局部肿瘤范围方面均比 PET/CT 更加准确。结合全身型和乳腺 ^{18}F-FDG PET/MRI 可全面提供乳腺癌的影像信息及肿瘤的全身转移情况，特别是脑部及肝的转移灶。Treglia 等报道了 1 例乳腺癌术后数年后发生在臂丛神经转移的病例，全身 CT 及一些常用的影像检查均表现为阴性，但通过 PET/MRI 检查提示左侧臂丛神经部分区域 ^{18}F-FDG 摄取量明显升高，且与 MRI 扫描显示的病灶区域相符，从而指导病理活检，确诊乳腺癌臂丛神经转移。由此可见，PET/MRI 在检测恶性肿瘤的神经转移方面具有独特的优势。

三、肺癌

最近研究发现，表皮生长因子受体（epidermal growth factor receptor，EGFR）突变检测不仅可以预测患者对小分子酪氨酸激酶（tyrosine kinase inhibitor，TKI）的疗效，还有助于肺腺癌的诊断，对于肺癌的 EGFR 靶向药物选择、治疗效果的评价、放射治疗敏感度预测及疗效评判等均具有重要的意义，所获得的 EGFR 分子影像可进一步作为放疗靶区的勾画依据。

PET/MRI 在对肺癌的检测、分期、预后判断、疗效的评价及复发检测等方面也可能发挥作用。MRI 对于肺部肿瘤的检测敏感度不如 CT，其主要是由于肺固有的低质子密度、磁场不均匀、心脏及呼吸运动引起伪影等原因。但 MRI 对软组织的分辨率有绝对优势，能够准确评估肿瘤对周围结构的浸润程度，如支气管、胸壁和纵隔胸膜等。因此关于 PET/CT 与 PET/MRI 在肺癌 TNM 分期评估中的诊断能力还需更多的前瞻性随机试验进行进一步研究。

四、头颈部恶性肿瘤

头颈部恶性肿瘤患者多以颈部肿块为首发症状，但由于原发病灶并不明确，正确诊断及系统治疗存在一定难度，因此病灶的准确判断对选择治疗方案及判断预后有非常重大的意义。PET/CT 在肿瘤的早期检测及解剖定位方面都优于单纯的 CT 扫描，而 PET/MRI 在肿瘤的轮廓描述方面则更为优势。PET 和 MRI 的结合使用在肿瘤的初始分期中具有协同作用，并且与 PET/CT 相比其辐射剂量低。一项包含 421 例患者的头颈部肿瘤荟萃分析显示，[18]F-FDG PET/MRI 的敏感度和特异度分别达到了 90% 和 87%。使用 MRI DWI 成像可以检测外观和大小都正常的颈部淋巴结是否存在转移可能，可鉴别淋巴结反应性增大、淋巴结炎症和淋巴结转移瘤等。但另有文献主张，PET/CT 的诊断结果有望作为颈部淋巴结清扫术的指征，以避免手术中的盲目性。PET/CT 可提供病灶详尽的功能与代谢等分子信息，并能准确进行 TNM 分期，提高诊断的敏感度和准确性。

五、血液系统恶性肿瘤

恶性淋巴瘤是一种较常见的血液系统恶性肿瘤，包括霍奇金淋巴瘤（HD）和非霍奇金淋巴瘤（NHL）两大类，其亚型分类繁多，近年来发病率呈不断上升趋势。[18]F-FDG PET/CT 对于 B 细胞淋巴瘤的分期及疗效评价方面的作用已得到公认，尤其在区分残留肿块是纤维化坏死组织还是有残存活性的肿瘤组织的能力方面更是得到广泛认同。不同恶性肿瘤病灶的活性，[18]F-FDG PET/CT 会显示不同程度的放射性浓聚，且两者同步变化，即当恶性肿瘤病灶的活性较高时，放射性浓聚程度也相应增高。这种放射性浓聚程度的高低是通过"标准摄取值"（SUV）来表达。因此，[18]F-FDG PET/CT 在恶性淋巴瘤的诊断、分期与疗效判断等方面具有明显优势。

Weiler-Sagie 等回顾性分析了 766 例恶性淋巴瘤患者，研究发现除了结外边缘区淋巴瘤及小淋巴细胞淋巴瘤，大部分淋巴瘤亚型与 ^{18}F-FDG 都具有很高的亲和力，其中 85% 的 T 细胞淋巴瘤对 ^{18}F-FDG 具有较高亲和力，即在大部分 T 细胞淋巴瘤中有 ^{18}F-FDG 的高摄取，表明 ^{18}F-FDG PET/CT 可以应用于 T 细胞淋巴瘤的诊断、分期及治疗后的再分期和疗效评判。

尽管 ^{18}F-FDG 对淋巴瘤的敏感度较高，但阳性预测价值处于中等水平，因很多非恶性病变（肉芽肿性炎症、化疗后淋巴样增生、脂肪坏死）也会导致 FDG 活性增加，导致错误的假阳性结果。有限的研究表明，[18]F-FDG-PET/MRI 和 PET/CT 检测淋巴瘤的能力并无明显差异，目前尚不清楚在治疗反应评估和结局预测方面，PET/MRI 是否比 PET/CT 更具优势。

第四节　无创、微创、精准诊断

在精准医疗时代，以形态学诊断为主的影像模式已不能满足实现疾病精准诊疗的要求。多模态图像融合必然是未来分子影像学发展的方向，也是实现无创、微创、精准诊断的重要技术手段。多模态成像技术并不是各种成像技术的简单添加，而是应补偿每种模态的弱点，以达到最大化的协同效应。它可以提供更多信息，以全面、客观地了解生物学过程，检测出传统影像学检测方法不能发现的病变，有助于疾病尤其是肿瘤的早期精准诊断、分期，为后续治疗提供帮助，提高精准医学的水平。目前在多模态成像技术中，PET/CT 在临床上应用最为广泛，但也存在费用较高、成像时间长、技术要求高等不足。PET/MRI 能同时提供解剖、代谢和功能信息，而这些信息对患者的临床诊断和治疗决策乃至患者预后都有重要价值。进一步研发 PET/MRI 的软硬件技术和衰减校正方法、进行大量临床验证研究，以及完善和规范 PET/MRI 检查的适应证等问题是未来发展的方向。

第五节　分子影像学与分子病理学结合

分子病理学是研究疾病在分子层面变化的一门学科，丰富了传统形态病理诊断，在肿瘤研究中应用广泛。目前分子病理学常用的技术包括核酸分子杂交、免疫荧光、DNA 序列分析、基因芯片及 PCR 技术等，这些技术不但为寻找肿瘤新的靶点提供了线索，通过基因检测也为分子靶向治疗提供依据。通过设计和验证相关肿瘤标志物，研究其与疾病发生发展、治疗反应的联系，为临床医师提供患者个体化资料，从而进行个体化精准治疗。运用分子影像学技术研究疾病在分子层面的变化，将分子影像学与分子病理学结合，必然是未来临床精准诊疗的一大发展方向。

一、精准诊断

恶性肿瘤的靶向基因检测是肿瘤分子病理诊断的重要组成之一，具有定位准确、特异度强、敏感度高及形态与功能结合等特点。在前列腺癌诊断中，前列腺特异度膜抗原 PSMA 在前列腺癌中的表达比健康人前列腺组织高 10 ～ 80 倍，因此用放射性标记的 PSMA 进行 PET 成像被认为是诊断前列腺癌有价值的技术之一。一项荟萃分析表明，与胆碱或乙酸 PET 扫描相比，PSMA PET 似乎更有可能检测出前列腺外疾病，包括转移性淋巴结和远处的骨转移。另外，光学分子成像技术已被证明有助于可视化浅表性癌症。由于黑色素瘤的黑色素在近红外范围内有很强的吸收能力，内源性光学造影剂已被用于黑色素瘤肿瘤边缘及血液中癌细胞成像。研究证明，使用叶酸受体 α 特异性造影剂 EC17 的荧光引导手术可实时识别卵巢癌细胞，与仅用肉眼和（或）触诊相比，术中使用荧光成像可提高 16% 的恶性病变组织的切除率。在一项临床前研究中，荧光标记的 PARPi-FL（一种与 DNA 修复酶 / 多聚腺苷二磷酸核糖聚合酶 -1 结合的抑制剂）可能有助于改善对口咽癌的检测。

2008 年，Parsons 等对 20 661 个蛋白质编码基因进行高通量表达分析研究，首次发现在胶质母细胞瘤中约 12% 发生了异柠檬酸脱氢酶 1（Isocitrate dehydrogenase1，IDH1）基因突变，这一发现对胶质瘤治疗有重大意义。在脑胶质瘤中，4% ～ 50% 的 WHO Ⅱ 和Ⅲ级星形细胞瘤、少突胶质细胞瘤及继发性胶质母细胞瘤都存在 *IDH1* 基因突变的问题。文献报道，*IDH1* 基因突变对胶质瘤病变起到驱动的作用，对于脑胶质瘤的发病、发展和衍变具有尤为重要的意义。脑胶质瘤的神经影像学表象与基因表达有密切的相关性，掌握不同分子病理学亚型脑胶质瘤在影像学上的基本特征，才有可能真正提供一项无创性、非侵入性的预测及评估方法。脑胶质瘤分子病理学和组织细胞学变化，对于开展 *IDH1* 基因突变型患者个体化靶向治疗后的影像学检查，可更精准化地对其进行评估预后。MRI 在显示不同分子病理学类型的脑胶质瘤影像学特征、检测脑胶质瘤中不同基因的突变类型，进而评估对于患者个体化分子靶向治疗的疗效方面，有不可比拟的优势和重大的价值。Ji Xiong 等采用免疫组化的检验方式，利用 DWI 技术，发现在 IDH1 突变型与野生型少突胶质细胞瘤（WHO Ⅱ 级），其 ADC 值存在明显的差异，对于高、低级别脑胶质瘤 *IDH1* 基因状态的判断，mADC 值、rmADC 值具有非常重要的参考价值。在胶质母细胞瘤中，Yamashita 等则认为可用 MRI 增强检查病灶内的血流量和囊变坏死程度来协助判断 *IDH1* 基因突变状态，在肿瘤内，若存在 *IDH1* 基因的突变问题，其增强后病灶内的血流量会更加丰富，囊变坏死的面积会更大。

二、精准筛选靶向治疗

在乳腺癌诊疗过程中，雌激素受体（estrogen receptor，ER）和人表皮生长因子受体 2（human epidermal growth factor receptor 2，HER2）的靶向疗法对乳腺癌患者的生存率有重大影响，主要通过病理组织来检测 ER 和 HER2 的表达水平来指导患者治疗。目前雌激素受体显像已应用于临床，^{18}F-16a-氟雌二醇（^{18}F-FES）主要用于乳腺癌原发病灶及转移病灶的显像和疗效的检测，可对抗雌激素（他莫昔芬）治疗的过程进行监控和疗效评价，标记配体摄取率的降低可作为治疗成功的指标。一项关于在乳腺癌患者中开展 ^{18}F-FES PET/CT 的多中心研究表明，支持采用定量探针摄取来预测患者对内分泌治疗和抗 HER2 靶向治疗的疗效。此外，另一项多中心研究表明，HER2-PET/CT 与 FDG-PET/CT 结合使用，能有效预测患者能否从曲妥珠单抗-美坦新偶联物 TDM1 治疗中获益，筛选出适合进行 TDM1 治疗的患者，且能够及时发现并终止 TDM1 的毒性对患者造成的伤害，并尽早更换治疗方式以改善患者预后，减少不必要的经济支出。综上所述，分子影像学对于临床上乳腺癌 ER 和 HER2 的靶向治疗有重大的应用和指导价值。此外，探针成像还能较好地显示肿瘤的边界，有助于放疗靶区的划定。

三、精准监测肿瘤治疗效果

分子影像学可以对靶向药物作用位点下游的分子事件进行成像。靶向药物的治疗过程中若表现出疗效不佳，可能是由于作用于肿瘤的药物有效剂量不足，那么提高药物的使用剂量或改用更有效的药物可作为治疗的参考意见。然而，若成像显示药物与靶点结合良好，但治疗效果仍然不令人满意，则应考虑是否使用针对不同靶点的药物或联合用药，以提高疗效。有文献报道 ^{18}F-FDG PET 的参数最大标准化摄取值 SUV_{max} 和 ^{18}F-FAMT PET 的参数代谢反应，在临床上可作为晚期肺癌患者初次化疗后生存的预测指标。一项关于晚期局部非小细胞肺癌的回顾性研究显示，通过 ^{18}F-FDG PET/CT 评估诱导化疗后肿瘤的代谢反应，可用于预测患者的化疗效果，对代谢变化的早期评估也可使肿瘤的临床治疗更具个性化。但另有文献报道，关于预测晚期非小细胞肺癌治疗反应的前瞻性研究，在化疗完成后的早期阶段，对于 PET/CT 区分代谢反应者与无反应者无任何预后意义。

分子影像学能够无创、微创，可重复提供在体、定量、实时、可视化分子的基因信息，甚至多分子相互作用信息。个体化医疗的前提正是需要这些独特的个体信息。分子影像学不仅是基础研究中具有诸多优势的重要技术手段，更是将基础研究成果转化为临床应用的重要纽带。此外，随着新型多功能纳米材料的研究进展，分子影像学必然会进一步淡化诊断与治疗的界限。分子影像学可以解决肿瘤靶向治疗中面临的诸多关键问题，甚至在药物开发过程中也有重大优势。分子影像学的出现是医学影像学发展史上的又一个里程碑，必将在个体化医学模式中起主导作用。

（沈晓勇）

参 考 文 献

张志丽, 2018. 分子病理学的发展现状. 基层医学论坛, 22(16):2291-2292.

Buckle T, van der Wal S, van Malderen SJM, et al, 2017. Hybrid imaging labels: providing the link between mass spectrometry-based molecular pathology and theranostics. Theranostics, 7(3):624-633.

El-Galaly TC, Villa D, Gormsen LC, et al, 2018. FDG-PET/CT in the management of lymphomas: current status and future directions. J Intern Med, 284(4):358-376.

Gebhart G, Lamberts LE, Wimana Z, et al, 2016. Molecular imaging as a tool to investigate heterogeneity of advanced HER2-positive breast cancer and to predict patient outcome under trastuzumab emtansine (T-DM1): the ZEPHIR trial. Ann Oncol, 27(4):619-624.

Groheux D, Quere G, Blanc E, et al, 2016. FDG PET-CT for solitary pulmonary nodule and lung cancer: literature review. Diagn Interv Imaging, 97(10):1003-1017.

Hekman MCH, Boerman OC, Bos DL, et al, 2017. Improved

intraoperative detection of ovarian cancer by folate receptor alpha targeted dual-modality imaging. Mol Pharm, 14(10):3457-3463.

Joshi BP, Wang TD, 2018. Targeted optical imaging agents in cancer: focus on clinical applications. Contrast Media Mol Imaging, 2018:2015237.

Kaira K, Higuchi T, Sunaga N, et al, 2016. Usefulness of 18F-α-methyltyrosine PET for therapeutic monitoring of patients with advanced lung cancer. Anticancer Res, 36(12):6481-6490.

Li R, Ravizzini GC, Gorin MA, et al, 2018. The use of PET/CT in prostate cancer. Prostate Cancer Prostatic Dis, 21(1):4-21.

Mankoff DA, Farwell MD, Clark AS, et al, 2017. Making molecular imaging a clinical tool for precision oncology: a review. JAMA Oncol, 3(5):695-701.

Mankoff DA, Farwell MD, Clark AS, et al, 2017. Making Molecular Imaging a Clinical Tool for Precision Oncology: A Review. JAMA Oncol, 3(5):695-701.

Mattoli MV, Massaccesi M, Castelluccia A, et al, 2017. The predictive value of 18F-FDG PET-CT for assessing the clinical outcomes in locally advanced NSCLC patients after a new induction treatment: low-dose fractionated radiotherapy with concurrent chemotherapy. Radiat Oncol, 12(1):4.

Mayerhoefer ME, Archibald SJ, Messiou C, et al, 2020. MRI and PET/MRI in hematologic malignancies. J Magn Reson Imaging, 51(5):1325-1335.

Ohno Y, Koyama H, Lee HY, et al, 2016. Magnetic resonance imaging (MRI) and positron emission tomography (PET)/MRI for lung cancer staging. J Thoracic Imaging, 31(4):215-227.

Roy S, Pathy S, Kumar R, et al, 2016. Efficacy of 18F-fluorodeoxyglucose positron emission tomography/computed tomography as a predictor of response in locally advanced non-small-cell carcinoma of the lung. Nucl Med Commun, 37(2):129-138.

Shi CH, Wu JB, Pan DF, 2016. Review on near-infrared heptamethine cyanine dyes as theranostic agents for tumeor imaging, targeting, and photodynamic therepy. J Biomed Opt, 21(5):50901.

Szyszko TA, Cook GJR, 2018. PET/CT and PET/MRI in head and neck malignancy. Clin Radiol, 73(1):60-69.

Tummers QRJG, Hoogstins CES, Gaarenstroom KN, et al, 2016. Intraoperative imaging of folate receptor alpha positive ovarian and breast cancer using the tumor specific agent EC17. Oncotarget, 7(22):32144-32155.

Ulaner GA, 2019. PET/CT for patients with breast cancer: where is the clinical impact?. Am J Roentgenol, 213(2):254-265.

Vaidya T, Agrawal A, Mahajan S, et al, 2019. The continuing evolution of molecular functional imaging in clinical oncology: the road to precision medicine and radiogenomics (Part I). Mol Diagn Ther, 23(1):1-26.

Xiong J, Tan WL, Pan JW, et al, 2016. Detecting isocitrate dehydrogenase gene mutations inoligodendroglial tumors using diffusion tensor imaging metrics and their correlationswith proliferation and microvascular density. J Magn Reson Imaging, 43(1):45-54.

Yamashita K, Hiwatashi A, Togao O, et al, 2016. MR imaging-based analysis of glioblastoma multiforme: estimation of IDH1 mutation status. AJNR Am J Neuroradiol, 37(1): 58-65.

Yang Y, Liu JJ, Liang C, et al, 2016. Nanoscale metal-organic paricles with rapid clearance for magnetic resonance imaging-guided photothermal therepy. ACS Nano, 10(2):2774-2781.

Zhao T, Su L, Xia W, 2018. Optical ultrasound generation and detection for intravascular imaging: a review. J Healthc Eng, 2018:3182483.

第一节　概　　述

药物筛选（pharmaceutical screening）是指应用适当的方法，对样品进行生物活性和药理作用进行检测，并根据结果对其药用前景进行评价的过程。其目的是发现新药（drug discovery），是新药研究的起始及关键步骤。随着科技进步，传统的药物筛选模式已无法满足现代医疗对新药与日俱增的需求。因此，20 世纪 80 年代后期，能够进行大规模药物筛选的高通量药物筛选技术（pharmacogenomic high-throughput screening）应运而生并获得快速发展。

高通量药物筛选是指以分子水平和细胞水平的实验方法为基础，以微板形式作为实验工具载体，以自动化操作系统执行试验过程，以灵敏快速的检测仪器采集实验结果数据，以计算机对实验数据进行分析处理，同一时间对数以千万计的样品检测，并以相应的数据库支持整体系统运转的药物筛选技术体系。与普通药物筛选方法类似的是，高通量药物筛选也是由被筛选的样品（sample）、药物筛选模型（model）、筛选过程实施（practice）及筛选结果分析（analysis）4 个步骤组成。而高通量药物筛选与传统药物筛选的主要区别在于：①同时针对大量样品而非单个样品进行检测；②主要在分子及细胞水平的体外微量实验而非传统的动物、组织器官实验；③计算机控制的自动化操作明显减少了人为误差；④针对筛选出的大量数据利用专业计算机软件等现代分析手段进行处理分析，明显提高了精准度。高通量药物筛选将多种技术进行有机结合，具有规模大、微量、快速、灵敏、准确等特点。随着分子、细胞生物学的飞速进展，人类基因组学、蛋白质组学等研究不断深入，为高通量药物筛选提供了大量可供选择的靶标，从而实现针对某一分子病理特征靶点的精准药物筛选，为临床以分子病理学为依据进行精准治疗打下基础。与此同时，大规模集成生物芯片技术的日益成熟，高通量药物筛选正在从单靶点药物筛选向多靶点同时筛选的超高通量模式转变。目前，高通量药物筛选已经被国内外医药机构广泛应用，成为新药研究中的主要研究手段，有力地加快了医药研究进程，推动了精准医学的发展。

第二节　高通量药物筛选的原理、步骤与策略

一、高通量药物筛选的原理

传统药理学（traditional pharmacology）研究模式是以疾病模型为出发点，以药物基本药理、药效学作用为基础，对药物的作用机制进行探索。这一模式发展相对成熟、有效，是药理学研究中的重要方式。但是，传统药理学研究模式在药物发现方面的效率十分低下，新药发现的速度远落后于药理学研究的速度。因此，反向药理学（reverse pharmacology）相对于这一传统模式提出了新思路。从药物分子作用靶点出发，利用高通量药物筛选，发现能够与靶点互相作用的特异性药物，然后采用相应药理学方法探究其药理学、药效学作用。这一模式的最大优势是以药物与靶点之间的相互作用为指标，大规模地筛选药物，明显提高了新药发现的效率。这也是高通量药物筛选的理论基础。

基于以上理论，高通量药物筛选的主要方法是选择合适的以药物靶点作为主要模型的分子或细胞水平的模型，选择要求是能够判断药物与靶

点的结合能力，以及对靶点功能的影响。大多数药物是通过与机体内生物大分子的特异性位点（靶点）结合，改变靶分子的功能，从而产生相应的药理学作用。最为经典的例子是配体-受体之间的结合。通过放射性核素、荧光素等标记方法，检测标志物的含量、空间位置，即可判断检测样品与靶点之间的结合情况。而以特定细胞作为药物作用对象，可以观察到样品对于细胞整体功能的影响。在细胞模型中，药物作用可能不局限于单靶点，而是通过多种途径产生综合效应。相比分子模型，细胞模型更加复杂。因此需要对细胞功能变化涉及的多重因素进行综合全面的分析，才能更有效地获得药物作用信息。此外，在涉及酶活性相关药物时，则可以将酶活性的变化作为药物效应的指标。通过直接观察反应底物的减少或是反应产物的增加，可以简明有效地判断药物对酶活性的影响。因此这种筛选模式也在高通量药物筛选中广泛应用。

二、 高通量药物筛选的步骤

现实工作中，高通量药物筛选模式多种多样，筛选策略灵活多变。在明确目标靶点的情况下，高通量药物筛选的基本步骤一般如下。

（1）初步筛选：是指在分子水平和细胞水平对样品库中的样品进行筛选，观察在某一特定浓度中样品与靶点的结合能力及其产生的药理学作用。

（2）重复筛选：是指在初步筛选出来的具备活性的样品的基础上，通过制备不同浓度的样品，在同一模型中再次进行筛选，以此明确样品对于靶点的作用强度及量效关系等作用特点。

（3）深入筛选：是指在前两步的基础上得出的活性样品应用于具有关联性的但是与初步筛选不同的分子与细胞筛选模型中，以进一步验证，也可以结合组织器官及活体动物模型，深入全面地评价样品的药理学效应，应用靶点的选择性、细胞毒性等特征，优化出活性高、缺点少的样品。

（4）确证筛选：是指将深入筛选后确定具有活性的化合物进行更为广泛深入的临床前研究，包括其药理学、药效学、毒理学等方面，以此评价样品的临床应用前景，将符合要求的样品确立为先导化合物，进入后续的研发步骤。

以上是明确药物作用靶点之后，利用高通量药物筛选研发新药的基本理论步骤。在临床实践

中，除了少数单基因缺陷或单靶点驱动的疾病，绝大多数疾病的发生发展是由多种基因靶点共同驱动的。因此，针对疾病某一靶点的样品即使具有较好的选择性，在整体水平上却不一定能发挥明显的药理学作用。此外，疾病相关症状的出现常是多种组织发生病理学改变的结果，其中又会涉及多种细胞的病理学变化。而样品在这些组织、细胞中的差异表现也会影响到其是否具备成药的可能性。因此，需要认真研究疾病的特点与用药需求，以选择精准的筛选策略。

三、 高通量药物筛选的策略

药物筛选的主要策略包括随机筛选策略与定向筛选策略等。随机筛选策略是指随机发现药物及其药理学作用。因为具备药物和药理学作用的两方面的随机性，随机筛选策略的成功与选择的药物样品数量和恰当的筛选方法呈正相关。即筛选的药物样品越多，恰当的筛选方法越多，发现药物的可能性越大。基于此策略的高通量药物筛选，一方面需要注重扩大药物样品来源及应用新筛选技术，从而扩大筛选通量；另一方面需要明确合适的筛选方法，构建系统有效的筛选模型，才能最精准地发现新药物。

定向筛选则是针对特定疾病或特定药物来源进行的药物样品筛选。药物样品的范围也与成功率呈正相关，即样品数量越大，筛选出潜在药物的可能性越大。因为该策略下来源的样品具有一定的研究方向性，针对这一方向进行筛选模型的设计成为该策略成功的关键。一方面需要对于分子水平、细胞水平等的筛选方法进行深入评价挑选；另一方面需要利用组合生物合成技术、组合化学技术、计算机分子设计和辅助筛选等新技术对评价出的化合物进行筛选、优化与改造。

以上筛选策略在高通量药物筛选的过程中均具有各自独特的适应性，两者并非互相排斥，而是可以在不同现实条件与要求下进行灵活选择。在高通量药物筛选的过程中，合适地选用不同的筛选策略，能有助于提高高通量药物筛选的成功率。药物筛选的最终目标是用于临床治疗疾病。随着新技术的持续发展，药物筛选的策略也在不断进步。在高通量药物筛选过程中，我们需要更新相关新知识与新理念，及时调整与创新筛选策略，积极应用高新技术，才能达到理想的精准筛选的目标。

第三节 肿瘤精准治疗相关高通量药物筛选

20 世纪 70 年代，随着癌基因及抑癌基因的发现，对肿瘤的认知正式进入分子肿瘤的时代。进入 21 世纪以后，肿瘤基因组学、蛋白质组学的进一步发展为抗肿瘤药物的研发提供了更多的潜在分子靶点。肿瘤因其在分子遗传上具有很大的异质性，使得不同肿瘤个体对药物的敏感性和耐药性不尽相同。相同病理类型的癌症患者，对抗癌药物的反应也各有差异。伴随着肿瘤基因组学、蛋白质组学的不断发展，肿瘤精准治疗也日益蓬勃发展。利用高通量药物筛选技术对抗肿瘤药物进行精准筛选则是抗肿瘤精准治疗的关键一环。

目前，全球有超过 900 种肿瘤新药正在进行临床试验，而这些新药最终能否顺利上市关键在于要能尽快地证明其临床获益。经过临床前高通量药物筛选的抗肿瘤药物由于具有特异性的靶点，因此在临床试验中可以更加明确地筛选、招募到可能获益的特征人群，从而加快临床试验速度。例如，针对存在 BRAF V600 突变的恶性黑色素瘤患者的维莫非尼及针对 *ALK* 基因融合的非小细胞肺癌患者的克唑替尼，明确的突变特征有效缩短了临床试验时间，从而加快了药物获批上市的速度。

针对抗肿瘤药物的高通量筛选的基本步骤与前文所述类似。首先针对特异性抗肿瘤的分子靶点从化合物样本库中进行初筛，随后对样品的剂量 - 反应效应进行复筛。而在深入筛选及确定筛选步骤中常用的评价细胞模型药理学反应的表型包括细胞模型的细胞活性、DNA 复制能力及细胞凋亡等。同时，对样品处理后的细胞进行转录组等相关组学研究则可以进一步深入揭示样品介导的药理学效应的分子机制。通过这样系统性的分析，也有助于对样品抗肿瘤药理作用的选择性、特异性等有更加深入的了解。美国 NCI 通过 DTP（Developmental Therapeutics Program）项目于 20 世纪 80 年代末期开发了最早用于抗肿瘤药物开发的 60 种人类肿瘤细胞系组成的 NCI-60 组合。近年来，快速发展的基因编辑 CRISPR/Cas9 技术也应用于细胞模型的构建。通过基因编辑，可以使特定病理类型的肿瘤细胞系携带关键驱动基因突变，从而更加精准地表现出药物与靶点之间的交互作用。

在药物筛选过程中，检测仪器所获得的原始数据是药物在细胞模型中发生作用后的信号强弱，因此要经过相应的处理才能使其具备实际意义。而高通量药物筛选则会带来大量数据，这些海量数据的处理就需要用到计算机进行批量处理，并根据标准对其是否具备所需要的药理学活性进行评价。在抗肿瘤药物的筛选过程中，这一评价指标同样具有多样性。例如，针对样品对肿瘤细胞细胞增殖活性的剂量效应进行评价最常用的两种标准为半抑制浓度（IC50 值）和剂量效应曲线下面积（AUC）。此外，效能（maximum effect, Emax）、剂量效应曲线斜率（slope of the curve）也可作为评价指标。而对肿瘤细胞整体功能评价涉及细胞增殖活性、DNA 复制能力及细胞凋亡等多种表型，这也使得抗肿瘤药物高通量筛查的数据处理更加复杂。针对这一现状，近年来越来越多的研究将机器学习的概念加入到这一后期数据处理环节中。通过计算机对于既往研究的学习，对上述的表型与评价指标进行组合与加权，构建出精确的数据评价模型，筛选出最合适的样品作为制药的先导化合物，已经成为抗肿瘤药物高通量药筛数据处理的重要发展趋势。

值得注意的是，最终上市的药物分子通常与筛选出来的化合物并不一致，而是在高通量药物筛选出来的先导化合物基础上，根据相应的需求，进行了针对性地修饰和优化过程。典型例子如聚腺苷二磷酸核糖聚合酶（PARP）抑制剂类药物奥拉帕尼，在存在 *BRCA1/2* 基因失活突变的肿瘤细胞中，DNA 损伤的修复依赖于 PARP，因此 *BRCA1/2* 基因失活突变与 PARP 抑制剂存在合成致死效应。1992 年 Maybridge Screening Collection 项目开展的高通量筛选，确定了 phthalazinone 作为先导化合物，其 IC50 值为 150μm，随后针对其细胞活性、代谢稳定性、靶点选择性等进行优化，最终获得 IC50 值为 0.005μm 的 PARP 抑制剂类药物奥拉帕尼。

随着互联网时代的到来，肿瘤生物信息数据库的应运而生使得数据全球化共享得以实现。经典的肿瘤相关数据库包括美国 NCI 建立的癌症基因组图谱（the Cancer Genome Atlas，TCGA）数据库及专注于肿瘤中基因突变的 COSMIC 数据库等。这些数据库中包含了多种肿瘤的基因突变与患者临床信息，可开放获取的数据也为高通量药物筛选抗肿瘤药物的靶点筛选提供了有力的支持。英国桑格研究院收集肿瘤细胞对药物的敏感度和反应，开发了抗癌药物敏感性基因组学（genomics of drug sensitivity in cancer，GDSC）数据库。GDSC 数据库搜集了 265 种化合物在 1074 种肿瘤细胞系中的作用。GDSC 数据库中的肿瘤基因组突变信息主要来自 COSMIC 数据库，包括肿瘤基因点突变、拷贝数扩增与丢失等。用户检索策略主要从化合物、肿瘤基因和细胞系 3 个层面出发，对 GDSC 数据库中的数据进行挖掘。利用数据库的分析工具，可以将存在不同基因突变类型的肿瘤细胞系对药物的敏感性的差异图形可视化，并以火山图等形式输出。美国 Broad 研究所治疗科学中心也推出了数据开源的癌症治疗反应门户网站（Cancer Therapeutics Response Portal，CTRP）。CTRP 收集了 481 种化合物在 860 种细胞系中的作用，同时还提供了化合物的结构数据，可用于后续进一步研究。

抗肿瘤药物的高通量药物筛选同样面临着许多挑战。目前高通量药物筛选主要平台仍以 2D 的微板为主，这与肿瘤细胞正常生长的 3D 环境大相径庭。在体内，肿瘤细胞同时与基质细胞、免疫细胞等存在信息交互，并存在免疫逃逸、侵袭转移、血管生成等重要功能。这些都是目前的体外高通量药物筛选无法有效模拟的。此外，仍有许多罕见肿瘤尚未建立可作为药筛模型的细胞系。也有研究发现，肿瘤细胞的体外培养多次传代会导致体内体外相关性的丢失，基因组相比原代细胞发生明显变化，导致细胞模型在药物筛选中对样品的反应发生改变。这些都是抗肿瘤药物的高通量药物筛选领域研究的重要课题。

此外，针对单个患者的精准高通量药物筛选模型探究也在不断深入。患者源性异种移植（patient-derived xenograft，PDX）模型是将患者原发肿瘤或新鲜组织移植到免疫缺陷小鼠体内而建立的模型。它能较好地保留患者肿瘤组织的基因组、蛋白质组等分子病理特征及对药物的敏感度，因此可以作为患者进行精准抗肿瘤药物筛选的替身。多项研究表明，胃癌、结肠癌等患者建立 PDX 模型后进行精准药物筛选的结果相比永生化细胞系更加符合患者的临床实际表现。受限于动物模型建立困难等问题，利用这一模型开展高通量筛选需要投入的成本高昂。目前已有多个机构创建了异种移植模型数据库，在线共享异种移植模型的信息及相关研究结果。相信随着研究的不断深入，将来可以经济有效地利用这一模型对个体化患者进行精准的高通量抗肿瘤药物筛选，从而实现肿瘤精准治疗。

高通量技术筛选抗肿瘤药物的最终目的是为肿瘤患者寻找到更加精准的治疗药物，其在肿瘤精准治疗药物筛选中的优势也已经被实践所证明。但是，我们也必须正视高通量药物筛选的局限性。通过对高通量药物筛选优缺点的客观认知，才能避免其应用脱离实际，才能建立起精准的抗肿瘤新药筛选策略，真正让高通量药物筛选这一高新技术有力地推动肿瘤精准治疗的进步。

（徐天蔚　王朝霞）

参 考 文 献

Bush EC, Ray F, Alvarez MJ, et al, 2017. PLATE-Seq for genome-wide regulatory network analysis of high-throughput screens. Nat Commun, 8(1):105.

Coussens NP, Braisted JC, Peryea T, et al, 2017. Small-molecule screens: a gateway to cancer therapeutic agents with case studies of food and drug administration-approved drugs. Pharmacol Rev, 69(4):479-496.

Daniela S, Mark DML, Eytan R, et al, 2017. The Road Ahead. Trends Mol Med, 23(10):874-898.

Gerhards NM, Rottenberg S, 2018. New tools for old drugs: functional genetic screens to optimize current chemotherapy. Drug Resist Updat, 36:30-46.

Ling A, Gruener RF, Fessler J, et al, 2018. More than fishing for a cure: the promises and pitfalls of high throughput cancer cell line screens. Pharmacol Ther, 191:178-189.

Pauli C, Hopkins BD, Prandi D, et al, 2017. Personalized in vitro and in vivo cancer models to guide precision medicine. Cancer Discov, 7(5):462-477.

Rahman R, Dhruba SR, Matlock K, et al, 2019. Evaluating the consistency of large-scale pharmacogenomic studies. Brief Bioinform, 20(5):1734-1753.

Williams SP, McDermott U, 2017. The pursuit of therapeutic biomarkers with high-throughput cancer cell drug screens. Cell Chem Biol, 24(9):1066-1074.

第 14 章

肿瘤异质性与精准治疗

第一节　肿瘤异质性的含义

肿瘤异质性是指肿瘤在基因和表观图谱、细胞形态、组织病理、生长速度、转移特性、分化标记等方面存在的差异和多样性,以上特征可以相互独立变化(如基因稳定的肿瘤表现出高表观遗传变异性),也可以以紧密相连的方式变化(如基因和表观遗传改变共同定义表型特征,代谢异质性引起表观异质性)。并且,肿瘤微环境(TME)中存在多种非肿瘤细胞包括(但不限于)间质细胞、内皮细胞和免疫细胞,各种细胞组分的丰度、定位和功能定位会随着空间和时间的变化而变化,从而影响肿瘤异质性。肿瘤异质性包括时间和空间上的异质性,是恶性肿瘤发生发展过程中一个普遍而重要的特征,给肿瘤的诊断、治疗带来了巨大的挑战。

一、空间异质性

1.肿瘤细胞异质性

起源于不同组织或细胞类型的肿瘤在基因组、表观上的图谱不同,细胞功能状态,如增殖速度、侵袭转移能力存在差异,且对细胞毒性治疗、靶向治疗和免疫治疗等的反应也各不相同。原发肿瘤的起源常是影响治疗方案的重要因素。例如,在结直肠癌细胞中常发生 Apc 突变,N-myc 扩增在神经母细胞瘤中常发现。内分泌和外分泌胰腺肿瘤在其突变谱和临床行为上表现出相当大的差异。结直肠癌细胞对 BRAF(V600E)抑制剂的敏感度低于黑色素瘤细胞。此外,即使起源于相同组织和细胞类型,来源不同患者的肿瘤,也能观察到上述从基因、表观到表型功能和治疗敏感度的不同。

基于肿瘤的异质性可以将肿瘤分为不同的亚型。例如,乳腺癌通常是根据激素受体的表达及 *HER2* 基因(也称为 *ERBB2*)的扩增及其

蛋白的表达来分类的。而根据突变、拷贝数变化、蛋白质或 RNA 表达谱或基因组不稳定性的模式可以预测患者的预后或对药物的敏感度。例如,约 10% 的肺癌存在 EGFR 激活突变,适用小分子 EGFR 抑制剂治疗。然而,新一代测序的最新进展显示,肿瘤遗传异质性比预期的要高,很少有超过 10% 的组织出现相同的突变。此外,同一基因可能会受到点突变、DNA 甲基化、拷贝数改变或这 3 种因素组合的影响,需要用综合的方法来分析癌症基因组中的体细胞畸变。

而同一肿瘤内部,各个肿瘤细胞之间也存在异质性。例如,在同一个肝癌组织的不同区域取样进行分析,发现不同区域样品中的遗传变异、表面分子标志和细胞功能状态等均存在差异。目前的研究常根据肿瘤细胞在表型或功能上的差异将肿瘤组织内的肿瘤细胞分为不同的亚群。例如,神经胶质瘤细胞依据葡萄糖摄取速度及 cAMP、cGMP 含量的不同可分为不同亚群。针对特定亚群的干预方法可能实现对肿瘤的精准治疗。

另外,某些肿瘤组织内部的差异还体现在肿瘤组织内部的细胞存在一定的层级关系,即符合肿瘤干细胞理论模型,如 AML、胶质瘤和成神经管细胞瘤等。肿瘤中共存分化状态和干性潜力不同的恶性细胞亚群,这些亚群的相对丰度在不同肿瘤类型或相同类型的癌症中差异明显。其中有一群肿瘤干细胞,具有自我更新和多项潜能性,可以演化成表型不同的细胞群,具有强致癌性,对治疗的抵抗强,是癌症复发的重要原因。此外,这种癌细胞亚群显示出独特的免疫原性潜力,至少在胶质瘤中,能够在表型状态之间切换。之前的研究认为,只要靶向肿瘤干细胞,即可彻底治

疗肿瘤。而最新的研究发现，肿瘤细胞具有很强的可塑性，肿瘤干细胞和非干细胞之间在一定条件下可以相互转化，进一步增加了肿瘤内部的异质性和复杂性。相应提出的新的治疗策略是不仅靶向肿瘤干细胞，而且靶向所有的肿瘤细胞。

2. 肿瘤微环境异质性

肿瘤是一个复杂的生态系统，肿瘤组织中除了肿瘤细胞，还存在多种非肿瘤细胞如肿瘤相关成纤维细胞、血管内皮细胞、脂肪细胞、各种免疫细胞，肿瘤周围还有正常细胞，以上构成了复杂的肿瘤微环境（TME）。不同肿瘤组织或同一肿瘤组织不同区域的微环境在组成成分、血管分布、代谢状态、免疫状态，以及各类细胞之间的相互作用等方面均存在差异。例如，只有部分患者对免疫治疗起反应，可能与肿瘤浸润免疫细胞（TIL）的数量有关。TIL 多的被称为"热肿瘤"，反之没有或免疫细胞浸润少的被称为"冷肿瘤"。"热肿瘤"通常对现有的 PD-1/PD-L1 等免疫治疗响应更好。而随着单细胞测序技术的发展，对 TME 中免疫细胞发状态和特征的描述越来越精细，显示出巨大的异质性和复杂性。例如，肿瘤相关巨噬细胞（TAM）原来被简单地分为促炎的 M1 型和抑炎的 M2 型，现在被描述为包括从 M1 型至 M2 型的一系列连续功能状态的各种亚群。同样地，肿瘤中浸润的杀伤性 T 细胞原来分为激活型和耗竭型，现在的研究发现各个亚群是以一种连续的功能状态共存。目前，已经确定了 TME 中大量的免疫细胞亚型，每一种都表现出独特的功能和空间景观，并与特定的临床参数相关。例如，在一些肿瘤中，如肉瘤、黑色素瘤、肾细胞癌，三级淋巴样结构（TLS）被发现是启动抗癌免疫的关键位点，对疾病预后有明显影响。

二、时间异质性

1. 肿瘤发生发展过程中的动态变化

肿瘤的发生、发展是一个动态的过程，处于不同阶段的肿瘤可能面临不同的生物选择压力，使得肿瘤多样性随时间动态变化。例如，与早期肿瘤相比，晚期肿瘤可能因营养物质不足，缺氧的选择压力，侵袭和血管生成能力增强。在乳腺癌细胞表面受体的研究中发现，很

大比例的乳腺癌患者中的雌激素受体、孕激素受体、人表皮生长因子受体 -2（EGFR-2）会发生转变，从阳性转为阴性，或由阴性转化为阳性，这些肿瘤异质性的表现可能导致患者治疗抵抗及无效的药物应用。此外，肿瘤转移的过程也是肿瘤细胞在表型和功能等方面不断变化的动态过程。例如，原发灶的肿瘤细胞为了扩散到血管会先发生 Epithelial-Mesenchymal Transition（EMT），然后通过血液循环转移到其他部位，在转移部位定植的过程中又会发生 Mesenchymal-Epithelial Transition（MET）。随着在转移部位的定植过程中，转移灶的肿瘤细胞与微环境相互作用，在基因、表观、代谢等方面进一步发生变化，与原发灶的肿瘤细胞相比，产生巨大的差异。目前的研究发现，针对转移过程中或转移灶肿瘤细胞一些特有的基因表型或代谢特点等可以靶向肿瘤的转移。并且，TME 也会随着肿瘤进展发生动态演化。一项单细胞 RNA-Seq 研究显示，在从非侵袭性异型增生发展到侵袭性胰腺导管腺癌过程中，TME 的细胞组成存在明显变化，包括杀伤性 T 细胞（CTL）和树突状细胞（DC）的减少，以及骨髓源性抑制细胞（MDSC）和肿瘤相关成纤维细胞（CAF）特定亚群等免疫抑制细胞的积累。

2. 肿瘤治疗过程中的动态变化

在治疗肿瘤的过程中，各种治疗方法对肿瘤细胞造成选择压力，促进肿瘤不断发生进化，产生与治疗前不同的克隆亚群。一项乳腺癌的研究发现，患者在接受 PI（3）Kα 抑制剂 BYL719 治疗后，与治疗前的肿瘤相比，对 BYL719 产生抵抗的病变位点出现了额外的与原拷贝不同的 PTEN 基因变化，而治疗前肿瘤中发现的 PIK3CA 突变却已检测不到。在一项肺癌的研究中，研究人员使用单细胞 RNA 测序对来自 30 例患者的 49 份样本进行了分析，包括靶向治疗前、药物响应及获得性耐药 3 个不同阶段的肺癌样本，发现不同阶段肿瘤细胞的基因表达谱特征不同，多达 2000 个基因的表达存在差异。并且，除了肿瘤细胞，相应的肿瘤微环境也发生变化，与治疗之前或疾病进展相比，残留病灶中促进炎症发生的信号通路上调。

第二节 肿瘤异质性的来源

肿瘤在空间和时间上的演变依赖多个因素（包括克隆进化选择、基因组不稳定性和可塑性，以及肿瘤微环境塑造等）的多向相互作用，是肿瘤异质性的主要来源。

一、进化选择是驱动因素

长期以来，肿瘤异质性一直被认为是进化过程在癌症发展过程中发挥作用的证据。在肿瘤发生、进展过程中，肿瘤细胞经历各种压力、突变到适应，是一个自然选择的过程，这也是肿瘤异质性产生的原因之一。同时，肿瘤的克隆多样性又为肿瘤进化提供了丰富的基因和表观遗传物质基础，两者相互促进，共同塑造肿瘤的基因和表型特征。在多种肿瘤中包括乳腺、前列腺、胰腺和透明细胞肾细胞癌等都发现了肿瘤进化和异质性相互促进的现象。

二、基因组不稳定性、可塑性（干性）是能力基础

基因组不稳定性是大多数肿瘤的一种异常状态，是肿瘤在各种压力的选择下不断发生进化的重要原因之一。肿瘤细胞具有较高的体细胞基因组畸变率，从点突变，基因缺失、异位或扩增，到染色体非整倍突变等，使癌细胞特别容易积累基因改变，是肿瘤异质性的主要来源。基于基因组的不稳定性，肿瘤细胞在不同的压力选择下，进化出适应性的克隆群，从而影响预后和治疗反应。例如，肿瘤进化中最早的事件是由特定的基因组畸变推动的，这可能对肿瘤间的异质性产生深远的影响。例如，ESR1 和 ERBB2 扩增分别导致 ER 和人表皮生长因子受体 2 （HER2）过表达，ESR1 和 ERBB2 扩增也可以同时出现，伴随或不伴随 PR 的过表达，这些可能是驱动乳腺癌发生的早期事件。以 ER、PR 和 HER2 状态为基础，将乳腺癌分为不同的亚型，对预后和药物反应进行预测，极大改变了临床实践和患者预后。

除了基因组畸变，肿瘤细胞的可塑性是肿瘤实现进化和产生异质性的又一重要的基础。在肿瘤发展过程中，癌细胞面临着缺氧、营养匮乏、空间受限等多种生长和生存挑战，以及来自免疫监测和治疗的敌对攻击。由于肿瘤细胞的可塑性，即使没有发生基因突变，肿瘤细胞可以通过表观修饰、代谢适应等方式介导表型和状态的多样性，以适应这些压力的挑战，从而促进肿瘤异质性，转移和治疗耐药性。例如，利用皮肤癌和乳腺癌的基因小鼠模型，通过筛查数百个单克隆抗体识别细胞表面分子及进行单细胞 RNA 测序，发现皮肤癌和乳腺癌组织中至少存在 7 种 EMT 状态不同的癌细胞亚群：从完全上皮化（分化）到完全的间充质化（未分化）状态，中间是各种混合型状态，而处于混合型 EMT 状态的癌细胞导致癌症转移。而在黑色素瘤中，尽管获得性突变部分导致了治疗耐药性，但越来越多的证据表明，黑色素瘤细胞能通过"表型切换"来适应治疗压力。同样，在乳腺癌中，药物耐受性细胞群可以通过染色质结构的动态重塑或全基因组增强子重编程，从而触发不同的细胞状态转变来产生，而不是通过达尔文选择已经存在的亚群。肿瘤细胞的代谢可塑性近年来受到越来越多的关注。从早期发现的有氧糖酵解（Warburg 效应）到谷氨酰胺和脂质代谢重编程，已经发现了许多癌细胞和正常细胞之间的代谢差异。然而，目前大多数针对肿瘤特异性代谢的治疗策略都被证明是不成功的，潜在的原因可能是癌细胞的代谢可塑性。当原始的代谢途径被阻断时，癌细胞可以通过多种代偿机制来克服代谢扰动，包括改变代谢酶的表达、代谢途径的切换及循环营养素的摄取等。

另外，符合肿瘤干细胞模型的肿瘤中，肿瘤干细胞具有可塑性，当其向非干细胞分化时会产生肿瘤异质性。最新的研究发现，在一定的条件下肿瘤细胞可以转变为肿瘤干细胞。肿瘤干细胞与非干细胞之间的相互转化，进一步增加了肿瘤的异质性。

此外，基因组畸变与可塑性之间也存在相互作用。首先，代谢的变化给细胞带来压力，在压力应激情况下，肿瘤细胞可以通过多种机制诱发突变，如过量的活性氧（ROS）影响 DNA 修复机制；产生的各种代谢物（如乙酰辅酶 a 和 α-酮戊二酸）可调节细胞核内的酶活性，影响表观遗传信号，从而诱发突变，增加遗传变异，促进适应。癌症中不同类型的代谢应激可诱发不同类型的畸

变。例如，在结直肠癌细胞系中，葡萄糖剥夺可以选择具有致癌基因 KRAS 突变的细胞。在小鼠肿瘤细胞中，缺氧可以诱导体细胞拷贝数变化和染色体重排。其次，在肿瘤发生的早期阶段，甚至在驱动突变出现之前，表观遗传调节因子（如 IGF2、WNT/β-catenin signalling），表观遗传修饰基因，如那些参与染色质重塑、DNA 甲基化和组蛋白修饰的基因（如 PRDM9、ARID、DNMT 和 HDAC），或在更上游起作用、感知和响应细胞环境因子的基因（如 APC、KRAS、STAT3 和 CTCF）经常发生突变，与癌症进展密切相关。基于基因组畸变与表观、代谢可塑性之间的相互作用，合成致死的概念不仅可以应用到突变之间的相互作用，还可以应用到细胞的表型状态与基因畸变之间的相互作用。例如，癌细胞 ROS 的产生增加，促进肿瘤进展，但也提供了靶向肿瘤的机会，因为过量的 ROS 可以触发凋亡和（或）增加突变率。因此，对高 ROS 肿瘤，通过增加其 ROS 的产生并干预基因损伤修复机制，可以诱导合成致死的效果。因此，更好地理解肿瘤进化的不同阶段的相互作用，不仅是突变之间的相互作用，还是突变和表型可塑性之间的相互作用，可能导致新的、有效的治疗方法。

三、环境是模板

肿瘤是复杂的生态系统，伴随着肿瘤的发生和进展，肿瘤微环境（包括内皮、间质、免疫等成分）也处于动态变化中，微环境与肿瘤细胞之间的相互作用共同促进了肿瘤的异质性。肿瘤细胞的基因表达和表型差异影响微环境中其他细胞的组成和功能，反之亦然。例如，肺癌和肝癌的基因组和转录组学研究表明，具有不同转录调控和增殖率的肿瘤区域通常表现出 T 细胞浸润或激活的异质性模式。同样，肿瘤细胞的代谢异质性会影响免疫细胞的定位和功能。例如，高度糖酵解的癌细胞可以分泌更多的乳酸，从而发挥免疫抑制作

用。相应地，多区域单细胞 RNA 测序在空间和时间维度上检测到肿瘤细胞中与免疫相关的基因有相当程度的转录异质性。

并且，肿瘤细胞与微环境中的非恶性细胞通过平行进化的方式，重塑肿瘤微环境，促进肿瘤进展。例如，在非小细胞肺癌（NSCLC）中，体细胞突变和免疫编辑共同驱动了广泛的异质性。一方面，肿瘤细胞的非同义突变的数量影响 T 细胞抗原受体（TCR）图谱；另一方面，在癌症发生早期，免疫微环境对癌细胞施加了强大的选择压力，导致癌细胞在免疫逃逸方面发生进化，包括新抗原基因拷贝数减少或启动子甲基化，抗原呈递机制缺陷等。

四、肿瘤内、外不同群体互相协作是需要

肿瘤中包含有一些存在遗传或表型差异的细胞亚群，这些亚群之间不仅相互竞争，还相互协作，共同促进肿瘤进展。例如，一项乳腺癌的研究发现，在一组 Wnt1 诱导的乳腺肿瘤中基底细胞的 Hras 基因包含一种有力的癌症驱动突变，而在癌性管腔细胞中未检测到这种突变。这表明肿瘤中这 2 种分化谱系代表了不同的肿瘤亚克隆。这 2 种亚克隆相互依存，并且这 2 种亚克隆共存是肿瘤形成的必要条件，因为当将任何一种细胞类型移植到小鼠体内时不能自身生成肿瘤，而组合移植 2 种细胞类型则具有高致瘤性。一项单细胞 RNA 测序与空间转录组学相结合的分析发现，皮肤鳞状细胞癌生长的前沿有一群肿瘤特异性角化细胞（TSK）的细胞亚群，表达特定的基因。这群细胞不仅与其他癌细胞交流，刺激它们分裂和扩散，还与周围的非恶性细胞交流，招募特定的细胞类型到癌症部位，包括调节性 T 细胞（Treg）、癌症相关成纤维细胞、内皮细胞等，从而抑制抗肿瘤免疫并促进肿瘤转移。

第三节　异质性对疾病、诊断和治疗的影响

一、异质性促进肿瘤侵袭、转移

肿瘤的异质状态不仅为其在侵袭、转移过程中适应各种压力环境提供条件，还促进了不同肿瘤细胞亚群之间以及肿瘤与非肿瘤细胞间的相互

协作。例如，转移是一个多步骤的过程，癌细胞在转移过程中利用不同的 EMT 状态来适应不同的环境。在转移的最初阶段，EMT 状态帮助肿瘤细胞侵入和扩散到循环中；一旦到达转移部位，切换成 MET 状态则会促进肿瘤细胞的定植。在

肿瘤侵袭过程中，存在"前导细胞"和"跟随细胞"，这2种肿瘤细胞的迁移率和存活率相互依赖，它们在肿瘤侵袭转移过程中相互协作。此外，在扩散细胞形成远处转移之前，转移部位必须预先准备好。亚克隆之间的合作有助于这一效果，一个细胞群释放细胞因子，另一个亚群负责扩散到循环中。

二、异质性为诊治带来的挑战

肿瘤异质性增加了恶性细胞在化疗、放疗和靶向抗癌药物中存活的可能性，是耐药和复发产生的重要原因。在各种治疗方法的压力下，异质性增加了出现（或选择）耐治疗克隆的机会。这些亚克隆可以预先存在于未治疗的肿瘤内，即异质性驱动的内在耐药性，例如，靶基因的突变频率或表达水平多样性，如 KRAS 亚克隆突变，EGFR 或 ERBB2 拷贝数扩增异质性；传统放、化疗法所触发或抑制的细胞保护机制的差异；代谢谱、增殖潜力、分化表型等差异，导致不同细胞亚群对治疗的敏感度不同。此外，耐药克隆也可由治疗选择获得，即异质性驱动的获得性耐药，如由可塑性介导的有利于遗传或表观遗传逃逸机制，包括靶标下调、次级突变、旁路信号通路激活和诱导干细胞样表型等，与靶向抗癌药物包括 ALK、BRAF、EGFR、PARP1 或 PI3K 抑制剂等的耐药性有关。

异质性对各种免疫疗法的疗效也有重大影响。DNA 错配修复机制（MMR）缺陷、的肿瘤对免疫检查点抑制剂（ICI）异常敏感，然而，并非所有 MMR 缺陷的肿瘤都对 ICI 有反应，其中微卫星不稳定性（MSI-H）多样性和 CTL 浸润的差异，以及可塑性介导的代谢转变和免疫编辑，可能是导致 MMR 缺陷肿瘤对 ICI 敏感度不同的原因。

除了影响疗效以外，肿瘤异质性还会引起临床使用的疾病预后预测因子的混淆。例如，肿瘤突变负荷（tumor mutational burden，TMB）通常用于预测 ICI 在多种癌症类型的疗效，但 TMB 升高的肿瘤显示对治疗反应的异质性：一些 TMB 有限的肿瘤可通过免疫检查点抑制剂有效控制；具有高 TMB 的肿瘤也不一定都对免疫检查点抑制剂应答。影响 TMB 预测性的异质性相关因素包括突变的类型、发生率、来源、质量和区域表达水平，非整倍体程度、CTL 浸润数量，表观遗传改变和染色质重塑引起免疫基因的表达差异，代谢重塑影响的抗原呈递和免疫效应功能等。

此外，肿瘤异质性还影响患者的预后。肿瘤内异质性低与患者预后好之间存在相关性。相比于 TMB 等因素，肿瘤内异质性对肿瘤生长和免疫治疗的效果起到了更为决定性的作用。肿瘤内异质性越高，免疫系统抗癌的能力就越容易被抑制，癌症进展的更快。

第四节　异质性的研究方法

早期检测肿瘤异质性的手段主要是病理组织分型和分级，基于某些特定基因、蛋白进行分析。这些检测手段主要包括等位基因丢失、荧光原位杂交（fluorescence in situ hybridization，FISH）、免疫组化（荧光）等，其优点在于能够简单、直接地分析特定基因、蛋白在肿瘤演进中的作用，并对某些特殊的肿瘤有效，缺点在于关注的靶点有限，可能忽略潜在的、未知的重要差异，低估肿瘤异质性的程度及方式。后续发展的对整个基因组的分析主要包括核型分析及基因组拷贝数目分析等，优势在于能够发现一些潜在的、未知的重要变异。

随着新一代测序和各种组学分析技术的不断成熟，使得对肿瘤异质性的理解更为全面，能够发现更多潜在的、用传统方法不易发现的重要变异，

但是针对的样本是一群细胞或一块组织，所获得的数据反映的是共存状态的相对丰度，而不是特定亚群的独特状态，掩盖了异质性的重要方面。

近年发展起来的单细胞测序技术的应用为更有效地研究肿瘤异质性的特征提供了一个有力的手段。目前，单细胞技术已与各种组学分析包括转录组（scRNA-Seq、snRNA-Seq）、染色质可及性（scATAC-Seq）、DNA 甲基化（scDNAme-Seq），细胞表面蛋白表达谱（CyTOF，CITE-Seq）等结合，获得了在肿瘤谱系、干细胞分化、肿瘤分类、转移、微环境组成和治疗反应等方面的新见解。

单细胞测序技术相比以往的方法能更精准无偏倚的对细胞进行分群，使分析稀有但临床意义重大的细胞亚群成为可能，尤其是特定时空环境下的细胞。例如，原发肿瘤的单细胞图谱可能揭

示了促进转移的细胞状态。EMT 常被认为是促进转移的机制，但仍然存在争议，主要是因为 EMT 只在研究模型中被描述，难以在患者样本中体现。ScRNA-Seq 研究现在提供了一种改进的能力，可以直接在临床标本中评估 EMT 的确切模式。在头颈部鳞状细胞癌（HNSCC）中，scRNA-Seq 在肿瘤侵袭边缘鉴定了一群具有 EMT 样状态的细胞，受肿瘤相关成纤维细胞（CAF）调节，并在转移患者中富集。此外，肿瘤对治疗的反应受到克隆选择、可塑性、TME 中的恶性细胞和非恶性细胞的相互作用等影响。以往对一大群细胞或一块组织的分析，很难将这些复杂的效应梳理开来，但 scRNA-Seq 可能为解剖这些效应提供了适当的解决方案。在 BRAF 突变的黑色素瘤中，scRNA-Seq 在治疗前的样本中识别出与耐药性相关的细胞亚群，进一步的体外单细胞研究表明，该亚群随着治疗的过程增加，并且是由克隆选择和药物诱导的表观遗传重编程两种效应共同导致，这可能有助于解释黑色素瘤对 BRAF 抑制剂的广泛耐药性。同样地，在非小细胞肺癌（NSCLC）、乳腺癌、前列腺癌中，通过单细胞测序技术均发现了导致耐药的细胞亚群。

虽然已有的研究证实单细胞异质性研究具有识别临床肿瘤诊断性标志物和治疗靶点的价值，但该方法应用于临床研究仍有很多局限之处。因此，使用多维的、多层次的及多种手段交互的方法，进行系统深入研究，将帮助人们更好地理解肿瘤异质性对于整体生物学功能及疾病表型的影响。

第五节　针对异质性的解决方案

一、分层、联合治疗

根据肿瘤的异质性，每个患者的肿瘤都是不同的，如何定制个体化的治疗方案直接影响治疗的效果和患者的预后。目前的一个策略是根据药物反应的分子标记或生物标记对患者进行适当的分层，以提高癌症治疗的效果。我们对异质性的理解是随着时间的推移而不断发展的，然后在患者分层方面转化为临床，并最终改进治疗策略。其中，乳腺癌提供了一个较好的例子。早期基于肿瘤间形态异质性的研究形成了组织学分级系统，并首次确定了肿瘤间的异质性。根据起源不同，分类为导管癌或小叶癌。根据癌细胞是否扩散（浸润）到周围组织，肿瘤可以进一步分为原位癌和浸润性癌。随着对乳腺癌认识的加深，分类范围扩大到分子层面，包括与乳腺癌最相关的分子特征：激素受体（ER、PR）和 HER2 表达或缺失。这个分子分型具有重要的临床意义，以此为基础制订相应的治疗方案：应用雌激素通路的抑制剂治疗 ER+/PR+ 的乳腺癌，应用抗 HER2 治疗 HER2+ 的乳腺癌，均取得了明显的疗效，极大改善了患者的预后。随着大规模测序技术的提高，对乳腺癌亚型的分类从病理分析转向了基于基因组的分型方法。而随着蛋白质组、代谢组等多种组学的发展，由早期基于单项参数的分类方法已经演变为复杂的整合方法，旨在多个水平上捕获肿瘤的异质性，最终定制针对特定亚型的治疗策略。值得注意的是，尽管耐药机制在基因表型上是异质的，但它们在功能上可能都依赖相同的关键信号通路。例如，在乳腺癌和卵巢癌中，虽然有许多机制导致 PARP 抑制剂耐药，其中有依赖 BRCA1 的，也有不依赖 BRCA1 的（如 53BP1/ REV7 丢失），但是都是通过重新获得同源重组活性的能力导致耐药，这表明寻找影响疾病进展的关键功能性生物标志物可能是一个解决方案。

此外，耐药的出现几乎是所有单药靶向治疗的必然结果，联合治疗提供了一种解决的策略。其中一种方案是联合使用不同作用机制的药物，从而增加对肿瘤细胞的杀伤，同时减少对机体的毒副作用，并降低产生耐药的可能性。例如，一些传统的放化疗方法已被证明可以增强抗肿瘤 T 细胞的活性和功能，与 PD-1/PD-L1 抑制剂联合使用是具有潜力的治疗方法。另一种方案是用阻断肿瘤产生耐药性的特定机制的药物来治疗患者，然后再用产生耐药性的药物对进行治疗。这种联合疗法可能会使患者对原来的治疗"重新敏感"。例如，尽管 B-Raf 和 MEK 抑制剂在 B-Raf 或 Ras 突变的 MAPK 依赖性肿瘤的早期治疗中显示了强大的活性，但是不久就会因获得性耐药而失去疗效。针对获得性耐药产生的机制，Raf-MEK-ERK 通路内关键靶标联合应用，或 B-Raf 和 MEK 抑制剂联合其他信号通路如 PI3K、TGF-b、EMT 抑制剂等，均取得了良好的效果。

二、动态监测

由于肿瘤异质性的时空变化非常明显，如果能够对肿瘤内的多个部位在多个时间点进行动态检测，就有可能鉴定出不同阶段对肿瘤进展起关键作用的靶标，从而为个体化治疗提供重要线索，这正是精准医疗的目标。例如，近年来迅速发展的免疫治疗，对于其治疗反应的异质性研究已成为热点。相比于传统治疗，免疫治疗的复杂性和未知性，受多重因素影响，包括肿瘤细胞和肿瘤免疫微环境等，机制和过程复杂，特别是肿瘤"假性进展""超进展"的问题不断被人关注，这给临床医师在选择合适患者、做出正确临床决策时带来了不小的挑战。现有的研究表明肿瘤组织 PD-L1 表达水平、肿瘤突变负荷（TMB）、肿瘤浸润淋巴细胞（TIL）、外周血相关指标等多个因素可作为免疫治疗疗效预测指标。因此，需要通过动态微（无）创方法检测这些生物标志物，监测免疫治疗疗效，进而指导临床决策。目前动态监测方法包括采用抗体影像学方法动态检测肿瘤 PD-L1 表达情况，动态检测 TIL 水平连续检测 CTC、ctDNA 及 ctDNA TMB 等，以及监测外周血 LDH、淋巴细胞、细胞因子水平等等，其中一些研究结果提示可以用于免疫治疗的疗效评估，但是可行性还需要进行大样本的临床实践来证实。除了免疫治疗，动态监测对于传统放化疗、靶向治疗的疗效评估，以及复发转移的预测也具有重要的意义。肿瘤细胞进入外周血循环是肿瘤发生远处转移的先决条件，因此在外周血中检测到肿瘤细胞预示着有发生肿瘤远处转移的可能。通过动态监测外周血中 CTC、ctDNA 等的变化达到实时监测肿瘤动态的目的，从而为肿瘤患者的个体化精准治疗提供帮助。

三、PDX 模拟

目前用于肿瘤研究的模型大多是基于单一克隆的细胞系，即使是类器官模型也是来源于单细胞，不太适合模拟肿瘤内的异质性。PDX 模型是一种将肿瘤患者的肿瘤组织移植至重症免疫缺陷型小鼠（NSG）体内，并使肿瘤组织在小鼠体内生长而构建成的一种肿瘤模型，不经过任何人工培养，保留了原发肿瘤的组织结构和分子特征，如组织病理特征、临床标志物表达及转移能力，以及染色体突变、基因表达和突变谱等。所

以，PDX 模型能更好地模拟肿瘤内细胞的异质性。PDX 模型药效评价结果与临床相似度达 87% 以上（细胞系只有 5%）。所以，现在越来越多的医药企业及研究人员开始选择 PDX 模型来做药效评价实验，并通过 PDX 模型与临床患者做同步用药实验，利用 PDX 模型做相应的回顾性实验。例如，在非小细胞肺癌中，PDX 模型被应用于检测 3 个最常使用的一线化疗药物的疗效。结果显示约 2/3 的非小细胞肺癌患者对一线化疗药物敏感，而另外的 1/3 患者出现抵抗现象。患者对所有的化疗方案的敏感度不同，一些患者对一种化疗方案敏感而对另外的化疗方案不敏感，这表明存在潜在的个体化方案选择。类似地，在前列腺癌治疗中也发现了个体化化疗 PDX 模型的潜在用途。

不仅如此，细胞系异种移植物模型基本不具有原始癌症标本来源的组织结构，这就导致它不能准确地代表癌细胞与在原始恶性组织中存在的各种微环境之间复杂的生化与物理关系。而 PDX 模型则维持了原始肿瘤的微环境，包括肿瘤微环境中原始肿瘤的基质，以及模拟细胞 - 细胞间的相互作用。但是 PDX 模型也有一定的局限性，必须使用免疫缺陷的宿主肿瘤细胞进行种植和转移，在监测免疫介导的药物（包括疫苗和免疫调节剂，如抗 PD-1）或药物发挥作用需要激活免疫原件的药物（如抗 CD40 抗体）时受到限制。目前，有一些"个体化免疫"小鼠，通过提取癌症患者骨髓中的造血干细胞而重建其完善的免疫系统，可能提供新的模型，用于观察自体免疫反应的作用。这些模型可以允许对免疫系统或基质成分的药物进行检测。

四、靶向肿瘤异质性

肿瘤异质性是肿瘤抵抗治疗和进展的重要因素，因此肿瘤的异质性也是一个潜在的治疗靶点。

首先，我们可以靶向异质性的来源，有 2 种方法，第一种方法是针对高异质性的肿瘤，进一步提高其异质性，使得超出肿瘤细胞耐受的范围，从而诱导其死亡。例如，各种针对有丝分裂分子机制组成部分的药物，如激酶单极纺锤体 1（MPS1）、激光激酶（Aurora）等，通过加重染色体不稳定性，促进癌细胞死亡。对于 *BRCA1* 或 *BRCA2* 基因缺陷的肿瘤，应用 PARP 抑制剂，抑制肿瘤细胞 DNA 损伤修复，从而促进肿瘤细胞

发生凋亡，还可增强放疗及烷化剂和铂类药物化疗的疗效。第二种方法是对于异质性有限的肿瘤，进一步减少其异质性可能对治疗有益。例如，应用表观调节机制的药物，或靶向促进异质性的细胞亚群（如肿瘤干细胞、转移起始细胞等）。例如，BET 蛋白 BRD4 能与超级增强子结合，促进癌基因的转录，维持肿瘤干细胞的干性，BRD4 抑制剂在多种肿瘤体内或体外实验中均展示出较好的抗肿瘤活性。

其次，通过使用引起免疫原性细胞死亡（ICD）的药物或病毒对癌细胞进行相对非选择性的细胞溶解或溶瘤，从而促进肿瘤细胞死亡。死亡的癌细胞在 TME 中释放大量的抗原、危险信号和细胞因子，可能导致有效的多表位免疫应答的激活。溶瘤病毒（OV）可能对高 ITH 的肿瘤特别有效，因为它们对癌细胞具有非特异性的趋向性，然而，OV 作为独立治疗药物的疗效有限，而与 ICI 的组合方案似乎能有效地根除肿瘤，已有一些进入临床试验。类似的，用阳离子多肽也可以溶解癌细胞。与正常细胞相比，肿瘤外层细胞膜表面通常高表达一些荷负电的物质及胆固醇的缺失和恶性肿瘤细胞表面微绒毛数量的增加

（分别会造成细胞膜流动性和表面积的增加）会导致阳离子多肽特异性结合肿瘤细胞，并通过细胞膜溶解机制对其进行杀伤。特别是在高异质性（通常在 DNA 修复方面显示缺陷）的癌症中，阳离子多肽和放射治疗，被证明可以有效诱导 ICD，导致释放大量抗原、危险信号，并启动 CTL 介导的抗癌免疫。

此外，T 细胞疗法，尤其是嵌合抗原受体 T 细胞免疫疗法（chimeric antigen receptor T-cell immunotherapy，CAR-T）在一定程度上可以克服肿瘤异质性引起的治疗抵抗。CAR-T 是通过基因工程技术，将 T 细胞激活，并装上定位导航装置 CAR（肿瘤嵌合抗原受体），专门识别体内肿瘤细胞，并通过免疫作用释放大量的多种效应因子，能高效地杀灭肿瘤细胞，靶向 CD19、CD22 的 CAR19 T 和 CAR22 T 疗法，对 B 细胞白血病和淋巴瘤的治疗有了明显的改善。抗原丢失是导致对 CAR-T 细胞产生耐药性的一个重要原因，而低剂量放疗可引起 CAR-T 细胞对恶性细胞死亡受体上调的抗原非依赖性杀伤，这可能是克服肿瘤异质性引起的抗原丢失的一个有前途的策略。

第六节　结　　语

尽管肿瘤大多具有一些共同的特点，如基因组不稳定，无限的增殖潜力，侵袭和转移性，以及逃避免疫攻击等，但越来越多的人认识到，肿瘤是一个复杂、多样且动态变化的生态系统，肿瘤间与肿瘤内均存在巨大的差异，并且随时间动态变化。异质性是肿瘤的基本特征之一，是导致疾病进展和治疗抵抗的重要因素。肿瘤细胞的进化性、基因组不稳定性和可塑性（干性），以及肿瘤微环境等是造成肿瘤异质性的重要原因。随

着单细胞测序等技术的发展，我们对肿瘤异质性的认识更加深入、全面。针对肿瘤异质性，目前一些治疗策略，如分层诊疗，动态监测，靶向异质性的来源（如肿瘤干细胞）及溶瘤和 T 细胞疗法等取得了一定的疗效。随着现代医学的不断发展，整合多种监（检）测手段和疗法，实现精准的个体化治疗，提升临床治疗效果，将成为未来肿瘤诊疗的发展方向。

（刘　强）

参 考 文 献

Bailey C, Black J RM, Reading J L et al. Tracking Cancer Evolution through the Disease Course. Cancer Discov, 2021, 11: 916-932.

Connor A A, Gallinger S. Pancreatic cancer evolution and heterogeneity: integrating omics and clinical data. Nat Rev Cancer, 2022, 22: 131-142.

Fennell K A, Vassiliadis D, Lam E Y N et al. Non-genetic determinants of malignant clonal fitness at single-cell resolution. Nature, 2022, 601: 125-131.

Vitale I, Shema E, Loi S et al. Intratumoral heterogeneity in cancer progression and response to immunotherapy. Nat Med, 2021, 27: 212-224.

肿瘤精准预防及诊断篇

<table>
<tr><td>第 15 章</td><td>肿瘤的精准预防</td></tr>
</table>

第一节　概　　述

精准预防的概念最早由 Muin J. Khoury 和 James P. Evans 于 2015 年提出，旨在精确量化个体的患病风险，量身定制个性化的预防策略，使个体的健康获益最大化。肿瘤的精准预防是肿瘤精准医学未来的一大发展方向。构成精准预防的基本要素包括精准筛查、精准识别和个性化干预策略等。其中，精准筛查的目的在于发现并验证高危人群的标志或特征，如采集家族史或生活史中的关键信息、筛查肿瘤易感基因、建立生物样本库并关联其他数据库如电子病历系统、基因数据系统，层层筛选得到具有高危人群识别价值、能够最佳权衡敏感度与特异度的指标，如易感基因、血清标志物、阳性家族史、不良生活习惯等。

而精准识别赋予了精准筛查临床实践价值，在上述精准筛查构建的标志物体系的基础上，选取特定危险因素编制成问卷量表，对筛查人群进行个体化的危险指数评分与分级，此结果量化了个体在环境暴露、生活习惯、家族史与个人史等层面的患癌危险度，并针对性地给出进一步诊断或干预的建议。另外，该问卷量表也可实现对庞大的待识别人群进行分流，对其中达到风险阈值者建议行易感基因检测，与现有的易感基因数据库进行匹配，定量输出基因层面的个体风险值，再与问卷量表所得风险评分或其他数据库交互后，最终综合得到全方位的个体化肿瘤危险度。

本章也展望了肿瘤精准预防新技术趋势，如在多组学研究背景下发展的生活方式基因组学和营养基因组学、大规模流行病学研究支持下的"人群影像学"、具有强大图像特征提取与高通量定量分析能力的新型精准影像学技术（如放射组学和分子影像学）、精准且近乎无创的实验室检查（如液体活检技术）等，这些新技术的革新方向均在于应用大数据算法，将现有技术和庞大繁杂的基因数据库建立特异的紧密关联。

上述精准筛查、识别都服务于临床的精准干预。肿瘤精准干预建立在肿瘤"三级预防"体系之上，对个体进行个性化建议和干预措施。具体可从改变易患癌症的生活方式及干预癌症的发生发展两方面进行操作，达到降低肿瘤发病率、预防肿瘤发生的目的，以最大程度提高人群的生活质量、减小医疗经济负担或心理压力、精准投放医疗资源。总之，本章描绘了在精准医学与大数据的时代背景下，经家族史及个人史采集、影像学与实验室检查的逐层筛查与把关、基因数据库及其他数据库的数据互联互通等，最终实现肿瘤预防性精准预防干预的蓝图。

第二节　精准预防技术

一、精准筛查技术

1. 人群队列建设

明确肿瘤发生的内因和外因是筛查、识别高危人群，从而开展有的放矢精准预防的基础，而目前对大部分肿瘤的外因和内因的认识还不充分。认识、明确肿瘤的病因均需要采用流行病学方法确定某暴露因素与肿瘤发生的相关性，分析性研究尤其是队列研究能提供最强的因果推断证据，并进一步指导基础医学研究、临床试验。

队列研究是根据是否暴露于某危险因素将人群分为几个亚组，通过一定时期的随访，跟踪每组的结果并比较差异以确定研究因素对所研究疾病的发生或结果的影响。其主要优点是：①可直接计算暴露于风险因素的发生率和相对危险度（RR）；②可以用来研究由同一暴露因子引起的若干疾病的结果；③样本量一般较大，可以在此基础上建立生物样本库（biobank）和大型数据库；④偏倚一般较小，结果更可靠。精准医学的队列研究，从样本入组，疾病关联信息（基因突变）的筛选，到评价指标（AR、RR、OR、PMR等），均有完善的设计体系。

肿瘤队列一般有2种形式。第一种是健康人群，即对还未得肿瘤的人群展开的队列研究，属于前瞻性队列研究。通过对健康人群队列的长期跟踪，可准确、直接地获得暴露和结果的第一手信息，偏倚少，可靠性高。它还可以研究暴露因素与多种疾病之间的关系，而肿瘤可能只是其中的一种。但前瞻性队列研究需长期随访，耗费精力大，耗时久。队列人群常取自具有相似暴露因素（如生活习惯、饮食习惯）的若干行政区域，部分研究直接从当地现有的人口资料抽样，如体制内登记的在职或离职的公办学校教师或管理者、医务工作者、社区卫生保健工作者等，统计基线信息、选取暴露水平持续、可靠且稳定者组成队列。例如，若要研究饮食习惯对肿瘤发生、发展的影响，研究者可在一段时间内，向某饮食习惯相似的地区发放饮食定量问卷初步招募队列人群，回收问卷后再根据年龄范围、问卷质量（如回答的完整性与肯定性）、饮食习惯持续的时间及其稳定性（如排除既往患有糖尿病、心脑血管疾病、终末期肾

病的人群，考虑到疾病诊断后可能改变其原有的当地饮食习惯，排除既往患有糖尿病、心脑血管疾病、终末期肾病的人群），排除极端答案者（如超出四分位数或5%～95%区间）以提高代表性与外推性。也有相当比例研究的队列来自医院常规体检的健康人群，该方法操作较简便，省时省力，但代表性稍差、偏倚较大。暴露因素及其剂量的确定常用问卷法进行信息采集及随访，问卷内容涵盖人口学信息、身高体重、教育信息、生活爱好（吸烟、喝酒、其他休闲娱乐活动）、体育锻炼、乳汁喂养、既往医疗史、肿瘤家族史，并通过精巧设计的问卷与后续的统计学分析尽可能校正偏倚。

著名的前瞻性队列研究有英国生物样本库（UK biobank），该研究在2006～2010年在22个研究中心采集并储存50万例年龄在40～69岁的志愿者（均被要求完成身心状况的评估问卷）的血液、唾液、尿液样本，并进行基因组测序，入组的人员涵盖了各种不同的社会生活环境，以消除社会经济和种族异质性带来的偏倚，确保了所有暴露的分布是均衡、广泛的，从而能够可靠地判断基线特征与结局之间的关联。目前该队列已收集了肺癌、结直肠癌、前列腺癌、乳腺癌等癌症信息。

针对某一种特定肿瘤开展前瞻性队列研究，此时需确定特定肿瘤源人群，源人群包括特定肿瘤高发地区居民、职业暴露人群、某些特定的肿瘤已知的高危人群等。基于源人群建立高危人群队列是开展肿瘤前瞻性队列研究和精准预防的基础。一般而言，在源人群入组前，需要对人群进行风险分层，构建高危人群的队列，分为以下2种情况：①对于基因主导的瘤种，基因检测、家族史亲密程度决定风险等级，如针对乳腺癌的前瞻性队列若志愿者存在 *BRCA1/2* 基因的突变、亲属有乳腺癌患病史可被认为是高危人群；②对于多因素（包括基因、遗传、环境、生活史）共同参与发病的瘤种，综合问卷评估，其内容涵盖人口学特征、基本信息（性别、年龄、体重、BMI等）、家族史、个人史（饮食、作息、锻炼等行为习惯、烟酒嗜好）、疾病既往史、目前健康状况，如肺癌的前瞻性队列需重点关注志愿者的吸烟史

等。具体的实施步骤为筛查对象逐项填写、专家小组逐项评分、根据基因和环境的不同权重统计得出个体累积风险评分，得到最终的个体相对危险评分、根据截断值筛选出高危人群。特定癌肿的前瞻性队列研究例子——PreCar 项目是由国家肝癌科学中心与和瑞基因等机构联合启动的国家多中心前瞻性队列，用于极早期的肝癌预警标志物的筛查，该项目招募了 10 000 多名肝癌（超过 5000 例肝硬化和超过 5000 例乙型肝炎）高危患者，建立了随访队列。使用高通量测序技术来筛选外周血中肝癌的极早期标志物，这是迄今为止我国最大的肝癌前瞻性队列研究。

　　第二种是对肿瘤患者进行的队列研究。由于此时患者的既往史已经确定，对于研究肿瘤的病因和预防而言，在方法上属于回顾性队列研究。相对于健康人群的队列研究，肿瘤患者的队列研究具有更明确的针对性，能对某一种特定的肿瘤进行分析，并且相对省时、省力，可以帮助人们优化现有的诊疗规范、诊治标准等。缺点是在过去史上存在一定的信息偏倚，另外一般需

在疾病高发地进行研究，否则没有足够多的样本。患者的入组需要通过严格的临床诊断、病理诊断、知情同意等流程，且肿瘤病例通常是新发的。典型的回顾性肿瘤队列，如 Cancer2015 队列项目，千余名新诊断的实体肿瘤患者的肿瘤样本进行了第二代测序，并且均带有详细的健康数据（图 15-1），又如日本 Biobank Japan 项目，现已纳入 47 种疾病，包括肺癌、结肠癌、食管癌、胃癌等，并采用多元逻辑回归的方式探讨肿瘤的高危因素。

　　肿瘤患者的队列研究除了可以构建生物样本库、数据库，还可用于与经典的肿瘤 / 非肿瘤人群对照，发现新的易感基因，此时在流行病学方法上属于病例对照研究。例如，南京医科大学沈洪兵团队对来自不同数据库队列的 27 120 例非小细胞肺癌病例，27 355 例对照病例开展全基因组关联性（GWAS）研究，发现了一系列非小细胞肺癌的新的易感位点。对上述几种不同的人群分析性研究方法的对比概括如表 15-1 所示。

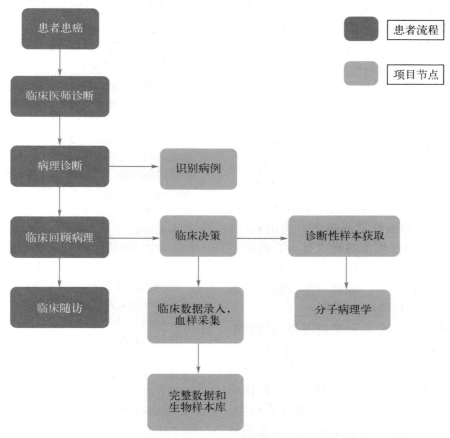

图 15-1　"Cancer2015" 患者招募途径 / 协议示意图

表 15-1　不同队列研究方法的对比

研究类型	对象选择	研究目的	分组依据	研究时间起点	研究方向	优点	缺点
前瞻性队列研究	健康人群	同时研究多种疾病，肿瘤是其中之一	研究开始时的暴露状态	建立队列时	由因及果（前瞻性）	偏倚少，结果可信	长时间随访，费时费力，不适用于发病率低的肿瘤
	尚未患某肿瘤但为某肿瘤高风险者	专门研究某肿瘤	研究开始时的暴露状态，同时需注意风险分层				长时间随访，费时费力，风险分层不一定准确
回顾性队列研究	肿瘤患者、健康人群	专门研究某肿瘤	既往的暴露资料	结局发生后	由因及果（性质上仍为前瞻性）	省时、省力，出结果快	资料未必符合要求，存在偏倚
病例对照研究	肿瘤患者、对照人群	专门研究某肿瘤	是否患肿瘤	结局发生后	由果及因（回顾性）	省时省力，研究罕见肿瘤	存在偏倚，难以判断暴露和结局的先后顺序

2. 家族史、生活史调查

最新的"精准医学"（precision medicine）定义首次明确地将生活方式提高到与基因检测平起平坐的地位。生活方式泛指一切影响个体健康的行为方式，涵盖了饮食、运动、心理健康、不良嗜好、社会支持等方面。根据世界卫生组织的健康公式，人的健康状况受到内外多种因素的影响，其中15%取决于内部的遗传因素，70%以上取决于外部的生活方式及环境。该公式也适用于肿瘤的发病机制：目前肿瘤的发生被认为是细胞在内在遗传易感性的基础上，加之外部促癌因素的影响，导致遗传学（包括表观遗传学）层面发生改变，进而激活致癌信号通路，引起细胞增殖失控，最终形成肿瘤。例如，某肝癌家族史阳性（即携带肝癌易感基因）的慢性乙肝患者（内因），其肝在长期酗酒、服用肝损伤药物（外因）的作用下逐步发生肝硬化，导致肝细胞基因组发生遗传和表观遗传学标记的改变，激活下游致癌信号通路，使肝细胞癌变随后进展为肝癌。

调查家族史与生活史在肿瘤精准预防过程中起到了全面排查内、外因的作用。采集家族史、绘制谱系图能提示潜在高危的遗传因素，详细询问生活环境与个人行为习惯则能对个体或群体的健康状况实行更严密、精准、个性化的全面监测、分析和评估，为后续制订精细化的预防措施提供全方位的依据。

具体而言，采集家族史、生活史时需重点询问的项目如表15-2所示，其中部分关键信息被认为是潜在肿瘤释放的高危信号。

表 15-2　家族史（包括被筛查者/患者及其亲属或亲戚）中需重点采集的关键信息及肿瘤高危信号

重点询问的家庭成员：
①兄弟姊妹（注意区分半同胞或全同胞，即注意询问异父/母同胞的情况）
②子女（注意与婚姻史结合）
③父母与祖父母
家族成员的死亡年龄（年份）及其死因，重点关注猝死史
家族成员的主要疾病史及诊断年龄（年份）
以下5条为家族史中需重点采集的高危关键信息：
①早发肿瘤
②多种重大疾病并存（如肿瘤、动脉瘤）
③多种原发肿瘤并存（如乳腺癌与卵巢癌、两个原发的结肠癌、前列腺癌与结肠癌）
④多名（≥2名）亲属/亲戚患有同一肿瘤，且部位相似或位于同侧
⑤肿瘤的非典型表现，如男性乳腺癌、非吸烟者肺癌
家族中有无近亲结婚史及其后代的疾病史
家族成员及被筛查者的流产史
被筛查者的年龄
主要疾病史及诊断年龄（年份）
重大手术史

续表

环境暴露因素（如烟草、酒精、药物等）

职业暴露因素（如石棉、采矿场）

祖先起源地 / 国家（非必需信息）

采集家族史和个人生活史的目的在于对高危人群进行初筛，虽然在未来有望受到各关联数据库的支持，但目前其筛查的精确性仍与"精准预防"的目标差之甚远。对此，需进一步明确危险因素并量化危险度，其关键步骤在于建立地区性的危险因素条目库与个体特征性危险因素标志物。同时在地区环境因素的背景下，综合考虑遗传、个体生活方式、环境的交互作用，细化个体的风险等级，有效识别亟须干预且效果明确的高危个体并密切随访，实现卫生医疗资源的最大化利用及精准投放。

开展地区性的肿瘤高危人群识别首先需要建立该地的危险因素条目库。危险因素或病因条目库可归于宿主和环境两大类。宿主因素包括遗传、免疫状况、年龄、性别、种族、生理状态、性格及精神状态、行为因素等；环境因素包括生物、物理、化学和社会环境因素。危险因素的发现首先依靠描述性研究，运用逻辑推理建立初步的病因假设，然后通过分析性研究及实验性研究加以验证或排除。

描述性流行病学研究包括临床多病例观察、生态学研究和横断面研究等，常用于对某种疾病的危险因素或自然史知之甚少时。描述性研究是开展流行病学调查的第一步，也是分析性流行病学的基础。它是将已有资料或实地考察所得的资料，按不同地区、时间、人群特征进行分组，直观地对疾病的分布情况进行描述，为危险因素分析提供初步线索，形成病因假设。举例来说，通过在多地开展肝癌发病的横断面调查，绘制出各地肝癌的发病直方图，观察发现江苏启东的肝癌发病率明显高于其他地区，初步设想当地的生活、饮食习惯可能是肝癌发病的一大危险因素。描述性研究旨在确定某些肿瘤是否在某些种族、某些地理区域或某些时间段更多发，其研究结果对后续开展分析性研究具有启发意义。

分析性流行病学主要用于对描述性流行病学提出的初步病因线索或假设进行检验，能探索导致疾病在人群中分布存在差异的原因或影响因素、确定一种或多种暴露与疾病的因果关系，因此又被称为病因学研究。在形式上，可采用前瞻性队列研究或回顾性病例对照研究。前瞻性队列研究通过随访观察暴露组和非暴露组，并比较两组人群在特定时间内某病的发生率有无差异，以判断暴露因素与疾病间是否存在因果关联并确定关联的强度，检验病因假设。例如，要研究感染乙肝与肝癌的关系，可以将乙肝患者设为暴露组，非乙肝患者设为非暴露组，观察 5 ～ 10 年，比较两组肝癌的发生率有无差异。病例对照研究需选取合适的病例组和对照组，分别追溯并比较研究因素的既往暴露情况，同样能够推测疾病与暴露因素之间的关联及其强度。例如，收集一组胃癌患者，同时收集一组非胃癌患者作为对照组，通过查阅病历，对胃癌组和对照组中每位患者的 BMI、吸烟史、饮酒史、慢性胃炎病史、糖尿病病史、高血压病史、冠心病病史、消化系统肿瘤家族史等情况进行收集、整理，统计各危险因素的暴露率和暴露强度，若胃癌组的某危险因素暴露率或强度明显高于对照组，则可初步确定是胃癌的危险因素。总而言之，描述性研究强调产生假设，提出可能的危险因素，它发现的联系通常是后续收集更明确的证据、假设检验进行分析性研究的基础，而分析性研究侧重于检验假设，它集中于效应的度量、量化所研究的暴露与肿瘤发病间的联系强度，更清晰地检验描述性研究所报告的关联。

在理论上，上述流行病学研究方法能发现并验证某肿瘤的所有可能的危险因素，经过较长的时间跨度、各国学者的深入研究，被系统地汇总为综述，编写入教科书；在实际操作中，由于人力、物力、检测条件所限，对所有可能的危险因素开展大规模的流行病学调查并不可行，常采取的替代方法是组织开展专家共识会议，广泛查阅文献综述，结合现有已知的肿瘤生物学特点、流行病学特征等资料，逐条评估各项危险因素。在具体执行时，可采用现有的危险因素评估统计算法，应用前向选择（逐条纳入可能的危险因素并进行假设检验，直至问卷的筛查效能最优，其特点是只纳入不排除）、后向选择（一次性纳入所有可能的危险因素并依据相关性排序，逐个排除并进行假设检验，直至问卷的筛查效能最优，其特点是只排除不纳入）、逐步选择（综合上述两者，既可纳入也能排除，每变动一次即进行假设检验，至问卷的筛查效能最优）等筛选算法，并因地制宜，考察危险因素在当地的适用性，初步决定纳入问卷的基因、环境、营养、生活方式等具体内容；招募当地具有代表性的小范围的健康人群和已知肿瘤患者，试填该问卷；为了提高该问卷对高危人群的识别效率和时空精准性，考虑到上述第一轮问卷条目的制定依据更侧重理论模型或个人经验，笔者建议可结合实际情况开展第二轮危险因素评估，即回收试填的问卷，比较健康人群和肿瘤患者的答案，计算危险因素与肿瘤发生有无统计学上的相关性，类似地，第二轮评估也要求开展专家会议，就已有的证据进行讨论，逐项对上一轮纳入问卷的条目进行最终评分与关联强度分级（如"确定""很可能""可能"），挑选出高关联强度（如"确定""很可能"）的条目并赋予相应的权重，确定问卷的最终版本以便在该地区大规模地发放，正式开展高危人群的识别。

3. 肿瘤易感基因筛查

肿瘤易感基因（cancer predisposition genes, CPG）是指个体生殖系统中此类基因发生突变不会直接导致癌症，但会明显增加个体的患癌风险。约4%的（不同癌症在1%～20%波动）癌症具有遗传性，而更多癌症表现出了家族聚集性和遗传易感性。迄今为止已经有多项研究证实了多种肿瘤中存在CPG，如乳腺癌的易感性基因 BRCA1&2、TP53，结直肠癌的易感性基因 hMLH1&2，肺癌的易感性基因 CYP1A1，前列腺癌的HPC2等。但随着技术的发展，更多的肿瘤易感基因正被得到筛选。

（1）肿瘤易感基因的检测技术

1）全基因组测序（whole genome sequencing, WGS）：将基因组序列完整地检测并排列，几乎能够鉴定出基因组上任何类型的突变。WGS的优势在于：① WGS可以检测到比其他测序方式多的变异类型。避免外显子缺失重复突变所致的假阳性。且可以检测倒位易位，以及目标区的动态突变；② WGS对50bp以下的插入缺失标记（insertion-deletion, indel）有更高的灵敏度；③ WGS可以检测线粒体突变；④ WGS有较好的覆盖度和均一性。对于高GC含量的外显子，全基因组测序的表现也较好；⑤检测更全面的非编码区变异（内含子、非翻译区）。但WGS也有如下缺点：①价格较昂贵；②受测序深度限制，对于低比例嵌合点突变灵敏度不高；③存在分析、存储、运算设备方面受限制，尤其是对存储的要求很高。

全基因组测序可以获得全基因组SNP、结构变异等信息，也可被用来筛选拷贝数变异（CNV, copy number variation, CNV），过去拷贝数变异的检测常利用aCGH和SNP芯片，利用荧光信号或杂交强度等推导拷贝数。但是研究表明低深度的WGS测序（sWGS）可以比芯片更高效、准确地检测CNV，并且价格较低，测序连续性好。sWGS的原理相对简单，即当某片段存在拷贝数变异时，此片段上的读长也会成比例地变化。

2）全外显子测序（WES）：是对基因组中所有外显子进行测序的方法。用探针捕获DNA的外显子片段，然后进行PCR扩增，并对扩增产物进行高通量测序。WES的优点是：①数据占空间小，WES的测序序列主要在外显子区域，占基因组的2%，但却包含了85%的已知致病突变；②具有更高的测序深度，WES更易于检测罕见突变；③与非编码区相比，蛋白质编码区的研究和注释更加透彻；④价格较低。WES的不足主要有几个方面：①测序深度不均匀，有些区域太深会造成浪费；相反，测序深度太低的区域无法检测到变异。②仅外显子区域无法检测到整个基因组的拷贝数变异（CNV）和结构变异。③由于探针的限制，无法捕获新的编码基因。

3）表观遗传相关的NGS测序：①染色质免疫沉淀测序法（chromatin immunoprecipitation sequencing, ChIP-Seq），提供全基因组蛋白修饰，转录因子和其他与DNA相关的蛋白质靶点分析。它将染色质免疫沉淀（ChIP）选择性回收特定蛋白质-DNA复合物与NGS相结合。由于蛋白质-DNA复合物是从活细胞中回收的，因此可以在不同细胞类型和组织中，或在不同条件下比较结合位点。优点是该方法已应用于多种细胞，易于建立实验体系；缺点是消化条件难以控制，要求的细胞数量多。②转座酶可及染色质测序法（assay for transposase-accessible chromatin sequencing, ATAC-Seq），是利用转座酶结合NGS技术来研究染色质可进入性的NGS技术。用带标签的Tn5转座酶复合体置换出裸露的DNA片段后进行扩增。该方法与基于组蛋白修饰标志物的ChIP-seq具有较高的吻合程度。并且操作更加简单，文库建立快捷，但是也需要优化细胞的数目。③甲基化修饰谱，现在仍较多利用450K、850K等芯片技术，芯片具有较好的覆盖度和性价比。但是如MeDIP-Seq、BS-Seq、WGBS技术也被应用于甲基化位点的检测，MeDIP-Seq使用

5'甲基胞嘧啶抗体特异性富集甲基化的 DNA 片段，在全基因组水平上通过 NGS 快速确定甲基化位点，具有精确度高、检测范围广等优点，重亚硫酸氢盐测序（BS-Seq）或全基因组亚硫酸氢盐测序（WGBS）均利用重亚硫酸氢盐使未甲基化的 C 位点转换为 U，测序后转化为 T，以确定甲基化的胞嘧啶位置，可以单碱基分辨率覆盖整个基因组的 CpG 和非 CpG 甲基化。

（2）肿瘤易感基因筛选方法：是常用的全基因组关联研究（genome-wide association study，GWAS），即在全基因组范围层面内开展多中心、大样本、反复验证的遗传遗传信息与疾病关联研究，是对大规模人群 DNA 样本进行全基因组高密度遗传标记（主要是 SNP）分型，以寻找复杂疾病相关的遗传因子遗传信息的研究方法，以全面揭示与疾病发生、发展和治疗相关的遗传基因。GWAS 通常与大规模队列研究相结合，并可以在 GWAS 的基础上应用多基因风险评分（polygenic risk score，PRS）。PRS 是研究复杂疾病的遗传易感性的新阶段。PRS 旨在量化多个基因或基因座的累积效应，将数十个、数百个、数千个，甚至更多基因组变异信息转换为分数，以衡量个体对疾病的易感性。PRS 包括两个步骤：第一步，"变量选择"过程，确定模型中需要包含哪些易感位点；第二步，进行"权重估算"，获得需要附加到所选变量的系数或权重。以乳腺癌为例，乳腺癌协会联合会（Breast Cancer Association Consortium，BCAC）数据显示，GWAS 已经鉴定出 170 多个独立的乳腺癌易感变异体。其中许多变异体显示出不同肿瘤亚型的相关性，特别是雌激素受体阳性与雌激素受体阴性或三阴性的肿瘤亚型。单纯一项 GWAS 研究一般通过对规模不太大病例和对照分析，筛选出相对较少的易感位点，但通过多项研究的 Meta 分析等可以有效扩大样本量，得到更可靠的易感位点。剑桥大学最近一项研究利用多组全基因组关联研究的数据进行乳腺癌的 PRS 构建，在训练集中选择单核苷酸多态性(SNP)，运用逐步回归和 Lasso 回归构建最佳表现的 PRS，在验证集中验证。验证集包含来自 10 项前瞻性研究的 11 428 名病例受试者和 18 323 名对照受试者，以及来自 UK Biobank 的 190 040 名女性（3215 例乳腺癌）。最终表明 PRS 是乳腺癌风险的有力且可靠的预测指标，可以改善乳腺癌预防程序。

易感基因筛查通常可以考虑以下 2 种方式（图 15-2），第一种是以小队列（某家族）的全基因组或外显子测序为起点，举例来说，一项有关突尼斯人群乳腺癌致病基因的筛查项目，研究者首先对 6 例家族性乳腺癌 BRCA1/BRCA2 突变阴性患者进行外显子组测序，并在 RCC1 基因中鉴定了一个新的移码突变。在中等队列中，153 名乳腺癌患者中有 5 名（3%）出现 RCC1 19bp 缺失，400 名对照者中无此突变（$P = 0.0015$），在家族史阳性的患者中缺失被富集，并存在家系共分离现象。因此建议将 RCC1 作为突尼斯人群乳腺癌的易感基因。第二种是以大规模的 GWAS 研究为起点，该方式近来越来越被广泛应用。先利用 GWAS 研究的数据可以直接先确定易感基因而不需要自己做小规模的队列。例如，Nguyen-Dumont 等先从以往的 GWAS 研究中确定 FANCM 和 RECQL 突变为可能入选的易感基因，再通过对波兰、乌克兰 338 名乳腺癌和 89 名卵巢癌患者采用靶向大规模平行测序，结果发现 FANCM 在此种族中具有较高临床筛查意义，RECQL 则证据不足。

4.生物样本库及数据库建设

生物样本库以标准化的方式收集、处理、存储和应用研究对象的细胞、组织和器官等生物样本，并收集所匹配的相关流行病学和检查检测信息。利用生物样本库的高通量数据，可以用于肿瘤易感基因或其他生物标志物的筛查或构建验证

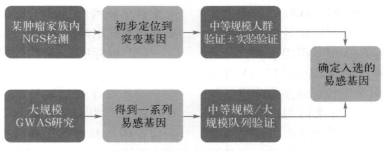

图 15-2　肿瘤易感基因筛查的两种范式

性队列，确定可以用于肿瘤精准预防的靶点，为肿瘤精准预防的实现带来极大的便利。

在过去的 10 年，欧美发达国家相继建立了国家生物样本资源中心（biobank），如前述的英国 50 万人的 UKbiobank，以及 Biobank Japan 项目等。我国是人口大国，人群遗传资源丰富，存在较多肿瘤高发区域，如河南林县高发食管癌、江苏启东高发肝癌等，因此在样本量上，已具备建设标准化、珍贵肿瘤生物样本库的基础。

实体生物样本库包括血液样本、组织样本、尿液粪便样本等。通过实体样本库，最重要的是得到信息数据库，信息数据库一般包含样本信息、样本源个体信息、健康信息、检测信息（组学信息）等。现有的常用数据库如下所述。

建立生物样本库需遵守道德，法律和法规。应建立知情同意书，以确保在法律范围内使用生物样本。此外，需建立合理的操作机制，规范的操作流程，完善的质量控制体系，以保证生物样品的质量。

现有的常用数据库主要有以下 7 种。

（1）美国国家生物技术信息中心（NCBI）数据库：是由美国国立卫生研究院（NIH）于 1988 年创立。其重要职责之一是维护 genbank 核酸序列数据库。除此之外，NCBI 数据库还提供各种在线工具，如数据分析和资源检索。其中单核苷酸多态性数据库（dbSNP）是由 NCBI 与人类基因组研究所（National Human Genome Research Institute）合作建立的，包含单碱基替换，短插入缺失多态性，微卫星标记和短重复序列的数据库，并提供了来源、检测和验证方法、基因型信息、上下游序列等信息。其中的 Clinvar 是一个开放的存档数据库，记录了人类变异与表型之间的关系。其整合了来自 dbSNP、dbvar、PubMed、OMIM 等多个数据库的遗传变异和临床表型的数据和信息。形成了一个与遗传变异和临床表型有关的标准、可靠和稳定的数据库。

（2）癌症和肿瘤基因图谱（TCGA）：是由美国政府发起的癌症和肿瘤基因图谱计划癌症基因组图谱，旨在发掘致癌的主要基因组改变，从而建立起一个全面的癌症基因组图谱。TCGA 目前已经通过大规模基因组测序和综合多维分析，分析了 30 多个人类肿瘤的大样本队列。对单个癌症类型的研究或泛癌分析，扩展了对肿瘤发生的认识，有助于改进诊断方法、治疗标准，并最终预防癌症。TCGA 的数据可供科研人员免费下载，通过基因组、转录组、甲基化数据等和详细的临床资料相结合，可以较为方便地构建预测模型、预后模型及批量生存分析等，或用于验证潜在标志物的功能等。

（3）"国际千人基因组计划"协作组（1000 genomes）数据库：是由深圳华大基因研究院、英国 Sanger 研究所和美国国立人类基因组研究所（NHGRI）等共同发起并主导的"国际千人基因组计划"协作组所设立的公共数据库（ftp：//ftp.1000genomes.ebi.ac.uk/vol1/ftp/release/20130502），旨在绘制人类详细的遗传学图谱。采用低覆盖率全基因组和外显子组测序相结合的方法构建数据库。通过整合多个算法和不同数据源的信息的方法，提供了 3800 万个单核苷酸多态性、140 万个短插入和缺失，以及 14 000 多个较大缺失的突变谱。在 ftp 主站点上可以下载所有数据，最新的 ycf 文件记录了 2000 多人的所有 SNP 信息。故可以在此数据库找到目的基因的标签 SNP（tagSNP），再挑选功能位点并加以验证。也可用于已知的肿瘤突变位点的过滤。

（4）加州大学圣克鲁兹分校（UCSC）数据库：加州大学圣克鲁兹分校基因组浏览器（http：//genome.ucsc.edu）提供了对一大批物种不断扩充增长的基因组序列和注释数据库的在线公开访问，主要是脊椎动物，着重于人类和小鼠基因组。UCSC 数据库可以用来查询 SNP 位点上下游序列、查询目标区域的 SNP 信息、查询可变剪切和可变剪切的方式，以及查询在各组织中的表达差异等，均可通过在线工具获取所需信息。

（5）肿瘤体细胞突变大全（catalogue of somatic mutation in cancer，COSMIC）数据库：COSMIC 数据库是癌症相关体细胞突变位点的最大的数据库之一（http：//cancer.sanger.ac.uk/cosmic）利用 COSMIC 数据库，可以了解基因在各个癌症中的突变情况，也可查询在某种肿瘤中突变频率较高的基因，也可根据临床信息分组后研究在不同组间的突变差异。

（6）国际癌症基因组联盟（ICGC）数据库：其旨在发起和协调大量的研究项目，其共同目标是全面阐明导致全球人类疾病负担的多种癌症中存在的基因组变化。ICGC 的主要目标是在阐明全球范围内具有临床和社会重要性的 50 种不同癌症类型和（或）亚型的肿瘤的中生成全面的基因组异常（体细胞突变、基因异常表达、表观遗传修饰）目录数据。可以通过 ICGC 数据库得到某基因的定位、转录本、突变情况、拷贝数变异 CNV、基因表达和甲基化、敏感药物等整体情况。和 TCGA 数据库类似，利用 ICGC 数据库也可以构建临床模型，用于癌症精准预防和预后。

（7）人类基因突变数据库（the Human Gene Mutation Database，HGMD）：全面收集引起人类遗传疾病或与人类遗传疾病相关的核基因突变信息，并且收录了已发表文献中遗传病相关的致病位点（http：//www.hgmd.cf.ac.uk/ac/index.php）。应用该数据库，可以快速鉴定致病突变，获得某基因或某癌症的致病突变谱，也可以获得已报道突变的文献。

二、精准识别技术

1. 家族史、生活史采集

在肿瘤精准识别的实施流程中，家族史的采集分析通常是第一道防线，不仅能对大规模的待识别人群做出风险预判与分流，也充当着解读基因检测结果的背景基础。

问卷法是采集家族史精准识别高危人群最常用的手段，也赋予了前述筛查得到的特征标志物实践价值。具体实施流程可概括为专家小组将各特征标志物编制成量表，发放并收集筛查所得的高危人群的答卷，然后将个体的每个条目的相对危险度输入转化算法，计算出危险评分并分级；

再将该量表所有条目的危险评分相加，得到个体的综合危险度评分；同时，考虑到部分肿瘤的发病率易受到地理环境及相应的文化与生活习惯的影响，为了兼顾地区环境的背景影响，除了计算个体的危险指数评分外，专家组还需要根据该地区危险因素的流行程度计算群体得分（流行率 × 危险得分），再将个体危险指数评分与群体平均得分相比后得到个体在该地特定的肿瘤风险评分，细化个体的风险等级（如分为 5 级，即远低于平均水平、略低于平均水平、低于平均水平、平均水平、高于平均水平、略高于平均水平、远高于平均水平），即得到整合基因、遗传、环境、生活行为方式等多因素的个体化分级，契合精准预防的核心理念。

例如，结直肠癌与乳腺癌的危险因素条目及相应的分级、个体风险等级的计算如表 15-3 和表 15-4 所示。需要指出的是，"地区"的范围可根据现实条件与实际需求进行调整，预设的地区范围越广，应用价值越高，但所需的人力物力越多、研究成本越高，通常以国家为范围能较好地权衡可推广性与可操作性（表 15-4）。值得注意的是，在筛查危险因素、编制识别问卷的过程中，需留意既往危险因素研究的应用地域范围，若偏离过大或不能推广至实际研究，需重新开展流行病学队列研究、筛查并建立当地危险因素的条目库并分级、修订与完善当地的识别问卷，方能符合地域个性化的精准预防理念。

表 15-3　根据证据强度的危险因素分级

证据强度[1]	明确		很可能		可能	
	关联强度（相对危险度）[2]					
乳腺癌	家族史（母亲与姊妹）	+++	酒精（> 1 杯 / 天 vs. 无）	+	单不饱和脂肪	-
	家族史（一级亲属）	++	雌激素替代疗法（< 5 年 vs. 从未使用）	+	体育锻炼（≥ 3 小时 / 周）	-
	月经初潮年龄（≥ 15 岁 vs. ≤ 11 岁）	-	乳汁喂养	-	饱和脂肪摄入	+
	初次生育年龄（≥ 35 岁 vs. ≤ 20）岁	++	肥胖（绝经前，BMI > 27kg/m² vs. BMI < 21kg/m²）	-		
	口服避孕药（目前使用 vs. 从未使用）	++	既往患良性乳腺疾病	++		
	雌激素替代疗法（≥ 5 年 vs. 从未使用）	+	蔬菜摄入	-		
	电离辐射（有 vs. 无）	++	空气污染（常居大城市 vs. 未居住于大城市）	+		
			水果摄入	-		

续表

证据强度[1]	明确		很可能		可能	
结直肠癌	家族史（一级亲属）	++	蔬菜摄入	-	水果摄入	-
	肥胖（BMI > 27kg/m² vs. BMI < 21kg/m²）	++	酒精（> 1 杯 / 天 vs. 无）	+	纤维素摄入	-
	体检行粪便隐血或结肠镜筛查	--	身高	+	饱和脂肪摄入	+
	阿司匹林（持续 15 年，常规服用）	-	体育锻炼（≥ 3 小时 / 周 vs. 从不）	--	吸烟（≥ 25 支 / 天 vs. 从不）	++
	炎性肠病（至少 10 年前诊断）	++	雌激素替代疗法（≥ 5 年 vs. 从未使用）	-		
	叶酸摄入	--	口服避孕药（≥ 5 年 vs. 从未使用）	-		
			红肉摄入	++		

注：1. 证据强度。①明确：有充分明确的证据支持暴露和结局之间的联系，有合理的证据排除偏倚与混杂因素的影响；②很可能：已观察到暴露和结局之间存在关联，尚不能排除偏倚与混杂因素的影响；③可能：尚无充分、一致、高质量的证据支持暴露与结局之间存在关联。2. 相对危险度：+ 为肿瘤促进因素，- 为保护因素。①无：尚不可辨别；② -/+：弱；③ --/++：中等；④ ---/+++：强；⑤ ----/++++：极强。

表 15-4　美国女性结直肠癌人群平均风险得分计算示意表

危险因素	RR	描述	风险评分（分）	美国流行率	人群平均风险得分（分）
家族史	1.8	一级亲属患结直肠癌	10	0.05	0.5
肥胖	1.5	BMI ≥ 27kg/m²	10	0.40	4.0
常规筛查体检	2.0	从未行结肠镜或粪便隐血筛查	10	0.76	7.6
饮酒	1.4	每周至少饮酒 7 杯	5	0.02	0.1
蔬菜摄入	0.7	每天至少摄入 3 份蔬菜	− 5	0.25	− 1.25
身高	1.3	身高高于 5 英尺 7 英寸（约为 170cm）	5	0.10	0.5
体育锻炼	0.6	每周至少锻炼 3 小时	− 10	0.19	− 1.9
红肉摄入	1.5	每周至少摄入 7 份红肉	10	0.25	2.5
服用避孕药	0.7	服用时间至少持续 5 年	− 5	0.20	− 1.0
绝经后雌激素替代疗法	0.8	服用时间至少持续 5 年	− 5	0.07	− 0.35
服用阿司匹林	0.7	每天服用，至少持续 15 年	− 5	0.13	− 0.65
叶酸摄入	0.5	叶酸摄入不足导致多种维生素缺乏	10	0.60	6.0
炎性肠病	1.5	至少在 10 年前诊断	10	0.001	0.01

值得注意的是，在与电子病历系统、肿瘤数据系统关联后，家族史的采集将成为更加得力而精准的"守门人"，即个人的电子病历信息将以家系图的架构整理与存储，并实时更新家庭成员的诊疗信息及基因数据，当高危对象前来咨询、筛查或就诊时，电子病历系统会弹出警示信息，根据风险分层，有针对性地建议医师进行进一步的检查或基因检测。

2. 基于基因检测的识别技术

在完成家族史采集后，需要对受检者进行基因检测，以识别该对象是否为某肿瘤的易感者。这是肿瘤精准预防在实际工作中的核心环节。检测的基因为已被确认具有预警价值的基因，检测的基因范围也正通过筛查技术得到不断扩充和丰富。表 15-5 列举了一些癌种的常用检测基因。

表 15-5　几种癌肿的常用检测基因

肿瘤名称	致病基因
遗传性乳腺癌	*BRCA1/2*
家族性腺瘤性息肉病	*APC*
遗传性结直肠癌	*MLH1*，*MLH3*，*MSH2*，*MSH6*，*PMS1*，*PMS2*，*EXO1*
遗传性胃癌	*CDH1*
遗传性肾癌	*VHL*

基因检测的技术有以下几种。

（1）PCR 技术：以 DNA/RNA 为模板，加入与待扩增片段互补的寡核苷酸链为引物，在 DNA 聚合酶的催化下，扩增形成新的 DNA 片段。临床常用的 PCR 技术有 RT-qPCR、多重 PCR、ARMS-PCR、ddPCR 等。PCR 技术仍是目前基因检测的主流技术，接受程度高，对突变的识别能力较好，常适用于检测单基因的位点突变情况。缺点在于只能覆盖单个基因的突变类型，对组织的样本要求较高。另外，PCR 技术对于少量的甲基化位点的检测具有重要价值，因为相比高通量甲基化测序价格高昂，难以推广，PCR 在方法上只需对片段用亚硫酸氢盐处理后进行 PCR 法扩增和焦磷酸测序，然后与未处理的扩增片段比对，即可确定各 CpG 位点的甲基化情况。

（2）核酸分子杂交技术：是指来源不同的核酸单链复性时能配对形成双链，若将 DNA 片段用荧光素标记，与染色质杂交后，可以测定基因片段的缺失、扩增、重排，即临床应用广泛的荧光原位杂交（FISH）技术，该方法常被用于检测单基因的扩增情况。如乳腺癌 HER2 检测指南（2019 版）就推荐使用原位杂交技术进行 *HER2* 基因的扩增水平测定。

（3）基于 NGS 技术的基因检测 panel：基因 *panel* 是基因的组合，基因检测中的 panel 检测更多的基因位点和更长的序列，但具体检测的基因数目从数个到数千个各异。由于在临床中对所有受检者使用全基因组和全外显子测序是难以操作的，故采用基于第二代测序技术的基因组合（NGS-panel）具有重要价值，能够实现高通量。

例如，Bild 等采用多基因检测 penal 预测个体患乳腺癌的风险与易感性，其检测对象覆盖了原发的基因突变与下游调控信号通路基因及表达产物的变化。通过第二代测序，可以更加方便地获取基因 SNP 位点突变及 CNV 等情况。第二代测序具有较高的灵敏度，对组织样本的要求相对较低，但缺点在于价格较高，且对于大 panel 而言，得知结果所需的等待时间较长。同 PCR 相似，对于甲基化 panel 的 NGS 检测，需要将亚硫酸氢盐转化与高通量技术相结合，实现甲基化靶向测序。

3. 其他生物标志物及大数据支持下的多标志物检测

除了常规检测基因，具有预警价值的生物标志物还有血浆蛋白、粪便微生物等，目前多项生物标志物已投入研发应用，不失为精准识别的有效补充。以下用几个例子进行简单阐释。粪便微生物标志物在结直肠癌的筛查中展现出巨大的应用价值，应用宏基因组测序、16S 测序、qPCR 定量检测中的一种或多种技术，能精确测得结直肠癌微生物标志物丰度，并将上述结直肠癌微生物标志物丰度输入风险预测的机器学习模型，如 Logistic 回归、Xgboost，建立训练集和测试集、交叉验证进行参数优化，确定并存储最终的结直肠癌风险预测模型。研究表明，在粪便微生物数据的辅助下，结直肠癌识别的精确性得到了明显提高（超过 50 倍），且能正确区分健康人群、腺瘤、结直肠癌，并根据预警模型计算出个体风险值，个体化设计相应的干预计划，如调整饮食、随访或进一步临床诊断。新一代宫颈癌特异预警试剂盒通过检测血浆蛋白，如 apolipoprotein A1、apolipoprotein E、alveolar type Ⅱ 1、clusterin 等，定量评估个体患宫颈癌的风险值，准确度可高达 95% 以上，且有望通过多种血浆蛋白的联合检测进一步提高。此外，联合算法如 Stockholm-3 Model（STHLM3）已能成熟地整合新型血清蛋白标志物（如 PSA、hK2、微精原蛋白 - β、巨噬细胞抑制因子等）、单核苷酸多态性及临床信息（如年龄、家族史、历次体检结果等），将该模型应用于前列腺癌，并经大规模前瞻性瑞典健康老年男性队列验证，其筛查精确度远高于单纯 PSA 筛查；另外，也有团队试将多参数 MRI 纳入 STHLM3 模型，进一步提升此模型的预测价值。

在大数据算法的支持下，包括基因检测在内的多种生物标志物的检测能精准识别肿瘤高风险人群，实现早期预警。这种建立在大数据基础上的精准风险识别系统将精准筛查与精准识别联合起来，其技术路线可概括为收集健康人与肿瘤患者的样本或下载数据、检测与提取各生物标志物的特征、建立机器学习模型、交叉验证与参数优化，并将最终模型应用于未知个体、确定风险等级、识别高危人群、输出预警信息。该类系统需与各大数据库建立广泛关联，如环境监测数据库、工作环境信息库、个人社交媒体或日常健康行为监测数据、社会关系信息、网络购物与外卖系统数据等，从而全方位地提取个人特征。该类系统综合考虑了肿瘤的遗传易感性与个人行为危险度及其交互作用，能精准识别出高风险人群，并提供个体化的风险预警与建议，是目前主流发展方向。已有公司研发出鼻咽癌风险预警系统，能够从多个服务器（个人基本信息、电子病历系统、居住地的环境信息、饮食与偏好习惯、行为信息、社会关系信息等）提取待筛查客户的特征标签，训练特征分析模型并构建迭代决策树模型提取显著特征标签并进行数量分析，确定鼻咽癌风险等级，并输出相应的预警信息。

三、精准预防新技术趋势

随着生活方式在精准医学中的地位不断提高，也催生出名为"精准生活方式医学"的分支学科，也有学者尝试将生活方式与基因组学有机结合，于是"生活方式基因组学"及其分支"营养基因组学"也应运而生。其宗旨是通过针对个体生物学、生活史、行为习惯、环境等基线水平的差异和基于数据系统的效果预测，定制可接受的个体化、预防性的行为改变方案，并关注个体对精准改良的生活方式的维持情况及相应的效果，实时监督或调整方案，构建了新一代生活方式干预模式的蓝图。"精准生活方式医学"的"可量化性"与"可持续性"的实现有赖于个体化大数据的支撑，其中令人瞩目的是，快速发展的可穿戴设备已经能够实时采集、监测、分析个体生物学指标，初步描绘出个体健康大数据库的雏形。运动手环是目前最为普及的可穿戴设备之一，与智能手机通过无线连接后，能持续记录不同状态下的生命体征、日常饮食与睡眠情况等，有的手环甚至还能提供血氧饱和度监测等深度功能；饮食习惯与摄入组成的记录与监测也是智能可穿戴设备的发展方向之一，其形式包括项链内集成的或植入颗

肌的微型压电传感器，能通过描记摄入食物时的皮肤运动，推测食物种类，或直接记录咀嚼习惯，准确度高达96.3%；DietCam设计了可穿戴的摄像头，拍摄用餐前后不同角度的食物图像，人工智能直接识别或进行3D重建，记录饮食时间、食物种类及摄入量等信息，但因为食物种类繁多、外观各异、结构复杂、拍摄分辨率不足，故估计用餐量和营养成分可能误差较大，仍有待进一步收集图像数据进行测试。智能可穿戴设备能在日常生活情景下，实时采集并分析佩戴者的生物标志物，此优势也使其在肿瘤的早期精准诊断或预警中占有一席之地。例如，智能可穿戴设备已探索性地应用于乳腺癌的早期诊断与预防。由于乳腺在癌变过程中，新生血管逐步生成，肿瘤细胞破坏或替代了原本的腺体或纤维，其温度和硬度也会发生改变，表现在经体表测得的乳房平均体温升高、昼夜波动范围缩窄、乳房硬度增加等。在此理论基础上，多家公司将微型的温度或触感传感器整合入特殊设计的女性内衣，采集数据后通过USB或无线传输至云端、智能手机或数据处理终端，其优势在于监测的无创性、舒适度、检测速度快、准确性高。目前较为成熟的产品包括：① iTBra，能通过热传感器实时监测乳房昼夜温度波动，USB传输数据后，利用预测性算法进行分析，其精确度可达87%，敏感度与传统钼靶X线筛查持平，假阳性率与假阴性率均低于传统钼靶X线，更值得一提的是不同于传统影像筛查技术，iTBra对受试者的年龄、乳腺密度均无限制；② EVA，在监测乳房昼夜温度模式的基础上，还增加了对乳房弹性的监测，受试者仅需要日常生活情景下，每周佩戴60～90分钟，即能勾勒出乳房完整的温度/弹性地形图，并通过蓝牙发送至用户的智能手机，人工智能计算预测乳腺癌风险，监测报告在1小时内会发送到用户的移动终端，该设备和算法已经通过150位女性受试者使用与测试，报告其检出乳腺癌的敏感度达89%。我国也推出了可实时监测分泌物的智能化可穿戴内裤，其特点在于内裤底部的生物传感器集成了分泌物样品采集、破碎、核酸扩增、信号放大和检测等技术，可收集不同时期、不同阶段的检测数据，无线传输至移动终端，进行定性或定量分析，获得佩戴者精确的炎症情况和内分泌情况，传输到医师的移动终端，由人工智能预测并经医师审核后形成个人健康评估结果，其目的在于对

炎症、妇科肿瘤做出早期预防。可见。由于缺乏成熟的个体风险预测性算法，目前能实时采集个人生物学指标的可穿戴设备更偏向于肿瘤的早期诊断，真正实现其对健康人群预警的关键在于：收集大样本人群的监测数据，并进行流行病学统计与验证，测试并完善个体化风险预测算法，不断深入了解肿瘤前期或肿瘤发生前的病理生理学变化。

在依据家族史、个人史初筛的基础上，影像学技术将对高风险人群进行更为严密而精准的筛查、危险分层与分流，承担着肿瘤的精准预防的枢纽角色，对高危人群实现有效的筛查与早期诊断。在日益丰富与精准的生物标志物的辅助下，影像学检查得以对初筛高风险人群进行更加细化而精准的分层，也能及时检出肿瘤早期患者，将肿瘤预防与诊断的关口前移。精准影像学对于筛查基数庞大的中间风险人群有无可替代的价值，由于影像学独有的无创、简便、快速的优势，民众较易接受影像学筛查；与家族史及个人史资料库、大型肿瘤数据系统关联后，也可弥补曾经各种影像学技术固有的灵敏度或特异度的不足。在此基础上，有学者进一步提出了"人群影像学"（population imaging）的概念，即在大规模前瞻性流行病学研究的背景下解读影像学结果。

放射组学和分子影像学都是影像学与精准医学融合的成果。放射组学能应用大量的自动化数据特征化算法，将感兴趣区域的影像特征如大小、形状、边缘、纹理，转化为具有高分辨率的、可被计算机读取与处理的特征空间数据，并进行高通量定量分析。其本质是传统的计算机辅助诊断、人工读片技术与计算机深度学习的交叉融合。放射基因组学是影像学顺应精准医学趋势的进一步的深入应用，目的是在分子水平上建立影像学表征或影像生物标志物与基因型的关联。放射基因组学的核心思想是影像学，实则将基因或分子水平的病理变化可视化，是对"微观"病变精确、量化而形象的宏观展示，从而更精准地识别亚临床患者，同时进行量化分层。肺癌的筛查是放射组学目前较为成熟的应用，其预测一年内将发生肺癌的准确度可高达 80%。Carter 等报道放射组学的应用能明显降低常规低剂量肺部 CT 筛查的假阳性率，在不影响敏感度的前提下提高恶性肺部结节识别的特异度；根据肺部结节的量化特征，设计了肺癌放射组学风险评分，并建议风险个体化的筛查间隔。Ying Liu 等将机器学习融入放射组学，低剂量肺部 CT 量化的最佳指标包括结节的横径、轮廓、凹度和纹理，预测肺部结节的良恶性的准确度可达 81%。分子影像学以生物分子为成像工具或靶标，将相关分子的定位、丰度、活性等特征可视化，是沟通影像学与基因病变的桥梁，目前分子影像学集中在核医学领域，如 PET 和 SPECT，其局限性在于只能检出较晚期的病变。随着分子标志物认识的越发深入与多样化，新型纳米与微粒造影剂材料不断研发，分子影像学的应用渐趋成熟，逐渐涵盖 MRI/MRS、光声混合成像等影像学技术，其优势在于能检出早期病变，甚至有望应用于肿瘤的筛查，图像质量分辨率高且检查费用低廉。复杂的基因病变影响分子或细胞生物学事件的发生、发展，分子影像学以分子靶向结合和核素示踪为基本原理，用影像的形式直观且精确地呈现脏器功能、代谢情况及某些受体功能状况，以分子水平上的疾病评估间接提示或关联更深层的基因病变。例如，将共聚焦显微镜和内镜或导管联合后能对结直肠癌实现"实时活检"式的早期诊断，Contag 等在共聚焦显微镜下，观察荧光七肽与异型增生的结肠细胞结合情况，将结肠镜筛查结肠癌的灵敏度与特异度分别提高到 81% 和 82%，类似的临床应用也包括膀胱癌、前列腺癌、食管癌的早期精准诊断；光声内镜已经能够更敏感地筛检出胃肠道早期肿瘤。利用分子影像学挖掘更深层的基因数据可能是未来分子影像学的发展方向，例如，借助光声分子影像学，RGD 多肽靶向的碳纳米管（SWNT）能在分子层面上早期精准检出血管化的神经胶质瘤，光声断层扫描再对报告基因进行高分辨率的显像；联合基因背景解读分子影像学数据还可以降低分子影像学的假阳性率，或将成为肿瘤精准预防的一大利器。

实验室检查也将构成精准预防的一大防线。其中，液体活检具有可观的应用前景。液体活检能在血液中检测到早期肿瘤相关遗传物质，主要的检测对象包括 CTC、ctDNA 和外泌体，其中最具有筛查应用价值的是 ctDNA 和外泌体。例如，Epi proColon（Epigenomics AG）项目报道用血浆 ctDNA 中 SEPT9 启动子的甲基化状态筛查结直肠癌的灵敏度和特异度可达 90% 和 88%，其检出的范围几乎覆盖所有分期、所有部位的结直肠癌，但识别早期（Ⅰ期）结直肠癌的敏感度稍低。Epi proColon 项目已开展了多个研究、数千份样本的验证，其作为结直肠癌特异性筛查指标的有效性也得到了近期发表的 Meta 分析的支持。在肿瘤发生的早期即可在血液中检出游离 DNA 的甲基化，其他研究报道称检测肿瘤特异游离 DNA 甲基化可将乳腺癌、卵巢癌的早期诊断时间提前2年。目前诸多学者认为提高液体活检筛查或早期诊断的准确度的关键在于多指标的联合应用，现有的联合液体活检项目 CancerSEEK 对1005名受试者开展了8种常见肿瘤（包括卵巢癌、肝癌、胃癌、胰腺癌、食管癌、结直肠癌、肺癌、乳腺癌）的早期筛查，采用的液体活检标志物包括了核酸标志物与蛋白质标志物，蛋白质标志物更具有组织特异性。该项目的前期数据尚不理想：早期（Ⅰ期）肿瘤检出的中位敏感度仅为43%，且受到较低的阳性预测值的进一步的限制。但值得注意的是，CancerSEEK 在对于发现早期胰腺癌或许有巨大的应用前景，有报道称将血浆支链氨基酸水平纳入联合检测后，可将胰腺癌的诊断时间窗前移2～5年。该项目也衍生出多个子项目，如 UroSEEK 和 PapSEEK。UroSEEK 对尿液中的脱落尿路上皮细胞进行了包含十基因的多重鉴定，报道其检出早期尿路上皮肿瘤的敏感度为75%；PapSEEK 也属于对 Pap 或 Tao 毛刷样本的多重 PCR 鉴定，亮点在于 PapSEEK 在检出子宫内膜癌的基础上，还能检出相当比例的卵巢

癌，其敏感度可达63%。在未来的大数据时代，液体活检的实践经验将被汇集成数据库。该数据库将随着液体活检技术的日益成熟而不断更新与丰富，并和庞大的基因数据库建立特异的紧密关联，指导液体活检更高效地服务于肿瘤的精准预防。

在上述多道防线严密而精准的把控下，不难想象未来基于多重风险评估的肿瘤精准预防的模式：首先，利用一对一问诊或大规模的问卷采集家族史与个人生活方式的信息，与电子病历系统和肿瘤数据系统联合解读，初步筛选出高危人群，必要时为他们设计个体化的生活方式干预计划，并实时监测行为改变情况及效果，相应做出灵活的调整。其次，影像学技术和实验室检查将对经家族史和个人史初筛得到的高危人群进行更加精确和细化的风险评估与分层。放射组学和分子影像学能横向调取和比较多种成像数据，并纵向联合肿瘤基因数据系统，直观地显示可能的基因病变，更灵敏地识别高风险人群或亚临床患者，判读时结合已有的家族史或个人史信息有助于提高影像检查结果的特异度；人群影像学有望实现理想的大规模精准筛查。另外，液体活检也能单独或与影像学筛查联合应用，其数据能被汇集成库，并与肿瘤数据系统等相关联，互相参考以提高精准预防的效能。最后，综合家族史及个人史、影像学和实验室检查的评估结果，得到整合的风险分层，从而针对"精筛"出的高危人群指导后续需要的基因检测或精准干预。

第三节　精准预防模式

肿瘤精准预防的基础是准确的个体化风险评估。利用前面章节描述的精准筛查和识别技术及大数据的支持，进行高效的高危人群筛选和准确的个性化风险评估，为采取具体有效的预防措施提供了保证。通过获得准确的个性化风险评估，可以精确的寻找到可能发生肿瘤的易感因素和对应的预防措施，最终实现对特定个体进行个性化的精准预防干预，达到降低肿瘤发病率或预防肿瘤发生的目的。

世界卫生组织（WHO）在1981年提出"1/3的癌症是可以预防的，1/3的癌症通过早期发现、早期诊断、早期治疗是可以治愈的，1/3不能治愈的也可得到良好的生活质量和医护照顾，从而

减轻疼痛及延长寿命"。这是我们常说的肿瘤的"三级预防"。对于肿瘤的三级预防来讲，一级预防是指鉴别、消除危险因素和病因，提高防癌能力，防患于未然。二级预防是指及早发现并积极治疗癌前病变、隐匿的癌症或早期癌症，从而提高生存率，即"早期发现、早期诊断、早期治疗"。三级预防主要目的是使晚期肿瘤患者获得较好的生活质量，解除疼痛，促进功能康复。本节阐述的肿瘤精准预防模式主要是指一级预防。

一级预防又称为病因学预防，通过消除高危因素或避免接触致癌物质来防止癌症的发生。主要研究癌症的直接病因和危险因素，包括易患癌症的生活方式及干预癌症的发生、发展。具体如下：

①鉴定环境中的致癌剂，加强环境保护，减少致癌因素。环境中的致癌因素根据性质可分为物理、化学、生物三方面，其中约90%为化学物质。减少工业污染，减少食品添加剂或天然污染物都可以预防肿瘤发生。②改变不良生活方式。合理膳食结构。改变不良饮食习惯及方式。限制或戒除烟酒。注意个人卫生，适当运动，增强身体素质。③药物干预。针对相应高危人群，利用某些营养补充制剂或药物预防肿瘤发生。如补充维生素和一些微量元素。还可以使用胸腺肽，白蛋白增强免疫力。此外，注射HPV疫苗也可以极大降低人群中宫颈癌的发病率。

在实际操作中建立在个体化风险评估上的肿瘤精准预防，通过个体风险情况和遗传信息对不同癌症类型的高风险人群进行评估，并对筛选出的相应高危险人群采取相应个性化的干预措施。针对不同肿瘤高风险人群有不同的个性化预防措施。

具体预防措施有两大类。第一类，对于某些肿瘤发病风险较高的人群，通过改善易患肿瘤的生活方式来降低发病率，达到预防的作用。如对于结肠癌风险较高的人，推荐定期进行体育活动，多吃水果、蔬菜，戒烟。对于肺癌患病风险较高的，戒掉烟草制品，减少其接触砷、石棉或氡等物质。对于皮肤癌患病风险较高的，尽量减少接触紫外线辐射。第二类，通过干预癌症的发生、发展，在出现临床症状和相应癌前病变之前采取对应的预防干预措施，降低发病率，达到预防肿瘤的作用。如根据 NCCN 胰腺癌指南，建议对于 *STK11* 基因存在致病性或可能致病性的变异者，30 ~ 35 岁开始每年进行增强 MRI/MRCP 或 EUS 检查；对于 *CDKN2A* 基因存在致病性或可能致病性变异者，从 40 岁开始；对于其他胰腺癌易感基因（如 *ATM*、*BRCA1*、*BRCA2*、*MLH1*、*MSH2*、*MSH6*、*EPCAM*、*PALB2*、*TP53*），则从 50 岁开始筛查。根据《NCCN 乳腺癌筛查和诊断临床实践指南》，BRIP1 致病性/可能致病性变异携带者有患卵巢癌终身风险，建议 45 ~ 50 岁者行输卵管卵巢切除术。有卵巢更早发病的特定家族史则选择更早的年龄进行手术。

下面，以结直肠癌为例，详细描述肿瘤精准预防模式。

首先依据个人史、家族史及基因检测评估结直肠癌患病风险。我国对于年龄为 56 ~ 70 岁，性别为男性，家族史中有一级亲属患结直肠癌，吸烟或有吸烟史，体重指数 ≥ 25kg/m²，自诉糖尿病评估为高风险。针对高风险人群推荐改变其与结直肠癌发病风险相关的生活方式或饮食习惯。

（1）合理饮食，多吃蔬菜水果等植物类食物，少吃红肉和加工肉类，并推荐加入磨食，以肠道功能失调的严重程度为依据调整。

（2）限制饮酒或戒掉酒精饮料。

（3）有规律的体育活动，并控制体重。

（4）推荐戒烟咨询，根据患者的具体情况而定。

（5）考虑每天 325mg 阿司匹林进行预防。

同时干预癌症的发生发展。针对结直肠癌高风险人群，定期进行相关检查。

1）免疫化学法粪便隐血试验（fecal immuno-chemical test，FIT），推荐周期为每年检查 1 次。

2）粪便 DNA 检测，建议周期为每 1 ~ 3 年检查 1 次。

3）结肠镜检查，推荐周期为每 5 ~ 10 年进行 1 次高质量结肠镜检查。

在咨询其家族史和评估风险或基因检测后发现可疑的遗传性肿瘤易感综合征，如 Lynch 综合征、家族性腺瘤型息肉等时，不仅要在肿瘤发病前定期检查，有些还要进行预防性手术，干预肿瘤的发生、发展。

遗传性肿瘤易感综合征是指由于遗传性原因导致的染色体和基因异常，特别是常染色体及其上的基因，而使患某些肿瘤的概率明显增加。基因检测可提供高度推荐的基因咨询建议。与结直肠癌的发病风险增高相关的肿瘤综合征有以下几种，每一个肿瘤综合征都与肿瘤发病率增高密切相关。而每种遗传性肿瘤易感综合征和相应基因突变的结直肠癌发病率风险都不同，采取的预防策略也不同。因此当通过个体风险情况和遗传信息，筛选出的相应高危险人群之后，可以针对性的采取相应个性化干预措施。根据 NCCN 指南，列出以下几种结直肠癌相关的肿瘤综合征及相关干预措施推荐，如表 15-6 所示。

表 15-6 结直肠癌相关肿瘤综合征及干预措施推荐

综合征	基因	推荐
Lynch 综合征	*EPCA*，*MMLH1*，*MSH2*，*MSH2*，*MSH6*，*PMS*	如 20 ～ 25 岁之前确诊 Lynch 综合征，则在 20 ～ 25 岁或再提前 2 ～ 5 年进行结肠镜检查，之后每 1 ～ 2 年重复一次
幼年型息肉病综合征	*SMAD4BMPR1A*	结肠镜检查：如果发现息肉，每年重复一次；如果没有发现息肉，每 2 ～ 3 年重复一次
Peutz-Jeghers 综合征	*STK11*	每 2 ～ 3 年做一次结肠镜检查
家族性腺瘤型息肉	*FAP*，*APC*	典型家族性腺瘤型息肉行直结肠切除术或结肠切除术。术后定期复查息肉负荷程度
家族性腺瘤型息肉轻表型	*FAP*（*AFAP*），*APC*	每 1 ～ 2 年做一次结肠镜检查和息肉切除术，并进行手术评估和咨询
MUTYH 相关息肉病（常染色体隐性遗传的息肉病或结肠癌）	*MUTYH*	每 1 ～ 2 年做一次结肠镜检查和息肉切除术，并进行手术评估和咨询

（刘 杰）

参 考 文 献

Bennett RL, 2019. Family health history: the first genetic test in precision medicine. Med Clin North Am, 103(6): 957-966.

Cohen JD, Javed AA, Thoburn C, et al, 2017. Combined circulating tumor DNA and protein biomarker-based liquid biopsy for the earlier detection of pancreatic cancers. Proc Natl Acad Sci U S A, 114(38): 10202-10207.

Cohen JD, Li L, Wang YX, et al, 2018. Detection and localization of surgically resectable cancers with a multi-analyte blood test. Science, 359(6378): 926-930.

Hirata M, Kamatani Y, Nagai A, et al, 2017. Cross-sectional analysis of BioBank Japan clinical data: A large cohort of 200, 000 patients with 47 common diseases. J Epidemiol, 2(3S)7: S9-S21.

Lee DH, Yoon H, Park S, et al, 2018. Urinary exosomal and cell-free DNA detects somatic mutation and copy number alteration in urothelial carcinoma of bladder. Sci Rep, 8(1): 14707.

Liu Y, Balagurunathan Y, Atwater T, et al, 2017. Radiological image traits predictive of cancer status in pulmonary nodules. Clin Cancer Res, 23(6): 1442-1449.

Liu Z, Wang S, Dong D, et al, 2019. The applications of radiomics in precision diagnosis and treatment of oncology: opportunities and challenges. Theranostics, 9(5): 1303-1322.

Nguyen-Dumont T, Myszka A, Karpinski P, et al, 2018. FANCM and RECQL genetic variants and breast cancer susceptibility: relevance to South Poland and West Ukraine. BMC Med Genet, 19(1): 12.

Nian J, Sun X, Ming SY, et al, 2017. Diagnostic accuracy of methylated SEPT9 for blood-based colorectal cancer detection: a systematic review and meta-analysis. Clin Transl Gastroenterol, 8(1): e216.

Springer SU, Chen CH, Pena MDCR, et al, 2018. Correction: Non-invasive detection of urothelial cancer through the analysis of driver gene mutations and aneuploidy. Elife, 7: e43237.

Wang YX, Li L, Douville C, et al, 2018. Evaluation of liquid from the Papanicolaou test and other liquid biopsies for the detection of endometrial and ovarian cancers. Sci Transl Med, 10(433): eaap8793.

Widschwendter M, Evans I, Jones A, et al, 2017. Methylation patterns in serum DNA for early identification of disseminated breast cancer. Genome Med, 9(1): 115.

Widschwendter M, Zikan M, Wahl B, et al, 2017. The potential of circulating tumor DNA methylation analysis for the early detection and management of ovarian cancer. Genome Med, 9(1): 116.

Zhang HY, Ahearn TU, Lecarpentier J, et al, 2020. Genome-wide association study identifies 32 novel breast cancer susceptibility loci from overall and subtype-specific analyses. Nat Genet, 52(6): 572-581.

肿瘤分子标志物是指由肿瘤细胞由肿瘤组织和细胞产生的与肿瘤的形成、发生相关的物质，这些物质存在于肿瘤细胞的细胞核、细胞质、细胞膜上或体液中，进入到血液或其他体液或组织中，或是宿主对体内新生物反应而产生并进入到血液、体液或组织中而含量明显高于正常参考值的一类生物活性物质，其不存在于正常成年人组织，而见于胚胎组织，或在肿瘤组织中含量超过正常含量。肿瘤新型分子标志物的识别与鉴定对于肿瘤的预防、早期诊断与鉴别诊断、辅助肿瘤分类、疾病监测、指导治疗和预后判断有重要作用，可有效弥补其他医学技术对肿瘤诊断、治疗及预后判断的不足。近年来已经发现多种肿瘤新型分子标志物，不仅有效应用于肿瘤诊断、判定疗效、预测预后和转移等方面，而且在研究癌变的发生和发展机制时引起人们极大的关注，特别是在癌前期病变肿瘤标志物研究中，成为肿瘤防治研究的热点之一，已经显示出在癌变研究中具有重要意义。

目前肿瘤分子标志物尚无统一的分类和命名，临床常用的肿瘤标志物大多是根据其生物化学和免疫学特性可分为以下几类。①肿瘤抗原：如甲胎蛋白（AFP）、癌胚抗原（CEA）等；②糖类抗原：如 CA125、CA50、CA724 等；③酶和同工酶：如乳酸脱氢酶（LDH）、神经元特异性烯醇化酶（NSE）、前列腺酸性磷酸酶（PSA）等；④激素和异位激素：如雌激素受体（ER）、孕激素受体（PR）、绒毛膜促性腺激素（β-HCG）等；⑤蛋白类：如角蛋白 19 片段（Cyfra21-1）、组织多肽抗原（TPA）、组织多肽特异性抗原（TPS）等；⑥肿瘤相关病毒：如 EBV 与鼻咽癌有关，HPV 与宫颈癌有关，HBV 与肝癌有关；⑦癌基因、抑癌基因及其产物，如 Rb、P53、APC 等。理想的肿瘤分子标志物需具备以下几个特点：①特异性好，可有效鉴别肿瘤与非肿瘤患者；②器官特异性高，可对肿瘤定位；③敏感度高，可早期鉴别出肿瘤患者；④分子标志物浓度与瘤体大小、临床分期有关，可预测患者预后；⑤半衰期短，可反映肿瘤动态变化，检测治疗效果、复发或转移；⑥检测方法精密度高、准确率高，操作简单，试剂盒价廉。但通常理想很"丰满"，现实很"骨感"。由于肿瘤细胞异质性大，肿瘤的发生、发展过程复杂，多因素多基因参与，发现理想的肿瘤分子标志物任重而道远。

美国 NCI 制定的肿瘤标志物识别的研发策略包括 5 个阶段，依次为临床前探索性研究、临床方法检测已有疾病、纵向回顾性分析研究、前瞻性筛查研究及控癌研究。目前，寻找肿瘤新型分子标志物的识别多依靠临床前探索性研究，研究标本多为肿瘤与非肿瘤组织、肿瘤细胞株与正常细胞株，采取的研究方法主要包括组织芯片、基因芯片、蛋白质差异表达比较及单克隆抗体技术等。

近些年，随着生物技术的不断发展，各种肿瘤新型分子标志物逐渐被发现，且特异度和敏感度不断提高，肿瘤分子标志物鉴定方法也不断变革。因此，我们简单介绍以下几种传统及新型肿瘤分子标志物检测鉴定方法。

第一节 化学发光免疫分析

化学发光免疫分析是目前常用和较为成熟的肿瘤标志物检测技术，其利用化学发光物质作为标志物，根据发光信号的强度来判断待测物质的量。自 1928 年德国化学家 Albrecht 发现鲁米诺的化学发光特性后，该检测技术由于灵敏度高、快速、线性范围广、仪器结构简单、适合小型化、无放射性危害等优点得到不断发展。化学发光免疫分析为化学发光法，使用直接发光物质（如吖啶酯）标记抗体，或使用酶类催化剂（如辣根过氧化物酶）标记抗原抗体。将化学发光技术与微芯片电泳化学发光（microchip-electrophoresis chemiluminescence，MCE-CL）等技术联合使用，具有效率高、分析快、自动化程度高、需要更少样品和试剂的优点。传统化学免疫分析采用酶标技术，用辣根过氧化物酶催化鲁米诺的免疫测定技术曾被广泛使用，目前的免疫测定系统通常使用信号探针标记抗体，并进一步测量目标分析物浓度。但这类天然酶具有稳定性差、来源有限、对环境变化敏感、易受环境影响而变性等缺点，且标记过程通常会损害抗体分子的生物活性，因而基于金属及金属复合物、磁性纳米颗粒、量子点等催化发光底物的无酶免疫系统不断发展，将电化学技术和化学发光相结合检测肿瘤标志物，兼具了化学发光的高灵敏度和电化学的时间、空间可控性的优点。有研究人员以CuS纳米粒子作为过氧化物酶模拟物，设计了一种新型的无标记化学发光（chemiluminescence，CL）免疫方法测定甲胎蛋白，与基于酶标的CL免疫测定法相比，提出的无标记测定模式更简单、价廉、快速。采用无标记的CL免疫测定法测定甲胎蛋白的线性范围为 0.1 ～ 60ng/ml，检出限为 0.07ng/ml，且此CL免疫测定系统显示出良好的特异性、可接受的重复性和良好的准确性。

第二节 酶联免疫吸附试验

酶联免疫吸附试验是一项在临床上已普及的检测技术，这一技术将抗原或抗体包被于固相支持物上，将酶标抗原或抗体加入抗原抗体复合物中，通过底物使酶显色来达到检测目的。不同的研究人员会采用不同的酶联免疫吸附试验策略，如使用单克隆多克隆抗体及嵌合抗体来开发肿瘤标志物检测试剂盒。酶联免疫吸附试验被开发后其检测系统得到不同的优化，如凝集素及生物素-亲和素系统在酶联免疫吸附试验中的应用明显增强了其检测的敏感度，荧光素酶夹心酶联免疫吸附试验系统也使检测的敏感度不断增强。酶联免疫吸附试验不仅适用于对单一分析物的测定，在多个分析物同时存在时，同样具有良好的适用性。除酶联免疫吸附试验外，越来越多的研究集中于开发具有酶样活性的模拟酶。Zhang 等以 Cu^{2+} 作为助催化剂，利用 Cu^{2+}/Ag^-AgI 复合物作为催化剂具有在可见光下使 3,3′,5,5′-四甲基联苯胺（3,3′,5,5′-tetramethylbenzidine，TMB）颜色产生变化的特性，构建了夹心型比色法，通过监测 TMB 溶液的颜色变化以定量癌胚抗原的水平，其开发的比色免疫测定在血清样品分析中表现出良好的选择性、重复性和稳定性。

第三节 免疫传感器技术

免疫传感器技术近年来一直备受肿瘤研究者关注和青睐。将特异性免疫反应与生物传感技术相结合形成生物传感器，其生物识别部分来自抗原与抗体的特异性识别和结合作用，通过理化换能器和信号放大装置将生物信号转变为电信号用于检测。与其他几种检测方法相比，免疫传感器具有灵敏度高、操作方便、设备简单、成本低、可实现实时动态检测等优势。目前，免疫传感器大部分处于试验阶段，正向高通量、商品化发展，以满足临床大样本检测的要求，随着技术的不断成熟，有望成为肿瘤标志物的新型检测手段。

金属纳米材料由于拥有独特的光学、电子和催化特性常被用于构建免疫传感器。Liu 等使用多孔铂纳米颗粒和 PdPt 纳米笼同时测定肿瘤标志物癌胚抗原和甲胎蛋白，利用多孔铂纳米颗粒较大的表面积和较强的导电性，PdPt 纳米笼优异的催化性能及高负载能力，增强和放大响应信号，实现了对双重分析物的灵敏测定。另外，使用纳米合金材料制作的传感器，与使用单一金属材料相比具有更好的生物相容性，金属之间良好的协同作用使传感器催化性能进一步被放大。Zhang 等使用 PdPt 纳米颗粒，以石墨烯片和多壁碳纳米管作为传感平台，组成纳米复合物修饰电极，来测定肿瘤标志物潜伏膜蛋白-1，比单独使用 Pd 纳米粒子具有更高的过氧化物酶活性，PdPt 凹面不仅可以提供较大的表面积，还可以提供更丰富的催化反应活性位点。

碳纳米材料包括单壁碳纳米管、多壁碳纳米管、石墨烯、碳纳米纤维、碳球等，由于其良好的力学性能、较高的化学稳定性、特殊的电学性质、优异的机械性能和良好的导热性被广泛用于免疫传感器的制造，制造的传感器具有响应速度快、电子传递速率高、负载量大、吸附性好、催化活性等优点。Liang 等研制了以双层酶修饰碳纳米管作为标记的夹心型免疫传感器，利用层层自组装技术将辣根过氧化物酶装配到多壁碳纳米管上，实现了信号放大，为临床分析的超灵敏检测提供了有力的支持。

聚合物复合材料由于良好的氧化还原性能，被作为免疫传感器信号指示剂。Tang 等用聚多巴胺 -Pb2+（PDA-Pb2+）纳米复合材料作为氧化还原体系，用壳聚糖 - 金纳米复合材料涂覆电极，对癌胚抗原进行敏感度的电流分析。利用聚合物复合材料制作的免疫传感器，因聚合物复合材料掺杂带来的半导体或导体性质，其活性可被调节，掺杂 / 去掺杂的可逆过程使其可检测不同的分析对象，扩大了检测范围。

免疫传感器的制备除上述几种材料外，还常引入其他具有不同功能的材料来提高性能。如利用量子点高表面活性、小尺寸及对光、电、温度等敏感的特性，构建的传感器灵敏度较高；利用磁性纳米粒子的磁效应构建的传感器抗干扰性好；利用介孔材料良好的孔隙结构和界面结构构建的传感器，能够保持酶良好的活性和功能性；利用水凝胶构建的传感器稳定性好，水溶性高，能够对外界刺激产生响应并产生相应变化。此外，利用羟基磷灰石（hydroxyapatite，HAP）纳米颗粒，利用 HAP-NP 与钼酸盐的反应检测甲胎蛋白，构建的传感器选择性好，灵敏度高，且成本低。

第四节　蛋白组学分析方法

蛋白组学分析方法是近年来兴起的肿瘤研究领域热点之一。以蛋白质为核心，对蛋白质的表达模式和功能模式进行研究。蛋白组学技术具有高通量、微型化、自动化的优势，目前被广泛用于临床肿瘤学研究，为肿瘤标志物的研究提供了良好的平台，但同时具有检测成本昂贵、对技术人员操作要求高等缺点。

一、双向电泳

双向电泳是蛋白组学的经典技术，是利用蛋白质的等电点和不同相对分子质量来分离蛋白质的一门技术。双向电泳是蛋白组学的核心技术之一，能够通过染色强度得到蛋白质翻译后修饰的信息，同时分离数千种蛋白质。但其有不能分辨低拷贝数蛋白、检测蛋白比估计总蛋白数少、耗时长、操作过程烦琐等缺点，不能实现完全自动化，研究者常将其与质谱技术联用，以分离、鉴定蛋白质，即将蛋白质用双向电泳分离后，运用质谱技术进行逐一鉴定，这也成为蛋白组学研究的核心技术。相差凝胶电泳在双向电泳的基础上利用不同的染色对 2 个样本进行标记，通量更高，提高了凝胶间的可比性，工作效率得到提升。

二、质谱技术

质谱技术是将物质离子化，根据不同质荷比进行时间和空间的分离，进而获得样品的相对分子质量、分子结构等多种信息的分析方法。由于其具有高分辨率、高精度等特点被广泛用于多个领域。近年来，常用色谱 - 质谱技术，因其兼具色谱的分离能力和质谱的鉴定能力，能够对蛋白质进行准确、快速的分析和定量。基质辅助激光解吸飞行时间质谱和电喷雾电离质谱是经过改进的质谱技术，前者利用基质吸收激光的能量，得到肽质量指纹谱，通过检索数据库以鉴定蛋白质，后者利用电喷雾法，液相化多肽以鉴定蛋白质。这 2 种方法能保证电离时样品分子的完整性，不会使离子碎片化。

三、蛋白质芯片

蛋白质芯片是近 10 年新兴的分析技术，即在支持物表面排列蛋白质探针以捕获目标蛋白，再通过检测器进行定性或定量分析。根据载体性质不同，可分为固相蛋白质芯片和液相蛋白质芯片，临床上常用来筛选和寻找肿瘤标志物。反相蛋白质芯片也是蛋白组学高通量方法。蛋白质芯片不仅可用来研究蛋白质与蛋白质之间的相互作用，还可研究蛋白质与核苷酸间的相互作用，具有通量高、速度快、灵敏度高的优点。Duan 等设计了一种蛋白质芯片，使用胶体纳米金标记葡萄球菌属蛋白 A 作为指标，应用免疫金银染色增强技术扩增检测信号，此蛋白质芯片可在不存在交叉反应的情况下检测乙型肝炎病毒抗体和丙型肝炎病毒抗体，并可在 40 分钟内提供结果，速度相对酶联免疫吸附试验等方法更快。Yang 等开发了一种微阵列芯片，首次使用硅和水凝胶作为微阵列的载体，构成的芯片具有二氧化硅和水凝胶两者的优点。

四、表面增强激光解析及电离飞行时间质谱

表面增强激光解析及电离飞行时间质谱是将质谱与蛋白质分离技术相结合的技术，能够检测到其他传统方法检测不到的蛋白质，只需少量样品，检测时间短且重复性高，可分析复杂样品。该技术基于特殊芯片的表明增强吸附作用，将样品蛋白质吸附到芯片上后，将结合蛋白质解离成核电离子以绘制质谱图。将健康人与肿瘤患者的蛋白图谱进行比较，能够发现差异表达的蛋白质。Jin 等开发了一种对糖类抗原 19-9 正常的胰腺癌患者与健康或良性个体进行诊断和鉴别诊断的方法，使用与 CM10 芯片联合的表面增强激光解吸及电离飞行时间质谱分析相关样品，生成了具有不同蛋白质的诊断模型。

五、其他方法

检测肿瘤标志物的分子生物学方法还包括聚合酶链反应（polymerase chain reaction，PCR）、荧光原位杂交技术（fluorescence in situ hybridization，FISH）、反转录 PCR、单链构象多态性（single-strand conformation polymorphism，SSCP）、多种测序技术等。分子生物学技术具有高通量、特异度强、敏感度高等优势，但也存在价格昂贵、检测周期长等缺点。

PCR 是目前被广泛使用的一种简单、敏感、高效、特异、快速的能在体外扩增 DNA 的技术。由经典 PCR 衍生出的技术被广泛应用于肿瘤标志物的检测，如反转录 PCR 被用于口咽癌、结直肠癌、前列腺癌、肺癌等多种肿瘤的检测。甲基化特异性 PCR 是一种检测特异位点甲基化的技术，

检测 DNA 甲基化敏感度极高，Koike 等发现甲基化特异性 PCR 对于胃癌标志物的检出率高于反转录 PCR。此外，多种 PCR 衍生技术如扩增融合 PCR、实时荧光定量 PCR 等也可用于肿瘤标志物的检测。

FISH 以标记的特异寡聚核苷酸片段作为探针，根据核酸碱基配对原理，将标记的探针与单链核酸片段配对，在荧光显微镜下观察目标序列的分布。FISH 虽属于低通量检测，但目前已被用于检测肿瘤细胞、突变染色体、染色体重排，在肿瘤生物标志物检测和个体化医疗方面具有重要意义。

六、液体活检

液体活检是一种从血液等非实性样本中取样，用于诊断和检测肿瘤的方法。液体活检技术主要包括 CTC 检测、ctDNA 检测、外泌体检测等。与组织活检相比，液体活检能够早期筛查、检测肿瘤标志物，克服肿瘤的时空异质性，具有无创、易反复取样、操作简便、可实时监控等优点，但同时也有价格昂贵、检测标准不统一等缺点。CTC 检测目前主要使用的是免疫细胞化学方法，但 CTC 极低的丰度及其异质性使其面临着技术挑战。ctDNA 检测主要采用分子生物学方法，但 ctDNA 具有易降解、含量低等缺点，为精准检测带来困难。外泌体检测在肿瘤诊断方面显示出良好的应用前景，是具有发展潜力的诊断方法，但其提取及操作尚无统一流程，检测系统有待进一步完善，以满足临床大规模样本检测的需要。

肿瘤分子标志物作为肿瘤辅助诊断、治疗参考及预后判断的重要指标，目前在临床应用上愈发广泛。近年来，随着分子生物学检测技术的不断发展，大量敏感度、特异度更高的新型分子标志物被发现，而且在检测方法上也紧跟临床工作需求而不断发展。不同肿瘤分子标志物的鉴定方法均有其优势与不足，如何对不同方法进行整合，提高肿瘤标志物的检出能力，有效指导临床诊疗，是研究者们需关注和探索的问题。

（陈锦飞）

参 考 文 献

Chang YL, Xu JJ, Zhang QY, 2017. Microplate magnetic chemiluminescence immunoassay for detecting urinary survivin in bladder cancer. Oncol Lett, 14(4): 4043-4052.

Choosang J, Khumngern S, Thavarungkul P, et al, 2021. An ultrasensitive label-free electrochemical immunosensor based on 3D porous chitosan-graphene-ionic liquid-ferrocene nanocomposite cryogel decorated with gold nanoparticles for prostate-specific antigen. Talanta, 224: 121787.

Fang DD, Zeng BS, Zhang SP, et al, 2020. A self-enhanced electrochemiluminescent ratiometric zearalenone immunoassay based on the use of helical carbon nanotubes. Mikrochim Acta, 187(5): 303.

Htoo KPP, Yamkamon V, Yainoy S, et al, 2019. Colorimetric detection of PCA3 in urine for prostate cancer diagnosis using thiol-labeled PCR primer and unmodified gold nanoparticles. Clin Chim Acta, 488: 40-49.

Huang YX, Tang C, Liu J, et al, 2017. Signal amplification strategy for electrochemical immunosensing based on a molybdophosphate induced enhanced redox current on the surface of hydroxyapatite nanoparticles. Microchimica Acta, 184: 855-861.

Huang ZJ, Han WD, Wu YH, et al, 2017. Magnetic electrochemiluminescent immunoassay with quantum dots label for highly efficient detection of the tumor marker α-fetoprotein. J Electroanal Chem, 785: 8-13.

Liu JW, Zhao JJ, Li ST, et al, 2017. A novel microchip electrophoresis-based chemiluminescence immunoassay for the detection of alpha-fetoprotein in human serum. Talanta, 165: 107-111.

Liu YY, Wu SF, Zhou LR, et al, 2021. Pitfalls in RET fusion detection using break-apart FISH probes in papillary thyroid carcinoma. J Clin Endocrinol Metab, 106(4): 1129-1138.

Meng XY, Chen X, Wu WH, et al, 2019. Electrochemiluminescent immunoassay for the lung cancer biomarker CYFRA21-1 using MoO quantum dots. Mikrochim Acta, 186(12): 855.

Shim C, Chong R, Lee JH, 2017. Enzyme-free chemiluminescence immunoassay for the determination of thyroid stimulating hormone. Talanta, 171: 229-235.

Vannitamby A, Hendry S, Irving L, et al, 2019. Novel multiplex droplet digital PCR assay for scoring PD-L1 in non-small cell lung cancer biopsy specimens. Lung Cancer, 134: 233-237.

Wang H, Ma Z, 2017. A cascade reaction signal-amplified amperometric immunosensor platform for ultrasensitive detection of tumour marker. Sensors Actuat B Chem, 254: 642-647.

Yang CG, Zou K, Zheng L, et al, 2017. Prognostic and clinicopathological significance of circulating tumor cells detected by RT-PCR in non-metastatic colorectal cancer: a meta-analysis and systematic review. BMC Cancer, 17(1): 725.

Yang ZJ, Cao Y, Li J, et al, 2016. Smart CuS Nanoparticles as Peroxidase Mimetics for the Design of Novel Label-Free Chemiluminescent Immunoassay. Acs Appl Mater Interfaces, 8(19): 12031-12038.

Yu L, Cui X, Li HJ, et al, 2019. A ratiometric electrochemical sensor for multiplex detection of cancer biomarkers using bismuth as an internal reference and metal sulfide nanoparticles as signal tags. Analyst, 144(13): 4073-4080.

Zhang B, Wang X, Zhao YL, et al, 2017. Highly photosensitive colorimetric immunoassay for tumor marker detection based on Cu^{2+} doped Ag-AgI nanocomposite. Talanta, 167: 111-117.

Zhang X, Zhou D, Sheng S, et al, 2016. Electrochemical immunoassay for the cancer marker LMP-1 (Epstein-Barr virus-derived latent membrane protein 1) using a glassy carbon electrode modified with Pd@Pt nanoparticles and a nanocomposite consisting of graphene sheets and MWCNTs. Microchimica Acta, 183(6): 2055-2062.

Zhang X, Zhu HP, Zheng X, et al, 2021. A double-antibody sandwich ELISA for sensitive and specific detection of swine fibrinogen-like protein 1. Front Immunol, 12: 670626.

第17章 肿瘤易感性检测与预防性干预

在遗传病中，个体罹患某种疾病的可能性由环境因素和遗传因素共同决定，这种可能性被称为易患性（liability）。其中，易感性（susceptibility）专指由遗传因素决定的患病风险。在人群中，有些个体由于携带特定的基因突变或多态性（polymorphism），他们在一生中患某些肿瘤的概率相比人群总体明显增加，也就是具有更高的肿瘤易感性。

由于在表型与组织学上，遗传性肿瘤与非遗传性肿瘤一般没有明显的差别，因此肿瘤易感性主要体现在患者的发病年龄及家族史方面。根据家族史的不同，肿瘤的遗传易感性可以分为两类：遗传性肿瘤易感综合征及无明显家族聚集的遗传易感性疾病。

第一节 概 述

一、遗传性肿瘤易感综合征

遗传性肿瘤易感综合征患者占所有肿瘤患者的 1%～2%，其遗传模式多为常染色体单基因遗传。相比于散发性肿瘤，遗传性肿瘤易感综合征通常具有表 17-1 所述的特征之一。

目前，已经确定的遗传性肿瘤综合征有 54 种（表 17-2），而且随着更多的肿瘤驱动基因的确定，这个种类还在不断地增长。

表 17-1 遗传性肿瘤易感综合征的特征

患者个体	患者家族
单个器官多个原发性肿瘤	一级亲属患有相同或相关肿瘤，且肿瘤具有类似特征
不同器官多个原发性肿瘤	不少于 2 名一级亲属在同一位置发生肿瘤
成对器官发生双侧肿瘤	不少于 2 名一级亲属患有已知的属于遗传性肿瘤综合征的肿瘤
发病年龄早，一般远低于该肿瘤平均发病年龄	不少于 2 名一级亲属患有罕见肿瘤
罕见的组织学类型	两代内，不少于 2 名亲属在同一位置发生肿瘤，或发生病因上类似的肿瘤
肿瘤位于特殊解剖位置	
在通常不受影响的性别中患病（如男性患乳腺癌）	
具有其他综合征样表现（如先天性缺陷、皮损等）	

表 17-2 目前已经确定的 54 种遗传性肿瘤易感综合征

综合征名称	遗传模式	基因变异或染色体异常	常见恶性肿瘤
共济失调性毛细血管扩张症	常染色体隐性遗传	ATM 基因突变	血液系统肿瘤
多发性基底细胞痣综合征	常染色体显性遗传	PTCH 基因突变	基底细胞癌
贝克威思－威德曼综合征	15% 为常染色体显性遗传，其余患者未见明显家族史	染色体 11p15 区域印记基因表观修饰水平异常	肾母细胞瘤

续表

综合征名称	遗传模式	基因变异或染色体异常	常见恶性肿瘤
比尔特 - 霍格 - 杜贝综合征	常染色体显性遗传	*FLCN* 基因突变	肾癌
布卢姆综合征	常染色体隐性遗传	*BLM* 基因突变	多种肿瘤
遗传性乳腺癌 / 卵巢癌综合征	常染色体显性遗传	*BRCA1/2* 基因突变	乳腺癌 / 卵巢癌
卡尼综合征 I / II 型	常染色体显性遗传	I 型为 *PRKAR1A* 基因突变，II 型尚不明确	睾丸癌
家族性脊索瘤	常染色体显性遗传	致病基因位于 7q33 或 6p12，尚未准确定位	脊索瘤
遗传性非息肉性结直肠癌	常染色体显性遗传	错配修复基因突变，包括 *MLH1*、*MSH2*、*MSH3*、*PMS1*、*PMS2* 及 *MSH6* 等	结直肠癌
克斯提洛弹性蛋白缺陷症	常染色体显性遗传	HRAS 基因突变	横纹肌肉瘤
多发性错构瘤综合征	常染色体显性遗传	PTEN 基因突变	乳腺癌与甲状腺癌
先天性角化不良综合征	伴 X 隐性遗传（＞ 50%），常染色体显性遗传（5%），常染色体隐性遗传（10%）	伴 X 隐性为 *DKC1* 基因突变，常染色体显性为 *TERC* 或 *TERT* 基因突变，常染色体隐性见于 *TERT* 双等位基因突变	急性髓细胞白血病与上消化 / 呼吸道肿瘤
食管癌伴掌跖角化	常染色体显性遗传	致病基因位于 17q25，尚未准确定位	食管鳞状细胞癌
遗传性多发性外生骨软骨瘤	常染色体显性遗传	*EXT1/2/3* 基因突变	软骨肉瘤
范科尼贫血	除 FANCB 为伴 X 隐性外遗传，其余为常染色体显性遗传	*FANCB*、*FANCA* 基因突变等	急性粒细胞白血病、肝癌及头颈部癌
遗传性弥漫性胃癌	常染色体显性遗传	*CDH1* 基因突变	胃癌
胃肠道间质瘤	常染色体显性遗传	*C-KIT* 或 *PDGFRA* 基因突变	胃肠道间质瘤恶变
家族性甲状旁腺功能亢进	常染色体显性遗传	*HRPT2* 基因突变	甲状旁腺癌
家族性急性髓系白血病	遗传方式多样	目前仅鉴定了 *RUNX1* 基因突变	血液系统肿瘤
家族性慢性淋巴细胞白血病	部分为常染色体显性遗传	不详	慢性淋巴细胞白血病
利 - 弗劳梅尼综合征	常染色体显性遗传	TP53 基因突变	多种肿瘤
家族性霍奇金淋巴瘤	可能为常染色体隐性遗传	不详	霍奇金淋巴瘤
家族性非霍奇金淋巴瘤	尚未确定	不详	非霍奇金淋巴瘤
家族性多发性黑色素瘤	常染色体显性遗传	*CMM* 或 *CDKN2A* 或 *CDK4* 基因突变	黑色素瘤
嵌合性非整倍体	常染色体隐性遗传	*BUB1B* 基因突变	横纹肌肉瘤、肾母细胞瘤
I 型多发性内分泌肿瘤	常染色体显性遗传	*MEN1* 基因突变	胰腺或十二指肠神经内分泌肿瘤
II 型多发性内分泌肿瘤	常染色体显性遗传	*RET* 基因突变	甲状腺髓样癌
家族性多发性骨髓瘤	尚未确定	不详	多发性骨髓瘤
遗传性神经母细胞瘤	常染色体显性遗传	部分为 *PHOX2B* 基因突变，其余不详	神经母细胞瘤

续表

综合征名称	遗传模式	基因变异或染色体异常	常见恶性肿瘤
Ⅰ型多发性神经纤维瘤病	常染色体显性遗传	NF1 基因突变	恶性周围神经鞘瘤
Ⅱ型多发性神经纤维瘤病	常染色体显性遗传	NF2 基因突变	神经胶质瘤与室管膜瘤
尼梅亨断裂综合征	常染色体隐性遗传	NBS1 基因突变	血液系统肿瘤
遗传性胰腺癌	常染色体显性遗传	PALLD 基因突变	胰腺癌
遗传性副神经节瘤	常染色体显性遗传	SDHB/SDHC/SDHD 基因突变	副神经节瘤恶变
色素沉着 - 息肉综合征	常染色体显性遗传	STK11 基因突变	消化系统肿瘤
家族性腺瘤性息肉病	常染色体显性遗传	APC 基因突变	结直肠癌
家族性幼年性息肉病	常染色体显性遗传	BMPR1A/SMAD4 基因突变	胃肠道肿瘤
MYH 相关性息肉病	常染色体隐性遗传	MUTYH 基因	结直肠癌与十二指肠癌
遗传性前列腺癌	多样，包括常显性遗传、常隐及伴 X 隐性遗传	RNASEL 及 ELAC2 基因突变等	前列腺癌
遗传性肾细胞癌伴多发性平滑肌瘤	常染色体显性遗传	FH 基因突变	肾细胞癌
遗传性非乳头状肾癌	常染色体显性遗传或隐性遗传	染色体 3p14.2 易位	仅有非乳头状肾癌
遗传性乳头状肾癌	常染色体显性遗传	MET 基因突变	乳头状肾癌
遗传性视网膜母细胞瘤	常染色体显性遗传	RB1 基因突变	视网膜母细胞瘤
横纹样瘤易感综合征	常染色体显性遗传	SMARCB1 基因突变	肾及肾外畸胎样瘤和横纹肌样瘤
Rothmund-Thomson 综合征	常染色体隐性遗传	RECQL4 基因突变	骨肉瘤
辛普森 - 戈拉比 - 贝梅尔综合征	伴 X 隐性遗传	GPC3 或 CXORF5 基因突变	儿童恶性肿瘤
家族性睾丸生殖细胞肿瘤	多样，包括常显性遗传、常隐性遗传及伴 X 隐性遗传	不详	精原性及非精原性生殖细胞肿瘤
家族性非髓样甲状腺癌	常染色体显性遗传	不详	甲状腺癌
结节性硬化综合征	常染色体显性遗传	TSC1/2 基因突变	脑癌与肾癌
VHL 综合征	常染色体显性遗传	VHL 基因突变	肾癌
家族性瓦尔登斯特伦巨球蛋白血症	可能为常染色体显性遗传	不详	淋巴浆细胞型恶性淋巴瘤
成人早老综合征	常染色体隐性遗传	WRN 基因突变	肉瘤
家族性肾母细胞瘤	常染色体显性遗传	WT1/2/3/4/5 基因突变	肾母细胞瘤
着色性干皮病	常染色体隐性遗传	包括 ERCC2、ERCC3、ERCC4、ERCC5、XPA、XPC、DDB2 及 POLH 基因突变	皮肤癌

二、无明显家族聚集的遗传易感性

人群中，可能有部分人携带某些多态性，导致患某种癌症的风险高于常人。其中最常见的就是单核苷酸多态性（single nucleotide polymorphism，SNP）。但由于 SNP 引起的易感性一般较轻微，可能仅是非携带者的 1 倍多，故一般不引起明显的家族聚集现象。虽然全基因组关联研究（genome-wide association study，GWAS）的广泛应用使得在多种肿瘤中都鉴定出了影响肿瘤发病风险的 SNP，但传统使用单个 SNP 进行的风险评分对这部分人群起到的指导作用有限。随着研究的深入，多基因风险评分（polygenic risk score，PRS）的提出使得 SNP 的肿瘤风险管理价值有所提升，但距离真正进入临床应用尚有一段距离。

第二节　肿瘤易感综合征的识别与遗传咨询

一、肿瘤易感综合征的识别

由于患有肿瘤易感综合征的人群罹患肿瘤的终身风险远高于普通人群，早期识别对改善预后和提高生活质量至关重要。在当前的医学模式下，医师一般通过表型和（或）家族史来识别可能患有肿瘤易感综合征的患者。如表 17-1 所述，这些患者通常具有这些特点。然而事实上，许多具有肿瘤易感综合征的患者常在发生某种肿瘤之后才被识别出来，或者是在进行家系筛查时发现。常见原因有以下 4 点：①同一种肿瘤易感综合征患者的表型异质性可能非常大；②患者没有或没有明显的综合征表现，甚至没有发生肿瘤；③患者没有明显的家族史或家族史不详；④医师生对于这种综合征的特征性表现没有明确认识。

当前，越来越多的证据表明，在肿瘤易感综合征患者中早期识别致病性突变（如乳腺癌或卵巢癌患者的 BRCA1/2）可以明显使患者获益，因此专业遗传咨询和基因检测对这类患者的意义不言而喻。如果患者符合特定标准并知情同意，医师则应建议患者接受遗传咨询并进行基因检测。如果在肿瘤患者（先证者）中发现致病性突变，则可能遗传该突变的家庭成员（高危亲属）最好在遗传咨询后接受预测性检测。这种方式为患者及其家属提供了便利，降低了潜在患癌人群的发病风险。但是，这种方式对于医师也提出了挑战，需要他们具有良好的医学素养，对每种综合征的特征性表现都具有相当的认识。在英国，国家卫生服务局国家遗传学和基因组学教育中心为非遗传学医学专业人员制定了遗传学和基因组学教育的国家职业标准并提供培训，而美国临床肿瘤学家协会（American Society of Clinical Oncologists，ASCO）也提供了相关的持续教育计划。虽然我国已经提出了专家共识和遗传病检测标准，但尚没有确定相关领域医学专业人员的职业标准并开展培训。

1. 建立鉴别诊断列表

进行评估和建立鉴别诊断列表是评估个体或家族肿瘤史的第一步。如果没有这种核心评估，就倾向于可能只测试与特定肿瘤相关的最常见基因的突变。例如，在乳腺癌中，人们肯定会考虑 BRCA1 和 BRCA2，但同时也应该考虑不那么频繁的基因突变，如多发性错构瘤综合征（PTEN）或利 - 弗劳梅尼综合征（TP53），这取决于个体和家族除了肿瘤以外的特征。个人和家族肿瘤史是建立鉴别诊断列表的第一步，然后以此作为参照选择可能的候选基因或基因集，并决定进行检测的方式。即使在家族中已经有一个明确的致病性突变，对家族史进行分析也非常重要，因为同一个家系可能携带多个基因突变导致家系分离。描述家系的最好方法是使用标准符号的家系图，并且至少应该包括三代人（图 17-1）。家系图有助于分析疾病模式，并可以据此评估疾病的遗传模式以缩小鉴别诊断范围。家系信息要通过母系和父系的所有个体来确定。构建家系图需要收集的信息包括种族、民族、当前健康状况、当前年龄或死亡年龄、死亡原因、原发肿瘤的类型、原发肿瘤的诊断年龄，以及致癌物接触史，如吸烟、放射或石棉等。亲子之间的收养或血缘关系及任何应用的辅助生殖技术，如供体卵子或精子，也都应该得到记录。最后，还应该记录可能改变肿瘤风险的手术信息，如预防性乳房或双侧卵巢切除术。但是，有些时候甚至是大部分时候，建立如此完善的家系图都是一件非常困难的事情，如家族信息缺失或不可用、家族规模小，以及患者及家属描述不准确等。常见恶性肿瘤，如乳腺癌、胃癌等一般描述比较准确，但罕见肿瘤和某些妇科恶性肿瘤通常描述不清。此外，与家族成员的地理或关系距离增加也会增加出错的机会。因此，当仅根据家族史做出关键决定时，可能需要通过病理报告进行确认。

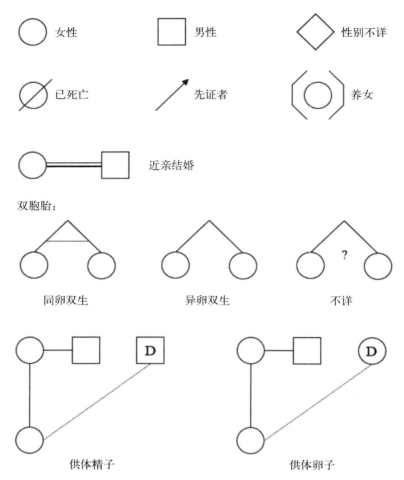

○ 女性	□ 男性	◇ 性别不详
⊘ 已死亡	↗ 先证者	⬡ 养女

○═□ 近亲结婚

双胞胎：

同卵双生　　　　异卵双生　　　　不详

供体精子　　　　　　供体卵子

图 17-1　家系图的标准符号

一旦建立了肿瘤易感综合征的鉴别诊断列表，就可以通过基因检测来确定是否存在特定的突变基因。如果正在考虑进行检测，则应先尝试估计个体或家庭携带特定基因突变的可能性，即先验概率。目前有许多不同的策略可以用于计算先验概率，包括统计模型、特定人群的患病率数据、特定突变的外显率数据、孟德尔遗传分析和贝叶斯分析等，这些策略都有不同的性能、易用性和最佳适用范围。大多数统计模型都是特定于一个或多个基因的，而且并非每个基因都有可用的模型。当使用统计模型计算先验概率时，用户必须首先确定模型是用来计算家族概率的还是个体概率的。先验概率模型受到数学模型中固有假设及特定家族结构的限制。小家系、性别特异性肿瘤（如前列腺癌、乳腺癌或卵巢癌）家系中异性个体比例高、收养及非肿瘤相关原因导致的早期死亡都会影响先前概率估计的可靠性。而当在一个家族中确定了特定突变之后，就可以使用与该基因相关的适当孟德尔遗传模式（如 *BRCA1/2* 的常

染色体显性）确定先前的概率。然而，这种方法不考虑被试者的年龄。如果一个人是突变携带者，那么如果他在超过预期年龄之后仍然没有出现肿瘤，那么他实际携带家族已知突变的可能性就会降低。贝叶斯定理是一种数学计算方法，它结合了孟德尔遗传定律和年龄等其他条件信息。对于某些特定的综合征，肿瘤特异性指标可以作为家族史之外的辅助指标以作为基因检测的指征。例如，遗传性非息肉性结直肠癌以肿瘤中的微卫星不稳定性（microsatellite instability，MSI）为特征。MSI 可以通过 PCR 检测，也可以通过免疫组化检测 DNA 损伤修复蛋白来进行鉴别。在诊断时，如果仅基于家族史，许多患有结直肠癌或子宫内膜癌的患者一般不会被考虑进行基因检测，而在进行 MSI 和 DNA 损伤修复蛋白缺陷的免疫组化筛查之后，许多个体被确定为基因检测的候选对象。

2. 确定基因检测的时机

基因检测不仅包括基因检测本身，还包括对检测结果的解释和潜在应用。ASCO 建议在进行

任何基因检测之前先考虑以下事项：①来自患者或其家庭的肿瘤易感综合征的证据；②医师有能力解释测试的结果；③确定测试将促进诊断或影响后续医疗过程。

基因检测前后的遗传教育和咨询是这一过程中不可或缺的一部分，包括向患者解释疑似综合征和可疑基因的基本信息；审查基因检测的风险、益处和局限性；考虑可能的检测结果及每个结果对未来医疗管理的影响，以及讨论检测结果是否向家庭成员公开及其对其他家庭成员的影响。

3. 确定最佳受试人选

对于任何被怀疑有肿瘤易感性倾向的家庭，必须首先确定肿瘤的遗传基础。为做到这一点，首先应该对已患与特定肿瘤易感综合征相关的肿瘤的家庭成员进行检测，因为在不知道家族特定突变的情况下检测未受影响的家族成员可能只会产生很少的信息，并且在未检测到突变时可能会对检测结果的解释产生误导。未能发现突变可能是因为个体没有遗传家族的突变，但也可能是因为存在一种检测方法无法检测到的突变，在这种情况下，个体患癌症的风险仍然增加，但却被错误地排除。未发现突变也可能是因为一些与肿瘤遗传易感性相关的基因尚未确定，并且同一家族中的肿瘤也可能由不同的肿瘤易感综合征引发。在没有特定已知突变的情况下，没有一种基因检测技术具有 100% 的准确性。此外，研究发现表观修饰可能会混淆基因检测结果，如 BRCA1 启动子超甲基化可能产生和 *BRCA1* 突变类似的表型。在家族中没有已知基因突变的情况下，未受影响亲属的阴性检测结果被视为"不具有信息性"，这意味着这个阴性结果不能排除个体的肿瘤易感基因突变和患癌风险增加。

如果没有存活的家庭成员受到相关癌症影响，这时考虑检测存储的组织样本，如来自死者的组织样本。当然，这种分析相比于前述方法会困难很多。当检测受肿瘤影响个体的所有尝试都失败之后，那就只能考虑检测未受影响的个体。然而，这需要仔细的遗传教育和咨询，以了解这种检测的局限性和"阴性"结果的无信息性。

二、 遗传教育和咨询

针对单基因疾病（如肿瘤易感性）的基因检测应该在遗传教育、咨询和自主知情决策的背景下进行。遗传咨询包括对个人和家庭的评估，关于特定遗传状况的教育和交流，以及该状况对个人和家庭的影响。该评估不仅包括医疗史和家族史，还包括对基因检测的理解、检测动机、个人风险及信息的预期用途的评估等。遗传咨询的主要目的是帮助人们理解和适应遗传信息和遗传疾病的医学、心理和家庭影响。遗传咨询可以由不同的提供者进行，包括遗传学家和肿瘤医师。遗传咨询应促进个体就基因检测做出知情的自主决策。

1. 检测前遗传咨询

检测前遗传咨询的基本原则是进行遗传教育、促进自主决策和评估可能影响测试结果的社会心理问题。当没有证据表明任何一种方法明显有效时，促进自主决策尤其重要。例如，*TP53* 突变与严重复杂的利 - 弗劳梅尼综合征相关，而对于这种综合征，筛查选择和风险降低措施都非常有限。因此患者通常不清楚可以从 *TP53* 的突变检测中获得什么好处，这时就需要患者自主做出决策。

一般来说，一次完善的检测前遗传咨询应该包含以下要素：①提供关于疑似的肿瘤易感综合征、可能的致病基因或基因集及肿瘤或其他健康风险的信息；②解释该综合征的遗传学背景、患者家属携带突变的风险和疾病遗传模式；③根据遗传模式及向家庭成员遗传的风险，讨论对儿童和其他家庭成员的影响；④讨论可行的替代方案；⑤讨论基因检测的风险、益处和局限性，包括心理和歧视性风险（如来自工作单位的）；⑥解释基因检测可能的结果，包括无信息性结果的可能性及意义不明的突变（variant of uncertain significance，VUS）的鉴定；⑦目前基因检测的准确性；⑧根据可能的检测结果对患者的后续医疗管理方式提出建议；⑨估算检测、咨询和相关医疗管理的成本，并确定是否属于保险范围；⑩讨论如何在病历中记录和存储遗传信息和基因检测结果；⑪如果可能的话，讨论样本存储和重复使用（如果适用）。

患者和医师之间可能会进行多次遗传教育和咨询，以解决所有基因检测前后的出现问题。其中很多服务是多学科的，包括遗传学家、护士、肿瘤科医师甚至医疗保险从业人员。提供遗传教育和咨询可以采取多种形式。面谈是最传统的方法。近年来，电话咨询或远程医疗等策略增加了获得患者遗传服务的机会，特别是居住在偏远地区的患者。

2. 知情同意

ASCO 和遗传专家一致认为，知情同意是肿瘤易感性基因检测的重要组成部分。虽然基因检测与其他医学测试没有太大区别，但对个人和家庭的影响，以及遗传信息的预测性使得患者需要对这些检测表示明确的知情同意。基因检测的同意书可以由商业实验室书面提供，也可以在医疗机构和患者之间进行。无论采用何种方法，ASCO 都总结了知情同意的基本要素，这些要素与前述的基因检测前遗传咨询的关键要素相辅相成。知情同意的基本要素如下：①明确要进行的具体检测；②阴性结果和阳性结果的含义，以及检测结果可能是无信息性的可能性；③无须基因检测的风险评估方法；④子女遗传致病性突变的可能性；⑤基因检测的准确性；⑥基因检测与遗传咨询的花费；⑦检测结果的心理影响（正面的和负面的）⑧来自雇主的歧视风险；⑨保密问题；⑩基因检测后医疗监测的可能选择、限制及预防策略；⑪与高危亲属分享基因检测结果的重要性，以便他们可以从这些信息中受益。

3. 儿童的遗传教育、咨询和基因检测

一些肿瘤易感综合征也可以使儿童恶性肿瘤的发生风险升高。部分专家认为，除非确实存在儿童期间患癌症的风险，或有证据支持必须在儿童时期实施早期干预，否则癌症易感性检测至少应推迟到成年。这种方式可以最大限度地减少对自主知情决策、对家庭关系的负面影响及对心理问题的担忧。然而每个孩子的成熟时间不同，这意味着这些指南必须针对特定的家庭或孩子来应用。对于明确可能导致儿童癌症的肿瘤易感综合征，如家族性腺瘤性息肉病、神经纤维瘤病和多发性内分泌肿瘤，对儿童的检测争议较小，并且由于患者可以从治疗中获益，因此常规提供检测。而针对另一些肿瘤易感综合征的检测可能极具争议，如利 - 弗劳梅尼综合征（TP53 突变），因为其缺乏关于风险管理或降低肿瘤风险的证据。在这种情况下，决策的基础是尽量减少伤害，同时考虑父母的意愿。

在进行儿童遗传教育和咨询对需特别考虑。首先，父母或法定监护人必须出席遗传咨询，并对基因检测的知情同意负责。在涉及非常年幼的儿童的情况下，进行遗传咨询时还应讨论当孩子长大后应该如何与孩子分享测试结果。对于 10 岁以上的儿童，他们可能会更多地参与到检测决定中，而年龄更大的孩子通常会觉得他们应该自己选择是否进行检测。

4. 目前常见的基因检测方式

目前，一般有以下几种类型的基因检测方式：单基因测序、多基因 panel 或全外显子测序及全基因组测序。

（1）单基因测序：直到现在，Sanger 技术由于其高度准确性，仍然被应用在诊断性基因检测中。对单个基因的整个序列进行连续测序后，如果未发现致病性突变，则可以继续测试其他基因。但是综合来讲，这种方法耗时耗力，目前的应用范围正在不断缩窄，最后可能作为多基因检测的验证方法来使用。

（2）多基因 panel 或全外显子测序：许多医院及公司已经开始广泛应用下一代测序（next-generation sequencing，NGS）来检测肿瘤易感性。这种该技术可以同时检查多个可能致病的基因，从而实现特定基因组的表型靶向。这加快了对患者进行基因检测的过程，并增加了识别致病突变的可能性。然而，这种方法也存在一些缺点，如某种肿瘤易感综合征相关基因没有包含在检测基因 panel 中，从而导致漏诊，此外发现 VUS 无法解释的风险也更大。

（3）全基因组测序：对患者的整个基因组进行测序，可以发现由位于非编码区域的突变及基因组拷贝数变异等因素导致的疾病。然而，这种方法成本高，数据分析难度大，并且会产生大量的 VUS，对医师和遗传学家来讲都是一项不小的挑战。

5. 解释基因检测结果

对胚系基因检测结果的解释取决于该家族中是否存在已知的有害突变。在已知携带有害突变的家族中进行的检测提供的信息最多，并可能产生 2 种结果。

（1）在受试者中检测到家族携带的突变。在这种情况下，个体肿瘤风险基于与该基因特定突变相关的外显率。此外，还需要有针对性地讨论和鼓励先证者向家庭成员分享基因检测结果。

（2）在受试者中没有检测到家族携带的突变。很有可能这些人没有遗传到家族的肿瘤易感倾向。在大多数情况下，他们的风险并不高于普通人群。然而，该个体可能有其他个人癌症风险因素，或可能遗传了没有检测到的另一种肿瘤易感基因的突变，这可能来自该家族的另一个分支。此外，最近有结果表明，部分具有肿瘤易感性的家族中不能检出明确的致病突变，这可能与肿瘤易感基因的表观遗传有关。

当没有发现家族性突变时，基因检测结果的解释会更加复杂。在这种情况下，每个人都有 3 种可能的结果。

（1）发现突变，并且有证据表明该突变会增加患癌症的风险。这是医患之间需要有针对性地讨论是否向家庭成员公开测试结果。

（2）没有发现突变（"无信息性的"）。在家族中没有已知突变的情况下找不到突变是无法提供有效信息的，因为该家族性肿瘤的遗传基础尚未确定，因此不能排除该个体有患癌症的遗传倾向。基因检测为阴性的原因包括：①被检测个体没有遗传突变；②检测本身不够敏感（假阴性）；③被检基因以外的基因是导致该家族性肿瘤的原因；④ DNA 测序是正常的，即表观遗传因素对基因的表达产生了影响；⑤在这个家庭中明显追踪到的肿瘤倾向可能是由于共同的环境条件，而不是胚系突变。受家族突变疾病影响的个体有时可能不是家族突变的携带者，这被称为"表现型"，指的是具有相同表型（疾病）但基因型正常的个体。

（3）鉴定出 VUS。随着研究的深入，这些变异可能被重新分类为良性多态性或有害突变，但这可能需要很长的时间。在这段时间内，医师应试图在临床上将患者的风险降至最低解释 VUS 含义的一种策略是在其他家庭成员中检测该 VUS，以确定其是否与该家系的肿瘤发病率相关。如果肿瘤明显来自家庭的一个分支（母系或父系），那么这种方法通常会起效。如果分析表明 VUS 是从相反的分支传下来的，则其有害的可能性明显降低。遗憾的是，即使 VUS 是从家族中患肿瘤的一方遗传下来的，该 VUS 也不足以解释患者家族的肿瘤风险。因为对于可能与癌症相关的突变的家系追踪，并不能确定它就是导致肿瘤的突变，还必须证明它能改变相关蛋白质的功能，足以对受试者产生影响并增加个体的肿瘤风险。

第三节　预防性干预

在过去的数十年，人们对胚系突变与肿瘤发生、发展相关性的理解逐渐加深。现在人们可以识别出患癌风险增加的突变携带者，并在某些情况下通过预防性干预降低这种风险。在确定具有肿瘤易感综合征的患者之后，通常有 3 种预防方式：随访监测、化学预防和预防性手术。然而，在决定进行预防性手术之前，患有肿瘤易感综合征的个体应该首先考虑非手术治疗。过去，临床医师根据家族史和临床表现确定高危患者，并对这些患者进行监测，一旦疾病发展，就进行治疗。当其遗传基础被发现且基因检测成为可能之后，临床问题就变成了如何识别并预防肿瘤易感综合征。分子生物学已经允许鉴定导致各种肿瘤易感综合征的一系列突变，而在突变携带者中，预防性干预可能被视为降低肿瘤潜在发病率和死亡率的一种选择。

所有的选择都有潜在的益处和危害，并且目前没有随机前瞻性试验来评估这些方式对突变携带者的影响。对于不同的肿瘤易感综合征，治疗方案的适用性各不相同。例如，在卵巢癌发病风险增加的女性中，卵巢癌的高死亡率和难以准确筛查使随访监测成为一个不太吸引人的选择。而对于其他癌症，化学预防可能是一个可接受的选择，尽管化学预防剂也可能有副作用。最后，应该在详细讨论其潜在风险和益处之后考虑进行预防性手术。

一、预防性外科干预

在使用预防性手术治疗具有遗传肿瘤易感性的个体之前，应确定患者满足以下 5 个主要标准：①突变的外显率（发生癌症的可能性）应比较高；②通过可靠的基因检测确定携带者的突变；③移除风险器官的外科手术的并发症及死亡风险较低，以确保患者能从手术中获益；④能够通过某种方式替代被移除的器官的功能；⑤有方法可以确定患者是否随着时间发展而罹患该疾病。

1. 预防性外科干预前的评估

（1）评估患者携带突变的外显率：理想情况下，考虑进行预防性手术的个体应携带完全外显的突变（发生癌症的概率为 100%）。然而，许多导致肿瘤易感综合征的突变通常具有较高但不完全的外显率。在普通人群中，乳腺癌和卵巢癌的终身风险分别为 12.7% 和 1.4%。然而，对于 *BRCA1* 和 *BRCA2* 突变携带者，80 岁时患乳腺癌的风险分别约为 90% 和 40%，卵巢癌的相应风险约为 24% 和 8%。遗传性结肠癌综合征也具有较高的外显率。几乎全部家族性腺瘤性息肉病患者将在 50 岁时发展为结肠癌，而患有遗传性非息肉性结直肠癌的个体有 70%～82% 的发展为结肠癌的终身风险。患有 Ⅱ 型多发性内分泌肿瘤的个体罹患甲状腺髓样癌的风险几乎为 100%。在患有遗传性弥漫性胃癌的个体中，胃癌的终身风险约为 70%。其中，男性和女性患胃癌的累积风险可能各不相同，到 80 岁时，男性患胃癌的累积风险为 67%，而女性为 83%。尽管许多突变具有高外显率，但从未观察到完全外显率。因此，总会有一定数量的突变携带者不会患上癌症，但会接受预防性手术。环境和非遗传因素可能会改变外显率。例如，在 *BRCA2* 突变携带者中，妊娠似乎会增加患乳腺癌的风险，而初潮年龄、自然流产、乳汁喂养和口服避孕药是可能改变 *BRCA2* 突变携带者外显率的其他因素。修饰基因（修饰外显率的基因）也可能改变癌症风险，并与遗传性乳腺癌和结肠癌相关。未来，这些基因可能有助于识别肿瘤风险增加的个体，并可能使患者从预防性手术中获益。

（2）对基因检测的效能进行评估：如果基因检测的特异度和敏感度很高，那么对肿瘤易感性相关的基因进行检测是合适的。在仔细评估患者临床表现和家族史后，应考虑患者患有肿瘤易感综合征的可能性。尽管目前有许多可用的技术，对肿瘤易感综合征进行基因检测仍然是一个复杂的问题。因为与红绿色盲等其他明确的遗传性不同，肿瘤很少与单一基因突变相关。在大多数情况下，有几种突变可能导致特定的癌症，而基因检测并不能确保识别每一种突变。例如，遗传性乳腺癌通常被认为与 *BRCA1* 和 *BRCA2* 基因的突变相关。目前，*BRCA1/2* 突变的基因检测可识别高达 88% 具有乳腺癌遗传易感性的所有个体，假阴性结果通常是由于其他突变，如 *TP53*、*PTEN* 等。在某些情况下，与特定癌症相关的基因突变数量有限，如 *RET* 基因与甲状腺髓样癌强相关，这降低了基因检测的难度并且提高了患者检出率。尽管大多数时候，肿瘤易感性的基因检测结果是可靠的，但并非绝对正确，而在解释检测结果时也应该考虑到这些事实。

（3）从患者的角度出发：临床医师应该仔细挑选可能从基因检测中受益的个体。医师应仔细分析其家族史，并考虑患者的临床病史。在进行基因检测之前，遗传教育和咨询是必不可少的，因为基因检测会引起很复杂的问题，可能对患者及其家人产生长期影响。在测试前，医师与患者应讨论阳性、阴性或非决定性结果的意义。此外，医师还应该考虑基因检测的财务成本。基因检测的费用各不相同，从多基因 panel 测序、全外显子到全基因组测序，价格可能在 1000～8000 元，并且这还不包括咨询费用。许多患者由于不愿意承担基因检测的费用而不愿意接受基因检测。因此，考虑到基因检测服务的成本，这些服务更有可能在社会经济水平较高的患者中使用。

除了基因检测产生的费用，如果发现携带突变，患者还必须考虑其他费用，如预防性手术或化学预防的费用。毫无疑问，尽管基因检测很有效，许多高危人群还是决定放弃基因检测。尽管成本及对后续结果的恐惧可能会影响他们的决定，但这尚不是全部的原因。

（4）确定进行预防性手术的时机：在讨论进行预防性手术的时机时，医师需要考虑几个问题。例如，*APC* 基因的选择性剪接可能导致家族性腺瘤性息肉病表型顿挫，这些患者的息肉数量较少，且发病时间晚于典型 FAP 患者，这可能影响预防性直肠切除术的时机。在 Ⅱ 型多发性内分泌肿瘤中，*RET* 原癌基因突变通常会导致携带者在幼年时期发生甲状腺髓样癌，因此在携带者很小的时候就应该考虑甲状腺切除术。最后，预防性手术的时机应与患者的生活选择相适应。因此，女性可能会选择将降低风险的输卵管卵巢切除术（risk-reducing salpingo-oophorectomy，RRSO）推迟到生育后。

2. 预防性外科干预的实际应用

（1）乳腺癌：是世界范围内女性最易患的恶性肿瘤。其中 5%～10% 的病例与肿瘤易感综合征有关。最常见的乳腺癌易感综合征是由 *BRCA1* 和 *BRCA2* 突变引起的。这 2 个基因都是抑癌基因，分别位于 17 号和 13 号染色体上，在人群中的发病率为 1/800～1/150。这一发病率因地理区域而异，在某些人群（如德系犹太人）中较高。尽管 *BRCA1* 和 *BRCA2* 基因突变都会增加患乳腺癌和卵巢癌的风险，但这 2 个基因突变的表型方面也存在着明显的不同。尽管 *BRCA1/2* 突变携带者患乳腺癌的风险很高，但不同人群的外显率也有所不同。在这些突变携带者中，降低风险的手术选择包括双侧预防性乳房切除术（bilateral prophylactic mastectomy，BPM）（对于从未被诊断为乳腺癌的妇女）和对侧预防性乳房切除术（contralateral prophylactic mastectomy，CPM）（对于已经被诊断为乳腺癌的女性）。乳房重建通常在术后立即或延迟进行。最后，*BRCA* 突变携带者应考虑预防性输卵管卵巢切除术。

降低风险的输卵管卵巢切除术（risk-reducing salpingo-oophorectomy，RRSO）也能降低乳腺癌风险。但是，由于进行 RRSO 时患者年龄不同，该手术降低的风险幅度也有所不同。Rebbeck 对 551 名携带 *BRCA1/2* 突变的女性的调查研究显示，RRSO 使乳腺癌风险降低了 53%，使卵巢癌风险降低了 95% 以上。而最近的一项研究却认为，虽然 RRSO 可以明显降低 *BRCA2* 相关的乳腺癌风险，但是在 *BRCA1* 突变携带者中只能降低乳腺癌风险的趋势，在统计上并不明显。尽管对绝经前 BRCA 突变携带者行 RRSO 降低了乳腺癌的风险，但这个手术的并发症也不容小觑。接受 RRSO 后诱发的绝经可能会增加心血管疾病、骨质疏松、阴道干燥和性功能障碍，甚至还有认知变化的风险。激素替代疗法（hormone replacement therapy，HRT）已被用于治疗与 RRSO 相关的更年期症状，但有学者担心 HRT 可能会增加乳腺癌的风险，从而降低 RRSO 的效用。对于无症状 BRCA 突变携带者，应考虑 BPM。多个研究都表明 BPM 可明显降低乳腺癌风险。在一项针对 483 名女性的大型多中心研究中，BPM 使接受 RRSO 的女性患乳腺癌的风险降低了 95%，未接受 RRSO 的女性患乳腺癌的风险降低了 90%。

已经患有乳腺癌的 *BRCA1/2* 突变携带者对侧发生乳腺癌的风险也会增加。一项回顾性研究发现，*BRCA* 突变携带者的对侧乳腺癌发病率在 10 年内高达 40%，且 *BRCA1* 突变携带者的风险高于 *BRCA2* 突变携带者。但如果携带者有卵巢切除术史或他莫昔芬使用史，其对侧患乳腺癌的风险会降低。对于这群女性患者，CPM 是一种不错的选择。几项研究表明，CPM 可将风险降低约 90%。然而，有几个因素可能会影响女性是否决定进行 CPM。诊断年龄较小、接受过 RRSO、选择乳房切除术（而非保乳治疗）作为初始乳腺癌手术治疗的女性更可能选择 CPM。

此外，还有几种类型的预防性乳房切除术。皮下乳房切除术是一种保留乳头的手术，会留下一些乳房组织。保留皮肤的乳房切除术则是包括切除几乎所有的乳房组织和乳头乳晕复合体，但保留覆盖在乳房上的大部分皮肤。鉴于这些手术是预防性的，一般不需要进行腋窝解剖。然而，在这些手术中可以考虑进行前哨淋巴结活检，因为一些女性在进行预防性乳房切除术后偶尔被发现患有隐匿性癌症。有报道称，接受皮下乳房切除术的携带者乳腺癌风险仍有增加，因而保留皮肤的乳房切除术通常被认为是首选的预防性手术。保留皮肤的乳房切除术有助于乳房重建，从而减少与预防性乳房切除术相关的缺陷。

显然，对于 *BCRA1/2* 突变携带者，预防性外科手术非常重要。但是，医师还应与患者讨论其他可能的风险管理办法（随访监测和化学预防）。尽管预防性手术降低了乳腺癌的风险，但这并不能完全消除乳腺癌风险。接受预防性手术的女性应继续接受监测并进行随访。

（2）结直肠癌：是西方国家最好发的消化道恶性肿瘤。据估计，20% 的结肠直肠癌患者有这种疾病的遗传易感性。其中，最主要的两种遗传相关性结直肠癌是家族性腺瘤性息肉病和遗传性非息肉性结直肠癌。

1）家族性腺瘤性息肉病（familial adenomatous polyposis，FAP）：是由 *APC* 基因突变引起的常染色体显性遗传病。经典 FAP 的典型表现为年轻时患多发性结肠息肉，息肉有时可达数百个。该综合征的结肠外表现还包括上消化道息肉和癌症、先天性视网膜色素细胞肥大及其他结肠外恶性肿瘤。顿挫型 FAP 表现为发病年龄较晚和息肉较少。因为 FAP 患者息肉恶变风险很高（接近 100%），建议此类患者行预防性结肠切除术，主要术式有结肠次全切除术伴回肠直肠吻合术（subtotal colectomy with ileorectal anastomosis，IRA）、直肠结肠切除术伴回肠袋肛门吻合术（proctocolectomy with ileal pouch anal anastomosis，IPAA）及全结肠切除伴永久性回肠造口术。然而，最佳的手术时机目前尚不明确，可能与患者已经出现的息肉数量有关。

IPAA 是 FAP 患者最推荐的切除术式。IRA 虽然切除了结肠，FAP 患者仍有可能罹患直肠癌。当然，IPAA 也不能完全解除患者的肿瘤风险，因为患者上消化道也有一定可能会发生息肉及恶变。无论采取哪种预防措施，终身随访监测都是必要的，并且仍然是随着时间的推移排除疾病的唯一途径。手术方式的选择应根据患者的喜好和术后预期的生活质量来决定。IPAA 并发症包括盆腔脓毒症、排便频率高和大便失禁等。随着手术技术的改进，这些并发症发生率已经降低，但与 IRA 相比，IPAA 的围术期并发症发生率仍然较高。很少有必要进行全结肠切除伴永久性回肠造口术，只有在存在涉及括约肌的癌症、基线括约肌功能不佳或每天大便频率可能会阻碍患者生活方式的情况下才需要这样做。

2）遗传性非息肉性结直肠癌（hereditary nonpolyposis colon cancer，HNPCC）：是一种常染色体显性遗传病，是由错配修复基因如 *MLH1*、*MSH2* 等缺陷导致的肿瘤易感综合征，特征是易患早发结直肠癌（主要为右侧）和子宫内膜癌、卵巢癌等多种恶性肿瘤。由于 HNPCC 外显率约为 80%，发生结直肠癌的风险略低于 FAP，故一般采取 IRA 进行预防性手术。

对于将要发展为结肠癌（或无法通过内镜切除的腺瘤）的 HNPCC 患者，手术切除的最佳范围尚不明确。这些患者继发结肠癌的风险增加，因此应该考虑结肠次全切除术。当然，有一些患者可能会选择结肠节段切除术及频繁的结肠镜检查。然而，目前尚没有研究直接比较这 2 种手术的结果。

此外，如前所述，HNPCC 患者患结肠外恶性肿瘤的风险也在增加。育龄后和无生育意愿的妇女可以采取预防性子宫切除术及卵巢 - 输卵管附件切除术以预防生殖系统恶性肿瘤，而其他恶性肿瘤只能通过长期随访和监测来预防。

3）Ⅱ型多发性内分泌肿瘤（multiple endocrine neoplasia type 2，MEN2）：是由 *RET* 基因突变引起的常染色体显性遗传病，可以分为 MEN2A、MEN2B 及家族性甲状腺髓样癌 3 种亚型。MEN2A 以甲状腺髓样癌（medullary thyroid cancer，MTC）、嗜铬细胞瘤和甲状旁腺增生为特征。MEN2B 综合征除了与 MTC 和嗜铬细胞瘤有关，还与神经神经节瘤相关。MEN2A 型患者发展为嗜铬细胞瘤和甲状旁腺功能亢进的可能性各不相同，42%～50% 的患者发展为嗜铬细胞瘤，而 20%～35% 的患者发展为甲状旁腺功能亢进。虽然 MEN2B 型中未发现甲状旁腺功能亢进，但嗜铬细胞瘤的发病率与 MEN2A 型相似。尽管发病年龄及伴发症状不同，3 种亚型的患者在一生中几乎都会患有甲状腺髓样癌。

对于家族系成员，通过基因检测可以发现患者。由于近乎 100% 的外显率，MEN2 患者均应考虑早期进行预防性甲状腺切除术。鉴于在无症状个体中进行手术后的病理检查中大量发现镜下可见的 MTC，可以说这种手术干预实际上是治疗性的，而不是预防性的。根据分型不同，对 MEN2A、MEN2B 和家族性 MTC 分别建议在 6 个月前、6 岁前和 6～10 岁进行预防性甲状腺切除术。

4）遗传性弥漫型胃癌（hereditary diffuse gastric cancer，HDGC）：是常发于东亚地区的遗传病，由 *CDH1* 基因突变引起，特点是具有不完全外显的常染色体显性遗传模式。患者可能在年轻时即患有胃癌。对于女性患者，患侵袭性小叶癌的风险也会升高。

对于携带 *CDH1* 突变的个体，通常建议进行预防性全胃切除术和 Roux-en-Y 食管空肠吻合重建。Lewis 及其同事研究了 6 例 22～40 岁接受预防性胃切除术的无症状 *CDH1* 突变携带者。在对胃切除术标本进行详细的组织学评估后，发现所有患者都有隐匿性胃癌灶。类似地，Chun 和某同事描述了来自同一家族的 5 名 *CDH1* 基因突变个体，他们接受了预防性全胃切除术和 Roux-en-Y 食管空肠吻合术，并且在所有标本中再次发现隐匿性胃癌，而这些患者在手术前都进行了胃镜检查，但没有胃癌的证据。因此，HDGC 的情况与 MEN2 相似，因为在预防性手术时，无症状个体经常被发现患有隐匿性癌症。然而，医师和患者都应该意识到，全胃切除术存在相当严重的并发症（如营养不良和倾倒综合征），并且发病率较高。尽管有些研究者建议携带 *CDH1* 突变的个体在年轻时进行预防性胃切除术，但这应该在与患者讨论其他治疗方案后进行。

二、肿瘤疫苗

随着肿瘤免疫研究的深入，肿瘤疫苗作为一种新的治疗方式进入人们的视野。肿瘤疫苗指的是通过不同的方法，将肿瘤抗原导入患者体内，克服肿瘤的免疫逃逸及其引起的免疫抑制。根据方法不同，目前主流的肿瘤疫苗可以分为 DNA 疫苗、RNA 疫苗、树突状细胞疫苗及长肽段疫苗 4 种（表 17-3）。

表 17-3　肿瘤疫苗的主要类型与特点

疫苗类型	优点	缺点
长肽段疫苗	易于储存 低毒性 能够同时激活 CD4 和 CD8 T 细胞 安全 可以重复接种	需要联用适当的佐剂 需要制造多种多肽 免疫反应可能微弱且短暂
RNA 疫苗	激活 TLR3、TLR7、TLR8 不可能整合到基因组	制备困难 会被 RNA 酶降解
DNA 疫苗	可同时递送多种抗原 添加化学修饰相对容易 制备相对容易	现有疫苗临床试验成功率低 有可能整合到基因组
树状突细胞疫苗	对 CD8 T 细胞的活性至关重要 可以修饰树突状细胞以同时递送新抗原和共刺激分子	制备困难 体内半衰期短

三、化学预防

肿瘤化学预防指的是通过对患癌风险相对较高的人群使用药物、生物制剂或饮食调整等方式以防止肿瘤或降低肿瘤发生的风险。一般来说，理想的化学预防介质应该具有毒性低、副作用小、有效剂量小、易于使用及价格低廉等条件。下文将简要介绍现有的部分化学预防方法。

1. 非甾体抗炎药（non-steroidal anti-inflammatory drug，NSAID）

NSAID 是全世界使用最广泛的药物，作用涵盖风湿免疫及心血管等多个领域。NSAID 主要是通过抑制环氧合酶（cyclooxygenase，COX）活性来抑制前列腺素合成，达到解热、镇痛及抗炎的作用。

由于慢性炎症是肿瘤的重要诱因之一，NSAID 在预防肿瘤方面的作用被广泛研究。其中，研究最深入的是阿司匹林。一项纳入 5 项英国大型队列的荟萃分析显示，阿司匹林能够有效降低结直肠癌转移。另一项研究显示，阿司匹林能够防止肝癌复发。然而，其副作用仍然不可小觑，一项纳入 6 万余人的荟萃分析表明，长期使用阿司匹林会明显增加消化道出血风险。因此，使用 NSAID 作为肿瘤预防药物需要经过仔细的风险权衡。

2. 乳腺癌预防药物

乳腺癌的发生、发展与雌激素有着非常密切的关系。因此，抑制雌激素作用能够对乳腺癌起到明显的抑制作用。目前应用于临床的药物有选择性雌激素受体调节剂（selective oestrogen receptor modulator，SERM）和芳香化酶抑制剂。

最常用的 SERM 类药物是他莫昔芬(tamoxifen)，是一种雌激素受体抑制剂，也是雌激素受体阳性（oestrogen receptor positive，ER+）乳腺癌的一线内分泌治疗药物。从 1998 年起，他莫昔芬就被 FDA 批准作为乳腺癌预防性药物。研究显示，他莫昔芬能够降低 49% ～ 69% 的乳腺癌发病风险。此外，他莫昔芬还可抑制骨骼的雌激素受体，因此患者发生骨质疏松甚至骨折的风险相对升高。

芳香化酶是机体合成雌激素的关键酶。依西美坦作为芳香化酶抑制剂的代表性药物，能够明显降低乳腺癌发病风险。相对于他莫昔芬，依西美坦诱发心血管疾病或骨折的风险更低，是更加安全的化学预防药物。

3. 皮肤癌预防药物

长时间暴露于强烈阳光直射下导致的光化性角化病是皮肤鳞状细胞癌重要的前驱型疾病，约 10% 患者的病灶最终会恶变。相比于身体其他部位，皮肤变化更容易被观察到并且相对容易处理。

氟尿嘧啶能够抑制 DNA 合成，是目前应用最广泛的化疗药物。研究显示，4 周规律使用氟尿嘧啶软膏能够完全清除患者面部 43% 的光化性角化。而另一种 NSAID 药物双氯芬酸钠凝胶能够在 3 个月内清除患者面部 50% 的光化性角化。

4. 感染相关性肿瘤的化学预防

目前，和感染具有明确关系的肿瘤包括人类乳头瘤病毒引起的宫颈癌及幽门螺杆菌感染引起的胃癌。

（1）人类乳头瘤病毒（human papilloma virus, HPV）：在宫颈癌中的致病作用已经得到全世界的广泛认可，预防HPV感染能够明显降低宫颈癌风险。根据致病能力的不同，HPV又被分为高危型和低危型。高危型最具代表性的为HPV16和HPV18。大规模临床试验显示，HPV16及HPV18疫苗能够降低70%的宫颈癌风险，并且没有发现明显的不良反应。目前，我国已经上市HPV2价、4价和9价疫苗。

（2）幽门螺杆菌（*Helicobacter pylori*，*Hp*）：相比未感染者，*Hp*感染者的胃癌风险要提高6倍。因此，清除*Hp*能够有效预防胃癌。一项15年的随访调查显示，清除*Hp*能够降低39%的胃癌风险。目前，常用的方法是四联疗法——2种抗生素，如左氧氟沙星和阿莫西林；1种质子泵抑制，如奥美拉唑，以及1种铋剂，如枸橼酸铋钾，2周即可根除大多数*Hp*感染。

5. 饮食调整

除上述药物以外，饮食调整也能够降低肿瘤发病风险。超过250项研究均显示，每天摄入5份以上蔬菜可以降低将近50%的肿瘤风险。美国NCI推荐了35种具有肿瘤预防作用的蔬菜、水果。其中，我们日常生活中容易获取的蔬菜及水果包括葱、姜、蒜、洋葱、蚕豆、十字花科蔬菜及葡萄等。

（程书文　陈锦飞）

参 考 文 献

Crusz SM, Balkwill FR, 2015. Inflammation and cancer: advances and new agents. Nat Rev Clin Oncol, 12(10):584-596.

Kauff ND, Domchek SM, Friebel TM, et al, 2008. Risk-reducing salpingo- oophorectomy for the prevention of BRCA1- and BRCA2-associated breast and gynecologic cancer: a multicenter, prospective study. J Clin Oncol, 26(8):1331-1337.

Lee YC, Chen TH, Chiu HM, et al, 2013. The benefit of mass eradication of Helicobacter pylori infection: a community-based study of gastric cancer prevention. Gut, 62(5):676-682.

Li L, Goedegebuure SP, Gillanders WE, 2017. Preclinical and clinical development of neoantigen vaccines. Ann Oncol, 28(suppl_12):xii11-xill7.

Robson ME, Storm CD, Weitzel J, et al, 2010. American Society of Clinical Oncology policy statement update: genetic and genomic testing for cancer susceptibility. J Clin Oncol, 28(5):893-901.

Roden RBS, Stern PL, 2018. Opportunities and challenges for human papillomavirus vaccination in cancer. Nat Rev Cancer, 18(4):240-254.

第18章 肿瘤的早期诊断

恶性肿瘤是严重威胁人类健康的一类重大疾病，对社会的影响是巨大的。女性乳腺癌发生率已经超过肺癌，成为最常见的癌症，估计有230万例新病例（11.7%），其次是肺癌（11.4%）、结直肠癌（10.0%）、前列腺癌（7.3%）和胃癌（5.6%）。肺癌仍然是癌症患者死亡的主要原因，估计有180万人死亡（18%），其次是结肠直肠癌（9.4%）、肝癌（8.3%）、胃癌（7.7%）和女性乳腺癌（6.9%）。因此，癌症将成为21世纪死亡的首要原因，并且将是世界各国提高预期寿命的重要障碍。而癌症筛查和早期诊断是降低癌症负担的重要策略之一。

第一节　肿瘤早期筛查与早期诊断

《健康中国行动（2019—2030年）》强调我国的预防模式应以"治病"为中心向以"健康"为中心转变，从注重"治已病"向注重"治未病"转变，并强调早诊早治在实现全民健康的重要性。而癌症的早发现、早诊断、早治疗也已成为目前我国肿瘤防控的重要关口和有效手段，是降低肿瘤死亡率、延长生存率的关键措施。

对健康和高危人群进行筛查，可以尽早发现肿瘤或癌前病变。早期发现、早期干预可以降低肿瘤发病率，提高生存率，部分恶性肿瘤甚至可以通过早期根治性手术获得治愈。高危人群风险评估通常以"哈佛癌症风险指数"为理论依据，同时结合近年来我国常见癌症的流行病学相关资料，通过专家小组讨论并达成共识，确定我国成年人癌症发病的主要危险因素及相关赋值，进而确立个体癌症风险综合评价体系。例如，相关指南及专家共识指出，肺癌的高危人群为吸烟指数>20，长期接触二手烟1年以上者，或有职业暴露史，如石棉、铍、铀、氡等接触者。乳腺癌的高危人群包括终身未育、初产年龄大于35岁的女性、一级亲属在50岁以前患乳腺癌或≥2个一级或二级亲属在50岁以后患乳腺癌或卵巢癌、对侧乳腺癌病史，或经乳腺活检证实为重度不典型增生或导管内乳头状瘤病者。结直肠癌的高危人群为大便隐血试验阳性者，或患有慢性炎性肠病及肠息肉者、结直肠癌家族史者。上消化道癌的高危人群为上消化道癌高发区，有消化道肿瘤家族史，有上消化道症状及息肉、溃疡病史者。肝癌的高危人群为5年以上乙肝病毒携带者或乙型、丙型肝炎患者，以及有肝癌家族史、肝硬化病史、血吸虫感染病史的患者等。筛查的方法主要包括胸部CT或数字X线摄影（DR）技术、超声、肿瘤标志物、宫颈液基薄层细胞学检查（TCT）等。其中，肺癌主要由胸部CT/DR检出，超声是盆腹腔及腺体肿瘤筛检的主要手段，肿瘤标志物是肝癌、胰腺癌、胃癌、结直肠癌、前列腺癌的高灵敏度及高特异度的检出方法。

统计数据显示，1990～2015年美国总体癌症死亡率下降了25%，其中结肠直肠癌和乳腺癌的死亡率下降幅度最大，部分原因可以归结为对结直肠癌和乳腺癌的高质量癌症筛查的引入。但是肿瘤发病机制复杂、有效筛查技术少、早期诊断技术水平低等因素导致肿瘤发现时普遍偏晚，目前我国肿瘤防治形势依然很严峻。肿瘤筛查在某些癌症类型中具有明确的作用，但每种筛查都有其局限性，迫切需要改进筛查方法。

首先，肿瘤的早期诊断是在具有一定患癌风险的人群中进行，以便尽早发现癌症（二级预防）或预防其并发症（三级预防）。很少通过筛查来预防癌症（一级预防）。应该有一种经过证明的、安全的、可接受的检测方法来检测早期癌症。其次，需了解癌症的自然史，癌症有一个可识别的潜伏或早期无症状阶段。在缺乏干预的情况下，大多数病例在临床前阶段可能会进展到临床阶段。在这种情况下，对于部分永远不会进展的良性病变的过度诊疗都可能是有问题的，建议提供安全有效的治疗。最后，早期诊断技术手段还需考虑在医疗保健总开支方面取得经济上的平衡。在未确诊的癌症患者中，一定要记住一些筛查的偏见。自愿接受筛查的人通常更健康。筛查易受时间偏差的影响，即仅仅提前了癌症诊断的时间，而不改变最终结果。长度偏倚使筛查能够发现较长时间、较慢的癌症，而不是快速、严重的癌症，这导致筛查发现的病例有更好的预后。

在评估癌症早期诊断的相关技术手段的效用时，必须始终考虑测试的准确性（或相对缺乏误差）。敏感度表明该手段能够在癌症人群中正确识别癌症患者［真阳性/（真阳性＋假阴性）］，而特异度表明该手段能够在非癌症人群中正确识别非癌症患者［真-阴性/（真-阴性＋假阳性）］。没有任何一种筛查手段可以达到100%的敏感度和100%的特异度，通常来说，敏感度在70%～80%，特异度略低，在60%～70%。另

外，在任何时候，特定类型的癌症发病率都很低，单个无症状个体患癌症的风险也很低，这对于理解筛查试验的局限性至关重要，因为检测的阳性预测值（PPV）［所有阳性试验中的癌症数量，即真阳性/（真阳性＋假阳性）］与筛查人群中的癌症患病率直接相关。发病率越低，PPV越低。PPV在传统肿瘤标志物中非常低，导致它们不能作为大规模癌症筛查手段，尽管这些生物标志物未能证明其实用性，但我们期待PPV的改进，以更精确地识别高危患者。

所有这些筛查手段共同的局限性在于敏感度和特异度有限。过度诊断的风险在筛查中仍然是一个特别值得关注的问题，如没有临床意义的病变可能在筛查中被发现，从而为临床医师和患者做出决策制造困难。如果在过度诊断后继续进行治疗，患者可能会因为一种可能没有提供任何真正益处的治疗而面临发病的风险。筛查试验的成本效益也需要成为一个持续关注的重点。基因组和监测技术的改进，提供了更精确的成像和更具特异性的血液肿瘤标志物，为癌症筛查的重大进展提供了机会。

第二节　肿瘤生物标志物在筛查与早诊中的应用

肿瘤标志物是在血液、尿液、脑脊液或其他组织中发现的与肿瘤相关的生物标志物。根据临床评价标准，肿瘤标志物应有以下几个特征：①必须由恶性肿瘤细胞产生，并可在血液、组织液、分泌液或肿瘤组织中检测到；②在正常组织或良性肿瘤中含量较低；③某一肿瘤的肿瘤标志物能在罹患该肿瘤的大多数患者中检测出来；④临床上尚无明确肿瘤诊断之前就能检出；⑤肿瘤标志物的量能反映肿瘤的大小；⑥在一定程度上肿瘤标志物有助于估计治疗效果、预测肿瘤的复发和转移。理论上，肿瘤标志物可以用于筛查、诊断、分期或疾病监测。然而，到目前为止，许多肿瘤标志物的灵敏度和特异度都不够令人满意。单一肿瘤标志物检测某一恶性肿瘤的准确率不高，一般不超过60%，临床上多采用多肿瘤标志物联合诊断和动态观察的方法，以达到最佳的敏感度、特异度和准确率。作为当前肿瘤学研究的热点之一，肿瘤标志物还存在着明显的缺陷：①敏感度和特异度不高，存在漏诊和误诊的可能；②检测费用高，联合诊断在普通查体中难以普及；③某

些肿瘤的特异性标志物仍然不明确，在临床中难以识别。

一、传统肿瘤标志物

传统肿瘤标志物在肿瘤学中已经应用了数十年，作为肿瘤早期诊断的重要手段之一，其临床应用还存在着其他问题。例如，前列腺特异性抗原（PSA）是前列腺上皮细胞分泌的糖蛋白，在前列腺癌、前列腺增生和前列腺炎中升高。PSA检测既安全又可接受，所以可能会导致更多早期前列腺癌被诊断。但事实上，前列腺癌的自然病史定义不明确，只是导致筛查发现了在大多数男性可能永远不会有问题的假性癌。PSA试验的阳性预测值（PPV）估计为30%，大部分PSA＞4.0ng/ml的男性没有临床意义上的前列腺癌。尽管患者不会因为PSA筛查而死亡，但有相当一部分人会被诊断出来，如果接受治疗，可能会面临严重的治疗相关风险。CEA是一组与细胞黏附高度相关的糖蛋白，在卵巢、结直肠、肺和乳腺腺癌等肿瘤中升高。细胞表面抗原CA153和CA272水平的

升高可以在症状出现之前识别乳腺癌的复发和转移。乳腺癌的复发风险和死亡率很高，这些检测既便宜又可接受，癌症的自然史也很清楚，因此使用这些标志物是合理的，具有较高的阳性预测价值（PPV）及实用性。

二、新型生物标志物

目前，传统肿瘤标志物的敏感度和特异度不够令人满意，为了将来在健康人群中进行大规模的癌症筛查，需要一种更普遍和成本效益更高的方法。近年来，许多科学家和公司开始关注液体活检。血液中含有多种生物物质，如循环细胞、血小板、细胞外囊泡、mRNA、miRNA、蛋白质和 cfDNA。新一代测序（NGS）技术的快速发展，使测序成本大幅降低，准确性得到提高。在液体活检领域，NGS 已被应用于 ctDNA 测序。由于 ctDNA 是肿瘤细胞释放的 DNA 片段，它可以提供癌症的分子图谱。液体活检可以应用于所有阶段的癌症诊断和治疗，允许无创和实时监测疾病发展。液体活检在癌症应用中最有前途的方面是癌症筛查和早期诊断，因为它们可以带来更好的生存结果和更少的疾病负担。尽管许多 ctDNA 测序方法具有足够的敏感度，可以在癌症早期检测到极低水平的突变频率，但如何在人群筛查环境中有效地实施，仍然具有挑战性。

ctDNA 作为一种早期检测生物标志物具有很大的潜力，特别是对于目前还没有公认的筛查方法的癌症，如卵巢癌、胰腺癌和胃癌等。ctDNA 分析的许多固有特征可能被用来加强其作为早期癌症检测生物标志物的使用，如 ctDNA 片段长度、DNA 拷贝数变异和相关的患者表型信息。此外，ctDNA 检测可以与其他多组学生物标志物协同使用，以加强早期检测的可信度。例如，可能包括早期检测相关生物标志物、表观遗传标志物、ctRNA、核小体、外泌体和相关免疫标志物等。目前，许多公司都在竞相开发一种利用 ctDNA、适合市场的早期癌症检测方法。尽管在纳入医疗保健之前还需要解决一些障碍，如早期疾病检测的准确性、高昂的实施成本、克隆造血的混杂及缺乏临床实用研究，但 ctDNA 检测作为早期癌症筛查测试具有巨大的潜力。

CTC 从原发性或继发性肿瘤中脱落。先前的研究表明，在早期和转移性乳腺癌患者中，CTC 计数是无进展生存和总体生存的强大独立预后因素。与组织活检相比，CTC 和其他循环肿瘤标志物具有以下优势：①易于收集；②连续评估；③询问整个肿瘤负荷，而不只是肿瘤的有限部分。最近在 CTC 的表型和基因分型方面取得了进展，这应该为 CTC 对治疗的敏感度或耐药性的预测作用提供见解。另外，在治疗过程中 CTC 表型标记的变化可以用作药效监测工具。因此，CTC 可以被认为是"液体活检"，可提供预后和预测性临床信息及对肿瘤异质性的进一步了解。

近年来，cfDNA 检测已经成为检测血浆中癌症特异性基因畸变的一种有吸引力的非侵入性方法。最近，cfDNA 分析也被认为是未来检测早期癌症及癌症筛查的一种有前景的方式。cfDNA 由在血浆和其他体液（如唾液、淋巴、乳汁、胆汁、尿液、脊髓液和羊水）中循环的 DNA 短片段组成。外源性 cfDNA 通过吸入、摄取、感染、输血或移植进入体内。内源性 cfDNA 来源于体内所有类型的细胞，包括细胞核和线粒体来源。cfDNA 通过细胞分解过程（如凋亡和坏死）或主动释放机制被释放到细胞外环境中。在健康个体中，血浆中 60%～90% 的 cfDNA 来自造血细胞，肝占 2%～18%，而其他来源占其余部分。研究发现，癌症患者血液中总 cfDNA 水平通常较高，血浆中 cfDNA 总水平高达 1000ng/ml，平均为 180ng/ml。这些观察结果导致了一个假设，即肿瘤细胞对血浆中的 cfDNA 有明显贡献。且肿瘤来源的 cfDNA 片段的长度比生理背景的 cfDNA 短。因此，选择长度更短的 DNA 片段可能增加 ctDNA 作为肿瘤生物标志物的敏感度。尽管许多研究报道了令人鼓舞的结果，但在将 cfDNA 作为癌症早期诊断手段应用于临床之前，还需要进一步的技术发展和更大规模的研究支持。

microRNA（miRNA）稳定存在于各种体液中，如血清、血浆、唾液和尿液。这种存在于哺乳类动物体液中的 miRNA 被称为循环 miRNA，它们可以在细胞间传递信号，调节细胞内基因表达。研究证实，某些类型的循环 miRNA 可以提供有效的临床数据，表明它们在肿瘤的增殖、凋亡和转移等过程中起着关键作用。因此，miRNA 在基础研究和临床诊断方面的应用前景受到了学术界的广泛关注，作为非侵入性生物标志物，可用于癌症的早期检测。几种高选择性和敏感度的实验室检测方法已经应用于循环 miRNA 的检测，但仍期待有一种简单、低耗时和低成本的方法，可作为监测癌症生物标志物的替代方法。

许多新型生物标志物正在研究中,以促进疾病诊断和管理,然而大多数生物标志物仍处于临床前阶段。非侵入性生物标志物(如血清学分子)在检测上比其他类型的生物标志物更方便,其应用前景受到了学术界的广泛关注,并在这一领域快速发展。

第三节　影像学技术用于肿瘤筛查与早诊

影像学检查为肿瘤重要的诊断手段之一,可单独用于肿瘤的临床诊断,也可与其他检测方法联用进行诊断。影像学检查在肿瘤的早期筛查、分期诊断中具有重要的参考价值,对临床治疗方案的选择具有重要的指导意义。筛查的方法主要包括胸部 CT 或数字 X 线摄影(DR)技术、超声、内镜、磁共振、PET/CT、PET/MRI 等。影像学技术在肿瘤早筛方面的价值较高,越来越多地应用于临床。然而,不同的影像学检查方法各有优势,如何选取最有价值的影像学检查方法是提高肿瘤筛查诊断效能的关键。例如,消化内镜是通过物理成像的原理,将一根配有灯光的管子经口腔或肛门进入胃或肠腔内,以进行检查或治疗的直接手段,消化内镜能较早且直观地发现常见疾病,如胃癌、食管癌、大肠癌、肠息肉等,并能提供病理诊断。超声检查可以连续且动态地观察脏器的运动和功能,且超声设备易于移动,价格低廉,被广泛用于腹部脏器病变情况的检查,但是超声对空腔器官病变易于漏诊,且分辨率和清晰度明显弱于 CT 及 MRI。普通 X 线检查成像清晰度和对比度均不太令人满意,但价格低廉,也是早癌筛查的重要手段之一。CT 检查密度较高,甚至可以通过连续扫描进行冠状、矢状重建,可提供较高的诊断参考价值,但其图像空间分辨率不如 X 线检查。MRI 检查因为无辐射损伤,受到众多患者的青睐,它对水敏感度高,无骨伪影,任意方位断层可直接成像,应用多参数成像具有很高的对比度,但其费用较高,且禁忌证及相对禁忌证较多,对钙化和结石等病变显示不佳。PET/CT、PET/MRI 检查图像可直接反映人体生理、病理异常生化代谢情况,对疾病的诊断、疗效监测及判断预后等均具有很高的临床应用价值,但因其费用高昂,且检查过程中应用放射性核素,目前并不作为癌症早筛的常规手段。

数十年来,利用 X 线成像技术筛查癌症已经成为重要的临床手段之一,多项临床研究已经证明它在特定情况下的有效性,其也成为早期癌症筛查和监测的一部分,但关于具体的时间和成像方式,对一般和高危人群提供最大的好处,而对危害最小的手段的争论仍在继续。对于进行早期癌症检测的益处及所推荐使用的影像学手段,有专家共识的 3 种癌症为乳腺癌、结直肠癌(CRC)和肺癌。

一、乳腺癌

乳房 X 线检查对早期发现乳腺癌起着至关重要的作用。定期进行乳房 X 线检查可以使乳腺癌死亡率降低。然而,对于 40 ~ 50 岁每年接受乳房 X 线检查的女性,假阳性结果的累积风险极高,这可能导致焦虑、活检和医疗费用增加。乳房 X 线检查的开始年龄和频率必须与个体患乳腺癌的风险及对假阳性发现的高可能性的认识相平衡。不同组织提出的乳房 X 线检查相关指南有明显重叠,但也有明显区别。每个组织都建议年龄在 50 ~ 70 岁的女性至少每 2 年接受一次乳房 X 线检查(某些患者从 40 岁开始每年进行一次检查)。患有遗传性乳腺癌 - 卵巢癌综合征(BRCA1/BRCA2 种系突变)的女性终身患乳腺癌的风险接近 40% ~ 65%,一些女性早在 20 多岁就被诊断出患有乳腺癌。推荐的筛查包括乳房 X 线检查和乳房 MRI。与乳房 X 线检查相比,乳房 MRI 能更好地显示年轻女性中常见的密度较大的乳房组织。此外,在 30 岁之前接受乳房 X 线检查与 *BRCA1/BRCA2* 突变女性患乳腺癌的风险增加有关。对携带 *BRCA1/BRCA2* 基因的女性进行乳房 X 线检查和乳房 MRI 检查,与 25 岁时预防性双侧乳房切除术和 26 岁时预防性双侧输卵管卵巢切除术相比,可获得相当的生存率。家族性乳腺癌患者接受 MRI 治疗的总生存率高于浸润性癌的乳房 X 线照片筛查。

二、结直肠癌

定期结肠镜检查可明显降低 CRC 风险和死亡率,其优势比和标准化死亡率在 0.23 ~ 0.71。

结肠镜检查的保护作用在远端结肠比近端结肠更明显。NCCN 建议在 50 岁时筛查结直肠癌，如果患者没有结直肠癌家族史，也没有腺瘤或无柄的齿状息肉（SSP）、结直肠癌或炎性肠病的个人病史，NCCN 相关指南建议使用结肠镜检查、基于粪便的免疫化学检测或可弯曲乙状结肠镜检查筛查结直肠癌。如果结肠镜检查没有发现息肉或增生 / 非 SSP 小于 1cm，则建议在 10 年内以任何方式重新筛查。如果检测到腺瘤 /SSP，根据切除的数量、大小和完整性，可能需要每 2 ～ 6 个月、3 年或 5 年重复结肠镜检查。有遗传性结直肠癌风险的患者从严格的早期发现和息肉切除的筛查计划中获益最大。对于 *MLH1* 或 *MSH2* 突变 [Lynch 综合征 /HNPCC] 患者，建议从 20 岁开始，每 1 ～ 2 年进行一次结肠镜检查，或在 25 岁之前结肠癌最早诊断前的 2 ～ 5 年，每 1 ～ 2 年进行一次结肠镜检查。对于 *MSH6* 或 *PMS2* 突变（Lynch 综合征 /HNPCC），建议从 25 ～ 30 岁开始每 1 ～ 2 年进行一次结肠镜检查，或在 30 岁前早期结肠癌诊断前 2 ～ 5 年进行一次结肠镜检查。对于 *APC* 突变导致的家族性腺瘤性息肉病（FAP），如果无症状，从 10 岁开始每 12 个月进行一次软性乙状结肠镜或结肠镜检查，并考虑一旦患者达到成年即进行预防性结肠切除术。对于 *APC* 突变导致 FAP 衰减的患者，建议在青少年后期进行结肠镜检查，然后每 2 ～ 3 年进行一次（Samadder 等建议从 20 岁开始进行结肠镜检查）。对于 *MUTYH* 突变 [MUTYH 相关息肉病（MAP）] 患者，建议每 1 ～ 2 年做一次结肠镜检查和息肉切除术，如果有小腺瘤负担，在 21 岁之前开始。对于 *STK11* 突变（Peutz-Jeghers 综合征），建议从青少年晚期开始每 2 ～ 3 年进行一次结肠镜检查和内镜检查（胃癌的风险接近 30%）。

三、肺癌

目前，大部分肺癌患者因出现持续咳嗽、胸痛等临床症状，至医院就诊时，发现肺部肿瘤多数已属中晚期，可能已丧失根治性手术的机会，而采取以姑息性治疗为基础的抗肿瘤综合治疗，其五年生存率并不令人满意。2011 年，美国国家肺癌筛查试验的结果表明，在高危人群中，采用低剂量螺旋 CT 进行早期肺癌的筛查，相较于既往的利用 X 线胸片为筛查手段的方法，可降低 20% 的肺癌死亡率，提示肺癌可从利用低剂量螺旋 CT 进行早期筛查中获益。基于以上研究结论，国际学术组织推荐在高危人群中开展低剂量螺旋 CT 筛查，并制定了相应的肺癌筛查指南。基于这些数据，我国相关指南也推荐每年使用低剂量 CT（LDCT）进行肺癌的早期检测。虽然目前 LDCT 是肺癌早期诊断的标准筛查手段，但最好的预防方法仍然是鼓励戒烟。与此同时，通常将年龄在 50 ～ 74 岁的吸烟者，至少 20 包 / 年的吸烟史，如已经戒烟但戒烟时间不超过 5 年者定义为肺癌的高危人群。此外，肺癌的高危人群还包括某些肺癌高发地区的居民，有其他重要的肺癌危险因素，如无通风或通风较差，室内燃煤年数≥ 15 年，有 10 年或更长的坑下作业或冶炼史等。尽管运用 LDCT 进行肺癌筛查已被证实可降低肺癌死亡率，但在肺癌早期筛查工作中仍有许多问题未达成共识，例如，肺癌筛查高危人群的具体定义、LDCT 发现病灶的鉴别诊断及进一步临床处理等，更多精细化的筛查及诊疗方案细节的明确可进一步提高肺癌筛查的诊断效能，并最终使患者获益。

恶性肿瘤的早期诊断是促进人类健康的关键因素。对健康和高危人群采取科学的早期筛查手段和方法，可降低我国癌症发病率，提高患者的生存率，甚至有使其获得治愈的机会。我们从肿瘤生物标志物、影像学、CTC 和 DNA 等方面对肿瘤筛查和早期诊断进行了详细阐述。未来基因组技术和相关监测技术的发展，将极大促进肿瘤筛查和早期诊断中的影像学和生物标志物的发展，为肿瘤的筛查和预防提供坚实的后盾。

（袁　颖　陈锦飞）

参 考 文 献

Byers T, Wender RC, Jemal A, et al, 2016. The American Cancer Society challenge goal to reduce US cancer mortality by 50% between 1990 and 2015: Results and reflections. CA Cancer J Clin, 66(5): 359-369.

Sung H, Ferlay J, Siegel RL, et al, 2021. Global cancer statistics 2020: GLOBOCAN estimates of incidence and mortality worldwide for 36 cancers in 185 countries. CA Cancer J Clin, 71(3):209-249.

第 19 章 肿瘤的分子分期与分型

传统的肿瘤命名以器官部位为基础，亚分类则包括患者年龄、细胞类型、组织分级或分子标志物等。在过去的十几年，第二代测序技术提供了肿瘤 DNA、RNA、蛋白质和表观遗传等分子生物学信息，这些信息不仅增加了我们对肿瘤异质性的理解，也拓展了肿瘤分期和分型的新依据，肿瘤的分子分型也从依赖单一或少数标志物检测进入到多组学分型阶段。在 DNA 水平上，通过检测基因组突变、单核苷酸多态性等进行分子分型；在 RNA 水平上，可以基于基因表达谱、表观遗传学等进行分子分型；在蛋白水平上，则可以根据蛋白质表达谱差异、蛋白翻译后修饰等对肿瘤进行分子分型。结合不同类型的组学数据，进一步深入研究肿瘤的异质性和分子分型，进而指导相关分子生物学研究及临床实践。既往已有研究分析了 12 种肿瘤的基因组学和蛋白质学特征，发现相同起源的细胞类型具有更多分子和遗传的相似性，提示器官分类的分子生物学价值。进入精准医学时代后，临床医师们更需要根据患者的分子分型指导治疗，从而实现精准治疗。目前评价肿瘤生物学行为和诊断的指标主要有分型（classification）分级（grading）和分期（staging），其中后两者主要用于恶性肿瘤生物学特征和临床预后的评估。恶性肿瘤的病理学分型是反映其组织来源细胞的生物学行为和形态学特征的重要指标。低分化和未分化肿瘤与正常组织差别较大，恶性程度高，预后差；高分化肿瘤的分化程度接近正常组织，恶性程度低，预后通常较好。然而常规的病理分型通常忽略了肿瘤异质性的组织学特征。因此，在传统肿瘤组织病理学分型的基础上，结合肿瘤分子分型更好地评估肿瘤的分子生物学特征，有利于其治疗和预后的评估。目前临床上常采用的是美国癌症联合委员会（American Joint Commitlee on Cancer，AJCC）提出的 TNM 分期，是评估恶性肿瘤进展及预后的重要指标，为恶性肿瘤的治疗提供重要的参考依据，但经常忽略肿瘤的组织学分型和分级的临床价值。因此，临床需要进一步推广传统的 TNM 分期及肿瘤分子分型相结合的评估策略，对于肿瘤个体化治疗和实施具有重要的意义。

第一节 胃癌的分期与分子分型

作为一种常见的恶性肿瘤，胃癌（gastric cancer，GC）正在严重影响人类的身心健康。根据国际癌症研究机构（International Agency for Research on Cancer）的一项研究显示，在所有恶性肿瘤中，胃癌发病率排第五位，死亡率排第四位。在亚洲，尤其是东亚，胃癌的发病率较高。

一、胃癌的分期

胃癌分期最常用的是 TNM 分期系统。TNM 分期是判断肿瘤进展、评估预后、指导后续治疗最为重要的预测因素，包括原发肿瘤（tumor）、转移淋巴结（node）及远处转移（metastasis）三大要素。

胃癌是起源于胃黏膜上皮的恶性肿瘤，按大体类型可分为早期胃癌（ECG）及进展期胃癌。早期胃癌是指病变仅限于黏膜或黏膜下层，无论病灶大小或有无淋巴结转移，癌灶直径在 10mm 以下称小胃癌，5mm 以下为微小胃癌。早期胃癌根据病灶形态可分隆起型、表浅型及凹陷型，其中表浅型还可分为浅表隆起型、浅表平坦型和浅表凹陷型。进展期胃癌是指癌组织浸润深度超过黏膜下层，若全胃受累可使胃腔缩窄，胃壁僵硬如革囊状则称为"皮革胃"，皮革胃恶性度极高，易早期发生转移。

胃癌的 TNM 分期标准（AJCC 第 8 版）如下。

1.T 分期

Tx：主要（原发）肿瘤无法评估。

T0：没有发现主要肿瘤的迹象。

Tis：癌细胞仅位于黏膜最内层（胃的最内层），并没有生长到更深层组织，如黏膜固有层或黏膜肌层。这一阶段又称为原位癌。

T1：癌细胞仅限于黏膜层或黏膜下层。

T1a：癌细胞生长到固有层或黏膜肌层。

T1b：癌细胞生长在固有层黏膜肌层并长入黏膜下层。

T2：癌细胞生长到了固有基层。

T3：癌细胞生长到了浆膜层。

T4：癌细胞生长到了浆膜层，并可能生长到附近的器官（脾、肠、胰腺、肾脏等）或其他结构如大血管。

T4a：癌细胞突破浆膜层长到了胃外面，但没有生长到附近的任何器官或结构。

T4b：癌细胞不仅突破浆膜层长到了胃外面，而且扩散到了附近器官或结构。

2.N 分期

Nx：附近（区域）淋巴结无法评估。

N0：未扩散到附近淋巴结。

N1：癌细胞已经扩散到附近 1 ～ 2 个淋巴结。

N2：癌细胞已经扩散到附近 3 ～ 6 个淋巴结。

N3：癌细胞已经扩散到附近 7 个或更多淋巴结。

N3a：癌细胞已经扩散到附近 7 ～ 15 个淋巴结。

N3b：癌细胞已经扩散到附近 16 个或更多淋巴结。

3.M 分期

M0：无远处转移（癌细胞没有扩散到远处器官或部位）。

M1：有远处转移（癌细胞扩散到远离胃的器官或淋巴结）。

二、胃癌的病理与分子分型

1. 病理分型

胃癌有很强的组织学异质性，即不同的胃癌患者之间或同一胃癌患者不同的肿瘤区域，肿瘤组织的形态学特征有很大的差别。胃癌主要的病理分型是以大体特征、组织形态结构和细胞生物学特性为基础。传统的胃癌病理分型主要依据大体及组织学形态和细胞生物学特性进行分型，包括 Borrmann 分型、Lauren 分型和 WHO 分型。

（1）Borrmann 分型（1923 年）：息肉型、局限溃疡型、浸润溃疡型、弥漫浸润型。

（2）Lauren 分型（1965 年）：肠型、弥漫型、混合型。

（3）WHO 分型（1990 年）：腺癌（肠型和弥漫型）、乳头状腺癌、管状腺癌、黏液腺癌、印戒细胞癌、腺鳞癌、鳞状细胞癌、小细胞癌、未分化癌、其他，胃癌绝大部分为腺癌。

2. 分子分型

已有的这些胃癌分型对临床指导意义有限，这些分型不能有效地帮助临床胃癌的诊断和治疗，亟须更好的分型方法来指导治疗及判断胃癌的预后及指导个体化治疗靶向药物的筛选。肿瘤分子分型（molecular classification）由美国 NCI 首次提出，通过分子分析技术为肿瘤进行分类，使肿瘤分类从传统的形态学转向以分子特征为基础的分子分型。现代肿瘤学认为肿瘤不再是一种疾病，而是一类疾病。对于同一种癌症类型（以癌灶器官命名）而言，由于肿瘤发病机制的复杂，在组织病理学及分子生物学上都具有高度异质性。

随着基因芯片、第二代测序和高通量分析技术的发展，对于胃癌的研究得以深入到分子水平。使得未来基于分子分型的个体化精准治疗成为可能。随着基因组学的研究，在胃癌发病机制中发现涉及重要生物标志物和潜在治疗靶点，通过综合的分子分析技术可以为肿瘤分类提供更多的信息，从而使肿瘤分类从传统的形态学分型转向以分子特征为基础的分子分型。做好胃癌的分子分型研究，是实现胃癌个体化治疗的基础。

（1）Tan 分型：2011 年来自新加坡的研究分析 37 株胃癌细胞系的基因表达情况，并进一步在 512 例胃癌组织样本中进行验证，将胃癌分为 2 种亚型：基因肠型（G-INT）和基因弥漫型（G-DIF）；并通过体外药敏试验发现基因肠型对氟尿嘧啶（5-FU）和奥沙利铂更为敏感，而基因弥漫型对顺铂更敏感。此研究表明，Tan 分型对胃癌的诊治指导及预后的判断具有重要的临床意义。

（2）Lei 分型：2013 年研究表明，通过对 248 例胃腺癌分析，将胃腺癌分为 3 种亚型。①间充质型（mesenchymal subtype）：含有肿瘤干细胞样特征的细胞，对 PI3K-Akt-mTOR 信号通路抑制剂敏感。PI3K-Akt-mTOR 通路的靶向药物可能对部分间充质型胃癌有效。②增殖型（proliferative subtype）：基因组不稳定，*TP53* 基因突变，DNA 低甲基化。③代谢型（metabolic subtype）：对 5-FU 敏感。该分子分型有助于精准治疗在不同亚型的胃癌患者中的实践，表明多基因检测的分子分型对胃癌个体化治疗的重要指意义。

（3）癌症基因图谱（the Cancer Genome Atlas，TCGA）分型：TCGA 计划在 2014 年通过对 295 例未接受过术前治疗的原发性胃癌患者的组织和血液进行了 6 种分子技术检测，并对所有样本 DNA 进行了 MSI 检测，其中 107 例样本进行了低通量全基因组测序，揭示了胃癌有 4 种分子亚型：EB 病毒阳性型（EBV）、微卫星不稳定型（MSI）、基因组稳定型（GS）和染色体不稳定型（CIN）。

1）EB 病毒阳性型（EBV）：生物学特性如下。①占比 8.8%，男性多见，主要见于胃底和胃体。② 80% 病例有 PIK3CA 高频率突变，且突变非常弥散。而其他 3 种类型 PIK3CA 突变范围为 3%～42%，主要集中在激酶区（外显子 20）。③常见 ARID1A（55%）和 BCOR（23%）突变，而 TP53 突变罕见。④ DNA 超甲基化水平非常高，是目前 TCGA 网络发表的所有肿瘤研究中最高的，更突出的是在所有 EBV 感染的病例中都发现了 CDKN2A 启动子高甲基化（p16 失活），而 CDKN2A 被认为是胃癌中最重要的抑癌基因之一。⑤存在 JAK2、CD274（PD-L1）、PDCD1LG2（PD-L2）和 ERBB2（Her-2）扩增，同时 PTEN、SMAD4、CDKN2A 和 ARID1A 等基因缺失。该型治疗可以选择 PI3K 抑制剂、JAK2 抑制剂。并且该分型肿瘤 IOL-12 介导的信号通路提示很强的免疫细胞的参与，可尝试免疫检查点抑制剂治疗。

2）微卫星不稳定型（MSI）：生物学特性如下。①占比 21.7%，初诊年龄偏高（中位年龄为 72 岁），多见于女性，好发于胃窦或幽门。②高基因突变率（～50 SNV per Mb），包括 PIK3CA 基因、ERBB3 基因、ERBB2 基因和 EGFR 基因，以及在其他肿瘤中常见的热点基因；但没有 BRAF V600E 突变。③ DNA 超甲基化，包含 MLH1 基因启动子超甲基化，导致 MLH1 错配修复蛋白沉默表达，被认为是造成 MSI 型病例微卫星不稳定的主要原因；而 EBV 型 DNA 超甲基化为 CDKN2A 基因，缺少 MLH1 甲基化。④基于 MSI 型的甲基化水平，可将 MSI 型分为 MSI-H 和 MSI-L 两种，MSI-H 型主要是肠型胃癌，比

MSI-L 型及微卫星稳定（MSS）肿瘤预后较好。⑤ MSI 型缺乏基因扩增。FDA 批准 PD-1 抗体药物帕姆单抗用于 MSI-H 的胃癌患者。

3）基因组稳定型（GS）：生物学特性如下。①约占 20%，初诊年龄偏低（中位年龄 59 岁），多属 Lauren 分型中的弥漫型。② CDH1（26%）和 RHOA（15%）基因突变频率高，而 RHOA 突变在其他肿瘤中很少见，导致肿瘤呈弥漫性生长并使细胞缺乏黏附性，这些都是弥漫型胃癌的标志。另外与 RHOA 活性相关的是 RHO 家族 GTP 酶活化蛋白基因融合现象（CLDN18-ARHGAP 融合），这种融合现象不仅影响 ARHGAP 对 RHOA 通路的调节作用，同时也改变了 CLDN18 介导的细胞黏附作用。有趣的是，RHOA 突变和 CLDN18-ARHGAP 融合并不会同时出现，在 GS 型肿瘤中共占 30%。③相较于第四种 CIN 染色体不稳定型，TP53 突变频率及染色体异倍体水平很低。靶向细胞黏附通路成为此型胃癌的潜在方向，可能成为预后较差的弥漫型胃癌新的治疗方向。

4）染色体不稳定型（CIN）：生物学特性如下。①约占 50%，常见于胃食管交界处和贲门，多属 Lauren 分型中的肠型。② TP53（73%）突变频率高，TP53（33%）和 APC（36%）发生 LOH 的频率高，此前有报道 TP53 改变与癌前病变相关，提示 p53 功能缺失是胃癌发生的早期事件。③ RTK 基因几乎全部扩增。④细胞周期调节基因（CCNE1、CCND1 和 CDK6）扩增。⑤ EGFR 磷酸化水平升高，与 EGFR 扩增一致。该型可选择针对 RTK 扩增靶向药物，针对 VEGFR 扩增的雷莫芦单抗和针对细胞周期调节基因的细胞周期素依赖激酶抑制剂。

（4）亚洲癌症研究组织（Asian Cancer Research Group，ACRG）分型：2015 年由 ACRG 发起的胃癌分子分型研究，通过对 300 例胃癌患者进行分子生物学分析，将胃癌分为如下 4 种亚型。① MSI 型：75% 以上发生在胃窦，超过 60% 为 Lauren 肠型，50% 以上处于较早的分期（Ⅰ或Ⅱ期）。② MSS/上皮间质转化（EMT）型：发病年龄明显低于其他亚型，超过 80% 为 Lauren 弥漫型，细胞黏附基因 CDH1 表达缺失，且分期较晚，多为Ⅲ～Ⅳ期。③ MSS/TP53+ 型：EBV 阳性率较其他亚型高。④ MSS/TP53- 型。此外，这 4 种胃癌分子分型的总体预后趋势为 MSI 型最好，MSS/TP53+ 型次之，其次是 MSS/TP53- 型，MSS/EMT

型预后最差。

（5）日本 G 计划分型：通过对 882 篇文献进行整理，来自日本的研究筛选出 p53、血管内皮生长因子（VEGF）-A、VEGF-C、基质金属蛋白酶 -7（MMP-7）等 8 种标志物对 210 个 Ⅱ 期、Ⅲ 期胃癌病例进行检测，并筛选出最具标志性的 MMP-7 和 p53，根据其表达情况分成 3 组：两者均为阴性的纳入 G0 组，两者有一个为阳性的为 G1 组，两者均为阳性的为 G2 组。与 G0 组相比，G2 组显示更高的复发率（59% ：38%），两组的生存曲线差异有统计学意义。但预后差异仅限于 Ⅱ 期胃癌，Ⅲ 期胃癌的生存曲线 3 组差异没有统计学意义。

总之，胃癌预后较差，个体差异大，异质性明显，缺乏敏感度药物，对个体化精准治疗要求高。根据多组学的分子分型进行胃癌精准治疗的指导已成为目前的研究热点，但要真正实现临床转换，仍需要进一步研究。目前，我们在临床研究和实践中，需要综合考虑患者一般情况、肿瘤生物学特征、胃癌分型等因素，合理地选择个体化治疗方案，以期最大限度地提高胃癌患者的生活质量和延长生存时间。

第二节　结直肠癌的分期和分子分型

结直肠癌（colorectal cancer，CRC）是全球第三位最常见的恶性肿瘤，也是第二位最常见的恶性肿瘤死亡原因。结直肠癌的五年生存率约为 64%，但转移性结直肠五年生存率仅为 12%。结直肠癌是高度异质性肿瘤，对其进行分子分型研究有助于辨别肿瘤组织学来源，预测肿瘤进展，为个体化精准治疗提供重要参考依据。

一、结直肠癌的病理分型

根据大体形态，可将结肠癌分为肿块型、浸润型和溃疡型三类。

（1）肿块型：肿瘤向肠腔内生长，呈半球状或球状隆起，且质地较软。并且瘤体较大，易溃烂出血并继发感染、坏死。此型结肠癌好发于右半结肠，多数分化程度较高，浸润性小，生长也较缓慢。

（2）浸润型：肿瘤环绕肠壁浸润并沿黏膜下生长，质地较硬，容易引起肠腔狭窄和梗阻。此型结肠癌的细胞分化程度较低，恶性程度高，并且转移也较早。多发于右半结肠以外的大肠。

（3）溃疡型：是结肠癌中最常见的类型，好发于左半结肠、直肠。肿瘤向肠壁深层生长，并向肠壁外浸润，早期即可出现溃疡，边缘隆起，底部深陷，易出血、感染，并易穿透肠壁。此型的细胞分化程度低，较早发生转移。

根据组织学特点，结肠癌可分为腺癌、黏液癌和未分化癌三类。

（1）腺癌：多数的结肠癌均为腺癌，腺癌细胞排列成腺管状或腺泡状。根据其分化程度，按 Broder 法分为 Ⅰ ～ Ⅳ 级，即低度恶性（高分化）、中等恶性（中分化）、高度恶性（低分化）和未分化癌。

（2）黏液癌：癌细胞分泌较多的黏液，黏液可在细胞外间质中或集聚在细胞内将核挤向边缘，细胞内黏液多者预后差。

（3）未分化癌：未分化癌的细胞较小，呈圆形或不规则形，排列成不整齐的片状。分化很低，浸润性强，极易侵入小血管和淋巴管，预后很差。

二、结直肠的 TNM 分期（AJCC 第 8 版）

1. T 分期

T 指肿瘤原发灶的情况，随着肿瘤体积的增加和邻近组织受累范围的增加，依次用 T1 ～ T4 来表示。

Tx：原发肿瘤无法评价。

T0：无原发肿瘤证据。

Tis：原位癌，黏膜内癌（肿瘤侵犯黏膜固有层但未突破黏膜肌层）。

T1：肿瘤侵犯黏膜下层（肿瘤突破黏膜肌层但未累及固有肌层）。

T2：肿瘤侵犯固有肌层。

T3：肿瘤穿透固有肌层到达结直肠旁组织。

T4a：肿瘤穿透脏层腹膜（包括肉眼可见的肿瘤部位肠穿孔，以及肿瘤透过炎症区域持续浸润至脏层腹膜表面）。

T4b：肿瘤直接侵犯或附着于邻近器官或结构。

2. N 分期

N 指区域淋巴结（regional lymph node）受累

情况。淋巴结未受累时，用 N0 表示。随着淋巴结受累程度和范围的增加，依次用 N1 ～ N2 表示。

NX：区域淋巴结无法评价。

N0：无区域淋巴结转移。

N1：有 1 ～ 3 枚区域淋巴结转移（淋巴结中的肿瘤直径 ≥ 0.2mm），或无区域淋巴结转移、但存在任意数目的肿瘤结节（tumor deposit，TD）。

N1a：有 1 枚区域淋巴结转移。

N1b：有 2 ～ 3 枚区域淋巴结转移。

N1c：无区域淋巴结转移，但浆膜下、肠系膜内或无腹膜覆盖的结肠 / 直肠周围组织内有肿瘤结节。

N2：有 4 枚以上区域淋巴结转移。

N2a：有 4 ～ 6 枚区域淋巴结转移。

N2b：有 ≥ 7 枚区域淋巴结转移。

3.M 分期

M 指远处转移（通常是血道转移），没有远处转移者用 M0 表示，有远处转移者用 M1 表示。

MX：远处转移无法评价。

M0：影像学检查无远处转移，即远隔部位和器官无转移肿瘤存在的证据（该分类不应该由病理医师来判定）。

M1：存在一个或多个远隔部位、器官或腹膜的转移。

M1a：远处转移局限于单个远离部位或器官，无腹膜转移。

M1b：远处转移分布于 2 个及以上的远离部位或器官，无腹膜转移。

M1c：腹膜转移，伴或不伴其他部位或器官转移。

说明：Tis：包括肿瘤细胞局限于腺体基底膜（上皮内）或黏膜固有层（黏膜内），未穿过黏膜肌层到达黏膜下层。

T4b：直接侵犯包括穿透浆膜侵犯其他肠段，并得到镜下诊断的证实（如盲肠癌侵犯乙状结肠），或位于腹膜后或腹膜下肠管的肿瘤，穿破肠壁固有肌层后直接侵犯其他的脏器或结构，如降结肠后壁的肿瘤侵犯左肾或侧腹壁，或中下段直肠癌侵犯前列腺、精囊腺、宫颈或阴道。肉眼观察到肿瘤与邻近器官或结构粘连分期为 cT4b，若显微镜下该粘连处未见肿瘤存在则分期为 pT3。

TD：淋巴结有转移时，肿瘤种植的结节数目不纳入淋巴结计数，单独列出。

V 和 L 亚分期：用于表明是否存在血管和淋巴管浸润（LVI），而 PNI 则用表示神经浸润。

前缀：cTNM 是临床分期，pTNM 是病理分期；前缀 y 用于接受新辅助治疗后的肿瘤分期（如 ypTNM），病理学完全缓解的患者分期为 ypT0N0cM0，可能类似于 0 期或 1 期。前缀 r 用于经治疗获得一段无瘤间期后复发的患者（rTNM）。

三、结直肠癌的分子分型

2015 年提出结直肠癌分子分型（CMS）旨在基因表达水平区分患者的内在异质性。其主要分为 4 型：CMS1-MSI 免疫型（14%）、CMS2- 经典型（37%）、CMS3- 代谢型（13%）和 CMS4- 间质型（23%）。目前已有研究表明，CMS 是 mCRC 患者接受一线化疗联合靶向治疗的独立预后标志物。相比于其他亚型的患者，CMS2 型患者的进展和死亡风险最低，而 CMS1 型患者的 PFS 和 OS 最短。CMS 分型可能可以帮助患者选择抗 VEGF 和抗 EGFR 单抗治疗。

1. CMS1-MSI 免疫型

此型占 14%，组织学常伴有大量淋巴细胞浸润，肿瘤多位于右半结肠，好发于女性，以中低分化为主。常伴有微卫星不稳定状态、CpG 岛甲基化、BRAF 突变率高及高频突变常见，复发以后生存时间短。CMS1-MSI 免疫型肿瘤因为有强的免疫原性，高表达 CTLA4、PD-1、PD-L1 等免疫检查点分子，是免疫治疗的适合人群，而 EGFR 通路通常处于低活性或抑制状态，对抗 EGFR 靶向治疗不敏感。

2. CMS2- 经典型

CMS2 结直肠癌约占全部结直肠癌的 40%，此型多位于左半结肠，直肠癌所占比例高，病理上多表现为中、高分化的复杂管状结构。此型具有较高体细胞拷贝数变化、Wnt 及 Myc 通路激活常见，主要特征是 Wnt 信号通路的下游靶点（尤其是 APC 基因）高频突变和 TP53 基因高频突变，即 "APC 基因突变 - 腺瘤 -TP53 基因突变 - 腺癌" 的模型。此类肿瘤的免疫原性较低，但患者整体预后较好，即使是在复发以后，其预后也优于其他类型的肿瘤。CMS2- 经典型肿瘤因为具有 EGFR 配体的高频扩增或过表达，抗 EGFR 抗体治疗通常可延长患者的生存时间。

3. CMS3- 代谢型

此型约占 13%，多位于右半结肠，病理学上多表现为中、高分化的乳头状肿瘤，具有明显的代谢失调特征，是结直肠癌分子亚型中唯一存在 *KRAS* 基因高频度突变的亚型，并以 *KRAS* 基因突变为主要特征。CIMP CpG 岛甲基化表型（CpG island methylator phenotype，CIMP）和 CIN 染色体不稳定性（chromosome instability，CIN）的水平较低，有 30% 的个体还具有 MSI 特征。CMS3- 代谢型肿瘤的免疫原性较低，但患者预后较好。

4. CMS4- 间质型

此型占 23%，以直肠癌为主，具有较高体细胞拷贝数变化，此亚型常有上皮 - 间充质转化（EMT）相关基因的高表达、血管生成、TGF-β 信号通路及间质重建通路的激活，临床表现出高复发性和更低的存活率。此型的主要特征为肿瘤相关成纤维细胞（cancer-associated fibroblast，CAF）浸润邻近肿瘤组织及肿瘤干细胞化。此型结直肠癌中，可见 CAF 浸润肿瘤间质。肿瘤细胞可诱导 CAF 产生大量的 IL-6，而 IL-6 可增加血管的通透性、诱导细胞外基质变性、促进血管细胞迁移和增殖。该型肿瘤相关血管生成基因的异常激活，促进转移肿瘤细胞增生和生长。抗血管生成药物贝伐单抗针对转移性结直肠癌可明显改善 OS。

Thorsson 等依据巨噬细胞及淋巴细胞浸润情况、Th1 : Th2 细胞的比例、肿瘤间的异质性、非整倍体、肿瘤新抗原的负荷、细胞整体的增殖情况、免疫调节基因的表达情况及患者的预后，对 33 种肿瘤的 10 000 多份样本的免疫基因组学数据进行分析，可以把肿瘤分为创伤愈合型、IFN-γ 为主型、炎症型、淋巴细胞耗竭型、免疫静默型及以 TGF-β 为主型。在此分型体系中，结肠癌与直肠癌免疫表型相近，与胃癌免疫表型差异明显。

随着多组学研究的不断深入，结直肠癌的分子分型已经有了实质性的进展，复杂整合的分子分型将改变我们对结直肠癌的看法和治疗策略，为结直肠癌的精准治疗的发展提供坚实的理论基础。因此，结直肠癌相关的多中心、大样本的分子生物学研究仍需进一步开展，结合日新月异的现代分子生物学技术，以期改变传统的结直肠癌诊疗模式。

第三节 乳腺癌的分期和分子分型

乳腺癌是女性常见的恶性肿瘤，有 70% ～ 80% 的患者为早期且是非转移、可治愈的乳腺癌。2017 年，美国有新发乳腺癌病例超过 25 万例，并且有超过 12% 的美国女性一生中有可能被诊断为乳腺癌。WHO 2020 年发布的国际肿瘤登记中心的数据报告显示，全球每年新增的乳腺癌病例约有 230 万例，占全部女性肿瘤患者的 11.7%，其中死亡病例约 68.5 万例，并且发病率呈逐年上升趋势。虽然在传统的肿瘤治疗中，肿瘤病理学分型分期（如 TNM 分期）已经成为预测肿瘤复发、转移的较为成熟的风险评估指标，但由于乳腺癌是一种异质性肿瘤，其在组织形态、免疫表型、治疗反应等方面存在较大差异，不同患者对临床的治疗反应和预后都有较大差异。随着高通量测序和分子生物学等生物医学技术的快速发展，极大地推动了乳腺癌分子分型及以分子分型为基础的乳腺癌预防和治疗的快速发展，选择精准的个体化治疗形式成为乳腺癌研究的新方向。

一、乳腺癌的 TNM 分期（AJCC 第 8 版）

1. T

T 指肿瘤的大小和侵犯程度。

Tis：原位癌。

T1：肿瘤大小 ≤ 20mm。

T1mi：肿瘤大小 ≤ 1mm。

T1a：肿瘤大小 > 1mm，但 ≤ 5mm。

T1b：肿瘤大小 > 5mm，但 ≤ 10mm。

T1c：肿瘤大小 > 10mm，但 ≤ 20mm。

T2：肿瘤大小 > 20mm，但 ≤ 50mm。

T3：肿瘤大小 > 50mm。

T4：任何大小的、肿瘤直接浸润至胸壁和（或）皮肤。

T4a：肿瘤直接浸润至胸壁（但不包括仅有胸肌肌肉的粘连 / 侵犯）。

T4b：肿瘤造成皮肤溃疡、同侧卫星结节、水肿和（或）"橘皮现象"（但不包括仅有真皮层侵犯）。

T4c：即合并 T4a + T4b。

T4d：炎性乳腺癌。

2.N

N 指区域淋巴结的转移情况。

N0（i+）：仅见分散性的肿瘤细胞。

N0（mol+）：RT-PCR 分子检测阳性，但组织学或 IHC 无法检测到淋巴结转移。

N1mi：淋巴结显微转移（约 200 个细胞或 > 0.2 ~ 2mm）。

N1a：转移至 1 ~ 3 个腋窝淋巴结，且至少有一个 > 2.0mm。

N1b：内乳淋巴的前哨淋巴结切片显示有转移（排除仅有分散性肿瘤细胞）。

N1c：转移至 1 ~ 3 个腋窝淋巴结，且内乳淋巴的前哨淋巴结切片显示有转移。

N2a：转移至 4 ~ 9 个腋窝淋巴结，且至少有一个 > 2.0mm。

N2b：无腋窝淋巴结转移，但有临床影像检查或细针穿刺活检（FNAC）（而非淋巴核素造影）检测到内乳淋巴结转移。

N3a：转移至 10 个以上的腋窝淋巴结，或转移至锁骨下（infraclavicular / level Ⅲ）淋巴结。

N3b：临床可检测到的内乳淋巴结转移（clinically detected），且合并有腋窝淋巴结的转移。或 > 3 个以上腋窝淋巴结转移，且内乳淋巴的前哨淋巴结切片显示有转移，但临床不可见。

N3c：转移至同侧的锁骨上淋巴结。

3.M

M 指远处转移。

M0：无远处器官转移。

M1：有远处器官转移。

二、乳腺癌的分子分型

近年来，基于 DNA 微阵列技术和多基因 RT-PCR 定量检测的方法对乳腺癌进行的分子分型来预测乳腺癌的复发转移风险及其对治疗的反应，目前常将基因芯片技术的分子亚型和免疫组织化学结合起来，临床上可将乳腺癌划分为 4 类：Luminal A 型（ER+/PR+，HER-2-）、Luminal B 型（ER+/PR+，HER-2+）、HER-2+ 型（ER-/PR-/HER-2+）和 Basal-like 型（ER-/PR-/HER-2-）。目前乳腺癌的治疗已经发展为多学科合作的综合治疗模式，包括局部的手术、放射治疗、化疗、内分泌和分子靶向等治疗。对于有不同生物学特性的亚型，其治疗效果及临床预后各有差异，因此准确评估病情、检测相应的生物学指标、明确分型，对较好的临床预后尤其重要。

1. Luminal A 型（ER+/PR+，HER-2-）

Luminal A 型为 ER 阳性 /HER2 阴性 /PR ≥ 20%/Ki-67 < 20% 的乳腺癌。其恶性程度较低，增殖较慢，对化疗相对不敏感，而对内分泌治疗敏感。该分型，内分泌治疗最为重要，化疗地位较低，除非淋巴结累及较多、肿瘤大小较大或组织学分级为Ⅲ级，否则不予以化疗。

在 2013 年发表的相关专家共识中，由于 Luminal A 型对内分泌治疗较敏感，而化疗对其治疗效果较差，因此治疗方案一般采用内分泌治疗。对绝经前激素受体阳性的乳腺癌，单独使用以他莫昔芬为基础的内分泌治疗方案，大部分患者可得到有效治疗。此外，联合使用多个化疗阳性靶点可以强化化疗效率。Luminal A 型具有最低 5 年肿瘤特异性死亡率（9%）及在体外药敏实验中具有最高的平均瘤细胞死亡率。

2. Luminal B 型（ER+/PR+，HER-2+）

（1）HER2 阴性的 Luminal B 型：为 ER 阳性 /HER2 阴性，但是 PR < 20% 或 Ki-67 > 20% 的乳腺癌。其恶性程度较 A 型为高，增殖较快，对化疗相对敏感，内分泌治疗也比较敏感。该分型，化疗的地位要提高，内分泌也很重要。

（2）HER2 阴性的 Luminal B 型：为 ER 阳性 /HER2 阳性，不考虑 PR 或 Ki-67 状态的乳腺癌。这一类型的特点为，大部分患者既需要化疗也需要内分泌治疗及靶向治疗，两者缺一不可，因此治疗手段最为丰富。经过综合治疗后，预后通常不错。

3. HER-2+ 型（ER-/PR-/HER-2+）

HER-2+ 型为 ER 阴性 /HER2 阳性，不考虑 PR 或 Ki-67 状态的乳腺癌。HER2 阳性型占乳腺癌的比例常小于 10%，多为浸润性导管癌，病理学分级为Ⅱ~Ⅲ级，腋窝淋巴结转移较早、阳性率高。其恶性程度较高，尤其是在缺乏曲妥珠单抗等抗 HER2 治疗的年代，患者预后较差，呈现化疗耐药。在靶向治疗到来后，该类患者的标准治疗为化疗联合抗 HER2 靶向治疗。

4. Basal-like 型（ER-/PR-/HER-2-）

Basal-like 型为 ER 阴性 /HER2 阴性 /PR 阴性，又称三阴型乳腺癌（triple negative breast cancer，TNBC），占乳腺癌的 15% ~ 20%。随着对三阴

性乳腺癌研究的不断深入，发现在此乳腺癌分子亚型中存在基因驱动变异，可分为基底细胞样1、基底细胞样2、免疫调节型、间充质样细胞、间充质样干细胞、管腔雄激素受体类及其他不稳定集群的亚型。其恶性程度较高，侵袭性较强，缺乏有效的治疗靶向，化疗是其最重要的综合治疗手段，以铂类药物为主的化疗已经被认为是治疗具有BRCA1显性BLBC最主要的候选药物。

总之，传统的肿瘤分型、分级和分期仍是评估肿瘤生物学行为、侵袭能力及患者临床预后的重要参考指标。但是，在此基础上积极推广各种恶性肿瘤特异性的分子分型具有重要的现实意义，能更准确、客观地综合评估恶性肿瘤的生物学特性及进展情况，对肿瘤的预后预测、个体化治疗选择和疗效检测具有重要的临床意义。

（陈锦飞）

参 考 文 献

Hutter C, Zenklusen JC, 2018. The cancer genome atlas: creating lasting value beyond its data. Cell, 173(2):283-285.

Japanese Gastric Cancer A, 2017. Japanese gastric cancer treatment guidelines 2014 (ver. 4). Gastric Cancer, 20(1):1-19.

Lenz HJ, Ou FS, Venook AP, et al, 2019. Impact of consensus molecular subtype on survival in patients with metastatic colorectal cancer: results from CALGB/SWOG 80405 (Alliance). J Clin Oncol, 37(22):1876-1885.

Siegel RL, Miller KD, Jemal A, 2019. Cancer statistics, 2019. CA Cancer J Clin, 69(1):7-34.

Sung H, Ferlay J, Siegel RL, et al, 2021. Global cancer statistics 2020: GLOBOCAN estimates of incidence and mortality worldwide for 36 cancers in 185 countries. CA Cancer J Clin, 71(3):209-249.

Thorsson V, Gibbs DL, Brown SD, et al, 2018. The immune landscape of cancer. immunity, 48(4):812-830. e14.

Waks AG, Winer EP, 2019. Breast cancer treatment: a review. JAMA, 321(3):288-300.

Xie YH, Chen YX, Fang JY, 2020. Comprehensive review of targeted therapy for colorectal cancer. Signal Transduct Tar, 5(1): 22.

第 20 章　肿瘤的疗效预测和监控

随着肿瘤精准治疗研究的不断深入，包括化疗、放疗、靶向治疗、免疫治疗、内分泌治疗等在内的肿瘤新辅助治疗及辅助治疗已经成为恶性肿瘤治疗的核心手段。根据个体对肿瘤治疗的反应为患者量身定制个体化治疗方案是肿瘤精准治疗的关键所在。因此，肿瘤治疗疗效的预测和监控对于肿瘤的精准治疗至关重要。

本章以整合肿瘤学的视角，从影像学、病理学、液体活检、分子分型等方面评述肿瘤治疗疗效预测和监控的临床现状及研究进展。

第一节　影像学检查

影像学评估目前是新辅助、辅助治疗疗效评估的关键技术和最常用的手段。影像技术可以更有效地获取有关药动学和药效学的信息，极大减少药物疗效评价和有效剂量、最大耐受剂量及副作用测定所涉及的时间和成本。分子成像技术，如计算机断层扫描（CT）、磁共振成像（MRI）、正电子发射断层扫描（PET）、单光子发射断层扫描（SPECT）、超声（US）和光学分子成像［生物发光成像（BLI）、荧光分子成像（FMI）］均可应用于精准疗效评估。每种成像方式都有自己的优点和局限性。一般来说，不同的成像方式在提供更全面的生物和病理信息方面更具互补性，而不是竞争性。本节将梳理并介绍影像学诊断在肿瘤治疗疗效精准评估中的作用。

一、CT

增强 CT 扫描在临床研究中被广泛用于评估药物的有效性和安全性。可在短时间完成，减少呼吸活动的负面影响，避免漏诊微小病变。然而，CT 在电离辐射扫描过程中利用 X 线生成层析图像，在一定程度上限制了其有效性。

增强 CT 在肝癌中的临床应用主要集中在对肿瘤血管造影的定量评估。此外，使用 CT 血管造影可以非侵入性地获得血管生成参数的高分辨率可视化和准确的量化。灌注 CT（p-CT）可以通过计算药物治疗前后的峰值时间、肝灌注（HP）、动脉灌注（AP）和血容量来定量评估临床抗血管生成治疗效果。根据 HP 和 AP 可区分患者对索拉非尼是否有效，这可以帮助临床医师识别最有可能从靶向治疗中获益的药物敏感患者。通过比较单纯肝动脉化疗栓塞术和肝动脉化疗栓塞术与索拉非尼联用对肝肿瘤相关血管的影响，发现索拉非尼对肿瘤血管有明显的抑制作用。通过动脉和门静脉期数据的计算机断层扫描纹理分析（CTTA），可准确评估接受药物洗脱微珠肝动脉化疗栓塞术治疗的反应。与 p-CT 相比，CTTA 可作为临床医师预测治疗反应和监测治疗效果的辅助工具。

二、MRI

动态对比增强磁共振成像（dynamic contrast enhancement magnetic nesonance imaging，DCE-MRI）可以在没有明显形态学改变的情况下发现肝癌早期的微循环改变。它可用于评估舒尼替尼在晚期肝癌患者中的安全性和有效性，并探索舒尼替尼治疗反应的生物标志物。DCE-MRI 可用于检测抗血管生成药物治疗后血管形成的变化。阿西替尼已在晚期肝癌患者中显示出抗肿瘤作用，DCE-MRI 评估的血管反应可以在临床试验中帮助识别最有可能从阿西替尼药物治疗中受益的肝细胞癌患者。肝癌在 DCE-MRI 上可以分为不同的类型，这可能反映了治疗后肿瘤的分子和组织学特征。DCE-MRI 也可用于评估联合治疗的安全性和有效性。结果表明，在增强 CT 或 MRI 上，Tremlimumab 联合消融可以安全可行地增强对肝部肿瘤的杀伤能力。

DW-MRI 也可用于临床药物疗效的评价。通过 ADC 参数的变化可评价基于 DW-MRI 的索拉非尼治疗晚期肝癌的疗效。应用 DW-MRI 和磁共振灌注（MRP）参数能够监测苏尼替尼在晚期肝癌抗血管生成治疗中的作用。基于 MRI 的方法有助于了解抗血管生成治疗的机制，促进肿瘤疗效评价。有研究评估索拉非尼的治疗效果与 IVIM DW-MRI 参数之间的关系，发现治疗前的 DC 参数可能有助于预测索拉非尼的治疗效果。

在临床研究中，MRI 是无创性评价肝癌药物治疗效果的最常用的影像技术之一。这些定量评价方法在抗血管生成疗效评价中将有广泛的临床应用前景。

三、PET 和 SPECT

PET 和 SPECT 可以根据药物摄取和组织浓度来可视化药物的生物分布。一项研究提出了一种联合治疗肝癌的方法，将人源化抗体 Codrituzumab 与索拉非尼结合以增强对肝癌的抑制作用；该研究使用 PET/CT 监测 ^{124}I 影像性标记 Codrituzumab 在治疗前、治疗中和治疗后的生物分布。此外，还有研究提出了 2 种在临床疾病诊断和治疗中具有应用前景的先进的治疗方法。一种是利用与影像性核素结合的治疗性单克隆抗体靶向肝癌细胞，激发影像性核素辐射，从而通过 PET 或 SPECT 显像获得肿瘤诊断和治疗反应的分子表征。另一种是使用纳米技术，将药物、靶向剂和成像剂封装在纳米颗粒中，以实现癌症诊断和治疗的靶向治疗可视化。

SPECT 也是一种核断层成像技术，它使用影像性示踪材料产生 γ 射线，用于活动生物区域的功能成像。虽然 SPECT 和 PET 都是核成像方法，但由于成像原理的原因，PET 的空间分辨率和敏感度都高于 SPECT。

四、超声

常规超声能准确识别囊性或实性病变，并能显示肝或胃内其他相关转移灶。彩色多普勒血流显像可以显示病变内的血供，明确病变与肝重要血管的关系。CEUS 是一种连续记录增强差异的实时动态成像方法。有研究显示，动态 CEUS（D-CEUS）可用于早期评估肿瘤对索拉非尼的治疗反应，D-CEUS 测量的功能参数与临床疗效终点相关。因此，D-CEUS 是评估肝部肿瘤治疗效果的可靠且敏感的方法。此外，D-CEUS 也是定量评价肝癌抗血管生成药物疗效的有力工具。

尽管与 CT 或 MRI 相比，US 成像的空间分辨率相对较低，但作为一种常规的肝癌检测工具，它可以在临床上广泛使用。

五、多模态分子影像

分子影像学是运用影像学方法显示组织水平、细胞水平和亚细胞水平的特定分子，反映活体状态下分子水平的变化，对其生物学行为在影像方面进行定性和定量研究。多模态分子影像中的分子探针能同时进行多种方式的显像，克服了单一显像方式的不足，实现了优势互补，拓宽了分子影像技术的应用范围。

PET/CT 可以更准确、方便、省时地评估抗肿瘤药物在 HCC 临床研究中的疗效。Chan 等通过结合诊断和治疗前瞻性地评估了钇 -90 影像栓塞治疗肝癌的临床反应。PET 用于计算钇 -90 影像栓塞剂量的分布，CT 用于定位肿瘤区域。利用 PET/CT，可计算影像剂量到达肝肿瘤区域的百分比，指导钇 -90 的影像剂量。同样，Garin 等证明定量 [^{99m}Tc] 大聚集白蛋白 SPECT/CT 对预测使用载钇 -90 微球进行影像栓塞治疗的肝细胞癌患者的 PFS 和 OS 有价值，结果证实了载钇 -90 微球治疗肝癌的有效性和安全性。Sung 等证明，通过 ^{18}F-FDG PET/CT 测量的治疗前肿瘤代谢活性是预测索拉非尼治疗期间肿瘤进展的独立预后因素。Lee 等发现 ^{18}F-FDG 摄取是影响肝细胞癌患者 PFS 和 OS 预后的重要独立因素。

新型系统性治疗方案（如抗血管生成和分子靶向治疗）的使用越来越多，对晚期肝细胞癌患者的治疗监测和疗效评估提出了独特的挑战。多模态分子影像技术可能为收集更有效、更全面的信息以改善 HCC 患者的治疗铺平道路。

六、影像组学

多模态的医学图像包含了大量反映肿瘤发生和进展的有价值的信息。数据挖掘和机器学习的进步使提取许多定量特征成为可能，并将快速增长的医学图像转换为可挖掘的数据。这种用于分析医学图像的综合方法被称为影像组学。影像组学的概念最早于 2012 年提出，引起了世界各地研究人员的关注，并在近些年飞速发展。

影像组学能为肿瘤的检测和治疗提供定量和客观的数据。通过从医学图像中获取定量信息，将成像特征与临床信息、基因组信息和其他信息相结合，并挖掘这些数据来发掘影像性生物标志物。影像组学结合了一系列的计算技术，在影像组学中使用的方法通常是面向临床问题的。影像组学在满足临床需要的技术方面取得了很大进展。

1. 脑肿瘤

2 项研究调查了复发性胶质母细胞瘤患者对贝伐珠单抗治疗的反应，表明影像组学可以预测治疗反应。这些研究都证实了影像组学对肿瘤治疗的决策作用，并且该技术医疗成本较低。然而，这些研究需要贝伐珠单抗阴性对照组来证实预测价值。此外，影像组学为判断脑肿瘤的预后提供了新的选择。最近的研究表明，MRI 和 PET 检测到的特征与胶质瘤患者的生存明显相关。在未来，可以利用影像组学建立一个模型来改善治疗计划和预后。

2. 头颈部肿瘤

基于多参数 MRI 的影像组学是晚期鼻咽癌的一种新的预后因素。一项研究收集了 118 名晚期鼻咽癌患者，发现与 TNM 分期系统相比，影像学特征在评估 PFS 方面有明显优势。另一项研究探讨了影像学特征在鼻咽癌患者诱导化疗早期反应预测中的价值，发现影像特征在预测诱导化疗的早期反应方面有很大的价值。已有研究证实鼻咽癌患者从不同 PET 图像获得的影像学特征的稳健性。一项利用诊断性 CT 的影像组学对高级别骨肉瘤进行生存预测的研究发现，结合影像特征和临床因素的影像列线图，比只包含临床因素的模型显示出更好的校准和分类能力。Elhalawani 等研究了口咽癌局部复发的影像学特征，由 2 个影像特征组成的影像特征显示了较强的复发识别能力。

3. 乳腺癌

大多数关于乳腺癌的影像学研究都集中在对治疗反应的评估上。Chan 等开发了一种自动方法，通过治疗前 MRI 扫描来预测早期乳腺癌患者的治疗失败。其他研究大多旨在找到新辅助化疗的病理完全反应（pCR）的影像组学生物标志物，这是乳腺癌研究的一个热点。Braman 等发现 DCE-MRI 的肿瘤内和瘤周特征有助于 pCR 的治疗前预测。其他研究也表明，T_1WI、T_2WI 和 DWI 也可以帮助判定 pCR。有几项研究证实了 MRI 作为检测 pCR 的生物标志物的潜力。此外，漫反射光学光谱也可以作为 pCR 预测的有用工具。Park 等开发了一种结合 MRI 特征和临床信息的影像学特征，用于对乳腺癌患者的无病生存进行个体化评估。

4. 肺癌

治疗反应评价在肺癌治疗决策中具有重要价值。影像学特征可以预测肺癌立体定向消融放疗（SART）后的复发。一项研究利用 Delta 影像学特征预测 III 期 NSCLC 患者在放疗期间的预后，结果表明，由于放疗而引起的影像学特征改变可以作为肿瘤反应的指标。治疗前的 CT 影像学特征可以预测晚期 NSCLC 新辅助放化疗后的病理反应。治疗前的 CT 影像学特征能够预测 NSCLC 中 EGFR 突变状态，并与吉非替尼应答相关。利用 PET 图像的异质性特征可以评价厄洛替尼治疗非小细胞肺癌的疗效。CT 影像特征可以预测 TKI 治疗后无进展生存。

5. 结直肠癌

直肠癌患者术前通常进行新辅助放化疗，但尚不清楚新辅助放化疗前是否实现 pCR。此信息只有在手术后才能获得。15% ~ 27% 的局部晚期患者将实现 pCR，研究表明这些患者不需要手术。一项研究根据 48 例患者的信息构建了基于人工神经网络的模型，其 AUC 为 0.71 ~ 0.79。另一项研究应用影像组学来鉴别术前实现 PCR 的局部进展期直肠癌患者，该研究招募了 222 例局部进展期直肠癌患者，采用 T_2WI 和 DWI 提取 2252 幅影像图像。AUC 为 0.976（95% CI：0.9185 ~ 0.9711），PCR 预测精度为 94.3%（95% CI：91.9% ~ 97.1%）。Natally 等对 114 例患者（18 例 PCR）在 T_2WI 上提取影像组学特征，并使用随机森林分类进行预测；AUC 为 0.93，敏感度为 100%，特异度为 91%。

虽然新辅助治疗可以提高生存率，但还没有证据表明它可以改善局部进展期直肠癌患者的无病生存期（disease free survival，DFS）。远处转移是导致患者治疗失败的主要原因。对于高危患者，增加全身治疗可以降低转移风险，提高生存率。因此，术前风险分层有助于选择个体化治疗策略，改善患者预后。一项研究对 108 例局部进展期直肠癌行全直肠系膜切除术的患者提取了 485 幅影像学特征，影像性特征的 C 指数为 0.767

（95% CI：0.72～0.86），3年的时间依赖性AUC为0.827。结合临床特点，Cox模型的C-index和AUC分别为0.788（95% CI：0.72～0.86）和0.837。

6. 胃癌

影像组学也是胃癌治疗评估和预后的有力工具。影像结构特征对胃癌患者新辅助治疗的治疗反应具有预测能力。接受靶向治疗的Her2阳性胃癌患者，CT图像的纹理特征与预后相关。一项研究探究了基于CT的影像学特征与胃癌患者总生存率之间的关系，发现纹理特征与胃癌预后明显相关。

第二节　病理学检测

病理学诊断是肿瘤新辅助、辅助治疗疗效精准评估的重要依据，本部分将梳理并介绍病理学诊断在肿瘤新辅助、辅助治疗疗效精准评估中的作用。

新辅助、辅助治疗效果评估的理想病理评估系统应是简单的、可重复性的、临床上和预后相关的、普遍适用的、时间敏感的、免费的或低成本的。这样的系统需要由不同的用户和制定指导方针的专业机构进行验证。另一个重要的前提是标准化使用相同/相似的治疗剂，从而保持机构和患者之间观察的一致性。

一、化疗反应分数

化疗反应分数（chemotherapy response score，CRS）是卵巢癌化疗疗效评估的重要手段（表20-1）。

表 20-1　CRS 分级标准

得分	分级标准
1分	无或极小的肿瘤反应（主要是无或极小退化性纤维炎症改变的存活肿瘤，仅限于少数病灶）
2分	对残留肿瘤有明显的反应（从多灶性或弥漫性纤维炎症退行性改变，肿瘤呈片状、条状或结节状，到广泛消退相关的纤维炎症改变，多灶性残余肿瘤呈规则分布且易于识别）
3分	完全或接近完全反应（主要是消退相关的纤维炎症改变，仅有极少数不规则散布的单个肿瘤细胞或细胞组或结节，最大可达2mm，或未发现残留肿瘤）

一项国际合作对CRS评分进行系统综述和荟萃分析，汇总了11个国家16个地点的877名患者的数据。有超过1/4的患者（877名患者中有249名，28%）疗效表现为CRS3，大多数5年内未复发的患者表现为CRS3，并且CRS3是PFS和OS的获益因素。研究里有306名患者检测了BRCA1/2状态，其中80人携带BRCA1/2胚系突变，这些BRCA1/2突变的患者更大可能出现CRS3。CRS评分的预测能力可以指导CRS3的患者选择接受额外的维持治疗（如PARP抑制剂），获得更大的PFS受益。

CRS评分已被纳入国际癌症报告合作组织（ICCR）和美国病理学家协会（College of American Pathologist，CAP）的卵巢癌报告指南。欧洲医学肿瘤学家协会/欧洲妇科肿瘤学会（ESMO/ESGO）在专家共识建议中也肯定它的预后衡量的客观性和可重复性。英国皇家病理学家学院（RCPath）的最新版相关指南将CSR作为数据集项目，并强调应对反应最小的组织进行评分。

二、肿瘤退缩分级

术前化疗被越来越多地应用于肿瘤转移领域。一方面通过缩小肿瘤体积以增加切除率，另一方面则通过观察化疗反应性来筛选哪些患者更可能从局部治疗中获益。

评估术前化疗反应最常见方式是通过影像学检查，借助实体瘤疗效评价标准（RECIST），对比治疗前后靶病灶的径线变化来进行评级。在临床实际工作中，RECIST与肿瘤退缩分级（tumor regression grade，TRG）有机结合，对于转移治疗、预后判定及术后相应治疗有很好的指导作用。

TRG旨在将新辅助治疗后的肿瘤病理反应进行分级，通常主要针对肿瘤中的纤维化和残余肿瘤的比例来划分等级，其与患者生存预后等有一定相关性。用于对患者的化疗或靶向药物的疗效做出评估，并且预测患者预后情况。目前大部分均提示TRG分级对于患者生存预后有独立预测作用，TRG疗效反应好的患者预后通常较好，较少发生局部复发、远处转移，总生存期也更长。肿瘤受到新辅助治疗后退缩反应中可见到多种不同的形态学表现，如坏死、纤维组织增生、炎症细胞浸润、细胞泡沫样变性、少量细胞不典型增生等，但不是所有肿瘤退缩均会有各种形态学特征性表现。故当前的 TRG 评判标准多依赖于肿瘤组织中的纤维化比例及残存肿瘤比例。以直肠癌为例，目前常见的 TRG 标准包括 Dworak、Mandard、Rodel 及 Becker 等提出的标准。Dworak 标准是在 1997 年提出的，分为 TRG 0 ～ TRG 4 共 5 个等级。TRG0 代表肿瘤无

退缩，而 TRG4 则代表无肿瘤细胞残留。该标准已广泛用于临床上直肠癌的病理反应评估。尽管关于 TRG 与患者预后的相关性方面有较多文献报道，但结论并非完全统一。此外，TRG 分级标准众多亟待尽早统一，不同病理学家的评判差异存在，需要尽量量化标准以减少评判差异，且其对于临床决策的选择甚至诊治指南的修订仍需要更多大样本临床试验证实。

第三节　液体活检

液体活检（liquid biopsy）是一种利用癌症患者体液中的循环生物标志物来提供有关癌症遗传信息的技术。液体活检的重点是检测和分离 CTC、ctDNA 和外泌体，作为癌症患者基因组和蛋白质组信息的来源。液体活检在新辅助、辅助治疗疗效评估中具有其他诊断方式不具备的优势。液体活检有助于加强对肿瘤异质性的理解，可动态监测治疗反应和基因组变异。因此，液体活检有望为精准肿瘤学的临床实施提供强有力的支持。本节将以大肠癌的 ctDNA 检测为主要内容，梳理并介绍液体活检在肿瘤治疗疗效精准评估中的作用。

一、ctDNA 与肿瘤负荷

许多研究通过证明 ctDNA 与癌症分期之间的关系来证实 ctDNA 与肿瘤负荷之间的联系。ctDNA 在分期更晚的癌症患者中检出率更高（无论是带有甲基化还是突变标记）。研究表明，通过检测 ctDNA 阳性病例中具有 BCAT1/IKZF1、KRAS 甲基化突变和一组基因突变（*KRAS*、*BRAF*、*EGFR*、*PIK3CA*）的比例，发现 ctDNA 阳性率与大肠癌分期呈正相关。ctDNA 的定量测量发现，其水平也随着分期的进展而增加。与肿瘤负荷有关的研究表明，ctDNA 水平与肿瘤体积明显相关。还有研究发现，ctDNA（14 个突变基因的组合）与最大肿瘤直径和肿瘤直径总和有很强的相关性。说明 ctDNA 水平与肿瘤体积有明显的相关性。伴有多器官转移性疾病和淋巴结转移数目增加的患者 ctDNA 阳性的可能性明显增加。

有研究表明，CT 成像上肿瘤体积的变化与 ctDNA 水平的变化相似。在一项 45 例 CRC 分期患者的研究中，术前、术后及监测 ctDNA 的变化

在影像学上与肿瘤体积有很好的一致性，并与复发相关。在接受化疗和贝伐珠单抗的转移性结直肠癌患者中，等位基因突变频率和肿瘤负荷也呈正相关。

二、ctDNA 与手术疗效评估

ctDNA 与肿瘤负荷有关。证据表明，ctDNA 敏感度高，可以检测到微量肿瘤的存在。在一项 184 名接受手术的结直肠癌患者的研究中，ctDNA 水平在手术后下降。肿瘤残留（或转移）的患者术后 ctDNA 阳性率更高（非转移性疾病患者 ctDNA 阳性 3.1%，转移性疾病患者 ctDNA 阳性 90.9%，$P < 0.001$）。切缘阳性患者也是如此。ctDNA 可以作为手术切除后肿瘤残留的替代标志物，从而评估手术的根治度。虽然 TNM 分期目前是对复发风险进行分层的最佳方法，但仍有一些病期较晚的患者没有复发，而一些早期患者术后复发。精准识别术后微量肿瘤残留的患者能够更好地评估复发风险，并有针对性给予辅助治疗，可以提高生存率，同时减少不必要的治疗。

目前有 22 个报道研究了结直肠癌术后 ctDNA 水平，其中 17 项是纯描述性研究，在这些研究中，对个体或小样本患者在手术前后、新辅助或辅助治疗期间的不同时间点及复发时的体细胞突变和甲基化变化的 ctDNA 波动进行了描述。这些研究都显示 ctDNA 水平在术后明显下降（通常为 0）。例如，一项研究利用在原发肿瘤中检测到突变的 44 例结直肠癌患者建立了个性化的 ctDNA 检测方法，并利用这些方法对患者的围术期和后续治疗及随访进行调查。12 例接受手术的患者中有 10 例术前检测出 ctDNA，术后无 1 例检测出 ctDNA 阳性。一名接受姑息性切除术的

患者（已知残留的Ⅳ期肠癌）在术前和术后均检测到 ctDNA 阳性。ctDNA 的效用也在评估转移性疾病切除的充分性方面得到了证实。一项小样本研究检测了大肠癌肝转移瘤切除前后的 ctDNA（KRAS、PIK3CA、BRAF 和 EGFR 突变）。4 名患者术后 ctDNA 均有下降，其中 3 名患者没有检测到 ctDNA，1 名 ctDNA 水平仍然很高的患者出现了肿瘤复发。许多描述性研究也报道了这样一类病例，患者的 ctDNA 在术后持续阳性，而这些患者均在术后短期出现了肿瘤复发。上述研究证实了 ctDNA 可能反映了肿瘤负荷。肿瘤切除后，肿瘤负荷就会降低，并反映在术后的 ctDNA 变化。这些描述性研究为更大规模的研究奠定了基础，这些研究为 ctDNA 在术后残余肿瘤负荷评估中的应用提供了更充分的证据。

综上所述，无论是表观遗传还是体细胞生物标志物，应用术后 ctDNA 检测在监测手术治疗效果和识别术后复发风险指导辅助治疗策略方面都有很大的潜力。

三、ctDNA 与辅助治疗的疗效评估

ctDNA 检测可以指导肿瘤切除术后是否需要辅助化疗及药物方案。如上一部分所述，术后 ctDNA 阳性结果反映了残余肿瘤存在的可能性。以结直肠癌为例，Ⅱ期低危结直肠癌患者通常不推荐辅助治疗，但有一部分患者会在 5 年内复发。在这些患者中，ctDNA 检测可能会起到重要作用。ctDNA 可以作为 TNM 分期和其他肿瘤预后不良因素（如肿瘤分级、淋巴血管浸润）的补充，来指导患者辅助治疗。

特定的 ctDNA 生物标志物也可以指导靶向治疗。结直肠癌患者中，RAS 通路基因突变与抗 EGFR 药物西妥昔单抗和帕尼单抗耐药相关，肿瘤组织检测 RAS 野生型状态决定了患者能否从抗 EGFR 治疗中获益。但肿瘤异质性导致肿瘤中存在不同的亚克隆，组织活检可能会出现采样差异，而 ctDNA 监测可能会揭示肿瘤异质性的完整遗传图谱。而且，持续监测 ctDNA 可以检测 RAS 状态（或其他突变）随时间的变化，进而反映其时间异质性。一项对 11 例 RAS 突变型转移性结直肠癌患者进行抗 VEGF 治疗中疾病进展的研究发现，4 例患者转化为 RAS 野生型，因此开始抗 EGFR 治疗。4 例患者均对标准化疗联合抗 EGFR 治疗有反应，表现为 PR 或 SD。

目前评估肿瘤治疗反应的金标准是 RECIST 1.1 标准。然而其重复性较差，并且只能应用于病灶可测量的患者，并且治疗效果与肿瘤反应之间的相关性尚有异议，因为肿瘤对治疗的反应并不一定预测肿瘤患者的生存。此外，该标准只关注肿瘤的一个区域，而不是整个肿瘤。ctDNA 可能是检测肿瘤反应和治疗获益的更好方法，因为它能识别原发肿瘤的生物标志物，以及存在于转移瘤但不存在于原发肿瘤的生物标志物。监测 ctDNA 图谱的变化将为精准治疗提供支持。

在监测治疗反应时，不同类别的生物标志物可能是相关的。例如，体细胞标志物与基因型和靶向治疗相关，而且具有个体化的特点。而表观遗传标志物更普遍相关，可能用于监测肿瘤体积变化，但不适用于靶向治疗。

许多研究表明，ctDNA 可以监测患者对肿瘤全身治疗的反应，而不限于特定的治疗药物。这些研究显示，监测 ctDNA 治疗的反应准确性依赖于选择适当的 ctDNA 生物标志物。大多数研究都检测了 KRAS 突变，或针对肿瘤组织的其他个体化突变。例如，一项回顾性研究从细胞系中鉴定出 5 个结直肠癌特异性甲基化位点，通过纵向随访，平均甲基化变化反映了肿瘤负荷的变化。用突变计量监测 ctDNA，或用突变和甲基化 ctDNA 生物标志物联合监测 ctDNA 的研究表明，ctDNA 水平的变化可以反映个体对治疗的反应。一项研究表明，完全缓解患者的 MAF 下降中位数为 99%，而病情进展的患者 MAF 则上升 132%。进一步的研究表明，ctDNA 中 KRAS 突变的存在与疾病进展相关，特别是在接受抗 EGFR 治疗的野生型肿瘤患者中。然而，在使用其他药物如抗 VEGF 治疗、TAS-102 和瑞格拉非尼，以及常规化疗的患者，ctDNA 也检测到 KRAS 突变。

在一项研究标准辅助化疗效果的报道中，研究者使用个性化 ctDNA panel（基于组织检测出的突变结果）检测Ⅱ期结直肠癌患者的 ctDNA 情况，结果证实辅助治疗结束时 ctDNA 阳性可以预测疾病复发。在监测转移性结直肠癌患者对西妥昔单抗和帕尼图单抗反应的研究中，已经检测到与 EGFR 信号通路相关的基因突变，如 EGFR、KRAS、BRAF 和 PIK3CA。在一些小样本描述性研究中，对 ctDNA 中 KRAS 突变的测量显示，在疾病进展之前，ctDNA 水平已出现升高。另一项对 24 名接受化疗和西妥昔单抗或 Panitumab 治疗

的 KRAS 野生型患者的研究表明，大多数患者在行 CT 扫描时检测到疾病进展之前的 3 个月就可以在 ctDNA 中检测到 KRAS 突变。在对抗 EGFR 治疗保持最佳反应的患者中未检测到 ctDNA 突变。ctDNA 的测量也被用于监测三线治疗。一项 mCRC 患者接受 EGFR 三线治疗的研究指出，对治疗有反应的患者在治疗过程中 KRAS 的 MAF 水平下降，而随着疾病的进展，KRAS 的 MAF 水平上升。ctDNA 下降 50% 以上与治疗反应有关。

目前大多数研究都表明，检测外周血中 ctDNA 可以指导结肠癌抗 EGFR 治疗的疗效监测。KRAS 突变型结直肠癌患者对抗 EGFR 治疗无反应，因此通过 ctDNA 早期检测突变状态的变化可以制订精准治疗方案。ctDNA 升高通常也提前出现影像学异常，可用于精准评估肿瘤负荷，并相应地指导治疗方案。结直肠癌患者的耐药机制各不相同。关于 ctDNA 的研究表明，除 KRAS 外，其他抗 EGFR 治疗耐药机制包括 NRAS、BRAF、EGFR 突变，以及 HER2 或 MET 基因扩增及其他参与 MAPK 通路的基因。

通过定期抽血监测 ctDNA 可以检测耐药性，在出现耐药性后不久进行检测是最理想的情况。研究表明，ctDNA 水平监测可以比 CT 检测提前几个月发现疾病进展。有研究建议至少每 2 个月进行 1 次取样，以检测治疗耐药性的变化。但是，在治疗反应方面，肿瘤负荷的降低可能比较缓慢。一项研究报道称，基线和治疗后 3 天相比，ctDNA 水平没有明显变化。也有研究报道应用基于定量水平或水平变化斜率的阈值，有可能进一步提高 ctDNA 在临床应用中的敏感度。

四、ctDNA 与新辅助治疗的疗效评估

一项研究对 34 例大肠癌肝转移瘤患者新辅助化疗前后的血样进行回顾性分析，该研究从 48 个 CRC 相关基因中选择了 4 个甲基化标记（BOLL、SEPT9、DCC 和 SFRP2）。该研究发现 SEPT9 和 DCC 预测性较好，与治疗反应明显相关。在 II～III 期直肠癌患者中报道了一项类似的研究，旨在确定 ctDNA 的存在是否可以预测放化疗和手术后复发的风险。该研究从肿瘤组织突变分析中选择单个体细胞突变进行 ctDNA 分析，于放化疗后 4～6 周采集血样。在符合条件的 144 例患者中，调整性别、分期、CEA 水平和辅助化疗情况后，发现 ctDNA 阳性的新辅助治疗对疾病复发有很高的预测作用。这 2 项研究均支持将 ctDNA 用于新辅助治疗疗效的监测。对 ctDNA 评估新辅助治疗的疗效可用于两方面：①确定肿瘤的治疗反应及是否应该手术；②评估完全缓解的患者遵循"观察和等待"的监测方案是否安全可行。

第四节　分子分型用于联系预测

虽然组织病理学分型在治疗决策及预后预测方面具有一定的参考价值，但在日益提倡癌症个体化治疗与精准医疗的时代，传统的组织病理学分型已无法满足反映肿瘤的内在特性、指导早期诊断和个体化治疗的需要。近 10 年，随着样本量的扩大、纳入分型依据的增多及分析方法的完善，肿瘤的分子分型日臻成熟与完善，如 TCGA 分型、Tan 分型等。

作为国际癌症基因组图谱（TCGA）计划工作的一部分，TCGA 联合课题组对未经化疗的 295 例胃癌患者组织和血液标本，整合分析了基于体细胞拷贝数阵列分析、全外显子序列分析、DNA 甲基化程度阵列分析、mRNA 序列分析、microRNA 序列分析和基于反相蛋白阵列分析所测得的数据，在 2014 年发表的胃腺癌分子分型，将胃癌分为 4 个亚型：EB 病毒阳性型、微卫星不稳定型、基因稳定型和染色体不稳定型。TCGA 分型可显示每个亚型特有的基因组特征，在胃癌患者靶向治疗的选择和临床试验中具有指导意义，如在 TCGA 染色体不稳定型中，一个亚型为 HER2 扩增型，HER2 胞内段酪氨酸激酶激活是该型胃癌的驱动因子，而针对 HER2 阳性的转移性胃癌患者的抗 HER2 靶向治疗能明显延长 OS。错配修复（MMR）基因缺陷患者，属 TCGA 中的微卫星不稳定型（MSI），众多的研究发现这些患者对 PD-1 单克隆抗体的治疗敏感。但 TCGA 分型的病例缺乏长期的临床随访数据，未能确定分子特征与复发和预后的关系。

新加坡的 Tan 等将胃癌分为 2 种亚型：①基因肠型（G-INT）；②基因弥漫型（G-DIF）。研究发现基因肠型的预后明显优于基因弥漫型（HR=1.79，95%CI：1.28～2.51，P=0.001）。研

究者进行了体外药敏试验，基因肠型对氟尿嘧啶（5-FU）和奥沙利铂敏感，而基因弥漫型对顺铂敏感，且 Tan 分型与以 5-FU 为基础的术后辅助化疗方案获益存在明显相关性（$P=0.002$）。以上研究提示，Tan 分型具有预测预后和指导用药的潜力。

随着对分子分型的深入分析，未来有可能进一步找出更多、更有效的有针对性的治疗策略，与转化治疗结合，很有可能提高转化成功率。治疗将越来越趋向高效低毒的个体化精准治疗。

（王振宁）

参 考 文 献

Aerts HJWL, 2016. The potential of radiomic-based phenotyping in precision medicine: a review. JAMA Oncol, 2(12): 1636-1642.

Amatu A, Barault L, Moutinho C, et al, 2016. Tumor MGMT promoter hypermethylation changes over time limit temozolomide efficacy in a phase II trial for metastatic colorectal cancer. Ann Oncol, 27(6):1062-1067.

Barault L, Amatu A, Siravegna G, et al, 2018. Discovery of methylated circulating DNA biomarkers for comprehensive non-invasive monitoring of treatment response in metastatic colorectal cancer. Gut, 67(11):1995-2005.

Berger AW, Schwerdel D, Welz H, et al, 2017. Treatment monitoring in metastatic colorectal cancer patients by quantification and KRAS genotyping of circulating cell-free DNA. PLoS One, 12(3):e0174308.

Bergheim J, Semaan A, Gevensleben H, et al, 2018. Potential of quantitative SEPT9 and SHOX2 methylation in plasmatic circulating cell-free DNA as auxiliary staging parameter in colorectal cancer: a prospective observational cohort study. Br J Cancer, 118(9):1217-1228.

Bhangu JS, Beer A, Mittlböck M, et al, 2018. Circulating free methylated tumor DNA markers for sensitive assessment of tumor burden and early response monitoring in patients receiving systemic chemotherapy for colorectal cancer liver metastasis. Ann Surg, 268(5):894-902.

Bruix J, Qin SK, Merle P, et al, 2017. Regorafenib for patients with hepatocellular carcinoma who progressed on sorafenib treatment (RESORCE): a randomised, double-blind, placebo-controlled, phase 3 trial. Lancet, 389(10064):56-66.

Chen X, Ma ZL, Huang YQ, et al, 2017. Multiparametric MR diffusion-weighted imaging for monitoring the ultra-early treatment effect of sorafenib in human hepatocellular carcinoma xenografts. J Magn Reson Imaging, 46(1):248-256.

Düwel S, Durst M, Gringeri CV, et al, 2016. Multiparametric human hepatocellular carcinoma characterization and therapy response evaluation by hyperpolarized (13) C MRSI. NMR Biomed, 29(7):952-960.

Gillies RJ, Kinahan PE, Hricak H, 2016. Radiomics: Images Are More than Pictures, They Are Data. Radiology, 278(21): 563-577.

Guo SC, Diep D, Plongthongkum N, et al, 2017. Identification of methylation haplotype blocks aids in deconvolution of heterogeneous tissue samples and tumor tissue-of-origin mapping from plasma DNA. Nat Genet, 49(4):635-642.

Herbst A, Vdovin N, Gacesa S, et al, 2017. Methylated free-circulating HPP1 DNA is an early response marker in patients with metastatic colorectal cancer. Int J Cancer, 140(9):2134-2144.

Hosoya K, Matsusaka S, Kashiwada T, et al, 2017. Detection of KRAS mutations in plasma DNA using a fully automated rapid detection system in colorectal cancer patients. Pathol Oncol Res , 23(4):737-744.

Hsu HC, Lapke N, Wang CW, et al, 2018. Targeted sequencing of circulating tumor DNA to monitor genetic variants and therapeutic response in metastatic colorectal cancer. Mol Cancer Ther, 17(10):2238-2247.

Huang YQ, Liang CH, He L, et al, 2016. Development and validation of a radiomics nomogram for preoperative prediction of lymph node metastasis in colorectal cancer. J Clin Oncol, 34(18): 2157-2164.

Ignat M, Akladios CY, Lindner V, et al, 2016. Development of a methodology for in vivo follow-up of hepatocellular carcinoma in hepatocyte specific Trim24-null mice treated with myo-inositol trispyrophosphate. J Exp Clin Cancer Res, 35(1):155.

Liang Q, Kong L, Zhu X, et al, 2020. Noninvasive imaging for assessment of the efficacy of therapeutic agents for hepatocellular carcinoma. Mol Imaging Biol, 22(6):1455-1468.

Liu Z, Wang S, Dong D, et al, 2019. The applications of radiomics in precision diagnosis and treatment of oncology: opportunities and challenges. Theranostics, 9(5):1303-1322.

Reece M, Saluja H, Hollington P, et al, 2019. The use of circulating tumor DNA to monitor and predict response to treatment in colorectal cancer. Front Genet, 10:1118.

Williams AT, Ganesan R, 2020. Role of the pathologist in assessing response to treatment of ovarian and endometrial cancers. Histopathology, 76(1):93-101.

第21章 肿瘤转移复发与预后的精准预测

恶性肿瘤的治疗关键是制订合理的治疗方案。合理的治疗方案能有效改善患者预后，提高治愈率。制订合理的方案主要依赖于对肿瘤病期及生物学特点的准确判断，其核心是对肿瘤复发、转移及预后的精准预测。

本章内容以肿瘤复发、转移及预后的精准预测为主线，从整合肿瘤学视角，介绍恶性肿瘤的复发、转移及预后的预测因素，总结其临床指导作用及最新的研究进展。

第一节 传统预测因素

近年来，随着分子预后检测受到人们越来越多的重视，传统的临床/病理因素的作用逐渐被淡化。尽管近年来出现了多种分子预测物，但传统预测因素仍然是决定预后和治疗决策的重要因素。本节将以乳腺癌和胃癌为例，梳理并介绍有代表性的传统预测因素。

一、淋巴结转移

淋巴结转移是肿瘤重要的预后因素。淋巴结转移包括区域淋巴结转移和远处淋巴结转移。远处淋巴结转移通常归于远处转移，因此本部分主要介绍区域淋巴结转移。淋巴结转移与肿瘤患者预后和复发明显相关。

我国的一篇大宗病例报道，根治术后的胃癌患者中，无淋巴结转移患者5年总体生存率为81.3%，而有1～2枚、3～6枚、7～15枚、15枚以上的淋巴结转移患者5年总体生存率分别为61%、48.3%、35.9%、16.9%。多篇临床研究均证实了淋巴结转移是胃癌患者的独立预后因素。大量文献报道淋巴结转移与患者的复发转移明显相关，尤其与腹膜转移、肝转移及淋巴结复发密切相关。

腋窝淋巴结转移是乳腺癌最重要的预后因素。腋窝淋巴结转移的数量和转移的风险之间存在直接关系，这种关系与肿瘤大小无关。在加拿大最近发表的一项多中心调查中，发现淋巴结转移是局部复发、区域复发、远处转移、乳腺癌特异性存活率和总存活率的重要预测因子。在这项研究中，淋巴结转移对预后的预测与肿瘤大小、肿瘤分级、手术类型、化疗和患者年龄无关。然而，腋窝淋巴结受累的程度对预后的预测作用并不十分理想。有文献报道称几乎50%的淋巴结转移患者是通过局部治疗治愈的，而约30%未经治疗的无淋巴结转移患者将在10年内发展为复发/转移性疾病。

二、肿瘤大小

与淋巴结转移一样，肿瘤大小对于评估乳腺癌预后也十分重要。肿瘤发生转移的概率随着肿瘤的增大而增加，且与淋巴结转移的数量无关。据报道，肿瘤直径<1cm的患者5年总存活率接近100%，相比之下，肿瘤直径为1～3cm的患者总存活率为89%，肿瘤直径为3～5cm的患者总存活率为86%。在最近发表的加拿大多中心研究中，肿瘤直径（≤2cm vs. >2cm）与淋巴结转移一样，也是局部复发、区域复发、远处转移、乳腺癌特异性存活率和总存活率的独立预后因素。

三、肿瘤分级

与淋巴结转移和肿瘤大小一样，肿瘤分级也广泛用于乳腺癌患者的预后判断。乳腺癌的分级是基于乳腺癌细胞与正常乳腺组织的微观相似性。诺丁汉评分系统是使用最广泛、验证性最好的评分系统之一。该系统利用3个显微特征对肿瘤分级，这3个显微特征分别为核多形性，腺体或小管形成和分裂细胞的数量。这些因素中的每一个都分为1~3分（1分表示最接近正常乳房，3分表示最不接近）。这些分数相加得出综合评分。肿瘤综合评分在3~5分者为1级；6分及7分为2级，8分及9分为3级。2017年，诺丁汉肿瘤分级系统被纳入美国AJCC乳腺癌分期系统。

虽然肿瘤分级被广泛用于评估乳腺癌患者的预后，但它有2个主要的局限性。第一个局限性是肿瘤医师对肿瘤分级的判定缺乏重复性。据文献报道，诺丁汉评分系统比一些较旧的系统更具可重复性。第二个局限性是绝大多数乳腺癌被归类为2级，但2级患者预后仍具有较大异质性。

四、大体分型

大体分型是根据肿瘤的大体表现特点制定的分型。Borrmann分型是当前临床上常用的进展期胃癌大体分型。Bormann于1923年描述了胃癌的大体形态学特征，反映了胃癌某些生物学特征，至今仍被世界各国临床病理学家应用，也是后来研究改进胃癌大体分型的基础。Bormann分型一共分为五型：1型为隆起型，2型为局限溃疡性，3型为浸润溃疡型，4型为弥漫浸润型，5型为其他类型。大量临床研究证明，Borrmann分型是进展期胃癌的独立预后因素，并与TNM分期、肿瘤复发转移等明显相关。其中Bormann 4型胃癌恶性性度极高，极易引起腹膜播散和侵犯其他脏器，淋巴结转移率高，即使实行根治切除，术后易发生癌性腹膜炎，预后不佳。

五、TNM分期

TNM分期是由美国AJCC和国际抗癌联盟（Union for International Cancer Control，UICC）建立的国际性的分期标准。TNM分期是绝大多数实体恶性肿瘤的最重要的分期标准。T分期代表原发肿瘤的分期，不同肿瘤的分期标准不同。胃癌以浸润深度为分期标准，浸润深度越深，T分期越晚。乳腺癌以肿瘤大小为分期标准，肿瘤越大，T分期越晚。N分期代表区域淋巴结转移情况，有的恶性肿瘤以淋巴结转移数目为分期标准，如胃癌、结直肠癌等。有的恶性肿瘤以发生淋巴结转移的组别为分期标准，如乳腺癌、肺癌等。M分期代表远处转移情况。根据不同的T、N、M分期组合成TNM总分期，一般分为4期，每一期还有相应的亚分期。大量临床数据表明，TNM分期是区分恶性肿瘤预后的最重要的因素。TNM分期越晚，预后越差。同一分期的肿瘤具有预后的同质性。TNM分期也是制定肿瘤治疗决策的重要参考。

第二节　分子标志物

虽然传统预测因素为恶性肿瘤提供了复发、转移及预后的预测信息，但仅靠这些因素不足以实现最佳的患者管理，也不足以满足精准医疗的要求。因此，近年来大量研究致力于分子生物标志物的开发和验证，包括蛋白、DNA、mRNA、miRNA、lncRNA等。

一、DNA

DNA在癌症发生、发展中可能受到多种方式的影响，这包括小范围的变化，如突变、缺失和插入，以及大范围的变化，如甲基化、MSI和染色体重排。以结直肠癌为例，结直肠癌发展的"经典"模式是从正常黏膜经腺瘤到癌，并且大多数肿瘤都是这样发展而来。在分子水平上，该模型包括Wnt信号通路调控的早期缺失，随后是致癌基因中激活突变的积累。因此，学者普遍认为恶性转化是通过TP53和SMAD4等基因突变及染色体不稳定性而发生的。尽管目前这些个体分子事件均未被用作临床预后标志物，但与MSI肿瘤患者相比，整体染色体不稳定表型与不良预后相关。结直肠癌领域提出了许多生物学分类：MSI、CpG岛甲基化表型（CIMP）或染色体不稳定，以及最近基于RNA谱达成共识的分子亚型Ⅰ~Ⅳ。虽然这些生物学亚型与预后相关，但与其他重要参数相比，目前还没有足够翔实的数据来确定它们在临床实践中的真正地位。

二、microRNA

microRNA（miRNA）是一种主要的内源性非编码小RNA分子，长度为18~25个核苷酸。

自 1993 年在线虫中发现第一个 miRNA lin-4 以来，其作用已从转录噪声转变为基因表达调节因子和多种途径的主调节因子。miRNA 可作为肿瘤的预后预测工具，评估患者的 OS，以及预测疾病结局和预测其复发。以乳腺癌为例，目前研究最多的是 miR-21，其表达上调与不同种族患者的 DFS 和 OS 降低，以及淋巴结（LN）转移、晚期肿瘤相关。在两项使用 RT-qPCR 和 miR-205 原位杂交（ISH）的研究中也发现了类似的趋势，特别是在导管肿瘤组织中。

miR-210 在 2 个不同人群的乳腺癌组织中呈过表达，尤其是在三阴乳腺癌患者中，其与更高的复发风险、较差的 DFS 和 OS 明显相关。乳腺癌组织中 miR-9 的上调与较差的 OS 和局部复发相关，特别是在 ER+ 患者中尤为明显。乳腺癌组织中 miR-30a 和 let-7b 的下调与较差的无复发生存期（RFS）、OS、晚期肿瘤和淋巴结转移相关。然而，这些结果是利用不同敏感度的检测技术得出的。目前大多数报道 miRNA 作为预后生物标志物的研究是在乳腺癌组织中进行检测。近年来有研究关注血清 / 血浆中的 miRNA，发现患者血浆和组织中 miR-106b 上调和高复发风险和较短 OS 相关；血浆 miR-122 上调与乳腺癌复发相关。一项研究报道称 miRNA 信号（miR-18b，miR-103，miR-107 和 miR-652）与三阴乳腺癌患者的肿瘤复发和较差 OS 相关。此外，如果将三阴乳腺癌分为基底细胞样或核心基底细胞（CB）和 5 阴型（5NP），一个由 4 个 miRNA 组成的 panel（miR-155，miR-493，miR-30e 和 miR-27a）被证实可作为三阴乳腺癌的诊断和预后工具。

三、lncRNA

lncRNA 是长度超过 200 个核苷酸的非编码转录本，转录后大部分仍留在细胞核内。由于其低表达水平，lncRNA 最初被认为是转录噪声。近年来研究表明，lncRNA 通过与 DNA、RNA 或蛋白质相互作用，参与转录和转录后调控。lncRNA 在癌症中的表达与 OS、肿瘤转移，肿瘤分期或分级明显相关，因此可以可能作为肿瘤预后的标志物。HOTAIR 转录自位于 12q13.13 的 HOXC 位点。它已被证明是各种癌症的不良预后指标。高表达 HOTAIR 的膀胱移行细胞癌患者总生存率较低，且与组织学分级呈正相关。一项

包含 300 个样本的大队列分析显示，HOTAIR 在胃癌组织中的表达水平升高与腹膜转移明显相关。在弥漫性胃癌中，HOTAIR 过表达与管浸润比例更高和不良预后明显相关。此外，HOTAIR 参与了胰腺癌的发生，也可通过 pcr-2 复合物介导引起结直肠癌的增殖和转移。MALAT1 位于染色体 11q13.1 上，在许多癌症中表达失调。一项 169 例患者的队列分析显示，MALAT1 高表达的患者预后更差。此外，MALAT1 上调与肝细胞癌进展密切相关，可作为肝移植术后复发的独立生物标志物。然而，MALAT1 在乳腺癌中的作用仍有争议。在之前的报道中，MALAT1 作为 miR-1/CDC42 轴的 ceRNA，能增强细胞迁移和侵袭能力。相反，Kim 等称 MALAT1 通过阻止转录因子 TEAD 与其共激活因子 YAP 的结合而发挥转移抑制因子的作用。此外，不同细胞系或模型中敲除 *MALAT1* 会产生不同的生物学行为改变，对这种矛盾现象目前还没有明确的解释。因此，MALAT1 的预后预测作用还需要进一步的研究证实。

四、分子分型

由于肿瘤异质性强，传统病理 TNM 分期相同的患者对临床治疗的反应及预后可能会有很大差别。因此，测定肿瘤的分子分型来预测肿瘤的复发转移风险及其对治疗的反应逐渐成为主流，目前常将基因芯片技术的分子亚型和免疫组织化学结合起来，临床上通常应用 ER、PR、HER-2 及 Ki-67 可将乳腺癌划分为不同分子亚型（表 21-1）。

一篇发表在 *JAMA* 上的乳腺癌治疗相关的综述汇总了 2013 ~ 2018 年发表的所有有关乳腺癌治疗的文章，并将乳腺癌分为 3 种主要亚型：激素受体阳性 / HER2 阴性（占患者的 70%），HER2 阳性（占 15% ~ 20%）和三阴性。其中三阴性乳腺癌复发率最高，无瘤生存率最低。并且非转移性乳腺癌的全身治疗由肿瘤的分子亚型决定，即激素受体阳性肿瘤患者接受内分泌治疗，少数患者也接受化学疗法；患有 HER2 阳性肿瘤的患者接受 HER2 靶向抗体或小分子抑制剂治疗并联合化疗；三重阴性肿瘤患者仅接受化疗。

五、多基因检测

单一分子标志物的准确性、敏感性、可重复

表 21-1 乳腺癌分子分型

分子亚型	HER2	ER	PR	Ki-67
LuminalA 型	-	+	+高表达	低表达
LuminalB 型（HER-2 阴性）	-	+	低表达或 -	高表达
三阴型	-	-	-	任何
HER2 阳性（HR 阴性）	+	-	-	任何
HER2 阳性（HR 阳性）	+	+	任何	任何

性较差。因此检测多个基因的多基因检测应运而生，并越来越多地应用于临床实践。

1. Oncotype DX

Oncotype DX 是预测乳腺癌预后最有效和应用最广泛的多基因标检测之一。利用 RT-PCR 技术，检测 21 个基因在 mRNA 水平的表达。在这 21 个基因中，有 16 个与癌症有关，5 个是参考基因或对照基因。基于 16 个癌症相关基因相对于 5 个参考基因的相对表达，计算出复发分数（RS）。RS 是一个连续变量，它将患者分为 3 个亚组，代表不同的疾病复发风险：低风险（1 ～ 18）、中等风险（18 ～ 30）和高风险（≥ 30）。

Oncotype DX 对乳腺癌复发的预测作用已在多项大样本回顾性研究和两项前瞻性研究中验证。TAILORx 试验（NCT00310180）发现，接受内分泌治疗的淋巴结阴性、ER 阳性和 HER2 阴性，且 RS < 11 的乳腺癌患者复发的风险极低。经过 5 年的随访，93.8% 的患者无局部复发，99.3% 的患者无远处复发，总体生存率为 98.0%。在另一项大型前瞻性试验中，纳入了 HER2 阴性的淋巴结阳性或高危淋巴结阴性的患者，发现低 RS（≤ 11）患者的 3 年无病生存率为 98%，并且这些高危患者没有接受辅助化疗。

2. MammaPrint

与 Oncotype DX 一样，MammaPrint 在预测乳腺癌复发和指导治疗决策方面已得到广泛验证。MammaPrint 使用微阵列测量 70 个癌症关键基因的表达。根据这些基因的表达水平，将乳腺癌患者分为两组，即低复发风险组和高复发风险

组。最近在一项名为 MINDACT 研究的前瞻性随机试验验证了 MammaPrint 对肿瘤复发的预测作用。该研究招募了 6693 名淋巴结阴性或有 1 ～ 3 个腋窝淋巴结转移的早期乳腺癌患者，结果表明，根据 MammaPrint 分类为低复发风险，但临床病理标准为高风险的患者 5 年无远处转移生存率为 94.7%。

3. uPA 和 PAI-1

与 Oncotype DX 和 mammapprint 相比，uPA 和 PAI-1 的检测方法是一种更简单、更便宜的检测方法。该方法采用 ELISA 法测定新鲜或新鲜冷冻的乳腺癌提取物中的 2 种蛋白质。这 2 种蛋白水平高的患者比水平低的患者预后更差。对于淋巴结阴性的患者，uPA 和 PAI-1 的检测已经通过多中心前瞻性随机试验及 18 个不同数据集（共包含 8377 例患者）的患者数据汇总分析得到验证。与 Oncotype DX 和 MammaPrint 一样，uPA 和 PAI-1 的检测已被证明可以减少辅助化疗的比例，且具有成本效益。

目前 uPA 和 PAI-1 被广泛用于判断预后和制订治疗决策，特别是在淋巴结阴性乳腺癌患者中有很大价值。欧洲肿瘤标志物组织指南明确指出 UPA 和 PAI-1 蛋白水平可与常规因素联合评估预后，识别 ER 阳性、HER2 阴性和淋巴结阴性乳腺癌患者中不能从辅助化疗中获益的患者。ASCO 相关指南建议，淋巴结阴性且 ER/PR 阳性、HER2 阴性的乳腺癌患者，uPA 和 PAI-1 和检测可以用于指导辅助全身治疗方案的决策。

第三节　液体活检预测转移复发

液体活检（liquid biopsy）是一种利用癌症患者体液中的循环生物标志物来提供有关癌症遗传图景的信息的技术，在肿瘤的复发、转移和预后的预测方面意义重大，并正逐渐成为组织活检的替代和补充技术。液体活检的重点是检测和分离 CTC、循环肿瘤 DNA（circulating tumor DNA， ctDNA）和外泌体，作为癌症患者基因组和蛋白质组信息的来源。液体活检有助于加强对肿瘤异质性的理解，并可动态监测治疗反应和基因组变异。因此，液体活检有望为精准肿瘤学的临床实施提供强有力的帮助和支持。本节就液体活检的临床应用及其作为肿瘤复发、转移和预后的预测工具在大肠癌、乳腺癌、肝细胞癌、胃癌和肺癌的有效性进行全面的介绍和总结。

一、液体活检的生物标志物

1. ctDNA

DNA 通过体内癌细胞和非癌细胞的凋亡和坏死不断地以碎片的形式释放到循环中。如果 DNA 的释放与细胞来源无关，则通常被称为 cfDNA，当它被癌细胞特异性释放时，它被称为 ctDNA。ctDNA 所携带的突变、拷贝数变异（CNV）、甲基化改变或单核苷酸变异（SNV）均具有较高的敏感度和特异度。在很难获得新活检组织的临床情况下，ctDNA 被认为是比原有组织 DNA 更好的选择。健康人的血液中的 cfDNA 水平为 0 ～ 100ng/ml，平均为 30ng/ml；而癌症患者血液中的 cfDNA 水平为 0 ～ 1000ng/ml，平均 180ng/ml。在癌症患者中，ctDNA 只占总 cfDNA 的一小部分。这一比例取决于肿瘤负荷、分期、细胞周转和对治疗的反应。ctDNA 总量随肿瘤生长而增加。据估计，肿瘤负荷为 100g（约 3×10^{10} 个肿瘤细胞）的患者每天将释放 3.3% 的肿瘤 DNA 到血液循环中。目前可以从血浆、血清、腹水、乳汁、淋巴液和腹腔液、骨髓抽吸物、尿液、前列腺液、腹腔灌洗液、痰、脑脊液、胃液，以及胆汁和粪便样本中分离出 ctDNA。

2. CTC

CTC 是从原发肿瘤和转移病灶脱落到循环系统的完整肿瘤细胞。血液中存在的 CTC 数量低至每毫升血液中每 10^6 ～ 10^7 个白细胞中有 1 个 CTC，在癌症早期甚至更低。通过利用 CTC 的抗原表达及其与白细胞的物理差异，实现了 CTC 的检测和分离。CTC 代表着一个高度动态的细胞群体，在遗传、转录、蛋白质组和代谢水平上具有高度的异质性。CTC 的表型和基因型特征在肿瘤发生过程中会受到微环境和治疗选择压力的影响。由于 CTC 的数目与疾病的肿瘤负荷同步，因此它是一种比许多其他常用的可溶性生物标志物更准确地实时监测癌症的方法。

3. 外泌体

外泌体由脂质双分子层组成，它包含跨膜和非膜蛋白，以及非编码 RNA、mRNA 和单链或双链 DNA。外泌体的存在最早于 1983 年报道。外泌体是一种大小为 50 ～ 150nm、直径为 30 ～ 120nm 的小囊泡，由大多数细胞（包括肿瘤细胞）主动释放到细胞外腔或包括血清、尿液、乳汁、血浆、唾液、泪液、胸腔积液、精液、羊水和润滑液在内的生物液中。研究发现，分析外泌体的双链 DNA 和 RNA 含量可以提供原始细胞突变状态的详细信息。这主要归功于外泌体的结构保护了 RNA 和 miRNA 不受 RNase 催化分解，从而提供原发肿瘤特征的准确细节。一项研究发现，外泌体组成物之一的整合素对肿瘤的器官营养性转移有促进作用。因此，分析外泌体中的核酸可以提供肿瘤的转移、组织侵袭和血管生成等信息。外泌体作为肿瘤生物标志物在癌症中的临床应用尚需大型临床试验的进一步证据。

二、液体活检在各类肿瘤中的应用及临床意义

1. 结直肠癌

根据 2018 年 GLOBOCAN 的数据，结直肠癌是全球第三大常见癌症，也是第二大癌症死亡原因。KRAS、BRAF、TP53、APC、CEA 和 SEPT9 等基因突变在大肠癌中较为常见。目前正在研究通过液体活检检测这些基因的突变，将其作为癌症高危人群的癌症筛查工具。研究报道，在 ctDNA 中发现了 APC、BRAF 和 KRAS 突变，具有很高的敏感度和特异度。与乳腺癌或前列腺癌相比，结肠癌患者外循环中的 CTC 水平非常低，这使得其很难被检测到。液体活检是分析结肠癌分期和预后的一种方法。TNM 分期与患者血液中的肿瘤生物学标记明显相关。此外，肿瘤浸润深度与患者血液中的肿瘤生物学标记也存在明显的相关性。目前尚需更多的证据来证实 ctDNA、CTC 和 cfDNA 的检测可作为大肠癌早期诊断的工具。文献证实，ctDNA 和 CTC 的水平与预后相关。

与正常人相比，大肠癌患者的 cfDNA 浓度升高，cfDNA 水平升高也与不良预后相关。据报道，每 7.5ml 血液中含有 3 个或更多 CTC 的患者预后效果明显较差。然而也有研究报道，结直肠癌患者术后 CTC 水平与预后无相关性。据报道，

与没有突变的大肠癌患者相比，出现突变的患者cfDNA水平升高。

2. 乳腺癌

根据2018年GLOBOCAN的数据，乳腺癌是全球第二大常见癌症，也是第五大癌症死亡原因。乳腺癌患者的ctDNA含有体细胞SNV、CNA，是监测肿瘤负荷、筛查、了解药物反应、判断预后和检测微小残留病灶的有力工具。乳腺癌患者肿瘤大小、淋巴结转移、分期、分级与ctDNA密切相关。与恶性乳腺疾病相比，非转移性乳腺疾病患者的cfDNA水平较低。研究表明，HER2受体状态可以用液体活检技术来评估。对107例CTC阳性的转移性乳腺癌患者进行的回顾性研究表明，液体活检可能是重新评估HER2受体状态的一种有用的方法。另一项病例研究报道，液体活检检测HER2状态要优于免疫组化检测。有文献报道称，*BRCA1*基因突变也可通过液体活检进行检测。多项证据表明，ctDNA能够识别乳腺癌患者肿瘤衍生的基因组改变。一项研究报道称乳腺癌患者的ctDNA和CTC阳性率分别为97%和87%。数据显示，与原发性乳腺癌患者相比，转移性乳腺癌患者的cfDNA完整性降低。有研究证实，与单个CTC相比，CTC集群的转移潜能增加了50倍。复发是乳腺癌的主要问题。液体活检可以作为检测肿瘤复发的潜在工具，因为肿瘤特异性拷贝数畸变可在诊断后持续存在约12年。此外，液体活检有望成为药物抵抗的诊断和预测工具。

3. 肝癌

根据2018年GLOBOCAN的数据，肝细胞癌是全球第六大常见癌症，也是癌症相关死亡的第四大流行原因。在所有肝癌中，特别是位于膈肌附近的小肿瘤，液体活检是一种更好的选择，因为肿瘤不容易通过细针穿刺活检获得。许多研究结果表明，肝癌患者血浆、血清和尿液样本中均存在基因突变。肝细胞、胆管细胞和肝星状细胞既可以释放外泌体，也可以作为靶向细胞。ctDNA携带肿瘤特异性遗传或表观遗传改变的信息，如点突变、拷贝数变异（CNV）、染色体重排和DNA甲基化模式，为以无创、方便和准确的方式连续监测肿瘤基因组提供了机会。在检测ctDNA时，能监测到2种不同的变化，即定量变化和定性变化。定量变化是测量循环中ctDNA的数量，定量变化是检测肿瘤特异性遗传

畸变。许多研究对肝癌患者血液中ctDNA的定量变化进行研究，结果表明，ctDNA水平升高可能是一种新的补充性工具，在筛查、检测、治疗监测和预测肝癌转移潜能方面具有潜在的临床应用价值。一项研究表明，循环血浆DNA水平与D8S258位点等位基因失衡（AI）的结合可能是肝细胞癌预后的独立预测因子。79例肝细胞癌患者检测了循环血浆DNA水平，发现D8S258位点的基因失衡与肿瘤分化程度、TNM分期、血管侵袭程度明显相关，与3年DFS和OS呈负相关。另一项研究发现HCV相关性肝癌患者血清中GSTP1 cfDNA水平明显升高。对14例晚期肝癌患者的研究表明，ctDNA可作为 *TP53*、*CTNNB1*、*PTEN*、*CDKN2A*、*ARID1A*、*MET*、*CDK6*、*EGFR*、*MYC*、*BRAF*、*RAF1*、*FGFR1*、*CCNE1*、*PIK3CA* 和 *ERBB2/HER2* 突变的诊断标志物。外显子体在肝癌突变检测中的作用已经确立。肝癌细胞和非肿瘤肝细胞的外泌体含量差异明显。外泌体中的mRNA，如miR-21、miR-18a、miR-221、miR-222和miR-224可作为肝癌的生物标志物。除了外泌体，CTC也是一种有效的预测工具。肿瘤侵袭程度、肿瘤大小、分化程度、病变程度和生存期与CTC水平明显相关。循环肿瘤干细胞的数量与肝内和肝外复发之间存在明显关系，证明了其对肝癌复发、转移及预后的重要预测作用。Sun等首先报道了使用CellSearch™系统（CSS）检测肝细胞癌患者中EpCAM阳性CTC的可能性。研究人员检测了123例肝细胞癌患者术前和术后1个月的血液样本，在82例样本中检测出≥1个EpCAM（+）CTC，其中51例EpCAM（+）CTC≥2个。研究者认为，术前CTC计数≥2是肝细胞癌患者术后复发的一项重要的预测因素，尤其是在AFP水平≤400ng/ml的患者亚群中。另一项研究研究报道，在20例肝细胞癌患者中EpCAM（+）CTC≥2有7例，该研究发现EpCAM（+）CTC和AFP水平与血管浸润有明显相关性。随后有多个研究中心参与研究，结果表明EpCAM（+）CTC有助于判断肝癌复发，并且可以被用作肝癌患者的预后因子。然而，只有一小部分肝癌细胞表达EpCAM，导致仅能在30%～40%患者识别出少量的CTC。此外，EMT被认为是癌症转移的起始过程，会发生上皮标志物，如EpCAM的缺失，这意味着CSS系统可能漏检循环中的HCC细胞，限制了CSS

在 HCC 患者中的应用。一项研究采用了基于核质比，以及 EpCAM 和 CD45 的成像流式细胞术分析血液标本中的 CTC。该研究发现 CTC 计数与核质比、微血管浸润（MVI）和 HCC 预后之间有很强的相关性。随着技术的进步，多标志物组合被用于 CTC 检测并评估转移和预后，还可监测索拉非尼的疗效。目前报道的标志物组合包括 pERK 和 pAkt，EMT 标志物（twist 和 vimentin），MAGE-3 和 survivin，CK，EpCAM 和 Glypican-3，Annexin V，EpCAM，ASGPR1 和 taMP 等。除了上述检测方法，目前认为 CTC 芯片是一种有效的微流控设备，基于抗体涂层微柱捕捉 EpCAM 表达细胞。

4. 胃癌

根据 2018 年 GLOBOCAN 的数据，胃癌是全球第五大最常见的癌症，也是第三大癌症死亡原因。据研究报道，在 69.8%（141/202）的胃癌患者中发现 XAF1DNA 甲基化，而在健康人中未发现该基因甲基化，因此 XAF1DNA 甲基化可作为一种潜在的诊断和预后标志物。有研究证实血浆 hTERT mRNA 作为胃癌潜在的诊断和预后标志物的意义。据报道，CTC 水平较高的转移性胃癌患者总体生存率较低。一项研究利用 RQ-PCR 检测胃癌患者 cfDNA 中的 HER2 扩增情况，证明了 cfDNA 可作为诊断和评估 HER2 状态的一个重要标志物。外周血中膜 MT1-MMP mRNA 水平可作为判断复发和远处转移的预后指标。进展期胃癌患者血液中程 PD-L1 的 mRNA 的表达明显高于早期胃癌患者，提示 PD-L1 mRNA 在评估预后方面有一定的价值。此外，PD-L1 的表达与肿瘤浸润深度、转移和分期密切相关。

5. 肺癌

根据 2018 年 GLOBOCAN 的数据，肺癌是全球最常见的癌症，也是最常见的癌症死亡原因。通过液体活检，在晚期肺癌患者中发现了几种基因组改变，这可能有助于判断预后。已有研究证明基于 cfDNA 检测 EGFR、KRAS、BRAF、ERBB2、PIK3CA 突变的液体活检的实用性。肺癌患者的 cfDNA、ctDNA 水平与 CT 和 PET 测量的肿瘤体积明显相关。液体活检也可作为评估靶向治疗反应的指导工具。ctDNA 水平还可用于追踪非小细胞肺癌复发和转移的亚克隆性质。研究证实，肺癌患者 cfDNA 水平越高，五年生存率越低。CTC 数量有助于判断预后和生存期。多项研究表明，初诊或化疗后 CTC 水平高的肺癌患者预后较差。CTC 可作为原发性肺癌患者远处转移的标志物。一项荟萃分析表明，KRAS 突变与非小细胞肺癌患者不良预后明显相关。然而另一项研究表明，KRAS 突变与预后没有关系。复发的肺癌患者 CTC 水平明显升高。此外，有研究表明 cfDNA 是预测肺癌患者耐药的有效工具。

第四节 肿瘤相关组学

恶性肿瘤的发生、发展是一个复杂的过程，基因组变异、表观遗传修饰变化、基因表达水平异常都可能是引起肿瘤发生、发展的重要因素。即使同一病理类型的癌症，预后及复发情况也不尽相同，组学大数据时代的来临和生物技术的迅速发展为肿瘤研究提供了新的方向。如今单一组学已很难满足科研需求，多组学联合的研究方法已成为主流，无论是致病机制研究，还是筛选肿瘤标志物与致病靶点，以及预后及复发判断和治疗都发挥重要作用。本节将介绍各组学在肿瘤转移复发及预后的作用。

一、基因组学

肿瘤基因组学是基因组学中一门新兴的子学科。它主要通过高通量测序技术将特定基因和肿瘤关联起来。肿瘤基因组学的主要目的是通过鉴定新的原癌基因或抑癌基因来为肿瘤诊断、肿瘤临床结果预测和肿瘤靶标治疗提供新的方法。

以胃癌为例，一篇发布在 *Nature* 的研究，从 295 例患者中获得新鲜的冷冻胃腺癌和匹配的种系 DNA 样品，对样品进行了全基因组测序，先制订胃癌分类方案，随后分析从每个基因组/分子平台中鉴定出关键的特征，寻找在整个胃癌中发现的特征及单个胃癌亚型的特征。最终通过对胃癌分子和基因组学基础的研究，定义了 4 种主要的胃癌基因组亚型：EBV 感染的肿瘤、MSI 肿瘤、基因组稳定的肿瘤和染色体不稳定的肿瘤。每个亚组都确立了不同的治疗靶点，如在 EBV 相关的亚型中，频繁的 PIK3CA 突变，JAK2 及 PDL1

过表达会增加针对这些位点的靶向药物或免疫疗法的潜力。有研究发现，*TP53* 突变在肝细胞癌患者中具有预后价值。这些类型的研究能让我们对基因组扰动和药物反应之间的关系有更好的了解，从而通过开发个性化药物来提高治疗效果。

二、转录组学

遗传信息是通过 RNA 从 DNA 传递至蛋白质。转录组是指在一定的时间和环境条件下，细胞内的全部转录产物及其数量。通过比较正常组织和肿瘤组织间的转录组差异，可以得到差异表达信息，反映肿瘤的发生、发展过程。

目前转录组学的应用主要包括以下几个方面：①基因差异表达分析；②基因融合；③非编码 RNA（nc RNA）分析；④异常 RNA 剪接；⑤单细胞转录组学。以异常 RNA 剪接为例，单个基因的前体 mRNA 可发生可变剪接，产生多个不同的功能性 mRNA 及衍生单个基因的蛋白质。剪接异常是癌症的普遍特征，是各种癌症的标志。异常剪接可能导致异常的蛋白质变异体涉及不同的功能，如转录因子、细胞信号转导子和细胞外基质的组成部分。RNA-Seq 是发现与癌症相关的替代剪接的强大工具，可用于诊断或预后标记和潜在的个性化治疗靶标。例如，与正常的 CD44 相比，CD44 剪接变体是肿瘤发生的关键因素，并且是结直肠癌的潜在治疗靶点。此外，某些 RNA 还能作为预后指标，据报道，miR-100、miR-145 和 miR-191 在根治性前列腺切除术后的 PCa 患者中具有预后价值。总之，转录组学分析可通过发现肿瘤中新的转录网络，分析与肿瘤相关信号通路，从而广泛用于肿瘤的诊断、分类、检测和治疗等多个方面，在肿瘤转移、复发、转移判断中发挥一定的作用。

三、蛋白质组学

蛋白质组学本质上指的是在大规模水平上研究蛋白质的特征，包括蛋白质的表达水平、翻译后的修饰、蛋白与蛋白相互作用等，由此获得蛋白质水平上的关于疾病发生、细胞代谢等过程的整体而全面的认识。应用蛋白质组学技术比较患同一肿瘤的不同个体的肿瘤组织（细胞）之间，或同一个体的肿瘤细胞与正常细胞之间的蛋白质表达的差异，可以发现与肿瘤相关的特异性蛋白质，这些蛋白质既可以为肿瘤发病机制提供线索，也可为肿瘤转移、复发、转移判断提供重要证据。

蛋白质组学在肿瘤学中可用于阐明肿瘤发生、发展的机制，有研究通过蛋白质组学技术发现血清转铁蛋白、淀粉样蛋白 A1、血红蛋白、C 反应蛋白、白蛋白可阐明针对卵巢癌发展有关的分子信号传导途径。蛋白质组学已被广泛用于不同肿瘤特异性标志物的识别，帮助诊断肿瘤。潜在治疗靶点也可通过蛋白质组学发现，如有学者对吉西他滨耐药的胰腺导管腺癌细胞进行无标记蛋白质组学分析，发现微管相关蛋白 2（MAP2）表达上调，且该耐药细胞对紫杉醇敏感，表明 MAP2 可作为新的治疗靶点。此外，还有研究发现，高表达水平的组蛋白变体 H2A.Z 与乳腺癌的进展有关，表明它可能是诊断和治疗干预的极好靶标。

（王振宁）

参 考 文 献

Cheng L, Han T, Zhang ZY, et al, 2021. Identification and validation of six autophagy-related long non-coding RNAs as prognostic signature in colorectal cancer. Int J Med Sci, 18(1):88-98.

Dong FY, Yang Q, Wu Z, et al, 2019. Identification of survival-related predictors in hepatocellular carcinoma through integrated genomic, transcriptomic, and proteomic analyses. Biomed Pharmacother, 114:108856.

Esmaeili M, Keshani M, Vakilian M, et al, 2020. Role of non-coding RNAs as novel biomarkers for detection of colorectal cancer progression through interaction with the cell signaling pathways. Gene, 753:144796.

Kudela E, Samec M, Koklesova L, et al , 2020. miRNA

expression profiles in luminal a breast cancer-implications in biology, prognosis, and prediction of response to hormonal treatment. Int J Mol Sci, 21(20):7691.

Li J, Han X, Yu XN, et al, 2018. Clinical applications of liquid biopsy as prognostic and predictive biomarkers in hepatocellular carcinoma: circulating tumor cells and circulating tumor DNA. J Exp Clin Cancer Res, 37(1):213.

Li Z, Li Y, Li Y, et al, 2017. Long non-coding RNA H19 promotes the proliferation and invasion of breast cancer through upregulating DNMT1 expression by sponging miR-152. J Biochem Mol Toxicol, 2017: e21933.

Liu D, Li YW, Luo G, et al, 2017. LncRNA SPRY4-IT1 sponges miR-101-3p to promote proliferation and metastasis of bladder cancer cells through up-regulating EZH2. Cancer Lett, 388:281-291.

Liu L, Yang J, Zhu XC, et al, 2016. Long noncoding RNA H19 competitively binds miR-17-5p to regulate YES1 expression in thyroid cancer. FEBS J, 283(12):2326-2339.

Luo J, Wang KL, Yeh S, et al, 2019. LncRNA-p21 alters the antiandrogen enzalutamide-induced prostate cancer neuroendocrine differentiation via modulating the EZH2/STAT3 signaling. Nat Commun, 10(1):2571.

Mathai RA, Vidya RVS, Reddy BS, et al, 2019. Potential utility of liquid biopsy as a diagnostic and prognostic tool for the assessment of solid tumors: implications in the precision oncology. J Clin Med, 8(3): 373.

Nassar FJ, Nasr R, Talhouk R, 2017. MicroRNAs as biomarkers for early breast cancer diagnosis, prognosis and therapy prediction. Pharmacol Ther, 172:34-49.

Nicolini A, Ferrari P, Duffy MJ, 2018. Prognostic and predictive biomarkers in breast cancer: past, present and future. Semin Cancer Biol, 52(Pt 1):56-73.

Qian Y, Shi L, Luo Z, 2020. Long non-coding RNAs in cancer: implications for diagnosis, prognosis, and therapy. Front Med (Lausanne), 7:612393.

Schmitt AM, Chang HY, 2016. Long noncoding RNAs in cancer pathways. Cancer Cell, 29(4):452-463.

Sepulveda AR, Hamilton SR, Allegra CJ, et al, 2017. Molecular biomarkers for the evaluation of colorectal cancer: guideline from the American Society for Clinical Pathology, College of American Pathologists, Association for Molecular Pathology, and the American Society of Clinical Oncology. J Clin Oncol, 35(13): 1453-1486.

Swiatly A, Horala A, Matysiak J, et al, 2018. Understanding ovarian cancer: iTRAQ-based proteomics for biomarker discovery. Int J Mol Sci, 19(8): 2240.

Waks AG, Winer EP, 2019. Breast cancer treatment: a review. JAMA, 321(3):288-300.

Xue M, Pang H, Li X, et al, 2016. Long non-coding RNA urothelial cancer-associated 1 promotes bladder cancer cell migration and invasion by way of the hsa-miR-145-ZEB1/2-FSCN1 pathway. Cancer Sci, 107(1):18-27.

Zheng R, Du ML, Wang XW, et al, 2018. Exosome-transmitted long non-coding RNA PTENP1 suppresses bladder cancer progression. Mol Cancer, 17(1):143.

肿瘤精准治疗篇

第 22 章　精准外科技术在肿瘤中的应用

　　至 21 世纪，外科学已经经历了 200 多年的发展历程。从 19 世纪中叶麻醉和无菌术被广泛认可，到 20 世纪 80 年代出现第一例腹腔镜胆囊切除手术，标志着微创外科的迅猛发展。而过去的 20 年更是外科盛极一时的 20 年。在这期间，新的领域被开拓，新的禁区被打开。器官移植技术的日臻完善、代谢外科等新兴学科的逐渐兴起、微创外科思潮的涌现、肿瘤外科概念的提出均标志着外科学所取得的巨大成就。而技术上的发展随着相关学科尖端科技的发展而加速，21 世纪的外科将会更加缤纷多彩。

　　随着基因组学、影像诊断和外科技术的不断发展，肿瘤的外科治疗开始逐步迈向"精准医学时代"。肿瘤精准外科的实现不仅取决于手术作业的精准性，还依赖于以手术为中心的外科诊断与治疗全过程的精准性，它涵盖了病情评估、临床决策、手术规划、手术作业和围术期管理等层面。这就需要肿瘤的精准外科治疗在标准根治性手术的基础上，利用现代影像学和分子病理诊断技术对肿瘤类型及分期进行精确判断、术前精准定性和定位、根据精准分期制订详细治疗方案、术中运用现代外科技术精细操作最大限度减少手术创伤及保留脏器功能，快速促进患者康复，这也是精准外科技术在肿瘤中应用的最佳阐释。

第一节　术前精确定性、定位、定量

　　以精准定性、精准定位、精准定量为指导的肿瘤精准医学的发展离不开影像技术的支撑。

　　目前影像学技术已经发展到了功能影像和分子影像的阶段，功能影像是指利用影像手段显示组织和器官（包括肿瘤）的功能变化，其中包括磁共振的弥散成像、弥散张量成像，以及 CT 灌注成像、分子靶向显像等。而肿瘤分子影像是运用影像学手段显示组织水平、细胞和亚细胞水平的特定分子，反映活体状态下分子水平变化，对其生物学行为在影像方面进行定性和定量的研究，如 PET 分子显像、磁共振波谱成像及红外线光学体层等。功能影像和分子影像有助于肿瘤的术前精准定性和定位。

　　例如，在肝癌的诊断过程中，早期的肝细胞肝癌与不典型增生结节（DN）的鉴别诊断比较困难，利用功能影像手段，在磁共振检查的同时注射特异性功能造影剂钆塞酸二钠可以较好地鉴别肝占位的性质，特异性功能造影剂对于 0.5cm 以上小肝癌的发现也有较大的帮助，极大提高了诊断的特异度和敏感度。还可通过 Mitworkbetch 软件将 CT 门静脉期图像与钆塞酸二钠（Gd-EOB-DTPA）增强 MRI 图像进行自动配准融合，CT-MRI 融合图像可提供更多的病变信息，提高诊断的准确率。而分子影像诊断的出现有助于部分肿瘤的定性。例如，乙酸 -PET 用于肝细胞肝癌，以及生长抑素受体显像用于神经内分泌肿瘤的诊断和鉴别诊断的特异性优势。

　　此外三维可视化重建系统的出现为外科手术

前进行肿瘤的精准定位和定量提供了有效的武器。以往外科医师对肿瘤进行评估都是根据个人临床经验和二维影像数据，但是在此过程中常由于个人的临床经验和大脑的三维重构能力的局限性，评估结果具有一定的不确定性和不一致性，尤其是对复杂疾病的诊断和术前规划难以准确评估，导致术后并发症发生率相对较高。三维可视化技术借助 CT 和（或）MRI 图像数据，利用计算机图像处理技术对数据进行分析、融合、计算、分割、渲染等，将目标脏器、肿瘤、周围管道等目标的形态、空间分布等进行描述和解释，它能更加直观、清晰、任意角度地显示肿瘤位置及其与周围管道空间的毗邻关系，可以多维度测量目标病灶的边界及器官结构功能，为术前准确诊断、手术方案个体化规划和手术入路选择提供决策。相对于二维影像，三维可视化技术"看得更清、更全面"。三维可视化重建系统有助于肿瘤的术前精准定位与定量。

例如，在肝部肿瘤和肺肿瘤的切除规划中不但需要了解肿瘤的位置、与周围血管的关系，还需要了解残余肝或肺的体积和功能情况，三维可视化重建系统不但可以精准定位肿瘤的位置，还能计算保留的功能脏器的体积，从而精确地规划手术方案，在根治性切除肿瘤的同时，保留更多的功能脏器。

第二节　术前精准分期

目前，AJCC 的 TNM 分期标准仍是世界上最权威、应用最广泛的分期系统，具有较好的预后判断价值。TNM 分期结合手术和术后病理诊断为依据，主要适用于需外科治疗的患者，又分为临床分期（cTNM-cStage）、病理分期（pTNM-pStage）、复发或再治疗分期（rTNM-rStage）和尸检分期（aTNM-aStage）。随着影像技术的进展，极大提高了术前临床分期的准确性。

cTNM 分期是治疗前根据临床检查结果进行分期，对最初治疗方式的选择具有决定性作用。通常依据常规体检、CT 或 MRI 扫描、内镜检查、体表超声等无创检查的结果进行临床分期的经验性判定，准确率约 40%。限于设备和技术条件的不均衡性，目前仍是肿瘤患者术前诊断和临床分期的基本条件和主要手段，有经验的专科医师依据上述检查结果一般可以准确地预测肿瘤的可切除性和评估预后。

而影像组学的应用为肿瘤的精准分期和评估开拓新的研究方向和应用前景。利用上消化道癌内镜人工智能（AI）辅助诊断系统（GRAIDS）对食管癌的诊断准确率可提高到 96%，AI 辅助 TNM 分期有望提高分期标准的准确率；利用 3D 影像分析平台实现对胰腺癌术前的精准分期。术前影像或内镜分析可以精准地评估肿瘤的大小、浸润范围，淋巴结转移的数目、区域，以及有无脉管癌栓和微转移等因素，从而实现术前的精准分期，以指导手术中的切除范围及淋巴结清扫区域。

第三节　制订个体化手术方案

一、三维可视化指导及手术模拟评估体系

三维可视化指导及手术模拟评估体系可以在术前对目标手术脏器及肿瘤进行三维重建，以判断肿瘤的大小、位置及与邻近管道的毗邻关系，预测残余正常功能脏器的体积；将重建好的三维模型导入仿真手术系统中，根据肿瘤所在位置与周围管道的空间关系，利用虚拟手术器械建立仿真手术系统环境，用力反馈设备 PHANTOM 对三维可视化模型进行各种类型的手术规划和仿真手术预演，从而规避损伤风险。

除了对手术进行预演，该系统还能针对其他治疗手段进行规划和预演。例如，三维可视化研究可以清晰显示肿瘤的供血动脉主干及其细小分支，尤其是肝动脉变异，可提供精确的三维"血管-肿瘤"模型，可以精确地指导肝动脉化疗栓塞（transcatheter arterial chemoembolization，TACE）进行肝动脉的超选和栓塞。三维可视化技术也可为经皮肝穿肝癌射频消融术、氩氦刀技术提供术前 3D 入路，对术中电极探头破坏范围进行准确的体积测算。

二、3D 打印技术

三维可视化模型拥有上文所述的诸多功能及优点，但需要使用特定的软件在计算机屏幕上展示，与真实物理模型相比，评估各解剖结构的关系及距离仍相对困难。3D 打印技术实现了"虚拟三维图像"向"物理三维模型"的跨越，具有可触摸、可感知、更真实的特点。3D 打印可还原真实比例的肿瘤和脏器模型，将 3D 打印模型带入手术室，结合术中实时情况，调整模型至最佳解剖位置，为手术关键步骤提供直观的实时导航，实时引导重要脉管的分离和肿瘤病灶的切除，避免重要脉管结构的副损伤，降低手术风险，提高手术的根治性切除效果。将 3D 打印技术应用于肝门部胆管癌患者，能够实现术前精准诊断评估，尤其是对肝内管道变异的病例有重要意义。Zheng 等安排 2 组住院医师分别基于虚拟三维模型和 3D 打印模型制作术前规划，研究发现 3D 打印模型组手术规划得分更高。

三、增强或虚拟现实技术

增强现实技术（AR）主要是基于 CT/MRI 图像数据重建的三维图像，整合术前三维重建和几何算法的分析数字外科平台，并将虚拟图像投射到外科术野区域。增强现实技术主要包括 3D 重建，以及展示、配准及跟踪技术。AR 技术可辅助高效地制订手术规划，有助于确定个体化、更优良的切口及切割平面，更好地套针（trocar）置位，提高手术安全性。AR 技术能够探测器官深处的血管及深部组织异常，提高缝合的准确度，但 AR 技术对降低并发症发生率和病死率等远期预后的影响还需要进一步的临床研究证实。AR 技术的不足之处是需通过电脑提前准备重建图片，且术中导航手术过程比较费时费力，图像校正是非自动的，且部分脏器的形变及配准技术影响其效果，需要计算机科学家进行图像计算，弥补组织形变。虚拟现实技术（VR）产生一种非侵入式、完全虚构的计算机图像及实时交互的身临其境感。VR 技术可为医师进行术前规划提供关于各种感官的模拟，使得对病变情况的认识更加清晰和深刻。将复杂的肿瘤三维可视化模型 STL 格式文件导入高质量开发引擎（Unreal Engine 4，UE4）中，在 VR 环境中进行建模，使个体化三维模型在 VR 中显示。操作者可通过佩戴 VR 眼镜及操纵手柄融入 VR 环境，通过沉浸式人机交互模式更真实、更立体地观察及操控患者个体化的三维模型。最近一项随机对照研究表明，VR 辅助的腹腔镜训练队列与常规训练队列可减少手术时间及错误概率。

第四节　术中精细操作、精准导航

科技的发展引领外科技术的发展，外科的操作由最初使用剪刀、止血钳、缝针等进行切开、缝合、打结、止血演变成使用多功能集成电外科器械进行，手术入路由开腹变成腔镜微创甚至体表无切口的自然腔道，手术视野从宏观到微观，视觉体验从二维到三维。以 3D 腹腔镜及机器人辅助腹腔镜技术为例，手术视野的放大及三维场景的重建使得重要管道的解剖更加清晰、结构毗邻的空间层次感和立体感更强，可多维度活动的关节使得操作更加灵活，防震颤功能使得手术操作更加精准稳定，电外科器械使得术中止血更加便利。除了对解剖结构的认识不断加深及手术操作更加精细之外，术中对于肿瘤的定位、毗邻管道的辨识还可依赖以下更新的技术手段。

一、吲哚菁绿分子影像学技术

吲哚菁绿（indocyanine green，ICG）是一种近红外荧光染料，可被波长范围在 750～810nm 的光所激发，发射波长在 840nm 左右的近红外光。ICG 荧光分子影像技术在活体状态下对生物体内细胞分子水平的病变状态进行定性和定量分析，客观显示肿瘤边界信息，进行肿瘤边界界定、切除范围的确定、残余病灶侦测，同时实现目标区域肝实质的 3D 染色及术中实时导航。自 ishizawa 等首次使用 ICG 分子荧光影像技术指导肝切除术以来，该技术作为一种细胞功能水平的辅助工具，在肝部肿瘤诊断和手术导航中的应用越来越广泛。ICG 分子荧光成像技术从分子、细胞水平层面实现肿瘤边界界定、肝段和左右半肝切除切线的确定；微小病灶或转移灶的侦测；术中通过荧光侦测设备对肝进行扫描，根据肝部肿瘤的荧光信号特点，结合术中快速冷冻病理学检查，可初步判定肝占位性病变（如原发性肝癌）的分化程度；肝切除后对肝断面进行残留肿瘤病灶和胆漏的检测。计算机辅助联合吲哚菁绿分子荧光影像技术可以从三维的形态解剖和细胞功能水平进行术前规划和术中侦测，从而导航肝癌解剖性、功能性、根治性的肝切除术，临床应用证明其有独特的精准诊疗价值。有荟萃分析显示 ICG 分子荧光影像技术应用于肝部肿瘤精准诊疗可有效降低输血率、术后并发症发生率，提高切缘阴性率。

二、多模态图像融合实时导航

术前通过 Mitworkbetch 软件将 CT 门静脉期图像与钆塞酸二钠（Gd-EOB-DTPA）增强 MRI 图像进行自动配准融合，可以明显提高诊断的准确率。同时将基于 CT-MRI 融合图像重建的三维模型和虚拟手术图像带入手术室，用于指导术中关键部位的操作，结合 ICG 分子荧光影像，实现多模态图像融合，引导外科医师界定肿瘤边界和辨别隐匿的微小病灶，提高手术的精准度。此外，在腹腔镜手术中，利用增强现实技术融合多模态图像，能解决不同模态影像存在空间和时间上的分离和精确性不足的问题，取得良好的实时导航效果。

精准外科技术的发展得益于交叉学科的技术革新，精准外科技术在肿瘤治疗中的应用有以下几个特点：①整合了现代科技的新理念和新技术，将肿瘤精准外科诊治从器官组织水平深入到分子水平；②结合三维重建等新技术，将肿瘤的精准分期评估从较为粗犷的临床分期精确到更加接近病理分期的分期体系；③手术方案、手术入路、切除范围的选择从较为随意改进至术前对每个患者进行个体化详细的手术规划；④手术视角从肉眼视觉进化到机器视觉；⑤技术手段从物理的能量进化到生物化学的能量；⑥手术目的从肿瘤切除到更强调结构与功能的保留与重建。相信随着科学技术的日新月异，肿瘤精准外科技术也会进一步蓬勃发展。围绕肿瘤的外科诊治，依赖术前精准定性、精准定位、精准定量的精准分期，进一步制订个体化的精准手术方案，术中精细操作及围术期的精细管理使更多的肿瘤患者获益。

（张士哲　朱　迎　杨济萌

王超群　陆　录　殷保兵）

参 考 文 献

方驰华，蔡伟，范应方，等，2016. 从数字虚拟人到三维可视化肝脏 3D 打印. 中国实用外科杂志，36(1): 47-50.

曾宁，方驰华，范应方，等，2016. 肝门部胆管癌三维可视化精准诊疗平台构建及临床应用. 中华外科杂志，54(9): 680-685.

张玮琪，卓嘉明，方驰华. ICG 分子荧光影像技术用于肝脏肿瘤手术安全性和有效性 Meta 分析. 中国实用外科杂志，39(7): 729-734.

Barrio M, Czernin J, Fanti S, et al, 2017. The impact of somatostatin receptor-directed PET/CT on the management of patients with neuroendocrine tumor: a systematic review and meta-analysis. J Nucl Med, 58(5): 756-761.

Luo HY, Xu GL, Li CF, et al, 2019. Real-time artificial intelligence for detection of upper gastrointestinal cancer by endoscopy: a multicentre, case-control, diagnostic study. Lancet Oncol, 20(12): 1645-1654.

Pourmand A, Davis S, Lee D, et al, 2017. Emerging utility of virtual reality as a multidisciplinary tool in clinical medicine. Games Health J, 6(5): 263-270.

Tang R, Ma LF, Rong ZX, et al, 2018. Augmented reality technology for preoperative planning and intraoperative navigation during hepatobiliary surgery: a review of current methods. Hepatobiliary Pancreat Dis Int, 17(2): 101-112.

Wang YC, Chou CT, Lin CP, et al, 2017. The value of Gd-EOB-DTPA-enhanced MR imaging in characterizing cirrhotic nodules with atypical enhancement on Gd-DTPA-enhanced MR images. PLoS One, 12(3): e0174594.

Yang J, Tao HS, Cai Wei, et al, 2018. Accuracy of actual resected liver volume in anatomical liver resections guided by 3-dimensional parenchymal staining using fusion indocyanine green fluorescence imaging. J Surg Oncol, 118(7): 1081-1087.

Zheng YX, Yu DF, Zhao JG, et al, 2016. 3D printout models vs. 3D-rendered images: which is better for preoperative planning?. J Surg Educ, 73(3): 518-523.

第23章 精准放射治疗

放射治疗作为恶性肿瘤重要的治疗手段，在肿瘤整合治疗中不可或缺。研究证明，高达70%的恶性肿瘤患者在病程的不同阶段需要接受放疗。在根治性治疗中，放射治疗可治愈40%的恶性肿瘤；在姑息性治疗中，对于晚期或复发性恶性肿瘤，放射治疗也能获得缓解患者症状、延长生存时间、提高生存质量的效果。所以，放疗是目前效价比最高的肿瘤治疗方法之一，其地位在肿瘤整合治疗中至关重要。

随着放射治疗技术、现代影像科技及计算机学科的高速发展，肿瘤临床放射治疗技术已经从传统治疗模式逐步向多维、立体、精确治疗的方向发展，旨在通过个体化精准治疗为肿瘤患者带来更多获益。本章将对近年来肿瘤精确放疗技术发展及应用研究现状进行扼要述评。

第一节 精准放疗的概述

放射治疗作为临床中常用肿瘤治疗手段，利用加速器和各类放射性核素所产生的放射线对局部肿瘤进行照射，从而有效降低肿瘤细胞增殖活性，并加速肿瘤细胞凋亡，实现对恶性肿瘤的有效治疗。精确放射治疗技术是在传统放射治疗基础上整合计算机信息技术、影像学诊断技术和先进网络传输系统，实现对肿瘤病灶的精准定位、精准计划和精准治疗，从而在传统放射剂量的基础上，进一步增加病灶接受的放疗剂量，提高疗效；并有效减免对周围正常组织的放射影响，降低周围正常组织的放射损伤。相比传统放射治疗技术，精准放射治疗具有以下特点：①在进行放射治疗时，患者病灶内放射剂量呈均匀分布；②病灶内放射治疗有效剂量明显高于传统放射治疗；③病灶定位精确性明显提升；④对病灶周围组织细胞造成的放射损伤明显减少。

随着精准治疗在临床中的应用不断深入，也对放射治疗的精准性及安全性提出了更高的要求。在此背景下，目前精准放射治疗技术不断融合高精度剂量计算方法、多模态图像处理技术、尖端直线加速器系统技术、先进肿瘤诊断技术、放射生物学、人工智能和高性能网络信息传输系统等研究前沿的技术成果，并正在进一步快速发展与完善。

第二节 调强放射治疗

调强放射治疗（intensity modulated radiation therapy，IMRT）也称调强适形放射治疗，是三维适形放疗的一种，要求辐射野内剂量强度按一定要求进行调节，简称调强放疗。它是在各处辐射野与靶区外形一致的条件下，针对靶区三维形状和要害器官与靶区的具体解剖关系对束强度进行调节，单个辐射野内剂量分布不均匀，但整个靶区体积内剂量分布比三维适形治疗更均匀。IMRT可分为静态调强、动态调强、容积调强及近年出现的螺旋断层放疗（TomoTherapy系统）等。

一、静态调强

静态调强是由逆向调强计划系统根据临床数据将各个射野要求的强度分布进行分级，利用多叶准直器（multileaf collimator，MLC）将每个照射野分成若干个子野，每个子野内的强度均匀。由于所需治疗时间比较长，此技术已不多见。

二、动态调强

动态调强可以通过 MLC 叶片的相对运动来实现对放射野内强度的调节。在每个射野的照射治疗过程中，按照 IMRT 计划的数据，由计算机系统进行控制，在各对叶片做相对变速运动时，加速器不断地以变化的剂量率出束，由此达到所要求的剂量强度分布。动态调强最大的技术特征是通过一对相对的叶片始终向一个方位运动，并在运动过程中不断形成不同形状的子野扫过靶区。

三、容积调强

容积调强同样为一种调强技术，其特点是照射过程中机架连续的旋转和 MLC 连续的运动，通过机架多弧或单弧的旋转，实现不同射野方向上的射束强度的调整。美国瓦里安公司在 2007 年使用 Otto 优化算法，改进了加速器的硬件设计，并将其旋转 IMRT 系统命名为 RapidArc。RapidArc 的优化算法采用分步射野方向取样的直接子野优化算法，同时优化子野形状和权重。瑞典医科达公司的 VMAT 也相继面世。VMAT 是用加速器内置的标准 MLC 完成的，是将动态 MLC 与弧形治疗相结合，用旋转射束来实现优化的剂量分布。相比一般调强而言，靶区的剂量适形度及优化后的剂量分布都更精准。其优势在于可以更快、更精准、更优化地照射靶区。容积调强技术可将整个治疗过程缩短到 3～6 分钟，且有效提高肿瘤的控制率。

四、螺旋断层放疗（TomoTherapy 系统）

螺旋断层放疗系统（TOMO）作为一种新出现的调强设备，其特点是组合了螺旋 CT 和直线加速器的功能。直线加速器可产生兆伏级 X 线，并可像螺旋 CT 般扫描患者，以其独有的螺旋 CT 扫描方式治疗恶性肿瘤。螺旋照射方式不同于传统加速器只从几个固定射野进行照射，TOMO 治疗机设计成围绕患者进行螺旋照射。TOMO 把 6MV 直线加速器安装在 CT 滑环机架（与诊断 CT 使用相同的技术）上，窄扇形射线照射野可以环绕机械等中心做 360° 连续旋转照射。机架旋转的同时，治疗床根据机架等中心进床，照射野射线围绕患者产生了一个螺旋形照射通量图。连续的螺旋照射方式解决了层与层衔接处的剂量不均匀问题。TOMO 治疗机在每次放射治疗前，都必须对患者靶区病灶先进行 CT 螺旋扫描，再根据扫描 CT 图像与定位 CT 图像对比，TOMO 治疗机自动修正摆位误差，然后像螺旋 CT 扫描一样逐层 360° 旋转聚焦照射肿瘤。在 2002 年美国 FDA 批准了 TomoTherapy 系统正式在临床上的应用，如今已经在全球范围内广泛应用。

TOMO 治疗机的优点除了操作和实施简单、照射范围大（如全脊髓及全身放疗），最大的特点是能够全身多靶点同时放疗，同时由于螺旋照射的独特设计，使它能够实现超长范围的调强照射野（60cm × 160cm），无须考虑相邻野的衔接问题。其缺点是患者受照容积大、照射时间长和费用较高等。

五、调强放疗的临床应用

IMRT 目前已被广泛应用在颅脑、头颈部、胸部和盆腔等多种恶性肿瘤的放射治疗中，尤其是在头颈部肿瘤中更具优势。在复发头颈部恶性肿瘤中，IMRT 能够使高剂量分布更适用于病变靶区，这不仅增加了肿瘤靶区剂量，更减少了脊髓、脑组织、中耳和腮腺等正常组织器官的照射剂量，从而提高肿瘤控制率，减少放疗不良反应。目前 IMRT 已成为头颈部恶性肿瘤放射治疗应用最多的放疗技术。IMRT 在颅脑肿瘤，如胶质瘤的应用中也有独特的优势，在提高肿瘤靶区剂量的同时，能更好地保护肿瘤靶区周围正常脑组织，提高肿瘤的局部控制率，减少放射性脑损伤。此外，在胸部肿瘤、胃肠肿瘤、盆腔肿瘤等其他部分，IMRT 应用也十分普遍。

第三节 立体定向放射治疗

立体定向放射治疗（stereotactic radio-therapy）利用专门设备，通过立体定向、定位技术实现小照射野聚焦式的放射治疗。它是立体定向放射外科（stereotactic radiosurgery，SRS）和分次立体定向放射治疗（fractioned stereotactic radiation therapy，FSRT）的统称。

一、γ刀

立体定向放射治疗是基于瑞典专家 Lars Leksell 教授在 1951 年提出的放射外科治疗理论基础上发展而来的放射治疗技术。1967 年瑞典医科达公司成功研制了第 1 台钴-60 头部 γ 刀，这台设备将 201 个钴-60 放射源安装在半球形头盔中，实施三维空间聚焦，配置了 4 种孔径大小不等的准直器限制照射范围的大小。目前最新型的头部 γ 刀包括自动切换准直器、三维自动床及筒状头盔等技术。我国 γ 刀技术的发展与这些技术密不可分。我国在 1994 年研制生产了第 1 台具有中国完全自主知识产权的旋转式头部 γ 刀，在 1996 年正式用于临床治疗。1998 研发生产了第 1 台多源旋转聚焦式体部 γ 刀。体部 γ 刀是 γ 射线立体定向体部放疗技术的简称，是一套可对全身各部位肿瘤实施立体定向放射治疗（stereotactic body radiation therapy，SBRT），采用多源空间聚焦方式，具有剂量高度集中、聚焦效率高、机械精度高，以及操作简便，适宜采用多分次剂量模式治疗实质型器官肿瘤的设备。从 1998 年中国体部 γ 刀用于临床至今，体部 γ 刀设备类型繁多，目前已有 10 多种不同类型、不同厂家的体部 γ 刀在全国广泛应用。对于 γ 刀来说，目前最大的缺点是大多数体部 γ 刀并没有配备图像引导功能，以及在剂量验证方面存在缺陷。

二、射波刀

射波刀主要是由安装于机械臂上的小型加速器、双平板图像引导系统组成，通过机械臂可以在 6 个自由度、多达 1200 多个方位上照射肿瘤，具有剂量分布均匀、灵活性高的特点；同时具备实时影像引导功能，可在治疗过程中连续监控并实时追踪肿瘤位置变化。射波刀于 2001 年获得美国 FDA 准许开始治疗患者，最初的适应证为头颈部和神经系统等部位肿瘤的放疗，目前已拓展用于身体其他部位肿瘤的放疗。射波刀的治疗优势如下：①实时影像引导、同步呼吸追踪肿瘤，确保照射时射束始终对准靶区，减少肿瘤周围正常组织器官的放射性损伤；②实现从任意角度进行肿瘤靶区照射，其灵活的机器人手臂可发射 1200 多条不同方位的光束；③可同时治疗多个肿瘤，射波刀可以将多个肿瘤的治疗安排在同一治疗计划中，并且同时对不同部位各个不相邻的肿

瘤进行治疗。射波刀的缺点主要是费用高，单次治疗时间长。

三、其余放疗技术

除以上国内使用的主流使用的放疗设备外，True Beam 放疗系统、Edge 放疗系统、Vero 放疗系统等同样可以进行 SBRT，但是我国目前使用较少。True Beam 放疗系统的主要优点在于可精确并且快速地进行肿瘤放射治疗，可以追踪那些随着患者的呼吸运动而不断变化位置的肿瘤。该系统通过高强度模式，准确和快速地为靶区提供高剂量照射，缩短治疗时间，整个治疗过程可缩短到 2 分钟左右。Edge 放疗系统，又称速锋刀，它利用美国 FDA 于 2014 年批准的 Calypso GPS for the Body 系统和表面光束监测系统，结合新一代影像引导技术，利用高达 2400MU/min 的高精度 MLC 以亚毫米级的精度照射肿瘤组织。Vero 放疗系统是 2013 年由日本三菱重工 Vero 4DRT 通过把图像处理技术与高精度照射放射线的技术组合在一起，可实时监测晃动的肿瘤同时，高精度实施立体定向照射。

四、立体定向放射治疗的临床应用

立体定向放射治疗具有三维、小野、大分割照射的特点，主要用于 5cm 以下肿瘤的根治性放疗和转移瘤的局部治疗。精准放疗转变了传统放疗观念，尤其是 SBRT 已经改变了传统放疗模式，因此现代放疗的新观念使得更多的早期实质性器官肿瘤采用现代放疗技术可获得根治。根治性放疗实体肿瘤的新模式的趋势是采用更少分割、明显提高分次剂量和尽量缩短放疗疗程等。采用分次放疗的 SBRT 的优势在于：①可以减少患者治疗时间，减轻患者不适；②符合放射生物学原理；③可以治疗更大体积的肿瘤而不增加急性或亚急性不良反应。作为精准放疗不可或缺的一环，SBRT 在临床中的应用日渐广泛。SBRT 技术在提高肿瘤局部剂量、降低周围正常组织损伤方面具有不可替代的优势。

SBRT 在临床中用于对无手术治疗指征的原发性非小细胞肺癌的治疗，已证明具有较好地控制肿瘤进展的效果。同时，多个研究指出，其对于部分病灶位于解剖位置复杂且病灶较小的鼻咽癌和卵巢癌等同样具有较好疗效，可以增加肿瘤控制率，有效延长生存期，提高生活质量。多项

临床随机对照试验结果显示，SBRT 在多种早期肿瘤的治疗，如脑膜瘤、垂体瘤、肺癌、肝癌和前列腺癌上可达到与外科手术相当的疗效，甚至可以部分取代外科手术。近年来，随着 SBRT 技术的不断发展，其应用领域已开始向肿瘤整合治疗学方向发展。

第四节　质子和重离子放射治疗

一、质子和重离子治疗的技术特点

质子和重离子治疗肿瘤是当今国际社会公认的最尖端的放疗技术。质子和重离子都是带电粒子，与 X 线、γ 射线、电子线等常规射线不同，具有一定能量的质子和重离子在射入人体组织后存在集中沉积能量的 Bragg 峰（图 23-1）。在治疗肿瘤时，可以通过调节质子（或重离子）的能量，采用 Bragg 峰拓展技术（spread out bragg peak，SOBP）（图 23-2），使射线作用于不同深度和大小的肿瘤，实现对肿瘤靶区的高剂量多野放疗，同时使肿瘤周围正常组织受到尽可能小的辐射损伤。相比之下，X 线、电子线、γ 射线等常规射线在射入组织的起点附近能量就已经达到最大值，进入肿瘤区域附近则明显衰减，这不仅不利于深部肿瘤的治疗，而且会对正常组织产生较大程度的损伤。此外，X 线、电子线、γ 射线属于低 LET 射线（linear energy transfer，LET），对氧的依赖性大，放疗过程中可能会使某些乏氧细胞存

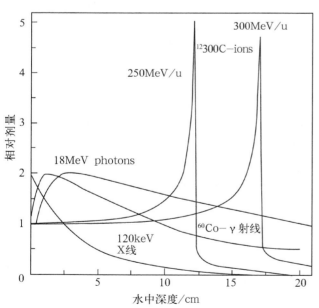

图 23-1　120keV 的 X 线、^{60}Co-γ 射线、高能光子，以及 250MeV 和 300MeV/u^{12}C^6 离子束在水中的深度剂量分布比较

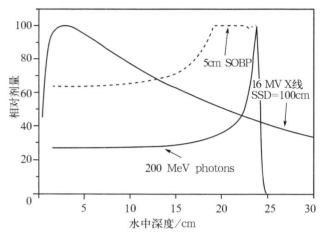

图 23-2　200MeV 质子与 16MV 的 X 线在水中的深度剂量曲线及质子 Bragg 峰展宽（SOBP）曲线

活下来，导致治疗失败；而重离子属于高 LET 射线，肿瘤细胞含氧量对其治疗影响不大，因此比常规射线具有更明显的放射生物学优势。

质子治疗的优点在于对体积较大、形状不规则的肿瘤或肿瘤位于脑组织周围者，能显示出明显的物理学优势，即可明显减少正常组织的损伤，且治疗计划设计时间也明显缩短。研究表明，重离子的线性能量密度（LET）、相对生物效应（relative biological effectiveness，RBE）和氧增比（oxygen enhancement ratio，OER）皆优于质子，而且剂量分布优势（Bragg 峰）更为明显，所以辐射剂量可更多地沉积到人体深部的恶性肿瘤内，对肿瘤细胞更具杀灭性。重离子在治疗中表现出一系列独特优点：①治疗精度高（毫米级）；②剂量相对集中、照射治疗效率高；③对肿瘤周围正常组织损伤更小；④治疗过程可实时监测，便于控制位置和剂量、提高治疗精度。因此，重离子被誉为面向 21 世纪最理想的放疗用射线。但是，质子和重离子治疗的缺点也较明显，如没有配备图像引导功能，以及对设备场地配备和对治疗精准性近乎苛刻，同时治疗费用高，需要大量专业的物理技术研究人员，所以技术应用推广较难。

二、质子和重离子治疗的临床应用

在保证重离子放射治疗安全性的同时，重离子所具有的物理及生物学特性降低了对邻近正常组织的损伤，特别是对那些传统放疗不敏感、解剖学上难以治疗的肿瘤提供了可放疗的机会和治愈的可能性。相比于光子、质子等模式的放疗，重离子放疗显示出明显临床优势的主要瘤谱有腺癌、腺样囊性癌、恶性黑色素瘤等非鳞癌，以及发生在头颈、盆腔、椎旁、腹膜后和其他部位的肉瘤等。研究显示，对于位于颅底和骶骨的脊索瘤，也显示出重离子治疗的放射生物学优越性，特别是在局部控制率方面。

质子和重离子放射治疗癌症虽然显示出精准性优势，然而其高昂的建设、运行及维护等费用极大限制了相关的研究的发展。世界范围也在进一步深层次地研究和探索质子和重离子放射治疗的机制。相信随着研究的不断深入，无论是设备的造价、治疗成本，还是肿瘤治疗方案，都会得到进一步的发展。

第五节　小　　结

随着各类放射治疗技术在临床中的不断发展和推广，肿瘤临床治疗中可用的放射治疗技术类型日渐多样，特别是近年来随着精准放射治疗技术的发展，放射治疗在肿瘤临床治疗中的效果及安全性均得到有效提升。精准放疗作为肿瘤整合治疗中的重要环节，正在从传统放疗模式逐步向个体化、立体定向、多模态影像引导和多种创新技术融合的方向发展，必将继续在肿瘤整合治疗中大放光彩。

（李　超　汪　洋）

参 考 文 献

郎锦义，2017. 中国放疗三十年回顾、思考与展望. 肿瘤预防与治疗，30(1): 1-4, 6.

张云江，2017. 老年肿瘤治疗中应用传统放射与精确放射治疗技术的临床价值对比. 医药前沿，7(13): 17-19.

Mohanr R, Grosshans D, 2017. Proton therapy-present and future. Adv Drug Deliver Rev, 109: 26-44.

Mohr A, Chaudhri N, Hassel JC, et al, 2016. Raster-scanned intensity-controlled carbon ion therapy for mucosal melanoma of the paranasal sinus. Head Neck, 38 Suppl 1: E1445-E1451.

Nomiya T, Tsuji H, Kawamura H, et al, 2016. Amulti-institutional analysis of prospective studies of carbon ion radiotherapy for prostate cancer: a report from the Japan Carbon Ion Radiation Oncology Study Group(J-CROS). Radiotherapy and Oncology, 121(2): 288-293.

第 24 章 肿瘤的介入与局部治疗

目前对于大多数的实体肿瘤来说，外科手术治疗仍是一线的治疗手段。但部分恶性肿瘤患者，由于其肿瘤学特性或受限于所处地区的医疗卫生水平等因素，在疾病确诊时，已发生远处转移或处于疾病的中晚期，无法进行手术治疗。如结直肠癌患者中，20%～25%的患者在确诊时已经出现肝转移，而其余的患者中有50%～60%在病程后期会发生转移。而我国的肝细胞肝癌HCC，只有20%～30%的患者有机会接受手术切除。因此，肿瘤的介入与局部治疗，作为手术治疗的补充或替代，越发受到重视。

在过去的几十年里，肿瘤介入学与外科、化疗和放射肿瘤学并列为癌症患者治疗的四大支柱。随着仪器设备的不断改进和升级，介入科医师拥有了更多的治疗选择，以延缓肿瘤的进展，改善患者的OS和生活质量。目前临床常见的肿瘤介入治疗可分为动脉内治疗与局部毁损治疗。前者主要有肝动脉灌注化疗（hepatic arterial infusion chemotherapy，HAIC）、经导管动脉栓塞化疗TACE和经导管动脉栓塞术（transcatheter arterialembolization，TAE）等。TACE是最常见的动脉内治疗手段之一，国内外各版本的肝细胞癌指南中，均被推荐为中期、无血管侵犯或肝外转移的HCC患者的一线治疗方案。局部毁损治疗主要是指各种经皮的消融治疗，如射频消融术（radiofrequency ablation，RFA）、微波消融术（microwave ablation，MWA）等。消融治疗可作为早期HCC（数量≤3个，直径≤3cm，肝硬化Child A级，或BCLC分级0/A级）的手术替代治疗。除了针对恶性肿瘤本身的治疗，肿瘤的介入治疗还包括各种用于恶性肿瘤合并症治疗及其他辅助诊疗技术。常见的包括经皮经肝穿刺胆汁引流术、经皮胆道支架置入术和经颈静脉肝内门体分流术（transjugular intrahepatic portosystemic shunt，TIPS）。这些技术不仅可以有效治疗肿瘤引起的合并症，如梗阻性黄疸、难治性腹水等，为进一步治疗原发病提供机会，也极大改善了患者的生活质量，减缓症状。

第一节 血管介入治疗

一、动脉灌注化疗

肝部肿瘤大多是由肝动脉主要供血，而正常肝细胞则主要由门静脉循环灌注。因此，将化疗药物注入肝动脉可以选择性地将药物输送到肿瘤，并减少肝细胞的损伤。HAIC利用这一原理，结合细胞毒药物的首过效应，使肿瘤局部获得更高的药物浓度，有效减少了化疗药物在体循环中的含量，明显缓解了其他脏器的毒副作用。

HAIC最早被使用于发生结直肠癌肝转移的患者中，目前在肝癌、肺癌、胰腺癌、肾癌等恶性肿瘤的治疗中均有较好的疗效。一项关于结直肠肝转移的随机对照试验中，将肿瘤完全切除的患者分为接受HAIC组和单纯手术组，结果显示辅助HAIC组提高了4年无病生存率（46% vs.25%）和无肝复发生存率（67% vs.43%）。一项包括657名未接受全身化疗的肝癌患者的荟萃分析，比较了多种不同血管介入方案的治疗效果，结果显示HAIC治疗的患者相较于其他方案，生存期明显延长。与全身化疗相比，HAIC也有其治疗优势。另一项回顾性分析中，对于不能切除的ICC患者，HAIC的生存率明显高于单纯全身化疗（30.8个月 vs.18.4个月，$P < 0.001$）。目前，亚洲大部分国家及地区已将HAIC纳入晚期肝细胞癌标准治疗方案中。

关于 HAIC 化疗药物的最佳方案目前仍存在争议。肝高首过率的药物，氟尿嘧啶（5-FU）被广泛运用于 HAIC 患者，最常见的不良事件是胆道硬化，可通过采用化疗泵缓慢滴注或适当结合地塞米松的方式来降低发生率。在欧洲和亚洲，一些较低肝首过清除率的化疗药物（如伊立替康和铂类）也用于 HAIC 患者。在众多化疗方案中，顺铂（CDDP）和 5-FU+ 顺铂是日本使用最频繁的组合，有较高的反应率和良好的长期疗效。在我国多使用氟尿嘧啶、亚叶酸钙及奥沙利铂（FOLFOX 方案），一般单次疗程需要持续给药 46 小时。

随着索拉非尼、仑伐替尼被确立为晚期肝癌患者一线治疗的标准药物，HAIC 联合靶向治疗越发受到关注。在一项包含 108 名患者的多中心随机对照 II 期试验中，索拉非尼加 HAIC[CDDP] 组的中位生存期为 10.6 个月高于索拉非尼单独组（8.7 个月），且总生存率更高。另一项单中心 I / II 期索拉非尼联合 HAIC[5-FU+CDDP] 临床试验中，也显示出良好的缓解率（38.9%）、中位进展时间（9.7 个月）和中位生存期（14.1 个月）。随着大型临床试验的不断开展，如何优化联合治疗的方案将是未来的工作重点。

导管脱位是 HAIC 治疗的主要问题，有效使用固定器及穿刺部位的有效制动，可以减少导管脱位的发生。HAIC 患者最常见的并发症是反应性胃或十二指肠黏膜损伤，这可能是由化疗药物输注到胃右动脉所致。而导管尖端在动脉壁上移动引起的机械损伤被认为是动脉血栓形成的重要原因，预防性使用抗凝剂并不能明显减少这些并发症。血栓导致的脑梗死是 HAIC 导管患者最严重的并发症，较易发生于经锁骨下和肱动脉途径置入的 HAIC 患者。

二、经导管动脉栓塞化疗

经肝动脉化疗栓塞（TACE）最早是由 Yamada 博士于 1977 年提出的，他首先利用肝癌多由肝动脉优先供血的原理，进行局部化疗，防止周围的肝实质受损。目前根据 BCLC 系统，TACE 已成为中期肝癌的首先治疗之一，包括不能切除且无肝外扩散的多结节性 HCC。而在其他的分期系统，如日本综合分期（JIS）评分系统、中国大学预后指数（CUPI）和香港肝癌（HKLC）分期系统，TACE 在东亚人群中的治疗疗效也获得了充分的验证。

TACE 主要被分为常规 TACE（cTACE）和药物洗脱微球 TACE（DEB-TACE）两大类。传统的 cTACE 是指在放射介入下超选肿瘤滋养血管，向内注射化疗药物，如多柔比星等。目前如何选择最优化的化疗组合，仍然存在一定的争议，但碘化油的乳化、治疗效果是明确的。人们发现碘化油可被原发性肝癌、结肠肝转移瘤和神经内分泌肿瘤选择性吸收和保留，并且可以有效锁定化疗药物，导致局部微循环栓塞和肿瘤坏死。此外，在术后成像中可以检测到碘油在肿瘤内的滞留，达到预测治疗效果的目的。目前许多随机对照试验、荟萃分析和系统评价均证实了 cTACE 在治疗中期 HCC 的优势。基于这些数据，cTACE 被认为是中期 HCC 的标准治疗方法，推荐等级最高。

药物洗脱微球（DEB）是一种不可吸收的栓塞微球，可以负载细胞毒性药物，如多柔比星和伊立替康等，对肿瘤滋养血管起到更持久的栓塞和局部药物释放作用。近来，商品化的载药微球，如 DC-Beads、HepaSphere、Embozene TANDEM 及国产的 CalliSphere 等，直径在 40 ～ 900μm。体外分析表明，多柔比星的载药量和释放量因微球的类型和大小不同有明显差异。每毫升微球最多可装载多柔比星 37.5mg。2012 年，2 项回顾性研究在选定的 BCLC-A 或 BCLC-B 患者中使用 100 ～ 300μm 和（或）300 ～ 500μm 微球（多柔比星预期剂量为 150mg）对 DEB-TACE 进行了评估。两组的中位 OS 分别为 43.8 个月和 48 个月。在最近的前瞻性和回顾性研究中，对更小的 DC 珠 M1®（70 ～ 150μm）（BTG）进行了评估，结果显示客观缓解率在 77% ～ 93%。2014 年，希腊一项针对 45 名接受 HepaSphere®（30 ～ 60μm）治疗的患者的研究报告显示，客观缓解率为 68.9%，无严重不良事件。而 MIRACLE I 试点研究表明，在主要患有单叶性疾病的一小群患者中，装载 150mg 多柔比星的 Embozene TANDEM®75μm 微球（Boston Scientific）提供了良好的局部肿瘤控制（95%）。目前，在没有比较不同 DEB 装置的 RCT 研究下，无法明确哪种 DEB 微球更为优选。

一些前瞻性研究和荟萃分析比较了 cTACE 和 DEB-TACE 的疗效，并显示两者在肿瘤反应、疾病进展或 OS 等方面没有明显差异。在 PRECISION V 多中心 RCT II 期研究中，DEB-

TACE 未能显示出比 cTACE 更好的肿瘤反应。术后 6 个月，主要终点的磁共振成像（MRI）显示肿瘤反应无显著性差异（*P*=0.11）。PRECISION ITALIA 研究组Ⅲ期试验也得出了相同的结论。本试验最初计划纳入 214 名患者，但在纳入 177 名患者后因无效而停止；DEB-TACE 组 89 名，cTACE 组 88 名。DEB-TACE 组和 cTACE 组的 1 年生存率分别为 86.2% 和 83.5%，2 年生存率分别为 56.8% 和 55.4%（*P*=0.949）。最近一项涉及 4 项随机对照试验和 8 项观察性研究的荟萃分析证实，DEB-TACE 与 cTACE 相比，在获得肿瘤反应，以及 1 年、2 年和 3 年生存率方面并不优越。在安全性方面，在现有研究报道中，DEB-TACE 发生胆道损伤的风险可能略高于 cTACE，而在术后疼痛方面，DEB-TACE 可能更优。

由于中期肝癌的患者异质性和 TACE 的广泛开展，如今临床工作中，已经开发了多种不同的生存模型来评估 TACE 的治疗疗效，包括肝动脉栓塞预后（HAP）评分及其改良型、经动脉化疗栓塞治疗（STATE）评分、SANCOR 模型和预后列线图。然而，基于常规参数的简单预测模型的研究仍然是必需的。最近，其他一些新的预后模型已经被开发出来，用于预测 TACE 术后的生存率。Lee 等开发了一种新的预后模型，包括白蛋白胆红素（ALBI）分级和甲胎蛋白（AFP）水平（ALBI-TAE 模型）。其中 ALBI-TAE 模型数据验算中均优于其他预后模型，可用于筛选出 TACE 治疗获益最大的患者。最后，在联合治疗方面，TACE 联合 RFA 和放疗的组合已经很成熟。TACE+RFA 对大肝癌有利，而 TACE+放疗对有血管侵犯的肝癌有特效。随着靶向药物和免疫点检药物的大量问世，TACE 在全身治疗中的作用势必会获得更多的关注。

三、经导管动脉栓塞术

经肝动脉导管栓塞术（TAE）是通过导管将栓塞剂注入肿瘤以滋养动脉，不同的栓塞药物可能对血管系统产生不同的影响，从而导致永久性或暂时性闭塞血管，使肿瘤细胞缺血、坏死，达到治疗的目的。TAE 和 TACE 最大的区别在于使用的栓塞药物中不含化疗药物或放射性药物。TAE 应综合考虑肿瘤血供、血管解剖和造影结果等，以合理地选择栓塞材料。

在不可手术切除的肝癌患者中，TAE 作为姑息性治疗是有效的。选择 TAE 患者的标准与 TACE 相似。Maluccio 等报道了 322 例经肝动脉栓塞治疗的不能切除的肝癌患者。整个队列的中位生存期为首次治疗后 21 个月。1 年、2 年和 3 年生存率分别为 66%、46% 和 33%。Bonomo 等调查了 53 例不能切除的 HCC 患者使用 2 种大小（40μm 和 100μm）的微球（Embozene Color Advanced 微球和 CeloNova BioSciences 微球）进行超选择性栓塞治疗。在 6～12 个月的随访中，51% 的患者部分缓解，16% 的患者保持稳定。应用 TAE 治疗复发性肝癌也有报道。Covey 等报道了 45 例肝癌术后复发患者经 TAE 治疗后的结果。在他们的队列中，97% 的患者为 Okuda Ⅰ期，中位 OS 为 46 个月，1 年、2 年和 5 年的精算生存率分别为 86%、74% 和 47%。Lee 等总结了 3 项比较 TAE 和 TACE 治疗效果的研究，结果表明 2 组在 3 年生存率、不良事件或复发反应方面均不存在明显差异。最后，2009 年的一项多中心随机对照试验将 DEB-TACE 与 TAE 进行了比较，发现 DEB-TACE 组的进展时间有明显改善，但总体生存率没有变化。由于 TAE 有着相对较低的治疗费用及较少的不良反应，因此 TAE 应该继续提供给合适的患者。

此外，对于肿瘤引起的大出血，TAE 能迅速、有效地栓塞出血血管，疗效卓越，并发症少。因此，TAE 已成为肿瘤相关性出血的首选治疗方法。

第二节　局部毁损治疗

一、消融治疗

肿瘤消融术是一种微创方法，常用于肝部肿瘤的治疗，尤其是对于小肝癌的患者，可作为一线治疗方法。对于不适合手术切除的中晚期患者可作为有效的替代疗法。此外，肿瘤消融术也可作为辅助治疗，在肝功能储备（FLR）较差的患者中与手术切除联合使用。大多数消融系统包括一个发生器和一个电极（针状装置），直接将能量传递到靶区，导致组织坏死。通常，可以在影像学检查引导下通过经皮将电极插入靶区并施加能量来诱导凝固性坏死，进而达到治疗效果。

温度消融治疗根据冷、热分为两大类，前者包括射频消融术（radiofrequency ablation，RFA）、微波消融术（microwave ablation，MWA）、高强度聚焦超声（high-intensity focused ultrasound，HIFU）和激光治疗，通过能量将组织加热至60℃及以上，以获得最大疗效，而冷冻消融术系统是低温的，将组织冷却至 −40℃以下，以导致坏死。临床上验证和使用最多的消融方式是 RFA 和 MWA，适合大部分的实体肿瘤，每种技术都有其自身的优点和缺点。消融治疗的主要终点是获得肝肿瘤的完全坏死（类似于 R0切除），从而在病变的外缘周围形成至少 10mm 的安全边界。然而治疗的选择和疗效与许多特征有关，如肿瘤大小、位置、血流和使用的设备等。

RFA 是治疗原发性和转移性肝肿瘤的一种广泛应用的方法，其原理是通过热凝坏死导致肿瘤细胞凋亡。热是由离子的激发和撞击产生的，而这种激发和撞击与所施加能量的强度有关。在射频消融中，直接加热区域被限制在电极周围几毫米的范围内，其余的消融区域通过热传导进行加热。因此距离电极越远，治疗效果越低，因而肿瘤直径小于 3.5cm 时可获得最大效果。此外，随着消融的进行，组织可能会脱水和烧焦，这会增加组织对电流的阻抗，所以 RFA 受到阻抗增加和局部温度过高的限制。MWA 是通过极性分子（水）发生异相振荡而激发、产生热量的。相较于 RFA 能产生一个更大的主动加热区（天线周围高达2cm）。同时，由于局部组织的汽化和炭化，热沉效应对治疗效果的影响较小。

近年来，一些大型临床研究已经表明 RFA 在病灶直径 < 20mm 的 HCC 患者中的治疗疗效，术后五年生存率在 33%～55%，与肝切除术后五年生存率相当。Dong 等认为 RFA 是最好的单次消融技术。然而，RFA+TACE 治疗小肝癌的疗效优于 RFA 单独治疗。Salhab 等建议 RFA 应作为单个小肝癌≤3cm 患者的一线治疗。然而，当肿瘤直径 > 3cm 时，不完全消融率和局部复发率将明显升高。一项包含 95 项研究的荟萃分析囊括了5224 例经 RFA 治疗的肝肿瘤患者，肿瘤直径≤3cm 时局部复发率为 12.4%，直径 > 3～5cm（24.1%）或 > 5cm（58.1%），也提示相似的结论。

而微波消融在肝癌中的作用逐渐受到认可。Baker 等的研究显示，在中位随访 10.9 个月（0～80个月）时，97.1% 的患者肿瘤出现完全坏死，而局部复发率为 8.5%。1 年的 OS 为 80.0%，2 年为 61.5%。Swan 等评估了 MWA 治疗 54 例晚期 HCC 患者的疗效。治疗 1 年和 2 年的 OS 分别为 72.3% 和 58.8%。消融治疗还可以快速暴露肿瘤相关抗原的释放，从而提高肿瘤的抗原性，增强免疫系统攻击肿瘤的能力，因而消融治疗联合免疫检查点抑制剂越来越受到临床医师的重视。

消融治疗也被用于各种其他实体肿瘤，尤其是肾、肺和乳腺癌等。最近的研究表明 RFA 在肾癌中有较好的疗效，并发症发生率较低，还保留了肾的功能，因而患者耐受性好。在 3～4 年的随访中，肿瘤复发率也非常低。肺肿瘤也非常适合射频消融，肺内的空气起到了良好的隔热效果，可将射频产生的能量集中于肿瘤组织。目前大量的科学证据支持射频消融术用于原发性和继发性肺肿瘤的治疗。

HIFU 是利用高强度超声通过聚焦产生热破坏力，导致病变组织蛋白质变性，发生不可逆的凝固性坏死，而目标组织以外的邻近脏器无明显损伤，以此起到无创治疗的目的。HIFU 早期与B 超诊断相结合，可提高空间靶向性。近年来将HIFU 与 MR（MR-HIFU）成像相结合的技术也开始运用于临床，利用 MRI 的软组织对比度和无创温度监测能力极大提高了手术的安全性和有效性。目前 HIFU 已应用于前列腺肿瘤、乳腺癌、肾癌、肝癌、胰腺癌、骨恶性肿瘤等疾病，但定位匹配、无损测温、实时监控成像及评价技术等问题还需进一步地解决和标准化。

瘤内注射无水乙醇（percutaneous ethanol injection，PEI）是临床常用的化学消融术，对直径 > 2cm 的肿瘤治疗效果较差，需要反复多次注射。PEI 最大限制在于肿瘤内的纤维间隔及肿瘤包膜会阻碍无水乙醇在病灶内的有效分布，最终影响治疗疗效。

二、近距离放射治疗

近距离放疗是指将放射性物质植入患者体内，继而起到小剂量、持续释放的作用。现今在临床中已开展的方法有选择性内放射治疗（selective internal radiotherapy，SIRT）、^{125}I 粒子置入术及放射性碘化油等。

SIRT 是通过动脉导管放疗栓塞术（transaterial radioembolization，TARE）进行的。目前使用的放射性位置是钇的放射性核素 ^{90}Y，其被装载在微球上，并被注射到供养肿瘤的肝动脉分支中。^{90}Y 会经历 β 衰变、照射周围的肿瘤，最终破坏肿瘤的修复机制，并促进细胞死亡。血管造影标测和评估通常在术前 1～2 周进行，以便确定不同的解剖结构和肝内门体分流。一项纳入终末期肝癌患者的大样本量临床研究显示 TARE 在疗效及安全性反应率等方面均优于 cTACE，但 OS 无明显统计学差异。

^{125}I 粒子植入术是指将放射性 ^{125}I 植入肿瘤细胞内，可产生可持续的治疗效果。由于这种粒子辐射的距离较短，因此可以选择性地杀死肿瘤细胞，而不会对邻近细胞造成任何明显损伤，目前该技术主要用于不可切除的胰腺癌患者中。Li 等的研究显示超声引导下植入 ^{125}I 粒子可明显改善患者的疼痛症状（26 例患者中有 20 例）和缩小肿瘤体积（26 例患者中有 23 例），且无任何严重并发症（随访 3～36 个月）。这些患者的中位生存率为 11 个月。胰腺癌外照射剂量的增加与肿瘤体积的缩小有直接关系，所以优化 ^{125}I 粒子剂量的方法需要更进一步的探索。

第三节　肿瘤并发症的介入治疗

一、经皮经肝穿刺胆汁引流术与经皮胆道支架置入术

恶性梗阻性黄疸是指各种由胆管系统管腔内、外或管壁本身的恶性病变引起的胆管机械性阻塞，包括胆管癌、胆囊癌、肝癌、壶腹癌、胰头癌及区转移癌等。外科手术治疗是恶性梗阻性黄疸患者的首先治疗方法，大部分患者被发现时已多属晚期，能行外科根治术者仅占 7%，姑息性胆肠吻合术也仅适用于 19% 的病例。对于不能手术治疗的患者，有效持续的胆道引流减黄是首要的治疗措施，可延长患者生存期和提高生活质量。

目前，经皮经肝穿刺胆道外引流术（percutaneous transhepatic cholangiography and drainage，PTCD）和胆道支架置入术是恶性阻塞性黄疸简易有效的微创治疗技术。相比以往的手术治疗，现在患者只需要适当的镇静即可进行手术，且术后只需要很短的住院时间。近年来，由于介入治疗方法和器材的不断进步，已取代了部分外科手术疗法，或成为外科手术前后重要的协助手段。介入手术治疗恶性梗阻性黄疸，着重于胆道系统的再通，通过经皮穿刺，并在胆道梗阻部位放置支架来实现胆汁内引流，从而缓解黄疸症状，已被广泛应用于恶性梗阻性黄疸的治疗。Zhu 等将 PTCD 与 ERCP 下自膨式金属支架（SEMS）置入术在不能手术的肝门部胆管癌患者的治疗效果进行比较，发现 PTCD 组和 ERC 组黄疸缓解情况相似（$P > 0.05$）。中位生存时间分别为 252 天和 237 天，差异无显著性（$P > 0.05$）。

但在术后胆道感染率方面有显著性差异（$P < 0.05$），PTCD 组为 20%，ERCP 组为 52.4%。但是 Speer 等的研究结果略有不同，对于缓解恶性梗阻性黄疸，内镜下胆道支架置入术比经皮胆道支架置入术成功率更高（81% vs. 61%），30 天内死亡率更低（15% vs. 33%），其死亡率较高可能与出血和胆漏有关。经皮经肝穿刺胆道引流术和支架置入术在技术、材料等方面的日臻完善将有助于改善这一问题。

二、经颈静脉肝内门体分流术

1969 年，Rösch 首次提出经皮在肝 - 门静脉间建立一个通道以降低门静脉系统的压力的方法，即经颈静脉肝内门体分流术（TIPS），已成为治疗门静脉高压相关并发症的常规方法。尤其是药物、内镜、外科手术治疗效果不佳的食管胃静脉曲张破裂所致反复大出血，以及 Budd-Chiari 综合征、顽固性胸腹水、肝肾综合征等。安全、微创、有效是其最大特点，但作为一项有创操作，其手术并发症仍必不可免。肝性脑病、支架狭窄、腹腔内出血等是常见并发症，其他一些罕见并发症，如胆血症、门静脉穿孔、心脏穿孔等也日益受到重视。

我国最新一项研究显示，TIPS 手术成功率极高，术后门静脉压力梯度明显降低，由术前（25.57±5.50）mmHg 降至术后（9.76±2.92）mmHg。腹水缓解效果明显，22 例（84.6%）腹水完全消失，3 例（11.5%）腹水明显减少。术后 12 个月肝性脑病累积发生率分别为 21.9%。TIPS 手术可有效

降低门静脉压力及再出血率，提高肝内分流道通畅率，并不增加术后肝性脑病发生风险，且术后累积生存率较高。精准选择最佳穿刺路径及稳定的手术技巧是避免 TIPS 手术并发症发生的关键。

三、上腔静脉血管内支架置入术

上腔静脉综合征（superior vena cava syndrome, SVCS）是指完全或不完全性上腔静脉及其主要分支阻塞，导致上腔静脉系统血液回流受阻，侧支循环形成为主要临床表现的一组症候群，引起 SVCS 的原因主要是恶性肿瘤，约占 70%，其中 78% ~ 85% 的恶性上腔静脉阻塞见于肺癌。目前 SVCS 的主要治疗方法包括介入治疗、外科手术、放疗和化疗等。外科手术主要是旁路移植术和上腔静脉扩大切除、上腔静脉重建术，因位置特殊，手术难度高、创伤大，治疗效果不佳，放疗、化疗以及激素等内科治疗起效慢，易复发。1986 年 Charnsangave 等首次使用支架置入治疗 SVCS。此后，上腔静脉血管内支架置入作为 SVCS 的一线治疗虽然仍存在争议，但已得到广泛的应用。Lanciego 等在他们 15 年的经验中，149 名患者的一期支架通畅率为 86.6%，一期辅助通畅率为 93.3%。支架通畅率在 6 个月时约为 85%，24 个月时为 75%。支架阻塞导致 41% 的 SVC 综合征复发是支架侵入、压迫或血栓形成所致。尽管复发率很高，但重复支架置入似乎对 75% 的病例有效。

介入治疗时首先需要通过血管造影明确静脉阻塞部位，根据狭窄的程度可选择进行球囊扩张，但上腔静脉内存在附壁血栓时一般不进行扩张，此时应进行溶栓治疗（介入前后都是可以接受的）。支架置入后，抗凝治疗是必需的，具体时长尚未有定论，已有报道显示时间在 1 ~ 9 个月时长不等。支架置入的并发症主要有支架移位、胸痛、咯血，心脏压塞、心力衰竭、肺栓塞、腹股沟血肿，少见的有上腔静脉破裂等，但与手术、放疗和化疗相比，并发症的发生率相对较低。

支架置入治疗 SVCS 可迅速解除上腔静脉梗阻，在短期内改善患者生存质量，为抗肿瘤治疗创造机会。其手术操作相对简便，创伤小，治疗效果明显，是一种安全有效的治疗手段。

四、腔静脉滤器置入术

深静脉血栓是外科临床较为常见的高发病，也是造成肺动脉栓塞的主要原因之一，其发生率可高达 68% ~ 80%。下肢深静脉血栓复发率极高，且易引起肺栓塞，严重威胁患者的生命安全。根据血栓的部位，深静脉血栓可分为中央型、混合型及周围型。抗凝治疗是治疗的基石。周围型血栓患者，单纯抗凝治疗即可；但对于中央型及混合型血栓患者来说，单纯抗凝保守治疗是不够的，近年来逐渐被下腔静脉滤器置入联合置管溶栓的治疗方式所取代。对于部分存在抗凝禁忌的患者，单纯放置腔静脉滤器是唯一有效防治肺动脉栓塞的方法。下腔静脉滤器置入联合置管溶栓治疗的方式应用于下肢深静脉血栓形成患者的治疗，可有效提高患者的治疗效果，减少肺栓塞的发生率，具有良好的安全性。

但近年来，永久性滤器相关并发症越来越受到重视，采用可回收滤器，术后择期将滤器取出的方法可能是一种潜在的改良方法。目前已有相关临床试验正在进行。

五、疼痛的介入治疗

疼痛是恶性患者十分常见的并发症，据估计，晚期癌症患者疼痛发生率高达 75%，其中超过 50% 的患者存在中重度疼痛，这严重影响了癌症患者的生活质量。WHO 在 1986 年提出了癌痛治疗的"三阶梯"方案，目前已被广泛应用在临床镇痛治疗中，但仍有相当一部分癌症患者镇痛效果不佳。近年来，有学者提出在"三阶梯"方案基础上，增加疼痛介入治疗的方法，该方法称为"四阶梯疗法"。主要疼痛介入治疗技术包括神经阻滞术、椎管内药物输注技术、植入式神经刺激术等。后两者应用较少，此处只介绍神经阻滞术。

神经阻滞术包括非损毁性治疗和损毁性治疗。

（1）非毁损性神经阻滞术：可暂时阻断来自疼痛区域的传入神经，一般通过输注局部麻醉药来实现，镇痛效果持续时长超过传统使用方法。局部麻醉药可通过硬膜外导管输注，也可通过外周神经或神经丛周围的导管输注。药物的选择方面可以选择局部麻醉药联合阿片类药物及其他辅助性镇痛药。

（2）毁损性神经阻滞术：是通过破坏传入神经通路或交感神经结构来达到镇痛效果。毁损的方式包括手术、射频热凝及化学毁损（如注射甘油、苯酚或乙醇）。由于创伤较大，毁损性神经阻滞通常不作为癌痛患者的首选治疗方案。但已有研究显示，上腹部下丛神经毁损术在晚期癌症疼痛患者中的有效缓解率可达60%～70%，可以减少阿片类药物的使用频率，并且不良事件发生概率极低。神经毁损阻滞术作为一种姑息性治疗，可使大部分患者达到有效镇痛的效果，但其对肿瘤本身无治疗作用。

第四节　肿瘤诊疗的介入辅助技术

一、经皮穿刺活检术

经皮穿刺活检术是当前肿瘤诊断的常用方法，具有操作简单、安全性高、患者痛苦小、并发症发生率低、费用低廉的优势，已被广泛用于临床上良性与恶性肿瘤的鉴别。Wallace 等报道称，肺部肿物穿刺活检的准确率达90%～98%，而气胸是肺肿物活检的主要并发症，其发生率为10%～50%。纵隔肿物的活检阳性率为72%，并发症发生率为9%。肝、胰腺、肾、肾上腺、脾及卵巢等部位的肿物活检的准确率为90%。骨骼肿物活检的准确率为80%。经皮穿刺活检术的总并发症发生率为0.16%。穿刺路径恶性肿瘤细胞种植的发生率为0.05%。

二、输液港置入术

化疗是恶性肿瘤治疗中的重要组成部分。由于化疗药物自身的特殊性，对外周静脉有很强的刺激性，容易引起静脉炎等问题，因此需要经中心静脉给药。输液港置入术可为长期、间断输液的患者提供安全、可靠的静脉通路。目前已广泛应用于临床。与中心静脉置管相比，输液港置入术的并发症发生率更低，具有使用时间长、无须反复穿刺的优点。感染是输液港置入术最常见的并发症，其发生率为3%～10%。

（张巨波）

参 考 文 献

Baker EH, Thompson K, McKillop IH, et al, 2017. Operative microwave ablation for hepatocellular carcinoma: a single center retrospective review of 219 patients. J Gastrointest Oncol, 8(2): 337-346.

DeYoung E, Minocha J, 2016. Inferior vena cava filters: guidelines, best practice, and expanding indications. Semin Intervent Radiol, 33(2): 65-70.

European Association for the study of the liver, 2018. EASL clinical practice guidelines: management of hepatocellular carcinoma. J Hepatol, 69(1): 182-236.

Facciorusso A, Di Maso M, Muscatiello N, 2016. Drug-eluting beads versus conventional chemoembolization for the treatment of unresectable hepatocellular carcinoma: a meta-analysis. Dig Liver Dis, 48(6): 571-577.

Gbolahan OB, Schacht MA, Beckley EW, et al, 2017. Locoregional and systemic therapy for hepatocellular carcinoma. J. Gastrointest. Oncol, 8(2): 215-228.

Heimbach JK, Kulik LM, Finn RS, et al, 2018. AASLD guidelines for the treatment of hepatocellular carcinoma. Hepatology, 67(1): 358-380.

Ikeda M, Shimizu S, Sato T, et al, 2016. Sorafenib plus hepatic arterial infusion chemotherapy with cisplatin versus sorafenib for advanced hepatocellular carcinoma: randomized phase II trial. Ann Oncol, 27(11): 2090-2096.

Inchingolo R, Posa A, Mariappan, et al, 2019. Locoregional treatments for hepatocellular carcinoma: current evidence and future directions. World J Gastroenterol, 25(32): 4614-4628.

Jiang BH, Mcclure MA, Chen TM, et al, 2018. Efficacy and safety of thermal ablation of lung malignancies: a Network meta-analysis. Ann Thorac Med, 13(4): 243-250.

Johnstone C, Rich SE, 2018. Bleeding in cancer patients and its treatment: a review. Ann Palliat Med, 7(2): 265-273.

Kim GA, Shim JH, Kim MJ, et al, 2016. Radiofrequency ablation as an alternative to hepatic resection for single small hepatocellular carcinomas. Br J Surg, 103(1): 126-135.

Kudo M, Trevisani F, Abou-Alfa GK, et al, 2016. Hepatocellular carcinoma: therapeutic guidelines and medical treatment. Liver Cancer, 6(1): 16-26.

Lee EW, Khan S, 2017. Recent advances in transarterial embolotherapies in the treatment of hepatocellular carcinoma. Clin Mol Hepatol, 23(4): 265-272.

Lee IC, Hung YW, Liu CA, et al, 2019. A new ALBIbased model to predict survival after transarterial chemoembolization for BCLC stage B hepatocellular carcinoma. Liver Int, 39(9): 1704-1712.

Lencioni R, de Baere T, Soulen MC, et al, 2016. Lipiodol transarterial chemoembolization for hepatocellular carcinoma: a systematic review of efficacy and safety data. Hepatology, 64(1): 106-116.

Liu PH, Hsu CY, Hsia CY, et al, 2016. Surgical resection versus radiofrequency ablation for single hepatocellular carcinoma ≤ 2 cm in a propensity score model. Ann Surg, 263(3): 538-545.

Benson AB, Bekaiisaab T, Benjosef E, et al, 2009. NCCN clinical practice guidelines in oncology: hepatobiliary cancers. J Natl Compr Canc Netw, 4(8): 350-391.

Rai P, Cr L, Kc H, 2020. Endoscopic ultrasound-guided celiac plexus neurolysis improves pain in gallbladder cancer.Indian J Gastroenterol, 39(2): 171-175.

Seki A, Shimono C, 2017. Transarterial chemoembolization for management of hemoptysis: initial experience in advanced primary lung cancer patients. Jpn J Radiol, 35(9): 495-504.

第25章 基因分子分型的靶向精准治疗

恶性肿瘤已经成为全球第二大死因，对健康带来巨大威胁的同时，也给社会经济造成重大影响。20 世纪针对晚期恶性肿瘤的治疗方案主要以化疗为主，但化疗带来的获益有限，而且副作用不容小觑，也是人们"谈癌色变"的原因之一，疗效难以令人满意。随着现代分子生物和基因组学的快速发展，越来越多跟癌症发生、发展紧密相关的基因被发现，我们把这一类基因统称为驱动基因。根据癌症的驱动基因状态，我们可将其分为不同类型。同时，针对这些驱动基因的临床试验也正如火如荼地开展，目前已经有 10 多个驱动基因的靶向药物获得了 FDA 或 CFDA 批准。靶向治疗开创了癌症疗法的新纪元，其以副作用少、有效率高著称，相较于化疗，是更强大的抗肿瘤利器。

本章基于不同的驱动基因展开讨论，主要针对 9 个驱动基因（*EGFR*、*ERBB2*、*ALK*、*ROS1*、*BRAF*、*MET*、*RET*、*FGFR*、*NTRK*）已经上市或临床试验中取得不错效果的靶向药进行讨论，对其在不同癌症中疗效及应用前景进行总结。

第一节 表皮生长因子受体

一、背景

EGFR 是人类表皮生长因子受体（human epidermal growth factor receptor，HER）家族成员之一，该家族还包括 HER2、HER3 及 HER4。EGFR 包括胞外区、跨膜区及胞内区，其中胞内区为酪氨酸激酶区域。当 EGFR 配体如 EGF 和 TGF-α 等结合，可以导致 EGFR 受体二聚化，从而活化激酶活性，进而使酪氨酸磷酸化，引起下游通路激活，促进细胞增殖及生长。

EGFR 信号通路被发现跟许多癌症的发生紧密相关，最常见的是非小细胞肺癌（non-small cell lung cancer，NSCLC）。*EGFR* 基因突变可以导致配体非依赖性的受体二聚化，从而持续激活酪氨酸激酶，导致下游细胞信号通路持续活化，失去自身的调控，最终向恶性细胞转化。最常见的 EGFR 活化突变包括 21 号外显子 L858R 突变及 19 号外显子缺失突变，中国 NSCLC 患者中有约 50% 的人携带此类突变。除此之外，有约 50% 的结直肠癌和 NSCLC 发现有 EGFR 拷贝数扩增。这些改变都能使得 PI3K-AKT-mTOR、RAS-Raf-ERK-MAPK、STAT 等信号通路激活，从而引起不受控的细胞增殖。

因为 EGFR 在癌症发生中的重要作用，一些针对异常激活的 EGFR 通路的靶向药物也应运而生。这类靶向药物主要分为两大类：一类为小分子酪氨酸激酶抑制剂（tyrosine kinase inhibitors，TKI），与 EGFR 胞内段结合，从而抑制下游通路持续激活；一类是单抗隆抗体，与 EGFR 胞外段结合，从而与配体竞争性结合受体，抑制 EGFR 通路激活。

二、靶向 EGFR 的酪氨酸激酶抑制剂

目前为止，已经有三代 EGFR 酪氨酸激酶抑制剂（TKI）获批，主要涵盖携带 EGFR 突变的晚期 NSCLC 肺癌患者。第一代靶向药包括吉非替尼、厄洛替尼及埃克替尼等，第二代靶向药主要包括阿法替尼和达克替尼等，第三代靶向药有奥西替尼等。

吉非替尼是第一个获批的 EGFR TKI，也开启了肺癌精准治疗的大门。IPASS 研究证明了对于携带 EGFR 敏感突变（19 外显子缺失及 L858R 突变）的患者，相较于化疗，吉非替尼能够带来明显的 PFS 获益，其中吉非替尼与化疗组 1 年

PFS 率分别为 24.9% 与 6.7% ($P < 0.001$)，此研究奠定了吉非替尼在晚期 EGFR 突变患者中一线治疗的地位。后续的研究，如 WJTOG3405 和 NEJ002 也重现了这一结果，即在 EGFR 敏感突变患者，吉非替尼相较于传统化疗，能够明显改善患者 PFS，同时其副作用也更少，为吉非替尼一线治疗提供了坚实的循证医学基础。另一种第一代 EGFR 靶向药厄洛替尼也紧随其后获得了肺癌适应证，其相关的 ENSURE、EURTAC 及国内 OPTIMAL 研究均显示厄洛替尼能给 EGFR 驱动基因阳性患者带来 PFS 获益，再次巩固了第一代 EGFR 靶向药在晚期 EGFR 突变的 NSCLC 中治疗地位，EGFR 突变检测也写入指南成为全球标准。

第一代 EGFR TKI 通常是与受体可逆性结合，而理论上不可逆结合可能有更好的治疗效果，这也是第二代 EGFR 靶向药诞生的背景。第二代 EGFR TKI 如阿法替尼及达克替尼等为泛 HER 家族抑制剂，可与 EGFR 受体发生不可逆结合。LUX-lung 3 和 LUX-lung 6 两个Ⅲ期临床试验对比了阿法替尼和传统化疗在 EGFR 突变腺癌中的差异，结果发现阿法替尼能明显提高患者 PFS，同时试验还提示阿法替尼在少见的 EGFR 突变（S768I、L861Q 和 G719X）中也有效。LUX-lung 7 是第一个头对头对比第一代和第二代 EGFR 靶向药的试验，结果显示相对于吉非替尼，阿法替尼能够将疾病进展风险下降 27%（HR=0.73），但未能带来明显生存获益。ARCHER 1050 是一项对比达克替尼与吉非替尼疗效的临床试验，结果显示相较于吉非替尼，达克替尼明显延长 PFS（14.7 个月 vs. 9.2 个月，$P < 0.001$），降低疾病进展风险概率达 41%（HR=0.59），并且能明显提高 OS（34.1 个月 vs. 26.8 个月，$P=0.043\ 8$）。

虽然相较于传统化疗，第一代和第二代 EGFR TKI 明显提高了患者的预后及生存治疗，但是不可避免地会出现耐药问题。目前为止，有 20 多种 EGFR 靶向药耐药机制被相继发现，而以发生在第 20 号外显子的 T790M 突变最常见，约占整个 EGFR 耐药突变谱的 50%。第三代 TKI 可特异性结合 EGFR 敏感突变如 19 号外显子缺失和 L858R 突变等，同时还能结合耐药突变 T790M，因此将其用来治疗获得性 EGFR T790M 突变型 NSCLC 的临床试验也应运而生。AURA3 是一项Ⅲ期、多中心、随机对照试验，纳入了接受 EGFR TKI 治疗并且出现了 T790M 耐药突变的 NSCLC 患者，结果显示相较于化疗组，奥西替尼组能明显延长 PFS（10.1 个月 vs. 4.4 个月，$P < 0.001$），降低患者 70% 的疾病进展风险（HR=0.30）。奥西替尼组 OS 为 26.8 个月（95%CI：23.5 ～ 31.5），而化疗组 OS 为 22.5 个月（95%CI：20.2 ～ 28.8），虽然在数值上延长了 4.3 个月，但差异无统计学意义（HR=0.87；95%CI：0.67 ～ 1.12；$P=0.277$），其中的原因可能是化疗组交叉接受奥西替尼的患者比例高达 73%。基于此研究，奥西替尼成为晚期获得性 EGFR T790M 突变 NSCLC 患者的标准治疗方案。第三代 EGFR TKI 奥西替尼不但能针对耐药的 T790M 突变，其对 EGFR 敏感突变同样有效，因此该药在一线治疗领域与第一代 EGFR TKI（吉非替尼及厄洛替尼）进行了头对头对比。FLAURA 研究显示相对第一代 EGFR 靶向药，奥西替尼能明显提高 PFS（18.9 个月 vs. 10.2 个月，$P < 0.001$），且奥西替尼具有更好的血 - 脑屏障穿透性，对于 CNS 转移的患者，奥西替尼同样显示了更好的疗效（15.2 个月 vs. 9.6 个月，$P < 0.001$），而最终 OS 公布，提示奥西替尼能够明显延长 OS（38.6 个月 vs. 31.8 个月，$P=0.046$），疾病死亡风险降低 20%（HR=0.80，95%CI：0.64 ～ 1.00；$P=0.046$）。FLAURA 研究奠定了奥西替尼在 EGFR 突变型 NSCLC 患者一线治疗中的地位。

三、EGFR 单克隆抗体

针对 EGFR 靶点的单克隆抗体层出不穷，主要有西妥昔单抗、帕尼单抗、耐昔妥珠单抗等，广泛用于各种癌症，尤其是结肠癌的治疗。其中，西妥昔单抗是目前国内上市的唯一 EGFR 单抗，因此重点介绍。

西妥昔单抗是一款抗 EGFR 的 IgG 单抗，其抗 EGFR 信号通路主要通过以下方式实现：竞争性与配体结合，从而阻止受体二聚化；降解受体，使其表达量减少；抑制细胞周期，使其停留在 G0/G1；增加促凋亡的蛋白表达。西妥昔单抗目前在国内批的适应证主要是 RAS 野生型的晚期结肠癌和复发转移性头颈鳞癌的一线治疗。EXTREME 试验纳入了晚期头颈部肿瘤，对比了西妥昔单抗联合化疗组与单化疗组之间疗效差异，结果显示，相较化疗组，西妥昔单抗联合治疗组拥有更长的 PFS（5.6 个月 vs. 3.3 个月；$P < 0.000\ 1$），同时西妥昔单抗联合治疗能明显延长 OS（10.1

个月 *vs.* 7.4 个月；$P < 0.05$）。基于此，2011 年 FDA 批准了西妥昔单抗联合化疗作为晚期头颈部肿瘤一线治疗方案。随后针对中国人群设计的 CHANGE-2 试验重复了这一数据，成功获批中国头颈鳞癌一线适应证。CRYSTAL 试验结果显示，FOLFIRI 联合西妥昔单抗与单 FOLFIRI 相比，明显延长了 RAS 野生型晚期结肠癌患者的 PFS（9.9 个月 *vs.* 8.4 个月；$P=0.001\ 2$）和 OS（23.5 个月 *vs.* 20.0 个月），随后的 OPUS 试验也验证了 CRYSTAL 的结论，因此奠定了 FOLFIRI 联合西妥昔单抗在 RAS 野生型结肠癌一线治疗中的地位。

第二节　人表皮生长因子受体 -2

一、背景

HER2 与 EGFR 同属人表皮生长因子受体家族，其信号通路激活方式与 EGFR 相似，同源或异源受体形成二聚体，激活下游通路，促进细胞生长、生存、黏附、转移及分化。HER2 下游通路主要包括 MAPK 通路、PI3K/Akt 通路和 PKC 通路等。既往研究表明 HER2 过表达可以导致 HER2 通路持续激活，从而使细胞持续增殖，参与多种癌症的形成，如乳腺癌、肺癌及胃癌等。HER2 过表达在所有晚期乳腺癌中的比例约为 20%，同时 HER2 过表达还会影响细胞极性，使其更容易发生转移，从而 HER2 阳性的乳腺癌预后差，因此对 HER2 靶向药的研究十分必要。除扩增外，HER2 过表达还可以由突变或其他原因引起，而在肺癌中 HER2 突变也被发现是一种驱动基因改变，在 EGFR/ALK/ROS1 阴性的患者中，HER2 突变率约为 6%，以发生在第 20 号外显子的插入突变为主，约占整个 HER2 突变谱的 96%。

二、HER2 单克隆抗体及抗体偶联药物

早在 20 个世纪末，第一个 HER2 单抗克隆抗体曲妥珠单抗便已经获批，主要用于治疗晚期 HER2 阳性乳腺癌。而伴随着第一个 HER2 单抗隆抗体的出现，紧接着曲妥珠单抗 - 美坦新偶联物（ado-trastuzumab emtansine，T-DM1）、帕妥珠单抗、RC-48、DS-8201 也相继上市。

许多临床试验都显示，相较于单纯化疗，曲妥珠单抗能给 HER2 阳性乳腺癌带来更多获益。多项大型关键性临床试验已证实，曲妥珠单抗用于 HER2 阳性早期乳腺癌的术后辅助治疗，可明显提高治愈率，降低复发转移和死亡风险。一项于 2001 年发表在新英格兰杂志的 III 期临床试验显示，针对 HER2 过表达的晚期初治乳腺癌患者，化疗联合曲妥珠单抗治疗明显优于单纯化疗，不仅明显提高了 PFS（4.6 个月 *vs.* 7.4 个月），同时使 30 个月的死亡风险降低了 20%。对于 HER2 过表达乳腺癌患者的辅助治疗，化疗联合曲妥珠单抗能明显降低复发风险。ToGA 是首个将 HER2 单抗用于晚期胃或胃食管连接部癌患者的临床试验，结果显示，曲妥珠单抗联合化疗在 HER2 阳性组（IHC3+ 或 IHC2+ 且 FISH+ 组）中 OS 明显提高 OS，联合组和单化疗组 OS 分别为 16.0 个月和 11.8 个月，因此曲妥珠单抗联合化疗也被批准用于晚期 HER2 阳性胃癌的一线治疗。

虽然，曲妥珠单抗效果令人欣喜，但是耐药不可避免，在此背景下，T-DM1 应运而生。T-DM1 是一类新型抗体药物偶联物，由一种抗肿瘤药物 DM1 和曲妥珠单抗结合而来，有很强的抗肿瘤特性。该种药物对肿瘤是双重打击，在保持曲妥珠单抗抗肿瘤作用的同时，还能在其引导下选择性地将 DM1 作用 HER2 过表达细胞。EMILIA 试验入组了紫杉醇联合曲妥珠单抗治疗进展的 HER2 阳性晚期乳腺癌患者，对比了拉帕替尼联合卡培他滨方案和 T-DM1 在二线治疗中的疗效，结果显示 T-DM1 组拥有更长的 PFS（9.6 个月 *vs.* 6.4 个月，$P < 0.000\ 1$）和 OS（30.9 *vs.* 25.1 个月，$P < 0.001$），之后的 TH3RESA 试验也验证了这一结果，因此 T-DM1 成为 HER 过表达晚期乳腺癌患者二线治疗的优先选择。

帕妥珠单抗是另一个抗 HER2 单克隆抗体，与曲妥珠单抗的作用机制不同的是，其主要可结合 HER2 胞外段二聚体结构域，从而阻碍 HER2 自二聚体的形成或阻碍其与 EGFR 家族其他分子结合形成异二聚体。在多个临床试验中显示帕妥珠单抗联合曲妥珠单抗双靶治疗优于单靶。CLEOPATRA 研究是一项 III 期、随机、双盲、安慰剂对照研究，结果显示帕妥珠单抗 + 曲妥珠单抗联合化疗相较于单纯曲妥珠单抗化疗，PFS 延

长了 51%（18.7 个月 *vs.* 12.4 个月），最终数据也显示双靶向治疗组的 OS 明显提高（57.1 个月 *vs.* 40.8 个月，HR = 0.69）。随后针对中国晚期乳腺癌的试验 PUFFIN，同样也验证了这个结果，因此双靶向治疗联合化疗被批准用于晚期 HER2 过表达乳腺癌一线治疗。HER2 阳性胃癌三线治疗国内、外相应临床研究证实 DS-8201 和 RC-48（维迪西妥）的疗效，随之在国内、外分别上市应用于临床。

三、HER2 酪氨酸激酶抑制剂

考虑到患者可能对 HER 单抗产生耐药，针对 HER2 酪氨酸激酶抑制剂也应运而生。拉帕提尼是第一个被批准的能够同时抑制 HER2 和 EGFR 酪氨酸激酶的抑制剂，该药物能够防止酪氨酸磷酸化，从而抑制下游信号通路。拉帕替尼联合卡培他滨治疗主要是用于标准治疗进展后的 HER2 阳性晚期乳腺癌。NCT00078572 试验纳入了曲妥珠单抗联合其他治疗进展后的患者，数据显示，拉帕替尼联合卡培他滨相较于卡培他滨单药，能够明显提高 PFS。NCT00073528 试验也表明，在 HR 阳性和 HER2 阳性晚期患者中，拉帕替尼联合来曲唑相较于来曲唑单药也明显延缓了肿瘤进展。

吡咯替尼是我国自主研发的创新药，跟拉帕提尼同属针对 HER2 的小分子 TKI，Ⅱ期试验显示对晚期 HER2 阳性乳腺癌二线治疗中，吡咯替尼联合卡培他滨优于标准的拉帕替尼联合卡培他滨，两组 PFS 分别为 18.1 个月和 7.0 个月，吡咯替尼组将 PFS 延长了 11 个月，基于这项Ⅱ期试验结果，CFDA 批准了吡咯替尼用于晚期 HER2 阳性乳腺癌二线治疗。随后的Ⅲ期 PHOEBE 试验同样重复了Ⅱ期试验结果。

第三节　间变淋巴瘤激酶

一、背景

间变淋巴瘤激酶（anaplastic lymphoma kinase，ALK）作用于与细胞增殖相关的多条通路，其融合突变能够使其对下游通路失去调控，从而引起恶性肿瘤。目前 ALK 融合已经在多种肿瘤被发现，如间变大细胞淋巴瘤、NSCLC、炎症性肌纤维母细胞瘤及弥漫大 B 细胞瘤等，其中针对 ALK 融合靶向药主要在 NSCLC 中获批。既往研究表明，NSCLC 中有约 5% 携带 ALK 融合，是继 EGFR 敏感突变后，另一种驱动基因改变。目前有 10 多种 ALK 融合伴侣被发现，其中最常见的是棘皮动物微管相关蛋白 4（microtubule-associated protein-like 4，EML4）。针对 ALK 融合的靶向药与 ALK 的 ATP 结合位点结合，从而抑制酪氨酸激酶的持续激活，抑制细胞增殖和癌变。

二、ALK 靶向药

目前有三代 ALK 靶向药已经获批，分别是第一代的克唑替尼，以及第二代的塞瑞替尼、阿来替尼、布加替尼，第三代的劳拉替尼。

克唑替尼是第一款针对晚期 ALK 阳性 NSCLC 的靶向药，全球多中心试验 PROFILE 1014 结果显示，相较于传统化疗，克唑替尼能明显改善 PFS（10.9 个月 *vs.* 7.0 个月，$P < 0.001$），提高 ORR（74% *vs.* 45%）；随后针对 ALK 阳性亚裔人群的 PROFILE 1029 研究也验证了该结果。基于这些研究，克唑替尼成为晚期 ALK 阳性 NSCLC 患者治疗标准方案。塞瑞替尼是首个获批的第二代 ALK TKI，ASCEND-4 研究纳入了 FISH 检测确诊为 ALK 阳性的 NSCLC 患者，结果表明塞瑞替尼对比化疗能够明显延长 PFS（16.6 个月 *vs.* 8.8 个月，$P < 0.000\ 1$），也同样被推荐为晚期 ALK 阳性 NSCLC 一线治疗方案。

以上 2 个重磅临床试验结果确定了在 ALK 阳性患者中靶向治疗优于化疗的地位，而 ALEX 试验是第一个头对头对比第二代 ALK 靶向药阿来替尼和第一代靶向药克唑替尼在一线治疗中疗效的临床试验，研究结果显示阿来替尼优于克唑替尼，能明显延长 PFS（34.8 个月 *vs.* 10.9 个月，$P < 0.0001$），同时阿来替尼能明显延缓颅内进展时间，对 CNS 控制优于克唑替尼，因此阿来替尼被推荐为晚期 ALK 阳性 NSCLC 患者一线治疗优选方案。ALTA-1L 头对头对比布加替尼和克唑替尼在晚期 ALK 阳性 NSCLC 中作为一线治疗的疗效，2 组的 PFS 分别为 24.0 个月和 11.0 个月，布加替尼降低了 51% 的疾病进展风险（HR=0.49，95%CI：0.35～0.68；$P < 0.000\ 1$）。在亚组分析中，布加替尼能够明显延缓 CNS 进展（HR=0.35，

95%CI：0.14 ～ 0.46，$P < 0.000\,1$），但 OS 数据尚未成熟。

尽管 ALK TKI 选择多样，而且效果令人兴奋，但是靶向药耐药仍然是一个棘手的问题。ASCEND-5 研究结果显示，在克唑替尼耐药后，塞瑞替尼和化疗组 PFS 分别为 5.4 个月和 1.6 个月，塞瑞替尼将疾病进展风险降低 51%（HR=0.49，$P < 0.000\,1$），批准用于克唑替尼耐药后的 ALK 阳性 NSCLC。ALUR 试验对比了阿来替尼和化疗在克唑替尼耐药后的效果，2 组 PFS 分别为 7.1 个月和 1.6 个月，阿来替尼使得疾病进展风险降低 68%（HR=0.32，$P < 0.000\,1$）。ALTA 是一项随机的、多中心、开放标签的 Ⅱ 期试验，纳入了 222 例接受过克唑替尼耐药的 ALK 融合患者，分为布加替尼 2 个组（180mg qd 和 90mg qd），结果显示 180mg qd 组和 90mg qd 组的 PFS 分别为 12.9 个月、9.2 个月，在有脑转移的患者中，2 组 ORR 分别为 73% 和 37%，提示布加替尼在克唑替尼耐药后的应用前景广阔。一项对劳拉替尼在 ALK 阳性患者中疗效分析的 Ⅱ 期试验结果显示，劳拉替尼用在克唑替尼耐药后的患者时，其 ORR 为 69.5%；而对于使用过 2 ～ 3 种 ALK TKI 的患者，劳拉替尼作为三线及更后线使用时，ORR 依然达到 38.7%，基于此，FDA 批准劳拉替尼作为 ALK 靶向药耐药后后线治疗的选择。

第四节　原癌基因酪氨酸蛋白激酶 1

一、背景

原癌基因酪氨酸蛋白激酶 1（ROS proto-oncogene 1，receptor tyrosine kinase，ROS1）基因可以编码受体酪氨酸激酶，为单次跨膜蛋白，分为胞内和胞外段，其胞内段包含酪氨酸激酶域。ROS1 融合在 2007 年第一次在 NSCLC 中被报道，自此 ROS1 融合成为了又一个肺癌治疗靶点，在所有 NSCLC 中频率为 1% ～ 2%。除了 NSCLC，ROS1 在其他肿瘤中也有被报道，如胶质母细胞瘤、炎症性肌纤维母细胞瘤、胆管癌、卵巢癌、胃癌、结肠癌等。ROS1 融合的伴侣也多种多样，其中以 CD74 最为常见。针对 ROS1 靶向药可以抑制 ROS1 激活，从而抑制肿瘤生长。

二、ROS1 靶向药

ROS1 与 ALK 的高度同源性，因此一些针对 ALK 的靶向药也对 ROS1 有效，如克唑替尼、塞瑞替尼及劳拉替尼等。克唑替尼在 2011 年被 FDA 获批治疗 ALK 阳性 NSCLC 后，于 2016 年被获批治疗 ROS1 融合 NSCLC。此项批准基于一项 Ⅱ 期试验，纳入了 50 例 ROS1 阳性的 NSCLC 患者，其中 80% 使用过化疗，克唑替尼 ORR 为 72%，中位 PFS 为 19.2 个月，随后针对亚洲人群的试验也证明了克唑替尼在 ROS1 融合患者中的疗效。

针对 ALK 融合的第二代靶向药塞瑞替尼及第三代靶向药劳拉替尼也对 ROS1 融合有效，一项评估塞瑞替尼在 ROS1 阳性患者中疗效的 Ⅱ 期临床试验结果显示，塞瑞替尼的 ORR 为 62%，整体 PFS 为 9.3 个月，其中在未使用过克唑替尼治疗的初治患者中，其 PFS 为 19.3 个月。针对劳拉替尼的临床试验也显示在初治 ROS1 阳性患者中，其 ORR 为 62%；在克唑替尼耐药后，其 ORR 为 35%，均展现出一定的效果。

恩曲替尼最近也被 FDA 批准治疗 ROS1 阳性的非小细胞肺癌，此项适应证获批是基于来自 Ⅱ 期试验 STARTRK-2、Ⅰ 期试验 STARTRK-1 和 Ⅰ 期试验 ALKA 的综合分析，结果显示恩曲替尼在 ROS1 阳性 NSCLC 中 ORR 为 77%，其中 PFS 为 19 个月，其中颅内 ORR 为 55%，提示恩曲替尼在此类患者中效果较好。洛普替尼是一种强力的抗 ROS1/TRAK-C/ALK 的抑制剂，其在初期临床试验中对 ROS1 阳性的 NSCLC 也展现出了疗效。

第五节　*BRAF* 基因

一、背景

BRAF 基因突变在多种肿瘤中被报道过，最常见于黑色素瘤。*BRAF* 基因编码的蛋白是一种丝 / 苏氨酸蛋白激酶，为 RAS-RAF-ERK 通路上游调节分子，在 MAPK/ERK 信号通路中发挥重

要作用。BRAF 的激活突变可以使 MAPK 通路持续激活，从而促进细胞生长、增殖。BRAF 突变方式多种多样，最常见的是发生在第 15 号外显子的突变，其中 50% 以 V600E 突变为主，该突变使编码的缬氨酸转变为了谷氨酸，提高了 BRAF 激酶活性，使其不依赖于上游 RAS 活性而导致下游通路持续激活。针对 BRAF 突变的靶向药在多种癌症临床试验中取得了不错的效果，主要是黑色素瘤、肺癌及结肠癌。

二、BRAF 靶向药

BRIM-3 探索了 BRAF 抑制剂维罗非尼在 Ⅲc/Ⅳ 期 BRAF V600 突变的黑色素瘤中的效果，结果显示，相对于达卡巴嗪，维罗非尼展现出更好的 PFS 和 OS，因此维罗非尼单药获批用于 BRAF V600 突变的晚期黑色素瘤。而后的 BREAK-3 和 METRIC 也分别证实了 BRAF 抑制剂达拉非尼及 MEK 抑制剂曲美替尼作为单药治疗在 BRAF V600 突变的晚期黑色素瘤效果优

于达卡巴嗪。随着单药的获批，关于 BRAF 和 MEK 抑制剂的联合用药也随之进入临床试验。COBRIM 对比了维罗非尼联合考比替尼对比维罗非尼联合安慰剂在 BRAF V600E 突变晚期黑色素瘤患者中的疗效，结果显示，双靶联合组明显延长了 PFS 和 OS，效果优于维罗非尼单药。COMBI-v 和 COMBI-d2 项临床试验分别对比了达拉非尼和曲美替尼联合治疗与维罗非尼和达拉非尼单药疗效差异，结果显示达拉非尼联合曲美替尼双靶向治疗效果明显优于单药，获批用于 BRAF V600E 突变晚期黑色素瘤一线治疗。

一项 Ⅱ 期试验显示在经治的 BRAF V600E 突变 NSCLC 患者中，达拉非尼和曲美替尼联合治疗 ORR 为 60%，疾病控制率（disease control rate，DCR）达 78.9%；而在初治患者中，也显示出了同样的疗效，其 ORR 和 PFS 分别为 64% 和 10.9 个月；因此达拉非尼联合曲美替尼为 BRAF V600E 突变晚期肺癌患者提供了新的治疗方案。

第六节　MET 基因

一、背景

MET 编码肝细胞源性生长因子受体（hepatocyte growth factor receptor，HGFR），而肝细胞性生长因子（hepatocyte growth factor，HGF）是目前已知的唯一配体。当 HGFR 与 HGF 结合时，可以激活下游的 PI3K/Akt/mTOR、Ras-MAPK 等通路。MET 通路异常激活方式很多，包括 MET 蛋白过表达、基因扩增、重排和突变。在 NSCLC，MET 扩增或突变被认为是肺癌驱动基因。继发性 MET 扩增最早被发现与 EGFR 耐药紧密相关，而原发性 MET 扩增在腺癌中的比列约为 2%。MET 突变主要发生在第 14 号外显子，其中第 14 号外显子可变剪切突变也被认为是 NSCLC 重要驱动突变，也称为 MET 外显子 14 号跳突，有约 3% 的 NSCLC 患者携带此突变，而在肉瘤样癌中有约 7.7% 具有 MET 外显子 14 号跳突。

二、针对 MET 外显子 14 号跳突的靶向药

针对 MET 外显子 14 号跳突的靶向药在临床

试验中取得令人振奋的效果，主要有卡马替尼、特泊替尼及国产沃利替尼等。一项 Ⅱ 期临床试验 GEOMETRY mono-1 评估了卡马替尼在 MET 外显子 14 号跳突患者中的疗效，其中经治患者 ORR 为 40.6%，DCR 为 78.3%，中位 PFS 为 5.42 个月；而初治患者 ORR 为 67.9%，DCR 为 96.4%，中位 PFS 为 9.69 个月。在有颅转移人群中，颅内 ORR 为 54%，DCR 高达 92.3%。这些结果确定了卡马替尼在 MET 外显子 14 号跳突晚期非小细胞肺癌患者中的疗效，基于此研究，最近 FDA 批准卡马替尼用于 MET 外显子 14 号跳突 NSCLC。一项 Ⅱ 期试验 VISION 研究结果显示，在携带 MET 外显子 14 号跳突患者中，特泊替尼的 ORR 为 42.4%，缓解持续时间（duration of response，DOR）为 12.4 个月，安全性良好，是针对 MET 外显子 14 号跳突患者的有力武器。在一项 Ⅱ 期临床试验中，纳入了 41 例 MET 外显子 14 号跳突患者，其中 11 例患者肺肉瘤样癌，沃利替尼的 ORR 为 54.8%，DCR 超过 90%，疗效同样令人十分满意。

第七节　RET 基因

一、背景

RET 基因编码蛋白也是一种受体酪氨酸激酶，其参与的细胞通路与生长、转移和分化相关。RET 融合与其他驱动基因如 EGFR、KRAS、ALK、HER2 和 BRAF 改变互斥，发生在 1% ～ 2% 的非小细胞肺癌患者中；而在甲状腺乳头状癌中，这一比例为 10% ～ 20%。目前已经有至少 12 种 RET 融合伴侣被发现，其中以驱动蛋白家族成员 5B（kinesin family member 5B，KIF5B）最为常见。同时，RET 激活突变也被认为参与了甲状腺髓样癌的发生发展，高达 60% 的甲状腺髓样癌携带 RET 激活突变。

二、靶向 RET 的药物

目前临床上常用的针对 RET 融合的靶向药多为多靶点药物，包括凡德替尼、卡博替尼、仑伐替尼、舒尼替尼、索拉非尼及阿雷替尼等。II 期临床试验 LURET 研究显示，凡德替尼的 ORR、DCR、中位 PFS 及 1 年 OS 分别为 47%、90%、4.7 个月及 47%。一项评估卡博替尼在 RET 融合的 NSCLC 中效果的 II 期试验提示，卡博替尼的 ORR 为 28%，中位 PFS 为 5.5 个月，中位 OS 为 9.9 个月。

而针对 RET 融合的选择性抑制剂也在初期临床试验中崭露头角。LIBRETTO-001 试验纳入了 RET 融合的 NSCLC、RET 突变的甲状腺髓样癌患者，结果显示，LOXO-292 在初治 RET 融合 NSCLC 患者中 ORR 为 84%，在经治患者中 ORR 为 64%，DOR 为 17.5 个月；在 RET 突变的甲状腺髓样癌中，ORR 为 69%，DOR 超过 6 个月患者的比例约为 76%，确定了 LOXO-292 在 RET 阳性 NSCLC 和甲状腺癌中的有效性。I 期临床试验 ARROW 评估了 BLU-667 用于 RET 驱动的 NSCLC 和甲状腺髓样癌的效果，在 RET 融合的 NSCLC 中，其 ORR 和 DCR 分别为 58% 和 96%，在 RET 突变的甲状腺髓样癌中，ORR 为 56%，DCR 为 97%。

第八节　成纤维细胞生长因子受体

一、背景

成纤维细胞生长因子受体（fibroblast Growth factor receptor，FGFR）基因 1 ～ 4 均可以发生突变、融合或扩增，参与多种癌症的发生、发展。在癌症中最常发生突变的是 FGFR3 基因，通常发生在配体结合区，造成下游通路持续激活；FGFR2/3 可在融合的伴侣基因影响下发生二聚化，从而持续激活；在 FGFR 高拷贝扩增患者中，FGFR 蛋白表达量也增加，加强下游通路激活。异常的 FGFR 可导致 RAS-MAPK，PI3K-AKT-mTOR 通路激活，主导肿瘤增殖、分化。FGFR 抑制剂在尿路上皮癌和胆管癌中均取得了突破性进展。

二、FGFR 靶向药

目前针对 FGFR 靶向药多为多靶点药物，如安罗替尼、普纳替尼、仑伐替尼及尼达尼布等，而针对 FGFR 驱动癌症的选择性抑制剂如厄达替尼、培米替尼等也在初期临床试验结果中崭露头角。约 20% 的晚期尿路上皮癌携带 FGFR3 突变，一项评估厄达替尼在 FGFR 驱动的尿路上皮癌中效果的 I 期试验纳入了 74 例 FGFR3 突变和 25 例 FGFR2/3 融合患者，结果显示厄达替尼在此类患者中 PFS5.5 个月，OS 达到了 13.8 个月，其中 ORR 为 40%，DCR 达 79%。其中，在 FGFR3 突变患者中，ORR 达 49%，在 FGFR 融合患者中，ORR 率仅为 16%。

约有 15% 的肝内胆管癌携带 FGFR2 融合，一项 II 期试验结果显示，培米替尼在 FGFR2 融合的晚期胆管癌患者中，ORR 为 36%，DCR 超过 80%，DOR 为 7.5 个月，PFS 为 6.9 个月，中位 OS 为 21.1 个月；在有其他 FGF/FGFR 改变或无改变患者中，没有人达到缓解；这些患者 PFS 分别为 2.1 个月和 1.7 个月，中位 OS 分别为 6.7 个月和 4.0 个月。

第九节　神经营养因子酪氨酸激酶

一、背景

神经营养因子酪氨酸激酶（neurotrophin tyrosine kinase，NTRK）家族包括 NTRK1、NTRK2、NTRK3 三个不同的成员，其编码蛋白质为原肌肉球蛋白受体激酶（tropomyosin receptor kinase，TRK），分别为 TrKA、TrKB 和 TrKC。NTRK 融合被认为参与多种实体瘤，如肺癌、结直肠癌、乳腺癌、胆管癌及儿童实体瘤等的发生、发展，在 NSCLC 突变谱中占 0.2%。

二、NTRK 靶向药

目前针对 NTRK 融合的靶向药主要有恩曲替尼和拉罗替尼。一项篮子试验纳入了 55 例、18 种携带 NTRK 融合的实体瘤，拉罗替尼的 ORR 达到了 75%，1 年 PFS 为 55%。基于 II 期 STARTRK-2、I 期 STARRTRK-1 和 I 期 ALKA-372-001 的综合分析，结果显示 54 例 NTRK 融合实体瘤的 ORR 为 57.4%，DOR 为 10.4 个月，中位 PFS 为 11.2 个月，中位 OS 为 20.9 个月。目前，拉罗替尼和恩曲替尼已被美国 FDA 批准用于 NTRK 融合实体瘤，成为泛瘤种靶向药的代表。

第十节　总　　结

目前关于肿瘤的靶向药已经有很多种，新的靶点也在逐渐出现，肿瘤治疗正式进入了精准医疗的时代。精准诊断是精准治疗的前提，全面分析检测肿瘤驱动基因突变，选用合适的靶向药，能给患者提供最佳的治疗策略，带来生存获益。

（王辰辰　赵一鸣　郭伟剑　韩宝惠）

参考文献

Facchinetti F, Hollebecque A, Bahleda R, et al, 2020. Facts and New Hopes on Selective FGFR Inhibitors in Solid Tumors. Clin Cancer Res, 26(4): 764-774.

Luke JJ, 2019. Comprehensive clinical trial data summation for BRAF-MEK inhibition and checkpoint immunotherapy in metastatic melanoma. Oncologist, 24(11): e1197-e1211.

Salgia R, Sattler M, Scheele J, et al, 2020. The promise of selective MET inhibitors in non-small cell lung cancer with MET exon 14 skipping. Cancer Treat Rev, 87: 102022.

Seebacher NA, Stacy AE, Porter GM, et al, 2019. Clinical development of targeted and immune based anti-cancer therapies. J Exp Clin Cancer Res, 38(1): 156.

Tray N, Taff J, Adams S, 2019. Therapeutic landscape of metaplastic breast cancer. Cancer Treat Rev, 79: 101888.

第 26 章　精准化学治疗

尽管目前的精准治疗更偏向于靶向治疗和免疫治疗，但精准化疗在精准治疗中的地位也不容忽视。本章主要从典型药物特点和例子着手，从不良反应的精准控制、精准化疗传统药物、精准化疗新药、精准耐药、精准人群的化疗疗效预测和预后、精准化疗时间等几个方面，进行简单阐述。

第一节　不良反应的精准控制

目前常见的实体肿瘤化疗药物包括氟尿嘧啶类、铂类、紫杉烷类、伊立替康、蒽环类、吉西他滨等药物。由于抗癌药的作用机制不同，其不良反应也有不同特点，对于不良反应的控制也需要精准。

一、根据出现时间分类

根据出现的时间，药物不良反应可分为急性不良反应、近期不良反应及远期不良反应。急性不良反应指的是使用药物后即刻到 24 小时内出现的不良反应，如过敏、局部刺激、恶心、呕吐、发热等。近期不良反应指的是使用抗肿瘤药物后 4 周内出现的反应，如骨髓抑制、脱发、口腔炎、腹泻、脏器功能受损等。远期不良反应指的是使用抗肿瘤药物 4 周后出现的不良反应，如迟发性心脏毒性、甲状腺功能减退、肾上腺功能减退、迟发性骨髓抑制、诱发肿瘤、免疫功能抑制、不孕不育等。

二、根据局部反应和全身不同系统分类

抗肿瘤治疗的全身反应几乎可以累及所有系统，包括一般状况、血液系统、心血管系统、消化系统、呼吸系统、泌尿生殖系统、皮肤、神经系统、内分泌代谢系统和骨骼肌肉系统。临床上急性不良反应和近期不良反应较常见，也容易引起重视并得到处理。随着肿瘤治疗疗效的提高，近年来在长期生存的患者中，远期不良反应如治疗相关心脏毒性等日益受到重视。

部分不良反应为大部分抗肿瘤药物共同具备的，如恶心和呕吐等消化道反应、骨髓抑制、肝肾功能受损等；有一些不良反应则是相关药物比较特异性的，都应熟练掌握，如紫杉醇引起的急性过敏、蒽环类药物引起的心脏毒性、顺铂引起的肾毒性、奥沙利铂引起的相关神经毒性、伊立替康引起的胆碱能综合征及腹泻、分子靶向药物易引起的皮疹、手足皮肤反应、高血压、蛋白尿等。

三、不良反应分度

抗肿瘤药物的不良反应的严重程度可以采用一定的标准来评价，对于不同程度的药物不良反应处理方式不同。目前国际上通用的是 WHO 标准及 CTCAE 标准。WHO 标准将不良反应分为 Ⅰ～Ⅳ度，Ⅰ度是轻度反应，Ⅱ度是中度反应，Ⅲ度是严重反应，Ⅳ度是可以致命的严重不良反应。CTCAE 在基于下述基础原则的基础上运用独特的临床描述将不良事件（AE）的严重程度分为 1～5 级。① 1 级：轻度，无症状或轻度症状，仅临床或诊断发现，无须治疗；② 2 级：中度，最小的、局部的或非侵入性治疗指征，年龄相关工具性日常生活活动受限；③ 3 级：重度或重要医学意义，但不会立即危及生命，住院治疗或延长住院时间指征，致残，自理性日常生活活动受限；④ 4 级：危及生命，需紧急治疗；⑤ 5 级：死亡。在临床工作过程中需对化疗药物不良反应严重程度准确分级并采取相应的处理措施。

四、熟练把握药物可能出现的不良反应并进行处理

化疗所致恶心呕吐（CINV）是肿瘤内科治疗的常见不良反应，以 CINV 为例，肿瘤医生应熟练掌握化疗药物所致恶心呕吐的类型，以及相应的预处理及处理措施。化疗所致恶心呕吐在临床上分为以下几种常见类型。①预期性呕吐：发生于曾接受化疗的患者，在下一次化疗前即出现恶心呕吐，其发生常与既往化疗不愉快的体验相关。②急性呕吐：化疗后数分钟至数小时发生，高峰通常持续 5～6 小时，常在 24 小时内缓解。③延迟性呕吐：在化疗 24 小时后发生，常发生于接受顺铂、环磷酰胺和蒽环类药物治疗的患者。④暴发性呕吐：在预防性处理之后仍然出现的呕吐，并且需要给予止吐药物解救治疗的恶心呕吐反应。⑤难治性呕吐：在既往的化疗周期中进行预防性和（或）解救性止吐治疗失败，而在后续化疗周期仍然出现的呕吐。化疗致吐药物的分级，临床普遍采用的是 4 分级法，该分级方法将化疗药物按照未进行预防处理时发生急性呕吐的风险分为高度、中度、低度和轻微 4 个致吐风险等级，分别对应急性呕吐发生率 > 90%、30%～90%、10%～30% 和 < 10%。高度致吐性药物包括顺铂 > 50mg/m^2、氮芥、环磷酰胺、链佐星、卡莫司汀、AC（多柔比星、环磷酰胺）方案、多柔比星 > 60mg/m^2、表柔比星 > 90mg/m^2、异环磷酰胺单次剂量 > 2g/m^2；中度致吐性药物包括顺铂 < 50mg/m^2、奥沙利铂、三氧化二砷、卡铂、阿糖胞苷 > 200mg/m^2、环磷酰胺 < 1.5g/m^2、伊立替康、多柔比星 < 60mg/m^2、去甲氧柔红霉素、甲氨蝶呤 > 250mg/m^2、卡莫司汀 < 250mg/m^2、表柔比星 < 90mg/m^2、替莫唑胺、异环磷酰胺单次剂量 < 2g/m^2；低度致吐性药物包括紫杉醇、多西紫杉醇、脂质体多柔比星、培美曲塞、丝裂霉素、吉西他滨、阿糖胞苷 100～200mg/m^2、氟尿嘧啶、甲氨蝶呤 50～250mg/m^2；轻微致吐性药物包括博来霉素、氟达拉滨、长春新碱、长春瑞滨、阿糖胞苷 < 100mg/m^2、贝伐珠单抗、甲氨蝶呤 < 50mg/m^2、利妥昔单抗、曲妥珠单抗、西妥昔单抗、帕尼单抗、硼替佐米。

不同程度致吐性药物急性及迟发性呕吐采取不同的处理措施，也体现了人们可精准把控药物不良反应（表 26-1）。

表 26-1　化疗药物致吐的分类与处理

	急性	迟发性
高致吐性	5-HT$_3$＋地塞米松＋阿瑞匹坦（＋氯普唑仑＋H$_2$ 受体拮抗剂或 PPI）	地塞米松＋阿瑞匹坦（＋氯普唑仑＋H$_2$ 受体拮抗剂或 PPI）
中致吐性	5-HT$_3$＋地塞米松（＋阿瑞匹坦）（＋H$_2$ 受体拮抗剂或 PPI）	地塞米松或阿瑞匹坦（＋氯普唑仑）或 5-HT$_3$ 或甲氧氯普胺（＋苯海拉明＋H$_2$ 受体拮抗剂或 PPI）
低致吐性	地塞米松或氯丙嗪或甲氧氯普胺（＋苯海拉明＋H$_2$ 受体拮抗剂或 PPI）	
很低致吐性	不预防用药，若有推荐地塞米松或甲氧氯普胺	

第二节　精准药物剂量

精确的药物可以确保患者得到最合适的治疗，从而获得经济有效地治疗。化疗前进行精准的生物标志物检测有助于提供化疗疗效的参考。以胃癌为例，氟尿嘧啶类药物是胃癌常见的化疗药物，胸腺嘧啶磷酸化酶（TP）是参与 5-FU 代谢中的一种关键的酶，它是催化 5-FU 在细胞内转化为其活性成分氟脱氧一磷酸尿苷所必需的酶之一，同时还催化氟尿嘧啶类衍生物，如卡培他滨、替加氟、去氧氟尿苷等药物在体内转化为 5-FU。在氟尿嘧啶和铂类为主的化疗患者中，TP 和 GADD45A 的高表达，与患者对化疗的零反应和低生存率相关。患者体内 15-PGDH 水平高表达、Foxp3 表达 Tregs 浸润水平升高、树突状细胞密度增高和 B7-H4 低表达，可使患者的 OS 延长。另外，化疗前 P53 免疫染色阳性和 P53 突变状态是预后和治疗反应的预测因素。

相比联合化疗方案，对于单一药物化疗敏感性生物标志物的检测，其实是我们更为关心的问题。Giampieri 等和 Fareed 等开展的研究结果表明，错配修复缺陷、肿瘤退行性变和 ERCC1 核

蛋白表达预测铂类化疗的患者预后良好。Naka 等的报道提示有机阳离子转运体 2（OCT2）的表达增加可预测患者对顺铂的反应。Kubo 等和 Okada 等研究发现 FoxM1 的过度表达也增强了对多西他赛的耐药。

除上述因素外，基因多态性和 microRNA 通路等因素也是药物化疗反应的参考指标。例如，Blank 等评价 2 种 MTHFR 基因多态性化疗的预后及预测价值，MTHFP A1298C 多态性与不良预后相关，并作为胃癌化疗的独立阴性预后因素。Jia 等探讨死亡相关蛋白 -3（DAP-3）在胃癌化疗疗效及预后评估中的作用，其高表达与预后有关。Teng 等提示 Lin28/microRNA 通路可能是 Lin28 调控的一条信号通路，与化疗耐药有关。

在用药剂量方面，根据不同患者代谢基因型不同需要调整药物剂量，最常见的是 UGT1A1 和伊立替康剂量调整。UGT1A1 基因是 UGT 基因家族中的一员，位于染色体 2q37 上，包括 5 个外显子，以插入、缺失和单核苷酸多态性等形式造成序列间很大的个体差异。目前，已发现该基因的 113 个不同突变体。这些突变体可造成 UGT1A1 蛋白酶活提高或降低，甚至无活性的酶表型。伊立替康的代谢产物经 ATP 结合盒子（ABC）转运体排入胆汁，经胆汁循环进入小肠，在小肠内经 6-β 羟化酶转化为 SN-38，再由肠道内 UGT1A1 转化为 SN-38G 代谢至体外。在伊立替康的代谢过程中，血液和肠道中的 SN-38 水平过高可导致人体出现粒细胞减少和迟发性腹泻。现有很多临床研究支持 UGT1A1*28 多态性可以预测伊立替康引起的毒副反应，且 NCCN 临床指南也推荐接受伊立替康治疗的患者治疗前应完善 UTG1A1 基因检测以预测患者是否会发生严重的粒细胞缺乏或迟发性腹泻。若为 UGT1A1*28 纯合突变患者，建议伊立替康用药减量 30% 以避免引发严重不良反应。

第三节　精准化疗耐药

精准医学对化疗药物耐药有 2 个目的：一是确定是否存在耐药，二是确定活化耐药机制的性质。在开始治疗之前和治疗过程中对患者进行筛查，可以通过预测肿瘤反应改善癌症诊断。以顺铂为例，个性化的治疗将提高铂类化疗的疗效，降低其毒性，通过确定生物标志物或生物标志物的组合来预测患者顺铂的敏感性和耐药性。

顺铂是治疗各种癌症的临床支柱，但许多肿瘤对其产生了耐药，其源于 3 个总体机制：增加 DNA 修复、改变药物细胞的积聚和增加药物细胞的灭活。ERCC1 已经在各种癌症中得到广泛的研究，是顺铂耐药最有前景的生物标志物，且仍有许多机会和领域有待进一步研究。ERCC1 全称为切除修复交叉互补基因 1，是核苷酸切除修复系统（NER）的主要成员，ERCC1 的 5'-3' 核酸内切酶活性能与 XPF 形成二聚体共同完成 DNA 损伤链的切割，在维持体内 DNA 结构的稳定性和完整性有重要作用。ERCC1/XPF 二聚体识别 DNA 链上的错配区域，并形成核苷酸切除修复复合体，将错配区域成修复好的 DNA。ERCC1 的表达水平与顺铂等化疗疗效间存在负相关，关于 ERCC1 与铂类耐药之间的关系，已得到了大多数科学家的认同，均认为 ERCC1 表达水平与肿瘤患者对铂类的化疗反应呈反比。NER、CTR1 和 CTR2、OCT2、ATP7A 和 ATP7B、GST 和金属硫蛋白的其他成分也有可能成为有效的顺铂生物标志物，并将受益于其他临床研究。由于对顺铂的耐药性是多层次和多因素的，根据癌症的类型和分期，不同的机制可能被激活。患者体内很可能会激活多种耐药机制。虽然一种生物标志物可能不能完全为所有癌症提供信息，但结合生物标志物的表达和多态性筛选可能会产生一种全面的方法来阐明患者的耐药状态。

精确医学的目标是在临床上产生更好的药物反应。预测肿瘤对化疗药物的反应及耐药类型有助于做出明智的决定，可以根据疾病的生物学特性来调整化疗方案。

第四节　精准新药

尽管化疗已经成功地提高了肿瘤患者的生存率，但传统化疗仍有一些局限性，与靶向治疗或免疫治疗相比生存期相对较短。药物传递系统一直是人们关注的一个领域，以克服传统化疗的这些缺点。本节将介绍 2 个有代表性的精准化疗新药。

一、白蛋白结合型紫杉醇

白蛋白结合型紫杉醇是一种白蛋白结合的稳定紫杉醇纳米制剂，旨在克服传统溶剂紫杉醇的不溶性。白蛋白紫杉醇的优点是它需要较短的输注时间（30 分钟 vs. 3 小时），可以避免过敏反应，且其血液毒性、神经毒性及消化道毒性均低于紫杉醇注射液及紫杉醇脂质体。虽然白蛋白紫杉醇不是每 3 周给药 1 次，其每周给药可能不太方便，但它在管理或避免重大不良事件方面可能是有益的。

国内外相关指南规定，在接受紫杉醇或多西他赛治疗后出现过敏反应的患者中，或在抗过敏用药无法使用的情况下，白蛋白紫杉醇可以替代紫杉醇或多西他赛。在我国，白蛋白紫杉醇已经应用于胰腺癌、乳腺癌和肺癌的治疗。

二、抗体药物结合物（ADC）

20 世纪初 Paul Ehrlich 最早提出 ADC 药物的构思。1958 年 Mathe 首次将抗鼠白细胞免疫球蛋白与甲氨蝶呤偶联用于白血病的治疗，拉开了抗体偶联药物的研究序幕。抗体药物结合物是靶向给药系统之一。ADC 是一种抗体复合物，该抗体与一种生物活性细胞毒剂相连接，该细胞毒剂将被特异性地传递给癌细胞。它们使用的抗体具有肿瘤细胞表面蛋白的特异性，因此具有传统药物无法达到的肿瘤特异性和效力。设计用于癌症治疗的有效抗体 - 药物结合物需要选择合适的靶点、针对靶点的单克隆抗体、有效的细胞毒效应分子，以及单克隆抗体与细胞毒药物的结合。在过去的

10 年，brentuximab vedotin 和 ado-trastuzumab emtansine 已经批准用于临床。adcetris（活性成分 brentuximab vedotin）在结构上包括抗 CD30 抗体 brentuximab（cAC10）、单甲基 auristain E（MMAE）和连接两者的二肽（Val-Cit）类可裂解连接区（Linker）3 个部分，Linker 将 MMAE 与 brentuximab 相偶联，每分子 brentuximab 平均携带 4 个 MMAE 分子，得到的 brentuximab vedotin 分子量约为 153kDa。brentuximab 是由鼠抗 CD30 单抗 cAC10 的可变区与人抗体稳定区组成的嵌合 IgG1，小分子 MMAE 是一种天然的微管蛋白抑制剂 dolastatin 10 的衍生物，具有破坏细胞微管的效果。当 adcetris 经静脉输注进入人体后，brentuximab 的靶向效果将偶联物富集于 CD30 高表达的肿瘤中，并经抗体介导的细胞内吞效果（ADCP）被内化进入溶酶体，随后 linker 被细胞内蛋白酶水解释放出 MMAE，MMAE 与细胞质的微管蛋白结合阻滞细胞周期，完全杀死肿瘤细胞，在提高抗肿瘤活性的同时也降低了化疗药物的毒副效果。T-DM1 是一种以 HER-2 为靶点的抗体 - 药物共轭物，由曲妥珠单抗、稳定的硫醚键和细胞毒类药物美坦辛（DM1）构成。T-DM1 进入体内后与 HER-2 受体结合后进行受体 - 介导内化，随后该药物经溶酶体降解，美坦辛降解产物在细胞内释放发挥抗肿瘤作用。另外，几种有前途的抗体 - 药物结合物目前正在进行后期临床试验。目前的工作重点是确定更好的靶点、更有效的细胞毒性有效载荷及抗体药物连接技术的进一步改进。提高对抗体 - 药物结合活性的机制的理解将有助于设计与其他药物的合理组合疗法，包括免疫疗法。

第五节　精准人群

化疗药物在各个癌肿中广泛应用于辅助治疗和姑息治疗，通过其对特定癌种或特定部位肿瘤的药物反应判断，精准人群预测是必然趋势。以氟尿嘧啶为基础的辅助化疗在结肠癌患者中的应用为例，有希望开发一种新的定位特异性预测特征，以选择最有可能受益于术后氟尿嘧啶的患者。

目前，以氟尿嘧啶为基础的辅助化疗被广泛用于高危 II 期和 III 期结肠癌患者的一线全身治疗癌症。先前的研究表明，只有一组患者对最初的

化疗有反应，并且治疗反应受原发肿瘤解剖位置（左右）的影响。对于传统的 5-FU 为主的治疗，与仅接受治疗性手术的患者相比，接受治疗的右侧结肠癌患者有明显的生存效益，但左侧结肠癌患者没有类似结果，显示以氟尿嘧啶为基础的辅助化疗对双侧结肠癌反应不同。

通过研究表明，基于结肠癌不同原发肿瘤部位患者对以氟尿嘧啶为基础的辅助化疗反应的差异，开发了基于相对表达式顺序的特征来预测 II ～ III 期右侧结肠癌或左侧结肠癌患者对以

氟尿嘧啶为基础的辅助化疗反应，并在独立的数据集中进行验证。借助这些特征，研究了预测应答者和非应答者之间的转录和基因组特征。值得注意的是，在右侧结肠癌和左侧结肠癌中，以氟尿嘧啶为基础的辅助化疗的预测应答者均表现为超突变，而非预测应答者则表现为频繁的拷贝数变化。

另外，研究比较了高危 Ⅱ 期和 Ⅲ 期结直肠癌患者在不同病理标志物表达情况下的生存率，并用来自肿瘤基因组图谱的结肠癌样本来验证初步结果。结果证实 TOP Ⅱ α、EGFR 和 P170 可能是个体化化疗的充分预测指标。TOP Ⅱ α 阳性、EGFR 和 P170 阴性时，FOLFOX 是 Ⅱ 期高危和 Ⅲ 期结直肠癌的最佳辅助化疗方案。

第六节　精准时间

除了上述提到的各种化疗相关精准因素外，化疗药物的应用时间也需要精准，尤其是对于术后辅助治疗的患者，此谓精准时间。目前最为典型的例子即与肠癌辅助治疗相关的 IDEA 研究。

考虑到奥沙利铂的使用与累积性神经毒性有关，较短的治疗时间可以避免毒性效应和健康支出。IDEA 研究总共纳入了 12 834 名患者，共报道了 3263 起疾病复发或死亡事件，总体研究人群中并未证实治疗 3 个月与治疗 6 个月的不劣性（危险比为 1.07；95% CI：1.00 ~ 1.15）。但是，短期 CAPOX 方案证实了治疗 3 个月与治疗 6 个月的不劣性（危险比：0.95；95%CI：0.85 ~ 1.06），而短期 FOLFOX 方案并未证实（危险比：1.16；95%CI：1.06 ~ 1.26）。在联合治疗方案的探索性分析中，在 T1、T2、T3 和 N1 患者中，证实了治疗 3 个月后，6 个月的不劣性及三年无病生存率分别为 83.1% 和 83.3%（危险比：1.01；95%CI：0.90 ~ 1.12）。在分类为 T4、N2 或两者兼而有之的患者中，联合治疗 6 个月的无病生存率优于 3 个月者（64.4% vs. 62.7%）（危险比：1.12；95%CI：1.03 ~ 1.23；P=0.01）。结果表明，在接受 FOLFOX 或 CAPOX 辅助治疗的 Ⅲ 期结肠癌患者中，治疗 3 个月与治疗 6 个月相比，在整个人群中未被证实是非劣效的。然而，在接受 CAPOX 治疗的患者中，治疗 3 个月和治疗 6 个月同样有效，尤其是在低风险亚组。因此，对化疗时间的精准把控有助于在保证疗效的同时减少不良反应。

综上所述，我们可以看到，精准化学治疗在精准治疗中仍有不可忽略的地位，其价值仍有待进一步开发和探索。

（袁家佳　沈　琳）

参 考 文 献

Amable L, 2016. Cisplatin resistance and opportunities for precision medicine. Pharmacol Res, 106: 27-36.

Benson AB 3rd, Venook AP, Cederquist L, et al, 2017. Colon cancer, Version 1.2017, NCCN clinical practice guidelines in oncology. J Natl Compr Canc Netw, 15(3): 370-398.

Grothey A, Sobrero AF, Shields AF, et al, 2018. Duration of adjuvant chemotherapy for stage Ⅲ colon cancer. N Engl J Med, 378(13): 1177-1188.

Han Y, Lu S, Yu FD, et al, 2016. Sci Rep. A comparative analysis and guidance for individualized chemotherapy of stage II and Ⅲ colorectal cancer patients based on pathological markers.Sci Rep, 6: 37240.

Kubo T, Kawano Y, Himuro N, et al, 2016. BAK is a predictive and prognostic biomarker for the therapeutic effect of docetaxel treatment in patients with advanced gastric cancer. Gastric Cancer, 19(3): 827-838.

Senapati S, Mahanta AK, Kumar S, et al, 2018. Controlled drug delivery vehicles for cancer treatment and their performance. Signal Transduct Target Ther, 3: 7.

Song K, Zhao Wr, Wang W, et al, 2018. Individualized predictive signatures for 5-fluorouracil-based chemotherapy in right- and left-sided colon cancer. Cancer Sci, 109(6): 1939-1948.

Thomas A, Teicher BA, Hassan R, 2016. Antibody-drug conjugates for cancer therapy. Lancet Oncol, 17(6): e254-e262.

第 27 章 精准免疫治疗

近年来，以 CTLA-4 和 PD-1/PD-L1 抑制剂为代表的免疫治疗取得了极大的成功。PD-1/PD-L1 抑制剂可有效提高整体治疗有效率，为患者带来长期生存获益。但是免疫治疗存在单药治疗有效率较低的缺点，即使通过联合治疗，仍有部分患者出现原发性耐药。如何通过有效的手段，挑选出免疫治疗可能有效的人群，成为目前临床实践的焦点问题。肿瘤基因组特点、免疫微环境特征和临床特征为目前涌现出来对免疫治疗有指导意义的三大方面。本章将从以上方面对精准免疫治疗进行探讨。

第一节　肿瘤基因组特征

一、肿瘤突变负荷和肿瘤新抗原

非同义突变是肿瘤基因组变异的重要组成成分。"非同义"意味着突变基因编码的抗原肽与对照抗原肽相比，氨基酸序列产生了差异，因此是新抗原肽产生的主要来源。肿瘤新抗原具有被 T 细胞识别为"异体"的潜能，而人体适应性免疫系统的激活依赖对肿瘤新抗原进行有效识别。肿瘤突变负荷（tumor mutation burden，TMB）的定义为肿瘤基因组中每百万碱基发生非同义突变的数量，在一定程度上反映了新抗原产生的相对水平。从理论上讲，肿瘤产生和释放的新抗原越多，抗肿瘤免疫激活强度就越高。在基于 Checkmate-026 临床试验的一项回顾性探索分析中，研究团队发现 TMB-high 的群体对 nivolumab 具有更好的免疫应答。相较 PD-L1 的表达水平，TMB 可以更好地预测免疫治疗疗效，这开启了应用 TMB 预测免疫治疗结局的先河。

随着相关研究的不断深入，目前各个瘤种尝试使用 TMB 预测免疫治疗疗效的证据正在逐步累积，如非小细胞肺癌、恶性黑色素瘤、头颈部肿瘤、肾癌、小细胞肺癌、尿路上皮癌等。一项涵盖 27 个瘤种的荟萃分析结果显示，TMB 和免疫治疗疗效具有显著相关性。虽然整体结果呈阳性，但 TMB 的预测价值在不同瘤种中具有异质性。首先，不同瘤种间平均 TMB 水平大相径庭，这使得对 TMB 高低的划分存在瘤种间差异。黑色素瘤、非小细胞肺癌为最常见的高 TMB 肿瘤，两者均可作为经典的高免疫活性肿瘤（亦称为热肿瘤），对免疫治疗相对敏感。而另一些瘤种，如肾癌、前列腺癌等为经典的低 TMB 肿瘤，呈现低免疫活性（亦称为冷肿瘤），常对免疫治疗反应不佳。因此 TMB 水平的判定是瘤种特异性的。以中位数、平均数、四分位数等界值划分 TMB 高低，是临床和基础研究中常见的处理方式。其次，TMB 不能预测部分肿瘤免疫治疗疗效。在肾癌和 Merkel 细胞瘤中，TMB 和免疫治疗的相关性不明显，而在 pMMR（proficient mismatch repair）肠癌中，单纯 TMB 完全不具备预测价值，需要与其他指标联合应用。一项大型泛瘤种生物信息学分析指出，肿瘤突变或新抗原的负荷与肿瘤微环境中淋巴细胞浸润程度相关。在肾细胞癌中，尽管突变负荷相对较低，但淋巴浸润较其他瘤种更为丰富，这可能是肾癌尽管 TMB 水平低但仍属于免疫治疗敏感肿瘤背后的原因。另外，即使是在 TMB 预测价值相对高的瘤种中，TMB 也难以将有治疗反应者和无反应者完全区分。无论 TMB 水平有多高，都存在治疗完全无效的可能。以上 3 个方面均提示 TMB 并非完美的预测标志物，除了 TMB，另有决定性因素参与调控肿瘤免疫浸润，从而影响免疫治疗疗效。事实上，从肿瘤遗传信息改变到最终抗肿瘤效应发挥历经多重调控环节，每一个环节都存在复杂的调控机制。

第二代测序技术（next-generation sequencing，NGS）高效助力肿瘤细胞非同义体细胞突变的检测。新抗原首先要被肿瘤细胞表面的 MHC- I 类分子结合为复合物，随后被 CD8$^+$T 细胞识别。细胞外蛋白类突变肽也可结合到抗原提呈细胞表面的 MHC- II 类分子而被 CD4$^+$ 抗原呈递细胞识别，但相比前述 MHC- I 类分子主导的抗原识别过程较为次要。需要注意的是，大部分突变肽段没有免疫原性，即不能结合 MHC 分子，进而诱导免疫反应。事实上，不同类型的突变形成新抗原的数量和质量差异明显。单核苷酸突变（single nucleotide variation，SNV）是最常见的新抗原来源，但此类突变编码的抗原肽与正常肽段序列重叠度高，难以激活抗肿瘤效应。与之相对的，移码突变（frameshift mutation）、基因融合（gene fusion）和剪接变异（splice variant）则被认为能产生更多、更高质量的肿瘤抗原肽，易被 MHC 分子提呈在肿瘤细胞表面，如头颈癌中存在 DEK-AFF2 融合、慢性粒细胞白血病中存在 BCR-ABL 融合、前列腺癌中存在 TMPRSS2-ERG 融合、尤因肉瘤中存在 WES-FLI1 融合、肺腺癌中存在 EML4-ALK 融合等，都可编码强免疫原性的肿瘤新抗原肽，并且能成功预测免疫治疗疗效。一些特殊的突变表型与抗肿瘤免疫增强有关。例如，病毒感染所致的 APOBEC 表型富集了 C ＞ G 和 C ＞ T 变异，与产生疏水性增强的新抗原肽和诱导抗肿瘤免疫相关。另外，肿瘤抗原的克隆性也明显影响 T 细胞的抗原识别能力。新抗原的高度克隆性增生更可能激活特异性 T 细胞反应，而亚克隆抗原的存在则提示预后不良。除此之外，肿瘤细胞分子特征、兴奋/抑制性细胞因子的平衡性、代谢及免疫微环境构成等方面都参与了肿瘤抗原识别的调控，TCR 抗原肽识别谱及 MHC 分子多样性也决定了新抗原识别的效能。由此可见，任何环节的负向调控都可能干扰抗肿瘤免疫的激活。

根据肿瘤新抗原来源进行划分，内在因素（如基因错配修复缺陷）或外在因素（如紫外线、吸烟）引起的 TMB-high 状态也具有本质差异。ESMO 精准医疗工作组提出了通过计算生物学方法对肿瘤新抗原进行预测的应用指南。新抗原预测的标准流程包括 HLA typing、推断突变肽段、预测

HLA 结合和抗原呈递、选择候选新抗原和排序 4 个环节。HLA typing 的方法包括全外显子测序（whole exome sequencing，WES）、全基因组测序（whole genome sequencing，WGS）和转录组分析（RNA-sequencing）。RAN-sequencing 和 WES 可用来推测突变肽段，机器学习算法等工具可预测 HLA 结合和抗原提呈，VAC tools 等工具可用于选择候选新抗原和进行排序。应用这些手段对肿瘤特异性新抗原进行识别、选择和优化，使得肿瘤疫苗、过继 T 细胞输注、CAR-T 治疗等一系列基于新抗原的创新性疗法逐渐成熟。但与此同时，目前在高通量测序深度、抗原预测广度等方面仍存在诸多挑战。例如，通过机器算法得到的预测抗原肽与实验测得的序列相符率仍不是很高，肿瘤多灶异质性影响总体结果等问题仍有待解决。这些都是未来研究的重点。

一些学者提出将 TMB 动态变化作为单次组织 TMB 检测的替代指标。一项黑色素瘤研究发现，治疗前 TMB 仅在未接受免疫治疗亚组中与总体生存（overall survival，OS）相关，而在全人群中与 OS 没有相关性。而治疗前与治疗后 4 周内 TMB 动态变化和免疫治疗疗效与 OS 具有明显相关性。虽然 TMB 动态变化增强了预测价值，但反复组织活检为患者增添了痛苦和经济负担，使得反复组织活检难以进入临床实践。针对这一难题，外周血 cfDNA、ctDNA 检测具有明显优势。检测 cfDNA 不仅无创，而且与组织检测匹配度好。其预测准确性已在 POPLAR、OAK 等临床研究中得到验证。基于外周血 cfDNA、ctDNA 指导的免疫精准治疗已经成为新的临床实践方向。基于液体活检的新一代肿瘤多组学检测技术为临床医生提供了丰富且及时的肿瘤演变信息。不只是 TMB，包括体细胞突变、拷贝数变异、表观遗传学修饰在内的多维度信息都可以通过液体活检精准捕捉。除了肿瘤遗传信息，一些代谢组分的变化也间接反映了肿瘤负荷的改变，具有判断治疗疗效、早期提示疾病复发、预测远期预后的作用。

二、错配修复蛋白缺陷与高度微卫星不稳定状态

错配修复蛋白参与双链 DNA 合成错误的修复与矫正，其组成性缺失或功能失活称为错配修复蛋白缺陷（deficient mismatch repair，dMMR），

可使大量复制错误持续积累。微卫星序列为一段短串联重复序列，其数量的变异性 [即高度不稳定性（microsatellite instability high，MSI-H）] 与错配修复缺陷状态紧密相关。编码错配修复蛋白的基因（MLH1、MSH2、MSH6、PMS2）一旦发生体细胞突变、胚系突变或启动子甲基化修饰，均可使错配修复蛋白缺失，形成 dMMR/MSI-H 状态。dMMR/MSI-H 肿瘤在全瘤种中只占 4% 左右，但在不同瘤种中的占比相差较大。MSI-H 肿瘤更多见于结直肠癌、胃癌及子宫内膜癌，以存在大量插入（insertion）/ 缺失（deletion）突变为特征。插入缺失碱基可致移码突变，引起基因片段整体改变，相较 SNV 而言，dMMR/MSI-H 可产生更加特异性的肿瘤新抗原肽，因此 dMMR/MSI-H 肿瘤多为 TMB-high 肿瘤。需要注意的是，TMB-high 肿瘤中仅 20%～30% 为 MSI-H，因此 MSI-H 是造成 TMB 增加的原因之一，但并非全部原因。MSI-H 肿瘤产生的新抗原具有更强的免疫原性，因此对免疫治疗反应性更高。经由 FDA 批准，pembrolizumab 已经取得了在 MSI-H/dMMR 实体瘤中的适应证。而多项临床试验结果均表明 MSI-H 肿瘤对免疫治疗具有较好的应答。Keynote-177 研究在一线对比了免疫治疗和标准化疗对于 MSI-H 结直肠癌患者的疗效，结果显示 pembrolizumab 的客观有效率比标准化疗更高，并且中位 PFS 达 16 个月，而化疗的中位 PFS 仅为 8 个月。相比于目前针对晚期不可切除 dMMR/MSI-H 肿瘤的多线治疗及可切除 dMMR/MSI-H 肿瘤的围术期治疗的临床研究已在如火如荼地开展。Niche 研究纳入了部分 MSI-H 的结直肠癌患者，结果显示相比于 pMMR 患者，新辅助的免疫治疗为 dMMR 患者带来了更高的 R0 切除率和 pCR 率。

三、DNA 损伤应答

正常细胞 DNA 在外源因素（射线、烷化剂）或内源因素（活性氧等代谢物）的作用下可发生双链断裂（DNA double-strand break，DSB）。DNA 损伤应答（DNA damage response，DDR）是一套与 DSB 相适应的挽救系统，可以识别 DSB、促进细胞周期暂停和 DNA 修复，从而维持细胞基因组稳定。当 DNA 损伤超过基因组修复的最大限度时，DDR 倾向于使细胞衰老或凋亡，因此构成了阻止肿瘤发生或进展的生理屏障。

常见的与 DDR 缺失相关的突变基因包括 ATM、BLM、BRCA1、BRCA2、FANCD2、ERCC1、RNASEH2A、SAMH1、TREX1 等。放射线、烷化剂、PARP 抑制剂等外源因素亦可造成 DDR 缺失状态。既往的研究结果显示，DDR 缺失与增强的抗肿瘤免疫相关。在内源或外源因素的作用下，如在细胞衰老、染色体错误分离所致的染色体 - 微管附着等过程中，DSB 持续发生。细胞质 DNA 持续积累，大量 DNA 损伤片段聚集成质膜包裹的微核，从而激活 cGAS-STING 通路，引起具有促炎、促免疫浸润的 1 型干扰素（IFN-α/β）释放。在 DDR 缺失的情形下，这种现象更为明显。IFN 可以与受体 IFNAR1/IFNAR2 结合，激活下游 JAK-STAT 通路，正向调控众多干扰素刺激基因的表达（如上调 CCL5、CXCL10、OAS1、IFIT2 等），分别发挥不同的抗肿瘤功能，如激活固有免疫和促进适应性免疫，直接促进肿瘤细胞凋亡、自噬或坏死等。

一项基于 TCGA 数据库的研究报道，发生 ATM 突变的膀胱癌患者对免疫检查点抑制剂的响应程度更好，OS 明显延长。并且，对基因通路富集分析发现，ATM 突变患者的炎症相关通路、IFN 通路及巨噬细胞通路激活更为明显。

目前应用于 cGAS-STING 通路的抗肿瘤药物一般为 STING 激动剂，如 DMXAA、ADU-S100 和 diABZI 等。尽管可以增强局部抗肿瘤免疫，但需要警惕的是系统性使用 STING 激动剂可能诱发严重的全身不良反应，如 1 型 IFN 释放进入血循环可造成严重的炎症反应综合征，这限制了 STING 激动剂的应用。相似地，CHK1（ATR 下游靶点之一）抑制剂也可激活 cGAS-STING 通路，发挥与 STING 激动剂相似的生物学效应，目前亦有一些临床前研究及临床研究正在探索其有效性和安全性。值得一提的是，使用上述 2 种药物均可影响肿瘤微环境构成，如上调抑制性分子 PD-L1 的表达。这为联合使用免疫治疗和 STING 激动剂 /CHK1 抑制剂提供了理论依据。目前已有大量临床试验正在如火如荼地开展，以验证联合阻断 PD-1/PD-L1/CTLA-4 抑制剂和 PARP/ATR/CHK1 在晚期肿瘤中的有效性。理论上而言，协同用药的抗肿瘤效果应当更为突出，尤其在具有特定基因表型的群体（DDR 基因突变或 BRCA

突变群体)。

四、基因拷贝数改变

基因拷贝数改变(copy number alternation, CNA)也可以影响免疫治疗应答结局。一项泛瘤种的 TCGA 数据库分析发现,染色体数目改变水平与免疫浸润呈负相关。该研究结果也在另一项大型 TCGA 人群研究中得到验证。目前基因拷贝数影响免疫治疗效果的机制尚不明确,有研究者认为基因拷贝数的改变可影响 MHC 分子对肿瘤新抗原的装载及 HLA 基因的功能,从而介导免疫治疗耐药。但总体而言,基因拷贝数的增加为患者预后不良的因素,具体仍需大规模人群试验进行验证。此外有证据表明,CNA 水平低的肿瘤表达更低水平的细胞周期和细胞增殖标记,并可上调细胞毒性免疫浸润相关分子标记。这可能是 CNA-low 作为良好预后标志和免疫治疗阳性预测标志的理论基础。在一项肝癌研究中,研究者通过提取肝细胞癌组织和邻近组织的 SNP 阵列数据进行分析,结果显示低 CNA 负荷的肿瘤与高度炎症表型、活跃的免疫浸润信号和高度细胞溶解活性相关,表现出更为活跃的免疫治疗潜能。染色体不稳定肝癌,即高 CNA 负荷的肝细胞肿瘤,呈现出免疫排除的特性,与克隆性增殖、TP53 失活、抗原呈递缺陷、广泛低甲基化、新抗原突变率降低等分子事件有关。

将 CNA 与其他分子标志联合使用更能提升预测的准确度。一项利用 MSKCC 和 Dana-Faber 癌症中心转移性肿瘤治疗队列的研究将人群数据进行回顾性分析,结果显示将 TMB 与 CNA 联合应用能更好地对肿瘤预后进行分层,并对免疫治疗疗效进行预测。TMB-high 且 CNA-low 的转移性肿瘤对免疫检查点抑制剂最为敏感。CNA 与 TMB、HRD 等其他生物标志物为互相独立的预测因素,是一项能够独立预测免疫治疗疗效的优秀指标。TMB 与 CNA 的联合应用也被报道有效预测了 KRAS 突变肺癌患者对免疫治疗的应答。另外,两大研究均印证了 TMB-low 且 CNA-high 的患者具有最差的预后。同样,北京大学肿瘤医院团队也发现,CNA 联合 TMB 可有效预测消化系统肿瘤免疫治疗疗效。

除了肿瘤组织作为检测 CNA 的来源,液体活检技术(包括检测 cfDNA 和 ctDNA)是另一种获取 CNA 数值的方式。血清 CNA 检测具有无创、时效性强,信息覆盖更综合等优点,是组织活检的替代选择。通过大量样本进行比对研究,发现血清 cfDNA 检测与组织活检一样具有监测免疫治疗疗效、早期监测疾病复发等临床价值。由于免疫治疗特有的假性进展和超进展单纯通过传统影像学手段很难在早期区分、识别,通常需要重复取材予以核实。但经治患者频繁进行肿瘤组织活检增加了各类并发症的风险,在临床上并不实用。液体活检不仅在预测疗效、鉴别超进展等方面敏感性不输于传统活检,且更为简便、易操作,因此拥有广泛的应用前景,也是当前研究的热点所在。

亦有报道称,一些特定基因的 CNA 与免疫治疗疗效相关。例如,肢端和黏膜黑色素瘤常存在 PDGFRA、KIT、CDK4、RICTOR、CCND2、CHEK2 等基因拷贝数改变,可能与致癌通路的激活有关。在黑色素瘤中,位置特异性 CAN 明显影响了肿瘤局灶免疫微环境。例如,10 号染色体拷贝数减少可引起 PTEN 基因拷贝数降低,介导对 PD-1/PD-L1 阻断治疗的抵抗。此外,7 号染色体拷贝数增加可以直接或间接激活中性粒细胞,导致抗肿瘤免疫抑制表型的产生。

五、单基因突变

通过突变分析,肿瘤学家能够更加深入地了解肿瘤的分子生物学特征,并对其进行分型。一些特殊的单基因突变与肿瘤免疫逃逸相关。例如,B2M 基因失活突变可导致肿瘤细胞丧失表面 MHC-Ⅰ类分子表达,介导对抗 PD-1 治疗的抵抗。在黑色素瘤中抗 CTLA-4 和 PD-1 联合治疗的患者中,只有 BRAF 突变的患者获得生存获益。在非小细胞肺癌中,KRAS 和 LKB1/STK11 突变的患者在接受抗 PD-1 治疗后疗效不佳。在黑色素瘤的临床前研究中也表明,PTEN 基因突变和免疫治疗的耐药相关。而在 IFN-γ 和抗原呈递通路中相关基因(如 JAK1/2)突变直接参与肿瘤细胞对免疫治疗的原发性和继发性耐药,这与 IFN-γ 信号通路失效、cGAS-STING 通路受阻相关。除此之外,还有一些基因变异可预测免疫治疗后超进展,如 MDM2/MDM4 扩增或 EGFR 突变,其内在机制仍在持续探索中。

基于高通量 CRISPR 筛选技术,人们还发现了一批与免疫治疗疗效呈正相关的基因,包括但远不限于 PTPN2、APLNR 和 ARID1A 等。这一类基因突变种类十分丰富，并且与众多传统生物标志物有紧密的联系。CDK12 的纯合失活突变与基因组不稳定性相关，尽管不都伴随 TMB-high，但大多可增加肿瘤新抗原负荷，因此可提高免疫检查点抑制剂的疗效。非小细胞肺癌中 *KRAS* 突变与炎症性微环境形成有关，POLD1 和 POLE 失活突变与高度免疫浸润和高突变表型相关。此外，一系列与 SWI/SNF 染色体重塑复合物组成成分相关的基因（如 *SMARCA4*、*PBRM1*、*ARID1A* 等）的特定突变类型可预测免疫治疗疗效。我们需要谨慎地看待患者携带的基因突变位点与类型，因为当前众多突变背后的生物学机制还不够清晰，我们对各型突变临床意义的解读尚停留在摸索阶段。部分变异的预测价值局限于研究。未来需要更多的人群试验对各类突变在免疫治疗中的作用进行定位和进一步探索。

第二节　肿瘤免疫微环境

一、肿瘤细胞 PD-L1 的表达

PD-1 位于杀伤性 T 淋巴细胞表面，相应地，在人体正常的上皮细胞、巨噬细胞等表面通常表达 PD-L1 使 T 细胞的功能受到抑制，从而保护正常细胞免于 T 细胞的攻击，而肿瘤细胞可通过表达 PD-L1 逃避 T 细胞对其的杀伤作用。肿瘤细胞 PD-L1 的表达曾被认为是 PD-1/PD-L1 抑制剂发挥作用的基础。在非小细胞肺癌中，NCCN 相关指南也根据肿瘤 PD-L1 表达水平进行不同免疫治疗方案推荐。但是 PD-L1 的表达作为免疫治疗的疗效预测仍有不完美的地方。在胃癌免疫治疗诸多临床试验中，以 PD-L1 为生物标志物挑选患者进行免疫治疗得到了矛盾的结果。帕博利珠单抗虽然在三线及末线治疗表现出令人满意的有效率和生存获益，但是在 Keynote-061 二线治疗纳入 PD-L1 表达阳性的胃癌患者挑战紫杉醇失败，而一线治疗 Keynote-062 也获得了令人费解的结果。另外，纳武利尤单抗在 Checkmate-649 研究中发现 PD-L1 CPS ≥ 5 分的患者在一线治疗中生存明显获益。虽然许多临床试验均证实在不同瘤种中 PD-L1 的表达和免疫治疗疗效及 OS 具有显著相关性，但是在一部分肿瘤，以及同一肿瘤（如肺癌）的不同临床试验中却得到了阴性的结果。

PD-L1 作为免疫治疗疗效预测指标的矛盾结果可能与以下因素相关：① PD-L1 的检测手段；② 肿瘤时空异质性；③ PD-L1 表达阳性的 cut-off 值等。并且在不同的治疗方案中应该设立与之对应的 cut-off 值。但是让笔者感到好奇的是，一些 PD-L1 表达水平低或无法检测到 PD-L1 表达的患者也能持续从免疫治疗中获益，对于这一现象目前没有很好的解释，可能与使用免疫治疗后肿瘤的 PD-L1 发生动态变化相关。

综合以上临床证据，肿瘤细胞表面 PD-L1 的表达似乎不足以单独预测肿瘤对免疫治疗的疗效。在一项抗 CTLA-4 联合 PD-1 抑制剂的非小细胞肺癌临床研究中，研究者发现 PD-L1 表达联合 TMB 的水平可增加预测的敏感度和特异度。在 Keynote-189 试验中，人们发现肿瘤的 PD-L1 的 cut-off 水平对肿瘤的免疫治疗疗效有较大的影响。而在肾癌和黑色素瘤的临床队列中，人们发现肿瘤浸润免疫细胞的 PD-L1 水平而不是肿瘤细胞的 PD-L1 表达水平对免疫治疗具有显著相关性。PD-L1 的表达与肿瘤免疫治疗存在一定的相关性，但是具体的 cut-off 值有待进一步探究。

二、IFN-γ 标签

一些特定的基因表达模式与免疫治疗疗效相关。IFN-γ 通路激活就是其中一组重要的基因表达特征。IFN-γ 可持续诱导 PD-L1 和 MHC1 类分子表达，在恶性黑色素瘤、非小细胞肺癌等多种肿瘤中都有研究报道称，T 细胞浸润的增加和下游 IFN-γ 信号激活是驱动免疫检查点抑制剂产生临床效果的关键因素。在治疗获益的患者中可明显检测出 IFN-γ 水平上调和 MYC 或 WNT 等肿瘤增殖信号通路抑制。*IFN-γ* 基因特征可能相较传统生物标志，更本质地反映了抗肿瘤免疫发挥效应的幅度，如在去势抵抗前列腺癌中，TMB 水平低但 IFN-γ-high/ 肿瘤内 CD8 细胞浸润丰富的肿瘤对免疫检查点抑制剂效果更优。一项纳入了 1524 名胃癌患者的研究尝试构建了一套评估肿瘤微环境（tumor microenvironment，TME）的分类标准，根据特定的算法将胃癌 TME 划分为 3 种类型，并设计出一套特殊的 TMEscore，后者可准确地预测免疫治疗疗效。B 组 *TME* 基因特征富集了细胞外基质重构相关基因（*DCN*、*TIMP2*、*FOXF2*、*MYH11*）和上皮间质转化相关基因（*ACTA2*、*TGFB1L1*、*SFRP1*），细胞黏附和血管生成相关基因（*PDGFRA*、*GREM1*、TMEM100）可造成T细胞抑制，介导对免疫治疗耐药。与此不同的是，A组*TME*基因特征包括抗病毒效应相关基因（*IFNG*、*TRIM22*、*CXCL10*、*CXCL9*和*CD8A*）及IFN-γ效应基因（*TRBC1*、*IDO1*、*CD2*、*NLRP3*和*CD8A*）。IFN-γ特征或IFN-γ评分的应用场景十分广泛，不仅局限于对晚期肿瘤患者免疫治疗疗预测疗效。在部分可切除肿瘤，如肌层浸润性膀胱癌、III期黑色素瘤等瘤种的新辅助免疫治疗中，IFN-γ可作为预测免疫治疗病理完全缓解率（pathological complete response, pCR）的优良指标。合理应用IFN-γ评分，可以精准筛选获益人群，增加使用免疫治疗的把握度，并可能提高可切除肿瘤的R0切除率和远期生存。

三、肿瘤浸润免疫细胞

肿瘤浸润免疫细胞是免疫治疗发挥作用的基础。目前FDA尚未批准标准的免疫微环境检测的方法，但是通过多重免疫荧光染色、RNA测序、单细胞测序等手段，人们开始对肿瘤浸润免疫细胞的表型和免疫治疗效果之间的关系进行探索。肿瘤微环境包括肿瘤细胞、肿瘤组织浸润的免疫细胞、肿瘤相关成纤维细胞(cancer-associated fibroblast, CAF)、血管内皮细胞等。其中肿瘤浸润淋巴细胞（tumor infiltrating lymphocyte, TIL）是机体抗肿瘤反应过程中发挥重要作用的免疫细胞，主要包括T淋巴细胞、B淋巴细胞。在包括非小细胞癌、乳腺癌、胃癌、结直肠癌等多种类型的肿瘤中，肿瘤浸润免疫细胞的密度与患者预后具有明显的正相关性。TIL的浸润程度、不同细胞的表型与免疫治疗的相关性正在进一步研究当中。

1.肿瘤浸润T淋巴细胞

由于PD-1/PD-L1抑制剂可以使功能耗竭状态的T细胞激活，重新获得肿瘤杀伤的功能，因此肿瘤组织内浸润T淋巴细胞被认为是免疫治疗发挥作用的基础。肿瘤浸润淋巴细胞的峰度，包括肿瘤组织内及肿瘤周边淋巴细胞计数总和，对患者的OS具有较强的预测作用，并可作为TNM分期、MSI状态对患者生存时间的补充。除了

CD8$^+$T细胞，人们在对免疫治疗应答的黑色素瘤中也发现了CD4$^+$记忆T细胞。并且，更多实验证明CD4$^+$T细胞在免疫治疗中发挥着不可或缺的作用。

除淋巴细胞的峰度外，肿瘤浸润淋巴细胞的表型也影响着免疫治疗的疗效。例如，肿瘤浸润淋巴细胞表面PD-1的表达水平在一定程度上反映了T淋巴细胞的功能状态。在非小细胞中，人们发现CD8$^+$的T淋巴细胞有3种亚型，PD-1表达水平最高的一类T细胞在转录组水平上与功能耗竭状态的T细胞具有明显差异，并且这类T细胞在体外具有分泌细胞因子对抗肿瘤的作用。同时可以表达趋化因子CXCL13，招募滤泡辅助T细胞和B细胞。在人群试验中，这一类PD-1高表达的T淋巴细胞与免疫治疗疗效呈正相关。同时在黑色素瘤中，研究者通过单细胞RNA测序对肿瘤内T淋巴细胞进行分析，发现CD8$^+$T细胞可以分为记忆细胞样和功能耗竭状态的T细胞两类，而记忆细胞样T细胞的比例越高，肿瘤对免疫治疗的疗效越好。并且转录因子TCF 7的表达情况可以在肿瘤浸润淋巴细胞峰度无显著差异的情况下预测肿瘤免疫治疗效果。

T细胞发挥抗肿瘤的作用依赖于抗原特异性的效应T细胞亚群激活。因此，肿瘤组织和外周血T淋巴细胞的种类数在一定程度上反映肿瘤的免疫原性，并可能与免疫治疗相关。T细胞种类与免疫治疗的疗效目前存在较大的争议性。在接受PD-L1抑制剂治疗的尿路上皮癌患者中，外周血T细胞种类数越低，患者的OS和PFS越短，而肿瘤内T细胞的种类数与患者的生存无明显相关性。在黑色素瘤中，人们发现使用PD-1抑制剂治疗过程中T细胞种类数的减少与抗肿瘤作用的增加相关。外周血和肿瘤组织内T淋巴细胞的种类数对免疫治疗的影响需要进一步验证。此外，肿瘤免疫微环境十分复杂，除T细胞外，其他的免疫细胞也影响着肿瘤免疫治疗的效果。

2.髓系抑制细胞

髓系抑制细胞（myeloid-derived suppressor cell，MDSC）是近年来发现的一群骨髓来源异质性细胞，是树突状细胞（dendritic cell，DC）、巨噬细胞和（或）粒细胞的前体，具有明显抑制免疫细胞应答的能力。根据形态学可分为粒细胞样MDSC（granulocytic MDSC，G-MDSC）及单核

细胞样 MDSC（monocytic MDSC，M-MDSC）。由于这 2 个亚群在分化过程中有不同的方式，只有 M-MDSC 在特定的刺激条件下可以分化为成熟的巨噬细胞或树突状细胞。

MDSC 是在肿瘤慢性炎症微环境中产生的，炎性的肿瘤微环境中诱导 MDSC 募集和扩增的因素包括以下细胞因子：白介素（IL）-6、IL-10、IL-1β、粒细胞巨噬细胞集落刺激因子（GM-CSF）、粒细胞集落刺激因子（G-CSF）、巨噬细胞集落刺激因子（MCSF），以及趋化因子 CCL2、CCL5、CCL26 等。

MDSC 可以通过多种机制在 TME 中显示强效的免疫抑制和肿瘤促进功能，如诱导活化免疫抑制细胞，阻断淋巴细胞归巢，生产活性氧和氮，对 T 细胞功能至关重要的代谢产物的消耗，调节腺苷代谢和表达的外切酶，下调免疫检查点分子表达。目前学者们认为 MDSC 的免疫抑制功能机制主要包括以下方面：精氨酸酶 1（arginase1，Arg1）、诱导型一氧化氮合酶（inducible nitric oxide synthase，iNOS）、氧自由基（radical oxygen species，ROS）、血红素氧合酶 -1（heme oxygenase-1，HO-1）、调节性 T 细胞（regulatory T cell，Treg）及抑制 TH 17 细胞等，通过消耗环境中的氨基酸、产生过氧化物、抑制淋巴细胞的转运及激活调节性 T 细胞等方式发挥免疫抑制作用。

临床数据表明，MDSC 与肿瘤的免疫治疗疗效呈负相关关系。黑色素瘤的部分患者外周血中存在分化较差的髓系来源抑制细胞，这部分患者对免疫治疗的应答较差。研究发现在肾癌中，肿瘤内的 MDSC 的存在可使患者 PFS 时间缩短近 6 倍，但联合使用 PD-L1 抑制剂和 VEGF 通路抑制剂，可使患者 PFS 时间延长近 8 倍，因此 MDSC 的存在为患者联合免疫治疗方案的选择起到一定的指导作用，为肿瘤患者的精准治疗提供支持，而如何对 MDSC 进行精准、有效、简便的检测成为临床关注的另一焦点。

3. 肿瘤相关巨噬细胞

肿瘤相关巨噬细胞（tumor-associated macrophage，TAM）主要来源于外周血中的循环单核细胞，而脑肿瘤中大多数 TAM 来自驻留小胶质细胞，可能与存在血 - 脑屏障有关。肿瘤微环境中通过多种趋化因子招募不同类型的髓样细胞，CC 和 CXC 家族的趋化因子（如 CCL2、CCL5 和 CXCL）在肿瘤早期阶段即开始招募骨髓来源的单核细胞，进入肿瘤环境后，在 M-CSF 和 GM-CSF 促进下单核细胞分化为成熟的巨噬细胞。TAM 具有多样性，但目前 TAM 常规分为 2 种类型，即经典活化型肿瘤相关巨噬细胞（M1 型）和选择活化型肿瘤相关巨噬细胞（M2 型）。TAM 的促肿瘤功能较为多样，可影响从肿瘤发生到转移的不同阶段的肿瘤进展，其通过释放多种细胞因子、趋化因子、生长因子和金属蛋白酶等物质，参与调控肿瘤微环境促进肿瘤细胞上皮间充质转化（EMT）、肿瘤血管和淋巴管形成，以及肿瘤侵袭、转移等过程。

TAM 通过产生各种生长因子，如表皮生长因子等，直接促进肿瘤细胞增殖。肿瘤发生初始阶段，髓样细胞释放的活性氧和氮中间体可导致 DNA 损伤和遗传的不稳定性；在转移瘤的微环境中发现 M2 型巨噬细胞，在发挥营养功能的同时促进肿瘤起始细胞免疫逃逸；TAM 可产生 IL-6、PDGF、MFG-EB、hCAP-18/LL37 及 GPNMB 等多种介质促进肿瘤干细胞（CSC）的扩增；巨噬细胞衍生趋化因子（macrophage-derived chemokine，MDC），如 IL-1 可以促进肿瘤细胞的转移及播种；在肿瘤中，巨噬细胞促进肌成纤维细胞的募集，并释放或激活 TGFb1。在特定的肿瘤，如早期胰腺癌和结肠癌中，巨噬细胞还具有促进纤维化作用。

TAM 是 TME 中免疫抑制的主要驱动力。肿瘤浸润淋巴细胞，如 Th2 细胞和 Treg 细胞均可以激活 TAM 中的免疫抑制程序。在黑色素瘤中，研究者们发现 NK 细胞数目的增加和巨噬细胞数目的减少与肿瘤免疫治疗疗效呈正相关。在黑色素瘤的另一独立人群中人们也验证了肿瘤相关巨噬细胞为免疫治疗疗效不佳的因素这一事实。此外，在小鼠和人体黑色素瘤中，IL-1 被证明可以诱导 TET2 的表达上调，从而维持 TAM 的免疫抑制功能。以肿瘤相关巨噬细胞为靶点的新药研发目前正如火如荼地开展。

四、肿瘤相关成纤维细胞

肿瘤相关成纤维细胞是肿瘤微环境的重要组成部分，其在肿瘤发生发展过程中扮演重要角色，能够促进肿瘤的增殖和迁移、促进肿瘤血管生成、调节肿瘤免疫和提高肿瘤耐药性等。

CAF 有多种细胞来源，根据组织学类型可分为六大类，包括常驻成纤维细胞、上皮 - 间充质转化来源、内皮-间充质转化和星状细胞在内的多种细胞类型。大部分 CAF 由组织的常驻成纤维细胞活化而来，响应 TME 中的生长因子，如转化生长因子 β（transforming growth factor-β，TGF-β）、碱性成纤维细胞生长因子 2（fibroblast growth factor 2，FGF2）和血小板衍生因子（platelet-derived growth factor，PDGF）等的募集和活化。

CAF 能够以直接作用或旁分泌的方式介导调控肿瘤免疫，通过调节 T 细胞、MDSC、NK 等免疫细胞的活性，抑制肿瘤内免疫细胞的浸润，促进肿瘤免疫逃逸。CAF 分泌的多种细胞因子，如 TGF-β、PDGF、EGF、SHH（Sonic Hedgehog）和白介素等能够影响 T 细胞的浸润和活化，从而抑制 T 细胞的免疫活性；CAF 调控的 ECM 重塑也增强了阻碍 T 细胞浸润的物理屏障。CAF 能够诱导 MDSC 的产生。其通过 SDF-1a/CXCR4 途径吸引单核细胞，并通过 IL-6 介导的 STAT3（signal transducers and activators of transcription 3，STAT3）活化诱导单核细胞分化为 MDSC，抑制机体的抗肿瘤免疫反。CAF 还可以通过调节 NK 细胞和 TAM 实现肿瘤免疫抑制。有关结直肠癌的研究显示，CAF 通过上调肿瘤细胞中 VCAM-1（vascular cell adhension molecule，VCAM）的表达或分泌 IL-8 促进单核细胞的黏附，从而促进巨噬细胞的 M2 型极化，与 CAF 协同作用抑制 NK 细胞的活化，从而抑制对肿瘤细胞的杀伤作用。CAF 的表面标志物 FAP 也参与了肿瘤免疫抑制，有动物模型研究证实，FAP+ CAF（fibroblast activation protein-αpositive，CAF）可在胃癌肿瘤微环境中抑制 T 细胞的抗肿瘤作用，以及增强免疫检查点阻断剂的抗肿瘤作用。FAP+ CAF 是肿瘤中 CXC 类趋化因子配体 12（C-X-C motif chemokine ligand 12，CXCL12）的主要来源，其能够引起肿瘤细胞失去对免疫检验点抑制剂的响应，促进肿瘤免疫逃逸。

五、人类白细胞抗原

人类白细胞抗原（human leukocyte antigen，HLA）是人类主要组织相容性复合体（major histocompatibility complex，MHC）的表达产物，HLA 按其分布和功能分为 I 类抗原（HLA-I 类分子，即内源性抗原的呈递分子）和 II 类抗原（HLA-II 类分子，即外源性抗原的呈递分子）。HLA-I 类分子作为参与内源性抗原肽加工、处理和呈递的重要抗原，目前已有研究表明，HLA-I 类分子的表达下调或缺失会使其向 T 细胞呈递的抗原无法被细胞毒性 T 细胞识别，从而导致肿瘤细胞免疫逃逸。

HLA-I 类分子表达异常的分子机制有很多种，在肿瘤细胞中 HLA-I 类分子表达异常分为"可逆转"和"不可逆转"两大类，其中 HLA-I 类分子基因转录水平下调、基因甲基化、致癌基因活化导致 HLA-I 类分子基因表达量下调等为"可逆转"的表达异常，在 INF-γ 的刺激下可以重新上调表达水平。而"不可逆"型表达异常的原因是 HLA-I 类分子基因结构缺陷或缺失，包括 HLA-I 类分子基因发生点突变、插入缺失、HLA-I 类分子等位基因杂合子缺失（loss of heterozygosity，LOH）、HLA-I 类分子轻链 β2 微球蛋白基因（β2 microglobulin，*B2M*）基因突变及 IFN 转导途径封锁，此类 HLA-I 基因结构异常在 IFN-γ 刺激下不能恢复其表达水平。

免疫检查点抑制剂的作用对象是解除和释放受抑制的肿瘤杀伤性 T 淋巴细胞，而肿瘤杀伤性 T 细胞识别和杀伤肿瘤细胞具有 MHC-I 类分子限制性。如果肿瘤细胞表面低表达或不表达 MHC-I 类分子，则免疫系统不能有效的递呈新生抗原或特异性抗原，免疫检查点抑制剂的临床获益也会受到影响。所以探究肿瘤微环境中 HLA-I 类分子的表达情况及异常原因对于临床诊疗具有重要指导作用。

第三节 肿瘤临床病理特征

一、体力状态评分与治疗线数

美国东部肿瘤协作组（Eastern Cooperative Oncology Group，ECOG）评分和 Karnofsky 功能状态评分标准（Karnofsky Performance Status，KPS）是常用的肿瘤患者体力状态（performance status，PS）评价标准。体力状态评分越差的患者，对化疗方案的耐受越差，难以从强力的化疗方案中获益。免疫检查点抑制剂的作用机制与传统化疗不同，整体而言患者对于免疫治疗的耐受性更好，但 ECOG 对于免疫治疗的影响也成为临床关心的焦点之一。

一项纳入了 2 万余名患者的泛瘤种荟萃分析显示，在整体人群中，ECOG 评分为 0 分的患者与 ECOG 评分 ≥ 1 分的患者相比，总体生存（overall survival，OS）并没有明显差异，但该研究大多纳入 ECOG 评分为 0～1 分的患者，因此该结论在 ECOG ≥ 2 分的患者人群中仍需要进一步验证。另外，部分样本量较少的回顾性研究中，PS 评分较差（ECOG 评分 ≥ 2 分）的患者，相比于 ECOG 评分在 0～1 分的患者，虽然安全性没有明显差异，但是总体生存更差。并且，随着治疗线数不断增加及肿瘤进展，患者体力状态也相应受到影响。一般来说，患者既往接受的抗肿瘤治疗线数越多，免疫检查抑制剂治疗疗效可能越差，如在 MSI-H/dMMR 结直肠癌患者中，Keynote164 研究显示，二线应用帕博利珠单抗单药治疗，ORR 为 33%，在 Keynote177 研究中，一线应用帕博利珠单抗 ORR 升至 43.8%，在新辅助治疗阶段，NICHE 研究显示，使用免疫检查点抑制剂治疗的 MSI-H/dMMR 结直肠癌患者全部出现了病理缓解，其中 60% 达到病理完全缓解。在其他瘤种中也得到了类似的结果。ECOG 评分对肿瘤免疫治疗的影响有待大型荟萃分析进行进一步验证。

二、免疫治疗相关不良反应

免疫检查点抑制剂具有独特的免疫治疗相关不良反应（immune-related adverse event，irAE），其中 CTLA-4 单抗治疗相关不良反应发生率最高，达 60%～85%，大部分均为轻度 irAE，PD-1/PD-L1 单抗的 irAE 发生率明显下降，约为 20%，值得注意的是，两者联合应用后严重 irAE 的发生率明显上升。

目前，irAE 的发生机制尚不完全清楚。目前的观点认为，irAE 的发生与自身正常器官组织和肿瘤组存在共享靶抗原、抗肿瘤效应产生的细胞因子及活化的 T 细胞导致器官特异性的炎症等具有一定相关性。而 irAE 的发生在一定程度上反映了机体免疫系统的过度激活，人们也开始合理猜想 irAE 的发生与抗肿瘤效果之间是否存在相关性。2018 年一项纳入了 134 例非小细胞肺癌患者的回顾性研究发现，在接受纳武利尤单抗期间，发生 irAE 的患者中位 PFS 与中位 OS 均有明显延长。随后，在胃肠道肿瘤、黑色素瘤、肾细胞癌等瘤种中，均有回顾性分析提示 irAE 的发生与更好的 PD-1 单抗疗效相关。类似的是，在接受 PD-L1 单抗治疗的患者中，也有部分回顾性研究显示 irAE 的发生与更好的疗效相关。

在治疗过程中，有 7%～13% 的患者会发生严重 irAE，即 3～4 级 irAE。在上述研究中，也有部分研究比较了严重 irAE 对于预后的影响，但结果却截然不同，一项纳入了非小细胞肺癌、黑色素瘤等瘤种的研究显示，发生严重 irAE 的患者有更好的 ORR 和 PFS。

机体既往存在的器官特异性炎症反应（如病毒、自身免疫疾病等）是产生应答无关 irAE 的主要原因之一。以自身免疫疾病为例，经典的观点认为，合并有自身免疫系统疾病的患者使用免疫治疗发生 irAE 的风险增加，在一篇系统性综述中，作者对相关研究进行了汇总分析，结果发现，对于合并自身免疫系统疾病的患者，在使用免疫检查点抑制剂后，irAE 的增加可能与自身免疫病的加重有关，这种 irAE 的增加，并未导致疗效的下降。

综上，在整体人群中，irAE 的发生与更好的疗效相关，但 irAE 的严重程度与疗效的关系有待商榷，在合并自身免疫系统疾病的患者中，irAE 发生率的增加，可能与自身免疫系统疾病加重有关，但总体疗效并无明显差异。需要注意的是，上述研究大多为回顾性研究，结论是否可靠仍需要更高级别的循证医学证据。

三、转移部位与疗效

肿瘤转移是导致肿瘤患者死亡的主要原因。肝因有丰富的血流供应，是肿瘤转移的常见部位之一，多个瘤种的相关研究显示，肝转移是预后不良的标志之一。在免疫治疗领域，肝转移也是影响免疫治疗获益的可能因素，在 2017 年，一项纳入了非小细胞肺癌、黑色素瘤患者的研究显示，存在肝转移的黑色素瘤患者（ORR=30.6%，PFS=5.1 个月）相较于未合并肝转移的患者（ORR=56.3%，PFS=20.1 个月），接受帕博利珠单抗治疗后，ORR 及 PFS 明显降低（$P < 0.0001$），疾病进展风险明显增加。在非小细胞肺癌患者中也观察到了类似的现象。除此之外，研究还发现，在肝转移患者中，肿瘤浸润前缘 CD8+T 细胞密度降低，这可能是肝转移患者免疫检查点抑制剂疗

效不佳的可能原因。

近期，国外的研究团队在小鼠模型中发现，肝种植了肿瘤的小鼠对免疫检查点抑制剂治疗应答明显下降，而肺部和皮下种植肿瘤的小鼠并没有观察到类似的现象，进一步的研究显示，肝转移病灶对于循环中的 $CD8^+T$ 细胞具有虹吸效应，这些 $CD8^+T$ 细胞在肝中与 $CD11b^+$ $F4/80^+$ 巨噬细胞发生相互作用后凋亡，导致整体的免疫抑制。同时，在存在肝转移的患者中，也观察到外周血 T 细胞数量下降。联合肝放疗等局部治疗手段可能有助于消除这一虹吸效应，从而增加肝转移患者免疫治疗的疗效。

除肝转移外，一项回顾性研究发现，非小细胞肺癌患者中，骨转移可能是免疫检查点抑制剂治疗疗效不佳的独立因素，存在骨转移的患者，ORR、PFS 及 OS 均有明显降低。在脑转移患者中，也存在类似的现象，这可能与脑转移瘤 PD-L1 表达较低、局部 $CD8^+T$ 细胞浸润较少有关，反应性星形胶质细胞和肿瘤相关巨噬细胞在脑转移病灶免疫逃逸中发挥重要作用。

近期，徐瑞华教授团队的一项回顾性研究显示，在进展期胃癌患者中，基线时病灶数目（baseline lesion number，BLN）与免疫检查点抑制剂疗效有关，在多因素分析中，基线时较高的 BLN 相比于较低的 BLN，mPFS（高 BLN mPFS 1.7 个月，低 BLN mPFS 3.4 个月，HR=2.696，$P < 0.05$）和 mOS（高 BLN mOS 3.2 个月，低 BLN mOS 7.6 个月，HR=1.997，$P < 0.05$）均明显降低，在低 BLN 的患者中，ORR 和 DCR 均更佳，研究者还将 TMB 水平与 BLN 进行联合评估，发现 BLNlow、TMBhigh 组疗效及生存最好（ORR=37.5%，DCR=62.5%，mPFS 和 mOS 均未达到），与之对应的是 BLNhigh、TMBlow 组生存最差。在该研究中，最大肿瘤大小和靶病灶大小之和与疗效及生存结果并未观察到明确相关性。

总而言之，肝转移、脑转移和骨转移可能是肿瘤患者免疫治疗疗效不佳的独立影响因素，联合局部治疗是克服这一现象的可行手段。基线肿瘤病灶数目也可能是影响免疫治疗疗效的因素之一，但这一结论仍需要前瞻性研究证实。

第四节　外周血相关生物标志物

随着高通量测序等检测技术的大规模应用，外周血中与免疫治疗检查点抑制剂疗效相关的生物标志物越发得到重视。

一、外周血单个核细胞

外周血单个核细胞（peripheral blood mononuclear cell，PBMC）是指外周血中淋巴细胞、单核细胞等具有单个核的细胞。2018 年的一项纳入了 20 例黑色素瘤患者的研究分别在治疗前和接受抗 PD-1 治疗 12 周后外周血进行了 PBMC 相关分析，提示在治疗过程中，外周血 T 细胞区室对于免疫治疗存在应答，在治疗前样本中，较高数量的 $CD14^+CD16^-HLA^-Drhi$ 单核细胞是免疫检查点抑制剂治疗获益的生物标志物，与更好的 PFS 及 OS 具有相关性，研究者在另外 31 例独立的黑色素瘤队列中也验证了这一结果。在产生治疗应答的患者中，$CD14^+CD16^-HLA^-Drhi$ 单核细胞表达了较高水平的迁移和激活标志物（如 ICAM-1 和 HLA-DR），这提示这一类单核细胞可以在治疗过程中维持有效的抗肿瘤应答。类似现象在接受抗 CTLA-4 治疗的黑色素瘤患者中也有

报道。

在非小细胞肺癌患者中，外周血中央记忆型 T 细胞（central memory T cell，CM）和效应性 T 细胞（effector T cell，Eff）比值也可能是免疫治疗获益的生物标志物，基线时具有更高 CM/Eff 比值的患者，接受 PD-1 单抗治疗后 PFS 更长、CM/Eff 比值更高与炎性特征更强，以及 PD-L1 表达更高有关，但在接受治疗后的外周血样本中未观察到上述差异。除此之外，多个瘤种中的研究显示，$CD4^+T$ 细胞、$CD8^+T$ 细胞、$CD4^+ICOShi$ T 细胞、$CD21lo$ B 细胞、MIP-1β 和表达 CD69 的 NK 细胞也可能是免疫检查点抑制剂获益的生物标志物。

二、外周血骨髓来源的抑制性细胞

骨髓来源的抑制性细胞（myeloid-derived suppressor cell，MDSC）是一类来源于骨髓且具有明显抑制免疫细胞应答能力的细胞，是树突状细胞（dendritic cell，DC）、巨噬细胞和（或）粒细胞的前体。MDSC 在肿瘤免疫逃逸中起重要作用，目前已有许多研究评估了肿瘤微环境中的

MDSC 对于免疫检查点抑制剂疗效的影响。在多个瘤种中,外周血 MDSC 的水平被证实与肿瘤负荷、分期及较差的免疫检查点抑制剂治疗预后相关。如在黑色素瘤相关研究中,基线时与接受免疫检查点抑制剂治疗 6 周时,外周血 MDSC 水平均与 OS 相关。因此,MDSC 也是评估免疫治疗疗效的生物标志物之一。此外,在前列腺癌小鼠模型中,有研究显示联合使用抗 MDSC 靶向药物与免疫检查点抑制剂可以提升疗效,靶向 MDSC 的药物可能是提升免疫检查点抑制剂治疗疗效的可能选择之一。

三、中性粒细胞 / 淋巴细胞比值

外周血中性粒细胞 / 淋巴细胞比值(neutrophil to lymphocyte ratio,NLR)和衍生 NLR[定义为中性粒细胞数 / (白细胞数 - 中性粒细胞数),derived NLR] 是反映体内炎性反应的一项指标,衍性 NLR 与肿瘤的发生发展具有相关性,在多个瘤种中,较高的 NLR 水平被证实与是预后不良的标志。在肿瘤免疫治疗领域,2018 的一项研究显示,在接受纳武利尤单抗治疗的黑色素瘤患者中,基线外周血 NLR ≥ 5 的患者(mPFS 为 9.0 个月,95%CI:2.4 ~ 15.6;mOS 为 16 个月,95%CI:7.5 ~ 24.5),相比于 NLR < 5 的患者(mPFS 为 2.0 个月,95%CI:1.0 ~ 3.0;mOS 为 3.0 个月,95%CI:1.5 ~ 4.3),中位 PFS 和 OS 明显减低($P < 0.000\ 1$),在 dNLR ≥ 3 和 dNLR < 3 的患者中也观察到了类似的现象。在非小细胞肺癌患者中,由 dNLR 和乳酸脱氢酶(lactate dehydrogenase,LDH)衍生出的肺免疫预后指数(lung immune prognostic index,LIPI)是重要的预后生物标志物,对于接受免疫检查点抑制剂治疗的 NSCLC 患者,LIPI 与患者的 PFS 及 OS 具有相关性,该研究将较好的 LIPI 分数定义为基线 LDH 在正常范围内且 dNLR ≤ 3,相较于 LIPI 分数较差的患者,LIPI 分数较好的患者 OS(15.6 个月 vs. 4.5 个月,HR=0.34;95% CI:0.28 ~ 0.42)和 PFS 均更高。近期发表的一篇纳入了胃癌、肝癌、乳腺癌等多个瘤种的荟萃分析研究进一步明确了 NLR 是肿瘤免疫治疗疗效预测的生物标志物。

四、血清游离 PD-L1

在胃癌和非小细胞肺癌等瘤种中,肿瘤组织的 PD-L1 表达水平是预测免疫检查点抑制剂疗效的重要指标。除了细胞表面表达的 PD-L1,PD-L1 还可以表达于外泌体和细胞微泡的表面,部分甚至以游离形式存在于外周血中,这些 PD-L1 的表达形式可以统称为细胞外或可溶性 PD-L1(soluble PD-L1,sPD-L1)。PD-1/PD-L1 通路激活是肿瘤免疫逃逸的重要机制之一,抗 PD-1/PD-L1 治疗正是通过这一机制达到抗肿瘤作用。可溶性 PD-L1 也是肿瘤免疫逃逸的原因之一,在实体瘤患者中,外周血可溶性 PD-L1 水平越高,患者预后越差。在接受免疫检查点抑制剂治疗后,外周血中的游离 PD-L1 可能会消耗免疫检查点抑制剂,从而影响疗效。在黑色素瘤患者中,基线时血清较高的 PD-L1 水平预示着抗 PD-1 治疗疗效欠佳。在 NSCLC 中,在接受纳武利尤单抗后,研究者还观察到,外周血 sPD-L1 的变化与肿瘤组织 PD-L1 表达的变化呈平行趋势。在第一次肿瘤疗效评价时,未应答患者(中位浓度为 67.64pg)sPD-L1 水平明显高于应答者(中位浓度为 32.94pg),此外,接受抗 PD-1 单抗治疗后 sPD-L1 表达水平增加的患者(ORR=17%,$n=2$)相较于治疗后减少的患者(ORR=68%,$n=19$),ORR 明显下降($P=0.005$),第一次疗效评价时,外周血 sPD-L1 浓度较高的患者,PFS 和 OS 均较差。

外泌体中表达的 PD-L1(exosomal PD-L1,exoPD-L1)是可溶性 PD-L1 的一种。2018 年,国外团队的一项研究发现,转移性黑色素瘤患者外周血中有大量表达 PD-L1 的细胞外囊泡,其中大部分以外泌体的形式存在,干扰素 -γ 上调这些囊泡表达的 PD-L1,从而抑制 CD8$^+$T 细胞功能,并促进肿瘤生长,在胃癌患者和头颈部鳞癌患者中,也观察到了一致的现象。但是,在开始免疫检查点抑制剂治疗后,循环中 exoPD-L1 的水平会发生变化,治疗获益的黑色素瘤患者在治疗初期即出现了 exoPD-L1 的增加,但可溶性 PD-L1 总体或游离 PD-L1 水平并无增加,这提示 exoPD-L1 的动态变化可能代表着获得性免疫的激活。exoPD-L1 在肿瘤患者中的矛盾结果表明了接受免疫检查点抑制剂治疗后,免疫激活、免疫耐药、免疫耗竭之间平衡的复杂性。因此,如何精准评估 exoPD-L1 在免疫检查点抑制剂治疗中的意义,仍需要更多高质量的研究。

需要注意的是,在非肿瘤患者外周血中,也可以检测到可溶性 PD-L1,如妊娠女性、汉坦病毒感染及合并严重感染的胰腺炎患者均可检测到

较高水平的可溶性 PD-L1，在一定程度上限制了可溶性 PD-L1 在临床实践中的应用。

五、外周血 TCR 多样性

T 细胞受体（T cell receptor，TCR）是指分布于 T 细胞表面的受体分子，是 T 细胞表面的特征性标志，可以非共价键与 CD3 结合，形成 TCR-CD3 复合物。TCR 能够特异性识别由抗原提呈细胞（antigen-presenting cell，APC）加工、并与 MHC 结合的抗原，诱导机体免疫应答。

TCR 是由 2 条不同肽链构成的异二聚体，TCR 主要包括 γδTCR（TCR 1）和 αβTCR（TCR 2）2 种类型，但任何一种 T 细胞只表达一种 TCR。在外周血中，αβTCR 占 90%～95%，是肿瘤免疫研究的主要目标。αβTCR 由 α 和 β 两条肽链组成，每条肽链均有胞内和胞外两部分组成。胞外区由可变区（variable region，V 区）和恒定区（constant region，C 区）构成，此外，还有跨膜区和胞质区等部分。

TCR 分子属于免疫球蛋白超家族，其抗原特异性存在于 V 区。基于 V 区特异性识别的不同，又可将其分为 3 个互补决定区（complementarity determining region，CDR），其中 CDR 1 区和 CDR 2 区识别 MHC，而 CDR3 区直接参与抗原特异性识别。TCR 的 α 和 β 链在发育过程中会经历特定重排，即发生 β 链 D-J、V-DJ 与 α 链 V-J 胚系基因片段的随机组合，以及核苷酸 N 的随机插入，连接完成重排（rearranged DNA），另外，α/β rearranged DNA 与 C 区连接，经过转录剪接生成 α/β mRNA；经过翻译与配对后生成功能特异性的 αβ TCR。由于存在以上胚系基因片段随机组合与连接，形成了 TCR 的多样性。

TCR 多样性对免疫治疗存在一定预测作用。在非小细胞肺癌当中，通过对患者外周血检测发现，接受免疫治疗前 PD1+CD8$^+$ 细胞 TCR 多样性越高，患者接受免疫治疗客观有效率就越高，PFS 也明显延长。该数据也在研究的验证集中得以证明，TCR 多样性对疗效预测的敏感度可达 87%，特异度达 94%。并且在接受治疗后 TCR 多样性增加也同样是免疫治疗 PFS 的预测因素。基于 CheckMate-205 的临床标本与信息，在霍奇金淋巴瘤患者中，治疗前的 TCR 多样性与免疫治疗的疗效明显相关，并且随着免疫治疗的推进，CD4$^+$T 细胞的 TCR 多样性增加与临床达到 CR 存在相关性。由此可见，外周血 TCR 多样性是免疫治疗疗效有力的预测因素，但是在肿瘤浸润 T 细胞中 TCR 多样性仍缺乏一定的数据。NICHE 研究对接受免疫治疗前后的肿瘤浸润 T 细胞 TCR 多样性进行检测发现 dMMR 患者 TCR 多样性明显较高，dMMR 和 pMMR 患者接受免疫治疗后 TCR 多样性均增加，但在治疗有效和无效组中 TCR 多样性未表现出显著性差异。

第五节 肠道菌群与免疫治疗

肠道菌群是一个由超过 10^{14} 个微生物组成的、与人体共生的复杂微生态环境，包括细菌、真菌、病毒等。因其与人体关系十分密切，而被誉为人类的"第二基因组"。肠道菌群是人体免疫微环境的重要组成部分。目前的研究表明，肠道菌群不仅通过 Toll 样受体、MyD88 通路等途径与人体固有免疫相互作用，也可以通过多种途径影响获得性免疫。在无菌小鼠中可观察到，由于缺乏肠道菌群分泌的短链脂肪酸（short-chain fatty acid，SCFA），小鼠肠道内调节性 CD4$^+$ 细胞缺乏。此外，SCFA 还可以促进 CD8$^+$T 细胞（细胞毒性 T 细胞）向记忆细胞转化。肠道菌群还可以影响辅助性 T 细胞向促进炎性疾病发生、宿主保护等不同方向分化，影响 NK 细胞、DC 细胞的表型和功能，最终影响宿主的免疫功能。

肠道菌群和肿瘤免疫治疗应答具有相关性。Zitvogel 等在纤维肉瘤小鼠模型的研究中发现，与无特定病原体小鼠（specific pathogen free，SPF）相比，无菌（germ free，GF）小鼠对于抗 CTLA4 治疗几乎无应答，提示肠道菌群是参与免疫治疗应答的重要因素。一项纳入了非小细胞肺癌和肾细胞癌等瘤种的研究显示，在接受 PD-1 单抗治疗前 30 天使用过广谱抗生素的患者，PFS（使用抗生素患者 mPFS 为 3.5 个月，未使用过抗生素患者 mPFS 为 4.1 个月，$P=0.017$）和 OS（使用抗生素患者 mOS 为 11.5 个月，未使用过抗生素患者 mOS 为 20.5 个月，$P < 0.001$）均有明显下降，进一步证实了肠道菌群和免疫治疗应答具有相关性。

肠道菌群和肿瘤免疫治疗疗效具有相关性。

Wargo 等在 2018 年发表的研究显示，接受抗 PD-1 单抗治疗的 43 例黑色素瘤患者中，获益患者菌群 α 多样性明显高于未获益患者，α 多样性较高的患者 PFS 更长。Gajewski 等的研究纳入了 42 例黑色素瘤患者，分析发现获患者与获益患者菌群组成具有明显差异，其中长双歧杆菌、产气科林斯菌和屎肠球菌在获益患者粪便中更为富集。除黑色素瘤外，在非小细胞肺癌患者中，Routy 等研究发现，艾克曼菌可以导致肿瘤局部 CCR9⁺CXCR3⁺CD4⁺ T 淋巴细胞募集增加，提升免疫治疗的疗效。陆舜教授团队的一项以 NSCLC 患者为对象的研究发现，治疗前基线肠道菌群多样性更高的患者，接受免疫治疗后会产生更多的记忆性 CD8⁺T 细胞及 NK 细胞，可明显延长 PFS。北京大学肿瘤医院的一项研究纳入了食管癌、胃癌、结直肠癌等 80 余例消化系统肿瘤患者，提示在获益患者中，普氏菌、疣微菌等丰度更高，普氏菌 / 拟杆菌的相对丰度与治疗获益及 PFS 相关，进一步进行宏基因组功能分析，发现与 SCFA 合成分泌相关的通路在获益患者中明显富集。

粪菌移植（fecal microbiota transplantation，FMT）是在肠道菌群相关研究基础上发展出的治疗手段，通过口服胶囊或内镜途径将特定菌群移植至患者肠道内，逐步改变宿主原有的肠道菌群，进而改变宿主局部及全身免疫状态，达到对疾病的治疗效果。在难治性艰难梭菌感染、炎症性肠病等疾病中取得了良好的效果。在肿瘤免疫治疗领域，粪菌移植的应用也有了初步的证据，

Boursi 等的研究纳入了 10 例既往抗 PD-1 治疗失败的黑色素瘤患者，将既往抗 PD-1 治疗后完全缓解的患者粪便样本移植至上述患者肠道内，再次使用抗 PD-1 治疗后，有 3 例患者出现了影像学缓解，其中 1 例患者达到了完全缓解，但是这 3 例患者均移植了同一供者的菌群，而移植了该研究另一名供者菌群的受试者并未出现应答。进一步的研究发现，在 FMT 联合免疫检查点抑制剂治疗获益的患者中，接受 FMT 治疗后肠道 CD68⁺ 浸润增加，肿瘤组织 CD8⁺T 细胞浸润增加，与免疫应答相关基因表达增加。Zarour 等的研究以免疫检查点抑制剂治疗原发耐药的黑色素瘤患者为研究对象，菌群供者为既往抗 PD-1 治疗疗效为完全缓解或部分缓解的患者，15 例接受 FMT 联合免疫检查点抑制剂治疗的患者，有 6 名患者出现了应答，其中 3 名患者达到了部分缓解或完全缓解，治疗应答者 CD8⁺T 细胞活化增加，表达 IL-8 的髓样细胞减少。此外，还有独特的蛋白组学和代谢组学特征。这提示粪菌移植联合免疫检查点抑制剂治疗可能是提升免疫治疗疗效的可行手段。

值得注意的是，尽管许多研究观察到了肠道菌群与免疫治疗疗效具有相关性，也已经有研究证实了干预肠道菌群可以提升免疫治疗疗效。但目前，肠道菌群影响免疫治疗的具体机制尚不完全清楚，这也给临床实践时精准选择菌群供者及受试者带来了一定困难。因此，仍需要更多的基础研究和临床研究提供更可靠的数据。

第六节　影像学预测免疫治疗疗效

影像组学是指从现有影像检查方法，如电子计算机断层扫描（computed tomography，CT）、磁共振显像（magnetic resonance imaging，MRI）等中高通量提取影像信息，通过大量数据提取特征并建立相关模型，进行深层次的分析、预测等。在肿瘤免疫治疗治疗领域，影像组学可以协助了解肿瘤的生物学特征，在评估肿瘤及肿瘤微环境、肿瘤的空间异质性方面具有独特作用。

在一项多中心回顾性研究中，研究者尝试通过使用 CT 影像和肿瘤组织的 RNA 测序数据评估肿瘤浸润 CD8 细胞情况。训练集纳入了包括肺癌、乳腺癌、头颈部鳞癌、结直肠癌等多个瘤种在内

的 135 名患者，3 个验证集（TCGA 验证数据队列、免疫表型库数据队列和免疫治疗队列）分别纳入了 119 例、100 例和 137 例患者。在训练集中，得到了 5 个影像学特征。在 TCGA 数据库验证队列中，使用影像组学特征预测 CD8⁺T 细胞基因表达特征的 AUC 为 0.67（95% CI：0.57 ~ 0.77；P=0.001 9）。在免疫治疗队列中，在接受抗 PD-1/PD-L1 单抗治疗 3 个月时，疗效评价达到客观缓解的患者，相比于疾病稳定或疾病进展的患者，基线时影像组学评分更高（P=0.049）。但是，达到疾病控制的患者（疗效评价为完全缓解、部分缓解或疾病稳定）相比于疾病进展的患者，影像

评分并无明显差异（P=0.05）。在接受治疗6个月时，无论是客观缓解的患者（P=0.025）还是疾病控制（P=0.013）的患者，基线影像评分都明显较高。在生存数据方面，影像组学评分较高的患者相较于评分较差的患者，OS 明显更优（mOS：24.3个月 *vs.* 11.5个月，HR=0.58，95%CI：0.39 ~ 0.87；P=0.008 1）。研究者还在 TCGA 队列中，研究者还在 TCGA 数据库队列中评估 5 个不同瘤种中肿瘤浸润淋巴细胞密度和影像组学评分的相关性，结果显示除头颈部鳞癌外，其余 4 个瘤种均存在显著相关性。

除了 CT，基于 MRI 的影像组学也可用于预测免疫治疗疗效，Taouli 等的研究纳入了 48 例肝细胞癌患者，通过对比 MRI 及免疫组化、肿瘤组织 RNA 测序数据，发现 MRI 影像学特征与免疫组化中 $CD3^+T$ 细胞、$CD68^+$ 巨噬细胞、$CD31^+$ 内皮细胞相关，在蛋白水平上与肿瘤组织 PD-L1 表达有关，mRNA 水平与 PD-1 及 CTLA4 有关。

分子影像学是近年来的研究热点，主要包括单光子发射计算机断层显像（single-photon emission computed tomography，SPECT）和正电子发射计算机断层（positron emission tomography computed tomography，PET-CT）。Gillies 等的研究纳入了 194 例 ⅢB ~ Ⅳ期的 NSCLC 患者，该研究使用 99 项回顾性研究中患者的影像学特征作为训练集，得到了一个多参数放射性特征（multiparametric radiomics signature，mpRS）。mpRS 在前瞻性预测队列中，预测持久临床获益（durable clinical benefit，DOB）的 AUC 为 0.81（95%CI：0.68 ~ 0.92），预测 PFS 和 OS 的 AUC 分别为 0.77（95%CI：0.69 ~ 0.84）和 0.80（95%CI：0.69 ~ 0.91）。有相关研究在临床前模型中尝试了放射性核素标记的抗 CTLA-4 及抗 PD-1/PD-L1 单抗，常用的放射性核素有 ^{89}Zr、^{64}Cu、^{111}In、^{99m}Tc，放射性核素标记的免疫检查点抑制剂输入人体后，可通过影像学手段评估体内组织摄取情况，有助于更精准地评估免疫治疗的疗效。除此之外，放射性核素还有用于标记免疫细胞或细胞表面表达的 PD-1/PD-L1 等，可以用来评估肿瘤组织免疫浸润状态，从而更好地筛选免疫治疗获益的患者。但是绝大多数相关研究还处于临床前阶段。Wolchok 等的研究共纳入 6 例患者（1 例黑色素瘤、4 例肺癌、1 例肝细胞癌），患者静脉注射 ^{89}Zr-IAB22M2C 后在不同时间点进行多次 PET-CT 显像，在注射 ^{89}Zr-IAB22M2C 后早期发现药物在 $CD8^+T$ 细胞富集器官组织中集聚，且药物注射后安全性良好。

综上，影像组学与分子影像在筛选肿瘤免疫治疗获益患者，精准评估免疫治疗疗效方面具有很大的潜力。但目前来看，尚缺乏较为公认的影像组学评分标准、缺乏足够的临床数据是目前限制影像组学和分子影像在临床大规模应用的主要因素，仍需要更多的研究进一步评估。

肿瘤基因组特征、免疫微环境特点，以及特殊的临床、病理、影像学特征均有一定的免疫治疗疗效预测作用。目前也有临床研究开始对多个因素进行融合，拟构建完整的免疫治疗疗效预测模型，但是存在样本量较低的缺点，模型的预测能力有待进一步验证。随着免疫治疗的不断推广，利用大数据和人工智能的手段将多种因素进行有机融合，有助于临床更进一步实现精准免疫治疗的发展目标。

第七节 免疫检查点抑制剂

2015 年，nivolumab 的 CheckMate-017 研究（肺鳞癌）、CheckMate-057 研究（非鳞非小细胞肺癌）都获得了阳性结果，奠定了 nivolumab 在非小细胞肺癌（NSCLC）二线治疗中的地位。同样在 2015 年，Keynote-001 研究中，PD-L1 表达 ≥ 50% 的患者客观反应率为 45.2%，使得 pembrolizumab 被批准用于 PD-L1 阳性表达 ≥ 50% 晚期 NSCLC 的二线治疗。2016 年，基于 Keynote-024 的研究结果，pembrolizumab 被批准用于 PD-L1 表达 ≥ 50% 的无 EGFR/ALK 突变晚期 NSCLC 患者的一线治疗。atezolizumab 作为后起之秀，与前两者相比疗效也毫不逊色。同年，根据 POPLAR 和 OAK 研究的结果，atezolizumab 被 FDA 批准二线治疗晚期 NSCLC。2017 年 ESMO 大会公布了 durvalumab 在肺癌的重磅研究，PACIFIC 研究显示跟安慰剂相比，durvalumab 明显延长了无进展生存时间为 11.2 个月。CheckMate-037 结果显示，在恶性黑色素瘤中，nivolumab 较标准化疗将客观缓解率提高了约 20%。CheckMate-066 研究显示，在初治

BRAF 野生型患者中，nivolumab 相比标准治疗，达卡巴嗪延长了生存期，使 nivolumab 获批用于 BRAF 野生型黑色素瘤的一线治疗。

作为免疫治疗领域的重大突破，免疫检查点抑制剂具有以下优势。①广谱性：抗瘤谱广，对多种肿瘤有效；②持久性：有效者疗效持久，少部分晚期患者获得肿瘤完全缓解与长期生存的机会；③低毒性：总体毒性明显低于化疗，患者耐受性良好。

但免疫检查点抑制剂也存在一定的问题，如治疗反应率低，治疗多种肿瘤的 ORR 仅约 20%，提示目前的免疫检查点抑制剂总体疗效有限，仍然不够精准。如何克服与提高已成为重要的研究课题与发展方向，主要对策包括：①寻找疗效预测分子标志物，以筛选治疗的获益人群，避免无效治疗；②与其他方法的联合以提高疗效，包括与化疗、放疗、分子靶向药物等的联合；③将用药时机提前以更好发挥效果，用于辅助、新辅助治疗研究，不仅理论上有利于更好发挥免疫治疗的效果（肿瘤负荷小、患者一般情况与免疫功能好），而且将目标从治疗复发转移转变为预防复发转移、姑息性转变为治愈性，进一步提高了药物的临床价值；④开发更多靶向于其他免疫检查点的药物，未来可根据不同患者的异常靶点采用更精准的免疫治疗。

一、联合治疗研究

1. 免疫检查点抑制剂联合抗血管生成治疗

免疫检查点抑制剂联合抗血管生成药物具有协同效应，已在多种肿瘤的治疗研究中取得良好的甚至突破性的效果，已成为最重要且最具有前景的治疗组合之一。

多项 I 期研究证实了免疫检查点抑制剂联合抗血管生成药物一线或后线治疗晚期肾细胞癌（RCC）具有良好的疗效。IMmotion151 研究采用 atezolizumab 联合贝伐珠单抗一线治疗晚期 RCC，共纳入 915 例未接受过治疗的晚期 RCC 患者，随机分为 atezolizumab 联合贝伐珠单抗组及舒尼替尼单药组，有 39.6%（362 例）呈 PD-L1 阳性。结果显示，与舒尼替尼单药组比较，atezolizumab 联合贝伐珠单抗治疗 PD-L1 阳性患者的中位 PFS 明显延长（11.2 个月 vs. 7 个月，HR=0.74，95% CI：0.57 ～ 0.96，P=0.021 7），另外一个主要终点 PD-L1 阳性人群的 OS 也取得阳性结果。

2019 年 10 月，评估 atezolizumab 联合贝伐珠单抗治疗既往未接受过系统治疗的不可切除的肝细胞癌（HCC）患者的 III 期临床研究 IMbravel50 达到了 2 个共同主要终点：与索拉非尼单药组相比，在 OS 和 PFS 方面均取得了统计学意义的延长，与索拉非尼单药组相比，在 OS 和 PFS 方面均取得统计学意义的延长，这是 10 多年来生存期首次超越索拉非尼的治疗方案。除此之外，还有多项一线治疗晚期 HCC 的 III 期试验正在进行，如 LEAP-002 研究（帕博利珠单抗 + 仑伐替尼）、COSMIC-312 研究（atezolizumab+ 卡博替尼）和国内研究（卡瑞利珠单抗 + 阿帕替尼）等。在 ORR 方面也取得突破，多年来的标准药物索拉非尼及其他已获批的抗血管形成药物治疗 HCC 的 ORR 仅约 5%，而多种免疫检查点抑制剂联合抗血管形成药物的组合治疗 HCC 的 ORR 高达 20% ～ 50%，有望用于肝癌的转化治疗、辅助治疗研究。

III 期 IMpowerl50 研究采用免疫检查点抑制剂、抗血管生成药物和化疗的组合一线治疗晚期非鳞 NSCLC，发现相较于化疗 + 贝伐珠单抗，atezolizumab + 化疗 + 贝伐珠单抗不仅能明显改善患者的 PFS 和 OS，而且能使伴有肝转移和 EGFR/ALK 基因突变的预设亚组得到临床获益。IMpowerl50 研究显示 atezolizumab+ 化疗 + 贝伐珠单抗可以成为晚期非鳞 NSCLC 的一种新的标准治疗方案，并已成功获得美国 FDA 批准。

除上述恶性肿瘤外，免疫联合抗血管生成药物在子宫内膜癌、食管癌、三阴性乳腺癌、MSS 型胃癌和肠癌、头颈部鳞癌、尿路上皮癌、骨肉瘤等恶性肿瘤的治疗中也取得了不错的成绩。2019 年 ASCO 会议报道了由黄镜教授团队进行的一项 II 期临床研究，该研究使用卡瑞利珠单抗联合阿帕替尼和化疗（紫杉醇脂质体 + 奈达铂）一线治疗晚期食管鳞癌。初步结果显示，入组的 30 例患者的 ORR 高达 80%，DCR 96.7%。虽然 PFS 和 OS 数据尚未成熟，但近期结果令人鼓舞。REGONIVO 研究一共纳入 50 例晚期胃癌或结肠癌患者，既往接受的中位治疗线数为 3 线，入组后接受瑞戈非尼 + 纳武利尤单抗治疗。结果显示 ORR 为 40%，DCR 为 88%，中位治疗持续时间为 6.1 个月，其中结直肠癌组的 ORR 为 36%，MSS 型结直肠癌患者的 ORR 为 33%；所有胃癌患者均为 MSS 型，ORR 为 44%；结直肠癌组的中位 PFS 为 6.3 个月，胃癌组的中位 PFS 为 5.8 个月。

2. 免疫检查点抑制剂联合 BRAF/MEK 抑制剂

肿瘤的发生与发展通常与信号通路的异常激活有关，有丝分裂原活化蛋白激酶（mitogen-activated pmtein kinase，MAPK）通路是人体最重要的，也是目前研究比较透彻的信号通路之一。正常情况下，MAPK 通路接受外界信号刺激后，RAS 被激活，作用于 Raf，继而活化 MEK、ERK，使核内的转录因子磷酸化，从而调控细胞的生长、增殖及凋亡。BRAF 是 Raf 家族最重要的亚型，其突变可使 BRAF 活性异常增强，且不依赖于上游 Ras 激酶的激活，促使 MAPK 通路过度激活，促进肿瘤细胞增殖，导致肿瘤产生及侵袭转移。针对 *BRAF* 基因突变，目前常用的药有 BRAF 抑制剂（维罗非尼、达拉非尼和康奈非尼）、MEK 抑制剂（考比替尼、比美替尼和曲美替尼）或两者联合方案。BRAF 抑制剂和 MEK 抑制剂介导各种癌细胞依赖性免疫刺激效应，包括：①上调肿瘤相关抗原；②改善 MHC I 类分子的抗原呈递；③诱导免疫原性细胞死亡；④分泌 TH1 细胞因子，如 CXCL9 和 CXCL10；⑤下调免疫调节因子，包括 IL-8、VEGFA 及 SPP1。因此，理论上免疫治疗药物与 BRAF/MEK 抑制剂联合可能具有协同作用，成为一种潜在的治疗方案。

一项 I 期试验观察了 pembrolizumab 联合 BRAF 抑制剂达拉非尼 +MEK 抑制剂曲美替尼治疗晚期 BRAF 突变型黑色素瘤患者的安全性和有效性，研究者对 15 例患者采用 pembrolizumab 每 3 周 2mg/kg，达拉非尼（150mg，2 次 / 天）+曲美替尼（2mg，1 次 / 天），随访时间内未发生迟发或意外毒性反应，ORR 为 67%，CR 为 7%。KEYNOTE-022 II 期研究报道，36.6 个月的随访时间内，含 pembrolizumab 的三药组中位 PFS 明显长于达拉非尼 + 曲美替尼两药组（16.9 月 *vs.* 10.7 个月，HR=0.53；95% CI：0.34 ～ 0.83）。中位 OS 三药组未达到，两药组为 26.3 个月（HR=0.64；95% CI：0.38 ～ 1.06）。

IMspire150 研究入组了 514 例晚期 BRAF V600E 突变的黑色素瘤患者，采用随机、双盲、安慰剂对照研究的方法，试验组接受维莫非尼、考比替尼加阿替利珠单抗治疗（256 例），对照组

接受维莫非尼、考比替尼加安慰剂治疗（258 例）。试验组中位 PFS 达 15.1 个月，而对照组的中位 PFS 为 10.6 个月，可降低 22% 的疾病进展风险。两组的 ORR 相似（66.3% *vs.* 65%），但试验组的中位缓解持续时间（DOR）为 21.0 个月，明显长于对照组的 12.6 个月。研究结果提示通过联合治疗来进一步提升疗效是研究探索的方向。

二、免疫检查点抑制剂在围术期（辅助或新辅助）的应用研究

1. 黑色素瘤术后辅助免疫检查点抑制剂治疗

III 期黑色素瘤已发生区域淋巴结转移，但尚未扩散至远处淋巴结及未发生其他部位的转移，之前的标准治疗为手术切除原发肿瘤及受累淋巴结，部分患者会接受辅助治疗。尽管接受了手术治疗和辅助治疗，但多数患者仍会出现复发。大多数的 III b 期和 III c 期患者会在 5 年内复发，复发率分别为 68% 和 89%。

EORTC 18071 是一项 ipilimumab 对照安慰剂用于 III 期黑色素瘤术后患者辅助治疗的临床研究，共入组 951 例患者，按 1：1 随机予以 ipilimumab（10mg/kg，每 3 周 1 次，4 个周期）或安慰剂治疗。2015 年，该研究达到了主要研究终点：与安慰剂组相比，ipilimumab 明显延长了无复发生存期（recurrence-free survival，RFS）（中位 RFS：26.1 个月 vs. 17.1 个月，HR=0.75，*P*=0.001 3）。基于此研究结果，FDA 批准 ipilimumab 用于 III 期黑色素瘤患者的术后辅助治疗。

CheckMate-238 研究是一项 III 期双盲随机对照研究，比较了 nivolumab 与 ipilimumab 用于 III B/C 期或IV期黑色素瘤完全切除术后辅助治疗的疗效。该研究共入组 906 例患者，按 1：1 随机分组接受 nivolumab（3mg/kg，每 2 周 1 次）或 ipilimumab（10mg/kg，每 3 周 1 次，治疗 4 次后，每 12 周 1 次）治疗。患者最多进行受治疗 1 年，研究的主要终点为 RFS。研究达到了主要终点，nivolumab 治疗组较 ipilimumab 治疗组 4 年 RFS 提高了 10.01%（51.7% vs. 41.2%，HR=0.71，*P*=0.000 3）。在 *BRAF* 基因突变型和野生型患者中均观察到受益。基于该研究结果，2017 年 FDA 批准 nivolumab 作为经过手术完全切除的伴淋巴结转移的黑色素瘤患者的术后辅助治疗。

2. 食管癌围术期免疫检查点抑制剂治疗

目前化疗及同步放化疗为食管癌辅助及新辅助治疗的主要方式，有研究表明联合免疫治疗可增强其疗效。2019 年 ASCO 会议报道了一项关于 PD-1 抗体应用于食管癌辅助和新辅助治疗的 Ⅱ 期单臂临床试验（NCT02844075），入组了 28 例 Ⅰb ~ Ⅲ 期食管鳞癌患者，给予化疗（紫杉醇＋卡铂）联合放疗（44.1Gy/21d）及 pembrolizumab 后进行手术治疗，术后给予 Pembrolizumab 治疗至 2 年或至进展或发生不可耐受毒性。原发肿瘤的 pCR 率为 46.1%；6 个月和 12 个月的总生存率分别为 89.3% 和 82.1%，中位 OS 尚未达到。

CheckMate-577 是一项随机、多中心、双盲的 Ⅲ 期临床试验，旨在评估 nivolumab 作为辅助治疗用于新辅助同步放化疗（CRT）后未达 pCR 的可切除食管癌及胃食管连接部癌患者的疗效与安全性，研究的主要终点为 DFS，次要终点为 OS。在接受新辅助同步放化疗和肿瘤切除术后，794 名患者被随机分配为安慰剂组（N=262）和 nivolumab 治疗组（N=532）。与安慰剂组相比，术后接受 nivolumab 治疗组中位 DFS 延长约 1 倍（22.4 个月 vs.11.0 个月，HR=0.69；P=0.000 3）。

3. NSCLC 新辅助免疫检查点抑制剂治疗

免疫检查点抑制剂在晚期 NSCLC 患者的治疗中取得成功以后，被用于早期可切除 NSCLC 患者的术前新辅助治疗的探索。多中心单臂 Ⅱ 期 LCMC3 试验主要评估 atezolizumab 用于 ⅠB ~ ⅢB 期可切除 NSCLC 患者新辅助治疗的疗效和安全性，主要终点为无 EGFR/ALK 突变患者的主要病理缓解（MPR，手术时存活≤ 10% 肿瘤细胞）。对所有入组和接受治疗的 NSCLC 患者进行随访（n=181），其中 159 例接受了手术治疗，无 EGFR/ALK 突变患者（144 例）接受手术治疗后的 MPR 率为 21%（30/144），pCR 率为 7%（10/144），43% 的患者接受 atezolizumab 新辅助治疗后实现降期。术前和术中检出不可切除的患者比例分别为 12%（22/181）和 4%（7/159），92%（145/159）的患者达到 R0 切除。

CheckMate-159 是一项单臂 Ⅱ 期临床研究，评估术前 PD-1 抗体 nivolumab 的疗效。22 例 Ⅰ ~ Ⅲ 期可切除 NSCLC 患者被纳入研究，其中 20 例完成治疗计划患者的 ORR 仅为 10%，但

MPR 率达 45%，pCR 率为 15%。23% 的患者出现了治疗相关不良反应，5% 的患者为 3 ~ 4 级不良事件，没有出现因免疫治疗引发的手术延迟。单臂 Ⅰ 期 MK3475-223 临床研究探索 pembrolizumab 作为新辅助治疗的疗效。10 例可切除 Ⅰ ~ Ⅱ 期 NSCLC 患者接受 2 个周期的 pembrolizumab 新辅助治疗，术后 MPR 率为 40%，未出现因新辅助治疗引发的手术延迟。

2021 年 4 月 AACR 会议公布了免疫联合化疗新辅助治疗可切除非小细胞肺癌患者的Ⅲ期临床试验 CheckMate-816 的研究数据。结果显示，与单用化疗相比，Ⅰb ~ Ⅲa 期的可切除非小细胞肺癌患者在术前接受 3 个周期的 nivolumab 联合化疗，可明显改善 pCR 率（24% vs. 2.2%，OR=13.94，P < 0.000 1），达到了主要研究终点。nivolumab 联合化疗的耐受性良好，无论 PD-L1 表达水平、病理学类型或疾病分期如何，pCR 均有改善。研究结果初步显示了 NSCLC 新辅助免疫治疗的良好前景，但最终能否带来 OS 的改善还有待随访。

4. 结直肠癌新辅助治疗

自 2015 年首次发现 PD-1 单抗治疗 dMMR 或 MSI-H 的 mCRC 明显获益，开启了 mCRC 的免疫治疗时代。2020 年 ASCO 会议报道的 KEYNOTE-177 研究结果提示对于 dMMR/MSI-H 的 mCRC 一线治疗，PD-1 单抗 pembrolizumab 单药优于传统化疗联合靶向治疗，使人们对免疫治疗在肠癌中的辅助治疗、新辅助治疗有了进一步的期待。临床前研究表明相比于术后辅助治疗，新辅助免疫治疗可以利用术前肿瘤体积大、新抗原多等优势，充分增强体内抗肿瘤免疫 T 细胞的活性，清除微小转移灶。NICHE 研究入组了 40 例早期结直癌患者，包括 21 个 dMMR、20 个 pMMR 肿瘤（其中 1 例患者同时患有 pMMR 和 dMMR 的结直肠癌）。术前接受 2 次 ipilimumab 联合 nivolumab 治疗，结果显示，疗效可评估的患者中，dMMR 肿瘤的病理反应率达 100%（20/20），其中 19 个 MPR，12 个 pCR；15 个 pMMR 肿瘤中，有 4 个达到了病理缓解（27%），包括 3 个 MPR，1 个部分缓解。dMMR 者初步取得了惊人的效果，对于 pMMR 患者的疗效也优于晚期患者（ORR=0%）。

该研究结果提示早期应用免疫治疗效果可能更佳，相对于晚期肿瘤患者，早期患者肿瘤负荷小，

免疫功能好，更有利于免疫治疗发挥激活 T 细胞杀灭癌细胞的效果。NICHE 研究为结直肠癌的新辅助免疫治疗打开了大门，但这一小样本的研究结果还需要在更大样本的人群中验证，新辅助免疫治疗的病理学缓解能否最终带来患者的生存获益需要未来随机对照研究的验证。对于免疫治疗的敏感优势人群，如 dMMR/MSI-H 患者，短程的新辅助治疗即取得了多数 pCR 或接近 pCR 的效果，辅助免疫检查点抑制剂是否可替代辅助化疗、新辅助是否优于辅助，甚至免疫检查点抑制剂是否可部分替代手术等问题值得在未来的研究中进一步探索与阐明。

（常瑾嘉 邹建玲 彭 智

郭伟剑 沈 琳）

参 考 文 献

Capalbo C, Scafetta G, Filetti M, et al, 2021. Predictive biomarkers for checkpoint inhibitor-based immunotherapy: the galectin-3 signature in NSCLCs. Int J Mol Sci, 20(7): 1607.

Carbone DP, Reck M, Paz-Ares L, et al, 2017. First-line nivolumab in stage IV or recurrent non-small-cell Lung cancer. N Engl J Med, 376(25): 2415-2426.

Chalabi M, Fanchi LF, Dijkstra KK, et al, 2020. Neoadjuvant immunotherapy leads to pathological responses in MMR-proficient and MMR-deficient early-stage colon cancers. Nat Med, 26(4): 566-576.

Chen G, Huang AC, Zhang W, et al, 2018. Exosomal PD-L1 contributes to immunosuppression and is associated with anti-PD-1 response. Nature, 560(7718): 382-386.

Cupp MA, Cariolou M, Tzoulaki I, et al, 2020. Neutrophil to lymphocyte ratio and cancer prognosis: an umbrella review of systematic reviews and meta-analyses of observational studies. BMC Med, 18(1): 360.

Das S, Johnson DB, 2019. Immune-related adverse events and anti-tumor efficacy of immune checkpoint inhibitors. J Immunother Cancer, 7(1): 306.

De Mattos-Arruda L, Vazquez M, Finotello F, et al, 2020. Neoantigen prediction and computational perspectives towards clinical benefit: recommendations from the ESMO Precision Medicine Working Group. Ann Oncol, 31(8): 978-990.

Grasso CS, Tsoi J, Onyshchenko M, et al, 2021. Conserved interferon-γ signaling drives clinical response to immune checkpoint blockade therapy in melanoma. Cancer Cell, 39(1): 122.

Groth C, Hu X, Weber R, et al, 2019. Immunosuppression mediated by myeloid-derived suppressor cells(MDSCs) during tumour progression. Br J Cancer, 120(1): 16-25.

Hectors SJ, Lewis S, Besa C, et al, 2020. MRI radiomics features predict immuno-oncological characteristics of hepatocellular carcinoma. Eur Radiol, 30(7): 3759-3769.

Jardim DL, Goodman A, de Melo Gagliato D, et al, 2021. The challenges of tumor mutational burden as an immunotherapy biomarker. Cancer Cell, 39(2): 154-173.

Jiang T, Shi T, Zhang H, et al, 2019. Tumor neoantigens: from basic research to clinical applications. J Hematol Oncol, 12(1): 93.

Krieg C, Nowicka M, Guglietta S, et al, 2018. High-dimensional single-cell analysis predicts response to anti-PD-1 immunotherapy. Nat Med, 24(2): 144-153.

Liu L, Bai X, Wang J, et al, 2019. Combination of TMB and CNA stratifies prognostic and predictive responses to immunotherapy across metastatic cancer. Clin Cancer Res, 25(24): 7413-7423.

Lu X, Horner JW, Paul E, et al, 2017. Effective combinatorial immunotherapy for castration-resistant prostate cancer. Nature, 543(7647): 728-732.

Lu Z, Chen H, Li S, et al, 2020. Tumor copy-number alterations predict response to immune-checkpoint-blockade in gastrointestinal cancer. J Immunother Cancer, 8(2): e000374.

Peng Z, Cheng S, Kou Y, et al, 2020. The gut microbiome is associated with clinical response to anti-PD-1/PD-L1 immunotherapy in gastrointestinal cancer. cancer Immunol Res, 8(10): 1251-1261.

Subrahmanyam PB, Dong ZW, Gusenleitner D, et al, 2018. Distinct predictive biomarker candidates for response to anti-CTLA-4 and anti-PD-1 immunotherapy in melanoma patients. J Immunother Cancer, 6(1): 18.

Vilariño N, Bruna J, Bosch-Barrera J, et al, 2020. Immunotherapy in NSCLC patients with brain metastases. Understanding brain tumor microenvironment and dissecting outcomes from immune checkpoint blockade in the clinic. Cancer Treat Rev, 89: 102067.

Wei XL, Xu JY, Wang DS, et al, 2021. Baseline lesion number as an efficacy predictive and independent prognostic factor and its joint utility with TMB for PD-1 inhibitor treatment in advanced gastric cancer. Ther Adv Med Oncol, 13: 1758835921988996.

Wen XY, He XP, Jiao F, et al, 2017. Fibroblast activation protein-α-positive fibroblasts promote gastric cancer progression and resistance to immune checkpoint blockade. Oncol Res, 25(4): 629-640.

Yang F, Markovic SN, Molina JR, et al, 2020. Association of sex, age, and eastern cooperative oncology group performance status with survival benefit of cancer immunotherapy in randomized clinical trials: a systematic review and meta-analysis. JAMA Netw Open, 3(8): e2012534.

Yi RB, Lin AQ, Cao MM, et al, 2020. ATM mutations benefit bladder cancer patients treated with immune checkpoint inhibitors by acting on the tumor immune microenvironment. Front Genet, 11: 933.

Yu JL, Green MD, Li SS, et al, 2021. Liver metastasis restrains immunotherapy efficacy via macrophage-mediated T cell elimination. Nat Med, 27(1): 152-164.

第 28 章 耐药的监控与防治

1942 年，美国耶鲁大学的 Gilmen 和 Philips 首次使用氮芥治疗恶性淋巴瘤，并取得了惊人的临床疗效，开创了肿瘤药物治疗的先河，使人类认识到化疗药物可以有效治疗肿瘤，然而初期肿瘤治愈的兴奋很快被随后而来的药物耐药、肿瘤复发冲淡。随着对肿瘤生物学特性认知的不断深入，新的化疗药物也不断问世，然而药物耐药始终与之相伴相随。尽管联合不同剂量密度的化疗在一定程度上延缓了药物耐药的发生，但绝大多数肿瘤仍不能得到治愈。

通过干扰肿瘤发生、发展过程中涉及的特异性分子的靶向治疗策略是肿瘤治疗史上的一个重要飞跃。与细胞毒类药物相比，靶向治疗药物选择性更强、毒性谱更窄、毒性程度更轻。在依据生物标志物选择的人群中，分子靶向治疗有望取得比细胞毒类药物更好的疗效。但由于大多数肿瘤的发生机制和调控系统是复合性且多因素交叉的，仅针对单一靶点、单一通路的治疗通常导致更多通路的过度激活。因此，耐药也是分子靶向治疗中不得不面临的问题。通过免疫系统的激活来识别和攻击癌症，是继化疗、靶向治疗之后肿瘤治疗领域又一关键突破。然而，免疫治疗药物，如抗 CTLA-4 和抗 PD-1/PD-L1 的单克隆抗体虽然已经在多种肿瘤类型中产生了明显的抗肿瘤活性，但部分患者仍表现出对免疫治疗耐药，这是肿瘤治疗面临的临床挑战之一。

本章将对化疗、靶向治疗及免疫治疗耐药的机制及应对策略，以及如何有效地监测耐药进行阐述。

第一节 化疗耐药机制及应对策略

化疗的发展史已有 70 余年，是目前应用最广泛、最有效的肿瘤治疗手段之一，但仍未能完全治愈肿瘤。影响化疗疗效的一个关键因素是肿瘤细胞对化疗药物的耐药性。肿瘤耐药是一个复杂的、多因素的，并且不断发展变化的问题，始终是肿瘤研究的热点领域。

一、肿瘤细胞与化疗耐药

化疗药物发挥抗肿瘤作用受肿瘤细胞药代动力学的影响，包括药物在胞内吸收、分布、代谢、排出的过程。肿瘤细胞可以通过减少药物吸收、增加药物外排、诱导药物失活、改变药物的作用靶点、增强 DNA 损伤后修复及抑制凋亡信号等多种途径产生耐药性。

1. 细胞表面转运蛋白与肿瘤耐药

药物在肿瘤细胞中蓄积到一定浓度是化疗药物发挥抗肿瘤作用的前提，然而肿瘤细胞可以通过增加药物外排，减少细胞内药物的蓄积。细胞上跨膜转运体是介导药物主动外排的关键功能基团。在众多膜转运蛋白中，最为我们熟知的是 ABC 转运蛋白（ATP-binding cassette transporter）超家族。ABC 转运蛋白有广泛的底物特异性，很多抗癌药物是 ABC 转运蛋白的底物，药物被转运蛋白"泵"出细胞，从而降低细胞内化疗药物的蓄积，影响药效。ABC 转运蛋白超家族至少包含 49 个成员，其中有 10 个左右被证实可介导肿瘤多药耐药，主要包括 P 糖蛋白（P-glycoprotein，P-gp）、MDR 相关蛋白（multidrug resistance-associated protein，MRP）、乳腺癌耐药蛋白（breast cancer resistance protein，BCRP）、肺耐药蛋白（lung resistance protein，LRP）等。其中，P-gp 是第一个被发现的成员，也是目前研究最为透彻的 ABC 转运蛋白。P-gp 几乎在所有组织中都有低水平表达，在多种肿瘤组织中过度表达，并且化疗可诱导 P-gp 表达水平上调。药物与嵌入细胞膜脂质双层的 P-gp 特殊位点相结合，依靠 ATP 水解释放的能量被输出胞外，使细胞内药物浓度降低，于是作用到靶标部位的药物浓度相对降低，影响其药代动力学行为，达不到杀伤肿瘤细胞的药效。蒽环类抗生素、激酶抑制剂、植物碱、紫杉烷类等临床上常用的抗肿瘤药物都是 P-gp 的底物。目前已在肺癌、多发性骨髓瘤、视网膜母细胞瘤、白血病、卵巢癌、乳腺癌等多种肿瘤中证实，P-gp 表达明显升高，并且介导上述肿瘤细胞化疗耐药。近年来，MRP1 的过度表达也被证实与前列腺癌、肺癌和乳腺癌的化疗耐药相关。BCRP 是目前发现的第三种 ABC 转运蛋白，其过度表达与乳腺癌和白血病的化疗耐药有关。

P-gp 与人体多种肿瘤的多药耐药密切相关，因此通过靶向 P-gp 逆转肿瘤耐药一度成为研究的热点。第一代 P-gp 抑制剂包括维拉帕尼、奎尼丁、环孢素等，这类抑制剂本身是 P-gp 的底物，通过与化疗药物竞争 P-gp 结合位点，达到逆转耐药的目的，第二代 P-gp 抑制剂多为钙通道拮抗剂、免疫抑制剂衍生物等，而这两代抑制剂均因药物作用靶点广泛，在化疗药物联合应用时会产生严重副作用而止步于临床研究。第三代抑制剂包括苯甲酰亚胺衍生物（tariquidar）、环丙基二苯并环庚烷类物质（zosuquidar）等，它们对 P-gp 亲和力高、专一性强，然而临床试验结果并不理想。在一个小样本 tariquidar 联合蒽环类药物治疗Ⅲ～Ⅳ期乳腺癌的临床试验中，tariquidar 并没有显示出预期的抗肿瘤作用。在一项紫杉醇与 zosuquidar 联用治疗乳腺癌的Ⅱ期临床试验中，无论是 OS、PFS，还是相对危险度（risk ratio，RR），联合组较单纯化疗组均未显示出抗肿瘤作用优势。因此，尽管人们对 P-gp 抑制剂给予厚望，但其严重的毒副作用与不尽如人意的临床效果阻碍了其真正应用于临床。

2. 药物代谢与肿瘤耐药

药物失活或缺乏药物活化是化疗耐药的又一上游机制。肿瘤细胞中的药物代谢酶能够对多种外源性物质进行生物转化，降低其生物活性或产生解毒作用。

谷胱甘肽（glutathione，GSH）解毒系统是细胞内解毒系统的关键组分，在细胞解毒、抗损伤、抗癌变等过程发挥重要作用，GSH 解毒系统异常与肿瘤耐药关系密切。GSH 解毒系统由 GSH 和多种酶组成，包括谷胱甘肽 -S- 转移酶（glu-tathione-S-transferase，GST）、γ- 谷氨酰转肽酶（γ-glutathionetransferase，γ-GT）、谷胱甘肽合成酶（glutathionesynthetase，GS）、谷氨酸半胱氨酸合成酶（γ-glutamic acid cysteine synthetase，γ-GCS）和谷胱甘肽过氧化酶（glutathioneperoxidase，GPX）等。在 GSH 相关酶类中，GST 研究最为透彻，多种多药耐药细胞都伴有 GST 过量表达。GST 根据其在细胞内定位的不同，一般可分为 α、μ、π、θ 及膜结合微粒体 5 种类型。其中 GST-π 与肿瘤多药耐药密切相关。一方面，GST-π 能催化还原型 GSH 与亲电性化疗药物（烷化剂、蒽环类等）迅速结合，产生一种硫醚连接的还原型谷胱甘肽结合物（GS-结合物），使药物水溶性增加，加速药物排出细胞外，迅速减少其在靶部位的积蓄。另一方面，GST-π 还能通过直接与化疗药物结合，降低其活性，以及通过清除自由基，减轻肿瘤细胞损伤。此外，GST-π 还能与 c-Jun 氨基末端激酶 1（c-Jun N-terminal kinases 1，JNK1）和凋亡信号调节激酶 1 结合，通过调控 MAPK 通路，抑制细胞凋亡。目前，已经在胃癌、骨肉瘤、乳腺癌等多种肿瘤细胞系中证实，GST-π 表达升高与肿瘤细胞耐药密切相关，其表达水平升高使抗肿瘤药物转化、代谢加快，细胞内有效药物浓度持续时间缩短，相应地缩短了抗肿瘤药物作用于靶部位的时间，从而降低药效。

逆转 GST 介导的肿瘤多药耐药也是目前研究的热点。GST 抑制剂能抑制肿瘤细胞解毒功能，提高肿瘤细胞对化疗药物的敏感性。第一个应用于逆转肿瘤耐药的 GST 抑制剂是依他尼酸（又称利尿酸）。一方面，依他尼酸可以与 GST 底物结合位点结合而抑制 GST 的功能；另一方面，依他尼酸还可以直接与 GSH 的硫醇基通过 Michael 加成反应结合形成复合物，阻断 GSH 与化疗药物结合，由此抑制 GST 的活性。但因尿量明显增多等副作用限制了依他尼酸在临床上的应用。

除了 GSH 解毒系统诱导的化疗药物失活，前体药物不能有效在肿瘤部位转化为有抗肿瘤作用的活性形式也是肿瘤耐药的机制之一。例如，氟尿嘧啶前药卡培他滨，需要在细胞内胸苷磷酸化酶的作用下转化为有活性的 5-FU，发挥抗肿瘤作用，而编码胸腺嘧啶核苷磷酸化酶的基因可以通过甲基化失活，从而引起卡培他滨耐药，DNA 甲基转移酶抑制剂（DNMT）可逆转该机制引起的肿瘤耐药。

3. DNA 损伤修复与肿瘤耐药

多数化疗药如烷化剂、铂类、抗代谢药等都以 DNA 作为最终靶点，通过直接或间接损伤肿瘤细胞 DNA，进而抑制细胞分裂或导致细胞死亡，而 DNA 损伤修复则是在基因组内出现各种损伤时机体细胞的自我保护性反应。因此，肿瘤细胞 DNA 损伤修复能力的增强与肿瘤细胞耐药性密切相关。DNA 损伤会导致细胞周期停滞，而细胞周期停滞会让细胞有足够的时间来修复损伤。

错配修复（mismatch repair，MMR）系统对维持细胞基因组完整性至关重要，错配修复基因如 *MLH1* 和 *MSH2* 等突变可导致微卫星不稳定（microatellite instability，MSI）。此外，已经证实错配修复缺陷（different Mismatch Repair，dMMR）与多种化疗药物耐药密切相关。例如，*MLH1* 高甲基化可导致细胞对顺铂和卡铂耐药，核苷酸切除修复（nucleotide excision repair，NER）是 DNA 最主要的损伤修复途径同时也是铂类药物损伤 DNA 后的主要修复途径。纠正修复交叉互补基因 1（excision repair cross complementing 1，ERCC1）是 NER 途径中的关键分子，研究表明，ERCC1 高表达与非小细胞肺癌、胃癌、卵巢癌化疗耐药相关，而对铂类治疗敏感的睾丸癌，其 ERCC1 表达水平较低。X 线交错互补修复基因 1（X-ray repair cross-complementing gene 1，XRCC1）是碱基切除修复（base excise repair，BER）过程中的关键因子。有研究发现，XRCC1 mRNA 表达水平与非小细胞肺癌顺铂耐药密切相关。因此，XRCC1 可作为潜在的预测非小细胞肺癌顺铂耐药的分子标志物。

基因组不稳定性是肿瘤的标志之一，可导致肿瘤异质性增加，以及对化疗药物和靶向药物耐药。染色体不稳定性（chromosomal instability，CIN）是最常见的基因组不稳定形式，包括染色体数目和结构的变化。临床前研究表明，CIN 在细胞对某些化学疗法（如紫杉烷）的获得性耐药和原发性耐药均起作用。最近的一项研究通过证明 *CIN* 基因（即参与维持细胞基因组完整性的基因）的过度表达与骨髓瘤和其他 7 种癌症的低生存率有关，强调了 *CIN* 在化疗耐药性中的重要性。*NEK2* 是 *CIN* 基因的一种，NEK2 编码一种丝氨酸/苏氨酸激酶，在纺锤体形成和染色体分离中发挥重要作用。NEK2 在许多恶性肿瘤细胞中高表达，与肿瘤的发生和恶化密切相关。同时，NEK2 表达异常不仅导致染色体不稳定性增加，肿瘤细胞恶性增殖，而且通过调节 ABC 蛋白表达加速药物外排，促进细胞产生耐药。因此，以 NEK2 为靶点的抑制剂有望成为治疗肿瘤的新型分子靶向药物。美国加利福尼亚大学的医学研究室发现的一种小分子抑制剂 INH（inhibitor for NEK2 and hec1 binding）可以直接和癌症高表达蛋白 1（highly expressed in cancer 1，Hec1）结合，阻断 NEK2 对 Hec1 S165 位点的磷酸化，诱导 NEK2 降解和 Hec1 失活，造成染色体分离失误，从而引起有丝分裂障碍，最终导致细胞死亡。在小鼠乳腺癌移植瘤模型部位注射 INH，能明显抑制肿瘤生长并且没有明显的细胞毒副作用。因此，这种 INH 的派生复合物有可能在今后被应用于肿瘤的临床治疗。

4. 细胞凋亡与肿瘤耐药

细胞凋亡，即程序性细胞死亡（programmed cell death，PCD），是指细胞在一定的生理或病理条件下，遵循自身设定的程序，结束自身细胞生命的过程。化疗药物大多通过引起肿瘤细胞凋亡发挥抗肿瘤作用，而药物诱导肿瘤细胞发生凋亡依赖于完整且正常的凋亡通路。如果肿瘤细胞凋亡通路缺陷或抗凋亡机制增强，则表现为肿瘤耐药。

目前已知的细胞凋亡途径主要有 2 种。①死亡受体途径：细胞表面的死亡受体如 Fas、TNF-R1、TRAIL 等，通过与其配体结合，激活下游信号通路，诱导细胞凋亡，研究最多的是 Fas 介导的凋亡途径，死亡受体途径多见于免疫细胞介导的杀伤作用；②线粒体途径：化疗药物引起的损伤产生促凋亡信号，这些信号通过促进 Bax 与 Bak 结合引起细胞色素 C 释放，继而引发 Caspase 级联反应，诱导细胞凋亡。

多种凋亡调控因子参与了细胞凋亡的发生，肿瘤细胞通过这些调控因子的改变而抑制化疗诱导的细胞凋亡，产生耐药。Fas 可以诱导细胞发生凋亡，因此又称为凋亡蛋白-1（Apoptosis protein-1，Apo-1）。丝裂霉素耐药的人骨髓瘤细胞中，Fas 的表达水平通常较低，而三氧化二砷可以通过上调 *Fas* 基因的表达诱导肿瘤细胞凋亡，抑制人卵巢癌耐药细胞系的增殖。Bcl-2 蛋白家族成员在细胞线粒体凋亡通路中发挥重要作用，主要通过促凋亡蛋白（如 Bax、Bad、Bak）和抑凋亡蛋白（如 Bcl-2、Bcl-xL、Mcl-1）的相互作用调节细胞的凋亡过程。Bax 通过促凋亡作用调节肿瘤细胞对化疗的耐受性。研究表明，上调 Bax、Bad 表达可以增强肿瘤细胞对化疗的敏感性，Bax 低表达已被证实与乳腺癌的化疗耐药和低生存率相关。相反，Bcl-2 是最重要的抗凋亡蛋白，它在癌旁组织、癌前病变及肿瘤组织中高表达，在正常组织中不表达或低表达，这提示 Bcl-2 与肿瘤发生、发展密切相关。除此之外，Bcl-2 高表达与肿瘤化疗耐受密切相关，它能同时通过抑制 caspase 依赖性和非依赖性凋亡途径，抑制化疗引起的肿瘤细胞凋亡。研究表明，Bcl-2 过表达能抑制甲氨蝶呤、依托泊苷、顺铂、氟尿嘧啶等化疗药物引起的肿瘤细胞凋亡，使细胞对化疗药物产生耐药。Bcl-2 反义核酸可通过下调 Bcl-2 的表达逆转肿瘤耐药。Bcl-xL 是与 Bcl-2 高度同源的 Bcl-2 蛋白家族成员，其过表达也与肿瘤化疗耐药相关。Itoh 等应用 Bcl-xL 反义核酸成功降低了口腔鳞癌细胞中 Bcl-xL 的表达水平，提高了其对卡铂的敏感性。

凋亡抑制因子（inhibitor of apoptosis protein，IAP）是近来发现的一类高度保守的内源性抗细胞凋亡因子家族，主要通过抑制 caspase 活性和参与调解核因子 NF-κB 的作用来抑制细胞凋亡。存活素是迄今为止发现的与肿瘤多药耐药最密切相关的 IAP 家族成员，存活素的高表达能够对抗化疗药物引起的细胞凋亡，已经在胃癌、肝癌、肺癌等多种肿瘤细胞株中发现，对化疗敏感的肿瘤细胞中存活素表达水平明显低于化疗耐受的细胞。由于存活素肿瘤组织分布特异性强，在大多数肿瘤组织中高表达，因此以存活素为靶点的基因治疗为逆转肿瘤耐药提供了崭新的思路。应用存活素反义核酸转染多柔比星耐药细胞株，48 小时后存活素蛋白表达水平明显下降，而 caspase3 活性和细胞凋亡比例明显升高，对多柔比星的敏感度也提高了 5.36 倍。用靶向存活素的 siRNA 转染顺铂耐药的肺腺癌细胞株，则使细胞周期停滞在 G2/M 期，增强细胞对顺铂的化疗敏感度。

5. 上皮间质转化与肿瘤耐药

上皮间质转化（epithelial-mesenchymal transition，EMT）是指在上皮细胞在微环境因子的作用下，通过信号通路改变最终转化为具有间质表型细胞的生物学过程。发生 EMT 的细胞通常具有以下特点：①丧失细胞极性，由规律排列的细胞变成长梭形、分散排列的间质细胞；②上皮细胞分子标志如 E-钙黏蛋白（E-cadherin）和角蛋白等表达下调，间质细胞标志蛋白，如波形蛋白（vimentin）、纤维连接蛋白（fibronectin）、神经钙黏蛋白、甲平滑肌抗原（smooth muscle antigen，SMA）等表达上调；③高表达蛋白质溶解酶，可通过降解基底膜使细胞侵入细胞外基质中，使细胞由静止状态变为运动、迁移能力较强的间质细胞。因此，发生 EMT 的细胞可以通过降解细胞外基质，减少细胞间，以及细胞与基底膜之间的黏附，发生远处转移。分析耐药细胞株特点时发现，肿瘤细胞在产生获得性耐药的过程中也有间质化的趋势。如奥沙利铂耐药结肠癌细胞株呈现长梭形、极性丧失、细胞分离、伪足形成等特征，免疫荧光检测发现该细胞株的上皮标志蛋白 E-钙黏蛋白表达下调，间质标志蛋白波形蛋白表达上调，说明肿瘤细胞可以通过 EMT 过程产生耐药。分析细胞信号通路时发现，EMT 与肿瘤细胞耐药存在共同的信号调控途径。研究表明，PI3K/Akt、MAPK 等信号通路是 EMT 过程中重要的调控途径，而 PI3K/Akt、MAPK 等信号通路的激活能上调 P-gp 表达，从而导致肿瘤 MDR 发生。因此，EMT 信号通路可以作为逆转耐药的靶点。

二、肿瘤微环境与肿瘤耐药

1990 年 Teicher 等最初发现给患有 EMT-6 乳腺癌的老鼠分别给予顺铂、卡铂、环磷酰胺或 thiopetia 治疗 6 个月后，能够在老鼠体内成功筛选出化疗耐药表型，但是在单细胞组织培养体系中却不能筛选出该表型。同样地，耐药细胞在体外经二维培养及特殊处理后，能逆转为非耐药细胞，而非耐药细胞种植到小鼠体内，则很快变为耐药细胞，说明肿瘤微环境在调节肿瘤细胞耐药表型中起着非常重要的作用。

肿瘤微环境是肿瘤细胞生存的特殊环境，由血管网、细胞外基质，以及嵌入其中的肿瘤细胞、基质细胞和生化因子等共同组成。越来越多的研究表明，肿瘤细胞与肿瘤微环境中各种组分的相互作用，是造成肿瘤耐药的重要原因之一。

细胞外基质（extracellular matrix，ECM）由

胶原、层黏蛋白、细胞黏合素等组成，是肿瘤微环境中重要的组成部分。肿瘤细胞通过表面的整合素、选择素、钙黏合素等分子与细胞外基质相互作用，进行细胞信号的传导与活化，细胞的延伸与移动，以及细胞生长分化等生理过程。在这些黏附分子中，整合素家族是目前公认的与肿瘤多药耐药关系最为密切的黏附分子。整合素是由 α、β 2 个亚单位形成的异源二聚体，介导细胞与细胞间，以及细胞与多种细胞外成分之间的黏附。整合素家族分子及其受体通过调控细胞周期、细胞凋亡及信号转导等多种途径介导肿瘤耐药。整合素与受体结合后，通过非受体型酪氨酸激酶（如 FAK、Src 等）激活下游 MAPK/ERK 及 PI3K-AKT 通路。MAPK/ERK 活化可加速 DNA 合成，加快 G1/S 转化，促进肿瘤细胞增殖；PI3K-AKT 通路激活则可通过抑制细胞色素 C 释放及 caspase 活化使细胞避免失巢凋亡。此外，整合素与其受体结合还可以通过控制降解周围基质的蛋白水解通路促进肿瘤细胞的侵袭与转移。研究表明，抑制 FAK 降解可促进紫杉烷耐药细胞的存活。

肿瘤细胞的快速增殖需要不断获取营养和排泄代谢废物，当肿瘤组织生长至 2mm 时，开始有新生血管形成，为肿瘤组织运输营养。但与正常血管结构不同，肿瘤组织中的血管大多只有单层内皮细胞构成，且结构紊乱、通透性高、供养能力不足，这使得肿瘤组织普遍呈酸性、低氧环境。药物发挥抗肿瘤作用，首先需要经过肿瘤血管，穿过血管壁，分布到肿瘤实质中，并在肿瘤组织中蓄积到有效药物浓度。然而，肿瘤组织血管结构紊乱、压力梯度异常、缺氧及酸性环境等多种因素限制了化疗药物在肿瘤组织中均匀分布，使得只有一小部分肿瘤细胞能暴露于潜在致死浓度的化疗药物中。低于致死浓度的化疗药物不仅不能诱导肿瘤细胞凋亡，反而进一步促进了耐药细胞的形成。重塑血管正常化是目前已经应用于临床的改善肿瘤化疗耐药的有效手段之一，可以增加化疗药物在肿瘤组织中的蓄积。遗憾的是，血管正常化的时间窗短暂，随着药物的应用，肿瘤血管逐渐恢复到紊乱状态，再次产生耐药。肿瘤组织中低氧环境还可以促进缺氧诱导因子（hypoxia-inducible factor，HIF）高表达，而 HIF 高表达可提高 P-gp 表达水平，促进药物外排，产生耐药。此外，HIF 还可以上调 GST-π 的表达，引起肿瘤耐药。以 HIF-1 为靶点的肿瘤治疗也为克服肿瘤化疗耐药提供了新思路。

三、肿瘤干细胞与肿瘤耐药

肿瘤干细胞（cancer stem cell，CSC）是指肿瘤中存在的一小群具有无限自我更新能力的干细胞样细胞，可以演化成表型不同的细胞群，具有强致瘤性。它可以起源于机体正常的干细胞，也可以起源于重新获得自我更新能力的、已分化的细胞。最近发展起来的肿瘤干细胞理论认为肿瘤的多药耐药是导致肿瘤难以根治、化疗失败和疾病复发的主要原因之一，而肿瘤干细胞则是驱动肿瘤发生、演进、转移和复发的根源，是造成肿瘤耐药的根本原因。肿瘤干细胞主要通过以下几个途径抵御化疗药物的杀伤作用：①大部分的 CSC 通常处于静止期，很少进行分裂增殖，这就使得细胞周期特异性药物（如作用于 S 期的阿糖胞苷、羟基脲，作用于 M 期的长春新碱等）对 CSC 的作用被减弱。②表达多种 ABC 转运蛋白。ABCG2 是较晚被发现的 ABC 转运蛋白家族成员，在原始造血干细胞中呈高表达，细胞分化后表达水平降低。ABCG2 也是肿瘤干细胞的主要 ABC 转运蛋白，在不同来源的肿瘤干细胞中均呈高表达。ABCG2 能将带正负电荷的分子、有机离子及硫酸盐络合物泵出细胞外，介导肿瘤的多药耐药。③ CSC 与普通干细胞一样，具有很强的 DNA 修复能力。④通过高表达抗凋亡蛋白，如 Bcl-2、Bcl-xL 等产生凋亡抵抗。因此寻找肿瘤干细胞标志物，特异性靶向肿瘤干细胞的疗法具有很好的前景。如大多数急性髓性白血病（acute myelocytic leukemia，AML）的 CSC 上表达白介素 -3（interleukin-3，IL-3）受体 α 链，因此利用 IL-3 与白喉毒素制备的融合蛋白（DT38IL3）靶向 CSC 在临床前试验中取得了较好的效果。

第二节　分子靶向治疗的耐药机制及应对策略

与传统化疗药物相似，靶向药物也存在天然或获得性耐药，从而导致治疗失败。靶向治疗耐药机制通常包括靶点自身的改变、下游通路的激活、旁路途径的激活，或通过相关通路的交叉作用激活细胞生存和生长的代偿性途径等。本节将从针对不同靶点的抑制剂出发，分析各类靶向药物的耐药机制。

一、表皮生长因子受体（EGFR）的靶向抑制剂

尽管 EGFR 抑制剂可明显延长 CRC 患者的中位 PFS，但多数患者会在治疗一定时间后出现耐药。目前已知的耐药机制有以下几种。

1. KRAS、NRAS 突变

早期临床试验中，单用 EGFR 抗体只对 10% ～ 20% mCRC 患者有效。一项回顾性分析发现，EGFR 单抗耐药的标本中，有 40% 存在 KRAS 突变，且突变位点多数在 12 或 13 号密码子（外显子 2），2.1% 在密码子 61（外显子 3），2% 在密码子 146（外显子 4）；有 2.6% 的标本存在 NRAS 突变，突变位点多数在密码子 61（外显子 3），且与 KRAS 突变相互排斥。这些 KRAS、KRAS 突变与抗 EGFR 疗效呈负相关。目前，给予患者 EGFR 抗体靶向治疗前，事先检测 KRAS 外显子 2、3、4 和 KRAS 突变已成为 CRC 临床治疗标准。

2. BRAF 突变

CRC 患者，BRAF 突变率为 5% ～ 10%，最常见的 BRAF 突变是 V600E 突变。临床前研究表明，BRAF 突变可通过磷酸化作用，激活其下游的 MEK，导致 MAPK/ERK 通路的持续性激活，细胞不受控制地生长和增殖。大量临床研究表明，BRAF 突变可能是抗 EGFR 治疗耐药的重要因素，与患者不良预后相关。因此，美国国立综合癌症网络和欧洲肿瘤内科学会共识指南均建议避免将西妥昔单抗或帕尼单抗用于 BRAF 突变型肿瘤患者。

3. PIK3CA 突变

PI3K/Akt/mTOR 信号通路的激活是肿瘤细胞对 EGFR 抑制剂耐药的重要机制。CRC 患者 10% ～ 20% 为 PIK3CA 突变，且突变点约 80% 发生于外显子 9 和 20。EGFR 抑制剂治疗的 mCRC 患者中，PIK3CA 突变型的 PFS 较野生型明显降低。

二、表皮生长因子受体酪氨酸激酶抑制剂（EGFR-TKI）

一代 EGFR-TKI 的耐药机制主要有以下几类。

1. KRAS 基因突变

KRAS 基因与肿瘤细胞的生长和扩散相关，研究表明，KRAS 第 12、13 位密码子突变可导致编码的氨基酸发生改变，持续性激活 EGFR 非依赖性信号通路，促进细胞增殖、转移及凋亡抵抗，对 EGFR-TKI 产生原发性耐药。

2. EGFR 通路二次突变

最常见的 EGFR-TKI 继发性耐药机制是 EGFR 通路的二次突变。其中，约 50% 是 T790M 突变，该突变可通过空间位阻效应阻碍一代 EGFR-TKI 与其靶点结合，削弱 EGFR-TKI 的细胞亲和力。三代 EGFR-TKI 奥希替尼对 EGFR 敏感突变和 EGFR T790M 耐药突变有抑制作用，并能有效透过血-脑屏障。AURA3 研究表明，一代 EGFR-TKI 治疗进展后的 EGFR T790M 突变阳性晚期 NSCLC 患者，与铂类联合培美曲塞化疗方案相比，奥希替尼能明显提高患者 PFS，降低疾病进展风险达 70%。然而奥希替尼等三代 EGFR-TKI 在使用一段时间后亦不可避免地会出现耐药。关于三代 EGFR-TKI 耐药机制目前还不够明确，EGFR 位点的三次突变（C797、L792、G796）是奥希替尼最常见的耐药机制，目前尚无有效针对此类靶点的药物上市。

3. 旁路或下游通路激活

EGFR-TKI 另一耐药机制是旁路或下游通路的激活。MET 扩增则是造成 EGFR-TKI 获得性耐药的重要机制之一，MET 在 NSCLC 患者体内被激活后，可促使多种底物蛋白磷酸化水平升高和细胞内一系列信号的传导。此外，Her2 扩增、FGFR1 激活、PI3K/AKT 通路活化、BRAF 突变、PTEN 表达缺失等，均可导致 EGFR-TKI 耐药，应用针对此类通路的靶向抑制剂或多靶点抑制剂是解决该类耐药的有效方式之一。因此，使用一代 EGFR-TKI 进行一线治疗的晚期 NSCLC 患者后续根据二代测序法检测结果选择靶向治疗药物可延长 PFS。

4. 组织分型转化

上皮细胞转化因子多存在于肿瘤细胞的细胞质和细胞膜上，结合相关作用机制可启动下游信号通路。由于 EGFR 基因对药物剂量的依赖性较高，其过表达会导致下游通路被异常激活，形成上皮间质转化。上皮细胞-间质细胞转化后，对 EGFR-TKI 的耐药性也会随之增加，部分患者由此发生获得性耐药。

三、间变性淋巴瘤激酶抑制剂

尽管间变性淋巴瘤激酶（ALK）融合突变阳性的 NSCLC 患者使用克唑替尼可以获益，但大多数患者在使用克唑替尼 1 年左右会产生耐药，导致疾病进展。克唑替尼耐药也分为原发性耐药和继发性耐药，原发性耐药比较少，只占 ALK 阳性患者的 6.5%，且发生机制尚不明确，可能与 *ALK* 突变、*MYC* 基因扩增、*EGFR* 共突变、*KRAS* 共突变等有关。继发性耐药主要有以下几个原因。

1. ALK 激酶域继发性耐药突变

ALK 激酶结构域突变是最常见的 ALK-TKI 耐药机制之一，约占克唑替尼耐药机制的 30%。Choi 等首次报道在克唑替尼耐药的 NSCLC 患者中发现 L1196M 和 C1156Y 突变，随后 L1153R、G1202R、S1206Y 和 G1269A 等突变相继被发现。这些 ALK 突变散布在 ALK 激酶结构域的各个区域影响其功能，导致 ALK 药物耐药机制异常复杂。阿来替尼是针对克唑替尼耐药研发出来的二代 ALK-TKI，可对抗大多数的 ALK 激酶区突变，也更易透过血 - 脑屏障。虽然与克唑替尼相比，阿来替尼可降低疾病恶化和死亡的风险，但是二代 ALK-TKI 治疗更易出现 ALK 耐药性突变。其中，G1202R 是接受二代 ALK-TKI 治疗患者最常见的耐药突变。除此之外，二代 ALK-TKI 耐药突变还包括 F1174L/C/V、L1196M、G1202del、D1203N、T1153M 及 多 重 ALK 突变 C1156Y+I1171N 等。劳拉替尼作为三代 ALK 抑制剂，可抑制克唑替尼耐药常见的 9 种突变，具有较强的血 - 脑屏障透过能力，入脑效果较强，特别适用于治疗其他 ALK-TKI 耐药的晚期 NSCLC 患者。尽管抗肿瘤作用更强，但三代 ALK-TKI 仍可出现新的耐药突变。与一代和二代 ALK-TKI 不同，多数劳拉替尼耐药患者表现为多重 ALK 突变。克唑替尼耐药患者经劳拉替尼治疗后，如果出现新的 L1198F 突变，可重新使用克唑替尼。因此，根据患者的 *ALK* 突变谱及各 ALK-TKI 的敏感靶点，选择不同 ALK-TKI 组合进行序贯治疗，有望进一步延长患者的生存时间。

2. ALK 融合基因拷贝数增加

ALK 融合基因扩增会导致克唑替尼无法完全抑制下游信号，是肿瘤进展的另一重要原因，约占克唑替尼耐药患者的 15%。

3. 旁路或下游信号通路的异常激活

旁路或下游信号转导途径的异常激活也是 ALK-TKI 耐药的机制之一，多见于经历多种 ALK-TKI 治疗后的患者。EGFR 异常激活是最常见的旁路激活途径，约占克唑替尼耐药患者的 30%。EGFR 异常激活可以上调 EGFR 及其配体的表达，增强其信号转导。有研究在克唑替尼耐药患者中发现 *EGFR L858R* 突变，提示 *EGFR* 突变也可能与克唑替尼耐药有关。除了 *EGFR* 突变，部分 ALK 阳性患者在克唑替尼治疗进展后出现 *KRAS G12C、G12V* 或 *Q22K* 突变，提示 KRAS 信号通路异常也可能导致克唑替尼耐药。此外，MET 扩增、配体肝细胞生长因子（hepatocyte growth factor，HGF）自分泌激活 MET 信号通路及 Src 通路异常激活均可导致阿来替尼耐药。

抑制 ALK 下游信号通路可以有效克服 ALK-TKI 耐药。MEK 是 ALK 下游信号通路的关键蛋白，联合克唑替尼和 MEK 抑制剂司美替尼可通过抑制下游 Ras/MAOK 信号通路逆转耐药。靶向异常激活的旁路信号通路，如 EGFR、KRAS、MET、Src 等也是克服该类耐药的途径之一。如联合阿来替尼与 EGFR TKI、MET 抑制剂或 Src 抑制剂可成功逆转阿来替尼及劳拉替尼耐药。布格替尼是一种新型的 ALK 和 EGFR 双重抑制剂，可同时抑制 ALK 的 *L1196M* 突变和 EGFR 的 *T790M* 突变，逆转耐药。

4. 其他耐药机制

EMT、缺氧、P-gp 高表达等均参与 ALK-TKI 耐药的发生。局部治疗、全身化疗和联合抗血管靶向治疗等多种治疗方式的有效联合可使发生此类耐药的患者获得更长的 OS。

四、血管内皮生长因子及其受体的靶向抑制剂

血管生成在肿瘤生长转移过程中发挥重要作用。血管内皮生长因子（vascular endothelial growth factor，VEGF）是调控肿瘤血管生成的主要因子，也是抑制肿瘤生长的主要靶点之一。其受 体（vascular endothelial growth factor receptor，VEGFR）有 3 个，即 VEGFR-1、VEGFR-2、VEGFR-3，其中 VEGFR-2 主要表达在血管内皮，通过与 VEGF-A 结合活化磷脂酰肌醇，激活蛋白激酶 B（Akt/PKB）及一氧化氮合酶，最终导致血管内皮细胞活化。此外，肿瘤低氧环境诱导

HIF 表达上调，而 HIF 表达上调可促进 VEGF 表达升高，从而促进新生血管形成。*VEGF* 基因过表达及 VEGF 蛋白水平升高与 CRC 预后差密切相关。因此，阻断 VEGF-VEGFR 轴或改善肿瘤低氧微环境可抑制肿瘤生长。目前，抗血管生成药物主要有贝伐珠单抗、重组人血管内皮抑制素、阿帕替尼及安罗替尼等。抗血管生成药物的获得性耐药机制主要包括以下 3 类。①激活其他血管生成通路：恶性肿瘤存在多条与血管生成相关的信号通路，当一条信号通路被阻断后，其他信号通路反而会增强，从而导致对抗血管生成药物耐药。贝伐珠单抗是首个获得 FDA 批准的 VEGF 抑制剂，可高度特异性地与 VEGF-A、VEGF-B 及胎盘生长因子 （placental growth factor，PIGF） 结合，抑制其下游信号通路激活，减少瘤血管形成。研究表明，化疗联合贝伐珠单抗治疗后，VEGF 其他亚型 （PIGF、VEGF-C、VEGF-D） 可代偿性表达上调。②促血管生成因子表达上调：肿瘤低氧环境可使促血管形成细胞，如血管祖细胞、血管调节细胞及肿瘤相关巨噬细胞等向肿瘤组织内募集，而这些促进血管形成的细胞可以通过分泌细胞因子、生长因子及促血管生长的蛋白酶来促进血管生成，逆转耐药。③ KRAS 突变：Kubicka 等研究发现，贝伐珠单抗疗效可能与 *KRAS* 突变有关，因为在转移性结肠癌的治疗中，只有 *KRAS* 野生型患者，贝伐珠单抗与化疗联合可以延长 OS。其中具体的耐药机制还有待进一步研究。

五、人表皮生长因子受体 –2 抑制剂

66%～88% 的人表皮生长因子受体 -2(HER-2) 阳性复发转移性乳腺癌患者在曲妥珠单抗联合化疗 1 年左右产生耐药。其耐药机制主要有以下 4 类。

1. 改变 HER-2 结构，阻碍抗体与其结合

HER-2 耐药细胞可以通过高表达膜相关糖蛋白黏蛋白 4 （mucin 4，MUC4），封闭曲妥珠单抗结合位点。

2. 通过旁路激活 HER-2 下游通路

胰岛素样生长因子 1 受体 （insulin-like growth factor 1 receptor，IGF-1R） 是 RTK 家族成员之一，与 HER-2、EGFR 有共同的下游信号通路。IGF-1R 可以促进 HER-2 磷酸化，阻断 IGF-1R 的作用可逆转曲妥珠单抗耐药。EGFR 和 HER3 等其他 HER 家族成员的共表达也可以通过与 HER-2 的相互作用，诱导曲妥珠单抗耐药的发生。应用 HER 二聚化抑制剂可逆转此类耐药。帕妥珠单抗可通过结合 HER-2 胞外域 Ⅱ 区，抑制 HER-2 与 HER-3 的异源二聚化，从而减缓肿瘤增殖。对应用曲妥珠单抗后首次进展的患者，应用帕妥珠单抗有 50% 的有效率，已成为 HER2 阳性晚期乳腺癌患者的一线治疗选择。

3. HER-2 下游信号通路持续活化

PIK3CA 激活突变或 *PTEN* 基因缺失都可以使 PI3K 不依赖上游信号而处于持续激活状态。应用小分子 TKI 阻断下游信号通路是逆转该类耐药机制的一个有效途径。拉帕替尼是首个被批准用于 HER-2 阳性乳腺癌晚期患者的 TKI，通过可逆地结合于 HER-2 和 HER-1 胞内酪氨酸激酶区的 ATP 结合位点，抑制其磷酸化，从而阻断下游信号通路，抑制肿瘤生长。

4. 其他耐药机制

研究表明，雌激素受体 （ertrogen receptor，ER） 的高表达可通过激活 IGF-1R 使细胞免于曲妥珠单抗的作用。此外，瘤周脂肪细胞可通过分泌细胞外基质，阻碍 ADCC 作用的发生。

第三节　免疫治疗耐药机制及应对策略

近年来，以免疫检查点抑制剂、嵌合抗原受体 T 细胞免疫疗法 （CAR-T） 为代表的免疫治疗取得了突破性进展，在 20% 左右的患者中产生了持久应答和长期获益，但大多数患者在用药早期即发生疾病进展，因此耐药也是当前免疫治疗面临的巨大挑战。本节将介绍免疫检查点抑制剂及 CAR-T 的耐药机制，以及应对策略。

根据免疫治疗耐药的不同临床情况，分为原发性耐药和获得性耐药。原发性耐药是指患者对免疫治疗无反应的临床情况。肿瘤细胞缺乏肿瘤抗原，或抗原呈递机制改变，使肿瘤抗原无法被 MHC 分子呈递，导致肿瘤无法被 T 细胞识别，或肿瘤组织通过多种信号通路抑制 T 细胞浸润，是肿瘤对免疫治疗无反应的最根本原因。获得性耐药是指最初对免疫治疗有疗效，但在一段时间后肿瘤复发并进展，可能是治疗开始前异质

群体和耐药细胞克隆选择的结果。导致获得性耐药的机制可能是 T 细胞功能丧失、肿瘤靶抗原的改变、其他免疫抑制点高表达、肠道菌群的失调等。

一、原发性耐药肿瘤内源性因素

研究表明，新抗原负荷与免疫治疗疗效密切相关，免疫检查点抑制剂治疗有效的患者肿瘤组织内新抗原负荷明显高于治疗无效的患者。然而，肿瘤细胞本身可以通过表达或沉默某些基因和通路，抑制新抗原的表达。如肿瘤细胞可通过激活 MAPK 信号转导通路，进一步增强 PI3K 信号及 Wnt/β-catenin 信号通路，抑制 IFN-γ 信号通路及肿瘤抗原的表达。IFN-γ 信号通路是免疫治疗耐药性形成的一个关键通路。IFN-γ 可以通过以下途径诱导有效的抗肿瘤免疫应答：①提高抗原呈递蛋白（如 MHC 分子）的表达水平，使肿瘤抗原提呈增强；②募集抗肿瘤免疫细胞（如 CD8$^+$ T 淋巴细胞）；③对肿瘤细胞直接抗增殖和促凋亡作用。肿瘤细胞 IFN 受体信号通路分子的突变或表观遗传沉默都会导致 IFN-γ 失去抗肿瘤作用。CTLA-4 抗体易普利姆玛治疗无应答的肿瘤患者体内 IFN-γ 受体基因（IFNGR1 和 IFNGR2）、JAK2 和干扰素调节因子 1（IRF1）有高频突变。这些突变能影响 IFN-γ 的信号转导，并使肿瘤细胞逃脱 T 细胞攻击，诱导抗 CTLA-4 治疗原发性耐药。此外，这些突变还能诱导肿瘤细胞 PD-L1 基因沉默，导致 PD-L1 表达减少，产生抗 PD-1 治疗原发性耐药。MAPK 致癌信号通路还可通过增强 VEGF 和 IL-8 表达水平抑制 T 细胞的募集和功能。肿瘤细胞还可通过抑制 PTEN 的表达，降低 IFN-γ、颗粒酶 B 基因的表达水平，抑制 T 淋巴细胞的抗肿瘤作用；通过上调免疫抑制细胞因子 VEGF 和 CCL2 的表达，抑制 CD8$^+$ T 细胞向肿瘤组织浸润。针对这些信号通路的靶向药物可以克服免疫检查点抑制剂耐药。

有效的抗原呈递也是抗肿瘤免疫反应的关键一环。树突状细胞（dendritic cell，DC）是机体功能最强的专职抗原提呈细胞（antigen presenting cell，APC），能高效地摄取、加工处理和递呈抗原。肿瘤组织中 Wnt/β-catenin 信号通路过度激活可以诱导转录抑制因子 AFT3 表达水平提高，而 AFT3 可以抑制 CD103$^+$ DC 的趋化因子 CCL4 的表达，从而使 CD103$^+$ DC 浸润减少。DC 减少引

起 T 细胞活化障碍，最终导致免疫治疗耐药。研究表明，β-catenin 高表达的肿瘤对免疫检查点抑制剂有原发性耐药。

二、原发性耐药肿瘤外源性因素

肿瘤微环境中除了肿瘤细胞，还存在多种免疫细胞，如 CD8$^+$T 细胞，调节性 T（regulatory T，Treg）细胞、骨髓来源的抑制性细胞（myeloid-derived suppressor cell，MDSC）、肿瘤相关巨噬细胞（tumor as sociated macrophage，TAM），以及免疫调节因子，如 IL-10、TGF-β 等。这些细胞或因子同样影响抗肿瘤免疫应答。

CD8$^+$T 细胞是免疫系统发挥抗肿瘤作用的主要效应细胞，Galon 等根据肿瘤组织中 T 细胞数量将肿瘤分为低免疫评分的免疫沙漠型肿瘤，高免疫评分且具有丰富淋巴细胞浸润的免疫炎症型肿瘤，以及 CD3$^+$ 和 CD8$^+$T 细胞在肿瘤组织间低浸润，在肿瘤浸润边缘高浸润的免疫豁免型肿瘤。分析原发性耐药的肿瘤组织，发现多为免疫沙漠型及免疫豁免型，对于这类患者，通过多种手段募集 T 细胞，令更多的 T 细胞能够参与肿瘤免疫循环过程，实现对肿瘤的杀伤作用，可逆转原发性耐药。溶瘤病毒可以通过释放危险信号诱导 DC 成熟，促进 T 细胞向肿瘤组织中聚集，因此溶瘤病毒与 PD-1 单抗联合可产生协同抗肿瘤作用。过继性细胞疗法（如 CAR-T、肿瘤浸润淋巴细胞回输）、放化疗等也可以通过直接或间接作用促进 T 细胞向肿瘤组织中聚集，逆转免疫检查点治疗耐受。

Treg 通过分泌 IL-10、TGF-β 和 IL-35 等抑制性细胞因子或直接细胞接触途径抑制效应 T 细胞的功能，在维持自身免疫耐受中起重要作用。体内外研究已证实，Treg 在抗肿瘤免疫反应中起负向调节作用。它可以通过分泌可溶性或膜结合性抑制性细胞因子抑制效应 T 细胞的功能，通过穿孔素、颗粒酶释放介导效应 T 细胞杀伤，以及通过阻断代谢影响效应 T 细胞的功能。有研究表明，抗 CD40 单抗可以消除肿瘤中的 Treg，此外，以趋化因子受体 8（CCR8）为靶点也可以减少肿瘤组织中 Treg 的聚集。

MDSC 是介导机体免疫耐受的主要细胞之一，可以通过多种途径诱导 PD-1 单抗耐药。①抑制 T 细胞活化：色氨酸是 T 细胞活化必需的氨基酸，双加氧酶（dioxygenase，IDO）是色氨酸代谢的

限速酶，可以将色氨酸代谢为犬氨酸，而犬氨酸又可以抑制 T 细胞的活化。研究表明，肿瘤细胞可以通过分泌 IL-6 募集 MDSC，MDSC 则通过上调 IDO 表达水平耗竭肿瘤组织中的色氨酸，从而抑制 T 细胞活化。因此，IDO 抑制剂与 PD-1 单抗在多种肿瘤中有协同作用。②抑制 T 细胞向淋巴组织归巢：有研究指出，MDSC 可以直接与 T 细胞结合，清除其表面 L- 选择素，从而组织 T 细胞进入淋巴结，削弱抗肿瘤免疫反应。③诱导其他免疫抑制细胞产生：MDSC 中色氨酸的消耗激活 T 细胞表面的一般性调控阻遏蛋白激酶 2，从而诱导未成熟的 CD4⁺T 细胞分化成 Treg。此外，缺氧环境下 MDSC 中 STAT3 活性下调会促进 M-MDSC 向 TAM 分化。因此，消除或重新编辑 MDSC 有望提高免疫治疗的疗效。

TAM 是一类影响免疫治疗疗效的细胞亚群。TAM 包括促进抗肿瘤免疫的 M1 型巨噬细胞和具有致瘤特性的 M2 型巨噬细胞 2 种。TAM 可以通过调节肿瘤细胞 PD-L1 和 B7-H4 的表达直接抑制 T 细胞免疫应答。CCL2 和 CCR2 信号可以募集 M2 型巨噬细胞，单独阻断 PD-1 或 CTLA-4 都不能明显抑制肿瘤生长，而 CCL2 阻断剂与 PD-1 或 CTLA-4 抗体联合治疗则可促进肿瘤消除。

三、获得性耐药因素

Schachter 等研究表明，仅 1/4 ～ 1/3 的转移性黑色素瘤患者能从抗 CTLA-4 或抗 PD-1 的免疫治疗中获益，但是即使接受持续的治疗，也会在一段时间后复发。导致肿瘤免疫治疗获得性耐药的因素主要有以下几方面。

1. 破坏或下调抗原呈递

$B2M$ 基因编码产生 β_2 微球蛋白（β_2-microglobulin，B2M），B2M 蛋白是 MHC- I 类分子的重要组成部分，参与 MHC- I 向 CD8⁺T 细胞传递肿瘤细胞相关性抗原，从而启动抗原识别、T 淋巴细胞浸润及杀伤肿瘤细胞的过程。B2M 缺陷会导致 CD8⁺T 细胞识别受限。在小鼠肺癌模型中敲除 B2M，可发生 PD-1 抑制剂的耐药。在 PD-1 抗体获得性耐药患者的耐药细胞中也发现 B2M 的纯合子突变及细胞表面 HLA I 类分子表达的缺失。因此，B2M 参与了免疫治疗耐药的发生。靶向 B2M 突变可逆转此类耐药，除此之外，采用不依赖于 MHC 类分子的治疗模式，如自然杀伤（natural killer，NK）细胞疗法、CAR-T 疗法及双特异性 T 细胞衔接系统（bispecific T cell engager，BiTE）等也是解决此类耐药的有效途径。

2. 肿瘤靶抗原表达缺失

抗肿瘤 T 细胞以肿瘤细胞表达的同源抗原为靶点，肿瘤细胞减少抗原表达或使其突变则可形成获得性耐药。促进肿瘤抗原表达可提高免疫治疗疗效。例如，在小鼠黑色素瘤模型中，组蛋白去乙酰化酶抑制剂可导致 MHC 和肿瘤相关抗原表达增加，从而增强 CAR-T/TCR-T 的抗肿瘤效应。

3. 其他抑制性检查点的表达

目前有关免疫检查点抑制剂的研究多集中在 CTLA-4 和 PD-1/PD-L1，但肿瘤组织中还存在其他抑制性分子的表达，如 TIM3、LAG3 等，这些分子也可以以类似 PD-1/PD-L1 抑制 T 细胞功能的方式促使免疫逃逸。有研究表明应用 PD-1 抗体后可选择性上调 TIM3 的表达，因此 TIM3 抗体与 PD-1 单抗联合应用显示出较好的前景。

第四节　耐药监测

目前临床对于耐药的判定主要以连续影像学检查为参考，或通过对某一病灶的二次活检来确定的，然而传统的影像学通常不能及时准确地判断疗效，并且肿瘤异质性使得不同病灶间、同一病灶不同位置有不同的耐药亚克隆。因此，寻找能实时监测药物治疗耐药的生物标志物尤为重要。

一、液体活检

ctDNA 是指人体血液循环中携带有肿瘤特异性基因突变、缺失、插入、重排及拷贝数变化、甲基化等信息的 DNA 片段，主要来源于坏死或凋亡的肿瘤细胞、CTC 或肿瘤细胞外泌体。ctDNA 作为液体活检的一种手段已经被研究很多年。相较于传统的活检手段，ctDNA 具有创伤小、实时性强、有效克服肿瘤异质性等优势。诸多研究表明，ctDNA 携带的特定耐药基因在预测药物疗效方面发挥重要作用。有研究表明，连续检测外周血中 ctDNA 丰度可以较影像学检测提前 5 个月发现肿瘤耐药，联合检测 ctDNA 中多个耐药相关基因能够预测晚期乳腺癌患者内分泌治疗耐药情况。在 EGFR 突变的 NSCLC 中，通过 ctDNA 检测最常见的耐药突变 EGFR T790M，已成为一代 EGFR 抑制剂治疗后监测耐药的标准方法。

二、分子影像学

分子生物学、人类基因技术及影像学等相关学科的飞速发展，形成了一个崭新的边缘学科——分子影像学。分子影像学可以通过影像手段，探究疾病早期生物学变化、基因异常、代谢改变等。因此，利用分子影像技术对发生耐药的肿瘤进行早期监测，以指导临床及时调整用药。例如，^{18}F-FLT、^{11}C-thymidine 和 ^{11}C-MET 可分别示踪细胞内 DNA 合成和氨基酸转移水平，反映在体肿瘤细胞增殖状态，进而在影像水平评估前从分子水平检测放化疗疗效。P-gp 是介导肿瘤药物外排的关键蛋白，用核素标记 P-gp 底物可用于监测 P-gp 功能。有研究将 ^{11}C 或 ^{18}F 与 P-gp 底物结合，合成了 ^{11}C-秋水仙碱（^{11}C-Colchicine），动态 PET 显示耐药模型中药物浓度更低。

三、功能影像学

功能影像学不仅可以评估肿瘤大小，还可以反映肿瘤灌注情况。灌注 CT 可以评价肿瘤病灶的血容量（blood volume，BV）、血流量（blood folw，BF）和平均通过时间（mean transit time，MTT）等。研究表明，当肿瘤密度仅有轻微变化、大小无明显变化时，灌注参数已发生明显的变化，且较高的基线 MTT 与较好的预后有关，灌注 CT 可以早于实体瘤疗效评价标准（response evaluation criteria in solid tumor，RECIST）发现肿瘤进展。MRI 的诸多序列也可提供肿瘤治疗疗效相关的丰富信息。MRI 扩散成像的表观扩散系数（apparent diffusion coefficient，ADC）可以通过水分子的运动状态间接反映组织结构及细胞功能变化等信息。有研究表明，治疗早期 ADC 值与肿瘤对治疗的反应具有明显相关性，在直肠癌术前化疗的患者中，治疗敏感组在治疗后 2 周 ADC 值有明显升高的趋势，而治疗不敏感组 ADC 无明显升高，提示 MRI 在肿瘤治疗早期疗效评价方面具有重要潜质。容积转移常数（volume transfer constant，Ktrans）和初始曲线下面积（initial area under the gadolinium concentration-time curve，IAUC）是动态增强 MRI（dynamic contrast enhanced MRI，DCE-MRI）常用的 2 个指标。应用索拉非尼治疗的患者中，治疗有效的患者其 Ktrans 和 IAUC 的降低程度较耐药患者更明显。因此，Ktrans 和 IAUC 也可以作为预测药物疗效的指标。

肿瘤耐药是肿瘤细胞与肿瘤微环境、机体免疫系统及药物之间相互作用的结果。随着对耐药机制的不断阐明，各种各样的应对策略也被研发出来，很多也取得了明显的效果。但是，新的耐药仍不断产生，因此将肿瘤学、免疫学、影像学及工程学等多学科进行整合，也许是未来破解肿瘤耐药，实现肿瘤治愈目标的关键。

（丁乃清　魏　嘉）

参 考 文 献

杨蕊菡，张露，陈晓，2019. 肿瘤免疫治疗的耐药机制. 中国肿瘤生物治疗杂志，26(5): 602-608.

Aleksakhina SN, Kashyap A, Imyanitov EN, 2019. Mechanisms of acquired tumor drug resistance. Biochim Biophys Acta Rev Cancer, 1872(2): 188310.

Boumahdi S, de Sauvage GJ, 2020. The great escape: tumour cell plasticity in resistance to targeted therapy. Nat Rev Drug Discov, 19(1): 39-56.

Kavakami Y, Ohta S, Sayem MA, et al, 2020. Immune-resistant mechanisms in cancer immunotherapy. Int J Clini Oncol, 25(5): 810-817.

Vasan N, Baselga J, Hyman DM, 2019. A view on drug resistance in cancer. Nature, 575(7782): 299-309.

肿瘤精准治疗的临床实践篇

第 29 章　肿瘤精准治疗模型概述及实践

人类过去百年的抗癌历程见证了肿瘤临床治疗从外科手术切除到放化疗，再到分子靶向治疗的历史变迁。然而，以循证医学为依据的传统肿瘤治疗模式近年来也遇到了瓶颈。一方面，肿瘤个体间的异质性，导致不同患者的临床预后及药物反应各不相同。另一方面，肿瘤个体内部的异质性，导致其在药物治疗过程中的克隆进化及对单一靶点药物的耐药。进入 21 世纪后，依据分子标志物对肿瘤患者进行个体化治疗成为新的潮流，也形成了肿瘤精准治疗的雏形。近年来，随着下一代测序技术的蓬勃发展，以及靶向、免疫治疗手段的日新月异，肿瘤的治疗模式正经历前所未有的深刻变革，一个肿瘤精准治疗新时代的已经到来。

第一节　精准治疗的定义和开展模式

精准医疗是指针对每位患者的个体特点（包括遗传信息和生活方式、生活环境等）来制订个性化的精准预防、诊断和治疗方案。肿瘤的精准治疗是指在多种组学大数据和精准分子分型的指导下，根据每个患者的特定组学信息设计"个体化"的治疗方案，提高肿瘤患者的生存期。肿瘤的精准治疗是一个涵盖临床医学、基础医学和生物信息学等多个学科的宏观概念，它既是个体化治疗的进一步延伸，又包含了整体医学的理念。从广义上看，肿瘤的精准治疗领域不仅指精准的药物治疗，还包括精准诊断、预测、分子分型，精准手术规划和切除，精准局部治疗及精准放疗等内容。

肿瘤精准治疗的开展模式与传统肿瘤治疗方式有本质的区别。首先，在临床试验过程中，不同于以往传统临床试验基于临床统计的循证医学研究，以精准治疗为指导的新型临床试验模式，如"篮子试验"（异病同治）、"雨伞试验"（同病异治），更注重依据基因组信息对患者进行分类或分层研究，从而更准确地为个性化的治疗方案提供依据。而在临床实践过程中，不同于以往各个学科各自为战的局面，肿瘤精准治疗更强调肿瘤外科、内科、病理科及影像科等多学科参与，即多学科团队（multidisciplinary team，MDT）的新型治疗模式。

第二节　肿瘤精准治疗的实施步骤

以肿瘤的精准药物治疗为例，肿瘤精准治疗根据以下步骤实施。

首先，精准的基因检测技术是肿瘤精准治疗的前提条件。驱动基因突变不仅可以促进肿瘤的发生及侵袭转移，也是肿瘤耐药的重要原因。近年来，多组学检测及液体活检技术的发展，使我们可以准确鉴别出肿瘤驱动基因的存在，为精准治疗提供可靠的靶点。另外，以 ctDNA 检测为代表的液体活检（liquid biopsy）技术，也在药物疗效的早期预测及动态监测，以及药物治疗决策方面发挥越来越重要的作用。

其次，组学大数据库与临床治疗相结合是肿瘤精准治疗的核心。在下一代测序技术的支持下，以 TCGA 和 ICGC 为代表的测序项目已经对超过 30 种肿瘤进行了多组学测序。如何将目前的组学大数据与患者的临床预后、药物反应精准结合，使肿瘤的分型真正从传统的病理分型向更精准的分子分型转变，将是决定肿瘤精准治疗成败的关键。

最后，精准的药物治疗是肿瘤精准治疗的有力保证。以分子靶向药物联合传统放化疗为基础的精准治疗，就是以大数据分析结果为参考，根据患者的基因突变信息制订个体化治疗方案。针对已有的靶点，以单克隆抗体和小分子抑制剂为代表的靶向药物将越来越精准。同时，以免疫治疗为代表的新的治疗手段将为肿瘤精准治疗提供越来越多的靶点选择。而以类器官模型为代表的新型 3D 肿瘤模型及高通量的药物筛选系统，也在指导靶向药物治疗决策方面显示了巨大的前景。

第三节　新型技术在肿瘤精准治疗方面的发展

一、下一代测序技术深入人心

作为人类基因组计划（human genome project, HGP）的延续，由美国政府发起的癌症基因图谱（TCGA）计划于 2006 年正式启动，经过全球多领域研究人员的不懈努力与协作，目前已收录来自 11 000 多例患者的 33 种癌症的数据。TCGA 计划带动了下一代测序技术（next generation sequencing, NGS）在肿瘤精准治疗领域的普及与发展，见证了以临床精准治疗为目标的测序时代的来临。2018 年 4 月，这项历时 12 年的工作宣告进入尾声，并公布了 TCGA 研究的收官之作——"泛癌症图谱"（pan-cancer atlas），被誉为人类肿瘤研究的"谷歌地图"。其深远意义不仅体现在其对肿瘤的细胞起源、异质性、肿瘤进化、信号通路等问题进行了系统解析，还为下一代测序技术在肿瘤精准治疗中的发展指明了方向。在后 TCGA 时代，如何将目前的组学大数据与患者的临床预后、药物反应精准结合，使肿瘤的分型真正从传统的病理分型向更精准的分子分型转变，将是决定肿瘤精准治疗成败的关键。另外，根据 TCGA 等大规模测序数据而优化衍生的 MSK-IMPACT 及 F1CDx 等下一代测序 panel，将为肿瘤精准治疗提供有力保证。

二、液体活检技术方兴未艾

近年来，以 CTC、DNA 及 of DNA 为代表的液体活检技术（liquid biopsy）发展迅速，成为肿瘤临床治疗领域的热点。随着相关技术的进一步成熟，目前针对液体活检的研究已经不满足于单纯的定量分析（CTC 计数，ctDNA 总量），以超深度测序技术及甲基化测序技术为代表的下一代液体活检也逐渐开始临床应用。在肿瘤精准治疗时代，液体活检将更广泛应用于早期及晚期肿瘤患者的预后预测，药物疗效的早期预测及动态监测，药物治疗决策的指导等方面。2018 年，液体活检在肿瘤精准治疗领域的进展仍集中于以上几个方向。一方面，CTC 和 ctDNA/cfDNA 在早期及晚期肿瘤的预后预测价值得到了进一步的证实。基于 CTC 及 ctDNA 的基因检测，为晚期肿瘤患者的精准用药决策可提供重要信息。另一方面，CTC 及 ctDNA 的动态变化可以早期准确反映出肿瘤对于药物的治疗反应。

三、新型 3D 肿瘤模型蓬勃发展

自 2014 年首次用前列腺癌组织建立患者来源类器官（patient derived organoid, PDO）模型以来，研究人员已成功在胰腺癌、结直肠癌、肝癌等多种肿瘤中建立了 PDO 模型。与传统的二维肿瘤培养体系相比，PDO 模型可以更准确反映肿瘤细胞在体内的分子生物学特性；而与 PDX 等动物模型相比，PDO 可与高通量药物筛选平台相结合，适用于大规模的药物筛选。因此，Nature Methods 将其确定为 2017 年的年度技术，凸显了该技术的巨大发展潜力。2018 年，该技术不仅在更多种类的组织器官构建中进一步推广，精准筛选肿瘤药物靶点及动态监测药物敏感性的相关技术也日趋成熟。在精准治疗时代，通过类器官模型与高通量药物筛选及多组学技术相互结合，有望在肿瘤精准药物治疗方面发挥越来越重要的作用。

四、精准外科技术焕发新生

在肿瘤精准治疗时代，精准外科技术包括两方面的内涵：以现代科技为依托的精准外科手术技术，以及对肿瘤生物学特性的精准评估。精准肝切除技术是精准外科技术临床实践的典范。一方面，在现代影像学的支持下，术前三维重建技术使外科医生可通过虚拟手术对不同手术方案加以比较和选择，并对病灶的可切除性及剩余肝体积进行精准评估。另一方面，手术中超声、ICG介导的近红外光技术可以精准识别微小肿瘤，切除界定手术切缘，进一步保证了精准外科手术的实施。

第四节　创新理念在肿瘤精准治疗中的应用

肿瘤的巨大分子遗传异质性使传统基于临床统计的循证医学研究遇到瓶颈，新型临床试验模式的变革已迫在眉睫，这也是肿瘤精准治疗所面临的重要课题。近年来，以精准治疗为指导的新型临床试验模式，如篮子试验，其实质就是将精准医学理念融入临床实践中，更注重依据基因组信息对患者进行分类或分层研究，从而更准确地为个性化的治疗方案提供依据。

篮子试验即异病同治，其概念最初源自用于 HER-2 阳性乳腺癌的抗 HER-2 药物赫赛汀，同样可以使 HER-2 阳性的胃癌及结直肠癌获益。近年来已经取得成功的篮子试验最知名的莫过于 2015 年 vemurafenib 针对 BRAFV600E 靶点的 VE-BASKET 试验，以及 PD1 免疫疗法 pembrolizumab 用于错配修饰缺陷的实体瘤。以上的初期实验样本量较小，且只包含单一的靶点。近年来基于更大样本及多个靶点的篮子试验均在进行中。基于以上结果，更大规模的篮子试验 Mypathway 研究旨在含有 HER-2、BRAF、EGFR 或 Hedghog 通路活化的任意一种基因标签的肿瘤患者中评估相应靶向治疗药物的疗效。2018 年公布的初步研究结果显示，最初入组的覆盖了 14 种肿瘤的 230 名患者中，所有 4 个靶向治疗方案均观察到有积极的疗效。另外，针对 NTRK1/2/3 融合基因阳性的晚期肿瘤的靶向治疗也是近年来研究的热点。2017 年的 I 期研究（STARTRK-1 和 ALKA-372-001）已显示 entrectinib 在 NTRK 融合阳性的实体肿瘤显示了不错的效果，2018 年 ESMO 大会公布了 entrectinib 关键 II 期篮子试验 STARTRK-2 的研究结果，显示在 54 名患有局部晚期或转移性 NTRK 融合阳性实体瘤中 entrectinib 可达到 57.4% 的客观缓解率。另外一个针对 NTRK 融合阳性肿瘤的靶向药物 larotrectinib 也采用了篮子试验的设计理念，在 55 例 NTRK 融合阳性的肿瘤患者中，可达到 80% 的客观缓解率。基于此结果，FDA 于 2018 年 11 月加速批准 larotrectinib 针对 NTRK 融合阳性的晚期实体瘤。

目前，由美国 NCI 主导的 NCI-MATCH 试验，无论是在招募患者例数方面，还是在纳入基因突变类型数方面，均为迄今最大规模的篮子试验。此外，MOSCATO-02 及 ASCO-TAPUR 等大规模、多靶点的篮子试验同样在积极开展。可以预见，以上研究的最终结果将给今后肿瘤的精准治疗带来深刻的变革。

（朱文伟　钦伦秀）

参 考 文 献

Aggarwal C, Thompson J C, Black T A, et al, 2019. Clinical implications of plasma-based genotyping with the delivery of personalized therapy in metastatic non-small cell lung cancer. JAMA Oncol, 5(2): L173-180.

Annala M, Vandekerkhove G, Khalaf D, et al, 2018. Circulating tumor DNA genomics correlate with resistance to Abiraterone and Enzalutamide in prostate cancer. Cancer Discov, 8(4): 444-457.

Broutier L, Mastrogiovanni G, Verstegen M M, et al, 2017. Human primary liver cancer-derived organoid cultures for disease modeling and drug screening. Nat Med, 23(12): 1424-1435.

Drilon A, Laetsch TW, Kummar S, et al, 2018. Efficacy of larotrectinib in TRK fusion-positive Cancers in Adults and Children. N Engl J Med, 378(8): 731-739.

Drilon A, Siena S, Ou SH I, et al, 2017. Safety and antitumor activity of the multitargeted Pan-TRK, ROS1, and ALK inhibitor entrectinib: combined results from two phase I trials(ALKA-372-001 and STARTRK-1). Cancer Discov, 7(4): 400-409.

Hainsworth JD, Meric-Bernstam F, Swanton C, et al, 2018. Targeted therapy for advanced solid tumors on the basis of molecular profiles: results from MyPathway, an open-label, phase IIa multiple basket study. J Clin Oncol, 36(6): 536-542.

Heller G, Mccormack R, Kheoh T, et al, 2018. circulating tumor cell number as a response measure of prolonged survival for metastatic castration-resistant prostate cancer: a comparison with prostate-specific antigen across five randomized phase Ⅲ clinical trials. J Clin Oncol, 36(6): 572-580.

Hill SJ, Decker B, Roberts EA, et al, 2018. Prediction of DNA repair inhibitor response in short-term patient-derived ovarian cancer organoids. Cancer Discov, 8(11): 1404-1421.

Hugenschmidt H, Labori KJ, Brunborg C, et al, 2020. Circulating tumor cells are an independent predictor of shorter survival in patients undergoing resection for pancreatic and periampullary adenocarcinoma. Ann Surg, 271(3): 549-558.

Hutter C, Zenklusen JC, 2018. The Cancer genome atlas: creating lasting value beyond its data. Cell, 173(2): 283-285.

Khan KH, Cunningham D, Werner B, et al, 2018. Longitudinal lquid biopsy and mathematical modeling of clonal evolution forecast Time to treatment failure in the PROSPECT-C phase II colorectal cancer clinical trial. Cancer Discov, 8(10): 1270-1285.

Kruger R, 2018. Charting a course to a cure. Cell, 173(2): 277.

Kruger S, Heinemann V, Ross C, et al, 2018. Repeated mutKRAS ctDNA measurements represent a novel and promising tool for early response prediction and therapy monitoring in advanced pancreatic cancer. Ann Oncol, 29(12): 2348-2355.

Kurtz DM, Scherer F, Jin MC, et al, 2018. Circulating tumor DNA measurements as early outcome predictors in diffuse large B-cell lymphoma. J Clin Oncol, 36(28): 2845-2853.

Kwan TT, Bardia A, Spring LM, et al, 2018. A digital RNA signature of circulating tumor cells predicting early therapeutic response in localized and metastatic breast cancer. Cancer Discov, 8(10): 1286-1299.

Le DT, Durham JN, Smith KN, et al, 2017. Mismatch repair deficiency predicts response of solid tumors to PD-1 blockade. Science, 357(6349): 409-413.

Lee JH, Long GV, Menzies AM, et al, 2018. Association Between Circulating Tumor DNA and Pseudoprogression in Patients With Metastatic Melanoma Treated With Anti-Programmed Cell Death 1 Antibodies. JAMA Oncol, 4(5): 717-721.

Lee RJ, Gremel G, Marshall A, et al, 2018. Circulating tumor DNA predicts survival in patients with resected high-risk stage II/ Ⅲ melanoma. Ann Oncol, 29(2): 490-496.

Lee SH, Hu W, Matulay JT, et al, 2018. tumor evolution and drug response in patient-derived organoid models of bladder cancer. Cell, 173(2): 515-528.e17.

Sartore-Bianchi A, Trusolino L, Martino C, et al, 2016. Dual-targeted therapy with trastuzumab and lapatinib in treatment-refractory, KRAS codon 12/13 wild-type, HER2-positive metastatic colorectal cancer(HERACLES): a proof-of-concept, multicentre, open-label, phase 2 trial. Lancet Oncol, 17(6): 738-746.

Scher H I, Graf R P, Schreiber N A, et al, 2018. Assessment of the validity of nuclear-localized androgen receptor splice variant 7 in circulating tumor cells as a predictive biomarker for castration-resistant prostate cancer. JAMA Oncol, 4(9): 1179-1186.

Siravegna G, Lazzari L, Crisafulli G, et al, 2018. Radiologic and genomic evolution of individual metastases during HER2 blockade in colorectal cancer. Cancer Cell, 34(1): 148-162.

Sparano J, O'Neill A, Alpaugh K, et al, 2018. Association of circulating tumor cells with late recurrence of estrogen receptor-positive breast cancer: a secondary analysis of a randomized clinical trial. JAMA Oncol, 4(12): 1700-1706.

Stover D G, Parsons H A, Ha G, et al, 2018. Association of cell-free DNA tumor fraction and somatic copy number alterations with survival in metastatic triple-negative breast cancer. J Clin Oncol, 36(6): 543-553.

Yan HHN, Siu H C, Law S, et al, 2018. A comprehensive human gastric cancer organoid biobank captures tumor subtype heterogeneity and enables therapeutic screening. Cell Stem Cell, 23(6): 882-897, e11.

第 30 章 胶 质 瘤

胶质瘤是一组具有胶质细胞表型特征的神经上皮肿瘤的总称，是中枢神经系统（central nervous system，CNS）最常见的原发性肿瘤。以 Bailey 和 Cushing 的胚胎学说和 Kernohan 的间变学说为框架，1979 年 WHO 首次发布了《中枢神经系统肿瘤的组织学分型》，此后历经多次修订。2007 年发布的第三版奠定了组织病理学框架，迄今组织学诊断仍是胶质瘤分类的金标准。免疫组化分析主要集中在细胞分化上，进一步提高了诊断的准确性。2016 年发布的第四版补充了几个重要的分子病理分类指标，分子标志物的引入极大扩展了神经胶质瘤诊断、预后和治疗预测。目前，WHO 发布的《中枢神经系统肿瘤的组织学分型》是世界各国对 CNS 肿瘤进行诊断和分类的重要依据。

胶质瘤是 CNS 的一组异质性肿瘤，传统上根据组织学类型和恶性程度来分类。大多数胶质瘤（弥漫性胶质瘤）在中枢神经系统实质内广泛浸润。弥漫性胶质瘤可以进一步分为弥漫性星形细胞瘤、少突胶质细胞瘤和少突星形细胞瘤等，根据 WHO 分类分为 Ⅱ 级（低级别）、Ⅲ 级（间变性）和 Ⅳ 级（胶质母细胞瘤）。少数胶质瘤可呈局限性的生长模式，其中毛细胞型星形细胞瘤（WHO Ⅰ 级）和室管膜肿瘤（WHO Ⅰ 级 / Ⅱ 级）是最常见的代表。

组织学检查仍是病理学诊断的基础，但胶质瘤的生物学特性并不能完全由其组织学表现出来。在过去的 20 年，人们越来越认识到一些分子特征与胶质瘤生物学的相关性明显好于组织学特征。

第一节　胶质瘤的分子分型

2016 年，WHO 发布的 CNS 肿瘤分类标准进行了重大修改，首次将分子标志物纳入脑肿瘤诊断指南。该指南根据分子学特征定义了异柠檬酸脱氢酶（isocitrate dehydrogenase，IDH）突变型 / 野生型星形细胞瘤及少突胶质细胞瘤（IDH 突变型 +1p/19q 共缺失），原则上不推荐少突星形细胞瘤诊断。同时也纳入了遗传学分类下的髓母细胞瘤分子分型，以及 H3 K27M 突变型弥散中线胶质瘤等实体定义。

一些分子生物学标志物对确定胶质瘤分子亚型和进行个体化治疗及判断临床预后具有重要意义，如 O^6- 甲基鸟嘌呤 -DNA 甲基转移酶（O^6-methylguanine DNA methyl-transferase，MGMT）启动子甲基化、染色体 1p/19q 杂合性缺失（1p/19q LOH）、端粒酶 TERT 启动子突变、组蛋白 H3K27M 突变、异柠檬酸脱氢酶 1/2（isocitrate dehydrogenase 1，IDH1/2）基因突变和 α- 珠蛋白

生成障碍性贫血 / 智力缺陷综合征 X 染色体连锁基因（α-thalassemia/mental retardation syndrome X-linked，ATRX）突变。其他常用分子标志物还包括胶质纤维酸性蛋白（glial fibrillary acidic protein，GFAP）、Ki-67 抗原（MIB-1）和 p53 蛋白等。

基于弥漫性胶质瘤的基本分型有 3 类：①星形细胞瘤，IDH1/2 野生型；②少突胶质细胞瘤，IDH1/2 突变型 +1p/19q 联合缺失；③星形细胞瘤，IDH1/2 突变型 + 无 1p/19q 联合缺失，逐一进行论述。

一、IDH1/2 野生型胶质瘤

IDH 广泛位于真核细胞的线粒体及细胞质中。作为三羧酸循环中的一种关键酶，其催化异柠檬酸氧化脱羧生成 α- 酮戊二酸及二氧化碳，是调控代谢进程中的重要因子。IDH1/2 的基因型是胶

质瘤病理诊断的核心指标,其突变(包括 IDH1 密码子 132 和 IDH2 密码子 172 的突变)出现于 80% 以上的低级别胶质瘤(WHO Ⅱ级)中,而剩余不足 20% 的 IDH 野生型胶质瘤表现出了更差的预后及更迅速的恶性进展潜能,中位生存时间仅约 3 年。与之相对,超过 90% 的 WHO Ⅳ级胶质瘤属于 IDH 野生型,即使经过综合治疗,其中位生存期仍仅有 15 ~ 18 个月。

根据 WHO 标准,IDH 野生型胶质瘤包括三类病理整合分型:"弥漫性星形细胞瘤,IDH 野生型,WHO Ⅱ级"、"间变性星形细胞瘤,IDH 野生型,WHO Ⅲ级"及"胶质母细胞瘤,IDH 野生型,WHO Ⅳ级"。与此同时,部分个体尽管具备 Ⅱ级或 Ⅲ级的组织学特征(如不存在微血管增生或肿瘤坏死等),但患者预后更差,其生物学行为和临床病程可接近于 IDH 野生型胶质母细胞瘤。

诊断相关分子标志物如下。

(1)胶质纤维酸性蛋白(glial fibrillary acidic protein,GFAP):是星形胶质细胞活化的标志物,神经胶质纤维酸性蛋白(GFAP)是一种Ⅲ型中间丝状蛋白,以单体形式存在。GFAP 对于具有星形细胞分化特征的胶质瘤普遍呈阳性表达。

(2)细胞增殖活性标志物 Ki-67 抗原(MIB-1):是一种细胞增殖的核抗原,主要用于判断肿瘤细胞的增殖活性。Ki-67 增殖指数是判断肿瘤预后的重要参考指标之一。低级别弥漫性胶质瘤(WHO Ⅱ级)< 4%,间变性胶质瘤(WHO Ⅲ级)为 5% ~ 10%,胶质母细胞瘤(WHO Ⅳ级)> 10%。

(3)O^6-甲基鸟嘌呤-DNA 甲基转移酶(O^6-methylguanine-DNA methyl-transferase,MGMT):为一种 DNA 修复酶,其水平直接反映 DNA 损伤耐受能力。一般认为,没有或低水平表达 MGMT 的肿瘤细胞对烷化剂类(如替莫唑胺)药物有效;反之意味着耐药。MGMT 启动子甲基化在低级别 IDH 野生型星形细胞瘤发生的频率较低,而在 IDH 野生型胶质母细胞瘤中略高(占 40% 以上),其发生通常指向较好的化疗疗效及相对更优的预后。

(4)端粒反转录酶(telomerase reverse transcriptase,TERT)启动子突变:端粒酶是一种核糖核蛋白聚合酶,通过添加端粒重复序列 TTAGG 来维持端粒末端,其表达在细胞衰老中起作用。TERT 启动子的突变出现于大多数 IDH 野生型胶质母细胞瘤(80%)及部分较低级别(WHO Ⅱ级和Ⅲ级)胶质瘤中,提示预后不良。

(5)EGFR 扩增、7 号染色体扩增/10 号染色体缺失:都是 IDH 野生型胶质母细胞瘤中常见的遗传变异,也见于部分 WHO Ⅱ级、Ⅲ级个体,且两者的发生密切相关。EGFR(epidermal growth factor receptor)是上皮生长因子(EGF)细胞增殖和信号传导的受体,在许多实体肿瘤中均存在 EGFR 高表达或异常表达。在胶质瘤中,最常见 EGFRvⅢ 的基因截断,与预后不良密切相关。这两者与 TERT 启动子突变共同构成了"弥漫性星形细胞瘤,IDH 野生型,分子特征为胶质母细胞瘤,WHO Ⅳ级"的诊断门槛。

(6)CDKN2A/CDK4/视网膜母细胞瘤蛋白(RB)通路:RB 蛋白通路的改变发生在近 80% 的胶质母细胞瘤中,而在原发性胶质母细胞瘤中,发生与 RB1 表达缺失相关的基因启动子甲基化较为普遍(14%)。在胶质母细胞瘤中,CDKN2A 缺失和 RB1 改变是互斥的,但两者均与预后不良相关。

(7)BRAF V600E 突变、FGFR1 变异、MYB/MYBL1 重排或其他 MAPK 通路改变:具备此类改变的 IDH 野生型低级别胶质瘤,多表现为"儿童型"弥漫性胶质瘤,患者预后较好,肿瘤多呈惰性,很少发生恶性进展。

二、治疗

1. 手术

间变性星形细胞瘤与胶质母细胞均属于高级别胶质瘤,治疗策略以手术治疗为首选,辅以放疗、化疗及其他综合治疗。已有充足的循证证据推荐采取最大限度的安全切除,尽可能降低肿瘤细胞负荷。对于低级别 IDH 野生型星形细胞瘤,由于高恶性转化风险及不良预后,是否同样推荐最大限度地切除肿瘤仍存有一定争议。运用多模态神经导航联合神经电生理监测、术中皮质及皮质下脑功能定位技术、术中 MRI 实时影像导航、功能神经导航等技术可帮助医师提高手术安全性,保护患者神经功能,促进肿瘤细胞最大限度地安全切除,改善临床预后。

2. 放疗

个体化综合治疗包括术后单纯放疗、放疗

结合替莫唑胺（TMZ）化疗方案、PCV方案等。IDH野生型胶质瘤多属于高风险胶质瘤，尤其是对于年龄＞40岁或术后有残留者，放疗被认为是治疗的重要手段，术后应尽早开始放化疗。低级别胶质瘤放疗的总剂量为45～54Gy，分次剂量一般推荐为1.8～2.0Gy；而高级别照射总剂量为54～60Gy，每次1.8～2Gy，分割为30～33次。尽管放疗后有生存获益，随之而来的是远期神经毒性反应，主要表现为认知能力减退和脑组织局灶性坏死。

3.化疗

辅助化疗推荐以替莫唑胺（TMZ）为主，可帮助延长生存期并降低不良事件发生率。在具有MGMT启动子突变的个体中化疗效果更为明显。此外，对IDH野生型高级别胶质瘤采用的标准治疗方案为TMZ同步放化疗加辅助化疗联合治疗，又称STUPP方案，具体为：同步化疗期间TMZ 75mg/（m²·d），连服42天；辅助化疗期间TMZ150～200mg/（m²·d），d1～5，每28天重复，共6个周期。对于TMZ治疗中有持续改善且毒性可耐受的患者，可考虑延长辅助化疗至12个周期。

4.治疗电场疗法

针对胶质母细胞瘤患者，治疗电场疗法已成为新起的治疗手段。该疗法中，患者连续（＞18h/d）佩戴无创粘贴电极片，进行电场治疗。体外和体内研究显示，治疗电场疗法通过抑制细胞有丝分裂（细胞分裂和复制的过程），可延缓和逆转生长，从而促使癌细胞死亡。在随机Ⅲ期实验（EF-14；NCT00916409）中，在接受标准STUPP方案同步放化疗后，联合使用治疗电场疗法和辅助TMZ可以较单独TMZ明显改善患者PFS和OS。治疗电场疗法是近10年第一种可以延长新诊断胶质母细胞瘤患者生存的治疗方式，并得到了美国FDA和我国国家市场监督管理总局的批准。

三、IDH1/2突变型+1p/19q染色体联合缺失胶质瘤

从组织学上讲，该亚型形态上类似于少突胶质细胞肿瘤，具有单一圆核和透明细胞质，微钙化和纤细分支状微血管网是典型特征。当分子分型符合时，星形细胞肿瘤成分不影响少突细胞瘤的诊断。根据WHO《中枢神经系统肿瘤分类》标准，具有IDH1/2突变和染色体臂1p和19q的共缺失的弥漫性胶质瘤包括两类整合病理分型："少突胶质细胞瘤，IDH突变型和1p/19q联合缺失，WHO Ⅱ级"及"间变性少突胶质细胞瘤，IDH突变型和1p/19q联合缺失，WHO Ⅲ级"。WHO Ⅱ级的中位生存时间可达10～15年，其中部分可恶性进展至WHO Ⅲ级，中位生存期在5年左右。

1.诊断相关分子标志物

（1）染色体1p/19q共缺失（1p/19q-codeleted）：是当下少突胶质细胞瘤的诊断门槛，此类患者对烷化剂类抗肿瘤药物敏感，预后普遍较好。目前，检测染色体1p/19q共缺失的方法有PCR、FISH和CGH等，其中FISH是诊断金标准。

（2）MGMT启动子甲基化：发生于多数IDH1/2突变型+1p/19q染色体纯合缺失胶质瘤中。对于存在该表型的个体，其化疗效果优良，整体预后较好。

（3）TERT启动子区突变：与染色体1p/19q共缺失重合性极高（98%）。与IDH野生型星形细胞瘤中预测预后不良的功能不同，TERT启动子突变在少突胶质细胞瘤中通常提示预后良好。

2.治疗

（1）手术：可最大程度地安全切除肿瘤是治疗少突胶质细胞瘤的首选方案。特别是年龄＞40岁的年轻患者，全部切除以后可以"等待&观察"。然而由于肿瘤侵犯脑功能区、深部中线结构或侧脑室壁，常影响手术切除范围。

（2）放疗：IDH突变和染色体1p/19q共缺失的少突胶质细胞瘤整体对术后放化疗敏感。术后放疗可以延缓肿瘤复发时间，但对于总体生存时间的影响不确定，并存在远期认知功能损害。因此针对低风险人群可暂不考虑术后放疗。术后放疗方案与同级别弥漫性星形细胞瘤相同。

（3）化疗：对染色体1p/19q共缺失、IDH1突变的患者敏感。鉴于放疗带来的远期神经毒性反应，单纯化疗是低风险人群可选方案之一。近年的研究认为少突胶质细胞瘤是化疗敏感性肿瘤，对丙卡巴肼、洛莫司汀及长春新碱系列治疗（PCV方案）有相当高的治疗反应率。此类患者的TMZ疗效也明显优于无1p/19q杂合性缺失的患者，包括PFS和OS，且因副作用少而备受重视。

四、IDH1/2 突变型 + 无 1p/19q 染色体联合缺失胶质瘤

根据 WHO《中枢神经系统肿瘤分类》标准，该亚型胶质瘤包括 4 类整合病理分型："弥漫性星形细胞瘤，IDH 突变型，WHO Ⅱ级""肥胖性星形细胞瘤，IDH 突变型，WHO Ⅱ级""间变性星形细胞瘤，IDH 突变型，WHO Ⅲ级"，以及"胶质母细胞瘤，IDH 突变型，WHO Ⅳ级"。

总体而言，IDH 突变型星形细胞瘤的预后介于同级别 IDH 野生型胶质细胞瘤与少突胶质细胞瘤之间。低级别弥漫性星形细胞瘤超过 80% 属于 IDH 突变型，中位生存时间可达 10.9 年。以往研究认为 IDH 突变型 WHO Ⅱ级弥漫星形胶质细胞瘤和 WHO Ⅲ级间变星形胶质细胞瘤的预后明显不同，但也有研究表明两者预后差异并不明显，观点仍未能达成一致。对于传统分级中的 IDH 突变型级胶质母细胞瘤，其占所有胶质母细胞瘤病例的 10%，通常由 IDH 突变型级弥漫星形细胞瘤或间变性星形细胞瘤进展而来，预后较 IDH 野生型胶质母细胞瘤好，中位生存期在 3 年左右。

1. 诊断相关分子标志物

（1）α- 珠蛋白生成障碍性贫血 / 智力缺陷综合征 X 染色体连锁基因（α-thalassemia/mental retardation syndrome X-linked，ATRX）：在大部分星形细胞瘤中存在表达缺失。同时，在 1p/19q 联合缺失胶质瘤及毛细胞型星形细胞瘤中通常正常表达，因此该指标对鉴别毛细胞型星形细胞瘤、少突胶质细胞瘤和弥漫性星形细胞瘤具有重要的参考价值。

（2）P53 蛋白：TP53 是一种抑癌基因，其突变或缺失是肿瘤发生的原因之一。IDH 突变型胶质瘤通常伴随 TP53 突变，有着特殊的诊断价值。由于 IDH 突变型胶质瘤，尤其是低级别个体中常伴随 TP53 突变（94%）及 ATRX 缺失（86%），且此类遗传学特征与染色体 1p/19q 共缺失呈高度互斥。

（3）MGMT 启动子甲基化：多数 IDH1/2 突变型胶质瘤中可见 MGMT 启动子甲基化，表明 IDH1/2 突变型胶质瘤对烷化剂化疗具有高敏感度。

（4）CDKN2A/B 纯合缺失：与 RB1 改变较多发生于 IDH 野生型胶质母细胞瘤中不同，CDKN2A/B 的表达缺失多发生于 IDH 突变型的高级别胶质瘤中，与预后不良相关。

数个与预后不良、肿瘤高侵袭性相关的分子标志物，包括：① RB 信号通路变异（包括 CDK4 扩增及 RB1 突变 / 缺失）；② PDGFRA 扩增；③ PIK3R1 突变；④ PIK3CA 突变；⑤ MYCN 扩增；⑥ 高拷贝数变异（copy number variations，CNV）；⑦ 整体 DNA 甲基化减少。在未来，这些指标可能将纳入相关指南的制定中。

2. 治疗

（1）手术：关于低级别胶质瘤的治疗策略和治疗时机存在不同意见，尤其是症状较轻，药物控制效果好，或肿瘤较小时，有观点认为允许"观察 & 等待"。但是，鉴于其恶性进展的可能性，仍推荐在安全范围内最大限度地切除肿瘤。

（2）放化疗：策略参考同级别 IDH 野生型星形细胞瘤。IDH 突变型胶质瘤的 MGMT 启动子甲基化频率更高，患者对化疗更为敏感。另外，低级别胶质瘤患者应权衡放疗带来的远期神经毒性，根据患者预后风险高低来制定治疗测定，决定是否放疗。放疗前应常规行 MRI 复查以确定是否残留，并以此制订精准放疗靶区。

第二节　胶质母细胞瘤的分子靶向治疗

多数基因或信号通路异常参与胶质母细胞瘤的发生和发展，包括 P53、EGFR、Ras/MAPK 及 PI3K/mTOR 信号通路，提示我们可以开发有针对性的药物。遗憾的是，虽然同样的思路在其他肿瘤，如非小细胞肺癌取得成功，但是迄今在胶质母细胞瘤的治疗研究最终都是没有取得 OS 获益。究其原因，可能是我们发现的只是冰山一角，药物的研发尚处于盲人摸象阶段，还没有找到促进肿瘤生长信号通路的关键节点和关键基因；另外，胶质母细胞瘤可能依赖信号通路网络代偿。

目前研究关注的治疗靶点有生长因子 / 受体、生长因子下游信号通路及血管生成信号通路。

一、生长因子 / 受体抑制剂

生长因子受体包括表皮生长因子受体（epidermal growth-factor receptor，EGFR）、血小板衍生生长因子受体（platelet-derived growth factor receptor，PDGFR）及成纤维细胞生长因子

(fibroblast growth factor receptor，FGFR）。目前有针对 EGFR 胞内段的小分子酪氨酸酶抑制剂，通过竞争 ATP 酶抑制生长因子磷酸化，阻断信号通路。但是第一代小分子酪氨酸酶抑制剂吉非替尼和厄洛替尼都没有延长胶质母细胞瘤患者的生存期，目前第三代小分子酪氨酸酶抑制剂奥西替尼的临床研究正在进行；此外，有针对生长因子受体胞外段的抗体，如西妥昔单抗和尼妥珠单抗，都是与 EGFR 受体胞外段竞争性结合，从而阻断生长因子信号通路。但这些药物的临床研究纷纷折戟在 Ⅱ 期或 Ⅲ 期临床研究。例如，Ⅱ期临床研究显示 ABT-414（EGFR 抗体偶联药物 depatuxizumab mafodotin，Depatux-M）联合化疗在 2 年之后有延长复发胶质母细胞瘤生存的趋势，但是 Ⅲ 期 INTELLANCE-1 研究的中期分析发现联合治疗未能延长初治胶质母细胞瘤的生存期。

二、生长因子下游信号通路抑制剂

生长因子将细胞外的信号传递到胞内后，通过 RAS/MAPK、PI3K/Akt 传递到下游，细胞内的 mTOR 与蛋白激酶 C 调节肿瘤的生长。Ras 发挥病理生理作用需要法尼基转移酶催化。替吡法尼是法尼基转移酶抑制剂，可以通过抑制 Ras 的法尼基化来抑制肿瘤增殖，但是胶质母细胞瘤的临床研究止步 Ⅰ / Ⅱ 期临床研究。PI3K 抑制剂的研发是近来肿瘤靶向治疗研究的热点，在 Ⅰb/ Ⅱ 期临床研究中 PI3K 抑制剂 buparlisib 未能有效抑制胶质母细胞瘤生长。mTOR 抑制剂经 Akt 与 Ras 信号通路激活，通过 PI3K/Akt 激活下游因子，传导增殖信号，生长因子的过表达或缺失的 PTEN 会增加 mTOR 的活化。mTOR 抑制剂在临床上以西罗莫司和依维莫司为代表，理论上这些药物可以抑制胶质母细胞瘤。遗憾的是，在 Ⅱ 期临床研究中，依维莫司非但未能延长胶质母细胞

瘤的生存，而且不良反应突出。CDK4 和 CDK6 与 Rb 蛋白磷酸化有关。CDK4/6 抑制剂在晚期乳腺癌中已成为一线治疗药物，但是胶质母细胞瘤的相关研究尚处于早期临床研究阶段。

三、血管生成信号通路抑制剂

胶质母细胞瘤是高度血管化的恶性肿瘤，所以抗血管生成疗法一直在胶质母细胞瘤被寄予厚望。抗肿瘤血管生成的药物策略包括中和配体和抑制受体信号通路。最重要的配体受体通路是血管内皮生长因子（vascular endothelial growth factor，VEGF）及其受体 VEGFR2。贝伐珠单抗是一种成熟的 VEGF 配体的单克隆抗体，无论是对于初诊胶质母细胞瘤还是复发患者，在临床研究中只是有 PFS 获益，但并未延长生存，因此受人诟病。针对 VEGFR2 的有竞争性结合受体胞外段的阿柏西普及针对受体胞内段酪氨酸激酶竞争 ATP 的抑制剂，代表性药物有瑞戈非尼、安罗替尼和阿帕替尼。在一项 Ⅱ 期临床研究中，瑞戈非尼延长了 OS，目前全球多中心临床研究正在进行。抗肿瘤血管生成治疗给我们带来的困惑还包括：①由于它们会影响肿瘤血供，RANO 标准的疗效评估受到了干扰；②由于 VEGF/VEGFR2 通路抑制会造成旁路激活，导致停药后所谓的报复性生长。

四、其他

针对 IDH-1、c-MET 扩增或融合、BRAF-ERK、TGF-β 的靶向药物临床研究正在进行，我国的一些创新型医药企业在其中也扮演了积极角色，有些已经进入 Ⅱ / Ⅲ 临床研究期阶段。鉴于胶质母细胞瘤生长依赖信号网络，单一的分子靶向治疗可能是徒劳的，因此在临床研究中有联合应用的趋势，如同时使用针对 BRAF-V600E 突变的达拉非尼和针对 MEK 突变的曲美替尼。

第三节 免疫与基因治疗

尽管传统上认为中枢神经系统存在免疫豁免现象，但目前在胶质母细胞瘤患者病灶中可以找到淋巴细胞浸润，瘤内 T 细胞和临床转归间也有联系，说明脑内也存在免疫。

免疫治疗包括主动免疫、过继免疫和免疫检查点抑制剂。主动免疫的代表是多肽疫苗，目前

针对 EGFRvⅢ和热休克蛋白的多肽疫苗 Ⅰ / Ⅱ 期临床研究结果令人鼓舞，但是抗原多样性可能限制了Ⅲ期研究的结果。传统的过继免疫包括属淋巴因子激活杀伤（LAK）细胞、细胞毒性 T 细胞（CTL），但也止步于早期临床研究阶段。目前过继免疫治疗的主流是嵌合抗原受体（chimeric antigen receptor，CAR）修饰的效应细胞，包括 CAR-T 细胞和 CAR-NK 细胞。有研究者进行了 CAR-NK 过继免疫探索，德国进行的一项 I 期临床研究观察了 ErbB2 特异的 NK-92/5.28.z CAR-NK 细胞的安全性，现有数据未提示剂量限制性毒性。免疫检查抑制剂的代表是 PD-1/PD-L1 抑制剂，但是除了派姆单抗在复发胶质母细胞瘤的新辅助治疗中提示可延长 OS（13.2 个月 *vs.* 6.3 个月），其他相关研究都为阴性结果，这可能与胶质母细胞是一种所谓冷肿瘤，淋巴细胞浸润不足有关。

由于胶质瘤很少发生颅外转移，局部接种有趋化性的基因治疗载体是一种理想的治疗方式。基因治疗包括自杀基因治疗、溶瘤病毒疗法、肿瘤抑制／凋亡基因疗法和免疫基因治疗。载体包括病毒载体和非病毒载体，给药方式以局部给药为主。基因治疗的关键在于如何避免基因载体不被免疫系统消灭，有关临床研究也在紧锣密鼓进行中。

第四节　胶质瘤分子病理诊断新进展

为保证胶质瘤分子病理领域的最新进展能在 WHO 相关指南更新前更快地整合到临床实践中，2016 年成立了由国际神经病理学学会赞助的 cIMPACT-NOW 联盟。cIMPACT-NOW 联盟下属的 3 个工作委员会对分子病理临床实践中的争议问题与研究进展进行了深入讨论。cIMPACT-NOW 联盟的主要成员为若干位神经病理学家及其余临床咨询小组成员，前者包括了多位制定 WHO《中枢神经系统肿瘤分类》的主要成员，后者则主要是为各议题下的临床工作提供反馈与指导。cIMPACT-NOW 联盟分为 3 个独立的工作委员会，在神经肿瘤学及病理学的热点议题下，各个委员会通过广泛征询神经病理学和神经肿瘤学界的意见，探究新分型模式、新诊断系统的可行性并予以审查，最终提出可纳入未来 CNS 肿瘤分类的新意见，以填补 WHO《中枢神经系统肿瘤分类》（以下简称 WHO 指南）发布前的空白。

cIMPACT-NOW 目前进行了 5 次更新，包括：①术语 NEC、NOS 的使用条件及意义；② H3K27M 突变型弥漫性中线胶质瘤及 IDH 突变型星形细胞瘤的诊断标准修订；③"弥漫性星形胶质细胞瘤，IDH 野生型，分子特征为胶质母细胞瘤，WHO Ⅳ级"的新分型及其诊断标准；④ IDH 野生型／H3 野生型弥漫性胶质瘤的预后分层的分子标志物；⑤ IDH 突变型星形细胞瘤的分级标准更新和术语修订。本节将对各更新逐一进行解读（图 30-1）。

一、cIMPACT-NOW 更新一

1. 更新内容

"cIMPACT-NOW 更新一"由第三工作委员会提出，主要阐明了胶质瘤分子分型术语 NOS（not otherwise specified）的使用条件，并提出了新术语 NEC（not elsewhere classified）。

NOS 是指某肿瘤个体无法得到 WHO 诊断所必需的（如 IDH 及 1p/19q 对于少突胶质细胞瘤诊断是必需的，而 EGFR 对于胶质母细胞瘤诊断并非必需的）组织学或分子生物学检测信息，提示尚未进行或未成功进行全面的分子检查，临床工作中应尽量避免该诊断。NEC 是指已完成必要的分子病理检测，但检测结果并不符合 WHO《中枢神经系统肿瘤分类》中的任何一种亚型。其可能是由临床、组织学、免疫组织学或遗传学特征之间不匹配造成的；另外，也可能是因为现有 WHO 分类条目尚未涵盖该肿瘤。

"cIMPACT-NOW 更新一"明确了 NOS 诊断的使用条件：①必要的诊断评估无法进行；②必要的诊断评估失败；③临床决定不进行必要的诊断评估。前两类包括如诊断少突胶质细胞瘤时，IDH 或 1p/19q 中的至少一种检测无法进行／检测失败的情况；对第三类，则主要指代姑息治疗时的临床决策。"cIMPACT-NOW 更新一"尤其强调，在 55 岁及以上患者的胶质母细胞瘤中，IDH1 R132H 免疫组织化学染色阴性便可诊断为"胶质母细胞瘤，IDH 野生型"，无须进行测序以寻找其他 IDH1 和 IDH2 突变；但对于 55 岁以下的患者，当免疫组化 IDH1 R132H 为阴性时，胶质母细胞瘤如未进行 IDH1/IDH2 测序，则应做出 NOS 诊断。在理想情况下，NOS 的诊断报告应解释为何病例诊断为 NOS；如仍有留存的病理组织，则应尝试将病例转送至另一研究中心进行全面评估。

NEC 诊断近似于病理学意义上的描述性诊断。对于 WHO《中枢神经系统肿瘤分类》中并非诊

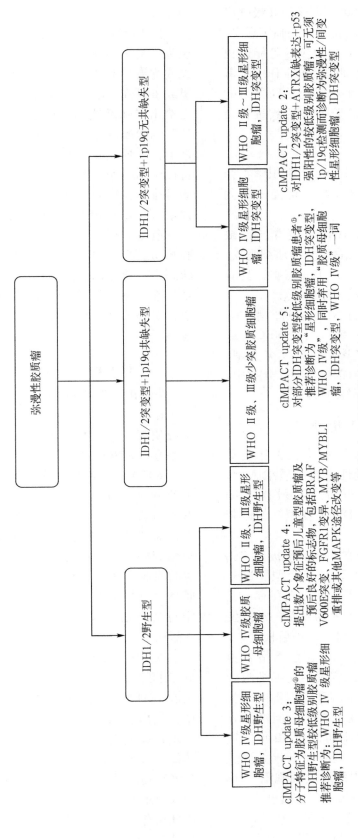

图 30-1　cIMPACT-Update

弥漫性胶质瘤

IDH1/2 野生型

WHO IV级胶质母细胞瘤

cIMPACT update 3:
分子特征为胶质母细胞瘤[②]的
IDH野生型较低级别胶质瘤
推荐诊断为：WHO IV 级星形细
胞瘤，IDH野生型

WHO II级、III级星形细胞瘤，IDH野生型

cIMPACT update 4:
提出数个象征预后儿童型胶质瘤及
预后良好的标志物，包括BRAF
V600E突变、FGFR1变异、MYB/MYBL1
重排或其他MAPK途径改变等

IDH1/2 突变型 + 1p19q 共缺失型

WHO II级、III级少突胶质细胞瘤

cIMPACT update 5:
对部分IDH突变型较低级别胶质瘤患者[①]，
推荐诊断为"星形细胞瘤，IDH突变型，
WHO IV级"，同时弃用"胶质母细胞
瘤，IDH突变型，WHO IV级"一词

IDH1/2 突变型 + 1p19q 无共缺失型

WHO IV级星形细胞瘤，IDH突变型

WHO II级～III级星形细
胞瘤，IDH突变型

cIMPACT update 2:
对IDH1/2突变型+ATRX缺表达+p53
强阳性的较低级别胶质瘤，可无须
1p/19q检测而诊断为弥漫性/间变
性星形细胞瘤，IDH突变型

①符合下列特征之一：①较高的EGFR扩增；②同时呈现7号染色体扩增和10号染色体缺失（+7/-10）；③FERT启动子突变。②符合下列特征之一：① CDKN2A/B 组合缺失；
②微血管增生或环死

断所必需，但仍具有重要临床意义，值得加以强调的遗传学特征（如 H3 G34 突变的 IDH 野生型胶质母细胞瘤，或 BRAF V600E 突变的 II 级弥漫性星形细胞瘤等），NEC 诊断具备重要的临床意义。与 NOS 诊断一样，cIMPACT 认为应尽可能避免 NEC 诊断，因为其复杂性会加大临床工作中患者管理的难度。当然，随着 WHO 指南诊断条目的更新，未来被划归为 NEC 的胶质瘤的数量也会减少。

2. 应用举例

（1）"少突胶质细胞瘤，NOS"：组织学符合少突胶质细胞瘤，存在 IDH 突变，但尚未检测 1p/19q 状态。

（2）"弥漫性胶质瘤，IDH 突变型 +1p 缺失 /19q 完整，NEC"：组织学符合少突胶质细胞瘤，存在 IDH 突变，伴 1p 缺失，但 19q 完整，具有不同于非诊断性遗传学改变的分子特征。

（3）采用描述性术语进行 NEC 诊断，如"高级别星形细胞瘤，H3 G34 突变型，NEC"或"胶质母细胞瘤，IDH 野生型 +H3 G34 突变型，NEC"。这类亚型不包括在当前的 WHO 分类中，并且还没有在未来的分类中确定此术语。

二、cIMPACT–NOW 更新二

"cIMPACT-NOW 更新二"由第三工作委员会提出，主要修订了"弥漫性中线胶质细胞瘤，H3 K27M 突变型"的定义，并对"弥漫性星形细胞瘤 / 间变性星形细胞瘤，IDH 突变型"的诊断流程进行了更新。

自 WHO《中枢神经系统肿瘤分类》提出"弥漫性中线胶质细胞瘤，H3 K27M 突变型"这一分型后，其诊断标准在临床工作中一直存有不完备性。该类胶质瘤好发人群主要为儿童，常发生于中线部位（脑干、丘脑及脊髓），预后极差，2 年生存率常 < 10%。而近年来，在包括室管膜瘤、毛细胞星形细胞瘤、小儿弥漫性星形细胞瘤和神经节胶质瘤等在内的许多病理类型不同的肿瘤中，也有多例 H3 K27 突变的报道，但这部分胶质瘤预后较好，患者生存期可超过 10 年，且 H3 K27 突变也未被证明与较差的预后相关。因此，该指南提出，"弥漫性中线胶质细胞瘤，H3 K27M 突变型"应满足以下特征：①弥漫性生长；②位于中线部位（脊髓、延髓、脑桥、中脑和间脑）；③属于胶质瘤；④存在 H3 K27M 突变。仅携带 H3 K27M 突变而不符合其他标准的排除此诊断，且应考虑报告为"H3 K27M 突变并考虑 NEC"。

"cIMPACT-NOW 更新二"提出的另一项提议为：对同时具备 IDH 突变及 ATRX 核表达缺失或弥漫性 p53 免疫组化染色强阳性的 WHO II 级或 III 级弥漫性星形细胞瘤，可无须 1p/19q 检测而给出"弥漫性 / 间变性星形细胞瘤、IDH 突变型"的诊断。这一提议建立在既往循证医学证据之上，发现在 II 级及 III 级胶质瘤中，此类遗传学特征与 1p/19q 共缺失呈高度互斥，即对此类胶质瘤可排除少突胶质细胞瘤的诊断。为此，需仔细评估 ATRX 和 p53 的免疫组化结果。

值得一提的是，目前 WHO《中枢神经系统肿瘤分类》要求对所有弥漫性胶质瘤的 1p/19q 状态进行检测以满足确诊要求，已引起一定的质疑。在未来，围绕着检测 1p/19q 指标是否有必要，对分子分型系统进行优化，将成为热点议题之一。

三、cIMPACT–NOW 更新三

"cIMPACT-NOW 更新三"由第一工作委员会提出。主要基于遗传学特征，提出了"弥漫星形胶质细胞瘤，IDH 野生型，分子特征为胶质母细胞瘤，WHO IV 级"这一概念及其诊断标准。

WHO《中枢神经系统肿瘤分类》的一项重大改变是明确区分了 IDH 突变型和 IDH 野生型两类弥漫性胶质瘤。总体而言，后者的预后更差，恶性程度较高。与此同时，IDH 野生型星形细胞瘤的预后也具有较大的异质性，部分个体尽管具备 II 级或 III 级组织学特征（如不存在微血管增生或肿瘤坏死等），但患者预后差，其生物学行为和临床病程与 IDH 野生型胶质母细胞瘤相近。

"cIMPACT-NOW 更新三"基于组织学结合分子的综合分级优于单纯组织学分级的原则，提出在 IDH 野生型的弥漫性和间变性星形细胞瘤中，若出现以下分子特征之一：①较高的 EGFR 扩增；②同时呈现 7 号染色体扩增和 10 号染色体缺失（+7/-10）；③ TERT 启动子突变，则此类患者预后较差，与 IDH 野生型胶质母细胞瘤相似，建议使用如下术语诊断为："弥漫星形胶质细胞瘤，IDH 野生型，分子特征为胶质母细胞瘤，WHO IV 级"。Tesileanu 等发表于 *Neuro—Oncology* 的

回顾性预后分析，使用这一诊断标准对患者预后进行分层，证明了该标准的合理性。

另外，在临床治疗层面，"cIMPACT-NOW更新三"支持对此类IDH野生型星形细胞瘤进行放化疗综合治疗；鼓励扩大临床试验的纳入标准；呼吁根据患者综合状况，而非单纯的组织学诊断进行创新治疗；提醒临床神经肿瘤学团队必须重视该类患者的预后和潜在的治疗信息。

四、cIMPACT-NOW 更新四

"cIMPACT-NOW更新四"由第二工作委员会提出，主要针对病理类型为WHO Ⅱ级的IDH野生/H3野生型弥漫胶质细胞瘤，提出了数个代表良好预后的分子标志物。

"cIMPACT更新四"对IDH野生型弥漫性胶质瘤预后异质性的描述不仅局限于预后较差的类型。在具有相同组织学特征的IDH野生型弥漫性胶质瘤中，亦存在某些分子亚型，主要发生于儿童及年轻的成年患者，常表现出较好的预后，对治疗的反应也与典型的同级别IDH野生型胶质瘤存在明显差异。这类分子特征可能会影响最佳辅助治疗方案的选择。

"cIMPACT-NOW更新四"在此基础上提出，具有BRAF V600E突变、FGFR1变异、MYB/MYBL1重排或其他MAPK通路改变的患者多表现为"儿童型"弥漫性胶质瘤，患者预后较好，肿瘤多呈惰性，很少发生恶性进展。WHO指南推荐的具体诊断形式如下："弥漫性胶质细胞瘤，MYB变异"；"弥漫性胶质细胞瘤，FGFR1突变型"；"弥漫性胶质细胞瘤，BRAF V600E突变型（无CDKN2A/B缺失）"及"弥漫性胶质细胞瘤，其他MAPK通路改变"等。另外，该类胶质瘤可能兼具代表预后不良的分子特征，如CDKN2A/B纯合缺失、TERT突变、ATRX突变、TP53突变、PDFGRA/EGFR/MET/MYCN扩增等，对这部分病例应避免"儿童型"弥漫性胶质瘤的诊断。

值得一提的是，尽管区分"儿童型"弥漫性胶质瘤与其余IDH野生型弥漫性胶质瘤具有重要临床意义，但其与某些非弥漫性胶质瘤，如毛细胞型星形细胞瘤、多形性黄色星形细胞瘤及胚胎发育不良性神经上皮瘤等存在组织学与遗传学的重叠特征，这为鉴别诊断带来了难度。WHO指南强调，这部分胶质瘤的分子分型也将成为未来工作的重点之一。

五、cIMPACT-NOW 更新五

"cIMPACT-NOW更新五"由第一工作委员会提出，主要针对WHO《中枢神经系统肿瘤分类》中的"WHO Ⅱ/Ⅲ级星形细胞瘤，IDH突变型"及"WHO Ⅳ级胶质母细胞瘤，IDH突变型"，提议采取新的分级标准与专业术语，包括用阿拉伯数字（2、3、4）代替罗马数字（Ⅱ、Ⅲ、Ⅳ），与WHO其他肿瘤类型的分级方案保持一致，并减少引入印刷和解释错误的可能性。

目前，针对弥漫性星形细胞瘤的分级标准仍基于其组织学特征所制订。多项循证证据显示，组织学分级标准可能无法对WHO Ⅱ级和Ⅲ级星形细胞瘤患者的风险进行分层，具备某些分子特征的患者群体预后明显较差。另外，IDH突变型与IDH野生型胶质母细胞瘤在临床及生物学特征上均有较大差异。出于优化预后预测及治疗方案的考虑，当下亟须对IDH突变型星形细胞瘤的新诊断标准。

在这一背景下，"cIMPACT-NOW更新五"提出，对病理类型为WHO Ⅱ/Ⅲ级的IDH突变型弥漫性星形细胞瘤，如果其具有以下特征：①CDKN2A/B纯合缺失；②微血管增生或坏死，则此类患者推荐诊断为"星形细胞瘤，IDH突变型，WHO 4级"。同时，提出应停止使用"胶质母细胞瘤，IDH突变型，WHO Ⅳ级"这一术语，由"星形细胞瘤，IDH突变型，WHO 4级"替代。

"cIMPACT-NOW更新五"认为，多项研究已阐明CDKN2A/B纯合缺失在各级别IDH突变型星形细胞瘤中均与较差的预后存在相关性，故将其列入"星形细胞瘤，IDH突变型，WHO 4级"的诊断标准之中，推荐的检测方法是第二代测序。此外，"cIMPACT-NOW更新五"还提出了数个与预后不良、肿瘤高侵袭性相关的分子标志物，包括：①RB信号通路变异（包括CDK4扩增及RB1突变/缺失）；②PDGFRA扩增；③PIK3R1突变；④PIK3CA突变；⑤MYCN扩增；⑥高拷贝数变异（copy number variation，CNV）；⑦整体DNA甲基化减少。在未来更有力的临床证据下，这些指标将有助于指导之后的诊断决策。

（罗 宸 黄若凡 吴劲松）

参 考 文 献

Brat DJ, VerhaakR GW, Aldape KD, et al, 2015. Comprehensive, Integrative Genomic Analysis of Diffuse Lower-Grade Gliomas. N Engl J Med, 372(26): 2481-2498.

Burger MC, Zhang CC, Harter PN, et al, 2019. CAR-engineered NK cells for the treatment of glioblastoma: turning innate effectors into precision tools for cancer immunotherapy. Front Immunol, 10: 2683.

Cloughesy TF, Mochizuki AY, Orpilla JR, et al, 2019. Neoadjuvant anti-PD-1 immunotherapy promotes a survival benefit with intratumoral and systemic immune responses in recurrent glioblastoma. Nat Med, 25(3): 477-486.

Diaz RJ, Ali S, Qadir MG, et al, 2017. The role of bevacizumab in the treatment of glioblastoma. J Neurooncol, 133(3): 455-467.

Eckel-Passow JE, Lachance DH, Molinaro AM, et al, 2015. Glioma groups based on 1p/19q, IDH, and TERT promoter mutations in tumors. N Engl J Med, 372(26): 2499-2508.

Hu HM, Mu QH, Bao ZS, et al, 2018. Mutational landscape of secondary glioblastoma guides MET-targeted trial in brain tumor. Cell, 175(6): 1665-1678.

第31章 | 肺 癌

肺癌是一种严重威胁人类健康的疾病，发病率和病死率均为癌症之首，其中80%～85%为非小细胞肺癌（non-small cell lung cancer，NSCLC）。随着肿瘤分子生物学和基因组学的发展，肺癌的有效靶点和高效低毒的靶向药物研究得到了突飞猛进的发展，为肺癌患者的治疗带来了希望。本章将重点介绍近几年来肺癌的基因靶点及靶向药物的进展情况。

第一节 肺癌分子生物学

驱动癌基因（driver oncogene）也称癌基因成瘾或癌基因依赖（oncogene addiction）。驱动癌基因的失活可导致癌细胞凋亡，即癌细胞对驱动基因的抑制剂具有高敏感度。驱动癌基因的发现为肿瘤的分子靶向治疗提供了有力的理论依据。

EGFR是人表皮生长因子受体（human epidermal growth factor receptor，HER）家族成员之一。其配体与EGFR胞外区结合后，信号沿跨膜区传至胞内区，其内的酪氨酸激酶域活化，进而活化下游信号通路，如RAS/RAF/MAPK、PI3K-AKT等，调控细胞的生长、增殖、抗凋亡及迁移，在肿瘤生长过程中起不可或缺的作用。EGFR诱导癌症至少通过EGFR配体的过表达、EGFR的扩增或EGFR的突变活化3种机制，其中EGFR的突变活化是导致肿瘤细胞异常生物学行为的最主要因素。*EGFR*突变主要集中在18～21号外显子上，19号外显子缺失与21号外显子点突变（L858R）最为常见，约占90%，又称热点突变或经典突变。

*ALK*基因是一个由细胞外配体结合区跨膜区及胞内酪氨酸激酶区组成的有1620个氨基酸的跨膜蛋白，属于胰岛素受体家族。EML4（echinoderm microtubule-associated protein like 4）属于棘皮动物微管相关样蛋白家族，病理情况下*EML4*基因在不同位点发生断裂后调转方向，在断裂位点插入在相对保守的*ALK*基因，形成EML4-ALK融合基因，融合后的ALK酪氨酸激酶磷酸化，活化多个细胞内信号通路参与调节肿瘤发生与转移的多个环节。EML4-ALK融合基因阳性的NSCLC患者多为年轻、不吸烟或少量吸烟且EGFR、KRAS为野生型的肺腺癌患者。

ROS1属于跨膜受体酪氨酸激酶（RTK）超家族成员之一。最近的研究表明，ROS1重排在肺腺癌，特别是在EGFR/KRAS/ALK均为阴性的人群中更为常见，而具有ROS1重排的肺腺癌更可能受益于靶向治疗。

人Ras基因家族共有3个基因，编码4种蛋白，分别是H-ras、N-ras、K-ras4a和K-ras4b。其中与肺腺癌关系较为密切的是K-ras，在肺癌中最常见K-ras的第12位氨基酸突变（占92%）。KRAS p.G12C突变的抑制剂sotorasib（AMG 510）的临床试验正在进行。

*BRAF*基因位于7q34，可编码具有丝氨酸苏氨酸蛋白激酶活性的Raf蛋白，该蛋白是RAS-RAF-MEKERK-MAPK信号转导通路重要的转导因子。BRAF最常见的突变形式为第15外显子的第1799位核苷酸上T突变为A，导致其编码的缬氨酸变为谷氨酸，即V600E，这种突变使Raf蛋白活性增加，持续激活MAPK通路，导致细胞异常增殖和分化。

RET原癌基因编码RET蛋白，通过配体/复合受体/RET多蛋白复合物的信号，激活各种下游途径，如RAS/RAF/MEK/ERK、PI3K/AKT和STAT通路，参与细胞增殖。在NSCLC中，目前有4种RET融合基因被报道，分别为KIF5B-RET、CCDC6-RET、TRIM33-RET、NCOA4-

RET，其中 KIF5B-RET 最常见。

原癌基因 MET 编码肝细胞生长因子（hepatocyte growth factor，HGF）受体，与 HGF 结合后发生自身磷酸化，激活 PI3K/AKT 及 MET/ERK 等信号通路，促进肿瘤细胞的生长、侵袭和转移。有研究证实，c-MET 扩增是 EGFR-TKI 获得性耐药的原因之一，有约 20.9% 的 EGFR-TKI 耐药患者检测到 c-MET 基因。

其他驱动癌基因变异尚有 PI3KCA 突变、FGFR1 扩增、DDR-2 突变、HER-2 突变、血小板源性生长因子受体 α 多肽（platelet-derived growth factor receptor alpha，PDGFRA）扩增、β 连环蛋白 [catenin（cadherin-associated protein），Beta1，CTNNB1] 突变等。它们的变异频率在不同病理类型的肺癌中有明显差异，还需要后续进一步研究。

第二节　非小细胞肺癌的精准靶向治疗

近年来随着肿瘤分子生物学和基因组学的发展，肺癌的有效靶点和高效低毒的靶向药物成为肺癌的研究热点，目前分子靶向治疗药物包括表皮生长因子受体（EGFR）抑制剂、间变淋巴瘤激酶（ALK）抑制剂、抗血管生成药物、哺乳类动物西罗莫司靶蛋白（mTOR）抑制剂等。

一、表皮生长因子受体酪氨酸激酶抑制剂

表皮生长因子受体酪氨酸激酶抑制剂（EGFR-TKI）通过与 ATP 竞争性结合受体酪氨酸激酶区 ATP 结合位点，阻断了 EGFR 酪氨酸激酶活化和磷酸化，阻滞 EGFR 信号转导。目前 TKI 药物已研发出三代：第一代 TKI 包括已上市的吉非替尼、厄洛替尼及国产埃克替尼，此类药物疗效及安全性已经得到临床认可；第二代 TKI 包括已经上市的阿法替尼及正在研究的达克米替尼(dacomitinib)和来那替尼（neratinib，HKI272），与第一代 TKI 专一性、特异性且可逆性地作用于靶点 EGFR 不同，第二代 TKI 为不可逆性、泛 HER 抑制剂，可以结合并抑制包括 EGFR、HER-2、HER-4 在内的 EGFR 家族的所有成员；第三代 TKI 包括已经上市的 osimertinib（AZD9291）及正在研究的 rociletinib（CO1686）和 Olmutinib（BI1482694/HM61713）、国产的艾维替尼（AC0010），主要针对的是 TKI 治疗后出现继发 T790M 突变的耐药患者。而吉非替尼则对奥希替尼耐药的 EGFR C797S 突变也具有活性，临床研究（NCT03122717）结果表示吉非替尼联用奥希替尼的双重 EGFR 抑制作用可能会延迟获得性耐药的出现。mobocertinib（TAK-788）是一种新型的不可逆的 EGFR-TKI，与批准的 EGFR-TKI 相比，mobocertinib 可更有效地抑制 EGFR 第 20 外显子插入的突变体。

EGFR 突变肺癌患者 50% 以上都会发生脑转移，EGFR-TKI 对脑转移患者能够发挥较好的治疗作用。2017 年 7 月由吴一龙教授牵头的 BRAIN 研究结果表明埃克替尼治疗 EGFR 突变的晚期 NSCLC 脑转移患者在疗效和安全性方面具有突出优势。奥西替尼透过血-脑屏障的能力更强，因此推测其对肺癌脑转移患者更有效，而这一点在 BLOOM 研究和 AURA Ⅲ 后续研究中也得到证实。

对已接受完全性手术切除的 EGFR 突变患者应用 TKI 尚有争议。目前已发表 6 项 EGFR-TKI 辅助治疗的 Ⅲ 期临床研究，其中基于 ADRURA 研究的临床数据优异，奥希替尼用于 EGFR 突变 NSCLC 患者辅助治疗的新适应证已获得我国药品审评中心（CDE）及美国 FDA 优先审评资格。

为了能在 EGFR-TKI 治疗的基础上进一步为患者带来获益，已进行大量联合治疗的探索，包括在 EGFR-TKI 治疗的基础上联合化疗、抗血管生成药物或表皮生长因子受体抗体。

二、以 EML4-ALK 融合基因为靶点的药物治疗

《NCCN 非小细胞肺癌临床实践指南》（以下简称 NCCN 指南）和 CSCO《原发性肺癌诊疗指南》都推荐含腺癌成分的 NSCLC 患者常规进行 ALK 基因检测。目前 NCCN 指南推荐用于 ALK 重排的晚期非小细胞肺癌患者的一线靶向药物包括克唑替尼及针对克唑替尼耐药的第二代 ALK 抑制剂色瑞替尼、阿来替尼、布加替尼。第三代 ALK/ROS1 抑制剂 lorlatinib（劳拉替尼）独特的

大环结构使其有更好的血 - 脑屏障穿透能力，是目前唯一一个能克服 ALK-G1202R 耐药位点的 ALK 抑制剂。第四代 ALK 抑制剂 repotrectinib（TPX-0005）等新型药物或联合其他抑制剂的抗耐药策略尚在研究中。

三、以 *ROS1* 融合基因为靶点的药物治疗

2016 年 3 月美国 FDA 批准 ALK/ROS1/MET 抑制剂克唑替尼应用于 ROS1 重排的晚期 NSCLC 患者，成为首个也是迄今为止唯一一个针对 ROS1 阳性的靶向药物。其他正在研究的针对 ROS1 重排或克唑替尼获得性耐药的靶向药物包括色瑞替尼、brigatinib、lorlatinib、entrectinib、卡博替尼、TPX-0005 等。

四、以 *RET* 融合基因为靶点的药物治疗

目前临床上尚缺乏特异性的 *RET* 抑制剂，但一些多靶点 TKI 应用于 *RET* 融合的 NSCLC 患者的相关研究正相继开展，如凡德他尼、卡博替尼、乐伐替尼等，且目前研究结果表明不同 *RET* 融合基因亚型对 TKI 的临床反应有差异，其机制尚未完全阐明。可用于 *RET* 融合阳性 NSCLC 患者的靶向药物还包括舒尼替尼、索拉非尼、艾乐替尼、ponatinib、dovitinib、阿帕替尼，证据多来自临床前研究、病例报及回顾性研究。研发作用更强、选择性更高、高效低毒的 RET 抑制剂，探索不同融合亚型对 TKI 疗效的影响，以及研究 RET 抑制剂的耐药机制，成为当前亟待战胜的挑战之一。

五、以 *MET* 基因扩增为靶点的药物治疗

一项 I 期临床研究表明，SAR125844 在 MET 扩增的 NSCLC 患者中具有潜在的抗肿瘤活性。临床研究（INC280、INSIGHT、TATTON）提示，cMET 扩增在未来或可作为药物靶点进一步突破，改善药物不良反应的作用也待加强。

六、BRAF 抑制剂在 NSCLC 中应用

目前已经有多种 BRAF 抑制剂进入临床研究，根据与激酶结合位点的不同，可分为两类：I 型抑制剂和 II 型抑制剂。I 型抑制剂与激酶的活性构象（DFG-in 构象）相结合，包括维罗非尼（vemurafenib/PLX4032/RG7204/RO5185426）、达拉非尼（dabrafenib/GSK2118436）LGX818PLX4720；II 型抑制剂与非活性激酶构象相结合（DFG-out 构象），包括索拉非尼（sorafenib/BAY43-9006）、瑞戈非尼（regorafenib/BAY73-4506）XL281（BMS-908662）RAF265。

七、以抑制肿瘤血管新生为靶点的药物治疗

当前 NSCLC 的抗血管生成治疗主要包括三大类：①靶向 VEGF- 血管内皮生长因子受体（vascular endothelial growth factor receptor，VEGFR）的大分子单克隆抗体：贝伐珠单抗是首个也是唯一一个被批准应用于晚期 NSCLC 一线治疗的 VEGF 单克隆抗体。雷莫芦单克隆抗体是另一个已获批用于局部晚期或转移性 NSCLC 的药物，美国已批准该药联合多西他赛用于晚期 NSCLC 的二线治疗。②靶点包括 VEGFR 的多靶点小分子 TKI：目前，除安罗替尼等少数药物获得阳性结果外，大部分 VEGFR-TKI 药物在临床研究中显示单独应用或与细胞毒性药物联合应用并不能改善晚期 NSCLC 患者预后。安罗替尼是我国目前唯一一个获批用于晚期 NSCLC 治疗的 VEGFR-TKI 类药物。③重组人血管内皮抑制素：我国自主生产的重组人血管内皮抑制素恩度已获批用于肺癌临床。

第三节　肺癌的免疫治疗

免疫治疗增强机体的抗肿瘤免疫功能，使肿瘤细胞无法逃避机体的免疫监视和杀伤。目前临床研究最为透彻的免疫检查点分子有：细胞毒性 T 淋巴细胞相关抗原 4（cytotoxic T lymphocyte associated antigen 4，CTLA-4）、PD-1 及 PD-L1。

一、细胞毒性 T 淋巴细胞相关抗原 4

ipilimumab（Yervoy）是一个抗细胞毒性 T 淋巴细胞相关抗原 4（CTLA-4）的全人源化单克隆抗体，可有效阻断 CTLA-4 相关 T 细胞活性抑制信号，使得效应 T 细胞在肿瘤内增长和

浸润，导致肿瘤细胞坏死。2011 年美国 FDA 批准 ipilimumab 用于转移性黑色素瘤的治疗。在 NSCLC 临床试验中，ipilimumab 常与化疗药物联合使用，特别是紫杉醇 / 卡铂。tremelimumab 又称为 CP657206，也是一种人源化 CTLA-4 的抗体。Tremelimumab 与 CTLA-4 结合可以抑制其与 B7 配体相结合，从而降低 B7-CTLA-4 介导的 T 细胞活性。tremelimumab 与抗 PD-L1 抗体（MEDI-4736）联合治疗晚期 NSCLC 患者的临床试验正在开展。

二、细胞程序性死亡受体

细胞程序性死亡受体 1（programmed cell death protein 1，PD-1）可在活化的 $CD4^+$ T 细胞、$CD8^+$ T 细胞、B 细胞、自然杀伤 T 细胞、单核细胞和树突状细胞上表达。另外，PD-1 也在调节性 T 细胞上表达，并能促进 Treg 细胞增殖，抑制免疫应答。目前批准上市的抗 PD-1 药物有 nivolumab（Opdvio）、pembrolizumab（Keytruda）、cemiplimab（Libtayo）、toripalimab（Tuo Yi）、sintilimab（Da Boshu）等，国产 PD-1 抗体类免疫治疗药物在肺癌中的作用也进行了相应 II / III 期临床试验。基于 CameL 研究结果，2020 年 6 月国家市场监督管理总局已批准卡瑞利珠单抗联合培美曲塞和卡铂用于 EGFR、ALK 阴性的不可手术切除的局部晚期或转移性非鳞状 NSCLC 的一线治疗。RATIONALE 307 研究结果支持替雷利珠单抗联合化疗作为晚期鳞状 NSCLC 一线标准治疗的新选择，无须筛选 PD-L1 表达。信迪利单抗、特瑞普利单抗（CHOICE-01）等也均有 III 期临床试验证明在 NSCLS 中联合化疗的 PFS 明显长于单化疗组，2020 年由中国医科院肿瘤医院牵头的一项临床研究结果发表在 *Journal of Thoracic Oncology* 上，提示信迪利单抗在新辅助

治疗阶段的潜力。既往研究表明单用 PD-1 抗体类免疫药物在 PD-L1 低表达的 NSCLC 中获益不大，与抗血管靶向药物联合应用的相关临床试验正在进行。PD-1 应用于 SCLC 的相关临床试验也正在进行，PD-1 联合化疗用于 SCLC 仍需要更多的证据支持。

三、细胞程序性死亡配体 1

细胞程序性死亡配体 1（programmed cell death ligand 1，PD-L1）作为 B7 家族一个重要的 T 细胞共抑制分子，与 PD-1 结合后可通过 ITSM 募集酪氨酸磷酸酶 SHP-2，进而去磷酸化 TCR 信号通路上的多个关键分子，抑制 $CD4^+$ T、$CD8^+$ T 细胞的增殖和活性，负调节机体免疫应答过程。目前批准上市的 PD-L1 药物有 atezolizumab（tecentriq）、durvalumab（imfinzi）、avelumab（bavencio）等。IMpower132 对比了 atezolizumab 联合化疗与化疗在晚期非鳞 NSCLC 患者中的治疗效果，结果表明无论 PD-L1 表达情况如何，联合化疗能够改善 PFS（7.6 个月 *vs.* 5.2 个月），该联合方案在肺鳞癌中也得到相似结果；同时，多项 III 期临床研究（KEYNOTE-024、KEYNOTE-042、Check Mate017、Check Mate057 等）证实了免疫单药疗效优于化疗，但目前 NCCN 指南只推荐免疫单药作为 PD-L1 表达 ≥ 50% 驱动基因阴性 NSCLC 患者的一线治疗。

小细胞肺癌（small cell lung cancer，SCLC）恶性程度高、进展迅速、易扩散，广泛期 SCLC 预后更差，CASPIAN 临床研究显示 durvalumab 联合 EP 方案比单纯化疗 OS 延长了 2.7 个月，双免疫联合（tremelimumab+ durvalumab）未见明显获益。

第四节　新型抗体药物未来可期

在 2020 年美国临床肿瘤学年会（ASCO）上，抗体药物偶联物 DS-8201 对于 HER2 过表达或 HER-2 突变的非鳞状 NSCLC 患者的疗效 II 期临床试验 DESTINY-Lung01 发布了研究结果，中位 PFS 为 14.0 个月，优于小分子 TKI 的一些临床数据。

I 期临床研究 CHRYSALIS 对强生的 EGFR-

MET 双特异性抗体 amivantamab（JNJ-61186372）单药治疗 EGFR 20 号外显子插入（Exon20ins）突变的晚期 NSCLC 患者的安全性和初步疗效进行评估，获得了较为可观的 ORR 和 PFS。

T 细胞免疫球蛋白和 ITIM 结构域蛋白（T cell immunoglobulin and ITIM domains，TIGIT）存在于包括 NSCLC 在内的多种癌症的活化 T 细

胞和 NK 细胞上。CITYSCAPE Ⅱ 期临床试验的最新结果显示，在 PD-L1 抑制剂基础上联合 TIGIT 抗体，能够改善 PD-L1 高表达的 NSCLC 患者的 ORR 和 PFS。

在整合医学理念和精准治疗的大方向下，以临床试验研究为基点，新靶点、新药物、多类治疗的新联合都可为攻克癌症提供新思路。

（张传涛　王郁杨　张晓春）

参 考 文 献

Drilon A, Ou SHI, Cho BC, et al, 2018. Repotrectinib (TPX-0005)is a next-generation ROS1/TRK/ALK inhibitor that potently inhibits ROS1/TRK/ALK solvent-front mutations. Cancer Discov, 8(10): 1227-1236.

Fan Y, Zhao J, Wang QM, et al, 2021. Camrelizumab plus apatinib in extensive-stage small-cell lung cancer(PASSION): a multicenter, two-stage, phase 2 trial. J Thoracic Oncol, 16(2): 299-309.

Fujino T, Suda K, Mitsudomi T, 2020. Emerging MET tyrosine kinase inhibitors for the treatment of non-small cell lung cancer. Expert Opin Emerg Drugs, 25(3): 229-249.

Gao S, Li N, Gao S, et al, 2020. Neoadjuvant PD-1 inhibitor(Sintilimab)in NSCLC. J Thorac Oncol, 15(5): 816-826.

Goldman JW, Dvorkin M, Chen Y, et al, 2021. CASPIAN investigators. Durvalumab, with or without tremelimumab, plus platinum-etoposide versus platinum-etoposide alone in first-line treatment of extensive-stage small-cell lung cancer(CASPIAN): updated results from a randomised, controlled, open-label, phase 3 trial. Lancet Oncol, 22(1): 51-65.

Gonzalvez F, Vincent S, Baker TE, et al, 2021.Mobocertinib (TAK-788): a targeted inhibitor of EGFR exon 20 insertion mutants in non-small cell lung cancer. ancer Discov, 11(7): 1672-1687.

Nishio M, Barlesi F, West H, et al, 2021. Atezolizumab plus chemotherapy for first-line treatment of non-squamous non-small cell lung cancer: Results from the randomized phase Ⅲ IMpower132 trial. J Thhorac Oncol, 16(4): 653-664.

Zhou CC, Chen GY, Huang YC, et al, 2020. Camrelizumab plus carboplatin and pemetrexed versus chemotherapy alone in chemotherapy-naive patients with advanced non-squamous non-small-cell lung cancer(CameL): a randomised, open-label, multicentre, phase 3 trial. Lancet Respir Med, 9(3): 305-314.

第 32 章 乳 腺 癌

随着生物医学进入分子水平时代，乳腺癌的传统形态学分类已经不能完全适应乳腺癌临床诊断和治疗发展的需求。乳腺癌在分子水平上具有极高的异质性，组织形态相同的肿瘤也可能有不同的分子遗传学改变，从而导致治疗和预后的差别。以基因组学为基础提出的乳腺癌分子分型能够准确反映肿瘤的生物学行为和预后标准，并有利于选择更具针对性的个体化治疗。

第一节　乳腺癌分子分型

2000 年 Perou 等首次提出乳腺癌的分子分型，根据基因表达谱的异同，将乳腺癌分为以下 4 种分子亚型：腔面型、HER-2 过表达型、基底样型和正常乳腺样型。不同分子亚型的乳腺癌预后具有明显差异性，分子分型的提出也奠定了目前基于分子分型的乳腺癌预后及治疗策略。通过基因表达谱检测，我们能够更好地了解不同乳腺癌各自的生物学特征。

一、乳腺癌分子分型的共识

基因表达谱检测分析技术对标本要求高，需要新鲜组织，且价格昂贵、操作困难，在临床中较难普遍推广。目前临床上广泛应用的是免疫组化分型，其能大致对应基因表达谱分型，又与临床预后密切相关，且技术相对简，单易操作。

用于乳腺癌分子分型的免疫组化标记主要包括 ER、PR、HER-2、Ki-67、CK5/6、CK14、EGFR。目前临床上应用最广泛的是 St.Gallen 乳腺癌共识推荐的免疫组化分型方法。2013 版 St.Gallen 乳腺癌共识对乳腺癌各分子亚型免疫组化特征定义如下。①腔面 A 样型：ER 阳性、PR 阳性（≥20%）、HER-2 阴性、Ki-67 低表达，多基因表达分析提示复发风险"低"。②腔面 B 样型：HER-2 阴性型，ER 阳性、HER-2 阴性、PR 阴性或低表达（＜20%）和（或）Ki-67 高表达，多基因表达分析提示复发风险"高"；HER-2 阳性型，ER 阳性、HER-2 过表达或扩增、任何 Ki-67 和任何 PR 表达水平。③ HER-2 过表达样型：ER 阴性、PR 阴性、HER-2 阳性。④基底样型：ER 阴性、PR 阴性、HER-2 阴性、CK5/6 和（或）EGFR 阳性。

乳腺癌免疫组化分型主要基于 ER、PR、HER-2 和 Ki-67 等指标的检测。ER、PR、HER-2 和 Ki-67 的标准化检测和正确评估具有重要的临床意义，2010 版美国 ASCO/CAP 指南和 2015 版中国乳腺癌 ER、PR 免疫组化检测指南均将 ER、PR 的阳性临界值定为 1%：≥1% 的肿瘤细胞出现核阳性即判断为阳性，＜1% 的肿瘤细胞出现核阳性即判断为阴性。

HER-2 检测结果的判读标准一般参照 2013 版 ASCO/CAP 指南和 2014 年中国版乳腺癌 HER-2 检测指南（图 32-1，图 32-2）。

Ki-67 增殖指数对乳腺癌的分子分型（区分腔面 A 型和腔面 B 型乳腺癌）、治疗反应及预后评估均具有重要作用。然而，迄今缺乏 Ki-67 增殖指数评估的统一标准，Ki-67 增殖指数评估结果的一致性和可重复性较低。乳腺癌 Ki-67 增殖指数的"临界值"文献报道并不统一，大部分"临界值"介于 10% ～ 30%，因此"临界值"的界定还有待进一步研究。

二、乳腺癌分子分型的临床病理特征

1. 腔面型乳腺癌

腔面型（luminal）乳腺癌是一组在基因表达谱上高表达 *ER*、*PR* 基因的乳腺癌。根据其他基因表达的不同，可分为腔面 A 型和腔面 B 型两

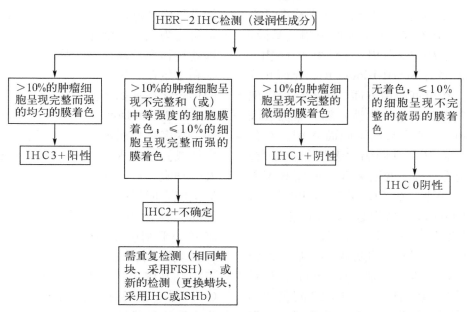

图 32-1　HER-2 免疫组织化学检测的结果判读标准（2013 版 ASCO/CAP 指南）

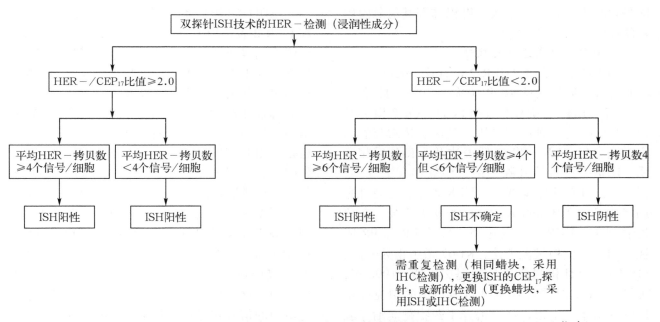

图 32-2　双探针原位杂交技术检测 *HER-2* 基因扩增的结果判读标准（2013 版 ASCO/CAP 指南）

大类。

（1）腔面 A 型（luminal A）乳腺癌：是一类恶性程度、增殖指数、复发风险均相对较低的乳腺癌。腔面 A 型乳腺癌多为 Scarff-Bloom-Richardson 组织学分级 Ⅰ 级或 Ⅱ 级。黏液癌、小管癌、浸润性筛状癌等预后较好的浸润性癌多表现为腔面 A 型。在免疫表型上，腔面 A 型乳腺癌强表达 ER 和 PR，缺乏 HER-2 过度表达，Ki-67 增殖指数较低。在分子遗传学上，腔面 A 型乳腺

癌大多核型较简单，可伴有 16q 缺失和 *PIK3CA* 基因突变等，2013 版 St.Gallen 乳腺癌共识对腔面 A 型乳腺癌推荐使用内分泌治疗，可不加用细胞毒化疗，但该共识也指出，需结合淋巴结状态和其他危险因素制定治疗策略。与其他亚型相比，腔面 A 型乳腺癌五年生存率最高，预后相对最好。

（2）腔面 B 型（luminal B）乳腺癌：低表达 ER 相关基因（如 *EsR1*、*GATA3* 和 *FOXA* 等），

其区别于腔面 A 型最主要的基因表达谱特征是高表达 CCNB1、MKI67、MYBL2 等增殖相关基因，部分病例可高表达 HER-2 基因。在组织学分级上，腔面 B 型乳腺癌多为 Scarff-Bloom-Richardson 分级 Ⅱ 级或 Ⅲ 级。在免疫表型方面，可不同程度地表达 ER，PR 多为弱表达或阴性，部分病例过表达 HER-2，Ki-67 增殖指数高于腔面 A 型。在分子遗传学上，腔面 B 型乳腺癌大多核型较复杂，遗传学的不稳定性也高于腔面 A 型，腔面 B 型乳腺癌可分为 2 种类型：① ER 和（或）PR 阳性，HER-2 阴性，Ki-67 高增殖指数；② ER 和（或）PR 阳性，HER-2 阳性的三阳性乳腺癌。与腔面 A 型乳腺癌相比，腔面 B 型乳腺癌的预后相对较差，两者的治疗策略也有差别。St.Gallen 共识对 ER 和 HER-2 阴性、PR 低表达、Ki-67 高表达的腔面 B 型乳腺癌推荐使用内分泌治疗和（或）细胞毒化疗。腔面 B 型乳腺癌是否采用化疗及采取哪种化疗方案，可能取决于淋巴结等其他危险因素的评估和患者自身的意愿。

2. HER-2 过表达型乳腺癌

HER-2 过表达（HER-2 overexpression）型乳腺癌占所有乳腺癌的 10%～20%。此型乳腺癌高表达位于染色体 17q 区的 HER-2 相关基因。HER-2 为一种原癌基因，其高表达常与癌组织学高分级、ER、PR 的低表达及不良预后相联系。HER-2 过表达乳腺癌绝大多数伴有 TP53 基因突变。在组织学分级上，HER-2 过表达型乳腺癌多为 Scarff-Bloom-Richardson 分级 3 级。在免疫表型上，HER-2 过表达型乳腺癌 ER 和 PR 阴性，HER-2 蛋白过度表达，Ki-67 增殖指数较高。FISH 或 CISH 检测存在 HER 基因扩增。1998 年，美国 FDA 批准针对 HER-2 过表达型的单克隆抗体曲妥珠单抗上市，从而揭开了药物靶向治疗乳腺癌的新时代。St.Gallen 共识推荐对于 HER-2 过表达型采用细胞毒化疗联合曲妥珠抗 HER-2 治疗。但 St.Gallen 共识也指出，需结合淋巴结状态和其他危险因素制定治疗策略。HER-2 过表达型乳腺癌恶性程度较高，容易发生淋巴结转移。如果未及时治疗，早期复发转移率高，预后较差；如果及时采用细胞毒化疗和抗 HER-2 靶向治疗，相当一部分患者总生存率得到明显改善。

3. 基底样型乳腺癌

基底样型乳腺癌（BLBC）占所有乳腺癌的 10%～25%。该类乳腺癌由于缺乏相应靶点，不能进行内分泌治疗及靶向治疗，目前治疗以细胞毒化疗为主，但治疗效果欠佳，早期局部复发和远处转移率较高，易转移至内脏器官，无病生存率和总生存率较低，预后较差。基底样型乳腺癌的形态学特征如下。①组织学分级：多为 Scarff-Bloom-Richardson 分级 3 级；②组织学结构：肿瘤边缘多呈膨胀式或推挤性浸润，肿瘤细胞多呈实性或弥漫性排列，肿瘤间质常含较多淋巴细胞及浆细胞，可见地图样坏死；③细胞学形态：肿瘤细胞有明显的多形性和异型性，高核级，核空泡状，核仁明显，核分裂象多见，可见鳞状细胞及梭形细胞化生性改变；④免疫表型：基底样型乳腺癌表现为 ER、PR、HER-2 阴性，属于三阴性乳腺癌，但不同程度表达 CK5/6、CK14、CK17 等基底型角蛋白和 EGFR 等。该型乳腺癌中乳腺癌易感基因 BRCA 的突变率高于腔面型和 HER-2 过表达型乳腺癌。

三阴性乳腺癌是基于免疫组化染色 ER、PR 和 HER-2 表达均为阴性的乳腺癌，是由多分子亚组组成的异质群，三阴性乳腺癌与基底样型乳腺癌组织在形态、免疫表型、临床表现方面有很多相似之处，两者有重叠或交叉但并不等同。三阴性乳腺癌不仅组织形态和预后上有很大的差异，基因表达谱分析显示三阴性乳腺癌在分子水平上也是一组高度异质性的肿瘤，不能简单地归类于任何一种分子亚型。2011 年，Lehmann 等对 587 例三阴性乳腺癌进行了基因表达谱研究，经过聚类分析发现三阴性乳腺癌还可进一步分为 6 种亚型，分别是 2 种基底样亚型（BL1 和 BL2）、免疫调节亚型（IM）、间充质亚型（M）、间充质干细胞样亚型（MSL）及管腔雄激素受体亚型（LAR）。这 6 种亚型呈现独特的基因表达谱，且与不同的信号转导通路相关。对 6 种亚型的细胞株治疗显示不同亚型对不同的药物治疗敏感。基底样亚型（BL1 和 BL2）高表达细胞周期相关基因和 DNA 损伤反应基因，且可能对铂类治疗较敏感，间充质亚型（M）和间充质干细胞样亚型（MSL）与上皮间质转化和生长因子转导通路相关，对 PI3K/mTOR 抑制剂（MP-BEZ235）和 abISrc 抑制剂（dasatinib）可能有治疗反应。管腔雄激素受体亚型（LAR）以雄激素受体信号转导通路为特点，该亚型的乳腺癌患者无复发生存率下降，对雄激素受体拮抗剂（比卡鲁胺）有独特敏感性。但目前尚无公认的三阴性乳腺癌分子亚型分类方法，各分子亚型三阴性乳腺癌相对应的临床病理特征还有待进一步研究。

三、乳腺癌分子分型的临床意义

2011年以来，St.Gallen国际专家共识小组采用乳腺癌分子分型的理念，进行早期乳腺癌全身辅助化疗、内分泌治疗及靶向治疗的决策。虽然专家共识承认多基因表达的分子检测技术准确而可靠，但由于技术推广不易等原因目前无法广泛应用于临床。因此，近几年来，我们还不得不依靠病理检测的方法来区分乳腺癌的分子分型，尽管这种替代方法显然是不令人满意的。至此，让我们共同回顾一下2015版St.Gallen专家共识推荐的基于病理检测的分子分型的临床意义（表32-1）。

1. HR阳性/HER-2阴性型的临床意义

（1）预后意义：90%～95%的HR阳性/HER-2阴性型乳腺癌被归类为Luminal A型或Luminal B型。多项回顾性研究显示，与Luminal A型相比，Luminal B型乳腺癌在接受全身辅助治疗后5年及10年的无远处转移生存及无复发生存较差。Luminal B型乳腺癌占所有乳腺癌的30%～40%，大多数研究的长期随访结果显示，5年时间Luminal B型乳腺癌的无复发转移事件发生率低于基底样型，而10年时反而高于基底样型。如果我们想要降低早期乳腺癌的病死率，那么我们就需要聚焦于为Luminal B型乳腺癌寻找新的治疗靶点。Luminal型作为分子分型的重要组成部分，也能和肿瘤大小及淋巴结状态一起联合预测此类乳腺癌患者的5～10年远期远处转移风险。对于那些淋巴结阴性且肿瘤小于1cm的Luminal A型低位复发风险患者来说，内分泌治疗时限5年或许就足够了。

（2）化疗获益：大多数Luminal型乳腺癌的化疗敏感性证据来源于新辅助治疗。一项纳入了208例局部晚期患者的新辅助化疗临床试验中，Luminal A及Luminal B型乳腺癌患者的pCR率仅为3%和6%（OR=6.01，P=0.003），通过免疫组化法定义的分子分型也能获得相似的结果。在新辅助化疗领域中，同样证实了Luminal A型及

表32-1 乳腺癌分子分型及其对应治疗措施

乳腺癌分子分型	治疗手段	备注
三阴性	化疗（含蒽环类及紫杉类）	BRCA突变者可考虑铂类方案
ER（－）/HER-2（+）		
T1a且淋巴结阴性	无辅助治疗	无
T1b、c淋巴结阴性	化疗联合曲妥珠单抗	单周应用紫杉醇12周，联合曲妥珠单抗共1年，无须蒽环类
T1以上或淋巴结阳性	蒽环类序贯紫杉类联合曲妥珠单抗共1年	若不适宜蒽环类，可考虑使用多西他赛加卡铂联合曲妥珠单抗方案
ER（+）/HER-2（+）	同ER（－）/HER-2（+），联合内分泌治疗	
ER（+）/HER-2（－）		
Luminal A型	根据月经状态决定内分泌治疗策略	如存在淋巴结转移等高危因素则需考虑联合化疗
绝经前低危	他莫昔芬5年	
绝经前中、高危	他莫昔芬5～10年	
	卵巢功能抑制+他莫昔芬	
	卵巢功能抑制+依西美坦	
绝经后低危	他莫昔芬5年	
绝经后中、高危	首选芳香化酶抑制剂，考虑延长内分泌治疗时长	5年芳香化酶抑制剂治疗后的安全性及获益无证据支持
Luminal B型	内分泌治疗策略同Luminal A型，考虑联合化疗	

HR 阳性 /HER-2 阴性的低级别乳腺癌患者即使获得 pCR，也无法获得总生存率的提高，但化疗在 Luminal B 型 /HER-2 阴性及 HR 阳性 /HER-2 阴性的高级别乳腺癌患者中具有改善生存的意义。尽管大多数乳腺癌患者都能从不同方案、不同疗程的辅助化疗中获益，但是更重要的是我们需要通过肿瘤大小淋巴结状态及分子分型来判定患者是否属于复发转移的低危亚群，是否需要进行辅助化疗。

（3）内分泌治疗获益：在新辅助内分泌治疗中，增殖指数 Ki-67 百分比下降通常能够提示 Luminal 型乳腺癌使用芳香化酶抑制剂治疗的获益。总体而言，Luminal A 型乳腺癌的增殖情况比 Luminal B 型要低，因此 Luminal A 型的获益可能没有后者大。在辅助治疗领域，我们可以从 III 期前瞻性随机对照试验 BCIRG-001 了解到，对于他莫昔芬的获益而言，Luminal A 型乳腺癌比 Luminal B 型更具有优势性（RR：0.15 vs.0.44）。

（4）非 Luminal 型的临床意义：在基因分型中，HR 阳性 /HER-2 阴性亚群中依然可能存在部分非 Luminal 型乳腺癌。统计发现，HER-2 过表达型乳腺癌在基因分型为 HR 阳性 /HER-2 阴性亚群中占 5.5%～11.0%，而基底样型占 1%～5%，基于基因分型的定义，此类乳腺癌的 ER 表达率很低。一项回顾性研究纳入了 1380 例 ER 阳性 /HER-2 阴性或 ER 状态不详的早期乳腺癌患者，其中 7% 为 HER-2 过表达型，2% 为基底样型，所有患者均使用他莫昔芬治疗 5 年，随访发现，无论是在淋巴结阴性亚组还是淋巴结阳性亚组，非 Luminal 型乳腺癌的生存曲线比 Luminal A 型亚组明显下降。表明 HER-2 过表达型及基底样型可能从内分泌治疗中获益甚微。在另一项纳入了 11 例绝经后乳腺癌患者的回顾性研究中，ER 阳性患者接受了 2 周阿那曲唑治疗后，三阴性患者的 Ki-67 指数平均增加了 15.3%，HER-2 过表达型患者的 Ki-67 指数降低了 50.7%，而 Luminal A 型及 Luminal B 型患者降低了 75%；此外治疗后分子分型也发生了变化：97%（31/32）的 Luminal A 型维持了最初的分子分型或转为正常乳腺样型，而大多数 Luminal B 型换为 Luminal A 型（9/17，53%）或正常乳腺样型（3/17，18%），但仍有 30% 的患者保持 Luminal B 型或转为 HER-2 过表达型（5/17）。因此在治疗过程中，需

要密切跟踪分子分型的变化，以便更好地预测乳腺癌对治疗药物的反应。

2. HER-2 过表达型的临床意义

（1）预后意义：2 项大型临床试验给我们提供了 HER-2 过表达型乳腺癌激素受体状态的预后意义。在 N9831 及 NABP-B31 试验中，4045 例 HER-2 过表达型乳腺癌患者接受曲妥珠单抗治疗，HR 阳性患者的无病生存和总生存较 HR 阴性患者提高约 40%。这种生存优势是独立于所有临床病理特征的，甚至独立于曲妥珠单抗治疗。Curtis 等回顾了 1730 例 HER-2 阴性或 HER-2 过表达型的乳腺癌患者发现内在分子分型是除了肿瘤大小、淋巴结状态之外的重要预后因素。其中，HER-2 阳性 /Luminal A 型患者的预后和 HER-2 阴性 /Luminal A 患者的预后相似。因此，我们能通过 Luminal A 型及肿瘤大小、淋巴结状态预测患者的复发转移风险是否较低，以及是否可以使用温和的化疗方案。

（2）抗 HER-2 治疗获益：早期乳腺癌领域有数项重要的临床试验使用化疗联合或不联合曲妥珠单抗新辅助治疗 HER-2 过表达型局部晚期乳腺癌患者，pCR 在预测无事件生存（event-free survival，EFS）及总生存（overall survival，OS）方面有明显意义。HR 阴性患者较 HR 阳性患者从抗 HER-2 过表达型治疗中获益更多（EFS：0.58 vs. 0.74）。在 HR 阳性 /HER-2 阳性的新辅助治疗患者中，曲妥珠单抗治疗的获益也是有目共睹。在 CALGB40601 试验中，HER-2 过表达型患者被随机分配为紫杉类联合曲妥珠单抗、联合拉帕替尼组及双靶向联合组。结果显示，HR 阳性 /HER-2 阳性型使用靶向治疗与未使用的 pCR 率分别是 22% 及 9%，比单用紫杉类明显升高。

另一个棘手的问题出现了，内在分子分型能否帮助我们选出 HER-2 过表达型患者中对化疗联合双靶向治疗获益高的患者。CALGB40601 试验中，双靶向治疗对比曲妥珠单抗单药治疗的 pCR 率分别为 80% 及 71%，而 HR-2 过表达型乳腺癌是唯一获益的亚组，此结论和 NeoALTTO 和 ALTTO 试验的结果一致，化疗联合双靶向治疗的获益明显高于化疗联合单靶向治疗，其中 HR 阴性亚组化疗联合双靶向治疗获益明显高于 HR 阳性亚组。总体而言，HER-2 过表达型乳腺癌均能从化疗联合单靶向或双靶向治疗中获益，但 HR-2

过表达型的获益最大，然而还需要进一步的研究证实抗 HER-2 治疗的敏感度预测及预后的价值。

3. 三阴性型的临床意义

（1）三阴性乳腺癌的分子分型及其生物学特征：近几年，三阴性乳腺癌分型受到了广泛研究。例如，Lehmann 等对三阴性乳腺癌进一步分为 6 型，研究结果显示 80.6% 的三阴性乳腺癌表现为基底样型，除了 LAR 型，其他分型都通过 PAM50 表达来定义（BL1 型 99%，BL2 型 95%，IM 型 84%，M 型 97%，MSL 型 50%）。而 LAR 型主要是 HER-2 过表达型（74%）及 Luminal B 型（14%）。Burstein 等进行的三阴性乳腺癌分型研究将此类乳腺癌分为 4 型：腔面雄激素受体型（LAR 型）、间叶细胞型（MES 型）、基底样免疫抑制型（BLIS 型）和基底样免疫激活型（BLIA 型）。大多数 PAM50 非基底样型乳腺癌都是 LAR 型，而大多数 PAM50 基底样型是 BLIS 型或 BLIA 型。因此，三阴性乳腺癌是一类在生物学上具有异质性的肿瘤。

（2）预后意义：在三阴性乳腺癌中，根据 PAM50 进行内在分子分型的预后资料分析鲜有报道。Lehmann 研究发现，不同分类的患者接受了不同的辅助治疗，M 型的预后较差，而 IM 型的预后相对较好。Burstein 等研究发现 BLIA 型预后与其他亚型不同，可能与肿瘤淋巴细胞免疫相关。BLIA 型或有淋巴细胞浸润的基底样型的复发风险不超过 20%。因此，鉴于良好的预后，可能并非所有的三阴性乳腺癌患者都需要进行化疗。

（3）联合化疗的获益：三阴性乳腺癌患者从联合化疗中获益较高，含蒽环和紫杉的方案仍然是主流。由于缺乏证据，2015 年 St.Gallen 专家共识不赞成含铂化疗方案用于所有三阴乳腺癌患者。但对于已知有 BRCA 基因突变的患者，鉴于在新辅助和晚期治疗中顺铂对 BRCA 基因突变者高度敏感，有较高的 ORR，部分专家认为可以考虑应用。在新辅助治疗阶段，经蒽环、紫杉类药物治疗患者的 pCR 率为 25% ～ 35%，且达到 pCR 患者预后明显优于未达 pCR 的患者（EFS：RR=0.24，95% CI：0.09 ～ 0.27）。定义临床试验入组人群时应该以基因表型而非免疫组化来确定乳腺癌的亚组，因为不同亚型可能存在不同预后而导致临床试验的偏倚。如三阴性乳腺癌增殖指数较高的基底样型患者腔面表达较低，联合化疗

获得 pCR 后能明显改善生存。基因检测能通过不同基因的异质性更进一步区分可能临床获益的亚组。例如，基底样型增殖指数较高的患者可能对蒽环、紫杉等多种化疗药物都比较敏感。而对于基底样型患者，如对多药联合化疗不敏感、预后较差的患者，可能需要某些新药进行更进一步的治疗。有些患者可能对某些特定药物具有较高的敏感度，如某些三阴性乳腺癌患者加用铂类可提高 pCR 率。

四、乳腺癌后分子分型时代

1. 后分子分型的概念

后分子分型是相对于目前基于 Perou 分型建立的免疫组织化学（IHC）分子分型而言的，Perou 等于 2000 年首先利用基因表达谱（GEP）开启乳腺癌分子分型的先河，通过分析 42 例乳腺癌患者的 65 份标本的 8102 个基因的 cDNA 芯片，按照其固有的基因类型将乳腺癌分为 4 型：管腔上皮型（Luminal）、HER-2 过表达型、基底样型（basal-like），以及正常乳腺样型（normal breast-like），即为 Perou 分型。Luminal 型的基因表达特征类似于乳腺管腔上皮细胞，因此又称管腔上皮型。HER-2 过表达型存在高表达的 HER-2 基因及相关的共表达基因，并存在 HER-2 蛋白的过表达。基底样型高表达正常乳腺基底或肌上皮细胞相关基因，并表达基底型角蛋白，如 CK56、CK17 等。之后，Perou 等又将 Luminal 型分为 Luminal A 型及 Luminal B 型。大量的研究从预后和治疗反应等方面充分证实 Luminal 型分子分类的特异性。

随后，Perou 实验室的 Parker 等基于该分型简化出一个包含 50 个基因的检测工具，对于临床获得的样本，运用反转录聚合酶链反应（RT-PCR）或基因芯片检测该 50 个基因集的表达水平，即可将该样本归类为 Luminal A 型、Luminal B 型、HER-2 过表达型及基底样型 4 型之一，对应的预后及治疗方案敏感度预测也相应可知。此即经典的 PAM50 分型，后成为各类分子分型常用的参考分型。

基于此分类，2011 版 St.Gallen 专家共识推荐采用简单实用的 IHC 方法，即利用 ER、PR、HER-2 及 Ki-67 抗体检测其表达，将乳腺癌分为 Luminal A 型、Luminal B 型、HR-2 过表达型及基底样型（表 32-2）。

表 32-2 乳腺癌 4 类分子分型的临床和病理学特征

分子分型	基因表达谱	免疫表型	治疗策略
Luminal A 型	ER 和（或）PR 基因高表达，增殖相关基因低表达，$HER-2$ 基因无过度表达	ER 和（或）PR 基因阳性，$HER-2$ 阴性，Ki-67 增殖指数较低	内分泌治疗
Luminal B 型	ER 和（或）PR 基因高表达，增殖相关基因高表达，部分病例 $HER-2$ 基因高表达	Luminal B（HER-2 阴性）：ER 阳性、$HER-2$ 阴性，Ki-67 增殖指数较高	内分泌治疗 +/- 细胞毒化疗
		Luminal B（HER-2 阳性）：ER 阳性和（或）PR 阳性、$HER-2$ 阳性，Ki-67 任何水平	细胞毒化疗 + 内分泌治疗 + 抗 HER-2 治疗
HER-2 过表达型	ER 和 PR 基因不过度表达，$HER-2$ 基因高表达	ER 阴性、PR 阴性、$HER-2$ 阳性	细胞毒化疗 + 抗 HER-2 治疗
基底样型	ER、PR 和 $HER-2$ 基因均不高表达，$EGFR$ 等基底样基因高表达	ER 阴性、PR 阴性、$HER-2$ 阴性，CK5/6 阳性和（或）$EGFR$ 阳性	细胞毒化疗

上述分子分型方法在预测预后和治疗选择方面提供了有效的参考，已得到广泛的应用，但如基因表达谱这样的单一平台进行的基因分型仅利用转录组学方面的信息，没有考虑 DNA 拷贝数变异、DNA 甲基化修饰、蛋白质表达等方面的信息。后分子分型则是引入基因组、转录组和蛋白组的各种技术，从多个角度将乳腺癌分型成多个亚组，选择亚组敏感的治疗方案。显然，后者不仅能包含前者的信息，更能深入地揭示每一位患者的肿瘤内部信息，结合临床信息为精准治疗奠定基础。

2. 基因组学分型

（1）TCGA-DNA 甲基化分型：TCGA 研究团队于 2012 年发表于 *Nature* 上的研究运用包含 574 个探针的 2 个 DNA 甲基化芯片，得到肿瘤样本的 574 个基因的甲基化状态，经无监督聚类分析得到 5 个亚型，其中 3 型为高度甲基化型，富含 Luminal B 亚型、PIK3CA 及 MAP3K1/MAP2K4 突变频率较低；5 型则表现为最低程度的 DNA 甲基化水平，与基底样亚型重叠，且 TP53 突变率高。

（2）Curtis-IntClust 分型：基于体细胞 CNA 事件影响基因的转录这一理论，Curtis 及其同事于 2012 年利用 METABRIC 公共数据库的 997 例基因改变图谱，整合了拷贝数变异及基因表达数据，经无监督聚类分析将乳腺癌分为 10 个亚组，称为 IntClust 分型，又称 iCluster 分型或 METABRIC 分型，其中"Int"取自"integration"，代表基因组和转录组数据的结合。

值得关注的是该分型对于拷贝数变异的考虑。例如，IntClust1 为 ER+ 17q23/20q 顺势作用（cis-acting）的 Luminal B 型乳腺癌，IntClust2 则为 ER+ 11q13/14 顺势作用的 Luminal 型乳腺癌。经癌症特异性生存曲线及 COX 比例风险模型证明，每一亚型具有独特的预后，IntClust 3 型（低基因组不稳定性，主要由 Luminal A 型浸润性小叶癌和浸润性导管癌组成）预后较好，而 IntClust 5 型（未用曲妥珠单抗的 HER-2 扩增型）预后最差。该分型通过一个 995 例病例的独立队列验证，证明了其可重复性。

（3）TCGA-CN 分型：前文提及的 TCGA 团队同样运用拷贝数变异的数据对乳腺癌进行了分子分型。具体方法为运用 SNP 芯片得到的 GISTIC 片段数据进行 NMF 聚类分析，得到 5 个拷贝数聚类亚型，即 TCGA 的 CN 分型。该团队还用此数据集中验证了 Curtis-IntClust 分型，发现 2 种基于拷贝数变异的分型方法之间有着高度的一致性。

3. 转录组学分型

乳腺癌分子分型最常用的平台是基因表达数据，许多研究都对 mRNA 表达数据进行了聚类分析，得到了一定数量的亚型分类成果。

（1）PAM50 分型：包括 Luminal A 型、Luminal B 型、HER-2 富集型、基底样型及正常组织样型。前文已经介绍了 PAM50 分型的简要方法，此处再次提及一是为了补充该分型具有强大的预后预测功能，二是为了强调研究常用的 PAM50 分型系统包含 5 类亚型，而非最初 Parker

等报道的 4 型，前者较后者增加了 Peou 分型的正常组织样型。

（2）SCMGENE 分型：是一种根据 *ER*、*HER-2* 及 *AURKA* 3 个基因表达状况进行分型的简便工具，与 PAM50 类似的是该分类工具也是基于 Perou 实验室的分型成果，可将乳腺癌分为 4 个亚型，即 Luminal A 型、Luminal B 型、HER-2 过表达型及基底样型。

（3）Ali-IntClust 分型：考虑到同时获取样本 CNA 数据和基因表达数据的难度较高，来自 Curtis 实验室的 Ali 等于 2012 年改良了基于基因组转录组数据的 IntClust 分型方法，基于受拷贝数变异影响的 612 个基因的表达数据，提出了新的 IntClust 分型，也包含 10 个亚型。该分型经 7500 例乳腺癌样本验证，在预测新辅助治疗敏感度方面效果明显。

4. 蛋白质组学分型

蛋白质组是由 1 个细胞、1 个组织或 1 个机体的基因组所表达的全部相应的蛋白质，从整体的角度出发，分析细胞内蛋白质组成、表达水平和修饰状态的动态变化，代表了正在工作的基因组的状态。从蛋白质水平揭露乳腺癌细胞蛋白的表达差异、转录修饰及相互作用可以动态地展示癌细胞基因组的变化，从而能够在整体水平上发掘肿瘤的发病机制、分子分类，早期诊断及预后判断的蛋白标志物，寻找潜在的药物靶点。该方法的优点在于能够展示基因组学及转录组学不能涵盖的转录调节和转录后修饰的信息，代表该肿瘤组织中的功能蛋白组，为靶向治疗提供更加直接的参考。

第二节　进展期乳腺癌的精准内分泌治疗

内分泌治疗是治疗进展期乳腺癌的重要手段，大量研究证明，降低雌激素水平可抑制雌激素依赖的乳腺肿瘤细胞生长，从而使肿瘤退缩。雌激素受体（ER）和孕激素受体（PR）均阳性的复发转移性乳腺癌，内分泌治疗有效率高达 50%～75%。国内外指南和专家共识一致推荐，对于 HR 阳性的进展期乳腺癌患者，应优先选择内分泌治疗，除非出现内分泌耐药、内脏危象或疾病快速进展需迅速控制。

虽然第三代芳香化酶抑制剂（AI）和氟维司群相继上市，但内分泌治疗耐药终究不可避免。过去对内分泌治疗耐药的患者，只能更换内分泌药物或转为化疗。现在，随着对内分泌耐药机制的研究日渐深入，内分泌治疗联合靶向治疗逆转耐药成为可能。

一、内分泌治疗的基本原则

1. 内分泌治疗相关概念

（1）绝经：一般是指月经永久性终止，提示卵巢合成的雌激素持续性减少。根据 NCCN 相关指南，满足以下任意一条者，都可认为达到绝经状态：①双侧卵巢切除术后；②年龄≥60 岁；③年龄＜60 岁，停经≥12 个月，没有接受化疗、他莫昔芬、托瑞米芬或抑制卵巢功能的治疗，且促卵泡激素及雌二醇水平在绝经后的范围内；④年龄＜60 岁，停经≥12 个月，正在服用他莫昔芬或托瑞米芬，促卵泡激素及雌二醇水平在绝经后的范围内。正在接受 LHRH 激动剂或拮抗剂治疗的患者，无法判定是否绝经；正在接受辅助化疗的绝经前女性，停经不能作为判断绝经的依据。

（2）内脏危象：是通过症状和体征、实验室检查评估出严重器官功能障碍，且疾病迅速进展。内脏危象不仅提示内脏转移，更提示需要更快速有效的治疗方案。

（3）原发性和继发性内分泌耐药：根据 ABC4 共识指南，定义如下。①原发性内分泌耐药：辅助内分泌治疗 2 年内复发转移，或晚期一线内分泌治疗 6 个月内疾病进展。②继发性内分泌耐药：辅助内分泌治疗 2 年后的辅助内分泌治疗期间复发转移，或辅助内分泌治疗完成后 12 个月内复发转移，或晚期一线内分泌治疗 6 个月后疾病进展。

2. 内分泌治疗的基本原则

（1）HR 阳性、HER-2 阴性进展期乳腺癌患者，推荐优先选择内分泌治疗，除非出现内分泌耐药、内脏危象或疾病快速进展需迅速控制。

（2）既往内分泌治疗敏感患者，疾病进展时继续选择内分泌治疗。

（3）合并内脏危象或持续 3 次内分泌治疗失败患者，建议化疗。

（4）绝经后 HR 阳性、HER-2 阴性的转移患者，有限的证据显示 AI 联合拉帕替尼或曲妥珠单抗可延长 PFS，但 OS 差异无统计学意义。

（5）NCCN 指南指出，HR 检测假阴性可能导致原发灶和转移灶的 HR 状态不一致，所以 HR 阴性的无内脏转移或无症状内脏转移的患者仍可考虑内分泌治疗，特别是临床提示 HR 可能阳性的患者（如 OFS 长、复发灶局限、病灶进展缓慢等）。

二、内分泌治疗的药物选择

1. 绝经后一线内分泌药物选择

绝经后患者一线内分泌治疗的具体用药，取决于辅助内分泌治疗用药方案、开始辅助内分泌治疗和复发转移时间，以及完成辅助内分泌治疗至复发转移的间隔时间。优先选择氟维司群 500mg、CDK4/6 抑制剂联合来曲唑、芳香化酶抑制剂（AI）。

（1）氟维司群 500mg：FALCON III 期临床试验研究结果显示，对既往未接受辅助内分泌治疗的 HR 阳性绝经后晚期乳腺癌患者，一线治疗氟维司群 500mg 的疗效优于 AI，奠定了氟维司群 500mg 在 HR 阳性晚期乳腺癌的一线治疗地位。

（2）CDK4/6 抑制剂联合来曲唑：PALOMA-1 II 期临床试验结果显示，palbociclib 联合来曲唑对比来曲唑单药，PFS 明显延长，基于此 FDA 于 2015 年 2 月批准 Palbociclib 联合来曲唑一线治疗 HR 阳性、HER-2 阴性绝经后复发转移乳腺癌，随后的 pALOMA-2 III 期临床试验结果与 PALOMA-1 相似。基于 MONALEESA-2 研究结果，FDA 于 2017 年 3 月批准 ribociclib 联合 AI 用于 HR 阳性、HER-2 阴性转移性乳腺癌。

（3）AI：第三代 AI 包括非甾体类 AI（阿那曲唑、来曲唑）和甾体类 AI（依西美坦）与第一、二代 AI 相比，第三代 AI 选择性高、药物活性强、临床不良反应少。多项随机临床试验结果提示，AI 一线内分泌治疗疗效优于他莫昔芬。

2. 绝经后二线及以上内分泌药物选择

判定为内分泌治疗敏感患者，一线内分泌治疗疾病进展后仍继续推荐内分泌治疗，且有 3 次内分泌治疗机会，二线用药顺序需根据既往使用过的内分泌药物决定，可能选择包括氟维司群 500mg、palbociclib 联合氟维司群、依维莫司联合依西美坦、AI、他莫昔芬、孕激素等。

（1）氟维司群 500mg：一线没有选择氟维司群的患者二线治疗可选择氟维司群，多项临床试验结果显示，氟维司群 500mg 的疗效优于 250mg。

（2）palbociclib 联合氟维司群：基于 III 期 PALOMA-3 临床试验结果，NCCN 指南 I 类推荐 palbociclib 联合氟维司群用于内分泌治疗进展的 HR 阳性、HER-2 阴性绝经后或接受 LHRHa 治疗的绝经前晚期乳腺癌患者，美国 FDA 批准 palbociclib 与氟维司群联合用于 HR 阳性、内分泌治疗失败的晚期乳腺癌患者。

（3）依维莫司联合依西美坦：基于 BOLERO-2 III 期临床试验结果，mTOR 抑制剂依维莫司联合依西美坦获批用于来曲唑或阿那曲唑治疗失败的晚期 HR 阳性、HER-2 阴性绝经后女性乳腺癌患者。

（4）其他：0020/0021 临床研究及 FAST 研究提示氟维司群 250mg 疗效与 AI 相当；既往诸多研究提示 AI 一线治疗疗效优于他莫昔芬，二线治疗优于孕激素；绝经后内分泌治疗方案均适合使用卵巢功能抑制剂（OFS）的绝经前患者。

三、内分泌治疗的耐药及其逆转策略

既往对内分泌治疗耐药的患者，只能更换内分泌药物或转为化疗。如今随着对内分泌耐药机制的研究日渐深入，内分泌药物联合靶向药物逆转耐药成为可能。

1. PI3K/AKT/mTOR 通路抑制剂

（1）mTOR 抑制剂：HR 信号通路与 PI3K/AKT/mTOR 信号通路之间的交互作用与后者的异常激活是乳腺癌内分泌治疗耐药的主要机制。mTOR 抑制剂依维莫司可通过抑制 PI3K/AKT/mTOR 通路，恢复内分泌治疗敏感性。TAMRAD II 期临床试验结果显示，针对 AI 治疗失败的 HR 阳性、HER-2 阴性的绝经后转移性乳腺癌患者，依维莫司联合他莫昔芬临床获益明显优于他莫昔芬单药。BOLERO-2 III 期临床试验也证实，内分泌药物联合 mTOR 通路抑制剂能逆转内分泌治疗耐药。

（2）PI3K/AKT/mTOR 通路抑制剂：除 mTOR 抑制剂依维莫司外，PI3K/AKT/mTOR 通路抑制剂相继投入临床试验，包括泛 PI3K 抑制剂、PI3K/mTOR 双重抑制剂、AKT 抑制剂等。buparlisib 是一种口服泛 PI3K 抑制剂，靶向 PI3K

所有亚型（α、β、γ、δ），BELLE-2 Ⅲ期临床试验结果显示，针对 HR 阳性、HER-2 阴性、AI 治疗耐药、未使用过 mTOR 抑制剂的转移性乳腺癌患者，buparlisib 联合氟维司群明显改善总体人群和 PI3K 通路活化状态已知患者的 PFS，但 OS 差异无统计学意义。

2. CDK4/6 抑制剂

CDK4/6 抑制剂可通过阻断细胞周期从 G1 期进入 S 期，阻断肿瘤细胞增殖。

（1）palbociclib：PALOMA-1、PALOMA-2 和 PALOMA-3 临床试验结果明确了 palbociclib 能延缓或逆转内分泌治疗耐药，palbociclib 联合内分泌药物可用于 HR 阳性、HER-2 阴性乳腺癌的一、二线治疗。

（2）ribociclib：MONALEESA-2 Ⅲ期临床试验结果显示，ribociclib 联合来曲唑较来曲唑单药可明显延长 PFS。基于此，ribociclib 于 2017 年 3 月获准用于 HR 阳性、HER-2 阴性绝经后晚期乳腺癌的一线治疗。MONALEESA-3 临床试验结果提示 ribociclib 联合氟维司群较氟维司群单药可明显延长 PFS，ONALEESA-7 临床试验结果提示 ribociclib 联合内分泌治疗（来曲唑、阿那曲唑、他莫昔芬）较单独内分泌治疗可明显改善患者 OS。

（3）Abemaciclib：MONARCH-2 Ⅲ期临床试验研究结果显示，治疗 HR 阳性、HER-2 阴性内分泌治疗耐药的、绝经后晚期或转移性乳腺癌患者，abemaciclib 联合氟维司群较氟维司群单药，PFS 延长 7.2 个月，有统计学差异。MONARCH-3 Ⅲ期临床试验显示 abemaciclib 联合非甾体类 AI 可明显延长患者 PFS，提高 ORR。基于此，FDA 于 2018 年 2 月批准 abemaciclib 联合 AI 用于绝经后 HR 阳性、HER-2 阴性晚期或转移性乳腺癌的一线治疗。

3. 组蛋白去乙酰化酶抑制剂

组蛋白去乙酰化酶复合体（HDAC）是雌激素转录复合物的关键组成成分之一，HADC 抑制剂可上调 ERβ 表达或调节生长信号通路，从而逆转 HR 阳性乳腺癌他莫昔芬和 AI 耐药。

（1）恩替诺特（entinostat）：ENCORE 301 Ⅱ期临床研究结果显示，针对 AI 耐药的 HR 阳性绝经后晚期乳腺癌患者，恩替诺特联合依西美坦较依西美坦单药 PFS 和 OS 均有获益，且该研究提示蛋白质赖氨酸乙酰化水平与 PFS 延长相关，可以作为患者能否从恩替诺特治疗获益的分子标志物。

（2）西达本胺：是中国自主研发的 HDAC 抑制剂，ACE Ⅲ期临床试验结果显示，治疗 HR 阳性绝经后晚期乳腺癌，西达本胺联合依西美坦较依西美坦单药可明显获益。基于此，国家药品监督管理局再次批准西达本胺联合 AI 治疗晚期乳腺癌，2020 版 CSCO 相关指南也将西达本胺联合方案列为 TAM 治疗失败及非甾体类 AI 治疗失败的 Ⅰ 级推荐（证据级别 1A）。随着西达本胺推荐级别及证据级别的更新，HR 阳性晚期乳腺癌患者将拥有更多治疗选择。

4. 生长因子抑制剂

细胞高表达 EGFR 时，细胞膜上的 ER 可以激活 EGFR/HER-2，从而导致内分泌治疗耐药，因此 EGFR 和 ER 双重阻断可以延迟耐药的发生。吉非替尼是一种选择性 EGFR 酪氨酸激酶抑制剂，可抑制 EGFR 活化。一项研究结果显示，针对 HR 阳性晚期乳腺癌患者，一线吉非替尼联合阿那曲唑较阿那曲唑单药 PFS 明显延长。

第三节　进展期乳腺癌的抗 HER-2 靶向治疗策略

人表皮生长因子受体 2（HER-2）与配体结合后，形成同源或异源二聚体，激活受体胞内段酪氨酸激酶，活化下游丝裂原活化蛋白激酶（MAPK）和磷脂酰肌醇 3 激酶（PI3K）等多种信号通路，促进细胞增殖、分化、迁移等。20%～25% 的乳腺癌中 HER-2 过表达，且 HER-2 过表达与不良预后、高转移率、内分泌治疗抵抗及化疗抵抗有关。抗 HER-2 的靶向治疗药物可降低肿瘤分期及复发转移率，延缓肿瘤进展，改善预后。

一、表皮生长因子受体抑制剂

1. 单克隆抗体

（1）曲妥珠单抗：是靶向 HER-2 的人源化单克隆抗体，其互补决定区与 HER-2 胞外Ⅳ亚结构域结合，引起 HER-2 蛋白内化后在溶酶体中降解，从而阻断 HER-2 蛋白再循环。曲妥珠单抗还可激活抗体依赖的细胞介导的细胞毒作用（ADCC）效应，并增加化疗药物的细胞毒性。

曲妥珠单抗不仅是 HER-2 阳性早期乳腺癌患者辅助治疗中的核心药物，在 HER-2 阳性晚期乳腺癌中也有确切疗效。H0648g 临床试验结果显示，治疗 HER-2 阳性转移性乳腺癌，曲妥珠单抗联合紫杉醇比紫杉醇有明显的生存获益，虽然曲妥珠单抗联合紫杉醇组心脏毒性发生率较单纯化疗组增高（8% 和 1%），但不良反应均可耐受。M77001 临床试验提示，一线治疗 HER-2 阳性转移性乳腺癌，曲妥珠单抗联合多西他赛对比多西他赛单药可明显延长 PFS 和 OS。Hermine 研究结果显示，接受曲妥珠单抗治疗疾病进展的 HER-2 阳性乳腺癌患者疾病进展后，持续使用曲妥珠单抗患者较中断曲妥珠单抗患者的 OS 和 TTP 都明显延长。

多项循证医学研究结果确立了曲妥珠单抗在 HER-2 阳性乳腺癌治疗中的核心地位。曲妥珠单抗的有效性也证实了 HER-2 过度激活，在 HER-2 阳性乳腺癌持续增殖中起重要作用，且一线曲妥珠单抗治疗进展后，继续使用曲妥珠单抗仍可获益，提示肿瘤进展后仍然部分依赖 HER-2 过度激活。

（2）帕妥珠单抗：是完全的人源化单克隆抗体，可与 HER-2 蛋白胞外 II 亚结构域结合，抑制 HER-2 蛋白形成同源或异源二聚体，抑制 HER-2 过度激活活化下游生长信号通路，从而抑制肿瘤进展。联合使用曲妥珠单抗与帕妥珠单抗，可双重阻滞 HER-2 蛋白的不同亚结构域，双重抑制 HER-2 信号转导通路。CLEOPATRA III 期研究数据显示，针对 HER-2 阳性转移性乳腺癌患者，在曲妥珠单抗联合化疗的基础上加入帕妥珠单抗，能明显延长 PFS 和 OS，但不增加心脏毒性和其他毒性。因此，国内外指南一致推荐帕妥珠单抗联合曲妥珠单抗和化疗作为 HER-2 阳性转移性乳腺癌患者的一线治疗标准方案。

2. 小分子酪氨酸激酶抑制剂（TKI）

HER-2 抑制导致的生长信号减少，可以被其他 EGFR 家族成员（HER-1、HER-3、HER-4）代偿性激活，促进肿瘤增殖。因此，可通过完全抑制 EGFR 家族激活提高靶向治疗疗效。

（1）拉帕替尼：是一种双重酪氨酸激酶抑制剂，可作用于 HER-1 和 HER-2。拉帕替尼通过氢键与受体胞内段 ATP 结合位点结合，形成无活性结构，抑制受体酪氨酸激酶磷酸化，从而抑制下游生长信号通路活化，抑制肿瘤增殖。HER-2 阳性晚期乳腺癌患者中，约 1/3 会发生中枢神经系统转移，EGF105084 III 期研究结果显示，针对既往接受过曲妥珠单抗及颅部放疗的、HER-2 阳性脑转移乳腺癌，拉帕替尼单药治疗明显有效。EGF100151 III 期临床研究结果显示，拉帕替尼联合卡培他滨组对比卡培他滨单药组可明显延长 PFS，且出现脑转移的患者更少，提示拉帕替尼可用于 HER-2 阳性脑转移患者。另有 EGF104900 研究结果显示，针对一线治疗后进展 HER-2 阳性转移性乳腺癌患者，拉帕替尼联合曲妥珠单抗较拉帕替尼单药组，可明显延长 PFS 和 OS。拉帕替尼联合曲妥珠单抗为一线曲妥珠单抗进展的患者提供了新的靶向治疗选择。

（2）来那替尼：是一种不可逆的泛表皮生长因子受体酪氨酸激酶抑制剂，可作用于 HER-1、HER-2 和 HER-4。基于 I-SPY2、ExteNET 等临床试验在 HER-2 阳性乳腺癌新辅助和辅助治疗中的阳性结果，美国 FDA 于 2017 年批准来那替尼上市。NALA III 期临床研究表明，针对 HER-2 阳性转移性乳腺癌患者，来那替尼联合卡培他滨（NC）对比拉帕替尼联合卡培他滨（LC），疾病进展或死亡的风险明显降低、PFS 延长 2.2 个月，此外，ORR、CBR、DoR 均有改善，CNS 转移的干预减少。

（3）吡咯替尼：是我国自主研发的口服、不可逆的酪氨酸激酶抑制剂，同时作用于 HER-1、HER-2 和 HER-4。吡咯替尼 II 期研究结果显示，吡咯替尼联合卡培他滨对比拉帕替尼联合卡培他滨总体 ORR 明显提高，PFS 明显延长，疾病死亡风险降低 63.7%，且吡咯替尼的耐受性也优于拉帕替尼，基于此，吡咯替尼于 2018 年批准上市。吡咯替尼 III 期研究数据显示，治疗既往接受过紫杉醇联合曲妥珠单抗治疗的 HER-2 阳性转移性乳腺癌患者，吡咯替尼联合卡培他滨组较卡培他滨组 PFS 明显延长，ORR 明显提高。我国目前批准拉帕替尼联合卡培他滨用于治疗 HER-2 阳性、既往未使用或使用过曲妥珠单抗、既往接受过蒽环类药或紫杉类药化疗的复发或转移性乳腺癌。

3. 化疗药物偶联单抗

T-DM1 是小分子微管抑制剂 emtansine 和曲妥珠单抗偶联而成，产生协同抗肿瘤作用。曲妥珠单抗与 HER-2 胞外 IV 亚结构域结合，引起 HER-2 蛋白内化进入细胞，随后由溶酶体降解，阻断 HER-2 蛋白再循环，抑制下游生长信号激活，从而抑制肿瘤增殖；emtansine 与微管蛋白结合，破坏微管结构，产生细胞毒作用杀伤肿瘤细胞，两者偶联产生协同抗肿瘤作用。

MARIANNE Ⅲ期研究显示，针对 HER-2 阳性转移性乳腺癌，一线使用 T-DM1 联用或不联用帕妥珠单抗，与曲妥珠单抗联合紫杉醇(HT)相比，PFS 和 OS 无明显差异。虽然 T-DM1 较 HT 耐受更好，但 T-DM1 尚不能成为 HER-2 阳性晚期乳腺癌一线治疗的标准推荐。

EMILIA 试验则奠定了 T-DM1 国际标准二线治疗地位。EMILIA 临床试验结果显示，针对 HER-2 阳性局部晚期或转移性乳腺癌、既往接受紫杉类与曲妥珠单抗治疗、辅助治疗 6 个月内或转移性疾病治疗后进展患者，T-DM1 对比卡培他滨联合拉帕替尼，可明显延长 PFS 和 OS，明显提高 ORR 和 TTP，且不良反应发生率明显低于对照组。美国 FDA 已批准 T-DM1 用于接受紫杉类与曲妥珠单抗单药或联合治疗、辅助治疗 6 个月内或治疗完成后 6 个月内疾病复发及转移性疾病治疗后进展乳腺癌患者。

二、其他抑制剂

1. PI3K/AKT/mTOR 抑制剂

既往研究结果显示，曲妥珠单抗耐药的重要机制之一是 PI3K/AKT/mTOR 等信号通路的旁路激活，因此 PI3K/AKT/mTOR 通路抑制剂可逆转曲妥珠单抗耐药。大多数 PI3K/AKT/mTOR 通路抑制剂已处于 Ⅰ 期或 Ⅱ 期临床试验阶段，mTOR 抑制剂依维莫司的 Ⅲ 期临床试验结果更是振奋人心。BOLERO-3 Ⅲ 期临床试验显示，对于 HER-2 阳性、曲妥珠单抗耐药且曾接受紫杉类治疗的晚期乳腺癌，依维莫司、曲妥珠单抗联合长春瑞滨与曲妥珠单抗联合长春瑞滨相比，PFS 可获益，提示依维莫司可延长曲妥珠单抗及紫杉醇耐药患者的疾病进展时间，可使既往多线治疗患者获益。

2. HSP90 抑制剂

热休克蛋白 90（HSP90）是维持 HER-2、AKT 等促癌蛋白稳定性和功能的伴随分子，坦螺旋霉素（Tanespimycin）是 HSP90 抑制剂，可抑制 HSP90，促进这些促癌蛋白降解，从而抑制肿瘤增殖。一项 Ⅱ 期临床试验结果显示，针对既往曲妥珠单抗治疗进展的转移性 HER-2 阳性乳腺癌患者，tanespimycin 联合曲妥珠单抗较曲妥珠单抗单药疗效可观，但仍需大规模临床试验结果验证。

3. 血管生成抑制剂

基础研究结果提示，在曲妥珠单抗耐药的肿瘤中，血管表皮生长因子（VEGF）表达明显升高，且 VEGF 单克隆抗体可部分恢复肿瘤对曲妥珠单抗敏感性。贝伐珠单抗是靶向 VEGF 的重组人源化单克隆抗体，一项对 E2100、AVADO 和 RIBBON-1 研究中 2447 例 HER-2 阳性转移性患者进行的荟萃分析显示，在转移性乳腺癌一线化疗方案（以紫杉类、蒽环类或卡培他滨为基础的方案）中加入贝伐珠单抗，可明显延长 PFS，但 OS 无明显改善。BETH Ⅲ 期临床试验结果显示，针对 HER-2 阳性、已发生淋巴结转移或极易复发的乳腺癌患者，TCH（多西他赛＋卡铂＋曲妥珠单抗）与 TCH 联合贝伐珠单抗无病生存率均高达 92%，无明显差异，这可能与 TCH 对照组患者的无病生存率高达 92% 有关，很难研究出一种比 TCH 缓解率更高的方案。

4. 其他

其他逆转 HER-2 阳性晚期乳腺癌曲妥珠单抗耐药的新药包括有胰岛素样生长因子 1 受体（IGFR1）抑制剂、HDAC 抑制剂、血管内皮生长因子（VGFR）抑制剂等，但这些药物在 HER-2 阳性转移性乳腺癌中的疗效尚不明确，需大规模临床试验结果验证。

第四节 晚期三阴性乳腺癌的治疗策略及未来

三阴性乳腺癌（TNBC）为 HR 阴性、HER-2 阴性，无内分泌治疗和抗 HER-2 治疗靶点，因此传统化疗是主要的治疗手段。TNBC 组织学分级较高，易在 1 年左右出现转移，内脏转移和脑转移多见，晚期 TNBC 预后差、生存期短。因此，在认识晚期 TNBC 异质性的基础上，不仅需及时给予患者合适的一线、二线及后线治疗，还需寻找新的治疗靶点。晚期 TNBC 靶向治疗领域虽然没有重大突破，但包括 PD-1/PD-L1 等在内的免疫治疗已初露锋芒。

一、晚期三阴性乳腺癌的异质性

TNBC 是经免疫组织化学染色 ER、PR、HER-2 确认均为阴性的乳腺癌，且晚期 TNBC 肿瘤异质性高。首先，复发转移病灶与原发灶免疫组织化学检测结果不一致率高。Liedtke等比较了复发转移病灶与原发病灶免疫组织化学染色结果，发现ER、PR、HER-2不一致率分别高达18.4%、40.3%和13.6%。2012年一项前瞻性研究也证实了这种现象，ER、PR、HER-2不一致率也高达16%、40%和10%，且14%的患者因复发转移灶活检结果不一致而改变了治疗方案。其次，TNBC的克隆和突变演化谱远较非TNBC乳腺癌复杂。因此，TNBC亚分类治疗和"精准治疗"刻不容缓。

基因组、转录组及蛋白组学为TNBC分子分型提供了多角度结果，并应用于临床决策，明显改善TNBC患者预后，如经典的Lehmann分型中，BL1和BL2亚型对顺铂敏感，LAR亚型对AR抑制剂（比卡鲁胺）敏感，M亚型预后差，IM亚型预后好。

二、晚期三阴性乳腺癌一线治疗

三阴性乳腺癌对内分泌治疗和抗HER-2治疗均不敏感，因此化疗仍是首选。因蒽环类和紫杉类药物在早期新辅助与辅助治疗中已被应用，因此患者复发转移时常对其耐药，且晚期TNBC肿瘤异质性高，因此目前尚无绝对有效的方案，一线治疗时可以选择以下药物。

1. 铂类化合物

铂类化合物（卡铂、顺铂）可导致细胞DNA双链断裂，从而杀伤肿瘤细胞，尤其是同源重组修复缺陷的细胞，如BRCA突变细胞。BRCA1/2胚系突变在TNBC中的检出率约为10%，因此铂类是TNBC治疗的有效选择。

（1）铂类单药：Ⅲ期TNT研究结果显示，一线治疗未经选择的晚期TNBC或BRCA突变的乳腺癌患者，卡铂组和多西他赛组ORR和PFS无明显差异，但在BRCA突变患者中，卡铂组较多西他赛组ORR明显提高。TBCR009 Ⅱ期研究结果显示，对于晚期TNBC患者，顺铂较卡铂更为适合。

（2）卡铂联合吉西他滨：2011年Maisano等发表的Ⅱ期临床试验结果显示，对应用蒽环类和紫杉类治疗进展后的转移性TNBC患者，给予吉西他滨及卡铂（GC）一线治疗，治疗缓解率达32%，中位TTP和OS分别为5.5个月和11个月，总体不良反应可耐受，无治疗相关性死亡。尽管基于铂类药物的化疗方案尚未确立为一线标准治疗方案，但由于目前缺乏有效方案，卡铂联合吉西他滨是转移性TNBC重要治疗方案之一。

（3）顺铂联合吉西他滨：虽然TBCR009研究提示铂类单药治疗转移性TNBC时，顺铂较卡铂更有效，但也有研究显示顺铂与吉西他滨有协同抗肿瘤作用，并可逆转顺铂耐药。CBCSG006 Ⅲ期临床试验结果显示，治疗转移性TNBC，一线吉西他滨联合顺铂（GP）与吉西他滨联合紫杉醇（GT）方案ORR、TTP、OS结果相似，且毒性可控，提示一线GP方案是GT方案的合理替代。考虑到患者在新辅助和辅助治疗阶段大都使用过蒽环类和紫杉类药物，患者复发转移时常对其耐药，对于肿瘤负荷较大、肿瘤迅速进展或亟须控制症状的转移性TNBC患者，非蒽环类、非紫杉类的GP方案值得一线推荐。

2. 多聚腺苷二磷酸核糖聚合酶（PARP）抑制剂

PARP是DNA损伤修复的关键酶之一。PARP1与DNA损伤位点结合，募集其他DNA修复蛋白到损伤位点，共同修复DNA损伤。PARP抑制剂可与PARP1或PARP2催化位点结合，导致PARP蛋白无法从DNA损伤位点上脱落，导致DNA复制错误，激发细胞同源重组修复（homologous recombination repair，HRR），而BRCA基因突变将导致HRR异常，最终导致肿瘤细胞合成致死（synthetic lethality）。奥拉帕尼（olaparib）是一种PARP抑制剂，可抑制DNA损伤修复，导致肿瘤细胞合成致死，从而抑制肿瘤进展。

奥拉帕尼Ⅲ期临床试验结果显示，针对携带BRCA1/2胚系突变的HER-2阴性转移性乳腺癌患者，奥拉帕尼组较化疗组（卡培他滨、长春瑞滨或艾瑞布林）PFS明显延长，ORR明显提高，疾病进展或死亡风险明显降低。基于此，2018年美国FDA批准奥拉帕尼用于BRCA基因胚系突变、HER-2阴性的转移性乳腺癌，同时批准了奥拉帕尼的伴随诊断检测——BRAC Analysis CDx，检测乳腺癌患者血液样本中的BRCA突变，筛选适合奥拉帕尼治疗的患者。

3. 其他

（1）贝伐珠单抗：新生血管形成异常在肿瘤恶性转化、侵袭和转移中起重要作用，因此血管生成抑制剂可抑制肿瘤进展。贝伐珠单抗是一种靶向 VEGF 的单克隆抗体，2010 年 ASCO 年会公布的 Meta 分析结果显示，贝伐珠单抗联合化疗可明显延长 PFS，因此 NCCN、CBCS 相关指南都保留了紫杉醇联合贝伐珠单抗的一线推荐。Ⅳ期 ATHENA 临床试验研究贝伐珠单抗联合一线化疗治疗 HER-2 阴性转移性乳腺癌的有效性和安全性，TNBC 亚组分析结果显示联合贝伐珠单抗组患者中位 PFS 延长至 7.2 个月，中位 OS 延长至 18.3 个月，47% 患者治疗后达到客观缓解。

（2）西妥昔单抗：BALI-1 Ⅱ期临床试验结果显示，西妥昔单抗联合顺铂组较顺铂单药组，ORR 明显提高，PFS 明显延长。TBCR001 Ⅱ期临床试验结果显示，西妥昔单抗联合卡铂一线治疗晚期 TNBC，与西妥昔单抗进展后序贯卡铂相比，ORR 明显提高。但是，一项 Ⅱ期临床研究结果显示，伊沙匹隆与伊沙匹隆联合西妥昔单抗治疗晚期 TNBC，ORR 和 PFS 无明显差异，因此西妥昔单抗在晚期 TNBC 中的作用需要更多的临床试验证实。此外，也有研究表明，西妥昔单抗与 PARP 抑制剂、免疫检查点抑制剂联合使用可能有效，尚需临床试验证实。

三、晚期三阴性乳腺癌二线及二线以上的治疗方案

1. 铂类

对于一线顺铂治疗进展的晚期 TNBC，复旦大学肿瘤医院设计的长春瑞滨联合奥沙利铂方案的 ORR、中位 PFS 和中位 OS 都超过既往研究，提示含铂方案在二线治疗可能仍有价值。该研究还提示，晚期 TNBC 一线治疗，含铂方案较不含铂方案，ORR 和 PFS 明显获益；顺铂较其他铂类药物获益更多；使用 2 个及 2 个以上含铂方案者 OS 可获益。

2. 血管生成抑制剂

在二线治疗 HER-2 阴性转移性乳腺癌方面，RIBBON-2 研究 TNBC 亚组分析结果显示，在肿瘤快速进展的人群中，贝伐珠单抗联合化疗组 PFS 明显延长，OS 延长近 6 个月，ORR 明显提高。贝伐珠单抗联合化疗治疗晚期 TNBC，无论是一线还是二线均可使患者 PFS 明显延长，二线应用时 OS 更有获益趋势。

3. 优替德隆

优替德隆（utidelone，UTD1）是一种基因工程埃博霉素类似物，是一类新型非紫杉类抗微管蛋白聚合类抗肿瘤药物，在 Ⅰ 期、Ⅱ 期临床研究中均显示出治疗乳腺癌的潜力。BG01-1312L Ⅲ期临床试验结果显示，针对既往接受过蒽环或紫杉类治疗或耐药的、既往化疗方案 ≤ 4 线的晚期乳腺癌患者，优替德隆联合卡培他滨对比卡培他滨单药，PFS、OS 明显延长，ORR 明显提高，且安全性良好。

四、晚期三阴性乳腺癌治疗的未来

1. 生物标志物预测疗效

TNT Ⅲ期研究比较卡铂或多西他赛治疗晚期三阴性或 BRCA1/2 突变型乳腺癌的疗效和安全性，并针对 BRCA1/2 突变、基底样亚组（PAM50 和 IHC）、HRD 生物标志物进行先验的亚组分析。TNT 研究结果显示，BRCA1/2 突变人群接受卡铂治疗较多西他赛能明显延长 PFS，提高 ORR，IHC 定义的基底样亚型和 HRD 评分不能鉴定出对卡铂获益的人群，但 PAM50 可以排除不能从卡铂获益的个体。TBCRC009 研究的转化性研究也显示，对于 BRCA1/2 相关和散发晚期 TNBC，铂类单药可获益；虽然 p63/p67 比例，p53 基因突变、PIK3CA 突变、PAM50 等生物学标记不能预测疗效，但 HRD 分析 [杂合性缺失（LOH）、端粒等位基因失衡(TAI)、大规模状态转换(LST)] 可以识别 BRCA1/2 类和对铂类化疗有反应的散发 TNBC。

2. 后分子分型的探索

TNBC 肿瘤异质性高，基因组、转录组及蛋白组学等为 TNBC 分子分型提供了多角度结果。针对不同亚型的特点选择合适的治疗方案，可有效改善患者预后，如 Lehmann 分型中，BL1 和 BL2 亚型存在 DNA 修复缺陷，因此可以优先选择铂类和 PARP 抑制剂。M、MSL 和部分 BL2 亚型存在多种信号通路激活，因此可以优先选择 PI3K/AKT/mTOR 通路抑制剂、Src 抑制剂等。TBCRC Ⅱ期临床研究结果显示，AR 阳性的 TNBC 患者，接受雄激素受体拮抗剂比卡鲁胺可明显获益，提示 TNBC 中的 LAR 亚型可考虑雄激素受体拮抗剂治疗。

3. 免疫治疗

PD-1/PD-L1 相关的免疫治疗在肿瘤领域已大量开展，晚期 TNBC 治疗领域也不例外。程序性死亡受体 -1（programmed death protein，PD-1）

是一种重要的免疫抑制因子，正常表达于激活的 T 细胞、pro-B 细胞、自然杀伤细胞、树突状细胞和单核细胞表面，其配体包括程序性死亡配体 1 和 2 (programmed death ligand 1/2, PD-L1/2)。肿瘤细胞高表达的 PD-L1 与 PD-1 结合，诱导 T 细胞凋亡并抑制 T 细胞活化和增殖，抑制抗肿瘤免疫，PD-1/PD-L1 免疫抑制剂可阻断 PD-1 与 PD-L1 结合，使 T 细胞正常发挥功能。IMpassion130 Ⅲ 期研究结果显示，针对转移性或不可切除的局部晚期 TNBC，抗 PD-L1 单抗 atezolizumab（Atezo）联合白蛋白紫杉醇治疗对比单纯化疗，可以明显延长总体人群和 PD-L1 阳性亚组的 PFS。基于多项临床试验研究结果，PD-1/PD-L1 单抗有望成为 TNBC 患者的新选择。以 PD-1/PD-L1 为首的免疫治疗在乳腺癌等实体肿瘤治疗领域有巨大的应用价值，但仍需更多临床研究结果验证。

（胡　欣）

参 考 文 献

Hong S, Funchain P, Haddad A, et al, 2016. Complete durable response from Carboplatin and Olaparib in a heavily pretreated triple-negative metastatic breast cancer with germline BRCA2 and "BRCAness" mutations. J Oncol Pract, 12(3): 270-272.

Kummar S, Wade JL, Oza AM, et al, 2016. Randomized phase II trial of cyclophosphamide and the oral poly(ADP-ribose)polymerase inhibitor veliparib in patients with recurrent, advanced triple-negative breast cancer. Invest New Drugs, 34(3): 355-363.

Marcotte R, Sayad A, Brown KR, et al, 2016. Functional genomic landscape of human breast cancer drivers, vulnerabilities, and resistance. Cell, 164(1-2): 293-309.

Mertins P, Mani DR, Ruggles KV, et al, 2016. Proteogenomics connects somatic mutations to signalling in breast cancer. Nature, 534(7605): 55-62.

Nik-Zainal S, Davies H, Staaf J, et al, 2016. Landscape of somatic mutations in 560 breast cancer whole-genome sequences. Nature, 534(7605): 47-54.

Thorsen LB, Offersen BV, Danø H, et al, 2016. DBCG-IMN: a population-based cohort study on the effect of internal mammary node irradiation in early node-positive breast cancer. J Clin Oncol, 34(4): 314-320.

第33章 食管癌

食管癌（esophageal cancer，EC）是原发于食管上皮的恶性肿瘤，是临床常见的恶性肿瘤之一。根据 WHO 2018 年发布的《世界癌症报告》，EC 发病率居恶性肿瘤第 8 位，居世界癌症死因第 6 位。尽管近些年来中国 EC 的发病率和死亡率呈下降趋势，但发病人数和死亡人数仍占全世界 50% 以上。据统计，我国确诊的 EC 患者 90% 的病情已进展至中晚期，总体五年生存率不足 20%。早期 EC 局限于食管黏膜和黏膜下层，并且无淋巴结转移，通常经内镜下微创治疗即可根治，能够取得与外科手术相当的疗效，患者五年生存率可超过 95%。对于中晚期的 EC 患者，药物治疗仍是治疗的重要方法之一，但传统的药物治疗由于缺乏对靶点的选择，治疗效果有限。分子靶向药物、免疫治疗等应用为中晚期 EC 患者的治疗带来了新希望。在精准医学时代，新理念、新技术在 EC 筛查、诊断和治疗中的应用，将为每一位患者制订个性化、精准的治疗方案成为可能，从而达到疗效最大化和不良反应最小化，最终实现改善 EC 生存的目标。

第一节　食管癌的分子分型

根据食管癌的组织病理学特征判断食管癌的分类、分级和分期，可用于指导治疗方案的制订和预后的评估。然而，食管癌存在明显的异质性，涉及基因组、表观遗传组、转录组、蛋白质组和代谢组等异常改变，故传统的诊断方式已不能满足临床需求。近年来，随着对遗传学研究的不断深入，高通量测序技术的不断完善，食管癌的分子分型研究同样得到了迅速的发展。食管癌的分子分型就是利用目前最新的分子生物学、基因蛋白芯片和生物信息学等技术，根据肿瘤的基因组、表观遗传组、转录组、蛋白质组和代谢组表达情况，对食管癌的分子水平进行更精确的分类、分型，从而预测食管癌对治疗的反应、预后、转移及复发倾向等，并为食管癌的分子靶向治疗提供依据。

一、食管癌的基因组学研究

1. 基因突变

利用全基因组测序（whole genome sequencing，WGS）或全基因组外显子测序（whole exome sequencing，WES）等方法，对食管癌相关遗传基因组的突变情况进行检测。在 ESCC 中，NOTCH 1 基因及其突变的患者生存期较未突变者低，且容易出现化疗抵抗，可作为判断 ESCC 患者化疗效果及预后的指标。Song 等研究发现，FAM135B 在 6.8% 的 ESCC 组织中发生非沉默性突变，在 25% 的 ESCC 组织中存在扩增，其突变与 ESCC 患者的预后不良呈明显正相关。TP53 作为在 EAC 中突变频率最高的抑癌基因，与 EAC 患者的不良预后相关，且可通过 TP53 的突变状态进一步预测标准化疗方案（如氟尿嘧啶或顺铂）的治疗效果。

2. 基因拷贝数变异

拷贝数变异（copy number variation）是指基因组中大于 1Kb 的 DNA 片段发生插入、扩增或缺失等变异，导致相应基因的编码序列发生改变，进而影响基因的表达调控，引起疾病的发生或增加疾病发生易感性的遗传变异。目前，利用荧光原位杂交技术（fluorescence insitu hybridization，FISH）、NGS 及比较基因组杂交技术（comparative genomic hybridization，CGH）等高通量手段进行变异位点的鉴定。Shigaki 等研究发现，发生在 PIK3CA 基因第 9 和第 12 外显子的突变与 ESCC 较好的预后呈正相关，然而 PIK3CA 突变在 ESCC 发生发展中的机制仍需进一步探索。在 EAC 中，*HER-2* 基因存在普遍的癌性扩增，相关研究显示，对于 HER-2 阳性 EAC 患者，采用曲妥珠单抗和帕妥珠单抗联合放化疗进行新辅助治疗，其安全性及短期疗效均较对照组更好，因此 HER-2 可作为潜在分子标志物指导 EAC 患者的化疗。

3. 基因单核苷酸多态性

由于单核苷酸多态性（single nucleotide polymorphism，SNP）数量多、分布广泛、遗传稳定性高、易于基因分型与筛查的特点，也用于食管癌相关分子分型的检测。孟丽等通过对 89 例局部晚期食管鳞癌患者的外周血中谷胱甘肽 S- 转移酶 Pi1（glutathione S-transferase Pi 1，GSTP1）第 105 位密码子 *Ile105Val* 基因多态性进行检测，发现 *GSTP1* 基因多态性是影响局部晚期食管癌患者生存的独立因子，*GSTP1 A105G* 突变为局部晚期食管癌的预后保护因子，该基因突变的患者具有良好的疾病控制率及生存获益。然而，目前 SNP 变化与 EC 的发生、发展之间的关系及机制仍有待进一步研究。

4. 融合基因

2 个在不同部位的基因通过染色体易位（chromosomal translocation）、中间缺失（interstitial deletion）、染色体倒位（chromosomal inversion）等机制部分或全部序列融合到一起，形成一个新的基因，该基因称为融合基因（gene fusion），Mizukami 等研究发现，FGFR3 的第 18 外显子和 TACC3 的第 11 外显子融合，形成 *FGFR3-TACC3* 融合基因，携带该融合基因的 ESCC 患者可以从酪氨酸激酶抑制剂治疗中获益。Andrew 等通过 RNA-Seq（RNA sequencing）发现约 10% 的 EAC 患者会发生 *RPS6KB1-VMP1* 基因融合，该融合基因通过调节自噬相关过程促进 EAC 的发生、发展，导致患者总生存率明显降低。

5. 非编码 RNA

许多癌基因和抑癌基因的表达受 miRNA 调控，miRNA 可能发挥肿瘤抑制基因或癌基因的功能，参与肿瘤的发生发展。一些 miRNA 通过抑制靶基因 / 蛋白表达，抑制 ESCC 细胞侵袭。如在 ESCC 组织细胞中，miR-100 对 mTOR、miR-625 对 Sox2、miR-326 对 VEGF-C、miR-133a 对 Fascin 及基质金属蛋白酶 14、miR-195 对 Cdc42 等，前者 miRNA 通过抑制后者靶基因 / 蛋白表达，最终抑制 ESCC 细胞侵袭。在 ESCC 组织中，miR-203 表达下调，失去了对靶蛋白 LASP1 表达的抑制作用，进而促进 ESCC 细胞侵袭。miR-203 高表达通过靶向小 G 蛋白 RAN，诱导 ESCC 细胞凋亡，抑制 ESCC 细胞生长、迁移和侵袭。在 ESCC 中检测 miR-21、miR-25、miR-27b、miR-100、miR-126、miR-143 和 miR-145 表达具有预后预警意义。miR-550a-1、miR-7705、miR935、miR-4326、miR-5010、miR-589 和 miR-3199-2 可能与 EC 的肿瘤进展和复发相关。外周血 miRNA 标志物的鉴定对于 ESCC 的早期检测和预后预警具有重要的临床意义。有研究表明，ESCC 患者血浆 miR-19b 和 miR-25 的水平明显高于健康对照组；术后 ESCC 患者血浆 miR-25 的水平与术前相比，明显降低；ESCC 复发患者外周血 miR-25 的水平明显升高。另有研究表明：① ESCC 患者血清 miR-1246 明显增高，有可能成为 ESCC 早期诊断的分子标志物；② 与健康对照相比，ESCC 患者血浆 miR-18a、miR-21 和 miR-375 的浓度明显升高，而术后 ESCC 患者血浆中这些 miRNA 的浓度明显降低；③ ESCC 患者血清中 miR-200c 的浓度明显高于健康对照组，高表达 miR200c 与 ESCC 化疗抵抗明显相关；④ 外周血 miR331-3p 高表达与 EAC 高复发风险相关；⑤ miR-33a-5p 下调与患者 TNM 分期高、分化差有关。然而，在外周血中寻找 ESCCmiRNA 生物标志物尚处于初步阶段，有待今后进一步研究探索。

在哺乳类动物基因组序列中，4% ～ 9% 的序列产生的转录本是长链非编码 RNA（long noncoding RNA，lncRNA）。lncRNA 为长度超过 200 个核苷酸的非编码 RNA 转录本，广泛参与了如 X 染色体沉默、基因组印记、染色质结构重塑、基因转录激活、基因转录干扰、靶蛋白核内运输等重要生物学过程。lncRNA 分子内部拥有特定而复杂的二级结构，能提供与相关蛋白质分子的结合位点，或通过与 DNA 或 RNA 碱基互补配对发生特异性相互作用，共同构成由 lncRNA 参与的复杂精妙的基因表达调控网络。目前已鉴定的与食管发生、发展相关的 lncRNA 有 HOTAIR、MALAT1、POU3F3、POU6F2-AS2、AFAP1-AS1、HNF1A-AS1、TP73-AS1、SPRY4-IT1 和 ESCCAL1 等。

二、食管癌的蛋白组学研究

基因组的改变主要转化为蛋白质水平的变化，蛋白质功能进一步通过翻译后修饰（PTM）进行调节，PTM 可改变蛋白质的稳定性、活性或细胞定位，进而调控蛋白的功能。目前常见的翻译后修饰类型包括赖氨酸残基上的甲基化、乙酰化、泛素化，以及丝氨酸/苏氨酸残基上的磷酸化、糖基化修饰等。有研究表明，在 EC 发病过程中，p16ink4A 启动子甲基化是 p16ink4A 失活的主要机制；在 ESCC 中，钙黏蛋白 CDH1、MGMT、错配修复蛋白 MLH1 编码基因启动子区甲基化的发生率较高，从而增加 ESCC 的发生风险及导致较差的预后；在 ESCC 中 FHIT 编码基因启动子区甲基化发生率约 69%，尼古丁也能诱发 FHIT 编码基因启动子区异常甲基化，导致 ESCC 组织 FHIT 蛋白表达水平降低，但该过程通常发生于 ESCC 早期阶段，因此 FHIT 编码基因启动子区异常甲基化可能会成为 ESCC 早期诊断和预后的分子标志物。GASC1 是组蛋白去甲基酶，在 ESCC 中 GASC1 相关基因、MDM2 和 NANOG 高表达的患者通常预后不良。

Liu 等研究发现，类胰岛素样生长因子结合蛋白 1（insulin-like growth factor binding proteins like protein 1，IGFBPL1）在人类食管发育不良和食管鳞癌中常发生甲基化，其表达受启动子区甲基化调控。IGFBPL1 的甲基化与肿瘤大小和 TNM 分期有关。IGFBPL1 通过抑制 PI3K-AKT 信号通路在体内外抑制食管癌细胞生长。IGFBPL1 甲基化是一种潜在的食管癌早期检测标志物，也是食管鳞癌中 PI3K 靶向治疗的预测标志物。Chen 和 Kailasam 等的研究结果均提示 H3 和 H4 乙酰化水平可作为辨别肿瘤的标志物，且低乙酰化较高乙酰化者其分期越晚预后越差，因此阻断异常乙酰化过程则可能起到抗肿瘤的作用，可为肿瘤的治疗提供新的靶点。金迎迎等研究发现 THAP11 在食管癌细胞中的表达减少，THAP11 在食管癌中的作用是减少细胞增殖及增加细胞凋亡，而这一作用可能是通过抑制 MDM2 对 p53 的泛素化实现的，因此维持 p53 的稳定性可能有助于食管癌的治疗。2021 年，Cotton 等研究发现肿瘤相关糖抗原 Sialyl-Tn（STn）存在于 70% 的 ESCC 患者组织中，而很少在正常组织中表达，且与肿瘤复发及生存期密切相关，可作为侵袭性 ESCC 的新型分子标志物。

蛋白联合检测也可为食管癌早期筛查提供依据。研究发现，与正常人对比，食管癌患者血清嗜酸细胞活化趋化因子（eotaxin）和诱导蛋白 10（IP-10）水平明显升高，且这两种蛋白在早期食管癌患者血清中也能检测到明显升高。血清 eotaxin 在 ESCC 中的诊断价值，其特异度为 82.44%，敏感度为 34.50%，IP-10 特异度为 84.9%，敏感度为 30.05%。当将 CEA 和 CYFRA21-1（临床使用中）与 eotaxin 或 IP-10 联合使用时，检测 ESCC 的有效性优于单独使用 CEA 和（或）CYFRA21-1。此外，与术前相比，手术切除原发肿瘤后血清嗜酸细胞活化趋化因子水平明显下降。因此，可考虑联合检测 eotaxin 和 IP-10 作为食管癌早期筛查及治疗监测的指标。

2021 年 8 月 23 日，李恩民教授等通过高分辨率质谱技术，从多维组学层面全面揭示了食管癌中失调蛋白、磷酸化修饰位点及相关信号通路，发现了食管癌中具有明显生存差异的 S1、S2 两个差异蛋白亚型，通过生信分析预测治疗高风险组亚型的药物，并验证了其有效性，为指导食管癌患者的治疗和药物开发提供了新思路。

三、食管癌的代谢组学研究

Sun 等通过研究 256 例匹配的食管癌组织和癌旁组织。发现肿瘤相关代谢途径（脯氨酸生物合成谷氨酰胺代谢、尿苷代谢、组氨酸代谢、脂肪酸生物合成和多胺生物合成等），以及 6 种与代谢途径改变密切相关的异常表达的代谢酶（PYCR2、FASN、GLS、HDC、ODC 和 UPase1 等）。研究揭示了癌症从代谢物到酶的分子水平所发生的改变，加深了对癌症代谢重编程的理解，并为食管癌的新药开发发掘了新的潜在靶点。

然而，尽管大量文献报道了食管癌分子分型相关的研究成果，但目前仍缺乏具有明显特异性的治疗 EC 的靶点。因此，仍需要大样本量的实验进一步探讨食管癌变的分子机制。

第二节 食管癌的分子靶向治疗

EC 的分子靶向治疗目前仍处于起始阶段，目前已发现表皮生长因子受体（epidermal growth factor receptor，EGFR）通路抑制剂（如西妥昔单抗、尼妥珠单抗）、酪氨酸蛋白激酶抑制剂（如吉非替尼、厄洛替尼）、针对人类表皮生长因子受体 -2 的单克隆抗体（如曲妥珠单抗、帕妥珠单抗）、针对血管内皮生长因子（vascular endothelial growth factor，VEGF）的抗体（如贝伐单抗）、环氧合酶 -2 抑制剂（如塞来昔布）、细胞周期抑制剂、基质金属蛋白酶抑制剂（如 TIMP）。

食管癌患者 EGFR 过表达率为 33% ～ 71%，与食管癌的发生和预后不良关系密切。西妥昔单抗是 EGFR 的单克隆抗体。一项纳入 10 个随机对照试验（RCT）的荟萃分析显示，在多模式治疗中加入西妥昔单抗可明显提高转移性食管癌患者的应答率和疾病控制率，但未能明显提高总生存率和 PFS。但对于局限期食管癌，加入西妥昔单抗治疗未见明显临床获益。帕尼单抗是第一个抗 EGFR 的完全人源化 IgG2 单克隆抗体。REAL3 研究纳入了 553 名未治疗的转移性或局部进展的胃食管结合部腺癌患者，随机分配到化疗组（表柔比星＋奥沙利铂＋卡培他滨，EOC）和改良剂量化疗＋帕尼单抗组（mEOC+P）。EOC 组中位 OS 为 11.3 个月（95% CI：9.6 ～ 13.0），mEOC+P 组中位 OS 为 8.8 个月（95%CI：7.7 ～ 9.8）。该结果表明，帕尼单抗联合化疗未增加胃食管结合部腺癌患者的生存期。ATTAX3 试验评价了 TCF（多西他赛＋顺铂＋氟尿嘧啶）± 帕尼单抗的临床疗效。纳入 77 例进展期食管癌、胃食管结合部癌或胃癌患者，其中 TCF+P 组 38 例，TCF 组 39 例，ORR 分别为 58% 和 49%，中位 PFS 分别为 6.9 个月和 6.0 个月，中位 OS 分别为 11.7 个月和 10.0 个月。提示 TCF 化疗方案中添加帕尼单抗对患者疗效的提高无益，反而增加药物毒性，降低耐受度。

约 30% 的胃食管腺（GEA）患者存在 HER-2 过表达，HER-2 也是唯一能够用于选择治疗进展期胃食管腺癌的有效靶点。因此，HER-2 是胃食管腺癌治疗的重要靶标。曲妥珠单抗最早用于治疗 HER-2 过表达的进展期乳腺癌患者。在晚期食管癌的治疗中，曲妥珠单抗主要用于 HER-2 过表达的胃食管结合部癌患者。ToGA 试验评估了曲妥珠单抗对 HER-2 过表达的进展期胃食管结合部腺癌及胃腺癌的有效性和安全性。在本试验中，594 例 HER-2 阳性、局部进展、复发或转移性胃食管结合部腺癌或胃腺癌患者随机接受曲妥珠单抗联合化疗（顺铂联合氟尿嘧啶或卡培他滨）或单独化疗。结果显示，HER-2 阳性患者在化疗中加入曲妥珠单抗后中位 OS 明显改善（分别为 13.8 个月和 11 个月；$P=0.046$），毒副反应可耐受。基于此项研究，曲妥珠单抗已被美国 FDA 批准用于 HER-2 阳性转移性或局部进展的食管腺癌及食管胃结合部癌一线治疗药物。

VEGF 的过表达与许多类型的癌症中微血管密度增加、肿瘤侵袭和转移及预后不良有关。雷莫芦单抗是一种 VEGFR-2 单克隆抗体，已被 FDA 批准用于转移性或局部进展的食管腺癌及胃食管结合部腺癌的二线治疗。在前瞻性大样本随机对照 III 期临床试验 RAINBOW 和 REGARD 中，对于治疗后进展的晚期胃癌及胃食管结合部腺癌患者，单药雷莫芦单抗组中位 PFS 为 2.1 个月，OS 为 5.2 个月（$P=0.047$）；雷莫芦单抗联合紫杉醇组对比单药紫杉醇组 OS（9.6 个月 vs. 7.4 个月）。其后 2016 年 Yoon 等报道了雷莫芦单抗联合 FOLFOX 作为晚期食管癌、胃食管交界处或胃腺癌的一线治疗的一项随机双盲多中心的 II 期临床试验结果，其数据提示 PFS 并未获得理想的结果。

一项多中心 II 期临床试验纳入了 47 例晚期胃癌或胃食管结合部腺癌的患者，给予伊立替康＋顺铂联合贝伐珠单抗治疗。其 ORR 为 65%（95%CI：46% ～ 80%），mOS 为 12.3 个月（95%CI：11.3 ～ 17.2），mTTP 为 8.3 个月。一项临床研究评估了贝伐珠单抗联合替吉奥治疗化疗后复发和（或）转移性食管癌的疗效，DCR 为 61.8%（47/76），PFS 为 4.9 个月，OS 为 8.1 个月。

依维莫司是哺乳动物西罗莫司靶蛋白（mamma-lian target of rapamycin，mTOR）的选择性抑制剂。mTOR 高表达食管癌患者病死率高、预后差。依维莫司选择性抑制 mTOR 高表达的食管癌患者 mPFS 为 2.7 个月，OS 为 10.1 个月。但是在随后的 GRANITE-1 Ⅲ期试验中，在未经选择的患者群体中，将依维莫司与安慰剂作为二线或三线疗法进行比较，未能证明整体生存获益。一项评估依维莫司对胃食管结合部癌二线化学治疗增敏作用的Ⅲ期临床试验仍在进行（NCT01248403）。

c-MET 属于具酪氨酸激酶活性的生长因子受体，是肝细胞生长因子（HGF）的唯一受体蛋白。onartuzumab 是 C-MET 受体抑制剂。克唑替尼是一种针对 c-MET 的小分子抑制剂，已被证明可使 C-MET 扩增的食管癌患者获益，但仍需Ⅲ期临床试验验证其在食管癌治疗中的作用。

COX 分为 COX-1 和 COX-2。COX-2 通过促进肿瘤细胞增殖并抑制其凋亡从而调节肿瘤的侵袭和转移。尼美舒利（nimesulide）是一种新型的 COX-2 抑制剂，其作用在动物实验中已得到证实。人源化的食管癌小鼠模型实验结果证实，尼美舒利可同化疗药物奥沙利铂联合使用，从而通过诱导细胞凋亡来实现肿瘤的抑制和发展。但目前尚无临床研究报道其疗效与安全性。

第三节　食管癌的免疫治疗

随着国内外学者对肿瘤免疫学研究的逐步深入，免疫治疗作为一种新的治疗方式为食管癌的治疗带来了广阔的前景。目前研究较为明确的是 PD-1/PD-L1 通路和 CTLA-4 通路。

针对食管癌中 PD-1/PD-L1 通路开展的临床研究多以 pembrolizumab 和 nivolumab 两种药物为代表。在日本进行的多中心 Ⅰb 期研究 KEYNOTE-028 纳入了 23 例 PD-L1 表达阳性的晚期食管癌患者接受 pembrolizumab 单药治疗，ORR 达 30%，其中 PR 7 例，无 CR 病例，SD 2 例，PD 13 例，该研究显示 pembrolizumab 在 PD-L1 表达阳性的食管癌中具有一定的抗肿瘤作用，且毒副反应耐受可。KEYNOTE-180 研究的Ⅱ期试验进一步评估 pembrolizumab 二线治疗晚期或转移性食管的疗效及安全性，结果显示总体 ORR 达 9.9%，其中鳞癌患者 ORR 为 14.3%，腺癌患者 ORR 为 5.2%；mPFS 和 mOS 分别为 2 个月和 5.8 个月；且亚组分析显示鳞癌患者的 mOS 较好，治疗相关不良事件（TRAE）和 3 ～ 5 级 TRAE 的发生率分别为 57.9% 和 12.4%。同年 KEYNOTE-181 研究的Ⅲ期试验按照 1 : 1 随机配对法将 628 例晚期或转移性食管腺癌或鳞状细胞癌患者分为 pembrolizumab 单药（200mg）治疗组和单药化疗组（化疗药物包括多西他赛、紫杉醇或伊立替康），结果显示在 222 例 PD-L1 CPS ≥ 10 的患者中，pembrolizumab 单药组较单药化疗组 OS 有延长（9.3 个月 vs. 6.7 个月，$P < 0.05$），ORR 有提高（21.5% vs. 6.1%），对于食管鳞癌患者 pembrolizumab 单药组较单药化疗组 mOS 明显改善（8.2 个月 vs. 7.1 个月）。pembrolizumab 在治疗相关不良事件（TRAE）发生率（64.3% vs. 86.1%），3 ～ 5 级 TRAE 发生率（18.2% vs. 40.7%）均低于单药化疗组。该项研究是 PD-1 单抗首次在食管癌的免疫治疗中证实生存获益，并证实了 pembrolizumab 在 PD-L1 阳性晚期食管癌患者中的疗效和安全性。基于上述试验结果 pembrolizumab 已被美国 FDA 获批治疗转移性或晚期食管癌的二、三线治疗。

nivolumab 在食管肿瘤中也获得了较好的疗效。Chen 等进行的 ATTRACTION-2 研究结果显示，在晚期或复发胃腺癌和食管胃结合部腺癌的三线治疗中，nivolumab 组对比支持性治疗组 1 年（27.3% vs. 11.6%）和 2 年（10.6% vs. 3.2%）的 OS 获得率更高，且无论肿瘤 PD-L1 表达水平如何，OS 均可获益。在 nivolumab 组完全或部分缓解（CR 或 PR）的患者中，mOS 为 26.6 个月，1 年和 2 年 OS 率分别为 87.1% 和 61.3%。nivolumab 在 CR 或 PR 患者更能体现出长期生存获益。而另一项来自日本多中心的Ⅱ期临床试验，nivolumab 用于 64 例晚期食管鳞癌三线治疗，结果显示 ORR 为 17%，DCR 为 42%，且安全性良好，mPFS 为 2.9 个月，mOS 为 10.8 个月，该研究结果提示 nivolumab 可能成为晚期食管鳞癌患者多次标准化疗后的选择方案。随后 Ken Kato 等在 2019 年报道了一项多国多中心的Ⅲ期临床试验，nivolumab 与单药化疗（紫杉醇 / 多西紫杉醇）用于治疗后进展或不可耐受化疗的晚期食管鳞癌的二线治疗对比的结果，随访时间为 17.6 个月时，与单药化疗组相比，nivolumab 组的 OS 明显提高（10.9 个月 vs. 8.4 个月，$P=0.019$），且 3 级或 4 级治疗相关不良事件发生率（TRAE）明显偏低（18% vs. 63%），无论患者的肿瘤 PD-L1

表达水平如何，使用 nivolumab 均可得到生存获益，目前该研究仍在长期随访中，此最终结果可能预示 nivolumab 可能成为晚期食管鳞癌的二线治疗方案。

toripalimab(JS001) 和 camrelizumab(SHR1210) 是我国自研 PD-1 单抗已被获批分别用于治疗失败的不可切除或转移性黑色素瘤及复发性或难治性经典霍奇金淋巴瘤。而目前我国学者也正探索其在食管癌中的疗效。一项 Ⅰb/Ⅱ 期试验评估了 toripalimab 治疗难治性/转移性食管鳞癌的疗效和安全性，56 例患者接受 toripalimab 治疗，ORR 为 23.5%，治疗相关不良事件大多为 1 级或 2 级。Huang 等开展了一项关于 camrelizumab 在二线及二线以上治疗晚期食管鳞癌中的疗效和安全性评价的 Ⅰ 期研究，结果显示 ORR 为 33.3%，DCR 为 56.7%，mPFS 为 3.6 个月，治疗相关不良事件发生率（TRAE）和 3 级治疗相关不良事件发生率（TRAE）分别为 83.3% 和 10%，无因治疗相关毒性而停用的病例。近期 Huang 等又报道了 camrelizumab 在进展期胃腺癌或胃食管结合部腺癌 Ⅰ 期临床试验结果，研究纳入经系统治疗后复发性或转移性晚期胃腺癌或胃食管结合部腺癌患者 30 例，结果显示 ORR 为 23.3%（CR 1 例，PR 6 例），DCR 为 43.3%，mPFS 为 8.0 周。2 种我国自研 PD1 单抗药物目前均在食管癌治疗中显示出积极效果，属于多线治疗后失败的挽救措施，缺乏与标准化疗疗效对比大型临床研究应用于早期的证据。现我国注册的关于 camrelizumab（SHR-1210，CTR20181718/NCT03691090）、toripalimab（JS001，NCT03829969）分别联合紫杉醇和顺铂对照安慰剂联合紫杉醇和顺铂一线治疗晚期食管鳞癌的随机、双盲、多中心 Ⅲ 期临床研究正在招募中。

针对食管癌中 CTLA-4 通路开展的临床研究多以 ipilimumab 和 tremelimumab 为代表。tremelimumab 是最早应用于食管胃肿瘤研究的免疫检查点抑制剂，一项 Ⅱ 期临床研究评估了 tremelimumab 对 18 例转移性食管鳞癌和胃食管腺癌二线治疗的有效性和安全性，结果显示 mTTP 和 mOS 分别为 2.83 个月和 4.83 个月，1 年 OS 率为 33%，ORR 仅为 5%，治疗后出现癌胚抗原增殖反应的患者中位生存期为 17.1 个月，而无效者为 4.7 个月，该研究虽然客观反映率不理想，但是发现肿瘤相关抗原反应增强后获益明显，为 CTLA-4 抑制剂和抗原靶向治疗联合研究提供依据。Bang Yungjue 等报道了一项关于 ipilimumab 单药对比最佳支持治疗一线治疗晚期或转移性胃或胃食管结合部癌患者的 Ⅱ 期研究，结果显示 ipilimumab 单药组较最佳支持治疗组未明显改善 PFS（2.92 个月 *vs.* 4.90 个月）及 mOS（12.7 个月 *vs.* 12.1 个月），安全性与其他治疗相似。Y elena Y 等开展了一项 ipilimumab 联合 nivolumab 联合用药对比 nivolumab 单药治疗局部晚期或转移性胃腺癌、食管腺癌、食管胃结合腺癌的 Ⅰ/Ⅱ 期临床试验，初步结果显示 nivolumab 1mg/kg（NIVO1）联合 ipilimumab 3mg/kg（IPI3）的 ORR、1 年 PFS 率、18 个月 OS 率明显高于单药 nivolumab 1mg/kg（NIVO3）（26% *vs.* 12%，17% *vs.* 8%，28% *vs.* 25%）。该研究结果表明 NIVO1+IPI3 这种组合方式与目前可用的一线转移性食管胃癌治疗方案相比，这种组合被认为更有可能提供临床效益，CheckMate-649 Ⅲ 期研究将对此结果行进一步评估（NCT02872116）。

第四节　食管癌精准医学时代下的展望

EC 的早期症状不明显，完善筛查机制是改善 EC 患者生存率的第一步也是最为重要的一步，正确判断 EC 高危人群，选择敏感适宜的筛查手段是提高预后的关键环节，以手术为主的 MDT 现已成为非早期可切除 EC 根治性治疗的重要方式，由于分期手段、分子生物学、计算机技术和机器人技术的迅速发展，EC 外科的发展趋向微创化、个体化、综合化和规范化，如何正确联合应用辅助治疗及新辅助治疗有待进一步研究完善，尽早寻找到针对不同分期患者最佳的治疗方案。通过研究掌握 miRNA 表达谱，针对不同患者采用不同的治疗方法，在治疗过程中监测治疗效果，尽最大努力改善患者预后。靶向治疗、免疫治疗等治疗手段将会是 EC 的重要治疗方法，不断探索新的有效药物，提高疗效、降低毒性将是 EC 治疗学发展的重要任务之一。

（张　莉）

参 考 文 献

傅剑华, 谭子辉, 2016. 食管癌外科治疗的现状与未来展望. 中国肿瘤临床, 43(12): 507-510.

Bang YJ, Cho JY, Kim YH, et al, 2017. Efficacy of sequential Ipilimumab monotherapy versus best supportive care for unresectable locally advanced/metastatic gastric or gastroesophageal junction cancer. Clin Cancer Res, 23(19): 5671-5678.

Chen LT, Satoh T, Ryu MH, et al, 2020. A phase 3 study of nivolumab in previously treated advanced gastric or gastroesophageal junction cancer(ATTRACTION-2): 2-year update data. Gastric Cancer, 23(3): 510-519.

Chen W, Zheng R, Baade P D, et al, 2016.Cancer statistics in China, 2015. CA Cancer J Clin, 66(2): 115-132.

Chen Y, Ye J, Zhu Z, et al, 2019. Comparing paclitaxel plus fluorouracil versus cisplatin plus fluorouracil in chemoradiotherapy for locally advanced esophageal squamous cell cancer: a randomized, multicenter, phase III clinical trial.J Clin Oncol, 37(20): 1695-1703.

Doi T, Piha-Paul SA, Jalal SI, et al, 2018. Safety and antitumor activity of the anti-programmed death-1 antibody pembrolizumab in patients with advanced esophageal carcinoma. J Clin Oncol, 36(1): 61-67.

Huang J, Mo HN, Zhang WL, et al, 2019. Promising efficacy of SHR-1210, a novel anti-programmed cell death 1 antibody, in patients with advanced gastric and gastroesophageal junction cancer in China.Cancer, 125(5): 742-749.

Huang J, Xu B, Mo H, et al, 2018. Safety, activity, and biomarkers of SHR-1210, an anti-PD-1 antibody, for patients with advanced esophageal carcinoma. Clin Cancer Res, 24(6): 1296-1304.

Huang ZH, Ma XW, Zhang J, et al, 2018. Cetuximab for esophageal cancer: an updated meta-analysis of randomized controlled trials. BMC Cancer, 18(1): 1170.

Kang YK, Boku N, Satoh T, et al, 2017. Nivolumab in patients with advanced gastric or gastro-oesophageal junction cancer refractory to, or intolerant of, at least two previous chemotherapy regimens(ONO-4538-12, ATTRACTION-2): a randomised, double-blind, placebo-controlled, phase 3 trial. Lancet, 390(10111): 2461-2471.

Kato K, Cho BC, Takahashi M, et al, 2019. Nivolumab versus chemotherapy in patients with advanced oesophageal squamous cell carcinoma refractory or intolerant to previous chemotherapy(ATTRACTION-3): a multicentre, randomised, open-label, phase 3 trial. Lancet Oncol, 20(11): 1506-1517.

Kojima T, Muro K, Francois E, et al, 2019. Pembrolizumab versus chemotherapy as second-line therapy for advanced esophageal cancer: the phase 3 KEYNOTE-181 study. J Clin Oncol, 37(4_suppl): 2.

Kudo T, Hamamoto Y, Kato K, et al, 2017. Nivolumab treatment for oesophageal squamous -cell carcinoma: an open-label, multicentre, phase 2 trial. Lancet Oncol, 18(5): 631-639.

Shah MA, Kojima T, Hochhauser D, et al, 2019. Efficacy and safety of Pembrolizumab for heavily pretreated patients with advanced, metastatic adenocarcinoma or squamous cell carcinoma of the esophagus the phase 2 KEYNOTE-180 Study. JAMA Oncology, 5(4): 546-550.

Shaheen NJ, Falk GW, Iyer PG, et al, 2016. ACG clinical guideline: diagnosis and management of Barrett's esophagus.Am J Gastroenterol, 111(1): 30-50.

Tebbutt NC, Price TJ, Ferraro DA, et al, 2016. Panitumumab added to do- cetaxel, cisplatin and fluoropyrimidine in oesophagogastric cancer: ATTAX3 phase II trial. Br J Cancer, 114(5): 505-509.

Xu RH, Wang F, Shi J, et al, 2018. Recombinant humanized anti-PD-1 monoclonal antibody(JS001)as salvage treatment for advanced esophageal squamous cell carcinoma: preliminary results of an open-label, multi-cohort, phase Ib/II clinical study. J Clin Oncol, 36(4_suppl): 116.

Yang Y, Wu N, Shen J, et al, 2016. MET overexpression and amplifi- cation define a distinct molecular subgroup for targeted therapies in gastric cancer. Gastric Cancer, 19(3): 778-788.

第34章 胃 癌

胃癌（gastric cancer）是指原发于胃的上皮源性恶性肿瘤。本章所讲的胃癌是指胃腺癌（gastric adenocarcinoma），包括胃食管结合部腺癌。全球每年新发胃癌病例约120万，我国约占40%，是一种严重威胁人类生命健康的疾病。在我国胃癌发病率仅次于肺癌，居第二位，死亡率排第三位。随着近些年对胃癌生物学行为的认识逐渐深入，预防筛查意识逐渐提高，以及综合诊疗技术的进步，胃癌的发病率和死亡率明显下降，但我国依然有超过70%的胃癌患者确诊时疾病处于进展期，总体五年生存率不足50%。

伴随着一系列新生技术的快速发展，包括新型医学影像技术、高通量组学手段及体外模型等的应用，对于胃癌的研究也逐渐从病理形态层面走向基因分子层面。"精准医学"及"个体化治疗"理念的提出更是进一步加强了基础研究与临床实践的有机结合。

本章总结了胃癌精准医疗领域已经取得的进展，为临床实践提供参考；还将结合胃癌精准医疗发展过程中的瓶颈与热点问题，包括对一些典型案例进行分析，为未来的基础研究和临床实践提供一定的方向。

第一节 胃癌的分子分型

随着新加坡分型和TCGA分型的报道，目前不同分型方法的胃癌分型有：①间质型胃癌（新加坡分型），间质细胞特点是高表达CDH2，低表达CDH1，与P53、TGFβ、VEGF、mTOR、hedgehog等信号通路具有相关性，具有干细胞样特点高表达CD44，低表达CD24，对靶向PI3K/ALK/mTOR敏感。②代谢性和增殖型胃癌（新加坡分型），代谢型胃癌对5-FU敏感性高于其他亚型，增殖型胃癌高水平的基因组不稳定、TP53突变、DNA低甲基化、细胞周期抑制剂或许有效。③EB病毒感染型胃癌（TCGA分型），PI3KCA高频率突变80%，PI3K抑制剂的靶向人群，CDKN2A高甲基化（p16失活）致使CDKN2A抑癌功能下降，可能是CDK4/6抑制剂的适合人群，免疫细胞信号较强，PD-L1扩增，免疫治疗的靶向人群。④微卫星不稳定（MSI）型胃癌（TCGA分型），占为22%，好发于胃窦或幽门，女性多见（56%），DNA超甲基化包括PIK3CA、ERBB3、ERBB2等在内的高突变率，MSI型缺乏基因扩增，治疗策略可以是甲基化抑制剂，靶向基因突变抑制剂如PI3K抑制剂。⑤基因组稳定（GS）型胃癌（TCGA分型），大多数属于弥漫型胃癌，CDH1突变（37%）、RHOA突变或RHO家族GTP酶活化蛋白基因融合现象（CLDN18-ARHGAP融合）；RHOA突变为弥漫型特异性（14%～25%），RHOA可能成为预后较差的弥漫型胃癌的潜在靶点。⑥染色体不稳定（CIN）型胃癌（TCGA分型），约占50%，胃食管交界处和贲门多发，多属肠型，RTK基因频扩增成为靶向药物的目标人群。

2018年，沈琳教授团队联合北京蛋白质研究中心对我国弥漫型胃癌患者进行蛋白质组学鉴定，首次绘制了胃癌的蛋白质组学图谱，发现弥漫型胃癌中的4个信号通路（JAK-STAT通路、TGF-β通路、Wnt通路和Notch通路）上调，对蛋白表达谱进行聚类分析可将弥漫型胃癌分为3个分子亚型（PX1-3），其中预后最好的是PX1亚型，主要富集到细胞周期改变相关通路；其次是PX2亚型，富集到细胞周期改变和EMT通路特征；预后最差的是PX3亚型，主要以免疫响应相关的信号通路异常为特征，该型患者接受术后辅助化疗后预后无明显改善。

胃癌的治疗总体策略是以外科为主的综合治疗。晚期胃癌仍然是以全身化疗为主，但是治疗模式已经开始向多学科综合治疗模式转变。其中，药物治疗无疑是晚期胃癌的基石。无论是传统化疗药物，还是靶向或免疫治疗，都需要选对合适的患者，综合分析患者的一般情况、临床病理及分子特点等因素，量身制订个体化用药方案，才有可能给予患者最大获益。

第二节　胃癌的精准化疗

传统细胞毒药物在杀灭肿瘤细胞的同时，对处于增殖状态的正常细胞也有杀伤作用，因此对人体副作用较大，存在剂量限制性毒性，限制了其疗效的发挥。尽管在临床实践中通常已经充分考虑了患者的疾病分期、年龄、体力状况、治疗风险、生活质量及患者意愿等因素来确定化疗方案（两药或三药联合，或单药），单纯化疗的有效率已经达到天花板，仅为30%～50%。但如何在局部进展期胃癌和晚期胃癌患者中选择合适的化疗方案也是精准化疗的发展和研究方向。

一、局部进展期胃癌

对于局部进展期胃癌患者，以降期为目的的新辅助化疗和消除微小残留为目的的辅助化疗可有效改善患者生存，目前已成为临床实践方案之一。

MAGIC 研究奠定了胃癌新辅助治疗的基础，ECF 方案的三药新辅助治疗可有效延长患者 OS（HR=0.75；95% CI：0.60～0.93）。同样，FLOT 研究也证实了 FLOT 方案新辅助治疗的有效性。此外，包含紫杉醇方案的新辅助化疗方案也同样达到新辅助治疗的研究终点。但如何进行精准治疗仍有待进一步探索。其考量主要有以下几个方面：第一，精准选择新辅助化疗人群。FLOT 研究纳入 T2～T4/N+ 的患者，欧洲相关指南推荐该类患者常规进行新辅助化疗，而 CSCO 相关指南推荐 cT～4a 且淋巴结阳性的患者进行新辅助化疗，日本胃癌指南推荐 T2～T4 且合并 bulky 淋巴结的患者（单个淋巴结直径≥ 3cm，或两个淋巴结≥ 1.5cm）需要进行新辅助治疗。来自日本的 JCOG1302A 的研究数据显示，术前分期为 T3 的患者约有 34% 为 T1 或 T2，术前分期为 T4 的患者约有 44% 为 T1～T3，手术前判断为淋巴结转移阳性的患者约有 22% 病理分期为阴性，临床分期与病理分期之间存在较大的差异，临床分期具有过度分期的趋势。盲目地选择新辅助化疗人群，让更多早期患者进行新辅助治疗，则无法使其获益。而挑选真正需要进行新辅助治疗的人群建立在精准的影像学临床分期的基础之上。此外，一项基于个体数据的大型 Meta 分析发现，MSI-H/dMMR 的胃癌患者接受新辅助化疗或术后辅助治疗后其 OS 均明显缩短。在 MAGIC 研究中，pMMR 患者较大病理缓解率约为 12%，而在 dMMR 患者中没有患者达到较大病理缓解，MSI-H 也是精准化疗的考量因素之一，过度的化疗可能导致保护性免疫微环境破坏，有损患者长期生存。另外，选择精准的药物治疗方案。为尽量达到降期目的，应选择有效率高的化疗方案进行新辅助治疗。2019 年，Salah-Eddin Al-Batran 等对比了 FLOT 方案和 ECF 方案化疗在围术期治疗中的优劣势，研究发现围术期 FLOT 方案化疗对比 ECF 方案可以更明显的延长患者 OS（HR=0.77；95% CI：0.63～0.94）。使用蒽环类药物作为新辅助治疗似乎有一定的局限性，而基于紫杉醇类药物和铂类药物的化疗方案在新辅助中的治疗地位的对比仍缺乏探索。RESOLVE 研究指出，在接受 D2 胃切除术的局部晚期胃癌患者中，围术期 SOX 与辅助 CapOx 相比具有临床意义的改善；在这些患者中，辅助 SOX 不劣于辅助 CapOx。围术期 SOX 可被视为局部晚期胃癌患者的新治疗选择。此外，RESOLVE-2 研究纳入局部进展期胃癌患者对比氟尿嘧啶类药物与铂类药物联合的两药方案与氟尿嘧啶类药物、铂类和紫杉醇类药物的三药联合在新辅助治疗中的作用，其结果尚未公布。合适的新辅助治疗方案有待进一步探索。

二、晚期胃癌

如前面"精准化疗"章节所述，随着对胃癌的深入理解和检测技术的进步，传统化疗开始逐步走向"精准化疗"，根据不同 Lauren 分型选择不同化疗药物已经拥有了一些证据。例如，弥漫型胃癌常伴有 DPD 酶高表达，小样本 II 期研究提示奥沙利铂较顺铂疗效及耐受性均有改善。在近期发表的纳入了 558 例弥漫型或混合型胃/胃食管交界腺癌的 SOX-DCGA III 期随机研究中，SOX 方案较 SP 方案改善了患者的 OS（13.0 个月 *vs.* 11.8 个月），除神经毒性外，奥沙利铂的其他不良反应发生率低于顺铂。在一项 II 期临床试验中，虽然替吉奥联合奥沙利铂和卡培他滨联合奥沙利铂在晚期胃癌治疗中客观有效率相似，两者的 PFS 分别为 6.2 个月和 7.2 个月，OS 分别为 12.4 个月和 13.3 个月，无明显差异。但在亚组分析中发现，Lauren 分型为弥漫型的患者，使用基于 S-1 的化疗方案有效率更高。

腹膜转移是胃癌转移的重要形式之一，约 50% 的晚期胃癌患者最后会发生腹膜转移，针对腹膜转移的患者如何进行有效的抗肿瘤治疗也是胃癌研究的重点。Yamada 等在 G-SOX 临床试验中发现，S-1 联合奥沙利铂方案非劣效于 S-1 联合顺铂方案，并且在合并腹膜转移的亚组中接受 SOX 方案的患者 OS 明显延长（HR=0.646，95% CI：0.433 ～ 0.964；P=0.032）。而是否需要对腹膜转移合并腹水的患者进行腹腔灌注化疗，在 PHOENIX-GC 临床研究中，Hironori 等对比了静脉注射联合腹腔灌注紫杉醇加 S-1 和顺铂联合 S-1 在晚期胃癌患者中的安全性和有效性，虽然两组患者生存时间无显著性差异，但是在中等量腹水患者亚组中腹腔灌注紫杉醇组 OS 延长（HR=0.38，95% CI：0.16 ～ 0.90；P=0.03）。针对不同转移特征的患者，如淋巴结转移、腹膜转移等，需要有根据地进行局部治疗。

尽管非肠型胃癌中奥沙利铂较顺铂更具优势，但 Lauren 分型仍相对粗略，混合型的诊断可能随治疗而发生变化，胃癌的精准化疗仍需要更明确的分子标志物进行指导。随着胃癌的分子分型不断完善，研究发现不同分型的胃癌对于不同细胞毒性药物的反应也存在差异。如新加坡研究者发现增殖型胃癌对细胞周期抑制剂更加敏感，而代谢型胃癌对 5-FU 更加敏感。另外，应用高通量组学技术筛选出对铂类和氟尿嘧啶的耐药及敏感基因，从而可以预测患者对于不同化疗药物的敏感性，同时利用各种体外模型进行以身试药，制订个体化的化疗方案。此外，"精准化疗"的研究还涵盖了许多其他内容，如不同化疗药物，给药方式、剂量、模式等对不同患者的免疫微环境的影响。由于多数研究尚处于研究探索阶段，要想真正通过科学的手段筛选出最适合患者的化疗药物，还需要在临床实践中不断验证。

除了传统的氟尿嘧啶、奥沙利铂、紫杉醇类药物，近年来新型的化疗药，如 TAS-102 也在胃癌末线治疗中崭露头角。2018 年一项随机双盲 III 期临床试验对比了 TAS-102 和安慰剂在胃癌末线治疗中的安全性和有效性，结果显示 TAS-102 可明显延长患者生存时间（HR=0.69，95% CI：0.56 ～ 0.85；P=0.000 58），且整体安全可耐受。2021 年 Shitara 等发起的一项单臂双队列 II 期临床研究，结果显示 TAS-102 联合雷莫芦单抗在末线治疗患者中疾病控制率可达 77%，不良反应发生率整体可控。

总之，单纯应用传统化疗药物疗效已进入瓶颈期，研发新型靶向药物成为提高胃癌治疗疗效的关键。从研发靶点上看，目前最有成效的靶点仍集中在 HER-2 和 VEGF 通路。近年来，免疫检查点抑制剂崭露头角，在晚期胃癌的后线治疗及前线治疗中均展示出一定潜力。

第三节 胃癌精准靶向治疗

一、抗 HER-2 治疗

人表皮生长因子受体 2（human epidermal growth factor receptor 2，HER-2）阳性存在于 15% ～ 20% 胃癌患者，与胃癌（21.4%）相比，胃食管交界处腺癌（GEJ）中 HER-2 阳性更常见（32.2%），同时肠型（31.8%）胃癌中 HER-2 阳性高于弥漫型胃癌（6.1%）。作为胃癌领域第一个成功的分子靶向药物，曲妥珠单抗针对 HER-2 阳性胃癌显示出治疗活性。基于 ToGA 研究结果，对于 HER-2 阳性晚期胃癌患者，推荐在 5-FU/卡培他滨联合顺铂基础上联合曲妥珠单抗用于一线治疗。后续研究也陆续证实曲妥珠单抗和其他化疗方案（如 SOX、XELOX 等）的联合治疗也显示出较好的安全性和疗效，2021 版 NCCN 胃癌指南中对此方案分别作为 1 类和 2A 类推荐。

尽管拉帕替尼、T-DM1、帕妥珠单抗在胃癌中的研究均是阴性结果，但对于 HER-2 阳性胃癌最优治疗方案的探索从未停止，如抗体偶联药物 RC48-ADC 的 I 期临床研究发现，不仅在 HER-2

强表达（IHC 3+ 或 FISH 扩增）患者中有效，在部分 HER-2 中表达（IHC 2+/FISH 阴性）患者中也看到了疗效，且基于 RC48-ADC 在晚期胃癌中的 II 期研究结果，已向国家 CDE 提交胃癌适应证申请，获绿色审批通道，即将获批。DESTINY-Gastric01 研究是一项随机 II 期临床试验，纳入了晚期末线治疗的 HER-2 阳性胃癌患者，探索 DS-8201（一种新型的抗 HER-2 ADC 类药物）对比研究者选择的化疗的有效性。结果显示，在使用 DS-8201 的患者中，客观有效率达到 51%，而使用末线化疗的患者中 ORR 近 14%。并且患者 PFS（5.6 个月 *vs.* 3.5 个月；HR=0.47；95% CI：0.31 ～ 0.71）和 OS（12.5 个月 *vs.* 8.4 个月；HR=0.59；95% CI：0.39 ～ 0.88；*P*=0.01）均得到了明显延长。并且在 DS-8201 组中，患者达到客观缓解的中位持续时间为 11.3 个月。抗 HER-2 的 ADC 类药物在胃癌末线治疗中达到惊人的治疗效果和生存获益。以 HER-2 为靶点的药物治疗为精准治疗提供了新的依据，但是如何在选择 HER-2 阳性患者内部选择更加可能获益的人群，如依据 HER-2 表达水平进行精准筛选有待后续进一步转化研究的探索。

HER-2 表达状态随着治疗会发生改变，HER-2 转阴为抗 HER-2 精准治疗的另一大瓶颈。一线抗 HER-2 治疗联合化疗进展后建议复测患者 HER-2 状态，再决定是否二线继续抗 HER-2 治疗，约 70% 的患者 HER-2 转阴，单纯更换化疗药物无法延长患者生存时间。因此，在抗 HER-2 治疗进展之后，需要再复测 HER-2 状态。

除此以外，其他的抗 HER-2 治疗的新药也逐渐兴起，如 ZW25、KN-026 等融合曲妥珠单抗和帕妥珠单抗抗原表位的双特异性抗体，以及以曲妥珠单抗为骨架的其他化疗药物的偶联也正在进一步的探索当中。除此以外，通过对抗体 Fc 段的改造，可改变曲妥珠单抗对免疫微环境的促进作用，与 PD-1 抑制剂联合后可能起到更好的协同作用，MARGE 试验也正在对其进行探索。抗 HER-2 治疗与 PD-1 治疗的联合应用在精准治疗中的地位将在后文进行更详细的阐述。

二、抗血管生成类药物

血管生成在多种肿瘤的生长及转移中具有重要作用。胃癌的靶向治疗针对这一信号通路也进行了诸多尝试，从研究结果看，无论是单克隆抗体还是小分子酪氨酸激酶抑制剂（TKI），一线治疗均未获得阳性结果，在二线及三线治疗中显示出一定的生存获益。

虽然贝伐珠单抗在胃癌的研究以失败而告终，但其他同类药物在胃癌中显示出较好的前景，探索不断。不管是在胃癌二线单药治疗（REGARD 研究）中还是在联合紫杉醇治疗（RAINBOW 研究）中，抗血管生成药物雷莫芦单抗都显示出 OS、PFS、DCR 的全面获益，基于这两项研究结果，NCCN 相关指南将雷莫芦单抗单药或联合紫杉醇作为胃癌 I 类推荐的二线方案。阿帕替尼为我国自主研发的小分子多靶点酪氨酸激酶抑制剂，在全国多中心 III 期临床研究中，阿帕替尼作为三线及以上方案治疗晚期胃癌患者，可明显延长患者生存。基于此，我国国家市场监督管理总局批准阿帕替尼用于晚期胃癌三线治疗适应证，遗憾的是，全球范围的试验未实现研究终点，可能原因是地域差异。前期研究已显示亚洲地区和非亚洲地区的胃癌患者基因分子特征包括微环境存在很大差异，表明胃癌的精准治疗研究需要注重地域的差异性。瑞戈非尼和呋喹替尼在 II 期研究中均显示出较好的有效性和安全性，期待最后 III 期研究结果的证实。

不同于作用机制较为明确的单克隆抗体，多靶点激酶抑制剂的多靶点性质会在某种程度上混淆药物的作用机制，不同的小分子抑制剂和抗体对于 VEGF-VEGFR 通路所产生的不同疗效的原因、药物确切机制及能够预测疗效的标志物仍不清楚。随着研究的深入，人们发现抗血管生成药物的作用机制涵盖了肿瘤发生、发展的多个环节，同时对于免疫微环境也有一定的调节作用。总之，要想实现真正意义上的精准治疗，对于此类药物还需要在机制方面进行更多的探索。

第四节　胃癌精准免疫治疗

如"精准免疫治疗"一章所述，以 PD-1/PD-L1 信号通路为靶点的免疫检查点抑制剂是近几年肿瘤免疫治疗研究的热点，由于其具有高度特异性的作用机制、疗效持续时间长、不良反应少等优势，开启了恶性肿瘤治疗的新模式，在黑色素瘤、非小细胞肺癌、淋巴瘤等多个瘤种的治疗中展示出了较好的抗肿瘤活性。总体来说，免疫治疗单药对于胃癌的有效率偏低，为 10%～15%，因此选择合适的治疗人群进行精准治疗尤为重要。

目前获批晚期胃癌适应证的 PD-1 单抗只有 pembrolizumab 和 nivolumab。KEYNOTE-059 研究队列 1 的结果显示对于既往接受过至少 2 种化疗方案的患者，应用 pembrolizumab 的 ORR 为 11.6%，PD-L1 阳性（CPS ≥ 1 分）患者的 ORR 为 15.5%。基于此结果，美国 FDA 批准该药用于 PD-L1 表达阳性（CPS ≥ 1 分）的复发性局部晚期或转移性胃癌/胃食管结合部癌。pembrolizumab 在胃癌的二线和一线研究中虽未取得理想结果，但部分患者如 CPS ≥ 10 分或 MSI-H 患者可从免疫治疗中获益，为后续免疫治疗获益人群的精准筛选，以及联合治疗的进一步探索等提供重要提示。

关于 nivolumab 的 Ⅲ 期随机对照 ATTRACTION-2 研究，结果显示 nivolumab 用于至少接受过 2 种化疗方案的晚期胃癌（包括胃食管结合部癌）较安慰剂在客观缓解率、1 年 OS 率和中位 OS 等方面都有明显改善，可使死亡风险降低 37%，且 OS 的获益不受 PD-L1 表达状态的影响。基于此结果，日本、韩国和中国批准 nivolumab 用于化疗后进展的不可切除晚期或复发性胃癌。由于此项研究入组的均为亚洲人群，不同地域胃癌患者的基因特征和免疫微环境存在巨大差异，因此，NCCN 相关指南建议非亚洲地区胃癌患者应用 nivolumab 前需要临床研究进一步验证。2020 年 ESMO 大会公布的 CheckMate-649 研究首轮数据显示，无论是 PD-L1 CPS（联合阳性评分）≥ 5 分或 ≥ 1 分的患者，还是所有随机对照患者，纳武利尤单抗联合化疗都有观察到具有统计学意义的差异。2021 年发布的中国亚组分析结果则进一步揭示，与化疗相比，nivo+ 化疗治疗先前未经治疗的中国晚期患者，取得了具有临床意义的 OS（14.3 个月 vs. 10.3 个月）与 PFS（8.3 个月 vs. 5.6 个月）获益。在 CPS ≥ 5 分的患者中，观察到 nivo+ 化疗组的中位 OS（15.5 个月 vs. 9.6 个月）及 PFS（8.5 个月 vs. 4.3 个月）分别达到对照组的 1.5 倍以上及近 2 倍，ORR（68% vs. 48%）明显更高。在 CPS ≥ 1 分和整体患者中，也同样观察到 OS（14.3 个月 vs. 9.9 个月）与 PFS（8.3 个月 vs. 4.9 个月）获益。

虽然在胃癌后线治疗中，pembrolizumab 和 nivolumab 均取得一定的有效率和生存获益，但在二线治疗中，单药 pembrolizumab 治疗对比紫杉醇疗法为失败的临床研究，并且 JAVELIN GASTRIC 300 也提示 avelumab 在胃癌后线治疗中失败。如何精准选择靶人群成为临床研究的焦点之一。第一，PD-L1 的表达，无论是在 KEYNOTE-059 中，还是在 KEYNOTE-061 中，随着 PD-L1 表达的增加，单药治疗的客观有效率均明显增加或具有提高的趋势。第二，MSI-H/dMMR 状态，由于此类患者肿瘤可产生较多的新抗原，对免疫治疗相对敏感，虽然客观有效率可达到近 50%，但仍有 1/2 的患者无法对 PD-1 单药进行较好的响应，甚至可能出现疾病进展。近期也有文献表明 MSI-H 人群内部存在一定的异质性，免疫治疗响应不明显的患者可能 TMB 水平偏低，或 cGAS-STING 通路下调，导致 IFN 通路信号不应答相关。第三，EBV 感染状态，TCGA 数据库根据多组学测序结果将胃癌分为 4 个亚型，EBV 感染为其中一种特殊的亚型，其特点主要为基因组超甲基化、PD-L1 高表达和免疫细胞大量浸润。对比 TCGA 中 4 种不同亚型的胃癌免疫微环境特征，发现 EBV 感染阳性胃癌淋巴细胞浸润最为丰富，且 CD8⁺T 细胞浸润深度更深。一项来自韩国的 Ⅱ 期单臂临床研究发现，6 例 EBV 感染患者使用 PD-1 单药治疗后全部达到部分缓解，我国的小样本数据也报道 EBV 相关胃癌患者的单药 PD-1 治疗有效率可达到 30%，相比于在未筛选人群中 10%～15% 的客观有效率得到一定的提高。

除了以上在胃癌中较为常见的分子标志物以外，其他的一些泛瘤种免疫治疗生物标志物也给免疫治疗带来提示。NCCN 相关指南也推荐 TMB-H 的患者进行免疫治疗，泛瘤种的 Meta 分析也显示 TMB-H 人群中免疫治疗效果更佳。并且在 2020 年 ASCO 会议中，Keynote-061 研究发现 TMB 大于或等于 10muts/Mb 的患者对免疫治疗响应更加明显。除 MSI-H 外，一些其他的因素也可导致 TMB 的升高，如 DDR 通路的激活、POLE/POLD 的突变等。但是肿瘤发生相关突变后是否引起免疫系统的识别、免疫细胞的浸润及细胞的杀伤作用为免疫治疗发挥作用的关键。在一些肿瘤中 TMB 与免疫治疗的关系并不明显，其可能的原因为肿瘤突变的免疫原性不够强烈。MSI-H 人群中，由于产生的突变多为移码突变，免疫原性更加强烈可更容易被免疫系统识别，招募更多的淋巴细胞浸润。而基于新抗原的肿瘤疫苗也成为目前精准抗肿瘤免疫治疗的方向之一。

随着第二代测序的进步，伴随胃癌免疫治疗的转化和分子机制研究更加深入，不断有文献报道一些特殊基因突变与免疫治疗效果的相关性。例如，JAK1/JAK2 的突变可影响其下游 IFN 通路改变，进而引起免疫治疗耐药。MDM2 的扩增、LKB1/STK11 的突变也均提示免疫治疗效果欠佳，但在胃癌免疫治疗中 LKB1/STK11 的突变似乎更为少见。也有文献报道基因拷贝数增加与免疫微环境中免疫细胞浸润呈负相关，可能与影响新抗原装载相关。CNV-low 可能为免疫治疗的标志物，目前已经有转化研究发现低基因拷贝数变化的肿瘤，可表现出更活跃的炎症、免疫相关表型。基因拷贝数变化联合 TMB 可作为可靠的免疫治疗疗效预测模型，但具体机制有待进一步挖掘。免疫精准治疗势必走向基于分子、免疫微环境检测为基础的道路，而基于胃癌基因突变特征的免疫治疗疗效标志物有待进一步探索。

除基因检测以外，一些免疫微环境相关分子标志物也为免疫指明了方向。例如，CD8$^+$T 细胞的浸润程度、MDSC 的浸润、肿瘤相关巨噬细胞的丰度和表型转换、成纤维细胞的活化、淋巴细胞 TCR 多样性等均为免疫治疗疗效相关因素。而一些临床特征，如患者的体力状态评分、肠道菌群特征、不良反应发生率、影像学表现等均可为精准免疫治疗提供依据。

事实上，不只是免疫检查点抑制剂，包括上述靶向 HER-2 和 VEGF 的药物，我们都在临床研究的亚组分析中看到了不同地域的患者存在疗效差异，现有的临床研究结果和实践指南尚不足以指导胃癌患者的精准治疗。由于胃癌的高度异质性，基因背景复杂，治疗靶点分散，既往未经准确筛选人群的临床研究多以失败告终。胃癌仍然是精准治疗进展较缓慢的癌种，即使随着新检测技术和分子分型发展，许多胃癌患者仍然无法得到精准的治疗。精准医学的理念在临床中的实践还存在诸多待解决的问题。下面将结合胃癌领域精准医疗的研究瓶颈和热点，为未来的研究方向提供参考。

第五节　胃癌精准治疗的研究热点和方向

一、探索预测靶向治疗疗效的分子标志物

HER2 阳性胃癌仅占全部胃癌患者的 15% ～ 20%，绝大多数胃癌患者尚无明确获益的一线靶向药物。近年来在多组学手段的推动下，胃癌实现了从 DNA 到 RNA 再到蛋白的分子分型，但是众多探索治疗靶点的研究仅停留在实验室阶段，针对胃癌的精准靶向治疗发展仍然比较缓慢。胃癌高度的时空异质性，复杂的生物学行为特征，治疗靶点的高度分散，再加上相当部分胃癌以腹膜转移为主，缺少可测量病灶，更是为精准治疗临床研究的开展增加了困难。

除 HER-2 和 VEGFR 之外，近些年针对胃癌探索的治疗靶点主要有 EGFR、FGFR、MET、PARP、MMP9、Claudin18.2 等，总体研究结果以失败居多。但是我们仍然可以从中看到一小部分患者的获益并进行深入挖掘。例如，HGF/c-Met 信号通路参与多种肿瘤发生、发展，已经成为抗肿瘤治疗的重要靶点。HGF 单抗 rilotumumab 在胃癌研究中的失败结果提示 MET 高表达并不是一个好的疗效标志物，进一步研究发现 MET 基因扩增的患者对 MET 抑制剂显示出疗效，但 MET 基因扩增在胃癌中的比例非常低，为 3.4% ～ 7.1%，且 MET 扩增检测尚无统一标准。韩国牵头开展的一项大型、根据测序结果对转移性胃癌患者进行分配治疗的研究发现，3.5% 晚期胃癌患者中存在 MET 扩增，而沃利替尼单药治疗 MET 扩增患者 ORR 为 50%，进一步分析发现 MET 拷贝数高的胃癌患者（组织 NGS 检测的 MET 基因拷贝 > 10）对沃利替尼的应答率较高，提示沃利替尼治疗 MET 扩增胃癌患者值得深入研究。同时，另外一项关于 MET 抑制剂 AMG337 的单臂多中心 II 期临床试验发现，MET 基因扩增的胃 / 胃食管结合部 / 食管腺癌患者的有效率为 18%，显示出一定的治疗前景。此外，针对 c-MET 的抗体偶联药物的研发有可能进一步扩大获益人群（针对 c-MET 过表达患者），目前仍有多个临床试验正

在进行，结果值得期待。

除 c-MET 之外，还有一些靶点的初步研究结果显示出很好的前景。例如，一项对比 FGFR 抑制剂 AZD4547 与紫杉醇治疗一线化疗失败后 FGFR2 扩增的晚期胃癌患者的有效性研究，尽管最终结果显示两组的 PFS 无统计学差异，探索性分析发现 AZD4547 的反应程度与 FGFR2 扩增倍数呈正相关，提示对于 FGFR2 高度扩增的患者，AZD4547 可能效果更好。今年 ASCO 年会公布了 bemarituzumab 在 II 期临床试验中的最新结果。试验结果显示，在中位随访时间为 12.5 个月时，接受 bemarituzumab 和 mFOLFOX6 方案一线治疗的 FGFR2b 阳性、HER-2 阴性胃癌或胃食管结合部癌患者的中位 OS 为 19.2 个月，化疗组的这一数值为 13.5 个月。这意味着，添加 bemarituzumab 将患者的中位 OS 延长了 5.7 个月。Claudin18.2 是在胃癌、胰腺癌中特异高表达的膜蛋白分子，IMAB362 是一种嵌合型靶向 Claudin18.2 抗体，在一项 II 期 FAST 研究中，IMAB362 联合化疗对比单纯化疗一线治疗晚期胃癌，明显延长患者的 PFS（7.9 个月 vs.4.8 个月，P=0.000 1）和 OS（13.2 个月 vs.8.4 个月，P=0.000 1），且耐受良好，该抗体的 III 期临床研究正在进行。北京大学肿瘤医院沈琳教授团队在今年 ESMO 的口头汇报中指出，二线及以上治疗失败的胃癌患者在经历 CLDN18.2G CAR-T 治疗后，ORR 达到 61.1%，DCR 达到 83.3%，mPFS 和 mOS 分别为 5.6 个月和 9.5 个月。

随着对肿瘤的深入认识、NGS 的广泛应用，以及临床患者对于新药的迫切需求，目前以分子标志物作为靶点的泛瘤种靶向药成为研发趋势之一。2017 年 5 月，美国 FDA 批准免疫检查点抑制剂 pembrolizumab 用于 MSI-H/dMMR 亚型的实体瘤治疗，实现了全球首次基于分子分型的跨癌种用药；2018 年 11 月，NTRK 抑制剂 larotrectinib 也获批跨癌种适应证。在精准治疗理念下，异癌同治已成为抗癌药物发展的一大方向。尽管基因相关治疗药物取得了巨大成功，在筛选靶向药物方面显示了巨大潜力，但是来自美国的统计显示只有 16% 的患者符合使用条件，不足 7% 的患者能从中受益。泛瘤种靶向药物的应用为胃癌的罕见突变提供了机会，但胃癌的特性也是精准治疗中不可忽视的因素。胃癌靶向治疗疗效标志物的筛选需充分考虑胃癌的异质性，微环境的复杂性，才有可能合理的设计临床试验，实现胃癌的"精准治疗"。

二、免疫治疗的疗效优化

免疫检查点抑制剂确实可以为部分胃癌患者带来长久的获益，但是同样存在的问题是整体有效率偏低。目前比较认可的 PD-L1、MSI-H、TMB-H、EBV 等指标是胃癌免疫治疗的潜在预测标志物，依靠这些单一的指标尚无法精准的预测出获益人群。未来优化免疫治疗疗效的方向之一仍然是构建精准的疗效预测模型。免疫治疗不同于化疗和靶向治疗，针对的是肿瘤的免疫微环境，因此要想找到免疫治疗的精准获益人群，需要全面探索肿瘤和微环境的标志物。除 MSI-H、TMB 等间接指标之外，包含多个基因在内的 T cell-inflamed GEP（gene expression profile）作为免疫治疗直接生物标志物越来越受到关注。已有研究证实了 TMB 和 GEP 评分联合应用可评估免疫治疗的疗效，且彼此之间相互独立，期待在临床实践中的验证结果。

想要进一步扩大获益人群，通过联合治疗改变肿瘤的免疫微环境是必然之路。KEYNOTE-062 研究结果在胃癌领域引起激烈讨论，研究最终结果未实现 1+1＞1 的目标，在原有化疗方案的基础上联合 PD-1 单抗未能超越单纯化疗，给我们未来的研究设计带来更加细致的思考。有研究发现临床最常应用的最大耐受剂量化疗（maximum tolerated dose，MTD）对于机体免疫功能具有双向调节作用，一方面诱导 M2 型 TAM 分化，产生免疫抑制；另一方面诱导免疫原性细胞死亡（immunogenic cell death，ICD），并上调肿瘤抗原本身或与抗原结合的 MHC I 类分子的表达来增强肿瘤抗原的呈递，同时上调在肿瘤细胞表面表达的共刺激分子或下调共抑制分子，从而增强效应 T 细胞活性的强度。并且，不同化疗方案、给药剂量和时机对于免疫功能的影响均存在差异。例如，乳腺癌中节拍化疗模式已证实可以通过抑制微环境中血管生成、促进 M1 表型 TAM 及抑制 Treg 细胞等来促进肿瘤从免疫抑制转向免疫促进状态。另外，每天低剂量给予环磷酰胺，可消耗 Treg 细胞，而大剂量的环磷酰胺治疗可能会限制肿瘤反应性 T 细胞反应。虽然 PD-1 抗体联合化疗的试验在肺癌、黑色素瘤中取得成功，胃癌 KEYNOTE-062 的结果显示联合治疗提高的 ORR

未能转化为生存获益，这可能与不同癌种本身的生物学特征、免疫微环境差异有关。与不同方案联合治疗的试验也还在进行中。精准的联合治疗必定需要进一步探索联合治疗的作用机制，尤其是对于免疫微环境的影响，同时需重视东西方胃癌背景的差异性，合理设计临床试验，盲目开展临床研究通常得不到理想的结果。

PD-1 单药治疗的客观有效率低，虽然可通过筛选免疫治疗优势人群提高 PD-1 治疗的有效率，但是 MSI-H 或 EBV 阳性胃癌发生率较低，对于无特殊分子特征的患者如何提高免疫治疗有效率成为新的临床需求。KEYNOTE-062 研究仅纳入 PD-L1 表达阳性且 HER-2 阴性晚期胃癌患者，虽然在一线治疗中，化疗联合 pembrolizumab 对比化疗未达到试验预设终点，pembrolizumab 联合化疗组对比单纯化疗组 OS 未达到显著性差异（12.5 个月 vs. 11.1 个月；HR=0.85；95% CI：0.70 ～ 1.03；P=0.05），但在 PD-L1 CPS ＞ 10 分的患者中，PD-1 单药显示出一定的生存优势（HR=0.69；95% CI：0.49 ～ 0.97）。而在 Checkmate649 研究中，nivolumab 联合化疗在全人群尤其是 PD-L1 CPS ≥ 5 分的患者中，PFS（7.7 个月 vs. 6.0 个月，HR=0.68，95% CI：0.56 ～ 0.81）和 OS（14.4 个月 vs. 11.1 个月，HR=0.71，95% CI：0.59 ～ 0.86；P ＜ 0.000 1）均达到明显获益。ATTRACTION-4 研究为探索亚洲地区患者胃癌一线纳武利尤单抗联合化疗的 Ⅲ 期临床试验，结果显示相比于单纯化疗，PD-1 联合 XELOX 或 SOX 均可明显延长患者 PFS，但是纳武利尤单抗联合 SOX 或 XELOX 两组之间无显著性差异。虽然在 OS 上，ATTRACTION-4 没有达到阳性结果，可能与整体两组患者的 OS 均明显延长，而统计学不容易达到显著性差异有关。虽然两种 PD-1 抑制剂 pembrolizumab 和 nivolumab 在胃癌一线免疫联合化疗的 Ⅲ 期临床试验中得到相反的试验结果，但 pembrolizumab 的失败可能与临床试验设计和人群选择相关，Keynote-061 研究的随访研究显示亚洲人群亚组更可能从免疫治疗中获益。但相同的是，在这 2 个 Ⅲ 期临床试验中均可观察到 PD-L1 可作为 PD-1 联合化疗的 biomarker。PD-L1 表达水平越高，从免疫联合化疗中获益可能性越大，而 PD-L1 CPS ≥ 5 分可能为免疫精准治疗的关键临界点。

前期基础研究发现抗 HER-2 和免疫检查点抑制剂存在协同机制，曲妥珠单抗可刺激 HER-2 特异性 T 细胞反应，并且增加肿瘤组织 PD-L1 表达，同时 PD-1 抗体可以加强曲妥珠单抗的免疫效应。pembrolizumab 联合曲妥珠单抗和化疗一线治疗 HER-2 阳性转移性胃癌的 Ⅱ 期研究结果显示，该联合方案耐受性良好，且 ORR 达 87%，并且患者获益和 PD-L1 表达无关。考虑到有 52% 的患者在 pembrolizumab+ 曲妥珠单抗诱导后实现靶病灶的缩小，在晚期胃癌高难度的治疗背景下，对于 HER-2 阳性胃癌患者，免疫联合靶向有望开启"无化疗"时代，该联合方案最终结果将在 Ⅲ 期随机对照临床研究 KEYNOTE-811 中继续验证。除此之外，新型的抗 HER-2 治疗策略，如 KN026 联合 KN046，曲妥珠单抗 + 帕妥珠单抗的双特异性抗体联合 PD-1+CTLA4 双特异性抗体的临床试验也为 HER-2 阳性胃癌患者的联合免疫治疗策略提供新的思路。

除了化疗和曲妥珠单抗靶向治疗，其他的联合免疫治疗方案也在不断尝试，如抗血管生成药物、多靶点 TKI 类药物等。在 EPOC1706 试验中，pembrolizumab 联合仑伐替尼在晚期胃癌患者中达到较好的客观缓解率，29 例晚期胃癌患者中 20 例患者达到客观缓解，客观有效率达到 69%，中位无进展生存时间为 7.0 个月，中位 OS 没有达到。此外，在令人熟知的 REGONIVO 研究中，nivolumab 联合瑞格非尼也展现出近 50% 的客观有效率和生存获益。一方面，多靶点 TKI 类药物具有抗 VEGF 通路功能，通过改善肿瘤血管状态调节免疫状态；另一方面，部分 TKI 类药物覆盖其他靶点，如 CSF-1、FGFR 等，与 PD-1 抑制剂具有更明显的协同作用。

基础转化研究证实，TGF-β 通路和 Wnt 通路激活可形成肿瘤抑制性免疫微环境，如减少肿瘤相关抗原释放、抑制树突状细胞功能、降低 CD8$^+$ T 细胞激活和肿瘤组织内浸润等。Nature 近期文献报道 TGF-β 的激活可导致 Ⅱ 型免疫反应，伴随血管内皮增生、血管壁增厚等，从而减少免疫细胞从血管向肿瘤内部的浸润。转化研究也显示，TGF-β 通路的激活与免疫检查点耐药相关。而 PD-1 和 TGF-β 的双特异性抗体在胃癌中的数据值得期待。针对 Wnt 通路，已有 Ⅰ 期临床研究显示，DKN01 靶向 DKK1 是一种 wnt 通路的抑制剂，在 DKN01 联合 pembrolizumab 的 Ⅰ b/ Ⅱ a 临床研究中可达到较好的前期抗肿瘤治疗效果，在 DKK1 高表达的亚组中客观有效率达 50%，中位 PFS 达 22.1 周。

总之，胃癌属于免疫治疗获益较少的癌种，仍有很大思考和探索空间。除目前应用于临床的 PD-1 抗体之外，针对其他免疫通路靶点的药物、CART、新抗原疫苗等的研发也逐步进入临床试验阶段。希望随着肿瘤基础免疫研究不断进步，胃癌精准免疫治疗会有进一步突破。

三、克服胃癌异质性的探索

胃癌是一种高度异质性肿瘤，包括不同分型之间、不同个体之间，以及原发灶和转移灶在内的高度异质性已经成为精准治疗的一大挑战。一方面，作为晚期胃癌一线治疗唯一有明确获益证据的 HER-2 分子，原发灶和转移灶之间的检出率差异高达 4%～17%，临床实践由于反复多次活检难以进行，导致结果存在一定的假阴性率，使一部分患者失去靶向治疗机会。另一方面，即使 HER-2 阳性的患者，对于抗 HER-2 治疗也会出现原发性耐药和继发性耐药现象。WJOG7112G9（T-ACT）研究结果显示，一线铂类和氟尿嘧啶类联合曲妥珠单抗治疗 HER-2 阳性的胃癌进展后持续使用曲妥珠单抗并未能改善总体患者的 PFS 和 OS。该研究进一步分析了 16 例一线治疗进展患者的新鲜组织样本以重新评估 HER-2 状态，结果发现在 69% 的患者中未发现 HER-2 过表达，因此 HER-2 缺失可能是曲妥珠单抗的继发耐药机制之一。而 HER-2 基因拷贝数在原发性与继发性耐药中的变化趋势不同，治疗过程中 HER-2 基因拷贝数迅速增加则提示原发性耐药。除 HER-2 分子以外，其他标志物也同样存在异质性导致耐药问题，如原发灶和转移灶的 MSI 状态差异可能是对 PD-1 单抗治疗无反应的原因，同时甚至有 MSI-H 患者应用 PD-1 单抗出现超进展现象，可能和共存的驱动基因突变有关。

在精准医学理念的催动下，高通量组学技术的应用促进了精准检测方法的建立。目前，精准肿瘤学的检测手段逐渐转向液体活检，因其不具有侵袭性，可以在不同时间点重复进行。如今，外周血液中可以被检测的分析除 CTC 和 ctDNA 之外，越来越多的液体活检手段被广为研究，如外泌体、各种循环 RNA、细胞外囊泡、肿瘤细胞驯化的血小板、蛋白质和代谢产物等。因为 ctDNA 从多个不同肿瘤区域或多个病灶处释放，可以发现组织活检无法发现的体细胞突变，体现肿瘤基因组的综合情况。

除作为诊断功能之外，ctDNA 还可以帮助监测疾病进展，揭示潜在的耐药机制和肿瘤的克隆演变。中山大学肿瘤防治中心徐瑞华教授团队报道了基于 NGS 技术的血液 ctDNA 无创液体活检可揭示 HER-2 阳性胃癌患者对曲妥珠单抗耐药的分子图谱和耐药模式，为更好的寻找有效治疗靶点和治疗策略提供重要理论依据。血浆 ctDNA 中 PIK3CA/R1/C3 和 ERBB2/4 等曲妥珠单抗耐药相关基因突变的检出及其含量上升提示耐药发生，血浆 ctDNA 检测及细胞与动物实验研究证实了 NF1 基因突变可导致曲妥珠单抗继发耐药，而 HER-2 和 MEK/ERK 双重阻断可克服 NF1 突变导致的曲妥珠单抗耐药。北京肿瘤医院沈琳教授团队证实，基于血浆 ctDNA 靶向捕获测序的液体活检技术对 HER-2 阳性的检测与传统组织样本 FISH 检测结果高度一致，且液体活检技术对 HER-2 基因拷贝数的动态监测比传统的肿瘤标志物 CEA 能更好地预测曲妥珠单抗疗效。

仅从精准治疗的需求来看，现有的液体活检技术还存在许多不足，市场上 ctDNA 检测的准确性、可靠性、可重复性和临床有效性还未得到完全确认，检测的标准操作程序和指导需要得到统一。非常关键的一点是，只有当液体活检的临床有效性和临床实用性得到证明后，这项技术才能发挥全部的潜力，为基因组驱动的肿瘤学和癌症患者的精准治疗带来重大影响。

（王雅坤　高　静）

参 考 文 献

Catenacci DVT, Tebbutt NC, Davidenko I, et al, 2017. Rilotumumab plus epirubicin, cisplatin, and capecitabine as first-line therapy in advanced MET-positive gastric or gastro-oesophageal junction cancer(RILOMET-1): a randomised, double-blind, placebo-controlled, phase 3 trial. Lancet Oncol, 18(11): 1467-1482.

Chuang J, Gong J, Klempner SJ, et al, 2018. Refining the management of resectable esophagogastric cancer: FLOT4, CRITICS, OE05, MAGIC-B and the promise of molecular classification. J Gastrointest Oncol, 9(3): 560-

572.

Cristescu R, Mogg R, Ayers M, et al, 2018. Pan-tumor genomic biomarkers for PD-1 checkpoint blockade-based immunotherapy. Science(New York, NY), 362(6411): eaar3593.

Fuchs CS, Doi T, Jang RW, et al, 2018. Safety and efficacy of Pembrolizumab monotherapy in patients with previously treated advanced gastric and gastroesophageal junction cancer: phase 2 clinical KEYNOTE-059 trial. JAMA Oncol, 4(5): e180013.

Fujimoto D, Yoshioka H, Kataoka Y, et al, 2019. Pseudoprogression in previously treated patients with non-small cell lung cancer who received Nivolumab monotherapy. J Thorac Oncol, 14(3): 468-474.

Gong J, Shen L, Wang W, et al, 2018. Safety, pharmacokinetics and efficacy of RC48-ADC in a phase I study in patients with HER2-overexpression advanced solid cancer. J Clin Oncol, 36(15_suppl): e16059.

Heitzer E, Haque IS, Roberts CES, et al, 2019. Current and future perspectives of liquid biopsies in genomics-driven oncology. Nat Rev Genet, 20(2): 71-88.

Iwatsuki M, Kojiro E, Baba H, 2016. Molecular mechanism of secondary-resistant for trastuzumab in gastric cancer. J Clin Oncol, 34(4_suppl): 58.

Jászai J, Schmidt MHH, 2019. Trends and challenges in tumor anti-angiogenic therapies. Cells, 8(9): 1102.

Kang YK, Boku N, Satoh T, et al, 2017. Nivolumab in patients with advanced gastric or gastro-oesophageal junction cancer refractory to, or intolerant of, at least two previous chemotherapy regimens(ONO-4538-12, ATTRACTION-2): a randomised, double-blind, placebo-controlled, phase 3 trial. Lancet(London, England), 390(10111): 2461-2471.

Khan KA, Kerbel RS, 2018. Improving immunotherapy outcomes with anti-angiogenic treatments and vice versa. Nat Rev Clin Oncol, 15(5): 310-324.

Kim ST, Cristescu R, Bass AJ, et al, 2018. Comprehensive molecular characterization of clinical responses to PD-1 inhibition in metastatic gastric cancer. Nat Med, 24(9): 1449-1458.

Kurra V, Sullivan RJ, Gainor JF, et al, 2016. Pseudoprogression in cancer immunotherapy: rates, time course and patient outcomes. J Clin Oncol, 34(15_suppl): 6580.

Lee J, Kim ST, Kim K, et al, 2019. Tumor genomic profiling guides patients with metastatic gastric cancer to targeted treatment: the VIKTORY umbrella trial. Cancer Discov 9(10): 1388-1405.

Marquart J, Chen EY, Prasad V, 2018. Estimation of the percentage of US patients with cancer who benefit From genome-driven oncology. JAMA Oncol, 4(8): 1093-1098.

Meric-Bernstam F, Beeram M, Mayordomo JI, et al, 2018. Single agent activity of ZW25, a HER2-targeted bispecific antibody, in heavily pretreated HER2-expressing cancers. J Clin Oncol, 36(15_suppl): 2500.

National Comprehensive Cancer Network.(NCCN)Clinical Practice Guidelines in Oncology. Gastric Cancer, Version 1. 2020.

Pan J, Xiang Z, Dai Q, et al, 2019. Prediction of platinum-resistance patients of gastric cancer using bioinformatics. J Cell Biochem, 120(8): 13478-13486.

Pan JM, Dai QQ, Xiang Z, et al, 2019. Three biomarkers predict gastric cancer patients' susceptibility to fluorouracil-based chemotherapy. J Cancer, 10(13): 2953-2960.

Pantel K, Alix-Panabières C, 2019. Liquid biopsy and minimal residual disease — latest advances and implications for cure. Nat Rev Clin Oncol, 16(7): 409-424.

Park SR, Park YS, Ryu MH, et al, 2016. Extra-gain of HER2-positive cases through HER2 reassessment in primary and metastatic sites in advanced gastric cancer with initially HER2-negative primary tumours: Results of GASTric cancer HER2 reassessment study 1(GASTHER1). Eur J Cancer, 53: 42-50.

Pavlakis N, Sjoquist KM, Martin AJ, et al, 2016. Regorafenib for the treatment of advanced gastric cancer(INTEGRATE): a multinational placebo-controlled phase II trial. J Clin Oncol, 34(23): 2728-2735.

Pectasides E, Stachler MD, Derks S, et al, 2018. Genomic heterogeneity as a barrier to precision medicine in gastroesophageal adenocarcinoma. Cancer Discov, 8(1): 37-48.

Pietrantonio F, Fucà G, Morano F, et al, 2018. Biomarkers of primary resistance to trastuzumab in HER2-positive metastatic gastric cancer patients: the AMNESIA case-control study. Clin Cancer Res, 24(5): 1082-1089.

Rizvi H, Sanchez-Vega F, La K, et al, 2018. Molecular determinants of response to anti-programmed cell death(PD)-1 and anti-programmed death-ligand 1(PD-L1)blockade in patients with non-small-cell lung cancer profiled with targeted next-generation sequencing. J Clini Oncol, 36(7): 633-641.

Shitara K, Iwata H, Takahashi S, et al, 2019. Trastuzumab deruxtecan(DS-8201a)in patients with advanced HER2-positive gastric cancer: a dose-expansion, phase 1 study. Lancet Oncol, 20(6): 827-836.

Shitara K, özgüroğlu M, Bang YJ, et al, 2018. Pembrolizumab versus paclitaxel for previously treated, advanced gastric or gastro-oesophageal junction cancer(KEYNOTE-061): a randomised, open-label, controlled, phase 3 trial. Lancet(London, England), 392(10142): 123-133.

Sjoquist KM, Pavlakis N, Martin AJ, et al, 2017. Integrate II: a randomised phase 3 double-blind placebo-controlled study of regorafenib in refractory advanced gastro-oesophageal cancer(AGOC)—an international study organized by the Australasian Gastrointestinal Trials Group(AGITG). J Clin Oncol, 35(15_suppl): TPS4136.

Tabernero J, Hoff PM, Shen L, et al, 2018. Pertuzumab plus trastuzumab and chemotherapy for HER2-positive metastatic gastric or gastro-oesophageal junction cancer(JACOB): final analysis of a double-blind, randomised, placebo-controlled phase 3 study. Lancet Oncol, 19(10): 1372-1384.

Tsao SY, 2019. The role of metronomic chemotherapy in the era of cancer immunotherapy: an oncologist's perspective. Curr Oncol, 26(4): e422-e424.

Van Cutsem E, Bang YJ, Mansoor W, et al, 2017. A randomized, open-label study of the efficacy and safety of AZD4547 monotherapy versus paclitaxel for the treatment of advanced gastric adenocarcinoma with FGFR2 polysomy or gene amplification. Ann Oncol, 28(6): 1316-1324.

Van Cutsem E, Karaszewska B, Kang YK, et al, 2019. A multicenter phase II study of AMG 337 in patients with MET-amplified gastric/gastroesophageal junction/esophageal adenocarcinoma and other MET-amplified solid tumors. Clin Cancer Res, 25(8): 2414-2423.

Wang DS, Liu ZX, Lu YX, et al, 2019. Liquid biopsies to track trastuzumab resistance in metastatic HER2-positive gastric cancer. Gut, 68(7): 1152-1161.

Wang HX, Li BF, Liu ZT, et al, 2018. HER2 copy number of circulating tumour DNA functions as a biomarker to predict and monitor trastuzumab efficacy in advanced gastric cancer. Eur J Cancer, 88: 92-100.

Xie T, Liu YQ, Zhang ZN, et al, 2020. Positive status of Epstein-Barr virus as a biomarker for gastric cancer immunotherapy: a prospective observational study. J Immunother, 43(4): 139-144.

Xu Rh, Wang ZQ, Shen L, et al, 2019. S-1 plus oxaliplatin versus S-1 plus cisplatin as first-line treatment for advanced diffuse-type or mixed-type gastric/gastroesophageal junction adenocarcinoma: A randomized, phase 3 trial. Journal of Clinical Oncology, 37(15_suppl): 4017-4017.

第35章 肝细胞癌

第一节 肝细胞癌的分子分型

特异性血清分子标志物是肝细胞癌（肝癌）早期诊断的重要手段。甲胎蛋白(alpha-fetoprotein，AFP)是目前应用最广泛的肝癌诊断标志物。研究报道，若患者的 AFP 水平高于 20ng/ml，则高度怀疑患有肝癌，特异度和敏感度分别达 90% 和 60%。AFP 有 3 种糖化类型，其中 AFP-L3 仅来源于肿瘤细胞，对于肝癌的诊断有更高的特异度。但是，仅用 AFP 作为肝癌诊断标志物仍有一定局限性。在直径小于 3cm 的小肝癌中，约有 80% 的患者不出现血清 AFP 水平的升高，其敏感度仅为 25%。因此，应联合不同的分子标志物提高对肝癌的诊断的效能。维生素 K 缺乏或拮抗剂Ⅱ诱导蛋白（protein induced by vitamin K absence or antagonist-Ⅱ，PIVKA-Ⅱ）是一种因维生素 K 缺乏而产生的蛋白，其在肝癌发生、发展过程中水平会明显升高，故也被作为肝癌早期筛查的标志物。此外，GP73、GPC-3、SCCA 等均对肝癌有一定的诊断价值，与 AFP 联用同样能提高诊断效能。然而，单一分子模式已无法满足肝癌的精准诊疗需求，大规模、高通量的多组学工具的出现，使得肝癌关键遗传基因和调控通路得以被深入研究，基于组学大数据的肝癌精准诊疗策略成为重要发展方向。

一、大数据背景下的肝癌分子分型

组学大数据的积累推动了肝癌向精细化分子分型快速发展。肝癌分子分型不仅能揭示不同亚型肿瘤发生发展的过程，还能有效预测患者预后，指导治疗方案选择。哈佛大学 Hoshida 团队利用临床和转录组学特征将肝癌分为 S1～S3 亚型，其中 S1 及 S2 亚型的肝癌具有高侵袭性、高肿瘤负荷、低分化程度及低生存率等特点，其分子特征分别为 Wnt 通路异常激活与 MYC、AKT

激活；S3 亚型的表型则与之相反。肝癌的分型并不局限于分子层面，日本庆应大学研究团队基于转录组学数据构建了肝癌免疫细胞浸润图谱，并将肝癌分为高、中、低免疫型，能有效预测肝癌复发。近年来，随着测序技术的普及和分析方法的完善，多组学联合分析逐渐成为主流。2017 年，TCGA 工作组发布了基于整合多组学图谱的肝癌 iCluster 分型，与 S1～S3 分型高度重合，并进一步鉴别出 miR-181a、miR-122 等恶性表型相关的 miRNA 标志物。2019 年，贺福初院士带领团队开展了乙肝感染相关早期肝癌的分子分型研究，他们运用蛋白质组学和磷酸蛋白质组学解析 110 个乙型肝炎病毒感染相关的早期肝细胞癌肿瘤组织生物学信息，提出以治疗为导向的 S-Ⅰ、S-Ⅱ、S-Ⅲ亚型：S-Ⅰ亚型患者仅需手术治疗，S-Ⅱ亚型患者则需要手术加辅助治疗，S-Ⅲ亚型患者则提示预后较差，易出现远处转移。团队着重对 S-Ⅲ亚型进行深入探索，发现该亚型的最大特点是胆固醇稳态受损，其中甾醇 O-酰基转移酶 1(SOAT1)上调与患者术后生存率低及预后不良密切相关。研究者进一步发现 SOAS1 抑制剂阿伐麦布可使 SOAT1 表达的肿瘤体积明显缩小，有望为 S-Ⅲ型患者提供个体化治疗。

2021 年 1 月，Josep M. Llovet 等将现有的肝癌分子分型研究结果进行了总结（图 35-1），依据转录组学将肝癌分为两种类型：增殖型与非增殖型。增殖型肝癌根据侵袭性，组织学呈现低分化形态，容易发生血管侵犯，外周血 AFP 水平较高。这类肝癌可进一步分为以 Wnt-TGFβ 通路激活、免疫耗竭为特点的 S1/iCluster3 型和以干细胞表型为特点的 S2/iCluster1 型。非增殖型肝癌侵袭性较弱，组织学分化较好，甲胎蛋白水平低，不容易发生血管侵犯，这类肝癌又可以依据信号

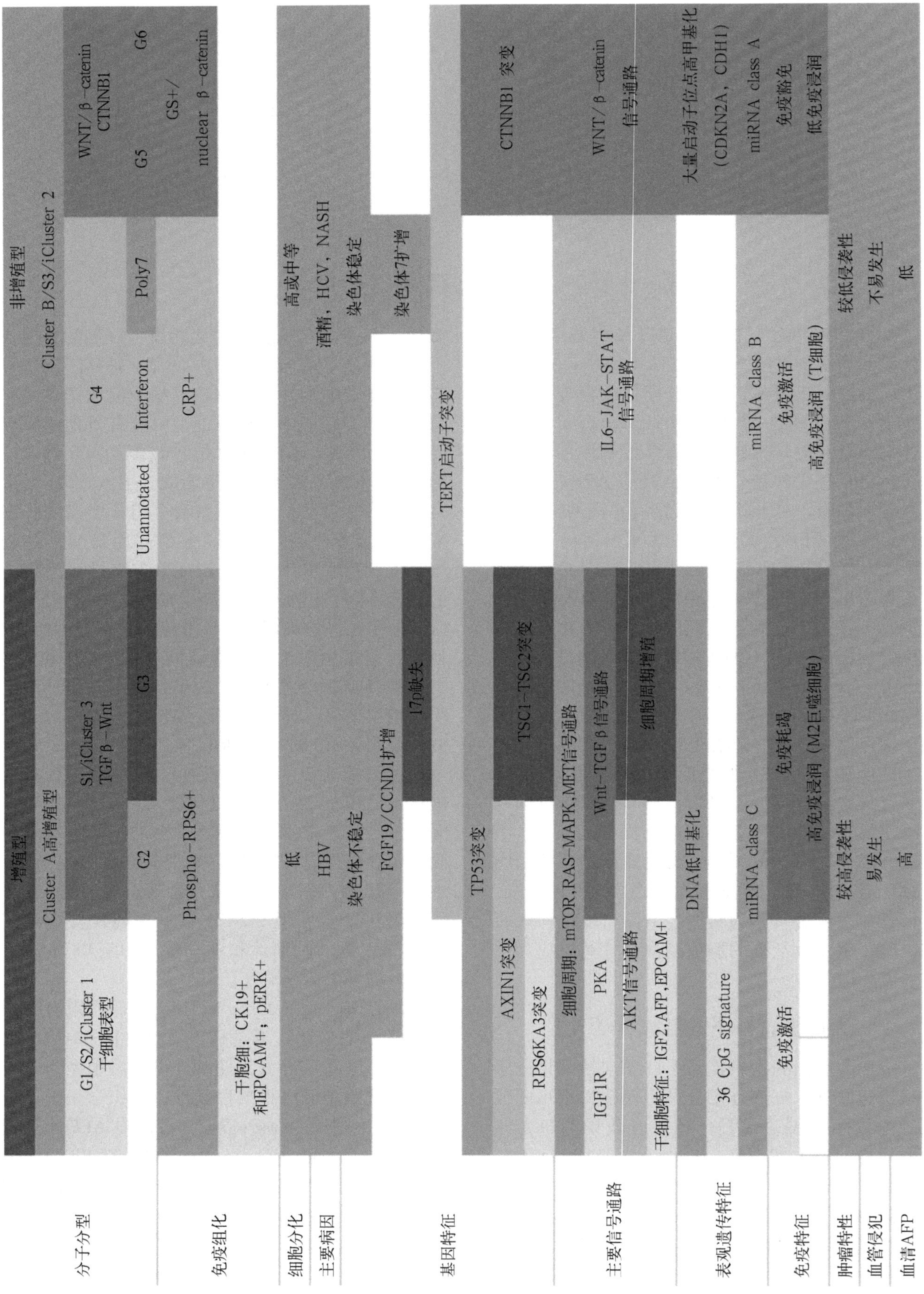

分子分型	增殖型				非增殖型		
	Cluster A高增殖型				Cluster B/S3/iCluster 2		
	G1/S2/iCluster 1 干细胞表型	S1/iCluster 3 TGFβ-Wnt		G4			WNT/β-catenin CTNNB1
		G2	G3	Unannotated	Interferon	Poly7	G5　　　G6
免疫组化		Phospho-RPS6+			CRP+		GS+/ nuclear β-catenin
	干胞细: CK19+ 和EPCAM+; pERK+						
细胞分化		低			高或中等		
主要病因		HBV			酒精, HCV, NASH		
		染色体不稳定			染色体稳定		
		FGF19/CCND1扩增					染色体7扩增
基因特征			17p缺失				
				TERT启动子突变			
		TP53突变					
	AXIN1突变		TSC1-TSC2突变				CTNNB1 突变
	RPS6KA3突变						
	细胞周期: mTOR,RAS-MAPK,MET信号通路						
主要信号通路	IGF1R　　　PKA	Wnt-TGFβ信号通路		IL6-JAK-STAT 信号通路			WNT/β-catenin 信号通路
	AKT信号通路		细胞周期增殖				
	干细胞特征: IGF2,AFP,EPCAM+						
表观遗传特征	DNA低甲基化						大量启动子位点高甲基化 (CDKN2A, CDH1)
	36 CpG signature						
		miRNA class C		miRNA class B			miRNA class A
免疫特征	免疫激活	免疫耗竭		免疫激活			免疫豁免
		高免疫浸润 (M2巨噬细胞)		高免疫浸润 (T细胞)			低免疫浸润
肿瘤特性		较高侵袭性			较低侵袭性		
血管侵犯		易发生			不易发生		
血清AFP		高			低		

图 35-1　肝癌分子分型

通路激活情况的不同分为更细的亚型。肝癌分子分型的建立也激发了研究者寻找相关分子标志物的兴趣，从肿瘤组织到不同类型的体液，从早期的蛋白基因组学到免疫、代谢、影像组学的交互融合，越来越多的肝癌诊断与分型分子标志物涌现，为优化肝癌监测、诊断、治疗提供了无限可能。未来的难点在于如何将这些研究发现运用到临床实践，实现科研成果的临床转化，不断丰富和完善肝癌诊治策略。

二、无创、灵敏的液体活检技术

液体活检作为体外诊断的一种新模式，是一种非侵入式的血液测试。CTC 和 ctDNA 是液体活检的基石，其中 ctDNA 被认为主要来源于凋亡与坏死的肿瘤细胞的 DNA 片段，ctDNA 含有与它们起源的肝癌细胞相同的基因特征，如 *TP53*、*CTNNB1*、*PTEN*、*MET* 等基因的突变。因此，ctDNA 通常具有比传统血浆生物标志物更高的敏感度和更好的临床相关性。此外，ctDNA 的"甲基化模式"逐渐成为新的研究热点。ctDNA 甲基化变化发生在肿瘤发展早期，故针对 ctDNA 甲基化变化进行检测可能为早期肝癌诊断提供新的思路。实际上，广义的液体活检对象包括核酸、蛋白、代谢等各类体液组分。王红阳院士的一项多中心研究通过动态监测肝硬化患者向肝癌进展过程中

的外周血 miRNA 变化，构建了 4 因子 miRNA 指纹，可用于高危风险患者的早筛和预测。华山医院钦伦秀教授基于 1000 余例肝癌血浆样本环状 RNA 检测结果，建立并成功构建了肝癌诊断 3 因子组合，可用于 AFP 阴性肝癌及小肝癌的诊断。与此同时，外泌体和其他细胞外囊泡也是具有广阔发掘空间的研究对象。外泌体／细胞外囊泡中包含肿瘤细胞来源的多种物质，如 DNA、RNA、蛋白、脂质、糖类结构及代谢产物等，它们表面携带的分子能够用于组织富集溯源和细胞间交流解析。上海交通大学研究团队发现肝癌细胞之间可以通过外泌体传递赖氨酰氧化酶氧蛋白 4，激活细胞内 FAK/Src 通路并促进血管生成，使肝癌更具侵袭性。

国际肝癌领域著名专家 Augusto Villanueva 教授携团队深度解读了液体活检在肝癌临床诊疗实践中的应用价值与前景。他们提出，未来在肿瘤相关 DNA、RNA、外泌体等液体活检的基础上，运用多组学检测与分析技术，能够实现肝癌的早期筛查与鉴别、无创临床分期与疾病预后评估、复发风险预测、动态疗效分析与监测等一系列精准、个体化、全周期的肝癌诊疗服务（图 35-2）；而现阶段基于大数据挖掘和多组学融合分析构建的肝癌分子分型不可以为肝癌液体活检提供理论依据，加快肝癌精准诊疗进展。

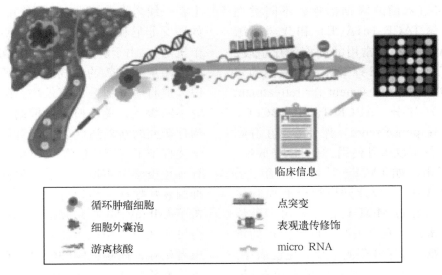

临床信息

循环肿瘤细胞	点突变
细胞外囊泡	表观遗传修饰
游离核酸	micro RNA

图 35-2　液体活检

第二节　肝癌个体化综合治疗

一、传统治疗模式的联用

综合治疗是多种治疗方法的合理、序贯、联合应用。肝切除术仍然是肝癌患者获得长期生存的重要手段，其原则是完整切除肿瘤并保留足够体积且有功能的肝组织，因此完善术前肝储备功能评估与肿瘤学评估非常重要。随着多学科综合治疗（multidisciplinary team，MDT）模式和精准医学概念的提出，以及相关技术体系的建立与完善，肝癌综合治疗的模式也随之发生转变。一项全国性回顾性研究（n=3988）显示，接受 MDT 的肝癌患者预后明显优于其他肝癌患者。既往肝癌的综合治疗主要体现在中晚期或不能手术切除肝癌的非手术治疗方面，而现在 MDT 模式和精准医学理念可贯穿肝癌治疗的整个进程，其主要特点包括系统化、全身化和个体化。因此，除了在不可切除肝癌中的应用，在以手术切除为主的肝癌治疗方案中，也应结合局部治疗，如 TACE、射频消融治疗，以及全身系统性治疗，如放疗、化疗等，从而进一步提高肝癌的整体疗效。以 TACE 为例，根据 BCLC 分期系统，TACE 是中期肝癌（包括不能切除且无肝外扩散的多结节肝癌）的首选治疗方法，在亚洲地区，TACE 的应用范围更加广泛。事实上，TACE 既可用于早期肝癌、中期肝癌，也可用于其他疗法无效的进展期肝癌或肝移植术前的降期治疗。不同类型的 TACE，如传统 TACE（cTACE）和载药微球 TACE（DEB-TACE）都是常用的肝癌治疗手段，研究者们建立了用于 ATCE 疗效评估与监测的评分系统，如 ART（the assessment for retreatment with TACE score）评分、ABCR（AFP，BCLC，child-pugh，and response score）评分等。在肝癌治疗中，TACE 不仅可以单独使用，还可以与放疗、射频消融治疗联用，如 TACE+ 射频消融治疗适用于大肝癌，而 TACE+ 放疗则应用于有血管侵犯的肝癌。因此，经过 MDT 讨论，采用多种传统局部治疗与手术治疗联合策略是肝癌治疗的重要发展方向。此外，近年来靶向治疗、免疫治疗、新辅助化疗研究进展迅速，术前使用索拉非尼、瑞戈非尼、伦伐替尼、阿替利珠单抗、贝伐单抗、纳武单抗等药物预防 HCC 复发的临床研究已经

展开，有望为肝癌患者提供更多治疗选择。

与此同时，肝移植是公认的早期肝癌患者的根治性治疗手段，更加丰富了肝癌患者的治疗选择。根据中国肝移植注册中心的数据，近 5 年，我国肝癌肝移植例数占比超过肝移植总例数的 1/3。肝移植受者选择标准、术前降期治疗、抗病毒治疗、免疫抑制剂应用和术后复发防治是保障受者获得良好预后的关键环节。器官资源有限、肿瘤复发、术后并发症是肝癌肝移植学科发展面临的瓶颈难题，因此如何安全拓展供肝池、降低术后肿瘤复发风险、减少并发症发生率是临床与科研攻关的重点。

二、非一线治疗药物的前移与新药筛选

分子靶向治疗和免疫治疗是晚期肝癌的主要治疗方式。索拉非尼是首个被 FDA 批准用于晚期肝癌治疗的一线分子靶向药物，早期针对索拉非尼治疗晚期肝癌的 2 项研究报道与安慰剂组相比，索拉非尼明显延长患者中位生存时间和总体生存时间，但在临床实践中其疗效并不能满足实际需求。2018 年，Kudo 团队报道了伦伐替尼与索拉非尼治疗晚期肝癌的 RCT 研究，结果显示 2 组总体生存时间无明显差异，但是使用伦伐替尼的患者 PFS 明显延长且药物副作用较索拉非尼组减轻，因此伦伐替尼也被推荐为肝癌的一线药物。原则上在一线药物无效时，方可使用二线或三线药物，如瑞戈非尼和新兴的免疫检查点治疗（阿替利珠单抗等）。由于肝癌对索拉非尼等的反应性低，及早采用更为有效的二线或三线药物或新型治疗手段，或将明显提升治疗效率。随着肿瘤免疫学研究不断深入，免疫检查点抑制疗法成为实体肿瘤治疗研究的新兴热点。2018 年诺贝尔生理学或医学奖授予了美国免疫学家 James Patrick Allison 和日本免疫学家本庶佑，以表彰其发现免疫检查点抑制癌症疗法。2020 年《新英格兰医学杂志》发布了 IMbrave50 研究成果，表明阿替利珠单抗联合贝伐珠单抗相比索拉非尼可明显改善晚期肝癌患者生存，同年美国肿瘤协会在《进展期肝癌的系统性治疗指南》中明确提出，阿替利珠单抗 + 贝伐珠单抗是肝功能 A 级、ECOG PS0～1 分的进展期肝癌患者的一线治疗方案，若存在治疗禁

忌，则选用索拉非尼或伦伐替尼作为一线治疗方案，从此宣告"T+A"方案成为肝癌治疗一线药物新标准。但是，需要引起重视的是，肝癌个体化差异大，对于各类药物的反应性也存在极大的异质性，因此对于部分患者，根据实时动态的疗效监测与敏感药物筛选结果，提前使用二线药物方能避免无效治疗或过度治疗，而这一监测和筛选过程则依赖组学技术和 PDX（人源肿瘤异种移植模型）、Organoids（人源肿瘤类器官模型）等。

如前文所述，尽管肝癌的药物治疗已经取得突破性进展，但是肝癌患者的异质性、复杂的肝癌发生发展机制仍然限制了药物疗效，这也极大促进了高精尖生物信息学技术在肝癌治疗中的应用与发展。多组学技术产生的海量疾病信息数据为研究者们提供了广阔的探索空间，以人工智能（AI）为代表的生物信息分析技术与医学领域各学科的融合是解码疾病发生发展机制与寻找治疗靶点的不二之选。2018 年，国际顶尖学术期刊《细胞》及其子刊公布了"泛癌症图谱"（Pan-Cancer

Atlas）研究的 27 项研究成果，从肿瘤细胞的来源、肿瘤的发展与信号通路 3 个板块解析来自 11 000 名病例共 33 种肿瘤的生物学信息，提出细胞来源并不完全决定肿瘤的分类，研究者们需要从全新的视角诠释肿瘤分子分型。这一结果也为肝癌诊疗研究提供了科学参照。如何将基础研究成果转化用于临床是肝癌诊疗研究过程中的瓶颈，大数据分析能够加速解决这一难题。转化研究的四大要素是患者、组织、体外模型、体内模型，可以用不同的分子模式来表示，如基因组学、表观基因组学和功能基因组学等，AI 可以通过发现不同要素之间生物信息的异同来提高对大数据的洞察力，建立连接基础研究模型与临床个体之间的纽带，实现新治疗靶点的开发并加速研究成果的临床转化（图 35-3），为患者制订"量体裁衣"的个体化精准治疗。

三、新学科发展优化治疗策略

由于肝癌肝移植受者处于移植免疫移植与肿

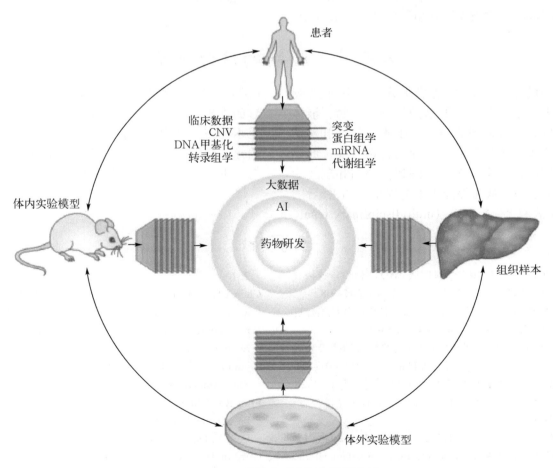

患者

临床数据
CNV
DNA甲基化
转录组学

突变
蛋白组学
miRNA
代谢组学

大数据

AI

药物研发

体内实验模型

组织样本

体外实验模型

图 35-3　肝癌转化研究与大数据分析

瘤免疫的交叉点,"移植肿瘤学"应运而生。当前,移植肿瘤学已经远远超出了单纯的外科手术学范畴,它是外科学、肿瘤学、免疫学、器官保存、免疫抑制药物学、影像学及其他相关学科相互交叉、融合、渗透与促进而形成的综合学科,它以免疫抑制状态下全部移植受者为关注对象,以移植医疗中的所有肿瘤学问题为学科疆域。这一新兴学科拓展了肝癌外科治疗的范围,为更多患者提供了根治性治疗的机会,也促使肝癌肝移植受者免疫调控研究的逐步深入。移植肿瘤学是多个学科的有机融合。如何合理选择患者是肝癌肝移植的核心问题。肝癌肝移植标准的变迁,从最初的基于肿瘤大小和个数的形态学标准,到引入肿瘤病理学特征和分子标志物对选择标准进行拓展,正是外科学、影像学、病理学和分子生物学多学科不断交叉融合的生动体现。移植肿瘤学促进了肝癌外科治疗理念及方式变迁。"挽救性肝癌肝移植""序贯性肝癌肝移植"等一系列概念的提出和实施,既缓解了临床供肝短缺的压力,也体现了肝癌的外科治疗理念更趋灵活,肝切除术后复发肿瘤根治由"被动肝移植"向"主动肝移植"迈进。将复杂的肝切除技术、器官低温灌注保存技术、静脉转流技术及肝移植管道吻合等技术融合应用于肝移植而出现的"自体肝移植",不仅降低了部分复杂肝切除的风险,还使在体无法手术的肝癌患者重获手术机会。因此,多维度监测、多层次诊断及多学科联合治疗是人类抗击肝癌的关键途径。

肝癌是一种复杂的系统性疾病,在基因组、转录组、蛋白质组和代谢组等层面均可发生异常并密切关联,单组学研究不足以阐明肿瘤复杂的发病机制。在大数据时代,肿瘤多组学研究方兴未艾,新型多组学技术必将在移植肿瘤学发展中发挥重要作用。多组学与器官移植深度融合、多组学整合分析结合人工智能研究,有望更准确地揭示肿瘤分子特征,克服肿瘤异质性,为肝癌的精准化和个体化治疗提供重要依据,并逐渐成为供受者筛查诊断、预后评估和疗效评判的重要科学方法。此外,免疫治疗突飞猛进,也将使处于肿瘤免疫与移植免疫交叉点的器官移植从中受益,最终整体提高肝癌肝移植的疗效,造福更多的患者。

第三节　肝癌的诊疗展望

肝癌的早期诊断和精细化分类依然亟待突破,基于组学检测技术的新型生物标志物、液体指纹将成为重要的研究方向。手术治疗(肝癌切除和肝移植)依然是肝癌治疗的首选方案,肝癌的精准切除依赖术前全面、细致的评估和现代化外科技术手段,从而保障手术的安全性和根治性。随着多学科综合治疗(multidisciplinary team,MDT)模式、精准(外科)医学、移植肿瘤学概念的提出,以及相关技术体系的建立与完善,以手术为主,结合经导管动脉栓塞化疗、分子靶向治疗、免疫治疗、放疗、化疗等的综合治疗方案有望进一步提高肝癌的整体疗效。

(徐　骁)

参 考 文 献

葛宁灵,2018. 肝细胞癌多学科团队 (MDT) 协作诊疗模式的重要性. 胃肠病学和肝病学杂志,27(6): 605-608.

韩承祚,卫强,徐骁,2021. 移植肿瘤学开创肝移植治疗肝癌新时代. 临床肝胆病杂志,37(2): 253-256.

汪珍光,周伟平,2018. 肝癌不同分期的综合治疗策略及多学科诊疗模式的思考. 肝胆外科杂志,26(6): 401-404.

中华人民共和国国家卫生健康委员会医政医管局,2020. 原发性肝癌诊疗规范 (2019 年版). 中华消化外科杂志,19(1): 1-20.

Chen B, Garmire L, Calvisi DF, et al, 2020. Harnessing big 'omics' data and AI for drug discovery in hepatocellular carcinoma. Nat Rev Gastroenterol Hepatol, 17(4): 238-

251.

Chen LT, Martinelli E, Cheng AL, et al, 2020. Pan-Asian adapted ESMO clinical practice guidelines for the management of patients with intermediate and advanced/relapsed hepatocellular carcinoma: a TOS-ESMO initiative endorsed by CSCO, ISMPO, JSMO, KSMO, MOS and SSO. Ann Oncol, 31(3): 334-351.

Finn RS, Qin S, Ikeda M, et al, 2020. Atezolizumab plus bevacizumab in unresectable hepatocellular carcinoma. N Engl J Med, 382(20): 1894-1905.

Gordan JD, Kennedy EB, Abou-Alfa GK, et al, 2020. Systemic therapy for advanced hepatocellular carcinoma:

ASCO guideline. J Clin Oncol, 38(36): 4317-4345.

Hibi T, Sapisochin G, 2019. What is transplant oncology?. Surgery, 165(2): 281-285.

Jiang Y, Sun A, Zhao Y, et al, 2019. Proteomics identifies new therapeutic targets of early-stage hepatocellular carcinoma. Nature, 567(7747): 257-261.

Kurebayashi Y, Ojima H, Tsujikawa H, et al, 2018. Landscape of immune microenvironment in hepatocellular carcinoma and its additional impact on histological and molecular classification. Hepatology, 68(3): 1025-1041.

Li C, Xu X, 2019. Biological functions and clinical applications of exosomal non-coding RNAs in hepatocellular carcinoma. Cell Mol Life Sci, 76(21): 4203-4219.

Li L, Chen J, Chen X, et al, 2016. Serum miRNAs as predictive and preventive biomarker for pre-clinical hepatocellular carcinoma. Cancer letters, 373(2): 234-240.

Li R, Wang Y, Zhang X, et al, 2019. Exosome-mediated secretion of LOXL4 promotes hepatocellular carcinoma cell invasion and metastasis. Mol Cancer, 18(1): 18.

Llovet JM, Kelley RK, Villanueva A, et al, 2021. Hepatocellular carcinoma. Nat Rev Dis Primers, 7(1): 6.

Sapisochin G, Bruix J, 2017. Liver transplantation for hepatocellular carcinoma: outcomes and novel surgical approaches. Nat Rev Gastroenterol Hepatol, 14(4): 203-217.

Sapisochin G, Hibi T, Toso C, et al, 2021. Transplant oncology in primary and metastatic liver tumors: principles, evidence, and opportunities. Ann Surg, 273(3): 483-493.

Serper M, Taddei TH, Mehta R, et al, 2017. Association of provider specialty and multidisciplinary care with hepatocellular carcinoma treatment and mortality. Gastroenterology, 152(8): 1954-1964.

Verna EC, Patel YA, Aggarwal A, et al, 2020. Liver transplantation for hepatocellular carcinoma: management after the transplant. Am J Transplant, 20(2): 333-347.

von Felden J, Garcia-Lezana T, Schulze K, et alK, 2020. Liquid biopsy in the clinical management of hepatocellular carcinoma. Gut, 69(11): 2025-2034.

Xu X, Chen J, Wei Q, et al, 2019. Clinical practice guidelines on liver transplantation for hepatocellular carcinoma in China(2018 edition). Hepatobiliary Pancreat Dis Int, 18(4): 307-312.

Yang JD, Heimbach JK, 2020. New advances in the diagnosis and management of hepatocellular carcinoma. BMJ, 371: m3544.

Ye Q, Ling S, Zheng S, et al, 2019. Liquid biopsy in hepatocellular carcinoma: circulating tumor cells and circulating tumor DNA. Mol Cancer, 18(1): 114.

Yu J, Ding WB, Wang MC, et al, 2020. Plasma circular RNA panel to diagnose hepatitis B virus-related hepatocellular carcinoma: a large-scale, multicenter study. Int J Cancer, 146(6): 1754-1763.

Yu W, Hurley J, Roberts D, et al, 2021. Exosome-based liquid biopsies in cancer: opportunities and challenges. Ann Oncol, 32(4): 466-477.

第 36 章 胆道肿瘤

胆道系统恶性肿瘤主要包括胆管癌（cholangiocarcinoma）和胆囊癌（gallbladder carcinoma）。其中胆管癌是指原发于胆管树任一位置的原发性恶性肿瘤。根据肿瘤发生部位分，为肝内胆管癌、肝门部胆管癌和肝外胆管癌。其中肝内胆管癌占肝脏原发肿瘤的 10%～15%，肝门胆管癌占胆管癌的 40%～60%，肝外胆管癌占胆管癌的 20%～30%，占壶腹周围癌的 5%～10%。胆管癌约占消化道肿瘤的 3%，在过去 30 年胆管癌的发生率逐渐升高，然而五年生存率未见升高，维持在 10% 左右，其原因可能是胆管癌的诊断水平的提升。尽管胆管癌三种分类之间相互存在相似点，但其临床特点和恶性生物学行为各有不同。2012 年胆囊癌全球发达地区世标发病率为 2.3/10 万，世标死亡率为 1.5/10 万；欠发达地区世标发病率为 2/10 万，世标死亡率为 1.6/10 万。胆囊癌总体发生率在 2/10 万以下；女性发病率高于男性，且具有明显的地理和种族差异。据统计数据表明，我国胆囊癌发病率为 3.64/10 万，占全部恶性肿瘤发病的 1.35%，占胆道疾病的 0.4%～3.8%，在消化道癌症发病率中排第 6 位，五年总生存率低于 5%。

胆道肿瘤治疗的总体策略是外科为主的综合治疗。然而患者就诊时间普遍偏晚，失去了手术治愈的机会，预后较差。随着对该疾病的研究逐渐深入，胆道肿瘤的治疗模式已经是外科手术协同化疗、放疗、靶向治疗、免疫治疗、介入治疗等综合治疗模式，如何进行科学合理、规范化做到胆管癌的精准诊治，有待深入的研究。

第一节　胆道肿瘤的分子生物学特征

目前，胆道肿瘤的早期诊断尚缺乏特异性的分子标志物。CA19-9 是诊断胆管癌常用的血清标志物。原发性硬化性胆管炎患者如果 CA19-9 ＞ 129U/ml，则高度怀疑肝内胆管细胞癌。这种监测方法的灵敏度、特异度和调整后阳性预计值分别为 79%、98% 和 57%。但超过 30% CA19-9 ＞ 129U/ml 的原发性硬化性胆管炎患者在长期的随访中并没有发展为肝内胆管癌。在关于胆囊癌诊断标志物的文献报道中发现 CA242 的诊断灵敏度达 84%，且 CA242 水平与年龄、性别、疾病阶段、胆红素水平或腹水存在无关，在诊断胆囊癌早期浸润可能优于 CEA 和 CA19-9，有望成为比 CEA 和 CA19-9 更为敏感的肿瘤标志物。CK20 缺失，以及 CK7 和 CK19 表达是病理组织学鉴别诊断和免疫组化检测中应用较多的指标。

胆道肿瘤中有较多基因突变。目前研究较多的相关分子突变包括 ERBB 家族、IDH1、IDH2、FGF、TP53、KRAS、PIK3CA/AKT、PTEN、STAT3、NOTCH、SMAD4、MET、FGFR2、ROBO2、PEG3、CDKN2A、RAF 等。胆管癌的分子分型主要有 2 种，一种是以基因变异（拷贝数变异、表达谱差异、甲基化谱差异）将胆管癌分为不同亚群，代表性分类标志有 ERBB2 扩增、TP53 突变、IDH1/2 突变等；另一种是以肿瘤细胞中特定蛋白的表达变化和肿瘤细胞排列类型为分类依据，代表性蛋白有 S100P、N-cadherin、Mucin 等。2 种方法均能使不同亚群的胆管癌患者在总体生存率上出现明显差异，在临床上显示出一定的指导意义。从突变部位来看，肝内胆管多见 *FGFR2* 基因融合伴 IDH1/2 和 BAP1 突变，肝外胆管癌易发生 PRKACA/PRKACB 融合、ELF3 和 ARID1B 突变。

IDH1/2 是细胞内重要的代谢酶，负责将三羧酸循环的中间产物异柠檬酸催化为 α-KG。复旦大学钦伦秀课题组与熊跃实验室在 2013 年与美国梅奥诊所实验室合作率先发现了 IDH1/2 在肝内胆管癌中的高频突变，并且其与 ICC 患者较长的总生存及无瘤生存时间相关。IDH1/2 在 ICC 中的基因突变均为杂合突变，突变位点均位于 IDH 酶活性的中心位点：IDH1 突变发生于第 132 位精氨酸残基；IDH2 突变发生于第 172 位精氨酸。突变后的 IDH1/2 可影响糖代谢通路中的三羧酸循环，还能催化 α-KG 为新代谢中间产物 D-2-HG 并异常积累。积累的 D-2-HG 可竞争性抑制多种重要的双加氧酶活性，发挥表观遗传学调控作用。关于 IDH 突变与肝内胆管癌患者预后的关系，最早由复旦大学钦伦秀团队与熊跃实验室基于 326 例 ICC 患者的研究中发现，IDH 突变的早期肝内胆管癌患者术后无瘤生存时间和总生存时间明显优于 IDH 野生型患者，而另一项 200 例研究发现两组生存时间没有明显差异。

胆囊癌是胆道中恶性程度最高的恶性肿瘤，很容易转移和复发，预后较差。通过外显基因测序和癌症相关基因的超深度测序的组合发现胆囊癌的体细胞突变主要包括 TP53（47.1%）、KRAS（7.8%）和 ERBB3（11.8%），全外基因测序发现 ERBB2 和 ERBB3 突变频率为 7% ～ 8%，一组体外和体内试验显示，ERBB2/ERBB3 突变通过激活 PI3K/AKT 通道，有效抑制了正常 T 细胞介导的细胞毒性，增加了肿瘤细胞的增殖和迁移能力，进而导致患者预后较差。*HER-2* 基因在多种肿瘤中其癌基因及其蛋白产物（P185）均有过度表达和扩增，这种表达与胆囊癌的分化程度有关。对患者胆囊癌组织进行免疫组化，检测 *C-erbB2* 原癌基因的表达情况，表达阳性率为 30.4%，*C-erbB2* 原癌基因的表达可能提示患者处于胆囊癌的进展期。此外，部分新型肿瘤标志物，如 CA242 对胆囊癌的诊断敏感度达 84%，且 CA242 水平与年龄、性别、疾病阶段、胆红素水平或腹水存在无关，在诊断胆囊癌早期浸润可能优于 CEA 和 CA19-9；Survivin 蛋白是一种新型的凋亡抑制因子，在多种类型的肿瘤中也大量表达，包括胆囊癌，且与肿瘤细胞的增殖分化及浸润转移关系密切，检测血清中抗 Survivin 抗体的检测及胆汁脱落细胞中 Survivin 的表达有助于胆囊癌的早期诊断，但是这些新近发现的分子标志物多数还处于基础研究阶段，距离临床实际应用还有较大差距，亟待临床大样本的验证。

第二节　胆道肿瘤的分子靶向治疗

分子靶向治疗是一种针对特定分子靶点的肿瘤精确治疗的新方法，可为不可手术且放化疗效果较差的患者提供新的治疗方法。基础研究或临床试验均显示胆道肿瘤具有高度异质性。近年来，随着基因组分析进展及分子生物学基础研究进展，进一步阐明胆道肿瘤发病机制，各种靶向治疗药物在胆道系统肿瘤的相关研究也越来越多，目前已在胆道肿瘤中鉴定出高频突变基因包括 *TP53*、*KRAS/MAPK*、*EGFR*、*HER2/NEU*、*p21*、*SMAD4* 等，这些突变基因便为肿瘤的靶向治疗提供了潜在的靶点，如针对表皮生长因子受体（EGFR）家族靶点、抗血管生成药物靶点、丝裂原活化的细胞外信号调节激酶（MEK）抑制剂、异柠檬酸脱氢酶（IDH）1/2 抑制剂及成纤维细胞生长因子受体（FGFR）抑制剂显示了具有一定前景的抗肿瘤活性，部分药物已经获得临床试验成功及适应证批准。

目前厄洛替尼针对 EGFR 通路，拉帕替尼针对 HER2 通路，西地尼布、索拉非尼、苏尼替尼针对 VEGF 通路，司美替尼针对 MEK 通路等。通过单用或与传统的化疗药物联用，能够提高肿瘤抑制率，改善患者长期生存率，减少复发。约 55% 的胆管癌患者存在 EGFR 过表达，1% 的胆管癌患者存在 HER-2 扩增，Ferraro 等研究发现，抗 EGFR 单克隆抗体——帕尼单抗单克隆抗体联合吉西他滨顺铂方案治疗晚期胆道肿瘤，可提高针对野生型 *KRAS* 基因的化疗敏感性，提高患者预后。Zhu 等研究发现贝伐珠单抗联合吉西他滨和奥沙利铂治疗进展期胆道恶性肿瘤总体有效率达 69%，中位 PFS 和 OS 分别为 7.0 个月和 12.7 个月。Chiang 等发现吉西他滨联合顺铂联合西妥昔单抗可延长低表达 ROS1/ALK/c-MET 在胆道肿瘤的中位生存期。

FGFR 包括 4 种受体亚型（FGFR1、FGFR2、FGFR3、FGFR4），在人体不同器官分布各有差异。FGFR1 主要分布在乳腺癌、肺癌，FGFR2 主要分布在肝癌，FGFR3 主要分布在尿路上皮癌。*FGFR* 融合基因在胆管癌中较常见，但几乎仅见于肝内胆管癌，15% 的肝内胆管癌可检测到

FGFR 基因融合，*FGFRR* 基因融合可引起非配体依赖的酪氨酸激酶激活并活化下游信号通路。培米替尼为 FGFR 非选择性的小分子抑制剂，用于二线治疗 FGFR2 融合胆管癌，Hollebecque 等研究发现，培米替尼对 *FGFR2* 融合胆管癌的疾病控制率为 82%，完全缓解率为 2.8%。2019 年 ASCO 报道了在亚洲人群的 Ⅱ a 期临床研究数据，携带 *FGFR* 基因改变的患者中有 6 例 PR，4 例 SD，ORR 为 50.0%，DCR 为 83.3%，中位 PFS 为 5.59 个月，其中 *FGFR2* 基因融合的 10 例患者有效率更高，ORR 为 60.0%，DCR 为 100%，中位 PFS 为 12.35 个月。然而一些研究指出靶向治疗并不优于传统的联合化疗。Moehler 等研究者于进展期胆道肿瘤使用吉西他滨顺铂联合索拉非尼方案，结果发现索拉非尼对晚期胆道肿瘤化疗后的预后无明显改善；另外一项研究显示，西妥昔单抗与吉西他滨和奥沙利铂联合使用与单独化疗相比不存在明显优势，未能提高患者生存率。类似的 Wasan 等在 Ⅱ 期临床试验研究中联用靶向于表皮生长因子的西地尼布与吉西他滨顺铂，结果表明未能延长进展期胆道肿瘤患者的 PFS。

IDH 抑制剂在胆道肿瘤领域应用是近年来 NGS 检测技术不断发展对胆道肿瘤领域的重要贡献。IDH 是三羧酸循环关键酶，同时还参与细胞内多种信号通路的调节。*IDH1* 和 *IDH2* 突变发生在多种癌症中。*IDH1/IDH2* 突变促使 2- 羟基戊二酸水平升高，导致表观遗传学变化及基因的表达，继而导致肿瘤形成。*IDH1* 和 *IDH2* 基因突变（mIDH1、mIDH2）是肝内胆管细胞癌中常见的遗传损伤（25%），而肝外胆管细胞癌和胆囊癌均未发现编码。ivosidenib（AG-120）是一种选择性的、可逆的 mIDH1 抑制剂，已在 72 例 mIDH1 胆管癌患者的 Ⅰ 期试验中进行了评估，表现出一定抗癌活性，且具有良好的安全性。在肝内胆管癌患者中，约有 53.8% 存在 VEGF 突变，且与预后不良相关。阿帕替尼是一种 VEGFR-2 酪氨酸激酶抑制剂，通过竞争 VEGFR-2 的 ATP 结合位点阻断 VEGFR-2 介导的细胞信号通路，可抑制肿瘤血管的生长，进而发挥抗肿瘤效应，成为肝内胆管癌的潜在靶向药物。阿帕替尼已成功应用于包括非小细胞肺癌、胰腺癌、结肠癌等在内的多种肿瘤，但其在肝内胆管癌中的作用尚无明确的证据，仍值得进一步开展Ⅲ期临床试验。MEK 是细胞信号通路中的关键物质，并参与肿瘤细胞生长。相比肝内胆管癌和胆囊癌，肝外胆管癌表达更高。司美替尼为 MEK1/2 抑制剂，司美替尼联合吉西他滨和顺铂治疗晚期胆道癌 PFS 为 6.4 个月，不良反应可耐受，为 MEK 抑制剂在胆管癌中的进一步探索提供了有力的证据。ERBB 受体酪氨酸激酶家族包含 4 种细胞表面受体，分别是 ERBB1/EGFR、ERBB2/HER-2、ERBB3 和 ERBB4，在细胞分化、调控等过程中发挥举足轻重的作用。HER-2 突变主要见于肝外胆管癌，帕妥珠单抗作为 HER-2 的抑制剂，通过抑制细胞增殖显示出较强的抗肿瘤活性，目前的研究结果显示，HER-2 基因抑制剂在胆囊癌患者中的效果稍佳，在胆管癌患者中研究报道较少，有待进一步的研究结果证实。

目前证实分子靶向药可用于胆道系统恶性肿瘤的治疗的循证医学证据尚不十分充分的。近年来，从乳腺癌、肺癌和结肠直肠癌等不同肿瘤类型的靶向治疗中有获益结果，以及通过突破性技术（如 NGS）鉴定的致癌驱动因子，尽管目前尚无确定的针对胆管癌的靶向疗法，但仍有必要推动治疗晚期和有转移的胆管癌的相关临床试验的进行。

第三节　胆道肿瘤的免疫治疗

免疫监测的肿瘤逃逸是肿瘤进展中的关键步骤。过去的 20 年对"癌症免疫编辑"的动态过程进行了广泛的研究，即免疫系统不仅可以保护细胞免受细胞转化，还可塑造肿瘤的免疫原性，即转化细胞自身肿瘤特异性抗原的表达。随着对肿瘤相关抗原（tumor associated antigen，TAA）与其他肿瘤相关表位，以及对激发免疫所需共刺激信号的认识不断深入，用于胆道肿瘤等实体肿瘤的免疫治疗逐渐开展起来。肿瘤免疫疗法是一种新兴的生物治疗方法，通过激发人体的免疫功能来发挥对肿瘤细胞的杀伤作用，目前胆道肿瘤的免疫治疗方式包括肿瘤疫苗、过继性免疫治疗和免疫检查点抑制剂。免疫及靶向治疗药物的出现，为晚期胆道肿瘤患者的治疗带来新希望。《2020 年 NCCN 肝胆肿瘤临床实践指南》推荐对晚期胆管癌进行微卫星不稳定性（MSI）、错配修复缺陷

（dMMR）检测和基因检测，以判断是否适合免疫治疗和靶向治疗。

多肽疫苗及树突状疫苗是目前肿瘤疫苗的主要研究方向。多肽疫苗是肿瘤抗原肽或蛋白可直接作为肿瘤疫苗发挥治疗作用，多个肿瘤抗原肽混合疫苗效果较单个肽疫苗好，长肽可同时被MHC-Ⅰ和MHC-Ⅱ分子识别，诱发CD8$^+$T细胞反应和CD4$^+$T细胞反应，较短肽更有优势。此外，通过对多肽疫苗中抗原肽表位进行优化或修饰可以增加抗原的免疫原性，增强疫苗的抗肿瘤效果。在胆道肿瘤中鉴定出两种蛋白质——Mucin蛋白1（Mucin 1，MUC1）和WT1，它们现已被用于多种基于肽的疫苗的基础，目前已有包括Wilms肿瘤蛋白（Wilms' tumour protein 1，WT 1）多肽疫苗等在内的多种多肽疫苗的临床试验正在进行，并取得了一定的疗效。成熟的树突状细胞（DC）被认为是理想的产生针对病毒感染和其他疾病（包括肿瘤）的主要免疫应答方法，厚朴酚（honokiol）可增强胆道肿瘤细胞的免疫原性，从而提高DC疫苗的有效性。

过继免疫是把致敏淋巴细胞（具有特异免疫力的）或致敏淋巴细胞的产物（例如转移因子和免疫核糖核酸等）输给细胞免疫功能低下者（如肿瘤患者），使其获得抗肿瘤免疫力。过继免疫犹如继承他人的财产而获得财力，它是用来治疗肿瘤的一种免疫疗法，包括肿瘤浸润性淋巴细胞（tumor infiltrating lymphocytes cell，TIL）、多种细胞因子诱导的杀伤细胞（cytokine induced killer cell，CIK）、自然杀伤细胞（natual killer cell，NK）等，其中TIL是目前研究最多的。Tran等通过全外显子测序的方法显示转移性胆管癌的肿瘤浸润淋巴细胞（TIL），这些TIL含有可识别ERBB2相互作用蛋白的CD4$^+$T辅助细胞（TH1）。通过过继疗法接受含有特异突变的多能TH1细胞的TILs的患者可获得更长的部分缓解期。对疾病进展的患者重新进行突变反应性TH1细胞，肿瘤再发缩小。这些结果为CD4$^+$T细胞对突变抗原起反应导致肿瘤回缩提供了汉证据。约有20%的胆管癌患者存在IDH1突变，Schumacher等发现IDH1（R132 H）包含适合突变特异性疫苗的免疫原性的表面抗原。针对突变区的多肽诱发的CD4$^+$免疫效应可应用于抗IDH1（R132 H）突变的特异型疫苗。

1992年，日本学者率先发现一种可以使免疫细胞失去活力的蛋白质，并将其命名为程序性死亡受体1（programmed cell death protein 1，PD-1），而肿瘤细胞通过表达使PD-1发挥作用的配体——PD-L1来逃脱免疫系统的杀伤。针对此机制，由科学家研发的PD-1/PD-L1抑制剂就是通过阻断肿瘤的这种"免疫逃逸机制"，利用免疫系统对抗肿瘤。目前已发现肿瘤细胞可以采用几种策略逃避免疫监视，包括：①主要组织相容性复合体（MHC）1类和其他特定抗原的丢失或改变；②免疫检查点分子（如PD-1和CTLA-4）上调，一旦被其特异性配体（PD-L1和CD152）激活，就会促进外周T细胞衰竭；③通过分泌细胞因子抑制负责肿瘤抗原识别的CD4$^+$和CD8$^+$T淋巴细胞增殖或募集髓样来源的抑制细胞，使局部免疫微环境变得耐受。针对这些机制，特别是干扰免疫检查点（检查点抑制剂），已成为肿瘤学研究的重大突破。目前的免疫检查点抑制剂在胆道肿瘤应用较多的主要有程序性细胞死亡受体1（programmed cell death protein 1，PD-1）、程序性细胞死亡受体-配体1（programmed cell death-ligand 1，PD-L1）、细胞毒性T淋巴细胞相关抗原4（cytotoxic T-lymphocyte associated antigen 4，CTLA-4）等。

识别胆管癌突变中的免疫表面抗原是免疫检查点抑制剂取得成功的关键。在消化道肿瘤中，微卫星不稳定型（MSI）肿瘤多具高负荷肿瘤异抗原，而免疫治疗在此类型肿瘤中疗效明显。约40%的胆管癌患者表达程序化细胞死亡受体1（PD-L1），但胆管癌的肿瘤的突变负荷一般较低。对免疫干预易感的胆管癌病例还需要进行进一步的免疫分析。最近的结果显示，对于晚期胆道系统恶性肿瘤的治疗，PD-1抗体联合化疗或者靶向治疗用于胆道道统肿瘤一线治疗的临床研究正在开展，初期数据显示纳武单抗联合GC方案的有效率可达36.7%，中位OS可达15.4个月，而晚期二线及以上且MSI-H的患者，帕博利珠单抗的适应证已获批。免疫治疗在胆道系统肿瘤中前景可观，但仍待临床试验加以证实。主要在T细胞（包括CD4$^+$T细胞、CD8$^+$T细胞及Treg细胞）激活的启动阶段发挥功能，阻断CTLA-4可以增加CD8$^+$T细胞数量，同时消耗肿瘤内的Treg细胞，以提高机体免疫活性。目前针对CTLA-4的抑制剂主要有tremelimumab和ipilimumab等。放疗在胆道肿瘤中的主要目的是控制局部复发。放疗杀伤肿瘤细胞时可释放一些肿瘤抗原，此时，联合免疫治疗可抑制负性调节作用，增强机体抗肿瘤免疫效应。但目前在胆道肿瘤中尚未有足够的报道证实其确切的作用和机制，但免疫治疗联合放化疗、靶向治疗的综合治疗不失为一种新的可尝试的治疗方式。

第四节　胆道肿瘤的诊疗展望

胆道系统恶性肿瘤虽然是一种不常见的消化道恶性肿瘤，但其发病率具有升高趋势，并且发现时，患者通常已处于疾病晚期，预后极差。胆道系统肿瘤的早期诊断依然亟待突破，围绕多种标本（血清、胆汁、粪便等）发掘胆道系统肿瘤新的肿瘤标志物已成为重要的研究方向。如以胆汁为研究对象，运用蛋白质组学、蛋白质芯片等研究方法，有望找到新的胆道系统肿瘤早期诊断标志物，然而相关技术，如样本的获取、保存及检测仍需一系列标准化的流程以确保检测的可靠性。在胆道系统肿瘤治疗方面，手术治疗依然是胆道系统肿瘤的首选方案，但多数患者诊断后存在不可手术切除或转移性疾病，加上早期胆管癌缺乏特异症状，也无敏感肿瘤标记，仅少数患者得到手术治疗。现阶段系统性化疗仍然是晚期胆道系统恶性肿瘤治疗的基础。目前除了以分子分型为基础的靶向治疗，免疫治疗在胆道系统恶性肿瘤的治疗中显示出越来越重要的位置。吉西他滨＋顺铂联合化疗方案通常用于不能手术的患者，但疗效极其有限，患者五年总体生存率依然很低，因此当前临床阶段的胆管癌新药开发显得迫在眉睫。目前还没有特定的靶向药物针对胆道系统肿瘤批准上市，进入Ⅲ期临床试验的药物有 IDH1 抑制剂 ivosidenib、EGFR/Erbb2 抑制剂 varlitinib、FGF/PDGF 受体拮抗剂 ARQ-087，相关临床试验的结果值得期待，可能成为胆道系统肿瘤治疗的下一个突破。

（徐　骁）

参 考 文 献

Benson AB, D'Angelica MI, Abbott DE, et al, 2017. NCCN guidelines insights: hepatobiliary cancers, version 1.2017. J Natl Compr Canc Netw, 15(5): 563-573.

Benson AB, D'Angelica MI, Abbott DE, et al, 2019. Guidelines insights: hepatobiliary cancers, version 2.2019. J Natl Compr Canc Netw, 17(4): 302-310.

Dang L, Yen K, Attar EC, 2016. IDH mutations in cancer and progress toward development of targeted therapeutics. Ann Oncol, 27(4): 599-608.

Ehlken H, Zenouzi R, Schramm C, 2017. Risk of cholangiocarcinoma in patients with primary sclerosing cholangitis: diagnosis and surveillance. Curr Opin Gastroenterol, 33(2): 78-84.

Galdy S, Lamarca A, McNamara MG, et al, 2017. HER2/HER3 pathway in biliary tract malignancies; systematic review and meta-analysis: a potential therapeutic target?. Cancer Metastasis Rev, 36(1): 141-157.

Javle M, Lowery M, Shroff RT, et al, 2018. Phase II study of BGJ398 in patients with FGFR-altered advanced cholangiocarcinoma. J Clin Oncol, 36(3): 276-282.

Jusakul A, Cutcutache I, Yong CH, et al, 2017. Whole-genome and epigenomic landscapes of etiologically distinct subtypes of cholangiocarcinoma. Cancer Discov, 7(10): 1116-1135.

Katoh M, 2019. Fibroblast growth factor receptors as treatment targets in clinical oncology. Nat Rev Clin Oncol, 16(2): 105-122.

Lee AJ, Chun YS, 2018. Intrahepatic cholangiocarcinoma: the AJCC/UICC 8th edition updates. Chin Clin Oncol, 7(5): 52.

Pellino A, Loupakis F, Cadamuro M, et al, 2018. Precision medicine in cholangiocarcinoma. Transl Gastroenterol Hepatol, 3: 40.

Peng H, Zhang QY, Li JL, et al, 2016. Apatinib inhibits VEGF signaling and promotes apoptosis in intrahepatic cholangiocarcinoma. Oncotarget, 7(13): 17220-17229.

Valle JW, Lamarca A, Goyal L, et al, 2017. New horizons for precision medicine in biliary tract cancers. Cancer Discov, 7(9): 943-962.

Waitkus MS, Diplas BH, Yan H, 2018. Biological role and therapeutic potential of IDH mutations in cancer. Cancer Cell, 34(2): 186-195.

第 37 章　胰　腺　癌

胰腺导管腺癌（pancreatic ductal adenocarcinoma，PDAC）是指胰腺导管上皮源性恶性肿瘤，占胰腺外分泌肿瘤的 95%，是消化系统较常见的恶性肿瘤之一，也是最难治疗的恶性肿瘤之一，被称为"癌中之王"。

近年来，胰腺癌的发病率逐年上升，在我国，其发病率在新发肿瘤构成中位列第 7 位，病死率在所有恶性肿瘤中位列第 6 位。胰腺癌发病与年龄有关，30 岁以前比较罕见，30 岁以后随年龄增长发病率迅速升高。流行病学调查资料显示其发病与遗传因素和环境因素有关，吸烟、高脂、高蛋白和高胆固醇饮食、糖尿病和慢性胰腺炎等因素均可增加胰腺癌发病的危险性。胰腺癌起病隐匿，发展较快，易发生转移，手术切除率低，预后极差，五年生存率不足 7%。

胰腺癌治疗的总体策略是以外科为基础的综合治疗，根治性手术切除仍是治愈胰腺癌的唯一潜在的有效方法，但超过 80% 的患者就诊时已是临床中晚期，失去了进行根治性手术的机会，胰腺癌伴有肝转移患者的中位生存时间仅为 3 ～ 6 个月。以吉西他滨为基础的化疗配伍仍为目前中晚期胰腺癌最有效的治疗方案，替吉奥、白蛋白紫杉醇及 FOLFIRINOX 方案的出现提高了胰腺癌的临床疗效，但胰腺癌的总体化疗有效率仍较低。新辅助放化疗的目的是将部分交界可切除的患者转化为可根治性手术的患者，这一策略的尝试也为胰腺癌的治疗打开了一扇窗。

然而，从我们现阶段对胰腺癌的肿瘤生物学特性理解出发，单纯强调某一种治疗手段并不能明显改善胰腺癌的预后，必须运用整合医学的思维方式，开展针对胰腺癌患者的手术、化疗、放疗、分子靶向治疗及免疫治疗等综合治疗，才有可能延长此类癌肿的生存时间并改善患者的生活质量。如何科学、合理、规范的实现个体化综合治疗，是我们临床和科研人员需要共同努力解决的问题。

第一节　胰腺癌的分子诊断及研究进展

随着分子病理学技术的应用，胰腺癌的分子分型（表 37-1）为临床药物选择提供了一定参考。例如，基因组不稳定型因合并 BRCA 通路突变或信号异常，被认为对铂类药物敏感，免疫型因表达较多的肿瘤特异性抗原及存在相关免疫细胞浸润，可能从免疫治疗中获益。然而，受目前取材方式的限制和高通量检测过程耗时较长等因素的影响，分子分型尚不能常规开展，以及用于指导临床治疗，但胰腺癌分子分型的探讨可能会成为未来开展"个体化诊疗"的基础。

一、基因组学

胰腺癌通常被认为是一种老年病，中位发病年龄在美国和中国分别为 71 岁和 62 岁，但是也

表 37-1　胰腺癌分子分型的研究现状

文献出处	例数（例）	亚型
Nature (2016)	456	鳞状亚型、胰腺祖细胞亚型、免疫原性亚型、内分泌外分泌腺异常分化亚型
Nature (2015)	100	稳定型、局部重排型、分散型、非稳定型
JAMA Oncol (2017)	160	年龄相关型、双链断裂修复型、错配修复型、病因不明型
Nat Med (2011)	62	经典型、类间质型、外分泌样型
Nat Genet (2015)	201	经典型、基底细胞型

有约 10% 的患者发病年龄小于 50 岁。既往有报道认为发病年龄不同的胰腺癌患者其临床病理学特征及预后也有明显差异。近期来自美国的一项研究对早发胰腺癌（年龄 ≤ 55 岁）和平均发病年龄胰腺癌（年龄 ≥ 70 岁）患者进行全外显子测序发现，在早发胰腺癌患者中 SMAD4 突变率明显较高；而且进一步的转录组学分析发现，转化生长因子 -β（transforming growth factor-β，TGF-β）信号转导通路的活化和磷酸化糖原合成酶激酶（phosphoglycogen synthase kinase-3，p-GSK-3）的表达在早发胰腺癌中也明显增加。而大量的研究表明，p-GSK-3 在细胞衰老过程中扮演着重要角色，这也再次说明胰腺癌的发生与人体衰老密切相关，对衰老机制的研究将有助于我们进一步了解胰腺癌发生、发展的过程，从而为胰腺癌的防治提供新的思路。

胰腺癌高转移特征是导致预后差的重要原因，其中约 80% 的胰腺癌患者伴有肝转移。来自美国的 Law 等对 56 例胰腺癌肝转移患者组织标本进行蛋白组学分析，最终鉴定出 3960 种差异表达蛋白，并根据其特点分为 4 种亚型：代谢型、祖细胞类似型、增殖型和炎症型。其中代谢型和祖细胞类似型患者使用 FOLFIRINOX 方案进行化疗的预后明显好于吉西他滨化疗组，而在增殖型和炎症型患者中并无明显差异。此外，丝氨酸羟甲基转移酶 1（serine hydroxymethyltransferase 1，SHMT1）被认为与吉西他滨耐药密切相关。此研究证明了蛋白质组学分类模型的临床意义，并为确立胰腺癌肝转移患者的精准治疗策略奠定了基础。

吉西他滨是胰腺癌化疗的基本药物之一，但总体有效率并不高。Zhou 等通过构建稳定的吉西他滨耐药胰腺癌细胞株，并与其亲本细胞进行转录组测序比较，发现在耐药胰腺癌细胞株中 RRM1、STIM1 和 TRIM21 基因的表达量明显上调，并证实这些基因的上调与胰腺癌细胞的耐药相关。这一研究为临床寻找吉西他滨耐药患者提供了潜在的生物学标志物，从而可以为临床医师针对不同患者选择个体化化疗方案提供参考；同时也有助于探讨胰腺癌吉西他滨耐药的机制，进而改善吉西他滨在胰腺癌患者中的应用情况。

二、代谢组学

低氧和泛血供是胰腺癌的重要特征之一，而这一特点又与糖酵解相互作用，共同促进肿瘤细胞的生存和增殖。Jiang 等研究发现，活化 T 细胞核因子 5（nuclear factor of activated T cell 5，NFAT5）可以通过活化磷酸甘油酸激酶 1（phosphoglycerate kinase 1，PGK1）促进胰腺癌细胞的糖酵解，从而进一步促进肿瘤细胞增殖、侵袭等一系列恶性生物学行为；而敲低这一基因在体内外实验中均被证实可明显改善这一现象。随着胰腺癌基因组学的大量研究，Kras、TP53、SMAD4 和 CDKN2A 的高频突变已在胰腺癌中被证实，并且与胰腺癌的发生、发展密切相关。然而，如何将上述基因突变或基因分型用于临床实践仍没有取得突破。近期来自复旦大学的 Liang 等通过分子影像学技术与免疫组织化学分析发现 SMAD4 的表达量与胰腺癌组织的糖酵解水平密切相关，进一步研究发现，糖酵解酶 PGK1 可以被 TGF-β/SMAD4 抑制，胰腺癌中 SMAD4 的缺失会诱导 PGK1 上调，从而增强肿瘤细胞糖酵解和侵袭等恶性生物学行为。值得注意的是，在 SMAD4 突变的胰腺癌细胞中，细胞核 PGK1 通过线粒体氧化磷酸化主要诱导驱动细胞发生侵袭和转移，而细胞质 PGK1 则通过其糖酵解酶的作用来促进细胞增殖。上述研究表明，PGK1 在 SMAD4 突变的胰腺癌进展中发挥着决定性作用，并且可能成为携带 SMAD4 突变的胰腺癌治疗的靶点。

三、肿瘤微环境

胰腺星状细胞是一种高度异质性的间质细胞，在胰腺癌间质微环境中扮演着重要角色。Wen 等研究发现，成纤维细胞激活蛋白 α（fibroblast activation protein α，FAPα）阳性胰腺星状细胞在癌组织中的数量明显增加，并且与淋巴结转移密切相关。胰腺癌细胞通过释放 TGF-β1 诱导胰腺星状细胞分泌 FAPα 并进一步激活蛋白激酶 B（protein kinase B，AKT）信号转导通路来促进胰腺癌细胞的侵袭和转移。这一研究为通过干扰其肿瘤间质微环境治疗胰腺癌提供了新思路。此外，上皮 - 间质转化（endothelial- mesenchymal transition，EMT）可作为癌症相关成纤维细胞（cancer-associated fibroblast，CAF）的重要来源，而成纤维细胞在胰腺癌间质增生过程中扮演着重要角色，大量的间质成分也成为胰腺癌不同于其他肿瘤的明显特征之一。Fan 等研究发现，高 EMT 指数与肿瘤 T4 分期与 M2 型肿瘤相关巨噬细胞活化相关；并通过体内外实验证实由 EMT 细胞分泌的热激蛋白 90α（heat shock protein 90α，HSP90α）可以诱导 M2 型肿瘤相关巨噬细胞分化，并且进一步诱导产生更多的 HSP90α 促进胰腺癌的生长。而抗 HSP90α 抗体能明显消除这一现象，表现出强大的抗肿瘤生长作用。CAF 在胰腺癌的发生、发展和耐药方面发挥着重要作用。近期，来自美国冷泉港实验室的 Elyada 等采用单细胞 RNA 测序技术对人体和小鼠胰腺癌组织中肿瘤微环境成分进行分析，证实肌成纤维细胞 CAF 和炎性 CAF 的存在，并定义了其独特的基因特征。同时描述了一群表达 II 类主要组织相容性复合体（major histocompatibility complex，MHC）分子和 CD74 但不表达经典共刺激分子的 CAF 的新群体，它们能以抗原特异性方式激活 CD4$^+$ T 细胞，从而发挥免疫调节能力。这一研究为认识胰腺导管腺癌中成纤维细胞的异质性，并开发专门针对肿瘤间质中 CAF 的靶向疗法提供了新的理论基础。

炎症和多种肿瘤的发生、发展密切相关，胰腺癌也不例外。Lanfranca 等对不同阶段的胰腺肿瘤进行分析，发现炎症因子白细胞介素 -22（interleukin-22，IL-22）水平在胰腺炎和胰腺癌的发生、发展过程中明显升高，并且在小鼠胰腺癌的发生、发展过程中必不可少。进一步研究发现，IL-22 可以促进胰腺腺泡向导管上皮化生、干细胞特性的维持和 EMT 标志物表达增加，而信号转导与转录活化因子 3（signal transducer and activator of transcription 3，STAT3）抑制剂可阻断这些作用。Rahn 等发现与正常对照组相比，慢性胰腺炎患者胰腺组织中琥珀酸脱氢酶亚基 B（succinate dehydrogenase subunit B，SDHB）的表达量明显升高，并且与 M1 型肿瘤相关巨噬细胞的丰度密切相关。将胰腺正常导管上皮细胞及癌前病变导管上皮细胞与 M1 型肿瘤相关巨噬细胞共培养可以导致 SDHB 表达和琥珀酸脱氢酶（succinate dehydrogenase，SDH）活性增加，并且虽然 SDHB 敲低不影响细胞对葡萄糖和乳酸的摄取，但却能促进细胞的增殖和效应 caspase 活性的降低，这一点在胰腺癌前病变导管上皮细胞系中的表现尤为明显。此研究表明，当胰腺发生炎症时，SDHB 的表达和 SDH 的活性均增加，以对抗促炎巨噬细胞诱导的胰腺导管上皮细胞过度增殖，从而抑制其发生恶性转变。

免疫检查点抑制剂（immune checkpoint blockade，ICB）在一些类型的恶性肿瘤治疗方面取得了良好效果，然而在胰腺癌治疗方面却未见明显获益。大量的临床前研究表明，骨髓来源的抑制细胞相对于细胞毒性 T 淋巴细胞的丰度决定了包括 ICB 在内的联合免疫治疗的效果。

四、分子诊断

伴随着分子生物学及生物信息学技术的飞速进步，目前对胰腺癌的认知正由形态学向生物学转变。基于传统形态学的肿瘤分型、分期正在被分子分型所丰富甚至取代，这为临床开展个体化的靶向治疗提供了基础。胰腺癌组织中癌基因 K-ras 突变率 > 90%，抑癌基因 CDKN2A、TP53 和 SMAD4 突变率均 > 50%，此外，尚有少数基因（KDM6A、RBM10、MLL3、ARID1A 和 TGFBR2 等）突变率为 5% ~ 10%，其余突变基因平均突变率 < 1%。2015 年，Waddell 等根据每例标本染色体结构变异数目，将胰腺癌分为 4 种亚型：①稳定型，每个基因组存在 < 50 个结构变异，可有细胞周期和（或）有丝分裂缺陷；②分散型，每个基因组存在 50 ~ 200 个结构变异；③局部重排型，3 个以下染色体上聚集 > 200 个结构变异体；④不稳定型，整个基因组中分布 > 200 个结构变异。另外，基于转录组学、蛋白质组学和代谢组学分析的分子分型及诊断也在不断更新之中。

第二节　胰腺癌的分子靶向治疗

胰腺癌靶向治疗主要集中在 DNA 损伤修复途径、多种通路的抑制剂、胰腺癌代谢和细胞外基质等方向。2019 年 POLO 研究是第一个 PARP 抑制剂奥拉帕利在种系 BRCA 突变转移性胰腺癌中阳性的 III 期试验，PFS 提高近 2 倍，疾病进展风险下降 47%，该药于 2019 年 12 月底被美国 FDA 获批用于 gBRCAm 转移性胰腺癌的一线维持治疗。但其中的问题是仅有约 7% 的种系突变患者可能从中受益，且 OS 无明显差异，最终是否存在生存获益尚需更长时间的随访更新。这是胰腺癌中首个基于生物标志物的靶向治疗明显获益的Ⅲ期临床研究，开启了胰腺癌个体化精准治疗的时代。90%的胰腺癌患者存在 KRAS 基因突变，KRAS 基因是胰腺癌的主要驱动基因，但是目前仍无相对成功的靶向 KRAS G12D 的药物进入临床研究。而其主要的下游效应通路，如 RAS-RAF-ME-ERK 通路和 PI3K-PDPK1-AKT 通路同样是研究者们探索的方向。

靶向治疗注意事项如下目前奥拉帕尼等药物整体耐受性尚可，用药过程中应密切注意血象，腹泻等不良反应，注意按时复查病情，及时发现病情变化。

一、药物治疗方法

除常规的化疗药物如吉西他滨、5-FU、奥沙利铂、卡铂、顺铂外，近几年新的胰腺癌治疗药物不断发展，这些药物包括 RNA 阻断剂（siRNA）、反义核苷酸、自杀基因、基因毒素、溶瘤病毒、小分子阻断剂、抗体，它们的作用靶点包括细胞表面受体、配位体、转录因子、突变基因、免疫系统。这些药物将为胰腺癌在分子水平的治疗开启新的一页。

1. RNA 阻断剂（siRNA）

RNA 干扰是一种新的科技，它在绝大多数细胞中都能发挥强大的治疗作用，以 siRNA 为基础的疗法在多种癌症治疗中都显示了很好的疗效。在低氧条件下，siRNA 以 INF- 为靶点，减少胰腺癌细胞增殖和诱导癌细胞凋亡。最近一项研究发现，利用 siRNA 阻断鞘氨醇激酶 -1 的活性可以使胰腺癌细胞对吉西他滨的治疗变得敏感，这项研究表明，将 siRNA 与吉西他滨联合是一种很有希望的治疗方法。由于 siRNA 和 mRNA 有部分同源性，造成无法预料的脱靶效应，这种基因沉默在普通组织和靶器官中没有特殊性，这是 siRNA 疗法一个最大的限制。因此，有效的靶向传递系统在 siRNA 疗法中至关重要。

2. 基因疗法

基因疗法是通过表达、修复、抑制特殊基因来实现阻断或抑制癌细胞的生长。腺病毒介导的野生型肿瘤抑制基因 P53 的转染能抑制人类复杂的胰腺癌细胞系的生长，这种被转染的基因在裸鼠模型中能诱导癌细胞的凋亡，并且抑制肿瘤的生长。有研究发现将 P53 基因脂质体静脉给药，还能促使裸鼠对放疗敏感化。Li 等研究发现如果将放疗和脂质体 P53 基因疗法相结合，在治疗完成 6 个月后依然能明显促进裸鼠肿瘤的退化，抑制胰腺癌的复发。生长抑素受体（SSTR）也可以抑制胰腺癌细胞的生长，一项研究发现 SSTR-1d 基因转染能诱导胰腺癌细胞的细胞周期停滞，从而抑制肿瘤细胞的生长，并且 SSTR-1 和 SSTR-2 共转染能促进对胰腺癌细胞的抑制作用，同时使得胰腺癌对生长抑素的治疗变得敏感。其他肿瘤抑制基因包括 Rb、P21 和 P16，刺激这些基因的表达可以抑制癌细胞增殖。

3. 自杀基因疗法

自杀基因疗法又称前药系统，是一种两步基因疗法。这种疗法首先将自杀基因导入肿瘤组织中，使肿瘤组织分泌一种活性酶，接着活性酶将无毒的药物前体催化成细胞毒性物质，从而使携带该基因的受体细胞被杀死。阿糖胞苷脱氨激酶（CD）是一种来源于细菌的酶，这种酶能将无毒的氟胞嘧啶（5-FC）转化成有化疗活性的氟尿嘧啶（5-FU）。将 CD 基因先转染到原位胰腺癌细胞（BxPC-3 细胞）中，再与 5-FC 联合化疗，体外活性显示可以抑制肿瘤细胞的生长。与此类似，将异基因细胞微囊化给药，其通过细胞色素 P450 活化后可将异环磷酰胺活化成细胞毒素的形式，导致异环磷酰胺产生局部作用，14 例胰腺癌患者在Ⅰ期和Ⅱ期临床试验中均显示肿瘤明显缩小，中位生存期为历史对照组的 2 倍，1 年存活率为历史对照组的 3 倍。

单纯疱疹病毒（HSV）胸苷激酶（TK）基因（HSV-TK）在自杀基因疗法中应用广泛。肿瘤细胞转染 HSV-TK 基因后，可将更昔洛韦（GCV）或阿昔洛韦（ACV）磷酸化为三磷酸核苷。三磷酸核苷为细胞毒性药物，能抑制 DNA 聚合物的活性或作为 DNA 链延伸的终止子阻止 DNA 的合成，导致细胞死亡。这两种抗病毒药物对哺乳类动物细胞几乎无毒，但被磷酸化后作为细胞毒剂，使细胞自杀，Aoki 等研究发现将 HSV-TK 基因与 GCV 联合能够有效阻断胰腺肿瘤的生长和转移。

4. 溶瘤病毒疗法

溶瘤病毒是一类有复制能力的肿瘤杀伤型病毒，溶瘤病毒疗法是将自然界存在的一些致病力较弱的病毒基因改造成特殊的溶瘤病毒，利用靶细胞中抑癌基因的失活或缺陷选择性地感染肿瘤细胞，在其内大量复制并最终摧毁肿瘤细胞，同时它还能激发免疫反应，吸引更多免疫细胞继续杀死残余癌细胞。近几十年来，溶瘤病毒治疗引起泛关注，相关研究取得了巨大进展。溶瘤病毒的复制只能在肿瘤细胞中进行，这使得溶瘤病毒成为一个治疗癌症的理想方法。溶瘤病毒通过多种机制来杀死肿瘤细胞，包括直接溶解细胞、细胞之间的融合、产生毒性蛋白和诱导抗癌抗毒素免疫应答等。通常使用的溶瘤病毒有腺病毒、单纯疱疹病毒、呼肠孤病毒。

ONYX-015 是一种选择性肿瘤增殖腺病毒，这种病毒在恶性细胞中优先被复制。一项 Ⅱ 期临床试验显示，胰腺癌患者使用 ONYX-015 溶瘤病毒治疗后表现良好的临床效果，50% 的受试患者肿瘤面积减小或维持不变。

Singh 等研发了来源于单纯疱疹病毒（HSV-2）的一种新型溶瘤病毒（FusOn-H2）。这种 FusOn-H2 寄宿在 ICP10 启动子基因 PK 区域有缺陷的细胞中，并且只能在组成型激活的 Ras 细胞中如胰腺癌细胞中被复制，因此对癌细胞具有高度靶向性。一项研究将 FusOn-H2 注入大鼠腹腔可使 75% 大鼠原位癌完全根除，并且能阻止癌细胞局部转移。呼肠孤病毒是一种天然的溶瘤病毒，在肿瘤中的复制可产生直接的细胞毒性，并且能激活先天性和适应性免疫反应，从而清除肿瘤细胞。免疫组织化学分析显示呼肠孤病毒的复制仅在肿瘤细胞中进行，在周围正常组织中不会被复制。呼肠孤病毒疗法在有免疫活性的动物模型中显示，可以抑制胰腺癌的腹膜扩散并且减少癌细胞肝转移。

5. 小分子阻断剂

厄洛替尼是第一个被批准用于治疗胰腺癌的药物，它是一种小分子酪氨酸激酶阻断剂，2006 年被美国 FDA 批准上市。厄洛替尼的作用靶点是细胞内的表皮生长因子受体（EGFR），将其与吉西他滨联合能提高转移性胰腺癌的生存率。其他小分子阻断剂包括法尼基转移酶抑制剂、金属蛋白酶抑制剂和 COX2 抑制剂。

6. 抗体疗法

越来越多的证据显示免疫系统在癌症的进程中扮演着重要角色，免疫治疗特别是抗体疗法在胰腺癌的治疗中显示了良好的疗效。很多证据显示 EGF/EGFR 治疗途径在大量人类胰腺癌病例中显示了良好的临床治疗效果，西妥昔单抗、马妥珠单抗是抗 EGFR 单克隆抗体，能抑制肿瘤的生长和血管生成。与单一或二重疗法相比，将抗 EGFR 单克隆抗体与吉西他滨 / 放疗相结合能明显抑制胰腺癌细胞的生长。有报道称 1 例 Ⅳ 期胰腺癌患者最初对吉西他滨、5- 氟尿嘧啶、伊立替康和顺铂均无应答，却对贝伐单抗产生响应。这一研究证明将贝伐单抗与先前失败的化疗相结合能使胰腺癌患者获益。

（90）-DOTA-CpM4 是一种鼠抗人黏蛋白单克隆抗体（MUCI），与吉西他滨联合使用能明显抑制肿瘤的生长，延长小鼠的存活时间。Qu 等通过体外试验发现另外一种 MUCI 抗体（213）Bi-C595 对胰腺癌细胞有明显的细胞毒性。

二、药物递送靶点

任何治疗方案和药物运载方式都有不同程度的副作用，如果药物能辨识胰腺癌表面受体 / 配体就能实现化疗药物靶向作用于胰腺癌细胞，从而显著降低毒性，增加治疗效果。这些靶点包括 EGFR、尿激酶纤维蛋白溶酶原激活剂受体（uPAR）、转铁蛋白、细胞膜受体 ErbB2 和干细胞标志物，如上皮细胞黏附分子（EpCAM）、CD44 和 CD133。

1. EGFR

大多数胰腺癌患者都会出现 EGFR 过度表达，激活 EGFR 可以触发癌细胞一系列信号级联放大，如细胞增殖、凋亡、转移、敏感度、肿瘤血管增生。因此，将抗肿瘤药或显像剂与 EGFR 结合，可以将药物运载到 EGFR 过度表达的癌细胞，如胰腺癌中。Bhirde 等研究发现，将顺铂和 EGFR 结合后用碳纳米管包裹（SWNTS）可以作用于 EGFR 过度表达的鳞状细胞癌 HNSCC，并且通过 Qdot 发光和共聚焦显微镜发现 SWNT-Qdot-EGFR 结合物能够快速进入肿瘤细胞，体外可选择性的杀死 HNSCC，体内能使生长的肿瘤退化。EGFR 靶向传递系统也可用于肿瘤分子影像诊断，EGFR 和一种染色剂结合后可以被运载到口腔肿瘤细胞核组织中，使得口腔中的肿瘤与正常黏膜相比能够发出荧光，很容易被识别出来。靶向 EGFR 光学图像探针（NIR800-EGFR）在肿瘤细胞中的浓度与 EGFR 的表达程度相关。在直肠癌裸小鼠模型中，NIR800-EGFR 可以用于评价西妥昔单抗的临床疗效。

2. uPAR

尿激酶纤维蛋白溶酶原激活剂受体（uPAR）

在大多数胰腺癌中均呈高表达状态，这使得uPAR可以作为胰腺癌靶向疗法的最佳表面分子。uPAR靶向药物可以选择性地杀灭表达uPAR的癌细胞。在胰腺癌动物模型中，将uPAR靶向毫微粒用近红外染料标记，MIR检测显示这些uPAR高度聚集在胰腺癌细胞中，这种新奇的靶向受体毫微粒可以被用作分子显像剂来诊断早期或转移性胰腺癌。

3. TfR

转铁蛋白受体（TfR）在很多癌症，如乳腺癌、前列腺癌、鳞状细胞癌中都过度表达。阳离子复合物中添加转铁蛋白（Tf）配体，在体内外均能明显增加基因在头颈部癌的转染率（SCCHN有70%~80%转染率，单独脂质体只有5%~20%），使用TfR结合的脂质体或毫微粒可以将P53基因和siRNA成功的运载到包括胰腺癌在内的多种癌症靶器官中。

4. ErbB2

ErbB2是酪氨酸受体EGFR家族中的一员，其中HER-2、HER-2/neu被报道在人类胰腺癌细胞系中过度表达，因此可作为治疗靶点。Sell等研究发现单链抗体Fv（scFv23）的靶点是HER-2/neu，利用这个特点可以将肿瘤坏死因子（TNF）运载到对TNF抵抗的胰腺癌细胞中。与此相关的一项研究，在胰腺癌患者中一组单独使用TscFv23-TNF/赫赛汀，一组将scFv23-TNF与多种化疗药物包括5-氟尿嘧啶、顺铂、多柔比星、吉西他滨、依托泊苷联合使用。结果显示利用HER-2/neu作为靶点时，将scFv23-TNF运载到HER-2/neu高表达的胰腺癌中，尤其是与5-氟尿嘧啶联合使用是一种有效的疗法。在Sell等的另一项研究中发现，一种纳米免疫脂质体（scL）可以优先将抗HER-2 siRNA抗体运送到癌细胞中，使得肿瘤细胞对化学治疗变得敏感，这种靶向药物传递方法能明显抑制肿瘤生长，在胰腺癌的治疗中有非常积极的意义。因此，基于以上2项研究，将HER-2/neu作为靶分子的治疗方法对胰腺癌的治疗有着积极作用，并且对其他表现为HER-2/neu过度表达的癌症同样有效。

5. 干细胞标志物

肿瘤细胞包括少量与胚胎相似的细胞，如肿瘤干细胞或肿瘤原始细胞（CIC），这些细胞促进初始的或转移性肿瘤的生长。因此，以这些细胞为靶点对于抑制肿瘤生长和转移非常重要。通过对多种肿瘤干细胞的基因解析发现，肿瘤干细胞包含一些独一无二的标记，如CD24、CD44、CD133、CD166、EpCAM和整联蛋白，它们对于肿胰腺肿瘤细胞中过度表达，但是在正常细胞中不会过表达。动物实验发现将EpCAM作为双特异抗体EpCAMxCD3的靶点能抑制胰腺癌细胞的生长，EpCAM单克隆抗体辅助疗法能够降低直肠癌五年内的死亡率。CD44阳性细胞负责胰腺癌对吉西他滨的抵抗，吉西他滨高剂量治疗后，CD44能促进抗药种群HPAC和CFPAC-1再生和增殖，因此，抑制CD44的靶向疗法在胰腺癌的治疗中能克服耐药性。CD133是一种长效五羟淀粉跨膜糖蛋白，这种糖蛋白在很多实体瘤中都会过度表达，在50%以上的胰腺癌、胃癌、肝内胆管癌中都发现了CD133高度过表达，这暗示CD133可以作为癌干细胞的潜在标记。此外，CD133与胰腺癌的淋巴结转移和血管内皮生长因子的表达也有关。利用干细胞标志物作为靶分子，也是未来胰腺癌治疗的研究方向。

综上所述，使用特异标记实现化疗药的靶向运载能明显改进当前对胰腺癌的治疗效果。目前临床上对胰腺癌的治疗仍以化疗为主，有临床数据显示将厄洛替尼、吉西他滨、卡培他滨联合使用以治疗胰腺癌可以产生协同效应，IGFR抑制剂、抗血管生成因子（阿西替尼、索拉非尼），以及其他EGFR抑制剂（吉非替尼、拉帕替尼）、抗NFkB因子（姜黄色素）、抗整联蛋白抗体（伏洛昔单抗）目前也用于胰腺癌的治疗。胰腺癌靶向药物治疗目前仍处于起步阶段，关于靶向药物治疗胰腺癌的临床试验仍然为数不多，未来胰腺癌的治疗还需要研发更多的特殊靶向标志物来运载治疗药物，安全有效的靶向载体还需要不断研究探索。

第三节　胰腺癌的免疫治疗

胰腺本身属于免疫获得器官，阳性T细胞相对较少，由于T细胞浸润低和基因突变负荷低等因素驱动，胰腺癌获得肿瘤免疫特权。因此胰腺癌的免疫治疗策略主要在于提高肿瘤细胞的免疫原性，激发和增强机体抗肿瘤免疫应答，协同机体免疫系统杀伤肿瘤细胞。免疫治疗联合包括化疗在内的其他治疗方式可能是比较好的探索方向。目前胰腺癌的免疫治疗主要包括免疫检查点抑制剂、过继性 T 细胞治疗、肿瘤疫苗和 CD40 抑制剂等。但可用于临床实践的仍十分有限，双免联合治疗在小规模研究中已看到一定疗效，但未见到进一步扩大研究的报道，耐受性可能是制约其进一步深入研究的主要瓶颈。PD-L1 单抗联合 TGF-β 抑制剂对于胰腺癌患者亦初见成效，但仍有待于大样本研究的证实。IDO 能够抑制机体免疫，而 IDO 抑制剂可以使 T 细胞稳定性增加，从而为免疫治疗带来希望，也有初步探索证实 IDO 抑制剂对于胰腺癌有一定疗效。

一、免疫检查点抑制剂单抗

免疫检查点在人体免疫系统中起保护作用，能防止 T 细胞过度激活而损伤机体组织。而肿瘤细胞通过过度表达免疫检查点分子而避免被人体免疫系统清除，免疫检查点抑制剂正是通过抑制肿瘤细胞免疫检查点活性，重新激活 T 细胞对肿瘤细胞的免疫活性而发挥抗肿瘤作用。肿瘤表面抗原通过主要组织相容性复合物（major histocompatibility complex，MHC）分子形成复合物，并呈递给 T 细胞受体（T-cell receptor，TCR）识别；T 细胞活化还必须有共刺激分子的参与，其中包括称之为"免疫检查点"的 T 细胞上的共刺激分子。共刺激分子作为免疫治疗的目标，以修改 MHC-TCR 复合物信号的方式优化对肿瘤细胞的免疫反应。目前对免疫检查点的研究主要集中在细胞毒性 T 淋巴细胞抗原 4（cytotoxic T lym-phocyte antigen-4，CTLA-4）及程序性细胞死亡分子 1（programmed death-1，PD-1）/程序性细胞死亡分子配体 1（programmed death-ligand 1，PD-L1）等分子的研究。

1. CTLA-4

CTLA-4 即 CD152，是第一个发现并应用于临床的免疫检查点受体，参与调节 T 细胞激活的早期阶段。作为 CD28 家族成员之一，CTLA-4 可以诱导 CD8$^+$、CD4$^+$T 细胞的表达，是 T 细胞活化过程中最重要的共刺激分子。CTLA-4 分子可以与 CD28 配体分子 B7-1（CD80）和 B7-2（CD86）竞争性结合，抑制 CD28 共刺激信号，进而抑制 T 效应细胞活性，降低能激活调节性 T 细胞的 IL-2 产生，从而减弱免疫应答反应，导致抗肿瘤免疫反应抑制。因此，CTLA-4 能够抑制包括自体抗原在内的抗原免疫反应。在胰腺癌肿瘤的微环境中，CTLA-4 同样能增加调节性 T 细胞和效应 T 细胞的表达，并且能增加负调节共刺激分子的表达。目前，一些 CTLA-4 抗体已经在临床试验中进行了测试。伊匹单抗 ipilimumab 是一个人源化单克隆 IgG1 免疫球蛋白抗体，已经被广泛用于黑色素瘤、肺癌、肾癌及前列腺癌等癌症治疗。它与 CTLA-4 结合，阻断 T 细胞的抑制作用，产生细胞毒性 T 淋巴细胞，从而增强抗癌的免疫反应。处于潜伏期胰腺癌小鼠模型试验表明，当 CTLA-4 被抑制时能够控制肿瘤的生长并使肿瘤缩小，该结果促进了抗 CTLA-4 受体 ipilimumab 的临床研发。ipilimumab 在治疗转移性黑色素瘤患者时增加了 4 个月的生存率（从 6.4 个月提高到 10 个月），美国 FDA 在 2011 年批准 ipilimumab 用于治疗晚期黑色素瘤。在 2010 年一项 Ⅱ 期临床试验中，27 个晚期胰腺癌受试者接受 1 个疗程的 ipilimumab 治疗。虽然没有进行肿瘤治疗评价的新标准（response evaluation criteria in solid tumor，RECIST）的评估，但是 1 个受试者在评估疾病进展后产生了延迟性肿瘤衰退反应。3 例患者报道发生了结肠炎、脑炎、下垂体炎等 3～4 级免疫相关不良事件（immune-related adverse event，irAE），导致了治疗相关死亡。这项试验虽然没有达到理想的预期，但是也提示了 ipilimumab 或许结合其他治疗方法能够对胰腺癌有效。前期临床数据表明，ipilimumab 结合粒细胞巨噬细胞集落刺激因子疫苗 "GVAX" 能够产生协同效应。在一项关于 30 例晚期胰腺癌的 2 个随机对照分组 Ⅰ 期临床试验中，Le 等发现，ipilimumab 联合 GVAX（Arm A）相对于单独应用 ipilimumab（Arm B）能够取得更好的整体生存时间。在 2 组试验 ArmA 和 Arm B 中，平均中位生存时间分别为 3.6 个月和 5.7 个月，1 年 OS 分别是 27%（11%～62%）和 7%（1%～45%）。而且，在 2 组试验 Arm A 和 Arm B 中 irAE 发生率分别为 73% 和 80%。总的来说，尽管没有充足的数据证明 ipilimumab 单独或联合治疗能够得到更好的临床疗效，但是 ipilimumab 和 GVAX 联合治疗潜在的疗效能够使患者获得更长的生存期，因此该种联合治疗方法值得在胰腺癌中进行进一步研究。

另一种 CTLA-4 的抗体是曲美母单抗 [tremelimumab（CP-675、CP-675、CP-206）]，它是一个拮抗 CTLA-4 的完全人源化的 IgG2 单克隆抗体。已经有关于 tremelimumab 在黑色素瘤、肝癌、肠癌等恶性肿瘤中发挥抗肿瘤效果的报道。在非随机、剂量增加的 tremelimumab 联合盐酸吉西他滨治疗 34 例晚期胰腺癌患者的 I 期临究者根据 RECIST 标准评估，该实验没有得到任何客观的结果。目前在局部晚期和转移性胰腺癌中正在进行大量的 tremelimumab I 期和 II 期临床试验，期待这些研究的结果谱写胰腺癌治疗药物的新篇章。

2. PD-1/PD-L1

PD-1 是一种表达于活化 T 细胞、B 细胞、NK 细胞、单核细胞和 DC 的免疫检查点分子。同 CTLA-4 一样，PD-1 是 CD28 受体家族的一员，PD-1 主要功能是在外围组织中并在炎症感染反应和潜在的自身免疫的免疫反应中限制 T 细胞活动。与 CTLA-4 作用于 T 细胞活化的起始阶段不同，PD-1 主要在 T 细胞的活化后负向调节 T 细胞的功能。在胰腺癌肿瘤微环境中及在胰腺癌的外周血中，PD-1 分子像 CD4$^+$T 细胞一样在肿瘤浸润性淋巴细胞（tumor infiltrating lymphocyte，TIL）中大量表达，最后诱导 T 细胞凋亡，增强免疫原性，促进肿瘤生长。PD-1 结合抗原提呈细胞中 PD-L1/PD-L2，其结合的强度取决于 TCR-MHC 一类信号的强度，在较弱的 TCR-MHC 结合区域 PD-1 结合效果更好。当结合到它的配体时，PD-1 通过抑制下游激酶信号来诱发效应 T 细胞抑制，进而使细胞减少并通过 SHP1、SHP2 磷酸化降低在 INF-γ、IL-2 分泌。相反地，阻断 PD-1 将导致免疫反应阻断，进而产生抗肿瘤免疫反应。自 1992 年 PD-1 被发现以来，它一直作为肿瘤免疫治疗来达到增强瘤内免疫反应的一个有前途的免疫检查点目标分子。在胰腺癌治疗中，人类抗 PD-1 药物（pidilizumab）、纳武单抗（nivolumab）和派姆单抗（pembrolizumab）正在进行临床试验。

PD-L1（CD274/B7-H1）是一个在实体瘤上（如胰腺癌）的浸润肿瘤 -DC 和巨噬细胞上表达的分子，与 PD-L2（CD273/B7-DC）同为 PD-1 的配体，属于 B7 家族成员之一。PD-L1 是 PD-L 在实体肿瘤表达的主要分子。在胰腺癌上，PD-L1 通过 CD8$^+$T 细胞分泌诱导 INF-γ 细胞。PD-L1 分子在胰腺癌中的表达用于评估肿瘤的增殖，加速肿

瘤细胞致癌性及耐药性，进而确定肿瘤是否为高侵袭性。阻断 PD-L1 能够明显增强免疫反应进展，并加强 T 细胞激活。已有研究表明，PD-L1 阻断后，通过在肿瘤微环境渗透并激活 CD8$^+$T 细胞在胰腺癌中能够增强负转录调控和 IFN-γ、细胞因子、蛋白酶分泌。此外，如前所述，阻断 PD-1 到 PD-L1 的信号通路，通过调节性 T 细胞表达将导致肿瘤和抗肿瘤免疫反应下调。PD-L1 与 PD-1 相互作用，引起特定 T 细胞的抑制、激活和耐受。因此，PD-L1 是在肿瘤免疫治疗中增强瘤内免疫反应另一个有希望的免疫系统检查点目标分子。在胰腺癌中，目前进行临床试验的抗 PD-L1 药物有 durvalumab 和 BMS-936559 两种。

然而，这些研究在招募患者类型和数量上还存在很多不足，但是这些研究结果预示着免疫检查点抑制剂在胰腺癌的治疗上是相当有前景的治疗模式。相信随着相关临床试验的开展与研究的深入，将推动免疫检查点调节治疗应用于临床实践。

二、肿瘤疫苗

大多数肿瘤疫苗是通过接种疫苗刺激宿主免疫系统产生体液和（或）细胞免疫反应，胰腺癌的疫苗治疗同样如此。目前为止，已有大量疫苗应用于胰腺癌，如靶向 KRAS、MUC-1/CEA、WT1（Wilms tumor-1），以及热激蛋白、多肽疫苗及血管内皮生长因子 2（VEGFR2）等。其中取得较好结果的有全肿瘤疫苗（如 algenpantucel-L）、端粒酶多肽疫苗（GV1001）、GVAX 瘤苗和 WT1。

1. 全肿瘤疫苗

Algenpantucel-L 来源于 2 个异体的胰腺癌细胞株，可以说是"现成的疫苗"。这一选择囊括了广泛的胰腺癌抗原，经过改造以产生 α（1，3）半乳糖基转移酶（α-GT），进而提高患者的胰腺肿瘤免疫反应。在一个可切除胰腺癌的 II 期临床研究中，algenpantucel-L 联合放疗、5-FU 和吉西他滨取得了可喜的效果。随后在胰腺癌中进行了一个更大的 III 期临床试验，一共有 722 名胰腺癌手术切除术后患者参加对比 algen-pantucel-L 联合或不联合吉西他滨，或是否同步放化疗的效果（IMPRESS，NCT01072981）。这项研究并没有达到其预期的效果，其中位生存时间在疫苗组和对照组中分别是 30.4 个月和 27.3

个月。另一个Ⅲ期临床试验是检查新辅助疗法 FOLFIRINOX 或吉西他滨/nab-paclitaxel 联合或不联合 algenpantucel-L，其次是放化疗在临界切除或局部晚期不可切除的胰腺癌患者中的研究（PILLAR，NCT01836432），截至 2015 年 12 月，这项研究已经招募了超过 300 例患者。

2. 端粒酶多肽疫苗（GV1001）

在一项关于不可切除胰腺癌患者的Ⅰ/Ⅱ期临床研究中，端粒酶肽疫苗 GV1001 通过结合 GM-CSF 证明了能够延长患者的生存时间。另一项Ⅲ期临床研究意在比较处于晚期不可切除的胰腺癌中吉西他滨联用或不联用 GV1001 的效果，但由于缺乏生存受益而提前终止。而另一项Ⅲ期临床试验研究了结合吉西他滨＋卡培他滨（TeloVacISRCTN4382138）GV1001 的疗效。在化疗组和化学免疫治疗组两组间中位生存期差异无统计学意义。

3. GM-CSF 疫苗（GVAX）

胰腺癌疫苗 GVAX 来自异体（非自体）胰腺癌细胞，经过基因修饰产生 GM-CSF，进而刺激免疫系统。2012 年美国临床肿瘤学会胃肠道癌症研讨会发布的Ⅰb 期研究结果显示，GVAX 联合治疗黑色素瘤的单克隆抗体 Yervoy（ipilimumab），与单独使用 ipilimumab 相比，可使胰腺导管腺癌患者生存率提高 60%，既往接受过治疗、晚期或肿瘤转移患者的中位生存期从 3.3 个月提高到 5.5 个月，而且 1 年后存活患者的数量几乎翻了两番。而早在 2011 年发布的Ⅱ期试验结果表明，GVAX 可使胰腺癌切除患者的中位生存期提高 25% 以上，1 年生存率提高 35% 以上。目前该药已经被美国 FDA 指定为罕见病药物。CRS-207 是一种减活李氏杆菌产单核细胞疫苗，能够诱导李斯特菌溶血素 O 和间皮素相关的 T 细胞产生应答反应。GVAX 和 CRS-207 联合应用在Ⅱ期临床研究显示延长转移性胰腺癌患者的生存曲线。随后，在一项预先处理的进展期胰腺癌患者的大型Ⅱb 期临床试验中评估了 GVAX 结合 CRS-207 的疗效（ECLIPSE，NCT02004262），在这个非盲、3 个分组的试验中，303 个远处转移的胰腺癌患者被随机分到接受 GVAX/CRS-207 联合治疗、CRS-207 单独治疗和化疗组中，但研究也没有取得预期的效果，3 组中位生存期分别为 3.8 个月、5.4 个月、4.6 个月。

4. WT1 疫苗

霍奇金病的基因 *WT1* 在包括 PDAC 的几个恶性肿瘤中有过表达。一项Ⅱ期临床随机研究显示，在局部晚期或晚期胰腺癌患者中，以及在一部分转移性疾病患者中，WT1 肽疫苗＋吉西他滨的疗效相比单独使用吉西他滨，取得了更长的 PFS（133 天 *vs.* 76 天）。IMM-101 是加热灭活的奥布分枝杆菌，能够根据肿瘤应答反应调节先天和适应性免疫系统。IMAGE-1 是一个随机的（2：1 分配）研究，第二阶段研究旨在探索 IMM-101 结合吉西他滨与吉西他滨作为一线治疗胰腺癌的安全耐受性（NCT01303172）。IMM-101＋吉西他滨和吉西他滨一样安全，耐受性良好。此外，在预先确定的远处转移组患者中，IMM-101＋吉西他滨组合生存率显著提高（7.0 个月 *vs.* 4.4 个月）。WT1 肽疫苗和 IMM-101 能否继续在大型Ⅲ期试验保持它们的临床疗效将是很有意义的。

三、过继性 T 细胞治疗

过继细胞转移（adoptive cell transfer，ACT）治疗是使用自体或同种异体的免疫细胞（大部分是 T 细胞）。在黑色素瘤中，ACT 已广泛应用于肿瘤浸润淋巴细胞，在体外扩增并选择具有肿瘤活性的细胞，然后输注到患者体内。在这一背景下，ACT 能够诱导强烈的抗肿瘤反应。证据表明，T 细胞也可以控制胰腺癌的进展。值得注意的是在胰腺肿瘤中 T 细胞占浸润性免疫细胞的大多数，并与之相互联系取得更有利的结果。相反，抑制免疫细胞的存在，如肿瘤相关巨噬细胞（tumor-associated macrophages，TAM）、骨髓源性抑制细胞（myeloid-derived suppres-sor cell，MDSC）或调节 T 细胞等，与患者生存率成反比。一些研究发现，在肿瘤周围的 T 细胞显示了具有特定的与胰腺癌相关的抗原 T 细胞受体（TCR），如 p53 或端粒酶（hTERT），这些细胞毒性 T 细胞维持肿瘤的反应活性，而且它们的出现与提高生存率关系密切。事实上，大多数免疫疗法在胰腺癌的临床前期实验中几乎都是依靠改进 T 细胞功能来提高疗效。总的来说，现有的数据为 T 细胞作为治疗胰腺癌提供了理论依据，未来应用于临床还有很长一段路要走。

第四节　胰腺癌的诊疗展望

胰腺癌是消化系统恶性程度最高肿瘤之一，早诊率低，多数患者确诊时已属晚期，丧失根治手术机会，预后极差，在胰腺癌诊疗方面有如下展望。

（1）实施胰腺癌危险因素控制，降低胰腺癌患病风险。开展全民健康促进，力争使胰腺癌防治核心知识知晓率达70%以上。应用互联网远程医疗、健康大数据、人工智能、云计算等方法加强胰腺癌危险因素控制和筛查。

（2）组织制定统一规范的胰腺癌筛查和早诊早治技术指南，试点开展胰腺癌早期筛查和早诊早治能力提升工程，在试点地区开展胰腺癌机会性筛查，加强筛查后续诊疗连续性，提高筛查和早诊早治效果。

（3）加强全国性的胰腺癌治疗临床大数据收集、分析平台的建设，完善临床标本库的建立，加强多中心临床医疗数据的交流与共建共享。

（4）进一步规范临床工作中多学科联合诊疗（MDT）模式，整合多学科诊疗优势，为患者制订切实可行的个体化诊疗方案。

（5）进一步研发新药，用好老药，优化药物组合。药物治疗成为中晚期胰腺癌的主要治疗手段。传统化疗药物的疗效已趋平台，进一步研发新型分子靶向药物、免疫治疗药物等新的抗癌药物，整合有效治疗药物进行优化治疗，成为提高疗效的关键。应积极参与国际多中心临床试验，在全国有条件的医疗中心更多地开展前瞻性多中心的随机对照研究，探索新药物、新治疗方法的疗效，建立中国胰腺癌患者治疗信息数据库。

（6）胰腺癌的整合诊疗和精准治疗仍在探索中，未来的胰腺癌整合诊疗研究热点可能包括：①精准诊断，继续寻找优势通路和有驱动作用的靶点，进一步优化胰腺癌的分子分型研究；②精准治疗，进一步优化靶向治疗、放射治疗与化疗的最佳配伍方案；③精准预测，根据生物标志物建立疗效精准预测模型，富集精准治疗获益优势人群等。

相信随着基础研究、转化研究与临床研究的不断深入，胰腺癌的整合诊疗将会取得更大的进展。

（王秀超　赵天锁　陈忠杰　郝继辉）

参 考 文 献

Ben-A haron I, Elkabets M, Pelossof R, et al, 2019. Genomic landscape of pancreatic adenocarcinoma in younger versus older patients: does age matter?.Clin Cancer Res, 25(7): 2185-2193.

Fujiwara-Tani R, Sasaki T, Luo Y, et al, 2018. Anti-claudin-4 extracellular domain antibody enhances the antitumoral effects of chemotherapeutic and antibody drugs in colorectal cancer. Oncotarget, 9(100): 37367-37378.

Hull A, Li YR, Bartholomeusz D, et al, 2020. Radioimmunotherapy of pancreatic ductal adenocarcinoma: a review of the current status of literature. Cancers(Basel), 12(2): 481.

Jahny E, Yang H, Liu B, et al, 2017. Protein-coupled receptor RAI3 is an independent prognostic factor for pancreatic cancer survival and regulates proliferation via STAT3 phosphorylation. PLoS One, 12(1): e0170390.

Jiang X, Xu X, Wu M, et al, 2018. GPRC5A: an emerging biomarker in human cancer. Biomed Res Int, 1823726.

Law HC, Lagundžin D, Clement EJ, et al, 2020. The proteomic landscape of pancreatic ductal adenocarcinoma liver metastases identifies molecular subtypes and associations with clinical response. Clin Cancer Res, 26(5): 1065-1076.

Liu MQ, Ji SR, Xu WY, et al, 2019. ABO blood group and the risk of pancreatic neoplasms in Chinese Han population: a study at Shanghai Pancreatic Cancer Institute. Pancreas, 48(9): e65-e66.

Montemagno C, Cassim S, Pouyssegur J, et al, 2020. From malignant progression to therapeutic targeting: current insights of mesothelin in pancreatic ductal adenocarcinoma. Int J Mol Sci, 21(11): 4067.

Nagaoka K, Bai X, Ogawa K, et al, 2019. Anti-tumor activity of antibody drug conjugate targeting aspartate-β-hydroxylase in pancreatic ductal adenocarcinoma. Cancer Lett, 449: 87-98.

Nishiguchi Y, Fujiwara-Tani R, Sasaki T, et al, 2019. Targeting claudin-4 enhances CDDP-chemosensitivity in gastric cancer. Oncotarget, 10(22): 2189-2202.

Nishimura T, Mitsunaga M, Sawada R, et al, 2019. Photoimmunotherapy targeting biliary-pancreatic cancer with humanized anti-TROP2 antibody. Cancer Med, 8(18): 7781-7792.

Obaid G, Bano S, Mallidi S, et al, 2019. Impacting pancreatic cancer therapy in heterotypic in vitro organoids and in vivo tumors with specificity-tuned, NIR-activable photoimmunonanoconjugates: towards conquering desmoplasia?.Nano Lett, 19(11): 7573-7587.

Sasaki T, Fujiwara-Tani R, Kishi S, et al, 2019. Targeting claudin-4 enhances chemosensitivity of pancreatic ductal carcinomas. Cancer Med, 8(15): 6700-6708.

Schizas D, Charalampakis N, Kole C, et al, 2020. Immunotherapy for pancreatic cancer: A 2020 update. Cancer Treat Rev, 86: 102016.

Siegel R L, Miller K D, Jemal A, 2019. Cancer statistics, 2019. CA Cancer J Clin, 69(1): 7-34.

Souder D C, Anderson R M, 2019. An expanding GSK3 network: implications for aging research. Geroscience, 41(4): 369-382.

Strosberg J, El-Haddad G, Wolin E, et al, 2017. Phase 3 trial of 177 Lu-Dotatate for midgut neuroendocrine tumors. N Engl J Med, 376(2): 125-135.

Thomas H, 2019. IL-6 drives niche formation in pancreatic cancer liver metastasis. Nat Rev Gastroenterol Hepatol, 16(5): 263.

Wang SD, You L, Dai MH, et al, 2020. Mucins in pancreatic cancer: a well-established but promising family for diagnosis, prognosis and therapy. J Cell Mol Med, 24(18): 10279-10289.

第38章 结直肠癌

结直肠癌（colorectal cvarcinoma）是指原发于结直肠的上皮源性恶性肿瘤，是最常见的恶性肿瘤之一。全球范围内，结直肠癌是第三常见的恶性肿瘤。据国际癌症研究机构估计，在全球范围内，每年有 180 万结直肠癌新发病例，有 90 万例结直肠癌患者死亡。而我国结直肠癌新发和死亡病例均接近全世界同期结直肠癌病例的 30%，严重威胁我国人民的生命健康，同时造成了我国严重的疾病负担。目前我国结直肠癌五年生存率远低于美国日本及韩国，多数结直肠癌发现即已属晚期，五年生存率明显低于 40%；相反，早期结直肠癌治疗后五年生存率可超过 95%，其至可以完全治愈。但现阶段我国早期结直肠癌的诊断率低于 10%，明显落后于同属亚洲地区的日本和韩国。

结直肠癌治疗的总体策略是以外科为主的综合治疗。特别是针对中晚期结直肠癌患者，手术联合化疗、放疗、靶向治疗、免疫治疗等综合治疗手段可明显改善患者预后。另外，随着精准医疗时代的到来，通过整合现代遗传学技术、分子影像学技术、生物信息学技术并结合患者生活环境和临床大数据综合分析，实现结直肠癌的精准分类及精准诊断，以制订个体化疾病预防和治疗方案已成为结直肠癌防治上的关键问题。

第一节　结直肠癌的分子分型

随着肿瘤生物学研究的进步和第二代基因测序技术的快速发展，传统的基于临床病理因素的分期和分型已经满足不了精准医学的需求，而通过应用肿瘤发生发展中关键的分子进行肿瘤分子分型已经成为近期的研究热点。由于结直肠癌发生发展过程是一个多基因、多步骤、多因素参与的复杂过程，其中涉及多种信号通路和多个分子，所以不同病例的异质性较大，相应的临床病理特征、治疗的敏感性和预后也各不相同。所以应用肿瘤学研究的最新成果，对结直肠癌进行进一步的精确分型，将会对肿瘤的个体化治疗方案选择、提高疗效有重要意义。

2015 年，国际结直肠癌亚分型协作组报道了 4 种结直肠癌共识分子亚型，分别为 CMS1 型、CMS2 型、CMS3 型和 CMS4 型，这是目前最普遍应用的结直肠癌分子分型体系。

一、CMS1 型

CMS1 型又称 MSI 免疫型（约占 14%），染色体不稳定性低，具有高 CpG 岛甲基化特征，伴有高微卫星不稳定性及高频 BRAF 突变。肿瘤中常见 Th1 细胞、细胞毒 T 细胞、NK 细胞等免疫细胞的弥漫性浸润，而且可高表达 CTLA4、PD-1、PDL-1 等免疫检测点分子，具有高免疫原性。临床上常见于女性患者，肿瘤部位以右半结肠多见。病理特征多为实性和（或）管状或黏液型，可由无蒂锯齿状腺瘤进展而来。该型 OS 较长，适用于免疫检查点抑制剂治疗，但是肿瘤复发后生存率降低。

二、CMS2 型

CMS2 型是一种常见的分型，又被称为经典型（约占 37%）。表现为高染色体不稳定性、低 CpG 岛甲基化和低微卫星不稳定性，肿瘤具有典型的上皮分化特征，并存在大量的体细胞拷贝数变异。PD-L1 表达阴性，免疫原性低。肿瘤多位于左半结肠，直肠癌所占比例较高，癌组织多由腺管状结构组成。此型患者整体预后较好，即使肿瘤复发后，仍有较高的生存率。

三、CMS3 型

CMS3 型又称代谢型（约占 13%），表现为中等程度的染色体不稳定性和 CpG 岛甲基化，K-RAS 突变频率较高，30% 的个体还具有微卫星不稳定性特征。此型的突出特征为代谢通路的失常，各种糖、脂、氨基酸、核苷酸代谢均处于活跃状态。PD-L1 表达阴性，免疫原性低。肿瘤多位于右半结肠，病理特征多有乳头状结构，此型患者总体生存率较好。

四、CMS4 型

CMS4 型又称间质型（约占 23%），表现为高染色体不稳定性，低 CpG 岛甲基化和低微卫星不稳定性。与 CMS2 型不同的是，肿瘤周围组织存在大量的基质细胞。肿瘤组织中有较多的 Treg 细胞、髓源性抑制细胞、单核细胞和 Th17 细胞等免疫细胞浸润。直肠癌所占比例较高，组织中多有结缔组织增生反应，可由无蒂锯齿状腺瘤进展而来。该型肿瘤可见上皮间质转换上调、TGF-β 通路激活、血管再生活跃、间质浸润等肿瘤生物学行为，患者诊断时多为晚期，因此生存及预后很差。

其他的分型系统还有根据癌症基因组图谱（TCGA）分类和基于肿瘤周围浸润 T 细胞密度的免疫评分分型。目前分子分型虽还不能直接用于临床指导，但是可以作为重要的参考。

第二节　结直肠癌的精准化疗与靶向治疗

随着人们对癌发生发展机制及其分子通路研究的深入，针对其中关键分子的靶向抑制药物不断问世，转移性结直肠癌（mCRC）的治疗方式也发生了极大变化。近年来，靶向治疗药物飞速发展，可以直接作用于癌细胞，抑制细胞增殖、分化和迁移等过程，也可以作用于肿瘤微环境，包括肿瘤中的血管和免疫细胞，阻止肿瘤血管形成，增强机体的抗肿瘤免疫反应，促使肿瘤血管正常化和抗肿瘤免疫反应正常化，从而治疗肿瘤。

2004 年首个结直肠癌靶向药物西妥昔单抗（EGFR 单抗）获得美国 FDA 的审批，同年，贝伐珠单抗（VEGF 单抗）也获准上市。目前，根据靶点不同，临床用于治疗结直肠癌的靶向药物主要有抗表皮生长因子受体（EGFR）抗体、抗血管内皮生长因子（VEGF）和多靶点酪氨酸激酶抑制剂（TKI）。在临床实践中，将化疗药物与靶向药物联合使用，极大延长了晚期结直肠癌患者的生存时间。

一、结直肠癌的常用分子靶向治疗药物

1. 针对 EGFR 的靶向药物

（1）西妥昔单抗（cetuximab）：是一种抗 EGFR 人/鼠嵌合单克隆抗体，它能选择性地与 EGFR 结合，阻断该信号通路，从而抑制肿瘤细胞增殖。CRYSTAL Ⅲ 期临床试验表明，对比 FOLFIRI 单独治疗，使用西妥昔单抗联合 FOLFIRI 作为 mCRC 一线治疗后，明显提高了肿瘤的缓解率和生存时间，但仅有 RAS 野生型患者能从中获益。RAS 基因为 EGFR 通路的下游调节关键分子，若 RAS 基因发生突变，西妥昔单抗便失去对 EGFR 的调控作用，从而导致治疗无效。各专家指南均推荐在接受抗 EGFR 靶向药物治疗前，患者需要进行 RAS 基因检测，包括其家族成员 KRAS 及 NRAS 基因。在 RAS 野生型结直肠癌中，仍有部分患者因为 BRAF 基因突变不能从西妥昔单抗中获益。BRAF 基因位于 RAS 基因下游，也是整个通路调节的重要元件。因此，对于 RAS 突变型/BRAF 突变型患者，不推荐进行抗 EGFR 单药或联合化疗治疗。

（2）帕尼单抗：与西妥昔单抗不同，帕尼单抗（panitumumab）是完全人源化的 EGFR 单克隆抗体，具有低免疫原性和高受体亲和性。PRIME Ⅲ 期研究表明，与单独使用 FOLFOX4 相比（8.6 个月），帕尼单抗联合 FOLFOX4 治疗 KRAS 野生型 mCRC 患者能明显提高 PFS（10 个月）。帕尼单抗和西妥昔单抗都是美国 FDA 批准用于治疗 mCRC 的一线药物，ASPECCT Ⅲ 期研究表明应用这两种单抗进行的联合治疗无优劣差异。2019 年 NCCN 相关指南推荐西妥昔单抗或帕尼单抗联合化疗用于治疗 KRAS/NRAS/BRAF 基因野生型的左半结直肠癌晚期患者。

2. VEGF 抑制剂

贝伐珠单抗（bevacizumab）是人源化的重组单克隆抗体，93% 来自人，7% 来自鼠。它通过

与 VEFG-A 受体特异性结合来发挥抑制肿瘤生长的作用。2004 年，作为第一个上市的抗 VEGF 药物，贝伐珠单抗被美国 FDA 批准用于 mCRC 的一线治疗。贝伐珠单抗对于 KRAS 野生型或突变型的患者均有明显疗效，而且左、右半结肠癌患者都能从贝伐珠单抗治疗中获益。E3200 试验报道对于晚期结直肠癌患者，贝伐珠单抗联合 FOLFOX 疗效优于 FOLFOX 单独治疗，PFS（7.3 个月 vs. 4.7 个月）和 OS（12.9 个月 vs. 10.8 个月）有明显改善，缓解率也大幅度提高（22.7% vs. 8.6%）。2020 年 NCCN 相关指南提出，对于能耐受的患者，贝伐珠单抗联合化疗是 RAS 突变和（或）BRAF 突变型 mCRC、右半结肠癌的标准治疗方案。

3. 酪氨酸激酶抑制剂

瑞戈非尼（regorafenib）是一种口服多靶点 TKI，可以阻断数个促血管生成的血管内皮生长因子受体，抑制与肿瘤生成和肿瘤微环境相关的多种激酶的活性。目前，瑞戈非尼已经获批作为氟尿嘧啶、奥沙利铂、伊立替康，以及抗 VEGF、抗 EGFR 靶向药物等现有标准治疗失败后的三线用药，以中国为主的亚洲临床研究（CONCUR）证明了在亚洲人群中瑞戈非尼延长生存期的作用较西方人群更有优势。三线用药失败的患者，可考虑参加临床试验。

虽然靶向治疗能改善患者的疗效和生存情况，但是效果还不够理想；而且可能会导致一定的不良反应和毒性；另外，由于细胞分子通路间的交叉和旁路机制，机体对靶向药的耐药性不可避免；再加上目前药物价格高昂等，都是未来靶向药物发展需要解决的主要问题。

二、结直肠癌的治疗

1. 结直肠癌的新辅助治疗

（1）单纯新辅助化疗在直肠癌中的应用较少，多与放疗联合用于局部进展期直肠癌或局部不可切除直肠癌。对于不适合行放疗的患者，可在多学科讨论前提下决定是否行单纯新辅助化疗。

（2）在针对直肠癌的一些临床研究中，在新辅助放疗前行化疗，称为诱导化疗，或新辅助放疗结束后，手术前行化疗，称为巩固化疗。研究结果表明术前化疗毒性反应较低，患者能够完成足量的化疗剂量和强度，不增加手术并发症。但该治疗模式尚未在临床上广泛应用。

（3）对于初始局部不可切除的 T4b 结肠癌，可考虑行术前新辅助化疗，应选择客观有效率高的化疗方案或化疗联合靶向治疗方案（具体方案参见转移性肠癌治疗）。必要时，在多学科讨论下决定是否增加局部放疗。

（4）对于初始局部可切除的 T4b 结肠癌，应在多学科讨论下决定是否行术前化疗或直接手术治疗。

2. 术后辅助治疗

辅助治疗应根据患者肿瘤的原发部位、病理分期、分子指标及术后恢复状况来决定。一般要求在术后 4 周左右开始辅助化疗（体质差或术后恢复差者可适当延长），化疗时限为 3～6 个月。在治疗期间应该根据患者体力情况、药物毒性、术后 T 分期、N 分期及患者意愿，酌情调整药物剂量和（或）缩短化疗周期。

（1）Ⅰ期结直肠癌：不建议行辅助治疗。

（2）Ⅱ期结直肠癌：若存在以下危险因素应行辅助化疗：T4（ⅡB、ⅡC 期）、组织学分化差（3/4 级，不包括 MSI-H 者）、脉管浸润、神经浸润、术前肠梗阻或肿瘤部位穿孔、切缘阳性或情况不明、切缘安全距离不足、检出淋巴结不足 12 枚。

1）无高危因素者可密切随访观察，或单药氟尿嘧啶类药物化疗。

2）有高危因素者应行辅助化疗。化疗方案推荐选用 5-FU/LV、卡培他滨、CapeOx 或 5-FU/LV/奥沙利铂方案。

3）所有Ⅱ期结直肠癌患者均应考虑进行错配修复蛋白（MMR）检测，dMMR（错配修复缺陷）或 MSI-H（微卫星高度不稳定）的Ⅱ期患者可能预后较好，且不能从单药 5-FU 的辅助化疗中获益，不推荐氟尿嘧啶类药物的单药辅助化疗。

（3）Ⅲ期结直肠癌：推荐接受辅助化疗。化疗方案可选用 CapeOx，FOLFOX 方案或单药卡培他滨，5-FU/LV 方案。目前不建议在辅助化疗中使用伊立替康或靶向药物。

三、转移性结肠癌的治疗

1. 初始可切除转移性结直肠癌的治疗

可切除的转移性结肠癌，外科手术切除是潜在根治的治疗方法。是否进行术前新辅助化疗，可根据患者具体情况及危险分层，经多学科讨论后决定。

（1）初始可切除肝转移，若原发灶无症状，可根据复发风险评分（CRS）对患者进行危险分层，对于低危险组，可考虑行同期手术切除原发灶与转移灶，术后行化疗。高危险组建议行术前新辅助化疗后接受同期或分期手术切除。复发风险评分的 5 个参数为原发肿瘤淋巴结阳性，同时性转移或异时性转移，距离原发灶手术时间 < 12 个月，肝转移肿瘤数目 > 1 个，术前 CEA 水平 > 200 ng/ml 和转移肿瘤最大直径 > 5cm，每个项目为 1 分。0 ～ 2 分为 CRS 评分低，3 ～ 5 分为 CRS 评分高。CRS 评分越高，术后复发风险越大，围术期化疗获益越多。

（2）初始可切除肝转移，若原发灶存在梗阻、出血、穿孔等症状，对于低危险组患者，可行原发瘤切除 + 同期或分期肝转移瘤切除；对于高危险组患者，可先行原发瘤切除 + 新辅助化疗 + 转移灶切除或射频消融等局部治疗。

（3）新辅助化疗可缩小术前肿瘤的体积及降低体内微小转移的发生率，提高手术根治性切除率。为了限制药物性肝损害发生，新辅助化疗的疗程一般限于 2 ～ 3 个月。新辅助化疗方案首选奥沙利铂为基础方案（FOLFOX/CapeOx），但根据个体情况也可选择伊立替康为基础方案（FOLFIRI）。

（4）对于同时性转移性结肠癌的原发灶和转移灶手术切除顺序，包括同期或分期手术，主要取决于患者身体状况和对手术耐受性及安全性的综合评估。而分期手术时是原发灶优先还是转移灶优先，取决于影响患者生存和生活质量的主要因素，如转移灶是主要影响因素，则先行转移灶切除术，再行原发灶切除术。

（5）对于拟行术前新辅助化疗的肝转移患者，若肝转移灶位置深在，手术难以切除，或转移灶较小，化疗后可能存在影像学"消失"的病灶，化疗前可考虑使用射频消融等局部治疗手段予以预处理，以免因影像学"消失"而导致病灶难以处理，成为肿瘤复发的潜在根源。

（6）转移灶的治疗也可选择其他局部治疗手段，如射频消融（RFA）、微波消融、立体定向放疗（SBRT）等。

（7）对于可切除性肺转移，治疗上可参照上述原则。

2. 不可切除转移性结直肠癌的治疗

（1）根据转移灶是否有潜在根治性切除可能，可将初始不可切除转移性结直肠癌分为潜在可切除组和姑息治疗组。该类患者尤其应在 MDT 团队指导下进行全程管理和治疗。对于潜在可切除组，应积极采取以全身治疗为主的转化治疗，同时配合射频消融等局部治疗手段，力争转化为可切除，为根治性切除创造条件。其最终治疗目的是使患者达到无疾病证据（no evidence of disease，NED）状态。有研究表明，对于达到 NED 状态的患者，其中位生存时间可达 35.0 个月，五年生存率可达 30% ～ 57%。

（2）治疗前推荐检测肿瘤 K-RAS、N-RAS、BRAF 基因状态。转移性结直肠癌常用的化疗药物有 5-FU/LV、伊立替康、奥沙利铂、卡培他滨。靶向药物包括西妥昔单抗（EGFR 单抗）、贝伐珠单抗（VEGF 单抗）和瑞戈非尼。RAS 基因野生型的患者对抗 EGFR 单抗的靶向治疗敏感，而 RAS 基因突变的个体对抗 EGFR 单抗原发耐药。BRAF 基因信号通路位于 EGFR 下游，故 BRAF 基因突变者亦不适合使用西妥昔单抗治疗。近年来，有研究提示 HER2 基因扩增可能是转移性结直肠癌抗 EGFR 靶向治疗的负性生物学标志物，但尚需在抗 EGFR 治疗的前瞻性临床研究中进行验证，目前临床上尚不推荐进行常规检测。

（3）联合化疗应作为能耐受化疗的转移性结直肠癌患者的一、二线治疗。对于潜在可切除的患者，推荐以下化疗方案：FOLFOX/FOLFIRI ± 西妥昔单抗（推荐用于 K-RAS、N-RAS、BRAF 基因野生型患者），CapeOx/FOLFOX/FOLFIRI ± 贝伐珠单抗。

（4）使用伊立替康进行化疗时，建议检测 UGT1A1 基因多态性，该基因的多态性会明显影响伊立替康药物代谢酶的活性，非野生型的 UGT1A1 患者接受伊立替康化疗，可能会增加Ⅲ度以上骨髓抑制及腹泻的风险。

（5）对于高选择性患者可谨慎使用强力的三药化疗（FOLFOXIRI）± 贝伐珠单抗方案。转化成功获得原发灶和转移灶 R0 切除的患者，一般建议术后继续辅助化疗完成围术期总共 6 个月的治疗。若术前联合靶向药物治疗有效，术后是否继续应用靶向药物目前尚存在争议。

（6）原发灶位于右半结肠癌（回盲部到脾曲）的预后明显差于左半结肠癌（自脾曲至直肠）。对于 K-RAS、N-RAS、BRAF 基因野生型患者，抗 EGFR 单抗（西妥昔单抗）的疗效与肿瘤部位存在明显的相关性，比较化疗联合贝伐珠单抗或西妥昔单抗的头对头随机对照研究的回顾性亚组分析数据显示，在左侧结直肠癌中，西妥昔单抗在客观有效率和总生存上均优于贝伐珠单抗；而在右侧结肠癌，西妥昔单抗虽然在客观有效率上可能存在一定优势，但在总生存率方面不如贝伐珠单抗。因此，一线治疗右半结肠癌中 VEGF 单抗（贝伐珠单抗）的疗效优于 EGFR 单抗（西妥昔单抗），而在左半结肠癌中 EGFR 单抗疗效优于 VEGF 单抗。

（7）若一线化疗联合西妥昔单抗治疗，不推荐二线化疗继续行西妥昔单抗治疗。若一线化疗联合贝伐珠单抗治疗，二线化疗可考虑更换化疗方案继续联合贝伐珠单抗治疗。

（8）不能耐受联合化疗的患者，推荐 5-FU/LV 或卡培他滨单药 ± 靶向药物。不适合应用 5-FU/LV 的晚期结直肠癌患者可考虑雷替曲塞治疗。

（9）转化治疗应密切评估转移灶可切除性，建议每 6 ～ 8 周行 1 次影像学评估，若转移灶转变成可切除时，即予以手术治疗。肺转移灶通常是多发的，但进展较肝转移缓慢，化疗后若肺部转移灶稳定，但无法达到根治性切除的标准，可考虑行原发瘤切除，术后全身治疗控制肺部转移灶进展。

（10）姑息治疗 4 ～ 6 个月后疾病稳定但仍然没有 R0 手术机会的患者，可考虑进入维持治疗（如采用毒性较低的 5-FU/LV 或卡培他滨单药联合靶向治疗或暂停全身系统治疗），以降低联合化疗的毒性。

第三节　结直肠癌的免疫治疗

免疫检查点抑制剂在晚期结直肠癌治疗中的地位正在逐步得到重视。2015 年在约翰霍普金斯医院的一项临床研究（NCT01876511）中，首次发现具有错配修复缺陷（dMMR）或高度微卫星不稳定性（MSI-H）分子表型的转移性结直肠癌（mCRC）能从免疫检查点抑制剂程序性死亡配体 1（PD-L1）单抗派姆单抗（pembrolizumab）中明显获益。在另一项关键性研究（KEYNOTE-016）中，标准治疗失败后的转移性结直肠癌患者接受派姆单抗后 13 例患者中有 7 例（62%）取得客观缓解，而 25 例无错配修复蛋白缺陷（pMMR）的患者中无 1 例取得客观缓解。

而在 CheckMata-142 研究中，另一个抗 PD-1 单抗纳武单抗（nivolumab）被用于治疗 dMMR/MSI-H 型 mCRC 患者，共纳入 74 例患者，客观缓解率为 34%。基于上述这些研究结果，美国 FDA 分别于 2017 年 5 月、2017 年 7 月批准派姆单抗及纳武单抗作为 dMMR/MSI-H 晚期结直肠癌患者的二线治疗方案。但需注意的是，免疫检查点抑制剂治疗也会带来诸如肿瘤"超进展"、急性心脏毒性等相应的不良反应，治疗时应注意严格筛选患者并充分权衡利弊。

另一免疫检查点抑制剂细胞毒性 T 细胞相关抗原 -4（CTLA-4）单抗伊匹单抗（ipilimumab）被用于联合 PD-1 单抗进行 mCRC 治疗。在 CheckMate-142 研究中，119 例标准治疗失败的 MSI-H/dMMR 型 mCRC 患者，在接受纳武单抗联合伊匹单抗治疗后，客观缓解率达 55%，疾病控制率高达 80%。然而，研究表明，虽然联合两种药物治疗效果好，但相关毒副作用也增加了。因此，在临床实践中，追求疗效提高的同时，需要极其谨慎对待毒性增加这一客观事实。

肿瘤突变负荷（tumor mutation burden，TMB）被认为是预测免疫治疗疗效的另一重要指标。CheckMate-568 研究已经证实在非小细胞肺癌患者中，TMB 越高免疫治疗效果越好，但尚无相关研究证实其在结直肠癌免疫治疗疗效预测方面的价值。结直肠癌免疫治疗方法还包括肿瘤疫苗、过继 T 细胞疗法等，但其治疗效果均未在临床上得到验证，也尚未广泛开展。

综上所述，免疫检查点抑制剂可用于 dMMR/MSI-H 晚期结直肠癌患者的二线治疗方案，如何筛选能从免疫治疗中获益的患者，以及如何降低免疫治疗带来的毒副作用，将是未来研究的重点内容。

第四节　展　望

我国结直肠癌早期诊断率仍低于国际水平，组织制定统一规范的结直肠癌筛查和早诊早治指南，提高结直肠癌筛查和早诊早治效果，是亟须解决的关键问题。另外，随着基础研究、精准医疗理念和诊疗技术的不断发展和深入，充分利用基因组学、遗传学、免疫学、代谢组学等方面的最新研究成果对结直肠癌进行更加精准的诊断及分型，从而进一步对结直肠癌进行更加精准的个体化治疗，是未来肿瘤学发展的重要方向。

（俞 亮 罗振恺 张海增）

参 考 文 献

刘方奇，蔡三军，2019. 结直肠癌围手术期辅助与新辅助治疗. 中华胃肠外科杂志，22(4): 315-320.

彭俊杰，朱骥，刘方奇，等，2017. 中国局部进展期直肠癌诊疗专家共识. 中国癌症杂志，27(1): 41-80.

中华人民共和国卫生和计划生育委员会医政医管局，中华医学会肿瘤学分会，2018. 中国结直肠癌诊疗规范 (2017年版). 中华外科杂志，56(4): 241-258.

中华医学会外科分会胃肠外科学组，中华医学会外科分会结直肠外科学组，中国抗癌协会大肠癌专业委员会，等，2018. 中国结直肠癌肝转移诊断和综合治疗指南 (V 2018). 中华结直肠疾病电子杂志，(4): 302-314.

Biller LH, Schrag D, 2021. Diagnosis and treatment of metastatic colorectal cancer: a review. JAMA, 325(7): 669-685.

Dekker E, Tanis PJ, Vleugels JLA, et al, 2019. Colorectal cancer. Lancet, 394(10207): 1467-1480.

Glynne-Jones R, Wyrwicz L, Tiret E, et al, 2018. Rectal cancer: ESMO clinical practice guidelines for diagnosis, treatment and follow-up. Ann Oncol, 29(Suppl 4): iv263.

Gupta N, Kupfer SS, Davis AM, 2019. Colorectal cancer screening. JAMA, 321(20): 2022-2023.

Lanzi A, Pagès F, Lagorce-Pages C, et al, 2020. The consensus immunoscore: toward a new classification of colorectal cancer. OncoImmunology, 9(1): 1789032.

Overman MJ, Lonardi S, Wong KYM, et al, 2018. Durable clinical benefit with Nivolumab plus Ipilimumab in DNA mismatch repair-deficient/microsatellite instability-high metastatic colorectal cancer. J Clin Oncol, 36(8): 773-779.

Overman MJ, McDermott R, Leach JL, et al, 2017. Nivolumab in patients with metastatic DNA mismatch repair-deficient or microsatellite instability-high colorectal cancer(CheckMate 142): an open-label, multicentre, phase 2 study. Lancet Oncol, 18(9): 1182-1191.

Van Cutsem E, Cervantes A, Adam R, et al, 2016. ESMO consensus guidelines for the management of patients with metastatic colorectal cancer. Ann Oncol, 27(8): 1386-1422.

Xie YH, Chen YX, Fang JY, 2020. Comprehensive review of targeted therapy for colorectal cancer. Signal Transduct Target Ther, 5(1): 22.

随着医疗技术的普及，以及医疗水平的提高，泌尿系统肿瘤（tumors of urinary system）的发病率正在逐年增加，其主要以肾癌、尿路上皮癌（肾盂癌、膀胱癌）及前列腺癌最为明显。此外，随着人们对泌尿系统肿瘤认识的深入，其治疗方法也发展迅速。本章将介绍近年来靶向治疗及免疫治疗在肾癌、尿路上皮癌及前列腺癌的最新研究进展及事件探索。

第一节 肾 癌

肾癌（renal cell carcinoma, RCC）是泌尿系最常见的恶性肿瘤之一，占成年人恶性肿瘤的 2%～3%。近年来，随着影像学检查技术的普及，以及环境因素的改变，肾癌的发病率逐年上升。然而，在我国，仍然有大量患者在首诊时已出现局部或远处转移，此类患者预后较差，其中以骨转移最具破坏性，可导致病理性骨折、脊柱压缩、高钙血症等。此外，有一些局限期肾癌患者也会发生远处转移，靶向及免疫治疗的快速发展，使晚期肾癌及转移性肾癌（metastatic renal cell carcinoma, mRCC）的总体治疗效果明显改善。

一、肾癌的分子靶向治疗

靶向治疗是临床上转移性肾透明细胞癌的标准治疗，其作用机制与肾透明细胞癌的 VHL 基因相关。在正常细胞中，含有 VHL 复合物的缺氧诱导因子会自行降解。在 VHL 复合物功能失调的透明细胞癌中，缺氧诱导因子蓄积，并激活下游缺氧驱动基因，包括 VEGF 和参与血管生成、细胞生长和存活的其他因子，最终导致糖代谢、细胞程序化死亡、血管增生和内皮稳定性等发生混乱。因此抗 VEGF 的靶向治疗已成为 RCC 患者有效的治疗方法之一。另外，西罗莫司靶蛋白（mammalian target of rapamycin, mTOR）通路与许多癌症相关，在肾透明细胞癌中，mTOR 通路中有多个成分发生了改变。mTOR 通路的激活，可以促进细胞生长和分裂。这些是 mTOR 抑制剂靶向治疗 RCC 的分子基础。

2019 年 NCCN 会议提出治疗 mRCC 的抗 VEGF 一线靶向药物是舒尼替尼和培唑帕尼。其他抗 VEGF 靶向药物有索拉非尼、阿昔替尼、卡博替尼等。其中卡博替尼（cabozantinib）作为新一代多靶点治疗药物，能够阻断血管上皮生长因子受体、肝细胞生长因子受体等多个靶点。2017 年 ESMO 大会上，一项相关研究报道显示，26 例晚期转移性肾癌患者在免疫治疗失败后，可应用卡博替尼、阿昔替尼、舒尼替尼、依维莫司、索拉非尼等靶向治疗药物进行治疗，其中接受卡博替尼治疗组的 ORR 为 41%，不良反应可控。阿昔替尼有效率为 37%，而其他治疗组无有效患者。该研究提示，免疫治疗失败后，卡博替尼可能成为最优方案，阿昔替尼也可作为备选方案。卡博替尼对比 mTOR 抑制剂依维莫司的二线临床研究（METEOR）结果显示，卡博替尼可获得更长的无进展生存（progression-free survival, PFS）时间（7.4 个月 vs. 3.8 个月）。随后，卡博替尼用于国际转移性肾细胞癌联合数据库风险分级中高危患者一线治疗的临床研究（CABOSUN）结果显示，与舒尼替尼相比，卡博替尼可获得更长的 PFS 时间（8.2 个月 vs. 5.6 个月）和更高的客观缓解率（objective response rate, ORR）（33% vs. 12%）。此外，一项阿昔替尼一线治疗转移性乳头状肾细胞癌患者的多中心、开放性、单臂 II 期临床试验中，筛选出的 44 例患者中，13 例为 I 型，30 例为 II 型，1 例无指定（non-special）。

中位随访时间为 32.0（13.1 ～ 39.9）个月，24 周 PFR 为 45.2%（95% CI：32.6% ～ + ∞），客观缓解率为 28.6%（95% CI：15.7% ～ 44.6%）（Ⅰ类：7.7%；Ⅱ类：35.7%）。1 型和 2 型患者的总中位分别为 6.6 个月（95% CI：5.5 ～ 9.2），6.7 个月（95% CI：5.5 ～ 9.2）和 6.2 个月（95% CI：5.4 ～ 9.2）。中位 OS 为 18.9 个月（95% CI：12.8 ～未达到）。阿昔替尼在该试验中取得了令人鼓舞的效果，提示对于转移性乳头状肾细胞癌患者，阿昔替尼可以作为一线治疗选择之一。

mTOR 抑制剂包括依维莫司、替西罗莫司等。2019 年 NCCN 推荐依维莫司可作为转移性肾癌最常使用的二线靶向药物。一项比较舒尼替尼和依维莫司治疗乳头状肾细胞癌的头对头Ⅱ期临床试验结果显示，舒尼替尼相比依维莫司可获得更长的 PFS。一项比较贝伐珠单抗联合依维莫司与贝伐珠单抗联合干扰素 -α 疗效的Ⅲ期临床试验研究，就安全性结果而言，贝伐珠单抗联合依维莫司不仅疗效没有改善，反而增加了药物毒性。然而，一项依维莫司联合乐伐替尼对比依维莫司单药的Ⅱ期临床试验显示，联合治疗可以明显延长患者 PFS 和 OS，提高疾病反应率，降低药物毒性。Lana Hamieh 等进行了一项临床研究纳入了 7 例肾透明细胞癌患者，经 VEGF、TKI 及免疫治疗一线治疗后产生耐药，其中 2 例接受过 TKI 治疗，3 例接受过 ICI 治疗，2 例接受过 TKI 和 ICI 治疗，给予 7 例患者 lenvatinib（多靶点 TKI）加依维莫司联合治疗，治疗后 3 例患者部分缓解，3 例病情稳定。因此，可以通过依维莫司与其他药物联合减轻药物毒性，提高疗效。此外，先前研究证明 ECHS1 过表达可以抑制 mTOR 途径活化，从而抑制 RCC 细胞增殖和迁移。这提示我们，ECHS1 可能是 ccRCC 治疗干预和 ccRCC 诊断生物标志物的新靶标。

二、肾癌的免疫治疗

程序性细胞死亡蛋白 -1（programmed cell death protein 1，PD-1）和细胞毒性 T 细胞相关蛋白 4（cytotoxic T-lymphocyte-associated protein 4，CTLA-4）两条受体通路是目前免疫治疗的主要作用位点，从而抑制 T 细胞失能、凋亡，促进机体抗肿瘤免疫。

相关研究表明对于曾接受过抗 VEGF 治疗失败的晚期肾癌患者，nivolumab 相比依维莫司，

患者的总体生存率（overall survival，OS）延长至 25 个月，而依维莫司为 19.6 个月；nivolumab 的客观反应率（objective response rate，ORR）（25%）也优于依维莫司（5%），PFS 中位数分别是 4.6 个月、4.4 个月，差异无统计学意义（P = 0.11）。IMmotion150 Ⅱ期临床研究结果显示，PD-L1 抑制剂阿特珠单抗联合贝伐珠单抗可有效治疗 PD-L1 阳性的 mRCC，且毒性可控。帕博利珠单抗（pembrolizumab）一线治疗晚期肾癌的 Keynote-427 研究，分为透明细胞癌与非透明细胞癌两个队列，其中透明细胞癌患者客观有效率为 36.4%，其中低危组患者 ORR 为 3%，中高危组为 39.7%。无论是靶向治疗还是免疫治疗，其单药治疗在晚期肾癌治疗中的 PFS 时间较短，因此免疫治疗的联合应用及靶向治疗与免疫治疗的联合应用成为一线治疗的热点。

目前 PD-1 纳武单抗单药治疗或纳武单抗联合 CTLA-4 抗体伊匹单抗（ipilimumab）的联合的免疫治疗现已作为 mRCC 的一线治疗选择。Checkmate 214 和 Checkmate 016 研究对比纳武单抗联合伊匹单抗（ipililmumab）与舒尼替尼用于晚期中高危肾癌一线治疗的临床疗效。结果显示，IMDC 评分为中高危的人群免疫联合治疗与舒尼替尼对照客观有效率分别为 42% 和 27%，中位 PFS 分别为 11.6 个月和 8.4 个月（P=0.003），免疫联合治疗患者未达到中位 OS，但统计学分析显示其明显优于舒尼替尼对照治疗患者。而 IMDC 评分为低危的患者，舒尼替尼靶向治疗获得 PFS 时间明显优于纳武与伊匹单抗联合。2019 年 ESMO 大会公布了 TITAN-RCC 研究数据，结果显示，纳武单抗单药的一线治疗加用伊匹单抗后可将有效率从 28.7% 提高至 37%，二线治疗有效率从 18.2% 提高至 28.3%。但是，由于纳武单抗与伊匹单抗联合治疗的 3 ～ 5 级不良反应发生率为 46%，而纳武单抗单药治疗的 3 ～ 5 级不良反应发生率仅为 19%，故该Ⅱ期临床研究设计初始均应用纳武单抗单药治疗，无不良反应患者再给予双免联合治疗。

KEYNOTE-426 研究对比帕博利珠单抗联合阿昔替尼与舒尼替尼一线治疗晚期肾癌的临床疗效。结果显示，帕博利珠单抗联合阿昔替尼明显改善了患者的总生存（HR=0.53，95%CI：0.38 ～ 0.74，P < 0.000）、中位 PFS（帕博利珠单抗联合阿昔替尼组为 15.1 个月，舒尼替尼组

为 11.1 个 月，HR=0.69，95%CI：0.57 ～ 0.84，P=0.000）及客观有效率（帕博利珠单抗＋阿昔替尼组为59.3%，舒尼替尼组为35.7%，P＜0.000）。对于研究入组不进行人群筛选的 Keynote 426 研究，亚组分析认为，IMDC 低危、中危、高危人群联合治疗的风险比（HR）分别为 0.64、0.53、0.43。2019 年 ASCO 会议公布了最新亚组分析结果，即低危人群免疫联合治疗与舒尼替尼对照治疗的 ORR、PFS 及 OS 比较差异未见统计学意义，而中高危人群显示免疫联合治疗与舒尼替尼对照治疗的 ORR、PFS 及 OS 比较差异均有统计学意义。基于该临床研究数据，美国 FDA 于 2019 年 4 月批准帕博利珠单抗联合阿昔替尼用于晚期肾癌患者的一线治疗，成为第一个获批用于晚期肾癌免疫联合靶向药物。

JAVELIN Renal 101 研究对比 avelumab 联合阿昔替尼与舒尼替尼用于晚期肾癌一线治疗的临床疗效。结果显示，对于 PD-L1 表达阳性的晚期肾癌患者，avelumab 联合阿昔替尼相比舒尼替尼可明显改善中位 PFS 及 ORR，两组中位 PFS 分别为 13.8 个月和 7.2 个月；客观缓解率分别为 55.2% 和 25.5%；如果不考虑 PD-L1 表达状态，意向性治疗（intent to treat，ITT）人群 avelumab 联合阿昔替尼组中位 PFS 期为 13.8 个月，舒尼替尼组为 8.4 个月；客观缓解率分别为 51.4% 和 25.7%。该研究结果显示，PD-L1 阳性患者更可能从联合治疗中获益。基于该临床研究数据，美国 FDA 于 2019 年 5 月批准 avelumab 联合阿昔替尼用于 PD-L 阳性晚期肾癌患者的一线治疗。

因此，无论是 CheckMate 214 研究还是 Keynote 426 研究，都证实 IMDC 中高危患者可从免疫治疗的联合应用及免疫治疗与靶向治疗的联合应用中获益，但对于 IMDC 评分为低危的患者，舒尼替尼靶向治疗更具优势。

第二节　尿路上皮癌

尿路上皮癌主要包括肾盂癌、膀胱癌等，其中膀胱癌所占比例最高。其治疗方案主要以外科治疗、化疗为主。尽管含铂类药物的新辅助化疗已被证实可改善 MIBC 患者的预后，但由于患者对治疗的敏感度不同，预后存在明显差异。近年来，免疫治疗和靶向治疗也在尿路上皮癌中取得一定成果。以免疫检查点抑制剂为主的免疫治疗和以成纤维细胞生长因子受体（fibroblast growth factor receptor，FGFR）抑制剂为代表的靶向治疗可以改善部分转移性 MIBC 患者的预后，提高患者生存质量。

一、尿路上皮癌的分子靶向治疗

FGFR 是尿路上皮癌进展的重要相关分子，针对 FGFR 的靶向治疗也是转移性尿路上皮癌的重要研究领域。其中成纤维细胞生长因子受体3（fibroblast growth factor receptor 3，FGFR3）与膀胱癌的发生、发展密切相关。在膀胱癌患者中，有 20% 的患者存在 FGFR3 基因突变。据报道，近 80% 的非肌层浸润性膀胱癌患者存在 FGFR3 基因突变，肌层浸润性膀胱癌中 10%～20% 的患者存在 FGFR3 基因突变。但 FGFR3 基因突变与预后的关系仍然存在争议。FGFR3 虽然与低级别低分期膀胱癌相关，但存在 FGFR3 基因突变的膀胱癌术后更容易复发，患者术后应给予卡介苗膀胱灌注，并缩短复查间隔时间。Kang 等认为 FGFR3 基因突变与膀胱癌的分级分期相关，但与肿瘤进展无关。最新报道称，FGFR3 基因突变也不影响 OS，但 FGFR3 基因突变的膀胱癌不仅更易复发，而且 DFS 更短，可见 FGFR3 基因突变是 DFS 的独立影响因素及危险因素。erdafitinib 是一种新型泛 FGFR 抑制剂，最近被批准用于治疗之前至少接受一种含铂方案失败且存在 FGFR 基因突变的尿路上皮癌患者。一项 II 期随机多中心研究评估了 erdafitinib 治疗晚期尿路上皮癌患者的疗效。试验中包括 111 例 FGFR3 突变或 FGFR2/3 融合阳性的患者。最终，该试验 ORR 为 40%（95% CI：31 ～ 50），PFS 为 5.5 个月（95% CI：4.2 ～ 6.0），中位 OS 为 13.8 个月。此外，在 12 个月时，依然有 19% 的患者仍然无疾病进展。此外，FGFR3 突变与 FGFR2/3 融合阳性对 erdafitinib 反应率不同，FGFR3 突变（n=74）对 erdafitinib 反应率为 49%，明显高于 FGFR2/3 融合阳性（n=25）的 16%，这提示，erdafitinib 对于 FGFR3 突变具有更好的疗效。一项纳入 30 例尿路上皮癌患者的临床研究中，27

例（90%）患者存在 *FGFR* 突变，其中 17 例为突变，11 例为融合突变。10 例患者接受每天 9mg 的治疗，ORR 为 70%，PFS 为 5.6 个月，16 例患者接受 erdafitinib 间歇治疗，ORR 为 32%，PFS 为 5.1 个月。该试验提示，erdafitinib 的血药浓度与其疗效存在一定关系。然而，值得注意的是，以上 2 组试验中均提到了 erdafitinib 的主要不良反应为高磷血症。2018 年美国临床肿瘤学会年会上 Bellmunt 等报道的 FIERCE-21 试验结果显示，19 例患者中有 6 例 FGFR3 Mut/Fus 型患者，1 例完全缓解，1 例达到部分缓解，中位 DCR 为 83.3%，PFS 为 6.56 个月，中位 OS 在随访 20 个月时尚未达到。其余的 13 例 FGFR3 野生型患者，1 例部分缓解，中位 DCR 为 53.8%，DFS 为 2.37 个月，OS 为 5.32 个月。结果显示，vofatamab+ 多西他赛联合治疗对 FGFR3 Mut/Fus 型患者疗效较好。在美国临床肿瘤学会 2019 年泌尿生殖系统癌症研讨会上 Andrea Necchi 教授进行的 vofatamab+ 多西他赛的联合治疗和 vofatamab 单药治疗 FGFR3 Mut/Fus 型患者的试验结果显示，无论是单独应用 vofatamab 还是与多西他赛联合应用，患者都明显获益且耐受性好，部分患者可以获得较长时间的获益，且 3 级药物不良反应（TEAE）发生率低；对于之前已接受过多种其他治疗方案的患者，vofatamab 单药治疗仍可以获得缓解。

Alexandra 等报道了一例 69 岁的高度乳头状尿路上皮癌患者，该患者患肾盂肾癌并侵入肾实质和淋巴结转移，在接受左侧根治性肾切除术后 1 个月，磁共振检查显示疾病进展，经卡铂和吉西他滨化疗，以及 PD-1 抗体免疫治疗后再次进展。经测序分析发现患者 BRAF 突变后，给予二代有丝分裂原激活蛋白酶激酶（MEK）抑制剂曲美替尼（mekinist）治疗，2 个半月后 MRI 显示患者肝转移病变总体减少 48.4%。虽然 *BRAF* 融合突变在尿路上皮癌患者中少有报道，但 *BRAF* 突变在其他肿瘤中对靶向治疗疗效已经得到充分肯定，而该报道也提示，对于发现 *BRAF* 突变的尿路上皮癌患者，在一线化疗失败后，曲美替尼可以作为患者的治疗选择之一。

二、尿路上皮癌的免疫治疗

有文献报道，部分膀胱癌患者的肿瘤组织中可出现高表达 PD-L1，这可能是膀胱癌肿瘤逃逸的重要机制之一。研究结果表明，膀胱癌患者 PD-L1 的表达水平与疾病进展、预计生存期、死亡风险等密切相关。PD-1 和 PD-L1 抑制剂就是通过阻断 PD-1 和 PD-L1 的结合，降低对免疫细胞的负性调控作用，增强 T 细胞对肿瘤细胞的免疫应答作用，从而起到抗肿瘤的效果。目前 PD-1 抑制剂帕博利珠单抗在 III 期临床试验中被证实其总体生存时间优于传统二线化疗，但不良反应发生率低于传统化疗，因此 FDA 依然迅速批准该药物用于转移性尿路上皮癌的二线治疗及铂类化疗不耐受的一线治疗。一项 III 期非盲的国际性临床试验显示，对于 542 例铂基化疗后出现复发或进展的晚期尿路上皮癌患者随机接受 pembrolizumab 或化疗。结果显示，pembrolizumab 组和化疗组中位 OS 分别为 10.3 个月和 7.4 个月，12 个月 OS 率分别为 44.4% 和 30.2%，18 个月 OS 率分别为 36.1% 和 20.5%。值得注意的是，总体患者 OS 要比 PD-L1 高表达患者 OS 更长，提示 PD-L1 高表达可能是不良预后的生物学标志。Nishiyama 等发现，与化疗相比，接受 pembrolizumab 治疗的患者死亡风险降低 19%，且 pembrolizumab 的 24 个月 OS 率较高（26.9% *vs.* 14.3%）。pembrolizumab 和化疗的 PFS 分别为 2.0 和 4.9 个月（HR：1.71，95% CI：0.95 ～ 3.08）。但两者 ORR 相似（20.0% *vs.* 18.2%）。而派姆单抗的应答持久性更高，分别有 67% 和 33% 的患者维持应答 > 12 个月。pembrolizumab 与治疗相关的不良事件（包括 3 ～ 5 级事件）的发生频率较低。单药免疫治疗的 ORR 较低，联合治疗可能成为将来的发展方向。2018 年欧洲医学会议期间公布的转移性尿路上皮癌二线治疗的临床研究（CheckMate 032）结果显示，纳武单抗和伊匹单抗联合免疫治疗策略的 ORR 高达 38%，PFS 时间为 4.9 个月，总体生存时间为 15.3 个月，均优于纳武单抗单药治疗，也优于既往二线治疗。在 IMvigor211 研究中，以肿瘤突变负荷（tumor mutation burden，TMB）作为进行分层的指标，发现在 TMB 高的受试者中，免疫治疗组和化疗组的中位 OS 分别为 11.3 个月和 8.3 个月，HR 为 0.63，两者生存有明显差异；而在 TMB 阴性受试者中，两组生存无明显差异。试验结果表明，TMB 可能是免疫治疗疗效较好的指标。

在新辅助治疗方面，免疫治疗取得了很大

的成功，意大利的一项多中心 II 期临床研究 PURE-01 试验表明，对于接受根治手术的 cT2-T3bN0M0 膀胱癌患者，给予术前 3 个周期的帕博利珠单抗（pembrolizumab）新辅助治疗方案。该研究前期一共纳入 50 例患者，其中有 42% 的患者术后病理显示为 pT0，54% 的患者术后病理分期降至 pT2 以下。根据 PD-L1 的表达情况，将患者分为 2 个亚组，其中阳性联合分数（CPS）≥ 10% 的患者（$n=15$）有 54.3% 术后病理显示为 pT0，而在 CPS < 10% 的患者（$n=15$）中仅为 13.3%。该研究前期结果提示帕博利珠单抗单药治疗可以作为 PD-L1 阳性或高 TMB 膀胱癌患者根治术前新辅助治疗的选择方案之一，这也与 IMvigor211 研究中高 TMB 患者更可能从免疫治疗中获益相对应。PURE-01 试验最新结果则表明有 SCC 和 LEL 特征的患者可能适合新辅助免疫疗法试验。一项 II 期临床研究（ABACUS）表明，对 cT2-4N0M0 的膀胱癌患者进行 2 个周期 atezolizumab 单药治疗的新辅助治疗方案。该研究对象为总共纳入 68 例，其中 29% 的患者术后病理显示为完全缓解（pCR），39% 的患者降期至非肌层浸润性膀胱癌。与意大利的 PURE-01 试验相似，ABACUS 的 PD-L1 阳性患者也显示出了优势，其 pCR 的比例明显高于阴性患者（38% 和 27%）。治疗相关的副反应也是该研究的重点，结果显示治疗相关 3/4 毒性的发生率为 12%。新辅助免疫治疗使患者病情得到了较好的控制，获得较好的生活质量。

第三节　前列腺癌

前列腺癌（prostate cancer，PCa）是为男性最常见的恶性肿瘤之一。在我国，PCa 发病率和死亡率正在逐年增长，年增长率分别为 4.7% 和 5.5%。这与我国生活方式西方化、人口老龄化及医疗检测技术的推广和普及相关。目前前列腺治疗可分为激素敏感阶段和去势抵抗阶段。在激素敏感阶段，前列腺癌的进展依赖于雄激素 - 激素受体轴驱动，阻断雄激素能够得到较好的治疗效果，当患者进入去势抵抗性前列腺癌（castration resistant prostate cancer，CRPC），肿瘤可通过增加局部微循环雄激素、扩增雄激素受体及非雄激素受体途径来驱动癌细胞扩散。对于 CRPC 患者可通过阿比特龙、多西他赛等药物来延长生存时间。虽然 CRPC 的发病机制仍不清楚，但高通量测序技术的临床应用促进了 PCa 的分子分型，并为 CRPC 的靶向治疗和免疫治疗提供指导依据。

一、前列腺癌的分子靶向治疗

20%～30% 的 CRPC 患者存在 DNA 损伤修复基因缺陷。存在 DNA 损伤修复缺陷的肿瘤细胞 DNA 损伤后，双链修复能力下降，对单链修复的依赖增加。多聚（ADP- 核糖）聚合酶 [Poly-(ADP-ribose) polymerase，PARP] 是 DNA 单链修复的重要功能蛋白，采用 PARP 蛋白的抑制剂 [如奥拉帕尼（Olaparib）] 阻断 DNA 单链修复，DNA 合成可在碱基错误区域停止，细胞 DNA 无法正常复制，引起细胞死亡，这个过程称为"合成致死"。国际专家指南、共识及大型临床研究均发现 DNA 修复基因缺陷型前列腺癌患者可能对奥拉帕利等多聚腺苷二磷酸核糖聚合酶 [poly（ADP．ribose）polymerase，PARP] 抑制剂及铂类药物敏感；而 DNA 修复基因野生型前列腺癌患者对奥拉帕利的响应有限。CRPC 患者最常见的修复基因突变位点是 BRCA2，此外还有 *ATM*、*BRCA1* 等相关基因突变。一项相关研究表明，胚系 *BRCA 1/2* 基因突变提高了 PCa 的侵袭性，增加了淋巴结、远端转移发生的概率还缩短了患者生存时间。TOPARP-A 多中心 II 期临床研究发现，奥拉帕利治疗 CRPC 的总有效率（overall response rate，ORR）为 32.7%，而具有 DNA 修复基因缺陷（如 *BRCA2* 和 *ATM*）的特定亚组患者中，奥拉帕利的 ORR 高达 87.5%。此外，基因突变阳性的患者与野生型患者对比，影像学 PFS 及 OS 明显延长 19.8 个月 *vs.* 2.7 个月，$P < 0.05$；13.8 个月 *vs.* 7.5 个月，$P < 0.05$）。可见，奥拉帕利对存在 BRCA 及 ATM 等 DNA 修复缺陷的 PCa 患者疗效明显。在一项 II 期研究中评估了奥拉帕尼在已证实具有遗传性 *BRCA1/2* 突变的不同恶性实体瘤中的疗效和安全性。该研究招募的 298 位患者中，有 8 位具有 BRCA2 突变的转移性 CRPC。该研究的总缓解率为 50%，中位 PFS 和 OS 分别为 7.2 个月和 18.4 个月。有研究发现同源重组修复（homologous recombination repair，HRR）变异的转移性 CRPC 患者可以从奥拉帕利

靶向治疗中明显获益。Cheng 等研究发现 3 例携带 *BRCA2* 双等位基因突变的 CRPC 患者在既往标准治疗出现疾病进展后接受铂类化疗（非一线治疗）症状可达到明显缓解。

另外，奥拉帕尼与其他治疗方法的联合使用取得了一定进展。阿比特龙作为 PCa 的重要治疗手段，其与 PARP 抑制剂联合使用，两者联合使用具有一定的合理性，2018 年美国临床肿瘤学会年会期间报道阿比特龙联合奥拉帕尼与阿比特龙单药的 II 期临床试验显示，对于既往接受过多西他赛化疗但没有接受新型内分泌治疗的 mCRPC 患者，联合治疗组的 PFS 时间为 13.8 个月，明显优于单药治疗组的 8.2 个月（HR=0.65，95% CI：0.44～0.97，P=0.034）；入组的 142 例患者中，组织和液体活检发现 21 例患者存在 DNA 损伤修复基因异常，按基因状态分为突变组、待证实组、野生型组，亚组分析结果显示，联合治疗能降低 3 组的影像学进展风险，HR 分别为 0.74、0.67、0.52。因此，对于 CRPC 患者，阿比特龙联合奥拉帕尼治疗为未接受新型内分泌治疗患者提供治疗选择。Rae 等分别应用 rucaparib、奥拉帕尼、HSP90 抑制剂（17-DMAG）联合放疗，处理雄激素敏感和雄激素耐药的 PCa 细胞株，结果发现 PARP 抑制剂有放疗增敏作用。Petersen 等同样在细胞学上证实奥拉尼利对放疗的增敏作用。Li 等研究证实 Polo 样激酶 [pololike kinase1（PLK1）] 抑制剂 BI2536 联合奥拉帕利治疗 BRCA 突变型或野生型的 PCa 细胞株均有效。此外，Zhang 等研究也发现，铂类联合奥拉帕利治疗可能成为 *MYCN* 与 *AURKA* 基因突变的 PCa 患者的治疗新选择。

二、前列腺癌的免疫治疗

细胞毒 T 淋巴细胞相关抗原 4（cytotoxic T lymphocyte-associated antigen-4，CTLA-4）又名 CD152。目前，使用阻断 CTLA-4 的单克隆抗体被认为是 PCa 免疫疗法的一种可行途径。ipilimumab 和 tremelimumab 是在 PCa 患者中使用较为广泛的抗 CTLA-4 单克隆抗体。一项 ipilimumab 或安慰剂联合放疗治疗 mCRPC 的 III 期临床试验显示，试验组与对照组分别有 13.1% 和 5.3% 的患者 PSA 下降 > 50%。

程序性死亡受体 -1（programmed cell death protein-1，PD-1）/ 细胞程式死亡配体 1（programmed cell deathligand 1，PD-L1）是当前肿瘤免疫治疗的研究热点。一项临床研究报道称，对于肿瘤患者，PD-1/PD-L1 治疗方法相对于阻断 CTLA-4 治疗方法来说，抑制 PD-1/PD-L1 可以诱导更强的抗肿瘤免疫反应，提供更好的抗癌效果和更高的 OSR。因此 PD-1/PD-L1 对于 CRPC 患者来说依然拥有很大的研究空间和乐观的治疗前景。一项病例研究称，nivolumab 有效降低了一例应用许多治疗方法均失败的 65 岁 CRPC 患者的 PSA。目前 nivolumab 作为单药治疗用于局部或转移性 PCa 的临床试验（NCT03040791）。

DNA 错配修复缺陷（mismatch repair deficiency，dMMR）导致高的体细胞突变率，而其在转移性前列腺癌（mPC）中罕见且特征不足。此外，由于高度突变的 dMMR 前列腺癌可以对免疫检查点抑制剂产生反应，因此前列腺癌患者 dMMR 检测及与其相关的免疫治疗已成为当前研究热点。但是在晚期前列腺癌中，dMMR 可能是隐秘的，在初次癌症诊断中可能并不总是存在。Elie 等通过血浆 ctDNA 微创技术分析了 433 例 ctDNA 纯度 ≥ 2% 的 mPC 患者，对具有体细胞高度突变的样品进行 185× 全外显子组测序，并捕获错配修复基因内含子，用靶向测序和 IHC 分析组织。结果显示 16 名患者（3.7%）具有 dMMR 而导致的体细胞高度突变，包括了 MSH2、MSH6、MLHQ 及微卫星不稳定（microsatellite instability，MSI）。另一项研究中，亦是通过 ctDNA 分析确定了 115 例（1.7%）mPC 病例中有 2 例存在高 TMB 和 MSH2 或 MSH6 的改变。另一组在从 mPC 患者中收集的合格 ctDNA 样品的 3.8% 中发现了高 MSI。NCCN 相关指南建议对于检测错配修复及微卫星不稳定性筛选出的错配修复缺陷（mismatch repair deficiency，dMMR）及高型前列腺癌患者考虑使用帕博利珠单抗。2017 年 5 月 23 日，美国 FDA 宣布加速批准 PD-1 抗体 keytruda 用于治疗存在高度微卫星不稳定性或错配修复基因缺陷的成年患者和儿童晚期或转移性实体肿瘤患者，且有效率高达 40%，这是 FDA 首次不以肿瘤部位为参考，仅依靠生物标志物批准的药物。Abida 等研究发现，在 1033 例进行 MSK-IMPACT 种系测序的前列腺癌患者中，32 例（3.1%）被发现了存在 MSI 或 dMMR 表型。其中 11 例进行了 PD-1 或 PD-L1 治疗，而这 11 例患者中有 4 例达到 ORR。研究发现，10 例 CRPC 患者在 pembrolizumab 免疫治疗后，

3 例出现 PSA 快速下降，且 3 例中有 2 例肿瘤萎缩，2 例癌痛缓解。一项研究探索了 nivolumab 联合 ipilimumab 治疗 mCRPC 患者。该研究纳入了 78 例患者，分为 2 组，一组是经激素治疗后无症状或有轻微症状的患者，该组 ORR 为 26%。另一组为经多西他赛化疗后出现进展的患者，该组 ORR 为 10%。该研究最值得注意的是，对于 PD-L1 阳性，以及存在 DDR、HRD、TMB 的患者，治疗的反应率较高。Wu 等给予 CDK12 突变型的转移性 CRPC 患者 PD-1 免疫治疗，患者的前列腺特异抗原明显降低，且与其相关的淋巴系统疾病也明显减轻。Melissa 等进行了一项迄今为止最大的晚期前列腺癌患者与 CDK12 突变相关研究，研究发现 14.5% 的患者存在 CDK12 突变，且提示存在 CDK12 突变的前列腺癌可能与高格里森评分、短时间转移及发展成 CRPC 相关。在该研究中，5 例 CDK12 突变患者接受 PD-1 或 PD-L1 治疗后，其中 2 例获得了 PSA 应答。对于 *CDK12* 双等位基因突变的转移性 CRPC 患者提示可能具有较高侵略性及更需要加强治疗，而免疫疗法的应用提示可能存在一定优势。目前 *CDK12* 双等位基因丢失正在被作为免疫原性的潜在预测生物标志物进行一项前瞻性临床试验中机构（NCT03570619），且对 PARP 抑制剂的响应也在研究中。

随着研究的深入，越来越多与 PCa 相关的新型免疫检查点步入人们的视野，如 LAG-3、4-1BB/4-1BBL、XO40/XO40L、B7-H3、TIM-3。在免疫治疗方面的前景可观，依旧需要大家的不懈探索。

第四节　泌尿系统肿瘤精准治疗的未来展望

肿瘤的发生、发展与多基因改变、多信号通路改变相关。研究表明，即便是同一肿瘤，在不同的部位也会表现出肿瘤异质性。因此，在不同阶段采用不同的治疗方案，从而覆盖肿瘤的全周期，能够使患者获得最大的生存获益。

2015 年美国奥巴马提出精准医学的概念，在医学界引发热议。但真正能够为临床医生与患者带来最大获益的精准医学是怎样的，这个问题值得深思。以肾癌为例，VHL 综合征是常染色体显性单基因遗传病，其相关的肾癌主要发病机制与 *VHL* 基因失活引起的下游因子调控改变相关。2005 年，FDA 以绿色通道的形式批准索拉非尼成为晚期肾癌的靶向治疗药物，开启了晚期肾癌治疗的新纪元。但通过查阅近些年的研究文献可以得知，靶向治疗后的肾癌患者的中位生存时间通常不超过 3 年。虽然 NCCN 相关指南等为我们推荐了一线治疗及二线治疗的标准方案，同时对患者进行分层，并给予相应的治疗方案推荐，但仍未达到精准医学的标准，对于部分患者来说，不能为其带来最大的获益。因此，目前在泌尿系统肿瘤领域，精准医学是临床实践的重点，也是难点。虽然目前临床实践与真正的精准医学之间仍有距离，但临床医学正处于持续发展进步的状态，我们期待未来临床诊治手段能够尽快达到精准医学的标准，为患者带来最大的获益。

目前，临床精准治疗实现过程中面临的主要挑战和困难如下：①基因测序结果的解读难度较大。②运用基因检测结果指导个体化用药存在诸多困难。临床试验发现，基因检测所预测的适用药物常会面临超适应证使用的窘境，而这些药物价格又普遍昂贵，患者需承受巨大的经济压力。也有一些适用药尚处在研究阶段，仅通过参与临床试验才可获得，更多的情况是尚无与基因检测结果相匹配的药物。③基因组测序自身存在着局限性。疾病本身成因的复杂性决定了单纯依靠基因组测序不可能解决所有的问题，因此有时还需要联合表观基因组、蛋白质组学、转录子组学等其他个体化高通量检测的配合。总之，现有的小规模临床试验已初步展现了晚期难治性肿瘤的精准治疗具有良好前景，但入组新药临床试验的困难和超适应证用药等问题限制了实体瘤临床精准治疗的实施。因此，目前亟须进一步完善相关试验设计，未来仍需要开展更大规模、多中心临床试验来证实和支持其应用价值，从而使精准治疗在实体瘤综合治疗中发挥更大的作用。

（王海涛）

参考文献

钟键，金正贤，卞卫星，等，2020. 膀胱癌组织 FGFR3 基因突变和蛋白表达与预后关系研究. 中华肿瘤防治杂志，

27(2): 130-135.

Annala M, Vandekerkhove G, Khalaf D, et al, 2018. Circulating tumor DNA genomics correlate with resistance to abiraterone and enzalutamide in prostate cancer. Cancer Discov, 8(4): 444-457.

Bahleda R, Italiano A, Hierro C, et al, 2019. Multicenter phase I study of erdafitinib(JNJ-42756493), oral pan-fibroblast growth factor receptor inhibitor, in patients with advanced or refractory solid tumors. Clin Cancer Res, 25(16): 4888-4897.

Clarke N, Wiechno P, Alekseev B, et al, 2018. Olaparib combined with abiraterone in patients with metastatic castrationresistant prostate cancer: a randomised, doubleblind, placebo-controlled, phase 2 trial. Lancet Oncol, 19(7): 975-986.

Graff JN, Alumkal JJ, Drake CG, et al, 2016. Early evidence of anti-PD-1 activity in enzalutamideresistant prostate cancer.Oncotarget, 12(33): 52810-52817.

Hammers HJ, Plimack ER, Infante JR, et al, 2017. Safety and efficacy of Nivolumab in combination with Ipilimumab in metastatic renal cell carcinoma: the CheckMate 016 study. J Clini Oncol, 35(34): 3851-3858.

Hsieh JJ, Purdue MP, Signoretti S, et al, 2017. Renal cell carcinoma.Nat Rev Dis Primers, 3: 17009．

Inamura K, 2018.Bladder cancer: new insights into its molecular pathology.Cancers, 10(4): 100.

Kretzschmar A, 2019. ASCO-GU 2019: metastasierte urothelkarzinome.Nervenheilkunde, 10(3): 140-141.

Lord CJ, Ashworth A, 2017. PARP inhibitors: synthetic lethality in the clinic.Science, 355(6330): 1152-1158.

Loriot Y, Necchi A, Park SH, et al, 2019. Erdafitinib in locally advanced or metastatic urothelial carcinoma. N Engl J Med, 381(4): 338-348.

Mayrhofer M, De Laere B, Whitington T, et al, 2018. Cell-free DNA profiling of metastatic prostate cancer reveals microsatellite instability, structural rearrangements and clonal hematopoiesis. Genome Med, 10(1): 85.

McDermott DF, Huseni MA, Atkins MB, et al, 2018. Clinical activity and molecular correlates of response to atewlizumab alone or in combination with bevaeizumab versus sunitinib in renal cell carcinoma.Nat Med, 24(6): 749-757.

Motzer RJ, Penkov K, Haanen J, et al, 2019. AleAvelumab plus axitinib versus sunitinib for advanced renal-cell carcinoma. New Engl J Med, 380(12): 1103-1115.

Motzer RJ, Tannir NM, McDermott DF, et al, 2018. Nivolumab plus Ipilimumab versus sunitinib in advanced renal-cell carcinoma. New Engl J Med, 378(14): 1277-1290.

National comprehensive cancer network. NCCN clinical practice guidelines in oncology: kidney cancer, version 3. 2019.

Necchi A, Raggi D, Gallina A, et al, 2020. Updated results of PURE-01 with preliminary activity of neoadjuvant Pembrolizumab in patients with muscle-invasive bladder carcinoma with variant histologies. Eur Urol, 77(4): 439-446.

Pai-Scherf L, Blumenthal GM, Li HS, et al, 2017. FDA approval summary: pembrolizumab for treatment of metastatic nonsmall cell lung cancer: firstline therapy and beyond. Oncologist, 22(11): 1392-1399.

Reimers MA, Yip SM, Zhang L, et al, 2020. Clinical outcomes in cyclin-dependent kinase 12 mutant advanced prostate cancer. Eur Urol, 77(3): 333-341.

Rini BI, Plimack ER, Stus V, et al, 2019. Pembrolizumab plus axitinib versus sunitinib for advanced renal-cell carcinoma. New Engl J Med, 380(12): 1116-1127.

Sharma P, Pachynski RK, Narayan V, et al, 2019. Initial results from a phase II study of nivolumab(NIVO)plus ipilimumab(IPI)for the treatment of metastatic castration-resistant prostate cancer(mCRPC; CheckMate 650). J Clin Oncol, 37(7 Suppl): 142.

Thoma C, 2018. Bladder cancer: IMvigor211 trial outcomes reported. Nat Rev Urol, 15(3): 137.

第40章 淋巴瘤的精准治疗

第一节 淋巴瘤的分子分型

淋巴瘤是一类高度异质性恶性肿瘤，分为霍奇金淋巴瘤（Hodgkin's lymphoma，HL）和非霍奇金淋巴瘤（non-Hodgkin's lymphoma，NHL）两大类。淋巴瘤病理类型繁多，各型之间的生物学行为、对治疗的反应及预后差异很大。单纯依赖形态学和免疫分型的病理分类方法满足不了临床精准治疗的需要。融入了基因表达谱的分子分型使我们对淋巴瘤有了全新的认识，以基因组联合其他"组学"研究为基础的"精准医学"正在改变我们对淋巴瘤诊断和治疗的传统认识，可以说没有精准的诊断就没有精准的治疗。

弥漫性大 B 细胞淋巴瘤（DLBCL）是一组生物学高度异质的肿瘤，基于遗传学特点对其区分亚型有助于临床危险度分层并指导精准治疗。通过基因表达谱（GEP）我们可以把 DLBCL 分成 3 种类型：生发中心 B 细胞样（GCB）、激活 B 细胞样（ABC）和不可分型的第三类。之后 Hans 等通过免疫组化法，根据细胞起源（COO）将 DLBCL 分为 GCB 亚型和 non-GCB 亚型。这种分型可以判断预后，但缺点是对同一样本人群分类准确率只有 88%，仍有一部分患者不能确定细胞起源。2018 年《新英格兰医学杂志》刊登了弥漫大 B 细胞淋巴瘤的基因分型和病理机制的研究成果，正式揭开了 DLBCL 在基因水平上的分类研究的浪潮。Schmitz 等基于基因表达特征将 DLBCL 分为 EZB、BN2、MCD、N1 共 4 个亚型，而各个亚型患者预后不同。BN2 型和 EZB 型患者的治疗反应良好，而 MCD 型和 N1 型疗效不佳。同年 *Nature Medicine* 也推出了 DLBCL 新分类，通过对 304 例 DLBCL 患者全外显子组测序并进行算法归类，将 DLBCL 分为 C1 ～ C5 型，以及无频发突变的 C0 型（主要是一些富含 T 细胞的 DLBCL）。不同基因突变型证明了 GCB 和 ABC

亚型的异质性，也为同为 GCB 亚型的 C3、C4 型及同为 ABC 型的 C1、C5 型之间预后的明显差异进行了很好的诠释。虽然分子分型对于患者的预后评估相较于传统的 COO 分型有明显意义，但是技术和经费上的困难，限制了最新分子分型应用于临床的脚步。2020 年，*Cancer Cell* 发表了一项综合了前人研究成果的文章，将 DLBCL 分为 MCD、N1、A53、BN2、ST2、EZB（MYC+）、EZB（MYC-）7 种亚型。该分型打破了传统的 COO 分型的局限性，对预后判断更为准确和具体化，有利于临床筛选高危患者，并根据具体基因学改变选择靶向药物尽早进行干预，为 DLBCL 新药应用提供分子学依据。

外周 T 细胞淋巴瘤（PTCL）是一组起源于胸腺后成熟 T 细胞的异质性很强的恶性肿瘤，约占所有淋巴瘤的 21.4%。根据组织病理学和免疫组化结果 2016 年 WHO 将 PTCL 分为非特指型 PTCL（PTCL-NOS，26%）、血管免疫母细胞 T 细胞淋巴瘤（AITL，18.5%）、NK/T 细胞淋巴瘤（10%）、成年人 T 细胞淋巴瘤 / 白血病（ATLL，10%）、ALK 阳性间变性大细胞淋巴瘤（ALK+ ALCL，7%）和 ALK 阴性的 ALCL（ALK- ALCL，6%）。近年来，关于 PTCL 分子分型的研究也不断深入。2014 年 *Blood* 上发表的一篇文章将 GEP 纳入了 PTCL 分型中，将 PTCL-NOS 分为 GATA3（与 PI3K、mTOR 通路有关）、TBX21（与 NFκB、STAT3 通路有关）及 Unclassifiable 3 种分型，其中 GATA3 分型预后较差，而 TBX21 分型患者预后较好。2019 年 *Blood* 发表的一篇文章，根据免疫组化表达情况，纳入了 4 个指标，包括 GATA3、CCR4、TBX21、CXCR3，亦将 PTCL 分成了不同类型。该分析显示，GEP 分型与 IHC 分型基本吻合，预后分层也无明显差异。

NK/T 细胞淋巴瘤（NKTCL）是一类 CD56 阳性 /CD3 阳性的淋巴细胞恶性增殖性疾病，与 EB 病毒感染密切相关，呈高度侵袭性，临床预后极差。2020 年发表在 *Cancer Cell* 上的一篇文章通过对 RNA 序列数据的分析，在 NKTCL 中发现了 3 种不同的分子亚型，分别为 TSIM 亚型、MB 亚型及 HEA 亚型，并发现其与 EB 病毒潜伏感染模式及 EBV 裂解基因的表达具有密切关系。NKTCL 的 3 种分子亚型，在细胞起源、EBV 基因表达及转录特征等方面存在明显差异，与临床预后明显相关，同时可能使得它们对靶向治疗反应方面也存在差异。

随着淋巴瘤研究的深入，根据淋巴瘤发生、发展的分子机制来制订更加合理的个体化治疗方案成为可能。新型靶向药物及免疫药物的开发及新的治疗方案的使用使淋巴瘤的治疗效果得到明显提高。针对淋巴瘤细胞表面抗原、细胞生长通路抑制剂的靶向治疗为淋巴瘤带来的有突破性的进展，使许多亚型淋巴瘤治疗的疗效得到了明显提高。

第二节　淋巴瘤分子靶向及免疫治疗

以利妥昔单抗为代表的靶向治疗使 B 细胞淋巴瘤亚型的治愈率得到了明显提高，也使得淋巴瘤的治疗迈入了一个分子靶向治疗的新时代。近年的研究表明，生长信号通路和基因的异常与淋巴瘤的发生、发展、预后及耐药密切相关。如核转录因子 NF-κB 信号通路、磷酸肌醇 -3- 激酶（PI3K）信号通路、Notch 信号通路、Hh 信号通路、MAPK 信号通路、JAK/STAT 信号通路、Wnt 信号通路、cAMP 信号通路、BCL-2 凋亡通路。B 细胞受体相关信号通路部分由活化的 PI3Kδ 调控，PI3Kδ 信号作为 BCR 通路的重要环节，其过度活化是许多 B 细胞肿瘤恶性增殖的前提。PI3Kδ 已成为治疗 B 细胞淋巴瘤的重要靶点。针对恶性淋巴瘤发生、发展的表观遗传学研究是目前淋巴瘤领域的热点之一。肿瘤的发生、发展与基因的异常表达息息相关，染色质的组蛋白乙酰化和去乙酰化过程是调节基因表达的重要环节之一。DNA 甲基化修饰酶、组蛋白去乙酰化酶（HDAC）等表观遗传调控酶家族与淋巴瘤细胞的恶性增殖或转移等生物学行为相关。通过抑制 HDAC 的活性可以调节淋巴瘤的基因表达、抑制血管生成、阻滞细胞周期、促进肿瘤细胞的凋亡和分化。目前针对表观遗传学调控通路的分子靶向药物及免疫治疗 PD-1/PD-L1 单抗已成为淋巴瘤的重要治疗药物。

霍奇金淋巴瘤（HL）预后好，绝大多数患者可以治愈，尤其是近些年免疫治疗 PD-1/PD-L1 单抗和 CD30 单抗化疗药偶联物维布妥昔（BV）的应用，使复发难治性 HL 的疗效进一步提高。目前推荐原发耐药、一线治疗后 12 个月内复发、复发时伴有结外病灶等不良因素的患者，行 ASCT 后可行维布妥昔单抗维持治疗；ASCT 失败后亦可选择 BV 治疗。此外，BV 联合苯达莫司汀可作为 R/R-HL 门诊治疗的首选方案，其不良反应可控，CR 率为 73.6%，超过了既往报道的标准化疗方案，尤其是之前接受 ASCT 的患者，2 年 PFS 仍然达到 69.8%。免疫检查点抑制剂 PD-1/PDL-1 单抗通常被推荐用于基于合并症或首次解救化疗失败的不适合移植的复发难治性经 HL 患者，以及大剂量化疗联合 ASCT 和维布妥昔治疗后复发的患者。目前临床上已经开展应用的 PD-1 抑制剂包括纳武利尤单抗(nivolumab)、帕博利珠单抗（pembrolizumb）和我国首个国产特瑞普利单抗等。相较于 PD-1 抑制剂的单药治疗，其与维布妥昔联合治疗取得了更好的疗效。美国一项纳武利尤单抗联合维布妥昔治疗 R/R-HL 的 I / II 期临床试验发现，61 例治疗后进行疗效评价的患者中，CR 率为 61%，ORR 率为 82%。纳武利尤单抗联合维布妥昔可明显提高 CR 率，是一种有效的挽救治疗方案，且改善了 ASCT 后反应的持久性。近年来的研究发现，来那度胺、伊布替尼（ibrutinib）、帕比司他（panobinostat）、依维莫司（everolimus）和 CAR-T 等新型药物和疗法在 R/R-HL 也呈现出了一定的效果，为 HL 的精准治疗提供了有力的武器。

弥漫性大 B 细胞淋巴瘤是最常见的具有高度异质性的侵袭性淋巴瘤，有 5% ～ 15% 的 DLBCL 通路 FISH 检测发现具有 MYC 重排和 BCL-2、BCL-6 重排，称为"双打击"或"三打击"淋巴瘤，提示预后不良，目前尚无有效的治疗措施，强化治疗联合干细胞移植可能是一种有效的治疗方法。此外，30% ～ 35%DLBCL 表达

MYC 蛋白，20%～35% 同时表达 BCL-2，但多数不携带 MYC/BCL-2 基因异常，称为"双表达淋巴瘤"，也提示预后不佳。随着化疗联合利妥昔单抗的应用，DLBCL 患者的长期存活率得到明显改善，初次治疗的患者可以根据年龄、IPI/aaIPI 评分及早期 PET-CT 评估结果，采用不同剂量强度的治疗方案，达到最佳效果。但尽管如此，仍有 1/3 的 DLBCL 患者复发难治，目前对于老年患者、体能状况差或不能耐受 ASCT 的复发难治 DLBCL 患者，联合新型靶向药物成为新的方向。如来那度胺联合利妥昔单抗（R2）、伊布替尼单药或联合化疗对于 ABC 亚型患者，特别是合并 MYD88L256P 和 CD79b 突变的 ABC 亚型患者，其有效率可达 80%。此外，高选择性 EZH2 抑制剂 tazemetostat 在 EZH2 野生型和 EZH2 突变型 R/R-DLBCL 治疗中显示了良好的效果；XPO1 抑制剂 selinexor 对 R/R-ABC 亚型 DLBCL 患者也具有持久的抗癌活性；BCL-2 抑制剂 venetoclax、PD-1/PD-L1 抗体、抗 CD19 的 CAR-T 产品 yescarta、针对 CD20/CD3 双抗的 mosunetuzumab 和 CD20-TCB，以及 CD19/CD3 双特异性抗体博纳吐单抗（blinatumomab）等对于复发难治 DLBCL 都表现出良好的疗效。

滤泡淋巴瘤（follicualr lymphoma，FL）是最常见的惰性 B 细胞淋巴瘤，尽管大部分 FL 患者五年总生存率已超过 90%。但仍有部分患者，特别是一线治疗后 2 年内进展（POD24）的患者预后不佳。对于复发 FL 尽管有许多治疗选择，但目前标准治疗尚未完全统一。来那度胺联合利妥昔单抗已证实与传统的免疫化疗方案疗效相当，但血液学等毒性反应明显减少，这也意味着我们向 FL 治疗的"无化疗时代"迈出了一大步。同样全人源化的二代 CD20 抗体奥妥珠单抗（佳罗华）联合化疗或来那度胺对于初治或复发的 FL 也显示出非常好的疗效。新的药物和治疗手段包括抑制促进 B 细胞增殖和存活的激酶类药物，如 BTK 抑制剂伊布替尼；PI3K 抑制剂 idelalisib、copanlisib 和 duvelisib；SYK/JAK 抑制剂 cerdulatinib；促进细胞凋亡的药物，如 Bcl-2 抑制剂 venetoclax；表观遗传修饰剂药物，如 EZH2 抑制剂 tazemetostat 等都显示出不错的疗效。

套细胞淋巴瘤（mantle cell lymphoma，MCL）是一种高度侵袭性的淋巴瘤，MCL 大多存在标志性 t（11；14）（q13；q32）染色体异常，由此导致超过 95% 的患者细胞周期蛋白 Cyclin D1（CCND1）过表达。尽管 MCL 在生物学和临床表现等方面具有很强的异质性，但绝大多数 MCL 具有病情进展迅速、诱导治疗后缓解期短、复发率高、标准治疗难以治愈等特点。近年来随着对 MCL 生物学机制研究的不断深入，BTK 抑制剂等新型靶向药物的出现，使传统的免疫化疗的治疗模式受到挑战，不断探索更加高效低毒的治疗模式。2013 年美国 FDA 批准伊布替尼用于复发难治 MCL 的治疗，被认为是 MCL 治疗中的突破性进展。在 II 期临床试验中，伊布替尼单药治疗复发难治 MCL 的有效率达 68%，CR 率为 40%。IR 联合短疗程化疗 R-Hyper CVAD/MTX 治疗年轻初治 MCL 患者的 II 期试验（Window-1），最佳 ORR 达 100%，3 年 PFS、OS 率分别为 89% 和 100%。IR 方案在老年患者（> 65 岁）初治套细胞淋巴瘤中的疗效同样令人瞩目，一线 IR 长达 2 年的治疗显示了极高的有效率，最佳 ORR 为 93%，最佳 CR 率为 64%，MRD 阴性率达 58%。此外，伊布替尼加入诱导和维持治疗的研究也显示了令人欣喜的结果。此外，我国自主研发的 BTK 抑制剂泽布替尼（zanubrutinib）、奥布替尼（orelabrutinib）疗效确切，且安全性较伊布替尼更好。此外，靶向药物的联合研究也在不断探索中，伊布替尼联合 venetoclax 和 obinutuzumab 治疗初诊 MCL，对初诊 MCL 的患者可获得分子水平上的较高缓解，治疗 2 个疗程后，所有患者均有效，7 例患者完成了 6 个疗程的治疗（包括 P53 突变患者），根据 Lugano 标准达到 CR 且 MRD 阴性，至最后一次随访，无患者出现 PD，所有患者仍在接受计划中的治疗。其他正在进行的靶向治疗药物，如 PI3Kδ 特异性抑制剂 idelalisib、PI3Kγ 和 δ 抑制剂 duvelisib 等，也在不断地进行深入探讨和研究。

慢性淋巴细胞白血病/小淋巴细胞淋巴瘤（CLL/SLL）在治疗上需要对于 17p- 或 P53 基因突变情况进行检测，存在这些异常通常常规化疗方案疗效不佳，建议参加新药临床试验，若无临床试验建议，首选伊布替尼。此外，伊布替尼也可作为复发难治 CLL 患者的优先治疗选择。2019 年 obinutuzumab 联合伊布替尼获批一线治疗 CLL/SLL 患者，同年 obinutuzumab 联合 venetoclax 也被美国 FDA 批准用于未经治疗的 CLL 治疗，该方案 2 年无进展生存率为 88%，与持续进行伊布替尼治疗结果相同。但这种疗法在一些高危患者中也能很好地发挥作用，且 venetoclax 比伊布替尼的副作用更少，值得临床进行更为广泛地推广。此外，idelalisib 联合利妥昔单抗与单药利妥昔单抗相比，在治疗复发伴有不良遗传学特征的 CLL 时，能显著改善 PFS。另有研究显示，idelalisib 联合免疫化疗对既往治疗的、难治和高危 CLL（包括 17p- 和 TP53 突变）患者同样有效。2019 年 11 月 FDA 又批准了第二代 BTK 抑制剂 acalabrutinib 治疗 R/R-CLL/SLL，acalabrutinib 明显延长了患者的 PFS，使患者的死亡风险下降了 69%。但 acalabrutinib 在 BTK C481S 突变、伊布替尼难治的 CLL 患者中的有效性尚未得到证实。2019 年 LUGANO 大会报道了对于 TP53 突变或 17p- 的 R/R-CLL/SLL 患者，泽布替尼的 ORR 可达 86.4%，而对于 IGHV 未突变的 R/R-CLL/SLL 患者的 ORR 也高达 82.4%。此外，2019 年 ASH 大会也报道了我国研发的奥布替尼治疗 R/R-CLL 患者的 ORR 可达 88.8%，并且未发生严重毒副作用，安全性良好。

外周 T 细胞淋巴瘤（PTCL）在亚洲国家较为多见，约占所有淋巴瘤的 21.4%。PTCL 主要包括非特指型 PTCL（PTCL-NOS）、间变性大细胞淋巴瘤（ALCL）、血管免疫母细胞 T 细胞淋巴瘤（AITL）、NK/T 细胞淋巴瘤及成年人 T 细胞淋巴瘤 / 白血病（ATLL）等。临床上除了 ALK 阳性 ALCL 预后较好，大部分 PTCL 最终会成为复发或难治性患者。近年来随着对 PTCL 分子生物学机制研究的不断深入，一些新型靶向药物不断出现，使传统的治疗模式受到挑战，不断探索更加高效低毒的治疗模式，以提高患者生存、改善生活质量。其中单药维布妥昔在一项 II 期多中心临床研究中治疗复发难治性 ALCL，RR 率为 86%，CR 率为 53%，周围神经病变是最常见的不良反应，发生在 36% 的患者中。此外 BV 联合 CHP 方案作为一线治疗 PTCL 证明是安全的，尤其是 CD30⁺ 间变 T，该方案与 CHOP 方案的随机对照研究也显示出优势。2011 年美国 FDA 批准维布妥昔用于既往至少接受过一次多药联合化疗失败的全身性 ALCL 患者的治疗。西达本胺（chidamide）是我国自主研发的国际上首个口服剂型的组蛋白脱乙酰酶类抑制剂（HDACi），II 期上市临床研究 CHIPEL 共纳入 83 例复发或难治性 PTCL，西达本胺 30mg/ 次（2 次 / 周）治疗，结果显示，ORR 可达 28%，总体生存为 21.4 个月，显示了西达本胺单药治疗复发或难治 PTCL 的确切疗效。2015 年 2 月至 2017 年 12 月，来自我国 216 个研究中心的共计 1064 例患者真实世界的数据表明，西达本胺单药治疗组和联合治疗组患者的 ORR 分别为 47.0% 和 65.4%。与单药治疗组相比，接受联合治疗的 AITL 和 PTCL-NOS 患者的 ORR 更高，分别为 76.5% 和 63.3%，单药治疗和联合治疗组的中位 OS 分别为 11.2 个月和 15.0 个月，常见的不良反应为中性粒细胞和血小板计数减少。罗米地辛（romidepsin）也是一种 HDACi，于 2011 年 6 月美国 FDA 批准用于 PTCL 的二线治疗，主要是基于一项有 131 例复发或难治性 PTCL 患者参加的关键性 II 期临床试验。结果显示，罗米地辛单药治疗的客观缓解率（ORR）为 25.4%（33/130），完全缓解率为 14.6%（19/130），中位缓解持续时间（DOR）为 12 个月。贝利司他（belinostat）是一种新型的 HDAC 抑制剂，于 2014 年 7 月美国 FDA 批准用于 PTCL 的二线治疗。贝利司他针对复发或难治性 PTCL 的 II 期临床试验结果显示，在 120 例可评价患者中，贝利司他单药的 ORR 为 25.8%，完全缓解率为 10.8%，中位 DOR 为 8.4 个月。普拉曲沙（pralatrexate）是一种新型的叶酸拮抗剂，研究表明 111 例复发或难治性 PTCL 患者接受普拉曲沙治疗，ORR 为 29%，平均反应期 10.1 个月。不良事件包括黏膜炎（70%）和血小板计数减少（40%），2009 年美国 FDA 批准其为治疗复发或难治性 PTCL 的单药药物。此外，PI3K-γ 和 δ 抑制剂 duvelisib、DNA 甲基化的表观遗传修饰剂阿扎胞苷（azacitabine）、ALK 抑制剂克唑替尼（crizotinib）、JAK 1/2 抑制剂 ruxolitinib、JAK1/3 抑制剂 cerdulatinib 在复发难治性 PTCL 中也显示出令人鼓舞的活性。

NK/T 细胞淋巴瘤（NKTL）也是一种在我国相对高发的高侵袭性淋巴瘤，是与 EB 病毒感染相关的一类成熟的 T 细胞和 NK 细胞淋巴瘤的亚型。NKTL 需要进行风险分层治疗：I 期无危险因素的患者，单纯放疗即可取得较好疗效；II 期需同时做双颈部照射或照射中上颈部淋巴结，化疗方案主要推荐 P-Gemox、COEP-L、LOP 和 SMILE 方案等；对于 III～IV 期初治及复发难治性 NKTL（R/R-NKTL）患者，SMILE、

AspaMetDex、P-Gemox 和 DDGP 都是可以选择的方案，但是 SMILE 方案毒性较大，有 10% 的死亡率。2017 年新英格兰杂志报道了 7 例 R/R-NKTL 患者接受 PD-1 抑制剂帕博利珠单抗治疗的有效率达 100%，因此 2018 年 NCCN 相关指南将帕博利珠单抗纳入 NKTL 挽救治疗方案中。另一个 PD-1 抑制剂纳武利尤单抗报道 ORR 也达到 60%；信迪利单抗（sintilimab）在 R/R-NKTL 的 II 期临床研究显示 ORR 达 67.9%，DCR 达 85.7%。西达本胺治疗 15 例门冬酰胺酶为基础化疗或 ASCT 失败的 R/R-NKTCL 患者，结果 ORR 为 50.0%，CR 率为 33.3%。维布妥昔治疗 7 例 R/R-NKTL，结果 1 例获得 CR，有效率为 29%（2/7）。尽管免疫治疗和靶向治疗为 R/R-NKTL 患者提供了新的治疗选择，但仍需要不断的探索和提高。

淋巴母细胞淋巴瘤（LBL）属于高度侵袭性淋巴瘤，可以分为 T 细胞淋巴母细胞淋巴瘤（T-LBL）和 B 细胞淋巴母细胞淋巴瘤（B-LBL）。

大剂量化疗和造血干细胞移植是主要治疗方法。近年来单克隆抗体类药物，如抗 CD19 和 CD7 单抗，以及分子靶向药物伊马替尼在复发/难治（R/R）LBL 患者应用越来越广。此外，约 50% T-LBL 患者存在 NOTCH1 突变，小分子 γ 分泌复合体是 NOTCH1 激活的关键酶，其抑制剂 GSI 是 R/R T-LBL 有效的分子药物。小分子 γ 分泌酶复合体抑制剂 PF-03084014 I 期临床研究证实其抗 T-LBL 活性与抗实体瘤活性相似，在 R/RT-LBL 的疗效有待进一步评估。目前，随着包括二代基因测序（NGS）等高通测量测序技术的应用，让我们越来越多地了解 LBL 基因层面的改变，这些改变相互关联，涉及信号通路，表观遗传，细胞周期等各个方面，目前研究中的新药多针对这些遗传学的改变，包括 IL7R、PI3K/AKT/mTOR、NOTCH1、BRD4/MYC、CDK4/6、BCL-2 的小分子抑制剂、蛋白酶体抑制剂及免疫治疗等，很多还处于临床前研究阶段。

第三节　淋巴瘤精准治疗的展望

随着对淋巴瘤研究的深入，以及精准的诊断及检测手段的提高，更多不同作用机制的分子靶向药物面世，淋巴瘤的整体诊治水平一定会得到快速发展。在我们看到淋巴瘤诊治美好前景的同时，也应该思考我们国家淋巴瘤诊治面临的挑战，目前我国淋巴瘤整体诊治水平仍有很大差异，仍需积极推广规范化个体化的精准治疗，广泛开展基础与临床研究，相信随着新药的不断出现及与传统化疗之间更加合理的组合，淋巴瘤的治疗将会越来越规范化和精准化。

（赵　曙　张清媛）

参 考 文 献

中国临床肿瘤学会指南工作委员会，2019. 中国临床肿瘤学会 (CSCO) 淋巴瘤诊疗指南. 北京：人民卫生出版社.

Budde LE, Sehn LH, Assouline S, et al, 2018. Mosunetuzumab, a full-length bispecific CD20/CD3 antibody, displays clinical activity in relapsed/refractory B-cell non-Hodgkin lymphoma(NHL): Interim safety and efficacy results from a phase 1 study. Blood, 132(Suppl 1): 399.

Cortelazzo S, Ferreri A, Hoelzer D, et al, 2017. Lymphoblastic lymphoma. Crit Rev Oncol Hematol, 113: 304-317.

Fischer K, Al-Sawaf O, Bahlo J, et al. Venetoclax and Obinutuzumab in patients with CLL and coexisting conditions. N Engl J Med, 380(23): 2225-2236.

Freedman A, Jacobsen E, 2020. Follicular lymphoma: 2020 update on diagnosis and management. Am J Hematol,

95(3): 316-327.

Herrera AF, Moskowitz AJ, Bartlett NL, et al, 2018. Interim results of brentuximab vedotin in combination with nivolumab in patients with relapsed or refractory Hodgkin lymphoma. Blood, 131(11): 1183-1194.

Horwitz SM, Moskowitz AJ, Jacobsen ED, et al, 2018. The combination of duvelisib, a PI3K-delta, gamma inhibitor, and romidepsin is highly active in relapsed/refractory peripheral T-cell lymphoma with low rates of transaminitis: results of parallel multicenter, phase 1 combination studies with expansion cohorts. Blood, 132(suppl 1): 683.

Ito Y, Makita S, Tobinai K, et al, 2019. Development of new agents for peripheral T-cell lymphoma. Expert Opin Biol Ther, 19(3): 197-209.

Jacobson CA, 2019. Indolent lymphomas: pushing the pace

with novel agents. Hematology　Am Soc Hematol Educ Program, 2019(1): 279-286.

Kuruvilla J, Savona M, Baz R, et al, 2017. Selective inhibition of nuclear export with selinexor in patients with non- Hodgkin lymphoma. Blood, 129(24): 3175-3183.

Lacasce AS, Bociek RG, Sawas A, et al, 2018. Brentuximab vedotin plus bendamustine: a highly active first salvage regimen for relapsed or refractory Hodgkin lymphoma. Blood, 132(1): 40-48.

Maddocks K, 2018. Update on mantle cell lymphoma.Blood, 132(16): 1647-1656.

Morschhauser F, Feugier P, Flinn IW, et al, 2018. Venetoclax Plus Rituximab, Cyclophosphamide, Doxorubicin, Vincristine and Prednisolone(R-CHOP)Improves Outcomes in BCL2-Positive FirstLine Diffuse Large B-Cell Lymphoma(DLBCL): First Safety, Efficacy and Biomarker Analyses from the Phase Ⅱ CAVALLI Study. Blood:132.

Moskowitz AJ, Jacobsen E, Jia R, et al, 2018. Durable responses observed with JAK inhibition in T-cell lymphomas. Blood, 132(suppl 1): 2922.

NCCN clinical practice guidelines in oncology.Non Hodgkin's lymphoma. Version 1.2020.

O'Connor OA, Lue JK, Sawas A, et al, 2018. Brentuximab vedotin plus bendamustine in relapsed or refractory Hodgkin's lymphoma: an international, multicentre, single-arm, phase 1-2 trial. Lancet Oncol, 19(2): 257-266.

Zucca E, Arcaini L, Buske C, et al.2020.Marginal zone lymphomas: ESMO clinical practice guidelines for diagnosis, treatment and follow-up. Ann Oncol, 31(1): 17-29.

第41章 黑色素瘤

黑色素瘤起源于神经嵴细胞，因此身体多个部位可以发生黑色素瘤，但皮肤和黏膜黑色素瘤多见。少见的黑色素瘤包括脉络膜黑色素瘤、蓝痣来源的黑色素瘤、脑膜黑色素瘤等。文献中"cutaneous melanoma"指有毛囊覆盖的皮肤黑色素瘤，不包括肢端型皮肤黑色素瘤。

在全球范围内，黑色素瘤仍属于少见肿瘤，约占全部肿瘤的1.6%，但发病率增长迅速。黑色素瘤在经济发达的国家更常见，欧洲发病率为（10～25）/10万，美国为（20～30）/10万，澳大利亚为（50～60）/10万。亚洲国家黑色素瘤发病率与欧美国家相比明显降低，但增长率较高。来自WHO的数据显示，2012年亚洲黑色素瘤男女发病率分别为0.5/10万和0.4/10万。东亚国家黑色素瘤男女发病率和死亡率高于亚洲平均水平，发病率分别为0.6/10万和0.5/10万，死亡率分别为0.4/10万和0.3/10万。中国黑色素瘤发病率位列东亚国家的第5位，据中国肿瘤登记年报统计，2014年我国皮肤黑色素瘤全国新发病例数为6761例，发病率为0.49/10万，死亡病例数3637例，死亡率为0.27/10万，发病率及死亡率均位居全部恶性肿瘤的第24位。

我国黑色素瘤与欧美白种人构成比差异较大，两者在发病机制、生物学行为、组织学形态、治疗方法及预后等方面差异也较大。在亚洲人和其他有色人种中，原发于肢端的黑色素瘤约占50%，常见的原发部位多见于足底、足趾、手指末端及指甲下等肢端部位，原发于黏膜，如直肠、肛门、外阴、眼、口鼻咽部位的黑色素瘤占20%～30%；而对于白种人来说，原发于皮肤的黑色素瘤约占90%，背部、胸腹部和下肢皮肤多见；原发于黏膜的黑色素瘤只占1%～5%。

在2011年前，转移性黑色素瘤是一种具有高度致命性的疾病，小分子靶向药物（BRAF抑制剂、MEK抑制剂）和免疫哨卡抑制剂相继被美国FDA批准用于黑色素瘤治疗，并逐渐取代了经典的化疗药物，是黑色素瘤乃至整个肿瘤治疗史上的里程碑性事件。黑色素瘤领域的基础和临床研究是近年来实体瘤治疗研究进展的缩影，也充分体现了个体化精准治疗策略的成功。黑色素瘤的治疗仍是未来肿瘤治疗新方向的先行者和奠基者。

第一节　黑色素瘤的分子分型

基因突变在黑色素瘤的发生、发展中扮演着重要作用。对黑色素瘤患者进行基因检查，主要是为了寻找治疗靶点，预测疗效及预后。预后基因表达谱（gene expression profiling，GEP）可以区分黑色素瘤转移的低风险和高风险，作为标准AJCC分期的辅助手段，可以提供个体复发风险的信息。然而，目前可用的预后分子技术不应取代病理分期技术。

最常见的基因突变包括BRAF、NRAS和NF1信号通路。由于我国黑色素瘤以肢端型与黏膜型为主，在我国黑色素瘤患者中，CDK通路异常及CKIT基因突变较常见。多数研究显示，黑色素瘤具有高度异质性，绝大多数基因突变相互排斥。根据肿瘤基因突变谱，有学者提出将皮肤黑色素瘤分为四大类，分别为BRAF突变型、NRAS突变型、NF1突变型及三阴型，且基因分型与黑色素瘤原发灶发生部位相关。

一、BRAF

BRAF是黑色素瘤最重要的驱动基因之一，其突变形式有50多种，其中最常见的突变位点为第600位氨基酸突变，占所有BRAF突变的

60% ～ 80%，以缬氨酸（V）突变为谷丙氨酸（E）（Braf V600E）最为常见，缬氨酸（V）突变为赖氨酸（K）（Braf V600K）次之。BRAF V600 突变体的信号强度是野生型 BRAF 的 500 倍，可导致 BRAF 激酶及其下游信号 RAS-RAF-MEK-ERK 的持续性激活。*BRAF* 基因突变频率与黑色素瘤的临床亚型相关，慢性日光损伤型（CSD）黑色素瘤 *BRAF* 突变的频率最高，为 40% ～ 57%，在其他类型黑色素瘤中，*BRAF* 突变概率低于 20%。值得注意的是，黑色素瘤原发灶和转移灶之间、不同转移灶之间的 *BRAF* 突变可能存在异质性。对于可切除的皮肤黑色素瘤患者而言，BRAFV600 型突变患者的预后与原发灶厚度有关。与野生型 BRAF 患者相比，若原发灶为 T2b ～ T4b，BRAF V600 型突变患者死亡风险增加 3.8 倍。若原发灶为 T1a ～ T2a，患者死亡风险无变化。*BRAF* 突变可能影响肿瘤的转移部位，有研究观察到 BRAF V600 突变型患者脑转移和肝转移风险明显高于 BRAF 野生型患者，BRAF V600K 突变发生脑转移的风险高于 BRAF V600E。此外，BRAFV600 突变型黑色素瘤的体细胞突变负荷明显低于 BRAF 野生型肿瘤，对程序性死亡受体 -1（PD-1）抗体单药治疗有效率低于 BRAF 野生型黑色素瘤（26% *vs.* 36%）。另外，BRAF V600 突变型黑色素瘤对化疗不敏感，对达卡巴嗪（DTIC）及紫杉醇的有效率仅为 5% ～ 7%。

二、NRAS

NRAS 为 BRAF 的上游信号分子，*NRAS* 突变同 *BRAF* 突变一样可引起 RAS/ERK/MAPK 通路激活。此外，RAS 也是紫外线的作用靶点。有 5% ～ 33% 的黑色素瘤存在 *NRAS* 基因突变。目前尚无靶向 RAS 的特异性上市药物，对 RAS 突变的黑色素瘤，MEK 抑制剂临床试验中显示出一定疗效。

三、NF1

NF1 在黑色素瘤中的突变频率仅次于 BRAF 和 NRAS。NF1 是一种 GTP 酶激活蛋白，可抑制 RAS 信号。*NF1* 基因功能丧失将导致 Ras 信号激活，从而介导 MAPK 信号通路抑制剂耐药。在黑色素瘤中，*NF1* 突变多见于慢性日光损伤型黑色素瘤，且以年老患者居多。促结缔组织增生性黑素瘤中 *NF1* 基因突变频率极高。*NF1* 基因突变常与较高的体细胞突变负荷相关，且与 BRAF 及 NRAS 突变不共存。目前尚无靶向 *NF1* 突变的有效药物。但是，*NF1* 突变者常伴随高肿瘤突变负荷，可能是 PD-1 抗体治疗的优势人群。

此外，10% ～ 20% 的黏膜及肢端黑色素瘤存在 *C-KIT* 基因的激活突变或拷贝数增加。约 80% 的肢端黑色素瘤患者存在 CDK 通路异常，主要表现为 *CDKN2A* 缺失、*CyclinD1* 和 *CDK4* 扩增。

随着新药的研发及精准医疗技术的进步，新的靶向药物层出不穷，对黑色素瘤患者除进行上述常见基因的检查外，通过第二代测序技术，对常见癌基因进行筛查，可能发现一些少见的基因突变，为患者提供个体化的治疗选择。黑色素瘤常见基因突变及分子亚型见表 41-1。

表 41-1 黑色素瘤分子亚型的遗传标志物

突变亚型	BRAF	RAS	NF1	三阴型
MAPK 通路	BRAFV600、K601	(N/H/K) RAS G12、G13、Q61	*NF1* 缺失型突变	*KIT* 突变 / 扩增 *PDGFRa* 扩增 *VEGFR2* 扩增
细胞周期通路	*CDKN2A* 突变 / 缺失 / 甲基化（约占 60%），*CDK4* 突变	*CDKN2A* 突变 / 缺失 / 甲基化（约占 70%）、*CCND1* 扩增（约占 10%）、*CDK4* 突变	*CDKN2A* 突变 / 缺失 / 甲基化（约占 70%）、*RB1* 突变（约占 10%）	*CDKN2A* 突变 / 缺失 / 甲基化（约占 40%）、*CCND1* 扩增（约占 10%）、*CDK4* 扩增（15%）
DNA 损伤应答和细胞死亡通路	*TP53* 突变（约占 10%）	*TP53* 突变（约占 20%）	*TP53* 突变（约占 30%）	*MDM2* 扩增（约占 15%）、BCL2 上调表达

突变亚型	BRAF	RAS	NF1	三阴型
PI3K/AKT 通路	*PTEN* 突变 / 缺失（约占 20%）	*AKT* 过表达（约占 40%）	AKT 过表达（约占 30%）	AKT 过表达（约占 20%）
表观遗传学	*IDH1* 突变、*ARID2* 突变（约占 15%）	*IDH1* 突变、*ARID2* 突变（约占 15%）	*IDH1* 突变、*ARID2* 突变（约占 30%）	*IDH1* 突变
端粒酶通路	启动子突变（约占 75%）	启动子突变（约占 70%）	启动子突变（约占 85%）	启动子突变（< 10%），*TERT* 扩增（约占 15%）
其他通路	PD-L1 扩增、MITF 扩增、PPP6C 突变（约占 10%）	PPP6C 突变（约占 15%）		

第二节　皮肤 / 肢端黑色素瘤的靶向治疗

一、维莫非尼

CSCO 指南基于 BRIM8 研究推荐维莫非尼（vemurafenib）单药用于 ⅡC、ⅢA、ⅢB 期的黑色素瘤患者的辅助治疗。该研究入组 ⅡC～ⅢC 期 BRAF V600 突变的黑色素瘤患者，结果显示在 ⅡC～ⅢB 期患者中，安慰剂组中位 DFS 为 36.9 个月，而维莫非尼组尚未达到，维莫非尼可降低 46% 的复发转移风险，但上述获益未在 ⅢC 期患者中观察到。

二、达拉非尼联合曲美替尼

基于 COMBI-AD 临床研究结果，2018 年 4 月 30 日，美国 FDA 批准达拉非尼（dabrafenib）联合曲美替尼（trametinib）用于 BRAF V600 突变的Ⅲ期黑色素瘤患者的术后辅助治疗。该研究对比了达拉非尼联合曲美替尼和安慰剂在 Ⅲ 期黑色素瘤患者的术后辅助治疗的疗效，与安慰剂相比，联合治疗的疾病复发或死亡风险明显降低 53%，安慰剂组中位 RFS1 为 6.6 个月，而联合治疗组尚未达到；安慰剂组 3 年、4 年无复发生存率分别为 40% 和 38%，联合治疗组分别为 59% 和 54%。联合治疗在所有患者亚组中均表现出 RFS 治疗受益。2019 年 12 月，达拉非尼 + 曲美替尼双靶向联合治疗也在中国获批。

第三节　皮肤 / 肢端黑色素瘤的免疫治疗

一、帕博利珠单抗

2017 年 6 月，美国 FDA 接受了帕博利珠单抗（pembrolizumab）的补充生物制剂许可申请，用于高风险Ⅲ期黑色素瘤手术完全切除患者的辅助治疗，目标日期 2019 年 2 月 16 日之前批复。此项申请是基于大型Ⅲ期临床研究 KEYNOTE-054 数据。该研究纳入完全切除的Ⅲ期患者（包括ⅢA、ⅢB、ⅢC期淋巴结转移 1～3，以个及ⅢC期淋巴结转移超过 4 个），结果提示与安慰剂相比，帕博利珠单抗辅助治疗 1 年能明显延长患者的无复发生存期。帕博利珠单抗 1 年无复发生存率为 75.4%，安慰剂为 61%，无复发风险率下降 43%。同时在该临床研究的二次分析中发现，不同 irAE 与 RFS 期关系：与安慰剂组相比，治疗组内分泌副反应明显下降为（HR=0.34 和 0.60，P=0.03）；白癜风副反应中有下降趋势，但无统计学差异（HR=0.13 和 0.57，P=0.15）；所有的 3/4 级 irAE 副反应中，也未发现明显统计学差异（HR=0.78 和 0.55，P=0.43）。因此，在帕博利珠单抗辅助治疗中，免疫相关副反应与 RFS 呈显著正相关。

二、纳武利尤单抗

2017 年 12 月，美国 FDA 批准 PD-1 抑制剂纳武利尤单抗（nivolumab）作为 ⅢB、ⅢC 或 Ⅳ期完全切除的皮肤黑色素瘤患者术后的单药辅助治疗。该获批是基于 CheckMate 238 Ⅲ 随机对照研究，该研究对比纳武利尤单抗（3mg/kg）与伊匹木单抗（10mg/kg）在 ⅢB、ⅢC、Ⅳ期黑色素瘤患者的术后辅助治疗，12 个月的 RFS 率分别为 70.5% 和 60.8%，纳武利尤单抗组复发或死亡风险较伊匹木单抗组下降 35%（HR：0.65，$P < 0.001$）；而纳武利尤单抗组 3～4 级不良反应发生率只有 14.4%，明显低于伊匹木单抗组的 45.9%。

三、CTLA-4 抗体

2015 年 10 月美国 FDA 批准 CTLA-4 单抗伊匹木单抗（ipilimumab）用于 Ⅲ 期黑色素瘤术后的辅助治疗，该Ⅲ期随机对照研究（NCT00636168）纳入Ⅲ期皮肤恶性黑色素瘤完全切除术后的患者，随机分为伊匹木单抗组和安慰剂对照组，伊匹木单抗组 5 年无复发生存率为 40.8%，安慰剂组为 30.3%。伊匹木单抗组 5 年总生存率为 65.4%，安慰剂组为 54.4%。亚组分析显示，伊匹木单抗可明显提高原发灶溃疡及淋巴结微小转移合并原发灶溃疡（相当于部分 ⅢA 和 ⅢB 期）患者或大于 3 个淋巴结受累的 ⅢC 期患者的生存时间。但伊匹木单抗组免疫相关的 3/4 级不良事件的发生率为 41.6%，而在安慰剂对照组为 2.7%。伊匹木单抗组中 52% 的患者由于不良反应治疗中断，5 例患者（1.1%）死于免疫相关的不良事件。目前该药物在我国尚未上市，且缺乏与干扰素的直接对照。同时鉴于 10mg/kg 剂量的高毒副作用，2019 年 NCCN 相关指南并未将其纳入辅助治疗方案。

四、免疫相关性毒副反应的管理

1. 免疫检查点抑制剂相关的毒副反应

免疫检查点抑制剂（immune checkpoint inhibitor，ICI）相关的毒副反应包括免疫相关的不良事件（immune-related adverse effect，irAE）和输液反应。由于某些特殊人群 [正在因自身免疫性疾病而正在接受原发病治疗的患者、有病毒性肝炎病史的患者、更换免疫治疗的患者、接受造血干细胞或器官移植的患者、妊娠期的患者、一般状况较差的患者、老年患者、艾滋病病毒（HIV）阳性患者、免疫接种的患者] 存在潜在的 ICI 相关的毒性或其他不可预料的毒性风险，所以针对这部分人群，临床医生必须在治疗前与患者及其家属充分沟通，权衡利弊，告知潜在的毒性风险，谨慎选择 ICI 治疗。

2. 相关毒副反应

（1）皮肤毒性：皮疹、斑丘疹、瘙痒、白癜风、大疱性皮炎 Stevens-Johnson 综合征、中毒性表皮坏死松解症 TEN。

（2）内分泌系统毒性：甲状腺功能减退、甲状腺功能亢进、垂体炎、原发性肾上腺皮质功能减退、高血糖，其中甲状腺功能减退最为常见。

（3）肝脏毒性：谷丙转氨酶 ALT 和（或）谷草转氨酶 AST 升高，伴有或不伴有胆红素升高。

（4）胃肠毒性：腹泻、结肠炎。

（5）肺毒性：肺炎。

（6）类风湿性 / 骨骼肌毒性：类风湿关节炎、肌炎或肌痛。

（7）输液反应。

（8）少见不良毒性：血液学毒性、心脏毒性、肾毒性、神经系统毒性。

3. 相关基线检查

相关基线检查见表 41-2。

表 41-2 相关基线检查

检查项目	内容
一般情况	体格检查（包括神经系统检查）
	全面询问患者的自身免疫性疾病、内分泌及感染性疾病（乙型肝炎、丙型肝炎或艾滋病等）病史、吸烟史、家族史、妊娠状况、既往接受抗肿瘤的情况和基线用药情况；排便习惯（频率、形状）
影像学检查	胸腹盆 CT 检查
一般血液学检查	血常规和生化常规（包括血糖、血脂等）；感染性疾病筛查：HBsAg、HBsAb、HBcAb、HCVAb、CMV 抗体，T-Spot 监测、HIV 抗体和 HIV 抗原（p24）等
甲状腺	甲功三项，包括促甲状腺激素（TSH）、游离甲状腺素（T3 和 T4）等
肾上腺、垂体	肾上腺：早晨 8 点血浆皮质醇、促肾上腺皮质激素等；垂体：甲功三项
肺部	静息或活动时血氧饱和度；常规肺部影像学检查
心血管	心肌酶谱；心电图
肌肉骨骼	对既往有相关疾病的患者，酌情行关节检查 / 功能评估

4. 毒副反应的治疗

临床处理毒性是按照分级原则进行的。美国国立卫生研究院癌症研究所制定的《常见不良反应术语评定标准（CTCAE 4.03）》对不良反应的术语和严重程度进行了分级，然而使用 CTCAE 来分级毒性存在一定的局限性，有时会低估或高估毒性出现的概率和严重程度。将毒性分为 4 个级别：G1，轻度毒性；G2，中度毒性；G3，重度毒性；G4，有生命危险的毒性。

毒性管理在很大程度上依赖于使用糖皮质激素。糖皮质激素是常用的免疫抑制剂。临床上应根据毒性分级来判断是否使用糖皮质激素，以及使用激素的剂量和剂型。为防止毒性复发，糖皮质激素减量应逐步进行（＞4 周，有时需要 6～8 周或更长时间），特别是在用于治疗免疫相关性肺炎和肝炎时。

在糖皮质激素无效的情况下可以考虑使用其他免疫抑制剂，如 TNF-α 抑制剂（如英夫利西单抗）、麦考酚酯、他克莫司及生物性免疫制剂，如抗胸腺细胞球蛋白（ATG）等。

需要注意的是，甲状腺功能减退和其他内分泌毒性（如糖尿病），不需要糖皮质激素治疗，但推荐使用替代性激素治疗。如仅表现为皮肤或内分泌症状，可考虑继续免疫治疗。

5. 毒副反应的监测

在 ICI 单药或联合治疗过程中，监测毒性与评价疗效同样重要。联合治疗时需提高监测的频率，包括生化检测和影像学检查等。毒性监测包括治疗中监测和治疗后随访。治疗中监测是指在患者接受免疫治疗期间，定期或不定期通过对某些检验指标和脏器功能进行检测，从而早期、及时发现毒性。治疗后随访是指免疫治疗结束后的一段时间内，定期或不定期对某些检验指标和脏器功能进行检测，从而早期、及时发现一些延迟出现的毒性。

由于部分毒性出现时间较晚，甚至在免疫治疗结束后才出现，因此治疗后对上述检查、检验项目进行随访也非常重要，尤其是肾功能、甲状腺功能、垂体功能等指标。目前认为，患者在免疫治疗结束后，应至少监测症状 1 年。对于接受糖皮质激素和抗 TNF-α 抑制剂治疗毒性的患者，需要进行密切监测和随访，以评估其反应。

第四节　黑色素瘤的诊疗展望

综上所述，黑色素瘤不仅存在多种驱动基因突变，也存在较强的内源性免疫应答，是精准医疗研究的理想模型。既往晚期黑色素瘤的死亡率极高，极少有患者能长期生存，但随着 BRAF/MEK 抑制剂、免疫检查点抑制剂的问世，黑色素瘤患者的生存率较之前有了明显改善，并依然有不断进步的空间。未来对于寻找新的治疗靶点、设计更为高效的治疗方案、筛选更为适用的患者、疗效预测及治疗副反应的全程管控等方面仍需我们扩展思路，积极探索。对于免疫逃逸机制、免疫微环境等肿瘤免疫应答机制的深入研究，将为临床转化治疗提供坚实的理论基础。随着第二代测序技术和生物信息学技术的广泛应用，精准医疗概念将在黑色素瘤的治疗中率先获得成功。

（王久红　李丹丹）

参 考 文 献

Adams G, Foote M, Brown S, et al, 2017. Adjuvant external beam radiotherapy after therapeutic groin lymphadenectomy for patients with melanoma: a dosimetric comparison of three-dimensional conformal and intensity-modulated radiotherapy techniques. Melanoma Res, 27(1): 50-56.

Brown PD, Ballman KV, Cerhan JH, et al, 2017. Postoperative stereotactic radiosurgery compared with whole brain radiotherapy for resected metastatic brain disease(NCCTG N107C/CEC.3): a multicentre, randomised, controlled, phase 3 trial. Lancet Oncol, 18(8):

1049-1060.

Chalmers ZR, Connelly CF, Fabrizio D, et al, 2017. Analysis of 100, 000 human cancer genomes reveals the landscape of tumor mutational burden. Genome Med, 9(1): 34.

Chesney J, Puzanov I, Collichio F, et al, 2018. Randomized, open-label phase II study evaluating the efficacy and. safety of talimogene laherparepvec in combination with ipilimumab versus ipilimumab alone in patients with advanced, unresectable melanoma. J Clin Oncol, 36(17): 1658-1667.

Eggermont AMM, Blank CU, Mandala M, et al, 2018.

Adjuvant Pembrolizumab versus placebo in resected stage Ⅲ melanoma. N Engl J Med, 378(19): 1789-1801.

Gastman BR, Gerami P, Kurley SJ, et al, 2019. Identification of patients at risk of metastasis using a prognostic 31-gene expression profile in subpopulations of melanoma patients with favorable outcomes by standard criteria. J Am Acad Dermatol, 80(1): 149-157.e4.

Long GV, Eroglu Z, Infante J, et al, 2018. Long-term outcomes in patients With BRAF V600-mutant metastatic melanoma who received dabrafenib combined with trametinib. J Clin Oncol, 36(7): 667-673.

Luke JJ, Ascierto PA, Carlino MS, et al, 2020. KEYNOTE-716: phase Ⅲ study of adjuvant pembrolizumab versus placebo in resected high-risk stage Ⅱ melanoma. Future Oncol, 16(3): 4429-4438.

Siegel RL, Miller KD, Jemal A, 2019. Cancer statistics, 2019. CA Cancer J Clin, 69(1): 7-34.

Wolchok JD, Chiarion-Sileni V, Gonzalez R, et al, 2017. Overall survival with combined Nivolumab and Ipilimumab in advanced melanoma. N Engl J Med, 377(14): 1345-1356.

Zager JS, Gastman BR, Leachman S, et al, 2018. Performance of a prognostic 31-gene expression profile in an independent cohort of 523 cutaneous melanoma patients. BMC Cancer, 18(1): 130.

第 42 章 生物样本库的建立与管理

第一节 生物样本库在精准医疗发展中的价值

为了进一步系统地寻找靶点，需要一定规模的样本，匹配准确规范的临床信息，进行高通量的检测，挖掘大数据，获取有用的线索。作为基础和临床研究基石的高质量生物样本对精准科学的发展至关重要。生物样本库是指标准化收集、处理、储存和应用健康和疾病生物样本，以及与这些生物样本相关的临床、病理、治疗、随访等资料及其质量控制、信息管理与应用系统，是融合生物样本实体、生物信息及样本表型数据和样本研究信息的综合资源库。生物样本库管理用于

医疗研究所需的生物资源，是探索疾病发生、发展、转归、诊断和治疗，以及药物研发、健康预防等研究与转化应用的重要基础。生物样本库建设是大科学基础工程，在疾病预测预防、早筛早诊及个体化诊疗研究中发挥着越来越重要的作用。毋庸置疑，建设样本库将大幅度提高精准肿瘤研究的效率。相应地，精准医学的快速发展，推动了临床和基础科研对大量生物样本资源的需求，促进了国内外生物样本库的建立与发展。

第二节 精准医学时代生物样本库的发展

一、国外生物样本库建设

国外历来重视人类生物样本资源的保存和研究，生物样本库的建设起步较早，并且已经形成了信息化和网络化管理，如今已实现了生物样本库的大型化、产业化和信息化，并且建立了较为完善的行业标准和技术指南。全球有代表性的生物样本库及国际组织有英国生物样本库、丹麦国家生物样本库、卡罗林斯卡医学院样本库、卢森堡联合生物库、MAYO 临床生物样本库、美国癌症研究所牵头建立的人类组织协作网络、加拿大组织库协作网络、泛欧洲生物样本库与生物分子资源研究中心和国际生物和环境样本库协会。

二、我国生物样本库建设

我国生物样本库的建设与国外相比，起步较晚。但早在 1994 年，中国科学院就建立了中华民族永生细胞库，此后中山大学肿瘤防治中心肿瘤资源库、天津协和干细胞库、生物心上海国家工程研究中心生物样本库等专项生物样本库相继建立。近年来，我国样本库建设步入快车道，依托强大的人口基数和政策支持，已经形成了全面发展的局面。此外，各样本库依托所在单位的优势学科，建设特色样本库。目前我国专病、慢病、中医特色等特定类型样本库或专科样本库的建设已形成一定规模，一些样本库涵盖的疾病类型和生物样本类型已成为国内外翘楚。肿瘤专科生物样本库的建设随着生物样本库行业的发展也在不

断地进行，建设较早的肿瘤专病样本库，如中山大学肿瘤防治中心肿瘤资源库和复旦大学附属肿瘤医院组织库等都有长足的发展，为肿瘤生物样本库的建设积累了经验。

第三节　复旦大学附属肿瘤医院组织库操作流程

一、样本库简介

复旦大学附属肿瘤医院组织库（以下简称"组织库"）是复旦大学附属肿瘤医院恶性肿瘤生物样本及相关数据保藏库，成立于 2006 年，是我国成立最早的生物样本库之一。拥有布局合理、流程规范、管理现代化的工作区域 550cm²，分为组织样本实验室、外周血样本实验室、冰箱存储区、液氮存储区、细胞培养实验室和办公区。组织库严格按照《中华人民共和国生物安全法》《中华人民共和国人类遗传资源管理条例》（中华人民共和国国务院令第 717 号）等法律法规，以及《生物样本库质量和能力通用要求》（GB/T 37864—2019/ISO 20387：2018）等国家标准的规定和要求，以科学的态度开展生物样本保藏工作，如实记录生物样本生命周期全过程，为生物样本用户提供标准化、高质量的生物样本及其相关数据保藏服务。旨在通过建立恶性肿瘤生物样本及相关数据保藏库，促进肿瘤资源的有效整合、科学管理和高效共享，控制恶性肿瘤，推动医药创新，提高国民健康水平，打造高质量、高标准的肿瘤生物样本资源平台。

二、样本库的组织构建和管理

规范的生物样本库建设需要完善的组织构架。组织库以医院中心库形式建成，由分管科研的院领导牵头顶层设计，病理科托管并配备专业、专职的工作人员，负责生物样本库的建设和日常运行及管理。样本库依托医院的学术委员会和伦理委员会对保藏协议、伦理、科学和技术等其他事项给予指导。经过医院多年的投入和扶持，现已在医院层面实现对生物样本及相关数据的统一规范化管理，为全院临床和基础研究提供高质量的生物样本及相关数据资源支持。组织库制定了完整的恶性肿瘤生物样本库标准操作流程，以及成熟的基于样本的科研合作申请流程及协议模板范例，将恶性肿瘤生物样本相关工作合规化、标准化和制度化。在标准、规范、严格的质量控制的基础上提供高质量的生物样本及其相关数据，支

撑肿瘤相关科学研究。根据样本采集、处理、保存、制备和质控等工作的需要及人员配置情况，组织库设置了 5 个专业组：处理制备组、分发服务组、质量控制组、人员档案组、综合管理组。此外，组织库依托上海市科学技术委员会上海市专业技术服务平台项目"常见恶性肿瘤生物样本库网络建设"项目，与上海 8 家三级甲等医院，利用"互联网＋样本库"，形成具有检索、存储、服务、网络协同办公及冷链物流等信息的一站式恶性肿瘤生物样本库专业技术服务平台。

1. 知情同意书的签署

生物样本库活动的各个环节都存在伦理问题，通过规范的伦理过程，可以保障生物样本库活动的公正性，保护生物样本提供者/用户的隐私和权利，保护生物样本和相关数据的合理使用。医院伦理委员会负责对生物样本库所有样本的采集活动的伦理合理性进行审查，对生物样本库的知情同意书内容进行审批，并出具伦理委员会批件。生物样本及相关数据提供者享有知情同意权，医务人员和生物样本库工作人员应尊重其合法权益，严格执行伦理程序，在征得其知情同意后方可进行生物样本活动。所有生物样本采集前须完成知情同意书的签署，知情同意书须集中存档管理。当提供者放弃同意时，不得开始或继续保藏过程。当提供者签署知情同意后，提出撤回知情同意时，生物样本库应使提供者能行使撤回生物样本及相关数据储存和使用的知情同意的权利，并保存相关原始记录。

2. 生物样本的采集

采集是指样本离体后直到保存状态前的全部过程，包括样本的分离、处理、分装、标识和保存等多个环节。生物样本的采集过程直接影响生物样本的质量，是高质量生物样本研究的基础和关键环节。生物样本库应建立样本采集的相应程序，规定采集的时间、地点、人员、样本的选择/分装，以便采集到满足研究目的或预期要求，且符合生物安全、生物安保的合格样本。采集人员必须经过培训且合格后方可开展工作。若样本提供者自行采集样本，应与样本提供者针对采集

过程进行协商并签订协作协议，具体采集人员须接受专业人员的指导／培训。采集人员根据作业指导书和生物样本预期用途的要求，确认采集计划，并进行适当的准备工作。采集时，应确保不会对捐赠者的护理和诊断或捐赠者的健康产生不利影响。采集人员在标本采集前或采集完毕后，必须及时对采集的样本做好唯一性标识，样本标识必须与生物样本入库信息相符合。如样本库不负责采集样本，须在相关程序和协议中予以说明，并告知样本使用者。

3. 生物样本的接收、登记和标识

生物样本库应制定接收、登记和标识程序，明确工作原则。相关人员必须经过培训合格后，方可进行生物样本的接收。接收前确认接收过程和进行适当的准备工作，选择恰当的暂存方法和特定区域进行接收。样本接收人员应对收到的所有原始样本进行记录，包括收到生物样本的日期、时间、生物样本的类型及其状态，以及接收人，核实样本身份。应拒收缺乏正确标识或不合格的生物样本。样本接收后，应暂存于隔离区直至评估判定其符合保藏要求，对合格样本应及时登记和标识，并进行后续制备保存等处理。对未能及时处理的样本应在保证其性状稳定的前提下在指定区域保存样本，并做好唯一性标识。在样本的登记和标识过程中，应确保生物样本库信息管理系统中新增生物样本和（或）相关数据准确可靠。在样本的保藏全过程中应使用唯一标识符，并保证标识的持久性，还应符合环境要求及相关的储存条件，以确保正确识别、定位或提供其他信息。在样本分发后，仍须在样本库信息管理系统中保存该样本和（或）其相关数据的标识信息。

4. 生物样本的使用与共享

生物样本的分发申请须来自伦理委员会审批且备案的科研项目。样本库制定有规范的申请和审批流程，要保证每一份出库的生物样本都有据可查。向样本使用者提供合理有效的样本查询和分发申请审批途径，并按照既定书面协议或具有法律约束力的文件（如科研协作合同《材料转移协议》《数据转移协议》《论文样本来源署名告知单》等）分发生物样本及相关数据。若样本去向涉及国际合作和（或）出口出境，则须向人类遗传办和海关等主管部门申报获得审批后再分发。若样本分发涉及运输，样本库应在分发前与有关各方共同做出安排，并进行适当的准备工作，选

择恰当的包装和运输方法，运输过程须有完整的监管链，须记录相关时间、人员、位置和样本信息，以保证样本的安全性。

5. 生物样本的信息管理

信息管理系统是生物样本库的核心部分。生物样本库应明确与生物样本有关的必要信息和数据，通过信息管理系统建立和维护生物样本及相关数据之间的链接，以保证这些信息明确可追溯，可随时确定生物样本的位置，以及状态及相关数据。信息系统可对任何保藏程序关联的相关信息进行注释和查询，并根据相应申请规则开放访问权限。在生物样本全部分发、处理或销毁后，信息管理系统仍应保留与这些生物样本相关的成文信息和数据的时间周期。

6. 生物样本库的质量管理体系和质量控制

生物样本的质量是研究水平及生物制品研发的基础保障。生物样本库建设的第一要素是质量，保证质量的关键是样本采集／收集、处理／制备、储存、运输等保藏活动标准化、规范化。与所有生物样本库一样，通过生物样本库的质量管理体系，可对肿瘤生物样本库的样本质量实现管理，从而保证样本的质量。2016 年，组织库牵头上海市 8 家肿瘤专科样本库共同编写了《恶性肿瘤生物样本库标准操作流程》，统一规范肿瘤生物样本库的操作流程，以标准化的流程进行样本保藏。肿瘤生物样本库有其普遍性，与其他样本库一样，一切样本库的工作步骤均需要考虑到各种生物大分子的稳定性。通过对样本保藏流程的控制，实现对样本质量的保证。肿瘤生物样本又有其特殊性，即肿瘤组织的病理学复检，是重要的质量控制内容，其对帮助实现肿瘤样本的高质量至关重要。通过复检，可以确认该组织是否是肿瘤组织，同时也可以给出相应的重要信息，如肿瘤细胞的含量、是否有大量的淋巴细胞浸润、是否有大量坏死、是否含有较多的正常细胞或间质细胞、是否需要为下游研究进行显微切割等，都是决定下游研究结果是否可信的保证。而实际在样本使用时，高通量测序、蛋白质组学等不同检测方案对样本的质量要求也不一样。样本库应根据具体的研究目的制定组织形态学和核酸的质量评价内容和参考合格区间，以在分发前对样本进行质量评估，并出具样本质量报告。

（1）组织样本的形态学评价：包括样本细胞总百分比，肿瘤细胞核总百分比和坏死组织百分

比等。

（2）DNA：包括片段大小、浓度、纯度、完整性。

（3）RNA：包括片段大小、浓度、纯度、完整性。

此外，生物样本库应有计划和系统的对样本库工作和所保藏的生物样本及相关数据开展质量评价活动，包括内部质量控制（室内质控）和外部质量控制（室间质比和第三方质量评价）。当质量控制结果与样本预期要求出现明显差别时，应分析原因，制定相应措施，及时纠正，并对样本保藏活动进行持续改进，以保证样本库的质量。

（许蜜蝶 孙孟红）

参 考 文 献

蔡晗，刘丽媛，王斐，等，2020.中国乳腺癌专病队列研究：泛共享生物样本库的建设与进展.中华流行病学杂志，41(12): 2053-2058.

窦为娟，郑春霞，2018.生物样本库的质量控制.医学研究生学报，31(1): 92-97.

郭丹，杨文航，徐英春，2018.临床生物样本库信息系统建设与发展.协和医学杂志，9(1): 81-86.

姬小利，李倩，吕志宝，等，2016.精准医学背景下生物样本库发展中存在的问题及对策.中华医院管理杂志，32(9): 692-694.

林敏，姜岩，张亚南，等，2016.生物样本库及样本应用现状.现代肿瘤医学，24(9): 1490-1493.

史晓红，郭健，2017.国际生物样本库的发展现状.中华临床实验室管理电子杂志，5(1): 19-23.

孙孟红，2017.肿瘤生物样本库的运营与应用.中华临床实验室管理电子杂志，5(1): 12-18.

孙孟红，陈欢，秦广琪，等，2017.肿瘤生物样本库联盟及其意义 // 第九届中国生物样本库标准化建设与应用研讨会暨第四届中国生物样本库院长高峰论坛论文集.成都：中国医药生物技术协会，中国医学科学院.

王剑萍，蔡美玉，孙孟红，等，2016.上海市公立医院生物样本库的现状分析.中华医学科研管理杂志，29(5): 316，401-402, 397.

许靖曼，周一峰，张小燕，等，2017.中国生物样本库资源管理与应用现状分析.实用器官移植电子杂志，5(6): 448-451.

訾明杰，白楠，蒋辉，等，2020.泛化知情同意的临床操作及思考.中国医学伦理学，33(3): 315-319.Bruna A, Rueda OM, Greenwood W, et al, 2016. A biobank of breast cancer explants with preserved intra-tumor heterogeneity to screen anticancer compounds. Cel, 167(1): 260-274.e22.

Caixeiro NJ, Byun HL, Descallar J, et al, 2016. Health professionals' opinions on supporting a cancer biobank: identification of barriers to combat biobanking pitfalls. Eur J Hum Genet, 24(5): 626-632.

Gaziano JM, Concato J, Brophy M, et al, 2016. Million Veteran Program: A mega-biobank to study genetic influences on health and disease. J Clin Epidemio, 70: 214-223.

Liu N, Pan XF, Yu CQ, et al, 2016. Association of major depression with risk of ischemic heart disease in a mega-cohort of chinese adults: the China Kadoorie Biobank study. J Am Heart Assoc, 5(12): e004687.

Muñoz M, Pong-Wong R, Canela-Xandri O, et al, 2016. Evaluating the contribution of genetics and familial shared environment to common disease using the UK Biobank. Nat Genet, 48(9): 980-983.

Xu L, Jiang CQ, Schooling CM, et al, 2017. Liver enzymes as mediators of association between obesity and diabetes: the Guangzhou Biobank Cohort study. Ann Epidemiol, 27(3): 204-207.

第 43 章 | 细胞培养和动物模型的建立

第一节　细胞模型

一、细胞模型概述

癌细胞来自体内正常上皮细胞，在体内外均具有去分化和无限生长的特点，是研究肿瘤生物学和提高癌症治疗效果使用最广泛的模型。肿瘤细胞系的建立与应用为在体外研究肿瘤生物学特性，指导临床诊疗实践提供了工具。HeLa 细胞是第一个培养的肿瘤细胞系，源于 1951 年海瑞塔·拉克斯（Henrietta Lacks）的宫颈癌细胞。此后，数以百计的癌细胞系建立。这些细胞模型的优点有以下几点。①数量多：代表肿瘤异质性；②容易培养：增殖快，成本低，重复性好；③细胞生物学分析技术成熟：流式细胞技术、显微镜技术、活细胞工作站等；④可以衔接分子生物和动物模型研究。但这些细胞模型也存在不足：①细胞系经过长期体外培养后，与原代肿瘤细胞遗传和表达差异巨大；②细胞系失去了原发肿瘤中存在的肿瘤异质性；③细胞系中不包含肿瘤微环境的成分。

20 世纪 80 年代末，由于利用小鼠实体瘤筛选出的化合物在临床上的成功率有限，因此建立了一组可总结在临床上观察到的特定肿瘤类型化疗反应变化的细胞系。由此美国 NCI 的 60 个抗癌药物筛选项目（NCI60）由此创建。该项目旨在筛选数千种具有抗癌活性的药理化合物，从而取代先前烦琐的体内模型。NCI60 包含 9 种癌症类型，即乳腺癌、中枢神经系统、结肠癌、肾癌、白血病、肺癌、黑色素瘤、卵巢癌和前列腺癌。使用 NCI60 对抗癌药物进行的测试已经产生了世界上最广泛的癌症药理学数据库。此外，NCI60 还提供基因组突变、药物—肿瘤相互作用和基本肿瘤生物学方面的宝贵知识。NCI 的人类肿瘤细胞株筛选的公开数据被用作体外肿瘤细胞株模型的重要信息源。

此外，研究者也从小鼠的肿瘤中建立起许多可在体外培养传代的肿瘤细胞系，如结肠癌细胞 CT26-WT、黑色素瘤细胞 B16、肝细胞癌细胞 H22、淋巴瘤细胞 A20 等，这些肿瘤细胞系不仅为癌细胞的体外生物学研究提供了工具，而且可以移植到遗传背景相同、不会发生免疫排斥的其他小鼠体内，建立移植瘤小鼠模型。

随着大规模基因组测序计划的进行，肿瘤细胞系的价值不断增长。诺华与博德研究所合作成果《癌症细胞系百科全书》（CCLE）发布了代表近 1000 个细胞系的 1651 个基因的突变数据，利用该数据集比较了肿瘤细胞系与原发性肿瘤的拷贝数变异、表达模式和突变频率，发现肿瘤细胞系在很多方面能够代表原发性肿瘤。此外，他们利用测序数据预测，具有特定突变的肿瘤细胞系对特定种类的药物敏感。这说明肿瘤细胞系在靶向药物设计和发现方面是具有优势的。

但因细胞系由作者自行管理导致使用交流不便，一直存在细胞易污染和丢失的弊病。为使已经建立的细胞系得到妥善保藏，并方便各实验室交流使用，这就需要建立细胞库。目前，国际上许多国家已建有细胞库，其中美国典型培养物保藏中心（the American Type Culture Collection, ATCC）是现今世界上最大的细胞库。ATCC 接纳来自世界各国已鉴定的细胞，同时向世界各国研究者或实验室提供研究用细胞及其各细胞系的详细资料。此外，我国也建立了一定规模的典型培养物保藏中心，这些保藏中心收集、保藏和分发我国的细胞系资料，研究和发展细胞系质量控制方法，研究细胞培养和保藏新技术，并可为研究和生产提供标准化的细胞系。国家专利局委托武汉大学建立的中国典型培养物保藏中心（the China Center Type Culture Collection）是我国保藏范围最广，专利培养物保藏数最多的保藏机构。中国科学院细胞库是中国科学院典型培养物保藏委员会的成员之一，由中国科学院上海细胞研究所主持。

细胞系作为生命科学、临床医学等研究的常用材料，其重要性不言而喻。但细胞的质量鉴定问题一直被许多研究者所忽视，细胞污染和细胞身份误判的现象非常普遍。近年来许多权威期刊和研究机构建议应在研究论文出版发行或申请基金之前进行相关细胞系的鉴定。虽然目前很多新的方法可对细胞进行鉴定，但基于短串联重复序列（short tandom repeat，STR）的 DNA 分型技术仍是作为细胞鉴定的金标准。STR 是由 2 ~ 7 个碱基对作为核心单位串联重复形成的一类 DNA 序列。由于 STR 具有广泛分布，信息量大，高度多态性并遵循孟德尔遗传规律，易于 PCR 扩增及分型等特征，STR 技术已广泛用于人源细胞系交叉污染检测和身份鉴定。

二、细胞株在精准医学研究中的应用

1. 细胞株在乳腺癌精准医学研究中的应用

开展肿瘤精准医学研究首先要根据患者的肿瘤细胞特征（如肿瘤驱动基因）进行分类，随后针对特定的类型进行抗癌药物的筛选研究。目前在分子生物学指导下，国内外的肿瘤精准医学研究都更加强调"分型而治"。以乳腺癌为例，2000 年，Perou 等通过分析含有 8102 个基因的互补 DNA（cDNA）芯片将乳腺癌分为 5 型，即管腔上皮 A 型（luminal A）、管腔上皮 B 型（luminal B）、HER-2（human epithelial growth factor receptor 2）过表达型、基底样型（basal）及正常乳腺样型（claudin-low）（表 43-1）。但考虑到基因芯片有诸多不便、检测费用高等缺点，2011 年 St. Gallen 国际乳腺癌大会根据免疫组化（immunohistochemistry，IHC）检测的雌激素受体（ERα）、孕激素受体（PR）、HER-2、Ki-67 乳腺癌标志的结果，认为其作为基因芯片的近似替代在临床上是可行的。基于此，乳腺癌可分为管腔上皮 A/B（60% ~ 70%）、HER-2 阳性（15%）、BRCA1/2 突变（< 10%）和其他三阴性（15%），并据此分别进行精准化的治疗。其中，三阴性乳腺癌（TNBC）具有高度异质性，Lehmann 等通过基因分析，2011 年首次提出将三阴性乳腺癌分为 6 个亚型，即基底细胞样 1（BL1）、基底细胞

样 2（BL2）、免疫调节（IM）、间充质样细胞（M）、间充质样干细胞（MSL）和管样雄激素受体（LAR）。最新研究发现，在中国人群中，PIK3CA 突变和 22q11 号染色体拷贝数增加比癌症基因组图谱中更常见。据此，复旦大学等 4 个团队联合绘制了三阴性乳腺癌多组学精细图谱，他们将三阴性乳腺癌进行了分类，并命名为 4 个不同的亚型，即免疫调节型（IM）、腔面雄激素受体型（LAR）、基底样免疫抑制型（BLIS）、间质型（ME）。癌症的精细分型为靶向治疗奠定了基础。

表 43-1 乳腺癌不同分型分子特点及代表细胞系

分子分型	分子特点	代表细胞系
管腔上皮 A 型	ER+，PR+/-，HER-2 (-)	MCF-7，T47D，SUM185
管腔上皮 B 型	ER+，PR+/-，HER-2 (+)	BT474，ZR-75-1
基底样型	ER-，PR-，HER-2 (-)	MDA-MB-468，SUM190
正常乳腺样型	ER-，PR-，HER-2 (-)	BT549，SUM1315，MDA-MB-231
HER-2 过表达型	ER-，PR-，HER-2 (+)	SKBR3，MDA-MB-453

根据不同亚型生物学特征，选择相应的治疗方案，使其在精准诊断、精准治疗和预后评估等方面发挥作用，从而提高个体化治疗效果。随着乳腺癌精准分型及分子靶向治疗的推广和普及，乳腺癌治疗方式已从过去的经验式治疗越来越趋向于精确化、个体化的综合治疗。随着分子生物学技术的发展，乳腺癌的易感基因和致癌位点相继被发现，为乳腺癌精准治疗的药物选择与副作用控制提供了更多科学依据（表 43-2）。

2. 细胞株在肺癌精准医学研究中的应用

目前肺癌在全球已成为发病率和死亡率增长最快的恶性肿瘤之一。根据病理类型，肺癌可分为两大类：小细胞肺癌（small cell lung cancer，SCLC）和非小细胞肺癌（non-small cell lung cancer，NSCLC）。其中非小细胞肺癌是我国肺癌的主要病理类型，约占肺癌总数的 80%，非小细胞肺癌又可分为肺腺癌（lung adenocarcinoma，AC）、肺鳞状细胞癌（lung squamous cell carcinoma，SCC）和大细胞肺癌（large cell lung cancer，LCLC）等（表 43-3）。在我国肺癌病死率已居肿瘤死亡

表 43-2　目前经美国 FDA 获批的乳腺癌分子靶向治疗药物及药物研发中利用的代表细胞系

分子分型	治疗靶点	靶向药物	靶向药物研发中代表细胞系
Luminal A/B	mTOR 信号通路抑制剂	依维莫司（everolimus）：与依西美坦联合用于晚期 HR（+）、HER-2（-）乳腺癌患者，主要用于来曲唑或阿那曲唑治疗后没有好转的绝经后妇女	BT474
		alpelisib/piqray/BYL719：与氟维司群联合用于 *PIK3CA* 突变（占 40 %）的 HR（+）、HER-2（-）转移性乳腺癌患者	MG63、HOS、POS-1、MOS-J
	芳香化酶抑制剂	依西美坦（exemestane）、来曲唑（letrozole）、阿那曲唑（anastrozole）：多用于抗雌激素（他莫昔芬）治疗失败的绝经后晚期乳腺癌患者	MCF7、hFOB、Saos-2、MG-63
	CDK4/6 抑制剂	帕博西尼（palbociclib）：与来曲唑联用，用于 ER+、HER-2（-）乳腺癌患者；与氟维司群联用，用于绝经后 HR（+）、HER-2（-）转移性乳腺癌患者	MDA-MB-435、Colo-205、MP-MRT-AN、KP-MRT-RY、G401、KP-MRT-NS
		玻玛西尼（abemaciclib）：用于难治性 HR+ 晚期或转移性乳腺癌患者；与氟维司群联用，用于 HR+、HER-2（-）的晚期或转移性乳腺癌患者	FaDu、YD-10B、OSC-19、A375、SH4、M14、Colo-205、MDA-MB-231、MCF10A
		瑞博西尼（ribociclib）：与芳香酶抑制剂联用作为一线用药用于 HR（+）、HER-2（-）绝经后妇女的晚期转移性乳腺癌的初始内分泌治疗	BE2C、NB-1643、EBC1
	雌激素受体调节剂	他莫昔芬（tamoxifen）：用于 ER（+）复发转移性乳腺癌；用于 ER（+）乳腺癌手术后转移的辅助治疗，预防复发	MCF-7、T47D
		托瑞米芬（toremifene）：用于 ER（+）或受体未知肿瘤的绝经后转移性乳腺癌患者	MCF-7、Ac-1
	雌激素受体拮抗剂	氟维司群（fulvestrant）：用于抗雌激素疗法治疗后无效、病情进展或 HR（+）的绝经后转移性晚期乳腺癌患者	MCF-7
		来那替尼（neratinib）：用于早期、HER-2（+）乳腺癌成年患者	A431、BT474、SKBR-3、MDA-MB-435、SW480、3T3
		拉帕替尼（lapatinib）：用于联合卡培他滨治疗 HER-2 基因过度表达，既往接受过包括蒽环类、紫杉醇、曲妥珠单抗（赫赛汀）治疗的晚期或转移性乳腺癌患者	BT474、MCF-7、T47D
	HER-2 单克隆抗体	曲妥珠单抗（trastuzumab）：用于 HER-2（+）转移性乳腺癌患者	SKBR-3、JIMT-1
		帕妥珠单抗（pertuzumab）：联合曲妥珠单抗和多烯紫杉醇用于治疗 HER-2（+）转移性乳腺癌患者，这些患者之前没有接受过转移性疾病的抗 HER-2 治疗或化疗	BT474
		trastuzumab-dttb：用于 HER-2（+）的乳腺癌、转移性乳腺癌患者	—

续表

分子分型	治疗靶点	靶向药物	靶向药物研发中代表细胞系
		trastuzumab-qyyp：用于 HER-2 过表达乳腺癌患者	—
		trastuzumab-anns：用于 HER-2 过表达转移性乳腺癌患者（与化疗联用或单药）	—
		trastuzumab-dkst：用于赫赛汀标签中的所有适应证，包括过度表达 HER-2 的乳腺癌患者	—
		trastuzumab-pkrb：用于早期和晚期 HER-2（+）乳腺癌患者	—
		Ado- 曲妥珠单抗（ado-trastuzumab emtansine，T-DM1）：用于 HER-2（+）转移性，既往曾接受曲妥珠单抗和一种紫杉烷类分开或联用乳腺癌患者	ZR-75-30、BT-474、EFM-192A、SKBR-3、UACC-812
BRCA1/2 突变	PARP 抑制剂	奥拉帕利（olaparib）：用于被怀疑有种系 BRCA 突变或通过基因检测证实有种系 *BRCA* 突变，经检测为 HER-2（-），前期在新辅助治疗、辅助治疗或转移癌治疗方案中使用过化疗的转移性乳腺癌患者	SW620、MDA-MB-436、HCC1937、Hs578T、MDA-MB-231、T47D
		他拉唑帕尼（talazoparib）：用于有害或者疑似有害生殖系 *BRCA* 突变，HER-2（-）局部晚期或转移性乳腺癌患者	MX-1、Capan-1、MRC-5、SUM149、MB-468、PC-3、SW620、MDA-MB-231
其他三阴性	PD-L1 抗体	阿特珠单抗（atezolizumab）：用于联合蛋白结合型紫杉醇治疗局部晚期或转移性表达 PD-L1 的三阴性乳腺癌患者	—

率首位，且多数患者确诊时已属晚期。随着表皮生长因子受体（EGFR）基因等生物标志物的发现，目前晚期非小细胞肺癌治疗已从以前化疗为主转变为以生物标志物为指导、结合组织学类型的治疗模式，肺癌治疗将根据其驱动基因的异常状况，个体化选择靶向药物治疗。

2013 年 ASCO 报道了法国胸部肿瘤学协作组（IFCT）对 9911 例肺癌组织样本进行分子标志物检测结果，其多为男性（63.8%）、吸烟者（83.3%）、Ⅳ 期（64%）和腺癌（76.1%）患者。生物样本主要来自纤维支气管镜（27.4%）、手术（28.1%）和经胸壁穿刺（24.2%）。6 个分子变异中，*EGFR* 突变占 10.3%（含 0.8% 耐药突变），*HER2* 突变占 0.9%，*KRAS* 突变占 27%，*BRAF* 突变占 1.7%，*PIK3CA* 突变占 2.6%，*ALK* 基因重排占 3.7%。2013 年美国达纳法伯癌症研究所（DFCI）报道了肺癌突变协作组（LCMC）项目的更新资料，对 733 例肺腺癌组织样本的 10 个生物标志物进行检测，其中女性 600 例（60%），非吸烟者

表 43-3　肺癌不同类型代表细胞系

肺癌类型	代表细胞系
肺腺癌	A549，NCI-H1299，NCI-H1975，SPC-A-1
肺鳞状细胞癌	H520，SK-MES-1
大细胞肺癌	NCI-H460
小细胞肺癌	NCI-H1688
其他非小细胞肺癌	95-D，NCI-H125
人胚肺成纤维细胞	MRC-5

341 例（34%），63%（465/733）的患者具有 1 个驱动基因突变。在 733 例检测结果提示，*KRAS* 突变占 25%，EGFR 敏感突变占 15%，*ALK* 基因融合占 8%，EGFR 其他突变占 6%，双基因共变异占 4%，*BRAF* 突变占 2%，*HER2* 突变占 2%，*PIK3CA* 突变占 1%，MET 扩增占 1%，*NRAS* 突变占 1%，*MEK1* 突变占 0.1%。

2012 年麻省总医院的 Rebecca S. Heist 和 Jeffrey A.Engelman 在 *Cancer Cell* 上归纳了目前非小细胞肺癌（NSCLC）的驱动基因，包括 *EGFR*、*ALK*、*ROS1*、*KRAS*、*PIK3CA*、*PTEN*、*FGFR1*、*PDGFRA*、*DDR2*、*BRAF*（表 43-4）。

（1）*EGFR*：最常见的激活突变是 19 号外显子的框内缺失（in-frame deletion）突变和第

表 43-4 美国 FDA 批准的用于肺癌分子靶向治疗药物研发的代表细胞系

治疗靶点	靶向药物	靶向药物研发中代表细胞系
EGFR	厄洛替尼（erlotinib）：用于 EGFR 第 19 号外显子缺失或第 21 号外显子（L858R）替代突变的转移性 NSCLC	DiFi、BxPC-3
	耐昔妥珠单抗（necitumumab）：用于与顺铂和吉西他滨联用治疗转移性鳞状 NSCLC	—
	吉非替尼（gefitinib）：用于铂类或多西他赛化疗失败后局部晚期或转移性 NSCLC 的持续治疗	CALU-3、GLC82 NR6、NR6M、NR6W
	阿法替尼（afatinib）：用于 *EGFR* 突变的转移性 NSCLC 的一线治疗	HCC827、BT-474、NCI-N87、T47D、NCI-H1781、NCI-H1975
	奥希替尼（osimertinib）：用于 *EGFR T790M* 突变的转移性 NSCLC	PC-9、H1975、A431、LOVO、H1650、H3255
	达可替尼（dacomitinib）：用于 EGFR 第 19 号外显子缺失或第 21 号外显子（L858R）替代突变的转移性 NSCLC 的一线治疗	A549、H441、H332
BRAF	达拉非尼（dabrafenib）和曲美替尼（trametinib）：联合用于 *BRAF*（V600E）突变阳性转移性 NSCLC	YUSIT1、A375 ACHN、HT-29、SK-MEL-28、HCT116、A549
ALK	克唑替尼（crizotinib）：用于 ALK、ROS1 阳性的局部晚期或转移性 NSCLC	GTL-16、T47D、NCI-H441、NCI-H69、HOP92
	塞瑞替尼（ceritinib）：用于 ALK 阳性、克唑替尼耐药或不耐受的转移性 NSCLC	Ba/F3、Karpas-299
	阿来替尼（alectinib）：用于晚期转移性 ALK 阳性、经克唑替尼治疗后疾病进展或耐药 NSCLC	NCI-H2228
	布吉他滨（brigatinib）：用于 ALK 阳性、克唑替尼耐药的转移性 NSCLC	Karpas-299、H2228、Ba/F3
	劳拉替尼（lorlatinib）：用于 ALK 阳性或 ROS1 阳性 NSCLC	HCC78、Ba/F3
VEGFR	雷莫芦单抗（ramucirumab）：与多烯紫杉醇联用用于转移性 NSCLC；铂类化疗之前或之后疾病进展患者的治疗	—
	贝伐珠单抗（bevacizumab）：联合卡铂和紫杉醇用于不可切除、一线治疗局部晚期、复发性或转移性非鳞状 NSCLC	—
PD-1/ PD-L1	纳武利尤单抗（nivolumab）：用于铂类耐药的转移性 NSCLC；铂类化疗和至少一种其他疗法治疗后病情恶化的转移性 SCLC	
	帕博利珠单抗（pembrolizumab）：用于经含铂化疗方案治疗后病情恶化的含 *EGFR* 突变和 ALK 重排的 NSCLC；联合培美曲塞和铂类，用于转移性非鳞状 NSCLC	

治疗靶点	靶向药物	靶向药物研发中代表细胞系
	阿特珠单抗 (atezolizumab)：与贝伐珠单抗、紫杉醇和卡铂联合用于无 EGFR 或 ALK 基因异常 NSCLC；在含铂化疗期间或之后病情进展的患者，即使伴随 EGFR 和 ALK 基因变异；联合卡铂和依托泊苷治疗进展期 SCLC	—
	德鲁单抗 (durvalumab)：用于治疗同步放化疗后未进展、不可切除的 NSCLC	HPAC、A375

858 密码子的一个错义突变（导致精氨酸被亮氨酸取代，L858R），约占 90%。约 50% 的 EGFR-TKI 耐药是由于 EGFR T790M 突变，此外，还有 MET 扩增、PIK3CA 突变等。

（2）ALK：间变型淋巴瘤激酶（anaplastic lymphoma kinase，ALK）位于 2 号染色体短臂发生异位重排，与棘皮类微管相关样蛋白-4（EML4）基因融合，形成具有癌基因属性的 EML4-ALK。约 4% 的 NSCLC 患者 EML4-ALK 融合基因阳性，患者多为年轻、男性、不吸烟或少量吸烟和腺癌患者。

（3）ROS1：ROS1 融合诱导了自身磷酸化和常见增殖和存活信号通路的激活，如丝裂原活化蛋白激酶（MAPK）、STAT3 和 PI3K/AKT。ROS1 重排发生在 1%～2% 的肺腺癌、年轻、无吸烟史的患者中。

（4）KRAS：KRAS 突变主要发现在肺腺癌中，占 NSCLC 的 15%～20%，AC 的 30%～35%，主要是吸烟患者，鳞癌暂时没有突变的报道。KRAS 突变位点在第 12、第 13 和第 61 密码子，超过 90% 的突变发生在第 12 密码子。

（5）PIK3CA：PIK3CA 突变集中在第 9 和第 20 号外显子，分别编码蛋白质的螺旋域和激酶域。这些突变导致脂质激酶的活性增强，可进一步激活 AKT 信号通路。

（6）PTEN：肿瘤抑制基因 PTEN 编码的脂质磷酸酯酶对 PI3K-AKT 信号起负调控作用，PTEN 缺失可激活 PI3K-AKT 信号。相比于肺腺癌，PTEN 缺失在肺鳞状细胞癌中更常见。

（7）FGFR1：是一个潜在的肺鳞状上皮细胞癌靶标。FGFR1 激活可影响通过 PI3K-AKT 和 RAS-MEK-MAPK 的下游信号。在约 20% 的鳞状细胞癌中发现其扩增。

（8）PDGFRA：在肺鳞癌中发现有 FDGFRA 扩增。

（9）DDR2：是跨膜受体 DDR 家族中的一员，通过 SRC 和 STAT 信号通路传递信号。近 4% 的肺鳞状细胞癌中存在该激酶结构域突变，并在体外显示出恶性转化。

（10）BRAF：BRAF 突变存在 1%～3% 的非小细胞肺癌中。V600E 是最常见的突变。

三、细胞株在靶向药物研究中的应用

靶向药物的研发分为两个阶段：研究和开发，其中确定候选药物之前为研究阶段，确定之后的工作为开发阶段。研究阶段包括靶标的确定、模型的建立、先导化合物（指通过各种途径和方法得到的具有某种生物活性或药理活性的化合物）的发现和先导化合物的优化；开发阶段包括临床前试验、研发中药物申请、临床研究和新药申请。细胞模型无论是在研究还是开发过程中都必不可少。将不同的药物作用于肿瘤细胞系，研究其细胞毒性作用，可为肿瘤的治疗提供药学基础及癌细胞耐药机制。明确细胞模型在靶向药物研发中研究目的的可行性至关重要（表 43-5）。

四、细胞株与肿瘤干细胞

许多肿瘤都存在一小部分特殊的细胞，即肿瘤干细胞（cancer stem cell，CSC）。肿瘤干细胞假说最早是由 Mackillop 在 1983 年提出，他认为这些细胞具备类似正常干细胞的特殊功能，而这些细胞才是导致肿瘤发生发展的真正根源。1994 年，Lapidot 等首次报道了从急性髓性白血病（acute myeloid leukemia，AML）患者体内分离出表型为 CD34$^+$CD38$^-$ 的肿瘤干细胞亚群。1997 年，Bonnet 等报道从不同分化类型的 AML 患者中均可分离出少量表面抗原标记为 CD34$^+$CD38$^-$ 的白血病干细胞，其表面标记与正常造血干细胞类似，在体内可以分化为白血病细胞。之后，研究人员陆续在乳腺癌、脑肿瘤、结肠癌、前列腺癌、

表 43-5　细胞模型在靶向药物研发中需求及适用性

需求	适用性
药物研发中的高通量筛选	适用：并应尽可能考虑使用单一组织类型的细胞系列
体内临床前靶点验证	不适用
毒性检测	hiPSC 来源的正常细胞系可用于细胞系的毒性筛选
生物标志物的发现	适用：并尽可能考虑使用单一组织类型的细胞系列
功能和机制的验证	适用：但不要仅依赖 1 个或 2 个细胞系来代表整个组织类型
肿瘤遗传异质性	原发性肿瘤中存在的大多数异质性会消失
肿瘤内分化异质性	适用：癌症干细胞亚群可从许多组织类型的癌症类型的细胞系中分离出来
特定癌症类型的肿瘤异质性	适用：足够大的肿瘤异质性细胞系列，可以根据基因异质性突变谱对选定的亚群进行靶向治疗试验

胰腺癌、肝癌、卵巢癌等实体瘤中分离并鉴定出 CSC，这进一步证实了肿瘤干细胞的存在。

传统的肿瘤治疗模式包括手术切除、化疗、放疗，可以消灭大多数肿瘤细胞，但是如果存在 CSC，即使其他大部分肿瘤细胞被消灭，肿瘤的复发也在所难免。与普通的肿瘤细胞相比，CSC 在化疗中表现出更强的抗性，这与肿瘤干细胞能更有效地启动 DNA 损伤修复反应和高表达耐药相关蛋白有关。另外，CSC 所处的乏氧微环境对肿瘤干细胞起保护和支持作用，可以削弱外界对 CSC 的损伤。通过检验癌症干细胞假说的终极测试证实，在有效针对癌症干细胞靶向治疗之后，患者的临床转归得到明显改善。这就提示，在许多人类恶性肿瘤的治疗中，针对 CSC 的靶向治疗将显示出极大的潜力。这些靶向治疗的策略可能包括与 CSC 表面标志物结合的抗体；CSC 自我更新必不可少的信号通路的抑制因子；克服 CSC 对化疗和放疗先天耐受的逆转剂；导致 CSC 终末分化的细胞分化诱导剂。

目前已有报道的靶向 CSC 的药物，如二甲双胍单药可以有效抑制乳腺癌干细胞；在小鼠模型中二甲双胍与赫赛汀联用，具有协同杀伤乳腺癌干细胞的效果；Gupta 等利用高通量分析筛选，发现盐霉素具有特异杀伤乳腺癌肿瘤干细胞的能力等。

在乳腺癌中早期分离得到的 CD44$^+$CD24$^-$/low 细胞展现出干细胞的特性。肿瘤干细胞主要分离方法包括以下几种。

（1）细胞表面分子标记分选：位于干细胞膜表面的特定蛋白或受体，具有较强的组织特异性，不同细胞具有不同的标志并可通过流式细胞仪（FACS）或免疫磁珠筛选（MACS）等方法分离纯化出各种细胞类型。该方法的局限性在于肿瘤体积小。分离的细胞数量有限。肿瘤组织是用酶处理的，因此大多数表面抗原都会受损。

（2）侧群细胞染色鉴定：由于多数干细胞表面存在 ATP 结合转运蛋白 2（ABCG2/Bcrpl），能够将外源性染料（如 Hoeschst33342）从细胞内转运至细胞外，而自身不被染色，表现为染料暗淡的特征，因此可通过荧光活化细胞分选系统被分离出来。所分选出来的淡染细胞被称为侧群细胞或 SP 细胞。虽然 SP 细胞不需要任何细胞特异性标志物进行分离，CSC 可以从多种组织中富集，但分离的群体并不均匀。此外，由于特异性低、分离细胞纯度低、染料毒性大，以及染料浓度、染色时间等因素的影响，限制了该技术的应用。

（3）倍比稀释和克隆形成：细胞群在体外经不同浓度稀释后，由于干细胞的自我更新能力使其能在体外无限增殖形成细胞克隆，通过鉴定克隆形成能力（CFE）可对不同细胞群进行鉴别。

（4）ALDEFLUOR 试验：利用 CSC 的 ALDH1 高活性，使用特定试剂与 CSC 细胞质内的 ALDH1 反应，产生明亮的荧光，随后通过荧光活化细胞分选系统将其分选出来。

（5）成球试验：借鉴神经干细胞体外培养方法，将单细胞置于添加生长因子的无血清培养基中悬浮培养，可获得由多个细胞组成的干细胞微球体。研究表明在无血清的含 bFGF、EGF、B27 等的培养液下培养乳腺癌细胞可以形成细胞球，这种细胞球富含 CD44$^+$CD24$^-$/low 细胞，这也是乳腺癌肿瘤干细胞体外培养的一种常规方法。虽然成球法培养细胞比用细胞表面标记或 SP 法更加容易，但成球的异质性是一个重要的缺点，这意味着只有一小部分细胞具有自我更新能力。

（6）标记滞留试验：利用干细胞的慢周期性及其拥有无限多次细胞周期的特性。当干细胞暴露于带有标记的核苷酸如 [3H]-T 或 BrdU 时，细胞在 DNA 合成的过程中摄取标记核苷酸，并将标记整合于 DNA 中。随着时间增加，祖细胞及分化细胞丢失了大量标记，而由于干细胞的细胞周期长，标志物可维持相当长的一段时间，因此称为标记滞留细胞（label-retaining cell，LRC）。

五、细胞株与循环肿瘤细胞

从原发肿瘤脱离并迁移的循环肿瘤细胞（CTC）参与癌症的转移与扩散。在外周血样品中检测到的 CTC 与很多癌症的不良生存转归有关。作为一个容易获得的肿瘤组织来源，将 CTC 开发为一种生物标志物具有巨大的潜力，可以促进癌症的诊断、预后判断及新的靶向治疗的研发。如果能够对活的 CTC 进行分离、功能分型，以及建立原代和长期的细胞培养，有望转化癌症患者的管理。

尽管靶向治疗很成功，但即使最有效的靶向治疗也存在耐药的情况。肿瘤领域的一个长期目标应该是将转移性的癌症从一种几乎无一例外的不治之症转变为一种能够纵向检测分子耐药机制的疾病，从而为理性地更改治疗提供证据。考虑到上述不足，采用基于肿瘤组织的生物标志物评价将很难实现这样一个前景。正是因为这样一个

缺口，CTC 得以出现并显示出巨大的前景。有研究提示，CTC 中含有高度富集比率的 CSC，因此监测血液中的这些细胞可能会提供一种"液体活检"的手段进行实体肿瘤的 CSC 的评估。另外，CTC 中的分子分型可能是一个令人兴奋和有前景的评价肿瘤异质性的替代生物标志物（表43-6）。

六、细胞株与原代细胞

原代细胞来源于人或动物的活体组织，经解离后用于体外培养。这些细胞保留了原始组织的主要特征，包括生长和衰老等。原代细胞培养可带来更好的疾病模型，让精准医疗早日成为现实。然而如何经济高效地培养原代细胞，围绕有限的几代细胞来设计实验，是一个难题，如有些原代细胞可传代几次，而有些则根本无法传代（如神经元。此外，原代细胞培养难度大，耗时长，易污染，其培养还存在其他细胞污染、生长缓慢及数量有限等问题。

过去，科学家常依赖永生化的细胞系。而如今，新型的技术和试剂让培养和利用原代细胞成为可能。原代细胞和 3D 培养模型融合，让科学家有能力在体外创建出一个更接近体内生存条件的微环境。目前许多公司提供现成的原代细胞，并配有培养基和生长因子，如 STEMCELL、ATCC 等。相比永生化细胞，原代细胞在了解有关疾病的通路研究上拥有巨大优势。原代细胞正迅速成为细胞和分子生物学研究的首选工具，为

表 43-6　采用分子检测方法进行 CTC 分子分型的选择信息

疾病	分子分型
乳腺癌	基因表达：*CK19*、*HER2*、*ER*、*PR*、*EpCAM*、*MUC1*、*TWIST1*、*ALDH1*、*CD44*、*CD24* DNA 突变：PIK3CA DNA 甲基化：CST6、BRMS1、SOX17
肺癌	基因表达：*EpCAM*、*CK19*、*CK7*、*MUC1*、*LUNX*、*hTERT*、*TTF-1* DNA 突变：EGFR 突变、ALK 重排
前列腺癌	基因表达：*PSA*、*AR*、*PSMA* DNA 突变：AR 突变、TMPRSS2-ERG 重排
卵巢癌	基因表达：*EpCAM*、*MUC1*、*HER2*、*PPIC*、*CA-125*
结直肠癌	基因表达：*CK19*、*EpCAM*、*CEACAM5*、*PLS3*、*CEA*、*CD133*、*MUC1*、*BIRC5*、*CK20* DNA 突变：KRAS、BRAF
黑色素瘤	基因表达：*MART-1*、*MAGE-A3*、*PAX3*、*GalNAc-T* DNA 突变：BRAF 突变
胰腺癌	基因表达：*CK19*、*MUC1*、*EpCAM*、*CEACAM5*、*BIRC5*

研究疾病进展和靶向药物研发等提供了高质量的模型。例如，患者衍生的类器官（PDO）就是精准医疗中的一种新工具。此外，对于很难获得的细胞类型，hPSC（人多能干细胞）来源的细胞和 hTERT（人端粒酶反转录酶蛋白）修饰的细胞变得非常有意义。虽然 hTERT、PSC 和 iPSC 来源的细胞系并不是真正的原代细胞，但它们是十分重要的替代品，体现了原代细胞的一些最佳品质。例如，强制表达 hTERT 让原代细胞能维持足够的端粒长度，避免增殖性衰老。hTERT 诱导的原代细胞具有连续传代的能力，没有染色体不稳定性。这种细胞可以扩增，也可以冷冻、保存和解冻，以适应实验的时间安排；PSC 的价值在于能够从一种细胞分化成多种细胞类型；iPSC 使研究人员能够轻松获取细胞，并将它们转变为不易获取的细胞。目前 iPSC 和类器官领域的研究正在明显增加，随着人们掌握了 iPSC 的技术，许多新型的"原代"细胞系已经建立，让人们在鉴定与健康和疾病相关的细胞因子和通路方面取得了重要进展。

第二节　动物模型

一、动物模型概述

在生物医学的发展过程中，当人们发现动物的某些生理特性、病理特征和人类存在一些共性时，就开始了以动物实验为主的科学研究。18 世纪初，英、法等国家开始出现关于动物生理指标的报道，至今在与人类健康密切相关的重大科学突破中，动物实验都在其中发挥了重要作用。人类疾病动物模型是指医学研究中建立的具有人类疾病模拟性表现的动物，是现代医学认识生命科学客观规律的实验方法和必要手段，有助于更方便、有效地全面认识人类疾病的发生、发展规律；检验、比较各种治疗药物和技术；以及研究药物在体内的过程和作用机制，以指导安全用药，从而不断加强对疾病的防治措施，提高人类的生活健康水平。人类疾病动物模型的研究已成为科研工作的首要任务之一，目前已研制出数百种人类疾病动物模型，如高血压动物模型、糖尿病动物模型、呼吸系统疾病动物模型、肿瘤动物模型等。

疾病动物模型即患者的"替身"，首先在动物身上成功复制人类疾病，再探索疾病的病因，研究药物的疗效机制，避免了直接在人身上进行实验所带来的风险和伦理问题。动物模型在建立时需要考虑以下原则。①相似性：建立的动物模型应尽可能近似于人类疾病的情况，可特异地、可靠地反映某种疾病导致机体代谢、相关器官组织结构的改变，这是判定动物模型是否具有使用价值的重要原则，两者越相似，研究结果则越可信，也才能应用到人类疾病的诊断和治疗。②重复性：理想的动物模型应该是标准化的，可重复再现。在动物品种、品系、年龄、性别、体重、饲养管理、给药剂型、剂量、途径、方法等方面保持一致，是保证重现性的有力手段。③易行性与适用性：在建立动物模型时，所采用的方法应尽量满足易行性和经济性，以及要考虑到今后临床应用。

癌症是一种多种因素共同作用促进发生的高度复合性、异质性的恶性疾病，由基因发生改变的癌细胞，以及含有免疫细胞、成纤维细胞、内皮细胞等间质细胞及非细胞成分的细胞外基质的肿瘤微环境组成。癌细胞与肿瘤微环境之间交织建立的复杂相互作用在肿瘤的发生、发展中具有极其重要的意义，可直接影响疾病的进展和结果，如微环境的低氧、pH 降低、间质高压、血管新生等都可以促进癌症的发展与转移。因此，对癌细胞与肿瘤微环境的各个成分的相互作用进行深入细致的研究，是认识与掌握肿瘤发生、发展、转移、侵袭等生物学行为的关键。在肿瘤动物模型发展之前，利用相关癌细胞系是研究癌症的主要模型，通过细胞模型虽可以得到关于癌症分子机制的有价值信息，但是细胞系失去了原发肿瘤的微环境，无法检测肿瘤细胞之间及肿瘤细胞与其微环境之间的病理生理相互作用，因此在将实验结果外推到完整动物个体时具有很大挑战性，这是细胞模型的最大局限。肿瘤动物模型可以在病理生理的环境下重现肿瘤的发生、发展，因此可克服这一局限性。肿瘤动物模型的使用，可以帮助我们充分理解相关分子及信号通路对肿瘤发生、进展、转移的调控，并可以发现新的治疗靶点，用于研发新药和临床前验证新的癌症治疗方法。

2002 年小鼠基因组的测序工作结果表明，在分析的 96% 基因组序列中，有 99% 的基因可在人类基因组序列中找到同源序列，这证实了小鼠与人类在基因水平上具有高度同源性，在模拟人类疾病时有着得天独厚的优势。同时，小鼠与人类在病理学、生物学等许多特性方面都非常相似，遗传背景清楚，且目前的技术已经可以在小鼠的基因水平上设计与人类疾病相关的基因突变而获得相关的疾病模型。因此，小鼠是研究肿瘤的理想模式动物。小鼠肿瘤模型是整合基础与临床肿瘤研究的有力武器，已应用于肿瘤研究的各个领域。

二、小鼠肿瘤模型的分类及在精准医学研究中的应用

理想的小鼠肿瘤模型应能模拟并真实地再现人类肿瘤的自然发生、发展过程，并具有与之相同的病理、生化特性。肿瘤发生的潜伏期短，进程较快，小鼠生命周期短，有利于在可行的一段时间内研究肿瘤的发生、发展。在小鼠肿瘤模型的基础上，运用肿瘤基因组学和相关分子生物学技术，可研究肿瘤发生、发展及耐药过程中的相关基因组 DNA 变异及其转录翻译与调控变化，帮助人们掌握影响肿瘤生物学特征的重要基因及分子信号通路，发现潜在的治疗靶点，促进新药的研发。同时，小鼠肿瘤模型在新药的临床前药效学、药代动力学和毒理学评价中发挥不可替代的作用，帮助预测患者对治疗药物可能产生的反应，包括疗效、毒副作用、药物代谢等。但目前的大部分小鼠肿瘤模型只能模拟人类特定肿瘤的一个或多个特征，如对特定肿瘤有效的模型可能适用于研究肿瘤进展的早期事件，但不一定适于研究肿瘤转移的情况；相反，一些基因修饰肿瘤模型中肿瘤生长和进展快速，可以比较方便地获得肿瘤发展、转移的整个过程，但不利于早期肿瘤的预防研究。随着小鼠肿瘤模型的发展，研究者可以根据实验目的选择最合适的小鼠肿瘤模型开展相关研究工作。

小鼠肿瘤模型可根据建立的方法分为以下几类：①自发性小鼠肿瘤模型；②诱发性小鼠肿瘤模型；③移植性小鼠肿瘤模型；④基因工程小鼠肿瘤模型。

1.自发性小鼠肿瘤模型

J. J. Bittner 于 1936 年在易发乳腺癌的小鼠 C3H 系的乳汁中发现引起乳腺癌的乳腺癌病毒（MMTV），证实了病毒与自发性肿瘤产生有关，且该病毒注入别的品系鼠后无此作用，表明该病毒为该系动物所特有。自发性肿瘤是一类实验动物种群未经人工处置，自然发生的肿瘤，其发生率可随着实验动物的品系、肿瘤类型、年龄及性别的不同而各有差异。稳定的实验动物品系是构建自发性肿瘤模型时所必需的，目前多采用近交系小鼠作为实验动物。在自发性乳腺癌模型中，目前已培育出小鼠自发性乳腺癌品系有 C3H 系、A 系、CBA/J 系及 TA2 系等，其中 C3H 系可以通过授乳将 MMTV 传给子代，C3H 雌鼠在 MMTV 和激素（多次妊娠）的作用下极易发生乳腺癌，利用射线、激光也可以很容易使 C3H 小鼠发生乳腺癌。自发性小鼠肿瘤模型排除了人为因素，肿瘤的发生、发展与人类肿瘤相似，反映了动物的肿瘤易感性和环境中的致癌物质、促癌物质的积累程度，因此实验结果更易于扩展外推至人类，理论上是理想的肿瘤动物模型。但是应用极少，主要是因为该模型成瘤时间长，均一性差，不能在短时间内获得大量的生长均匀的荷瘤小鼠。如经产 TA2 小鼠自发性乳腺癌发病率为 84.1%，乳腺癌发生的平均时间为 330 天以内；而处女 TA2 小鼠自发性乳腺癌发病率仅为 41.4%，乳腺癌发生的平均时间为 450 天以内。自发性乳腺癌高发病率的 C3H 小鼠也存在着发病率有很大差异的问题，繁殖雌鼠约为 95%，处女鼠约为 88%，雄鼠则低于 1%。此外，自发性小鼠肿瘤模型因实验周期长的原因，还存在着饲养动物量大，耗资大的缺点。最后，自发肿瘤的病因可能和人不同，如上面提到的 MMTV 病毒是诱发 C3H 小鼠发生乳腺癌的因素，但是该病毒不是人乳腺癌发生的原因。考虑到以上因素，自发性小鼠肿瘤模型很少在抗肿瘤药物的常规筛选中广泛运用。

2.诱发性小鼠肿瘤模型

诱发性小鼠肿瘤模型是指使用化学物质、物理条件或生物因素，经灌胃、涂抹、注射等方式作用于小鼠特定的组织或器官，从而诱发相应的肿瘤。化学诱导肿瘤模型的发病机制、肿瘤生长环境比较接近于人体原发肿瘤，建立方法相对简单，实验重复性较好，应用更为广泛。Loreny 和 Stewart 在 1941 年用二甲蒽喂养小鼠，成功诱发小肠肿瘤。此后，人们又陆续发现了许多致癌化合物，如多环芳烃类、亚硝胺类、芳香胺类和偶氮染料。二甲基苯蒽（DMBA）、甲基亚硝基脲（MNU）为常用的诱导剂。以诱发小鼠乳腺癌为例，6 周龄的处女雌性（BALB/cDBA/2）F1 代杂交小

鼠灌胃DMBA（1mg DMBA于0.1ml棉籽油溶解），每周1次，持续4周，可诱发潜伏期为7个月的乳腺癌。DMBA还可以诱导乳腺癌中细胞周期蛋白1（cyclinD1）和原癌基因*c-Myc*的表达增加。但无论是哪种致癌因素诱导肿瘤的发生，都存在很大的困难，即诱发肿瘤时间长，成瘤率不高，而且小鼠之间肿瘤发生时间、发展速度个体差异很大，不易同时获得病程或大小较均一的肿瘤，难以将未治疗的小鼠作为治疗小鼠的对照，再加之致癌试剂毒性较大，小鼠死亡率高，实验操作也存在一定的风险等原因，诱发性小鼠肿瘤模型较少用于肿瘤药物的筛选，多常用于研究可疑致癌物质的作用，以及肿瘤病因学及肿瘤预防。

3. 移植性小鼠肿瘤模型

移植性小鼠肿瘤模型是指将肿瘤细胞或肿瘤组织移植于小鼠体内而建立的动物模型，目前应用于临床上的抗肿瘤药物大部分是经该肿瘤模型而被发现，它是筛选抗肿瘤新药中最常用的模型。移植方式包括细胞悬液注射、肿瘤组织块接种、组织块悬液注射等。移植部位多为皮下移植和原位移植。皮下移植是将移植物接种在小鼠皮下，一般为前肢腋下或背部皮下，皮下成瘤便于直观的得到肿瘤生长曲线、肿瘤重量和肿瘤抑制率等重要数据，较好地反映了肿瘤发展的相关生物学特性，但很少出现转移扩散；原位移植是将移植物接种在小鼠的原位器官或组织，可通过磁共振、荧光标记成像技术或生物发光活体成像技术等来监测肿瘤生长转移情况。如乳腺癌原位模型一般在小鼠的第4对乳房垫处荷瘤。原位生长能更好地模拟肿瘤细胞或肿瘤组织在体内生长的微环境，提高预测药物疗效的准确性。根据移植物来源不同可分为同种移植和异种移植。

（1）同种移植：就是将实验动物的细胞系或组织接种至同种或同系免疫功能正常的动物体内，一般不会产生免疫排斥现象或排斥现象很小。目前已建立的鼠类乳腺癌细胞株有C127、4T1、TM40等，其中4T1和TM40来源于近交系BALB/c小鼠。4T1小鼠乳腺癌模型可较真实地模拟人乳腺癌发展和转移情况。采用5周龄的雌性BALB/c小鼠，选择对数生长期的4T1细胞（2×10^6）与基质胶混合，接种至小鼠的第4对乳房垫，一般接种后1周，肉眼便可见皮下肿块，成瘤率为100%。应用同种移植建立肿瘤小鼠模型的优点是，可以让一定数目的小鼠同时接种相

同数量的肿瘤细胞，这样保证了肿瘤生长速度的一致，个体差异较小，成功率高，容易在实验中对照观察，且周期短，成本低，又可在实验动物中连续移植，长期保留供实验之用。但值得注意的是，小鼠肿瘤与人类肿瘤存在一定的差异，如生长速度快，增殖比例高，体积倍增时间短，这些特点与人体肿瘤生物学特性是明显不同的，因此在抗肿瘤药物筛选方面的应用受到了较大的限制。

（2）异种移植：主要包括人源细胞系的异种移植模型（CDX模型）和人源肿瘤移植模型（PDX模型）。CDX模型是指将人肿瘤细胞进行体外筛选培养，建立稳定的细胞株，然后移植到免疫缺陷型实验动物体内建立的肿瘤模型。实验动物多为裸鼠、严重联合免疫缺陷病（SCID）小鼠、非肥胖糖尿病/严重联合免疫缺陷病（NOD/SCID）小鼠和非肥胖糖尿病严重联合免疫缺陷病/白介素2γ受体缺失（NSG）小鼠等。肿瘤细胞系移植瘤保持着原发肿瘤的大部分生物学特性，几乎所有类型的人类肿瘤细胞系均能在免疫缺陷小鼠体内建立可移植性肿瘤模型，同时成瘤率高，成瘤时间均一，能模拟人恶性肿瘤成瘤后的过程，这不仅有助于了解肿瘤的生长动力学及转移进展的生物学特征，还有利于开发新的肿瘤治疗方法。因此，在细胞实验的基础上，抗肿瘤药物的体内筛选及新药临床前试验多采用CDX模型，可以在较短时间得到关于试验药抗肿瘤活性的相关数据。

Luminal A/B型乳腺癌多发生于绝经前后的女性，此时卵巢功能衰退，体内雌激素主要来源于肾上腺产生的雄激素，并在周围组织（如脂肪、肝、肌肉、毛囊）中芳香化酶的作用下转化为雌激素。雌激素与雌激素受体结合后，可促进癌细胞的增殖。在研发治疗此类型乳腺癌的药物时，为模拟患者体内雌激素的水平，实验动物为双侧卵巢切除雌性小鼠。他莫昔芬于1977年经美国FDA批准上市，是目前临床上应用最多的雌激素受体调节剂。在临床前试验中，MCF-7细胞（5×10^6）经皮下注射于6周龄无卵巢的BALB/c裸鼠的前肢腋下，同时将17β-雌二醇缓释片接种于肩胛骨处。当肿瘤体积长至300mm³，小鼠被随机分为对照组和不同剂量治疗组（0.5μg/d、5μg/d、25μg/d、50μg/d）。他莫昔芬溶于花生油中，注射于治疗组小鼠皮下，每天1次，持续给药33

天。通过测量肿瘤体积，发现他莫昔芬可剂量依赖性地抑制肿瘤的生长，且最大剂量 50μg 的他莫昔芬可使治疗组小鼠的肿瘤的体积仅为对照组小鼠肿瘤体积的 1/2，但是并不能导致肿瘤消退。随后上市的芳香酶抑制剂来曲唑、雌激素受体拮抗剂氟维司群也均使用 CDX 模型进行临床前药效实验。荷瘤裸鼠经灌胃给予来曲唑，每 2 天 1 次。10 周后，剂量为 2mg/kg 的来曲唑对雄烯二酮介导的过表达芳香酶 MCF-7 细胞在裸鼠体内的生长抑制率为 87.5%，而剂量为 20mg/kg 的来曲唑则可完全抑制肿瘤的生长。每只荷瘤裸鼠持续给药 4 周，每天皮下注射 5mg 氟维司群，其肿瘤抑制率与高剂量的他莫昔芬（10mg/kg）效果相当。

曲妥珠单抗是第一个针对 HER-2 基因靶向治疗的药物，作用于 HER-2 受体的胞外部分，阻止细胞内酪氨酸激酶的活化，抑制依赖 HER-2 的肿瘤细胞的增殖和存活，目前为治疗 HER-2+ 转移性乳腺癌的一线药物。在 CDX 模型中，将 BT474 细胞（1×10^7）接种至 6 周龄雌性 BALB/c 裸鼠的前肢腋下。当肿瘤体积达到 $0.2 \sim 0.3cm^3$ 时，腹腔注射不同剂量（1mg/kg、10mg/kg、30mg/kg）的曲妥珠单抗，每周 2 次，治疗 4 周。1mg/kg 的剂量可以明显抑制肿瘤的生长，30mg/kg 的剂量则可使肿瘤完全消除，且此剂量下的曲妥珠单抗并未产生使小鼠体重减轻或死亡等毒副作用。此外，CDX 模型也指导临床联合用药方针，曲妥珠单抗以 0.3mg/kg 的剂量，每周 2 次治疗荷瘤裸鼠，并在治疗的第 1 天及第 4 天同时给予 10mg/kg 紫杉醇治疗。治疗 5 周后，曲妥珠和紫杉醇联合治疗使肿瘤体积缩小了 98%，效果远优于相同剂量的单独药物治疗。目前在临床上，运用曲妥珠单抗与紫杉醇联合治疗未经化疗的 HER-2+ 转移性乳腺癌已取得了明显成效。

9% 的三阴性乳腺癌中存在 FGFR1 扩增，lucitanib 为 VEGFR-1、VEGFR-2、VEGFR-3 和 FGFR1 的抑制剂。在小鼠实验中，MDA-MB-231（5×10^6）接种至 $6 \sim 8$ 周龄的雌性 Ncr 裸鼠右侧腋下，肿瘤体积至 $350 \sim 400mm^3$ 时，经灌胃给予 lucitanib（20mg/kg）治疗，持续 30 天，其疗效与紫杉醇（20mg/kg）每周 1 次，连续治疗 3 周，肿瘤体积基本趋于稳定；两者联用，则可使肿瘤消退 80% 左右，但小鼠体重下降超过 15%。目前 lucitanib 处于单独治疗三阴性乳腺癌患者的 Ⅱ 期临床试验中。

肿瘤干细胞仅占肿瘤细胞的 1% ~ 5%，但是因其自我更新、多向分化及无限增殖的生物学特性，不仅会引起肿瘤的发生，还是造成肿瘤耐药、复发及转移的一个重要原因。对肿瘤干细胞分子机制进行深入研究，并以其为治疗靶点，成为肿瘤治疗的崭新思路。在 Brca1 突变乳腺癌小鼠中，给予低剂量的顺铂（0.5mg/kg）治疗。在治疗初期，80% 的小鼠肿瘤生长受到抑制。在停止治疗 3 ~ 4 个月后，肿瘤原位复发，使用高剂量的顺铂治疗至肿瘤完全消退，但在 1 周后，肿瘤复发且生长更为快速。采用流式分选技术从复发肿瘤中分离 CD29hiCD24med 细胞亚群，并移植入 $Rag1^{-/-}$ 小鼠乳腺脂肪垫中。CD29hiCD24med 细胞快速成瘤，且顺铂不能抑制其生长。因此，研制可靶向抑制肿瘤干细胞的药物对提高肿瘤治疗效果具有重要意义。曲妥珠单抗耐药人乳腺癌细胞株 JIMT-1 在裸鼠皮下成瘤，与单用曲妥珠单抗相比，二甲双胍与曲妥珠单抗联用可明显抑制肿瘤生长，并减少肿瘤干细胞的数量。表 43-7 列举了乳腺相关癌靶向药物在研发中应用 CDX 模型的情况。

尽管 CDX 模型在了解肿瘤发生、发展机制，以及临床前药效验证、毒理分析等靶向药研发过程中展现出了极大的优势，但是并不能反映患者对药物的所有反应。因此，在临床试验时，相当多的肿瘤都难以被靶向药所识别，成功率低于 15%，针对实体瘤的成功率则更低，最后也只有 5% ~ 7% 的靶向药可通过美国 FDA 批准上市，用于临床治疗。造成这一现象的主要原因包括：①肿瘤基因组的不稳定性导致多种原癌基因或抑癌基因发生改变，进而呈现出表型的复杂性；②肿瘤为异质细胞的集合体，包括肿瘤细胞与肿瘤微环境，存在高度异质性；③而肿瘤细胞在体外培养过程中会出现基因信息的增加和缺失，导致生长和侵袭能力的改变；④同质的肿瘤细胞无法模拟肿瘤微环境，不能客观反映原代肿瘤的情况。所以，CDX 模型无法完全模拟临床患者肿瘤的实际情况，得出的药物剂量范围、疗效与实际临床结果可能会有较大出入，不能准确预测药物治疗靶点对人体是否有效。

2016 年 2 月，美国 NCI 在 Nature 上宣布被全世界使用了 25 年的 NCI60 从其药物筛选程序中"退休"，并将启动一个得到更新的癌症模型库。这些模型来自患者的新鲜样本，并且标记了患者临床治疗的过往细节，即 PDX 模型。这一模型

表 43-7 CDX 模型在乳腺癌分子靶向药物研发中的应用

靶向药物	治疗靶点	细胞系	实验动物	操作方法	肿瘤抑制效果
他莫昔芬	雌激素受体调节剂	MCF-7	6 周龄无卵巢 BALB/c 裸鼠	小鼠补充雌激素，皮下移植细胞；剂量为 0.5μg/d、5μg/d、25μg/d、50μg/d，经皮下注射给药，每天 1 次，连续 33 天	可剂量依赖性抑制肿瘤生长，但不能消退肿瘤
来曲唑	芳香酶	过表达芳香酶 MCF-7	6 周龄无卵巢雌性 BALB/c 裸鼠	小鼠补充雄激素，皮下植细胞；剂量为 2mg/kg、20mg/kg，经灌胃给药，2 天 1 次，持续 10 周	2mg/kg 剂量的肿瘤抑制率为 87.5%，20mg/kg 剂量可完全抑制肿瘤生长
氟维司群	雌激素受体拮抗剂	MCF-7	成年无卵巢雌性裸鼠	小鼠补充雄激素，皮下移植细胞；剂量为 5mg/d，经皮下注射给药，每天 1 次，连续 4 周	可完全抑制肿瘤的生长，甚至使肿瘤出现一定的消退
帕博西尼	CDK4/6	MDA-MB-435, ZR-75-1	6～8 周龄雌性 SCID 小鼠	皮下移植细胞；剂量为 36mg/kg、58mg/kg、93mg/kg、150mg/kg，经灌胃给药，每天 1 次，连续 28 天或 14 天	150mg/kg 剂量可完全抑制肿瘤的生长；未出现毒副作用，为小鼠的最大耐受量
瑞博西尼	CDK4/6	MDA-MB-435	6～8 周龄雌性 SCID 小鼠	皮下移植细胞；剂量为 75mg/kg，经灌胃给药，每天 1 次，连续 21 天	可引起肿瘤消退，停药后 2 周肿瘤重新生长
玻玛西尼	CDK4/6	MDA-MB-231	6～8 周龄雌性 NOD/SCID 小鼠	原位移植细胞；剂量为 100mg/kg，经灌胃给药，每天 1 次，连续 8 天	明显抑制肿瘤的生长，肿瘤组织中 Ki-67 含量减少。小鼠血液中红细胞和淋巴细胞数量未改变，但中性粒细胞数量明显减少，表现出一定的毒副作用
依维莫司	mTOR 信号通路	MCF-7	6～8 周龄雌性 BALB/c 裸鼠	皮下移植细胞；剂量为 5mg/kg，经静脉注射给药，每天 1 次，连续 45 天	明显抑制肿瘤的生长，并下调肿瘤组织中 PI3K，AKT 和 mTOR 表达水平
曲妥珠单抗	HER-2 单克隆抗体	BT474	6 周龄雌性 BALB/c 裸鼠	皮下移植细胞；剂量为 1mg/kg、10mg/kg、30mg/kg，经腹腔注射给药，每周 2 次，持续 4 周	1mg/kg 剂量可明显抑制肿瘤的生长，剂量 30mg/kg 则使肿瘤完全消退，且未产生毒副作用
拉帕替尼	HER-2 单克隆抗体	BT474	4～6 周龄雌性 C.B-17 SCID 小鼠	皮下移植细胞；剂量为 30mg/kg、100mg/kg，经灌胃给药，每天 2 次，连续 21 天	可剂量依赖性抑制肿瘤生长，剂量 100mg/kg 可完全抑制肿瘤生长，且可使肿瘤减少 10%
Lucitanib	VEGFR-1、VEGFR-2、VEGFR-3 和 FGFR1	MDA-MB-231	6～8 周龄的雌性 Ncr 裸鼠	皮下移植细胞；剂量为 20mg/kg，经灌胃给药，每天 1 次，连续 30 天	诱发肿瘤生长停滞

是直接将患者的新鲜肿瘤细胞或组织移植到免疫缺陷小鼠上，模拟其原来的生长环境，最大程度地保留肿瘤自身的特征，同时由此培养的肿瘤还可移植给其他小鼠，扩大样本规模，用于各种研究。NCI 的声明反映了当今癌症研究的流行趋势：PDX 模型是肿瘤机制研究、预测后期临床疗效、降低临床开发风险的最重要步骤之一。CDX 模型、PDX 模型与患者自身肿瘤之间的比较见表 43-8。

表 43-8　CDX 模型、PDX 模型与患者自身肿瘤之间的比较

CDX 模型	PDX 模型	患者自身肿瘤
分子多样性低	分子多样性较高	分子多样性全面
较低肿瘤异质性	较高肿瘤异质性	高度肿瘤异质性
仅鼠源间质	鼠源和人源间质	人源间质
与临床结果出入较大	更接近临床结果	可以直接观察临床
构建简单，周期短（＜ 1 个月）	构建模型较难且周期长（4 ～ 8 个月）	—

　　较高的分子多样性和肿瘤异质性使得 PDX 模型可以高度模拟人类肿瘤的实际情况，帮助医学研究者更好地研究肿瘤异质性和遗传复杂性，以及更深入地探究肿瘤发生机制，发现潜在治疗靶点，进而提高临床结果的可预测性。PDX 模型成功改善了 CDX 模型的最大局限性，目前在药物研发方面得到了广泛应用。

　　PDX 的建模方法是将肿瘤患者的新鲜肿瘤组织剪切为 2 ～ 3mm³ 的碎块，在皮下或原位种植到免疫缺陷小鼠身上，也有将肿瘤种植到血供更为丰富的肾包膜下。一般为了获得更多更贴近人类的实验样本，需多次传代。将移植后的荷瘤小鼠命名为 F0，待瘤组织达到一定体积后分离，并在同系小鼠上进行传代获得的 PDX 小鼠为 F1、F2、F3，以此类推。一般模型构建中，F0 代移植成功率偏低，后续移植成功率会逐渐提高。对于药物开发研究方面，为了确保移植瘤没有丢失原代肿瘤的基因组及组织学特性，多选择 F3 代进行实验。待肿瘤从小鼠体内切除后，除后续检测所需要的肿瘤，其余肿瘤可切成碎块，用细胞培养基清洗 3 ～ 4 次后，放入冻存液（含有 10% 二甲亚砜的胎牛血清），于 − 80℃ 冰箱保存，用于下次构建 PDX 模型。

　　PDX 建模的成功率（以获得可以传代的 PDX 肿瘤为标准）在 23% ～ 75%，与肿瘤类型密切相关，如结直肠癌（64% ～ 89%）与胰腺癌（62%）具有较高的移植成功率，但乳腺癌（13% ～ 27%）成功率则较低。移植位点也是影响移植瘤生长的一个重要影响因素，如在非小细胞肺癌（NSCLC）移植瘤中，皮下移植成功率仅为 25%，但肾包膜下移植因其血供比较丰富，成功率能达到 90% 以上，但是肾包膜脆弱，操作困难，对受体小鼠的损伤较大且易导致感染，限制了其应用范围。此外，原位移植虽是最贴近人类肿瘤生长方式的方式，但是对移植者的技术要求较高，建模比较困难，也阻止了其广泛应用。目前很多机构已开始建立自己的 PDX 模型库：NCI 建立了超过 300 例模型，并计划初步实现 1000 例模型的数量，美国独立研究机构 Jax 实验室拥有 450 例模型，由 16 个欧洲研究机构组成的 EurO PDX 据称已经拥有了约 1500 个模型，以诺华公司为代表的制药公司于 2015 年发布的药物筛选工具使用了 1000 多个 PDX 模型。这些模型将帮助医学研究者们更好地研究癌症的遗传复杂性，以及更好地进行靶向治疗药物的研发。

　　在三阴性乳腺癌（TNBC）中，血小板 - 内皮细胞黏附分子（CD31）与血管内皮生长因子（VEGF）基因表达增加。在 PDX 模型试验中，将一位 TNBC 患者的肿瘤碎块（1 ～ 2mm³）至 NCr 裸鼠的乳腺脂肪垫中。肿瘤直径至 5mm 时，给予血管内皮生长因子受体（VEGFR）抑制剂贝伐珠单抗治疗，剂量为 15mg/kg，经腹腔注射给药，每周 2 次。在治疗的第 8 天，治疗组小鼠与对照组小鼠的肿瘤体积开始出现差异；第 18 天时，与治疗组小鼠相比，对照组小鼠的肿瘤体积大 4 倍多，且贝伐珠单抗与多柔比星联用则可完全抑制 PDX 肿瘤的生长。肿瘤组织相关检测结果表明贝伐珠单抗明显减少了毛细血管的含量，以及抑制了血管内皮细胞的增生。目前，贝伐珠单抗处于治疗 TNBC 患者的 II 期临床试验中。

　　转录因子 KLF5 为致癌基因，于 TNBC 细胞中高表达，可通过启动下游基因 *FGF-BP1* 和 *mPGES1* 转录翻译，以及与 Hippo、Wnt 等信号通路相互作用，促进 TNBC 细胞的增殖。此外，KLF5 在乳腺癌干细胞的自我更新和维持过程中还发挥关键的促进作用，其表达水平可作为 TNBC 预后的生物学标志物。在 TNBC PDX 模型中，米非司酮（1mg/d）治疗小鼠 5 周后，可明显抑制肿瘤的生长，并减少肿瘤中 CD24lowCD44⁺细胞的数量及自我更新能力。其中，米非司酮的抗 TNBC 效果在一定程度上是通过下调 KLF5 的表达水平实现的，这提示 KLF5 可以作为 TNBC 的潜在治疗靶点及米非司酮有望成为治疗 TNBC 患者的药物。

吉非替尼、厄洛替尼和拉帕替尼为第一代酪氨酸激酶抑制剂，其中吉非替尼、厄洛替尼适用于 *EGFR* 基因具有敏感突变的局部晚期或转移性 NSCLC 患者的一线治疗。在吉非替尼的临床前试验中，将仅接受顺铂化疗的肺腺癌患者肿瘤移植至 6 周龄的雌性 NMRI 裸鼠腋下，构建 PDX 模型，取 F3 代进行实验。皮下肿瘤长至 250mm³ 后，小鼠经灌胃给予不同剂量的吉非替尼（6.25mg/kg、50mg/kg、100mg/kg）治疗，每天 1 次，共 28 天。治疗结束后，肿瘤生长曲线表明该模型对吉非替尼具有剂量依赖性的敏感性。进一步的免疫组化检测表明，在肿瘤组织中 EGFR 高表达，p-EGFR 为中等水平表达。在厄洛替尼的 NSCLC PDX 模型实验中，小鼠于治疗期的第 1～5 天和第 8～12 天经灌胃接受厄洛替尼（20mg/kg、50mg/kg、75mg/kg），每天 1 次。50mg/kg 及 75mg/kg 的

厄洛替尼可明显抑制肿瘤的生长，但在 35 天后，治疗组肿瘤与未治疗组肿瘤的生长趋势基本相同。在 1 例 NSCLC PDX 模型中，原发肿瘤为 *EGFR L858R* 突变，*EGFR* 基因扩增且表达水平明显增高，但该模型却对大量的 EGFR 抑制剂（阿法替尼、厄洛替尼、达可替尼、西妥昔单抗）产生抗药性。后通过进一步对原发肿瘤和 PDX 肿瘤检测，发现肿瘤组织中 *c-MET* 基因扩增且蛋白表达增加。根据检测结果，使用厄洛替尼和 c-MET 抑制剂克唑替尼联合治疗该 PDX 肿瘤疗效明显。EGFR 抑制剂通过 PDX 模型的研究表明，*c-MET* 基因的表达水平可作为其药效的标志物，用于指导临床用药。由此可见，PDX 模型在个体化的精准治疗中可以发挥重要作用。表 43-9 列举了乳腺癌、肺癌相关分子靶向药物在研发中应用 PDX 模型的情况。

PDX 模型虽是一个可预测的实验模型，但是也有其固定的短板，它的移植成功率较低，建立周期长，一般需要 4～8 个月培养时间，很多进程快速的恶性肿瘤患者无法从中受益。另外为了增加建模成功率，PDX 模型一般需要用 NSG 小鼠，这种小鼠成本比常规裸鼠昂贵很多。肿瘤性类器

表 43-9 PDX 模型在乳腺癌、肺癌分子靶向药物研发中的应用

药物	治疗靶点	原发肿瘤来源	实验动物	操作方法	肿瘤抑制效果
贝伐珠单抗	VEGFR	TNBC	NCr 裸鼠	原位移植肿瘤；剂量为 15mg/kg，经腹腔注射给药，每周 2 次，连用 18 天	明显抑制肿瘤生长，并减少肿瘤组织的毛细血管数量
氟维司群	雌激素受体拮抗剂	Luminal 型乳腺癌	成年雌性裸鼠	皮下移植肿瘤，剂量为 5mg/d，经皮下注射给药，每天 1 次，连用 4 周	肿瘤抑制率达 50%
依维莫司	mTOR 信号通路	抗内分泌治疗的 Luminal B 型乳腺癌	雌性 swiss 裸鼠	皮下移植肿瘤；剂量为 2.5mg/kg，经灌胃给药，每天 1 次，连用 3 周	完全抑制肿瘤生长，与费维司群联用可造成肿瘤消退
吉非替尼	EGFR	EGFR⁺ 肺腺癌	6 周龄雌性 NMRI 裸鼠	皮下移植肿瘤；剂量为 6.25mg/kg、50mg/kg、100mg/kg，经灌胃给药，每天 1 次，连用 28 天	剂量依赖性地抑制肿瘤生长
厄洛替尼	EGFR	NSCLC	雄性 NMRI 裸鼠	皮下移植肿瘤；剂量为 20mg/kg、50mg/kg、75mg/kg，于治疗期的第 1～5 天和第 8～12 天灌胃给药，每天 1 次	50mg/kg 及 75mg/kg 的厄洛替尼可明显抑制肿瘤的生长。35 天后肿瘤重新生长
达可替尼	EGFR	肺腺癌	NCr 裸鼠	皮下移植肿瘤，剂量为 7.5mg/kg，经灌胃给药，每天 1 次，连用 4 周	抑制肿瘤生长率为 75%

官（PDO）是指将肿瘤患者手术获取的肿瘤进行体外细胞培养，成为新一代肿瘤模型。PDO 在维持肿瘤组织的生理结构和功能特点的同时，还维持了肿瘤细胞在体内的特征，且效率高，耗时少，解决了 PDX 模型建立周期长的不足，适用于大批量药物筛选，是有望提高新药研发效率和提高肿瘤治疗效果的独特新工具。

随着以 T 细胞受体嵌合型 T 细胞（TCR-T）、嵌合型抗原受体 T 细胞技术（CAR-T）及免疫检查点阻断技术为代表的新兴肿瘤免疫疗法不断在临床上取得突破，人们对机体免疫系统潜在的强大肿瘤杀伤能力的认知不断更新，科研人员也将目光锁定在肿瘤免疫治疗这一强大抗癌利器的研究和药物开发中。相关动物模型的选择和建立对于肿瘤免疫治疗法的开发和应用是至关重要且必不可少的。PDX 模型虽然保留了较高的肿瘤异质性，但是和 CDX 模型一样，必须选择免疫缺陷的小鼠才能保证建立模型的成功率，所以无法直接进行肿瘤免疫治疗的相关研究。因此，在 PDX 模型的基础上，衍生出一种崭新的动物模型，即人源化免疫系统 -PDX 模型。其基本原理是患者肿瘤在移植至免疫缺陷小鼠体内之前或之后，通过静脉注射接种来自患者的（最好是同一患者来源的）外周单核细胞（PBMC）或 CD34 阳性造血干细胞（HSC），并通过补充特定类型的细胞因

子，诱导细胞定向分化为 T 细胞、B 细胞、NK 细胞和巨噬细胞等，在小鼠体内重建人源化的免疫系统，以用于肿瘤免疫治疗相关的研究。表 43-10 列举了相关 PD-1/PD-L1 抗体在靶向治疗肺癌中应用人源化免疫系统 -PDX 模型的情况。

4. 基因工程小鼠肿瘤模型

基因工程小鼠肿瘤模型是指利用基因工程手段，对小鼠基因组进行改造，使肿瘤相关基因表达上调或下调，缺失或突变，从而获得自发肿瘤小鼠模型，常用的策略是通过转基因技术引入原癌基因或致病突变基因，以及利用基因打靶技术使抑癌基因功能丧失。相对于异种移植肿瘤模型，基因工程小鼠肿瘤模型是建立在天然完整免疫条件下（靶基因调节免疫系统除外）的原发性肿瘤，因此作为肿瘤学研究的工具，真实地模拟了肿瘤的组织病理学和分子特征，表现为具有更多的遗传异质性，可反映肿瘤细胞自身及肿瘤微环境中细胞等相互作用因素。基因工程小鼠肿瘤模型可应用于验证潜在肿瘤基因与药物靶点、考核治疗效果、探究药物耐药性机制、分析肿瘤微环境影响，以及预测生物标志物等研究领域，极大促进了肿瘤学研究领域的发展与进步。根据建立基因工程小鼠肿瘤模型使用的实验方法的差异，可分为转基因小鼠肿瘤模型、慢病毒载体诱导小鼠肿瘤模型、基因敲除小鼠肿瘤模型及 CRISPR/Cas9 基因

表 43-10　人源化免疫系统 -PDX 模型在 PD-1/PD-L1 抗体靶向治疗肺癌中的应用

药物	原发肿瘤来源	实验动物	操作方法	肿瘤抑制效果
阿特珠单抗	PD-1 高表达肺腺癌	4 周龄 NSI 小鼠	待皮下肿瘤长至 120～180mm³，0.5Gy 辐射 4 小时后，PBMC（5×10^6）经静脉注射至小鼠体内。经静脉注射阿特珠单抗（10mg/kg），每周 2 次，持续 5 周	明显抑制肿瘤生长，在肿瘤及外周血中都可以检测到 T 细胞，提示存在细胞毒性 T 细胞效应
纳武利尤单抗	NSCLC	3～4 周雌性 NSG 小鼠	200 cGy 辐射 24 小时后，CD34⁺ HSC（1×10^5）经静脉注射至小鼠体内。肿瘤组织接种至小鼠右侧叶下。长至 100～200mm³ 后，经腹腔注射纳武利尤单抗（250μg），3～4 天给药 1 次，3 个疗程	明显抑制肿瘤的生长，肿瘤组织中颗粒酶 B 含量增多、CD8⁺T 细胞数量明显增加，且 73% CD8⁺T 细胞中含有颗粒酶 B
帕博利珠单抗	NSCLC	3～4 周雌性 NSG 小鼠	200 cGy 辐射 24 小时后，CD34⁺ HSC（1×10^5）经静脉注射至小鼠体内。肿瘤组织接种至小鼠右侧叶下。长至 100～200mm³ 后，经腹腔注射帕博利珠单抗（250μg/mouse），3～4 天给药 1 次，3 个疗程	明显抑制肿瘤的生长，肿瘤组织中 CD8⁺T 细胞和树突状细胞数量增多

编辑小鼠肿瘤模型。

（1）转基因小鼠肿瘤模型：20 世纪 70 年代，Gordon 创立了转基因小鼠技术，该技术的核心是将外源基因通过不同的方法导入小鼠受精卵，然后产生携带外源基因的小鼠品系。目的基因在合适启动子驱动下表达，可赋予转基因新的表型，通过其表型分析可识别研究基因的功能。转基因小鼠技术在肿瘤研究中的主要作用就是建立转基因的小鼠肿瘤模型。1984 年，Stewart 将 MMTV 的增强子与致癌基因 Ras 连接，形成的 MMTV/v-HRas 转基因小鼠可自发性的产生乳腺癌，这是第一次真正证明了癌基因在正常细胞中表达能产生肿瘤。近年来，该模型更多地运用在肿瘤发生机制上的探索。由小鼠乳清酸蛋白 WAP 启动子和 SV40 大 T 抗原构建而成的 WAP-Tag 转基因乳腺癌小鼠模型，可用于乳腺癌变过程中细胞的增殖与凋亡、DNA 突变及修复机制等方面的研究。在 MMTV-Wnt-1 转基因小鼠模型中，MMTV-LTR（增强子）可激活 Wnt-1 在乳腺上皮细胞中的表达，进而使邻近细胞膜上的 Wnt 蛋白受体，如 LRP6、FZD7 激活，最终引起乳腺上皮细胞恶性转化。在该模型中，Wnt/β-catenin 信号通路的激活还会诱导大量的乳腺癌干细胞，并诱导乳腺癌细胞向上皮间充质转化，促进肿瘤转移。

常规转基因技术是通过特定的启动子或增强子实现转基因的组织特异性表达，在此基础上，人们又开发了多种诱导性基因表达系统，以调控基因表达的时相，即在特定的时间、特定的组织或细胞类型内调控转基因的表达水平。目前，运用最广泛的诱导性基因表达系统是基于一种可诱导的四环素操纵子调控系统 Tet-on/Tet-off。

四环素阻遏因子（tetracycline repressor，TetR）是大肠埃希菌转座子 Tn10 的负性调节四环素抗性操纵子，它与四环素有很高的亲和性。当四环素存在时，四环素与 TetR 结合，Tet 操纵因子序列（TetO）就会启动基因的转录和表达；而去除四环素时，TetR 与 TetO 结合阻断基因的表达。基于此原理，将 TetR 基因的 DNA 结合域与单纯疱疹病毒 VP16 的基因表达激活区域融合在一起，可表达四环素调控的转录激活蛋白（tet transcriptional activator，tTA），TetO 置于巨细胞病毒（CMV）的最小启动子上游，构成 Tet 反应启动子（TRE），当 tTA 与 TRE 结合后，可以激活基因转录。

Tet 可控基因表达系统包括 Tet-off 系统和 Tet-on 系统。① Tet-off 系统（图 43-1）：在没有四环素或多西环素（doxycycline，DOX）存在时，tTA 与 TRE 结合，启动目的基因的表达；反之，tTA 的 TetR 结构域与四环素或 DOX 结合，使目的基因不能表达或低量表达。② Tet-on 系统（图 43-2）：在研究 tTA 基因突变时，发现反义四环素转录激活蛋白（rtTA）不再结合 TRE，只有在四环素或 DOX 存在的条件下，rtTA 才能结合到 TRE 序列上产生转录激活作用，使基因得以表达。在实际操作中，通常需要构建 2 种转基因小鼠。一种是组织特异性或其他启动子表达的 tTA 或 rtTA 转基因小鼠，另一种是表达目的基因的转基因小鼠，即将转基因克隆至 TRE-CMVmim 启动子后。将两种转基因小鼠交配后，即可使两个转基因同时在一个小鼠体内，通过调节小鼠对四环素或 DOX 的摄取，就可以达到控制目的基因时相表达的目的。

在动物胚胎期，不需要目的基因表达时，添加诱导剂会对小鼠胚胎的生长和发育带来负面影响。而 Tet-on 系统在不添加诱导剂的情况下处于关闭状态，避免了添加诱导剂对小鼠胚胎发育的影响，且可以对转基因的表达进行精确的调控，使转基因的表达呈诱导剂药物剂量依赖性反应，并可具有组织特异性，所以该系统在构建

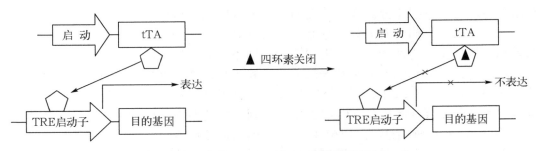

图 43-1 Tet-off 系统受四环素调控机制

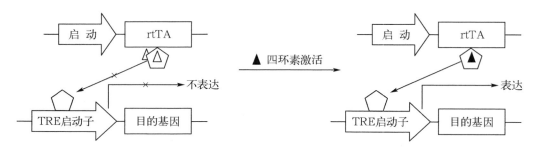

图 43-2　Tet-on 系统受四环素调控机制

转基因小鼠肿瘤模型过程中得到了广泛的应用。EGFRL858R 的 NSCLC 患者在第一代酪氨酸激酶抑制剂的治疗前期可以取得较好的疗效，但是在治疗 9～14 个月后，患者开始表现出耐药性，肿瘤进一步发展。其中，EGFR 的 790 位上的苏氨酸突变成蛋氨酸，是主要的耐药机制。奥西替尼为不可逆性酪氨酸激酶抑制剂，已证明可以拮抗 H1975 细胞（L858R/T790M）对吉非替尼的耐药性。在小鼠实验中，利用转基因小鼠技术分别构建了 CCSP-rtTA、TetO-EGFRL858R/T790M 转基因小鼠，并让这 2 种转基因小鼠交配，最终获得 C/L858R/T790M 转基因小鼠。待 C/L858R/T790M 转基因小鼠成长至 3 周时，用含 625ppm DOX 的食物饲养。3 个月后，MRI 检测表明肿瘤长至一定大小后，经灌胃给予奥西替尼 [5mg/（kg·d）] 治疗。1 周后，小鼠肿瘤出现消退现象，2 周后，肿瘤体积缩小了 80% 以上。目前奥西替尼经美国 FDA 批准用于治疗对酪氨酸激酶抑制剂耐药的原因为 T790M 突变的 NSCLC 患者。

（2）慢病毒载体诱导小鼠肿瘤模型：转基因小鼠肿瘤模型在肿瘤学中的应用极大促进了科学家对致癌基因诱发肿瘤机制的认识，推动了肿瘤靶向治疗的进展，但是建立此模型时，可能需要杂交多种转基因小鼠，以达到获得实验小鼠的目的，特别是在研究多个致癌基因在肿瘤发生中是否存在协同或促进关系时。因此，转基因小鼠肿瘤模型的构建耗时长且费用昂贵。慢病毒为一种独特的反转录病毒，它可以感染分裂和非分裂的细胞，克服了大多数反转录病毒对非分裂细胞感染能力差的缺点。慢病毒分为两类：灵长类和非灵长类慢病毒。灵长类慢病毒包括人类免疫缺陷病毒（HIV-1、HIV-2）、猴免疫缺陷病毒（SIV），非灵长类慢病毒包括猫免疫缺陷病毒（FIV）、牛免疫缺陷病毒（BIV）、马免疫缺陷病毒（EIAV）等。通常，对慢病毒的利用，更多的是通过慢病毒载体来进行的，它可以将外源基因有效地整合到宿主的染色体上，从而达到外源基因的持久性表达。慢病毒载体系统包括慢病毒表达载体、包装质粒和可产生假病毒颗粒的细胞系 3 个部分。携带有外源基因的慢病毒表达载体与包装质粒共同转染细胞（如人肾 293T 细胞），在细胞中进行病毒包装，包装好的假病毒颗粒分泌到细胞外的培养基中，将其进行收集和浓缩后可直接感染动物，实现外源基因在活体组织中表达。目前运用最广泛的是生物安全性更好的第三代 HIV-1 慢病毒载体系统。

将致癌基因克隆于慢病毒表达载体中，获得的浓缩病毒在特定的时间感染小鼠特定的器官或细胞，可诱导小鼠发生特定的肿瘤。慢病毒载体系统诱导肿瘤小鼠从构建致癌基因过表达慢病毒载体、包装病毒、获得病毒，到感染小鼠一般在 1 个月内就可以完成，与构建转基因小鼠相比，实验技术要求低，耗时短，高效便捷。此外，慢病毒只会感染特定组织的部分细胞，可以很好地模拟因特定组织中少数细胞基因改变而诱发的肿瘤。

乳腺上皮由管腔上皮细胞的内层管和肌上皮细胞的外层组成，其遗传和表观遗传突变的积累会导致乳腺癌的发生。将浓缩后携带 EGFP 的慢病毒（7.5×10^5 IU/gland）注射到小鼠的第 4 对乳腺导管内。5 天后，在荧光立体显微镜下可以观察到慢病毒感染的乳腺发出绿色荧光，而未感染的乳腺则不可以，且免疫组化检测结果也表明病毒感染的乳腺表达 GFP 蛋白，而未感染的乳腺则不表达 GFP 蛋白，这证明慢病毒可以感染乳腺上皮组织。多瘤病毒中间 T 抗原（PyMT）是一种可将正常上皮细胞转化为肿瘤细胞的致癌基因。构建 HIV-1-PyMT 慢病毒表达载体，并获得 PyMT 慢病毒，将其（10^3 IU/gland）注入 6 只小鼠的第 4 对乳腺导管内。30 天后，处死小鼠并收集乳腺。HE 染色结果发现在 6 只小鼠中，5 只小鼠的慢病毒感染乳腺表现为非典型增生和导管原位癌样病变，证明 PyMT 慢病毒可诱发早期乳腺癌。在另一批 13 只小鼠中，PyMT 慢病毒诱发肿瘤的平均潜伏期为 3.3 个月。对肿瘤进行免疫组化分析，管腔上皮细胞标志物 CK8 和肌上皮标志物 CK5、p63 及 α-SMA 都为阳性，提示 PyMT 慢病毒诱导的乳腺癌源于乳腺上皮的管腔上皮细胞和肌上皮细胞。慢病毒诱导小鼠肿瘤模型实验技术要求低、耗时短、花费低，也无须手术，不用考虑手术后的感染死亡率，且发病机制和病理状态更接近人类肿瘤发生发展过程，在肿瘤学中具有重要的运用价值。

（3）基因敲除小鼠肿瘤模型：Evans 等在 1981 年从小鼠胚胎中成功分离得到小鼠胚胎干细胞（embryonic stem cell, ES），并探索出维持其全能性的体外培养条件，建立了胚胎干细胞技术；1984 年，Bradly 等成功应用显微注射方法将 ES 细胞移植囊胚腔，并移植回假孕母鼠子宫内，获得生殖系嵌合体，后经适当的交配，获得了源于 ES 细胞的纯系小鼠；随后同源重组的现象被发现并被用于内源基因的精确修饰，Kirt 等在 1987 年根据其原理，实现了导入外源基因的定点整合，这一技术被称为"基因打靶"。

基因打靶技术是通过同源重组将外源基因定点整合到靶细胞基因组上某一个确定的位点，以达到定点修饰改造染色体上某一基因的目的。基因打靶技术的出现为在体内研究抑癌基因的功能提供了可能，对科学家了解抑癌基因在胚胎发育和肿瘤发生过程中的功能有重要的作用。利用基因打靶技术构建的基因敲除小鼠肿瘤模型，假孕母鼠产生的 F1 代小鼠为嵌合体小鼠，近交 F2 就会产生纯合子后代。最先建立的抑癌基因敲除小鼠模型为 p53⁻/⁻ 小鼠，在 10 周左右就可出现自发肿瘤，在 15～20 周，肿瘤快速发展，这些结果提示 p53 具有抑癌功能。除 *p53* 基因外，相继建立的抑癌基因敲除小鼠肿瘤模型还涉及 *Brca1*、*Rb*、*Apc*、*Nf1*、*Nf2* 等基因。

常规的基因打靶技术是敲除了小鼠体内所有细胞中的相关抑癌基因，然而在现实中，肿瘤形成过程是在个体中整个组织器官健康的前提下，由于某个单细胞中某种遗传变异的积累而导致的肿瘤发生现象，因此常规基因打靶技术构建的小鼠肿瘤模型不能模拟肿瘤形成过程的实际情况；且抑癌基因的纯合缺失容易导致早期胚胎死亡、小鼠生长发育迟缓、不育或主要的器官系统发育缺陷等问题。所以，在常规的基因打靶技术基础上，科学家又发展了条件性基因打靶技术，利用重组酶介导的位点特异性重组技术，可以控制某个基因的修饰发生在小鼠某些特定类型的细胞或发育的某一特定阶段，从而实现对小鼠基因组的时空特异性修饰。条件性基因打靶技术有效克服了常规基因打靶技术的缺点，因而可以更加真实地模拟体内抑癌基因的失活过程。

目前使用最广的是 Cre-loxP 重组系统。Cre 重组酶由大肠埃希菌噬菌体 P1 的 *Cre* 基因编码，能特异性识别 34bp 长的 DNA 序列 loxP，loxP 两侧各 13bp 构成回文结构，中间 8bp 为非回文结构，因此 loxP 具有方向性。当 2 个 loxP 位点位于同一条 DNA 链上且方向相同时，Cre 重组酶敲除 loxP 间的序列，而当 2 个 loxP 位点位于同一条 DNA 链上且方向相反时，Cre 重组酶则导致 loxP 间的序列翻转。利用 Cre-loxP 系统实现体内某特定基因在特定条件下的敲除，需要 2 只转基因小鼠。第一只为带有 loxP-靶基因-loxP 序列的 floxed 小鼠，第二只为 Cre 工具鼠，Cre 重组酶的编码序列置于特定的基因启动子下，可以使其在某特定的条件下表达。实验时，将 flox 小鼠和 Cre 工具鼠进行交配，产生的同时含有上述两种基因型的子代小鼠就会在某一特定类型的细胞中缺失某一特定的基因，从而实现组织特异性基因敲除。此外，Cre 重组酶还常与 ER 的配体结合区相融合，形成定位于细胞质中的融合蛋白（Cre-ER），可以通过控制雌激素的注射时间实现对基因重组时间特异性的调控。为了避免内源雌激素的干扰，在人 ER 的配体结合区做了相应的点突变，就可以使 Cre-ER 只响应外源的人工合成雌激素（如他莫昔芬，4-OHT）的诱导，命名为 Cre-ERT。将 Cre-ERT 设计在组织特异性启动子之后，并与 flox 小鼠交配，就可以通过在特定时间点给予他莫昔芬来最终实现对靶基因的时空特异性敲除。

BRCA 突变是导致遗传性乳腺癌的最常见原因，含 *BRCA* 突变的白种女性在 70 岁之前患乳腺癌的风险为 50%～80%，其中 75% 的 BRCA1 相关乳腺癌表现为三阴性乳腺癌，且还伴随着 *p53* 突变。聚腺苷酸二磷酸核糖基聚合酶（poly ADP-ribose polymerase, PARP）为 DNA 修复酶，当

DNA 损伤断裂时会被激活，识别并结合到 DNA 断裂的位置，参与 DNA 的修复过程。因为协同致死的原因，BRCA 突变的乳腺癌患者使用 PARP 抑制剂治疗会取得较好的疗效。利用 Cre-loxP 重组系统获得条件敲除（conditional knockout, Co）BRCA1$^{Co/Co}$-MMTV-Cre 小鼠，进一步与 p53$^{+/-}$ 小鼠杂交，得到雌性 BRCA1$^{Co/Co}$-MMTV-Cre-p53$^{+/-}$ 小鼠。奥拉帕尼为 PARP 抑制剂，在小鼠 10 周龄时，用含有奥拉帕尼（200mg/kg）的饲料喂养 2 周。MRI 检测结果为 50% 的对照组小鼠于 27.5 周发生肿瘤，而奥拉帕尼组 50% 的小鼠延长至 35 周发生肿瘤，表明奥拉帕尼可以延缓肿瘤的发生。此外，奥拉帕尼还可抑制肿瘤的增殖与诱导肿瘤细胞凋亡。

通过 Cre-loxP 重组系统获得 KLF5$^{\Delta/\Delta}$-MMTV-Cre 小鼠，该转基因小鼠乳腺发育受到明显的抑制，尤其在妊娠及哺乳阶段的发育明显延缓，以及乳腺中干细胞的比例明显下降，提示 KLF5 在正常乳腺干细胞的维持及乳腺发育中发挥着重要的作用。进一步地，在 8 周龄 Klf5fl/fl 小鼠的乳腺导管中注入 PyMT 慢病毒或 PyMT-Cre 慢病毒。PyMT 慢病毒组小鼠（18 只）于第 15 天开始出现肿瘤，28 天后 50% 的小鼠出现肿瘤，49 天后全部出现肿瘤；而 PyMT-Cre 慢病毒组小鼠（18 只）于第 21 天才开始出现肿瘤，35 天后 50% 的小鼠出现肿瘤，54 天后也仅有 12 只小鼠出现肿瘤，且肿瘤体积明显小于 PyMT 慢病毒组小鼠，直接证明了 KLF5 敲除后能明显降低癌基因诱导的乳腺癌的产生和生长。

Cre-loxP 重组系统也常应用于肺癌小鼠模型的建立。LoxP-Stop-LoxP-KRAS（LSL-KRAS）转基因小鼠因终止信号的存在，KRAS 基因不表达。当小鼠吸入 Adeno-Cre 病毒之后，腺病毒会感染肺细胞。此时，Cre 重组酶可识别 LoxP 序列将终止信号切除，KRAS 基因开始表达，从而产生肺癌。在 Kras 敏感的肺癌中，KRASG12C 为 44%。但目前还未有针对 KRAS 突变的靶向治疗药物。MEK 为 KRAS 的下游信号分子，参与 KRAS 诱发肿瘤事件。KRASG12C 小鼠 6 周可出现肺癌，MEK 抑制剂司美替尼（25mg/kg，每天 2 次）治疗小鼠 1 周，可明显抑制肿瘤的生长，且还可以增加肿瘤对顺铂的化疗敏感性。

（4）CRISPR/Cas9 基因编辑小鼠肿瘤模型：依赖于基因同源重组（homologous recombination, HR）原理的 ES 细胞转基因技术或打靶技术是获得转基因或基因敲除小鼠的传统方法，虽然是研究肿瘤学的有力工具，但是存在一些难以克服的缺陷，如步骤烦琐、周期漫长、成功率低、费用高昂等，严重制约了基础研究和临床应用。随着技术的发展，科学家发现除了 HR，非同源末端连接（non homologous end joining, NHEJ）同样可以达到基因打靶的目的。当基因组发生双链 DNA 断裂（double-strand breaks, DSB）时，会诱发 DNA 损伤修复机制，细胞可以通过 NHEJ 修复 DNA。在修复过程中，极易引起一定数量的碱基插入或删除造成移码突变，从而达到基因敲除的目的。此外，当细胞中存在同源修复模板的情况下，细胞还会启动同源重组修复（homology-directed repair, HDR），介导的基因定点整合或置换，以达到外源基因转入或单碱基定点突变的目的。但自然状态下产生精确的 DSB 概率极低，需要借助相关的实验手段。新型基因编辑工具锌指核酸酶（zincfinger nucleases, ZFN）、类转录激活因子效应物核酸酶（transcription activatorlike nuclease, TALEN）CRISPR/Cas9 系统可以在特定位点产生 DSB，并通过 NHEJ 诱发 DNA 的错误修复，进而形成各种基因大段删除或重排。此外，将供体 DNA 片段同时转入细胞，还可以通过 HDR 在其基因组内引入外源 DNA 或定点突变。其中，CRISPR/Cas9 系统因其简便、成本低和高效的特性，得到了最为广泛的应用与关注，如它可以在短短 3~4 周构建出携带单个甚至多个基因突变的小鼠，而采用传统的方法则需要长得多的时间。

CRISPR/Cas9 系统是细菌和古菌在长期演化过程中形成的一种免疫系统，可降解入侵的病毒 DNA 或其他外源 DNA。CRISPR 是一类独特的 DNA 规律性重复序列，由众多短而保守的重复序列区（repeats）和间隔区（spacer）组成，在其上游有一个多态性的家族基因，即 Cas 基因。Cas 基因编码的蛋白质包括核酸酶、聚合酶、解旋酶，具有与核糖核酸结合的功能。当外源 DNA 片段入侵后，CRISPR/Cas 系统会通过识别外源 DNA 的 PAM（5'-NGG-3'），然后通过 Cas1/2 蛋白复合物将邻近 PAM 的 20bp 左右的 DNA 序列（protospacer）捕获并其插入到 CRISPR 的间隔区。随后，CRISPR 整个区域会转录为成前体 RNA（pre-crRNA），后被加工为成熟的 crRNA，重复序列区会转录为反式激活 crRNA(tracrRNA)。crRNA 会与 tracrRNA 形成一种双链的 RNA 结构，再与 Cas9 蛋白组成具有 DNA 内切酶活性的复合物。该复合物在 crRNA 的引导下识别并结合 DNA 序列后，Cas9 蛋白即会对其进行切割，使外源 DNA 双链断裂。

根据 CRISPR/Cas9 系统精准攻击外源 DNA 的工作原理，将 crRNA 和 tracrRNA 连接在一起得到 single-guide RNA（sgRNA），再把表达 sgRNA 的原件与表达 Cas9 的原件相连接，便能得到可以同时表达两者的质粒，通过显微注射至受精卵细胞中，最后将受精卵导入代孕母体中，就可实现基因敲除动物模型的构建。如果在此基础上为受精卵细胞引入一个修复的模板质粒（供体 DNA 分子），就可以获得定点突变的转基因动物模型。由于 PAM 序列结构简单，几乎可以在所有的基因中找到大量靶点，所以 CRISPR/Cas9 系统已经成功应用于植物、细菌、鱼类及各种哺乳类动物细胞，是目前最高效的基因组编辑系统。

在肿瘤学研究中，人类肿瘤的测序揭示了数以百计的不同组合的致癌基因和抑癌基因，利用 CRISPR/Cas9 系统的灵活性与高效性可以实现同时对多个基因进行高效靶向修饰，构建多基因突变的小鼠肿瘤模型，迅速掌握这些基因组合肿瘤的生物学特性、对抗癌药物的敏感度及开发新的治疗药物。

CRISPR/Cas9 系统在构建肿瘤模型时，通常与 Cre-loxP 重组系统联合使用，以实现小鼠基因组的时空特异性修饰。在肺癌中，p53、KRAS、LKB1 的突变率分别是 46%、33%、17%。构建 KRASG12D/p53/LKB1 肺癌小鼠模型，首先通过 ES 细胞同源重组获得 LSL-Cas9 小鼠，并分别设计 KRAS、p53、LKB1 的 sgRNA 与 KRASG12D HDR DNA，克隆至 Adeno-Cre 载体中。待 LSL-Cas9 小鼠 8 周后，进行麻醉处理，通过气管插管将溶于生理盐水的 Adeno-Cre-sgRNA KPL-KRASG12D HDR DNA 病毒（1×10^{11}）吸入小鼠肺部。2 个月后，经 CT 检测，小鼠肺部出现平均体积为 33mm³ 结节，接近 10% 的肺体积。在肿瘤的病理分析中，小鼠吸入腺病毒 1 个月后，肺部肿瘤发展为 I 级和 II 级支气管肺泡腺瘤。这些肿瘤在 2 个月内发展为 III 级肺腺癌，偶尔发展为侵袭性 IV 级肺腺癌。在所有肿瘤中，约 95.7% 肿瘤的肺泡表面活性剂呈阳性染色，说明大部分肿瘤来自 II 型肺泡上皮细胞。且肿瘤组织中 CD31、Ki67 染色为阳性，表明肿瘤组织再富含血管，肿瘤细胞增殖快。在肿瘤基因的 Illumina 测序分析中，小鼠吸入腺病毒 4 周后，肿瘤组织中富集 p53 和 LKB1 的 lindels，而 KRASG12D HDR 仅为 0.1%，9 周后，KRASG12D HDR 也仅为 1.8%，提示肿瘤的快速生长主要依赖于 p53 和 LKB1 的功能丧失，而 KRASG12D 突变频率较少，但随时间在整个肿瘤组织中增加，原因可能是在这个模型中 HDR 介导的 KRASG12D 突变需要更长的时间。这种基因突变的异质性暗示，在临床肿瘤患者中存在多个基因突变的嵌合现象，以及不同的患者有不同的组合。

基因工程小鼠肿瘤模型是研究肿瘤形成的复杂过程（包括肿瘤的起始，器官特异性转移的形成，肿瘤微环境的参与等方面）、验证可能致癌基因及研制开发新药等方面的重要且有用的工具。其中，转基因小鼠肿瘤模型、基因敲除小鼠肿瘤模型因需要杂交多种转基因小鼠，导致建模时间较长、技术要求和成本较高等问题，一定程度上限制了在基础研究中的广泛使用，而慢病毒载体诱导小鼠肿瘤模型与 CRISPR/Cas9 基因编辑小鼠肿瘤模型则很好地弥补了它们的缺陷，特别是随着 CRISPR/Cas9 基因编辑的快速发展，可明显提高基因打靶效率，同时实现多基因打靶、外源基因插入与定点突变，以致在短时间内便可获得大量的基因突变肿瘤小鼠，极大加快了科学家对肿瘤发生机制的认识、抗癌药物的筛选与新药的研发。表 43-11 列举了乳腺癌、肺癌相关靶向药物在研发中应用基因工程小鼠肿瘤模型的情况。

三、小鼠肿瘤模型在肿瘤精准医学中的发展趋势与展望

肿瘤的精准医学治疗需要来自基因组分析和药物反应的大数据整合，其中选择合适的小鼠肿瘤模型可作为患者"替身"来研究药物反应。PDX 模型、人源化免疫系统 -PDX 模型及基因工程小鼠肿瘤模型高度保留了原代肿瘤或原发肿瘤的组织病理、基因组多样性与特性及药物敏感性，为多样化的药物开发、生物标志物的发现、临床前的药物测试、联合临床试验及个体化药物筛选提供了一个较为理想的平台，加速了抗肿瘤新药

表 43-11　基因工程小鼠肿瘤模型在乳腺癌、肺癌分子靶向药物研发中的应用

药物	治疗靶点	基因工程技术	操作方法	肿瘤抑制效果
奥拉帕尼	PARP	Cre-loxP 重组系统	Loxp-BRCA1-Loxp、MMTV-Cre 转基因小鼠交配后，获得条件敲除 BRCA1$^{Co/Co}$-MMTV-Cre 小鼠，再与 p53$^{+/-}$ 转基因小鼠杂交，得到雌性 BRCA1$^{Co/Co}$-MMTV-Cre-p53$^{+/-}$ 小鼠。在小鼠 10 周龄时，用含奥拉帕尼（200mg/kg）的饲料喂养 2 周	与对照组相比，可延长 6.5 周肿瘤发生，并延长小鼠 7 周的寿命
奥西替尼	EGFR	Tet-on 四环素表达系统	构建 CCSP-rtTA、TetO-EGFR$^{L858R/T790M}$ 转基因小鼠。2 种转基因小鼠交配后，获得 C/L858R/T790M 转基因小鼠。小鼠长至 3 周时，用含 625 ppm DOX 的食物饲养。3 个月后，开始给予奥西替尼 [5mg/（kg·d）] 治疗	治疗 1 周后，小鼠肿瘤出现消退现象；治疗 2 周后，肿瘤体积缩小了 80% 以上
厄洛替尼	EGFR	Tet-on 四环素表达系统	构建 CCSP-rtTA、TetO-EGFR$^{\triangle L747-S752}$ (DEL) 转基因小鼠。两种转基因小鼠交配后，获得 C/DEL 小鼠。小鼠断奶后 1 周，用含 625ppm DOX 的食物饲养。于第 9 周，开始给予厄洛替尼 [25mg/（kg·d）] 治疗	治疗 2 周后，仍可检测到的较少到的肿瘤细胞；治疗 4 周后，基本检测不到肿瘤细胞
司美替尼	EGFR	Cre-loxP 重组系统	构建 LSL-KRAS^{G12C} 转基因小鼠，通过小鼠鼻腔注入 Adeno-Cre 病毒，诱导肺中的 KRAS^{G12C} 表达，6 周后产生肺癌。开始给予司美替尼（25 mg/kg，每天 2 次）治疗 7 周	治疗 1 周后，明显抑制肿瘤的生长；7 周后，肿瘤基本完全消退
克唑替尼	ALK	转基因小鼠技术	构建肺泡 2 型细胞特异性表达 SPC-EML4-ALK 转基因小鼠。4 周后，CT 检测小鼠肺部出现明显结节，部分成 NSCLC 细胞浸润，开始给予克唑替尼 [10mg/（kg·d）] 治疗	治疗 11 天后，小鼠肿瘤减少 30%，治疗 25 天后，基本检测不到肿瘤

的设计、临床前的评估与临床实施，为实现肿瘤的精准医学治疗提供了新的机会，以达到预防肿瘤发生、提高肿瘤治疗效果的最终目的。

四、其他模式动物在肿瘤学中的应用

小鼠作为研究人类疾病常用的模式动物，为人类医药学的发展做出了巨大贡献，其中小鼠肿瘤模型的应用极大促进了肿瘤学的发展及肿瘤治疗药物的更新。但是，小鼠因为与人血缘关系较远、体型小等原因，并不能复制出所有人类的肿瘤类型，某些从小鼠实验中得到的结果也不能准确反映人类的客观情况，因此科学家也在不断地探索其他的肿瘤模式动物，力图全面掌握肿瘤发生发展的机制、不断提高动物实验数据的可靠性，最大程度降低临床试验的危

险性。

1. 大鼠肿瘤模型

大鼠虽然和小鼠一样，都为啮齿类动物，与人血缘关系较远，但是在某些方面，如认知行为，大鼠比小鼠更接近人类的实验动物。且与小鼠相比，大鼠体型较大，其生理学特征易于研究，是多种人类疾病的重要模式动物。Sprague-Dawley 大鼠、Wistar 大鼠和 SD 大鼠是目前常用的大鼠品系。大鼠对毒性物质的抵抗力较强，可以诱导多种与人类相似的肿瘤，是化学诱导肿瘤的首选模式动物。取 7 周龄的健康雌性 SD 大鼠，根据体重将 80mg/kg 的 DMBA 稀释在 0.5ml 的玉米油中，每天灌胃 1 次。12 周后，可建立乳腺癌病变动物模型，且肿瘤的发生率为 100%。乳腺组织病理分析为增生性病变，细胞呈多形性，且有部

分组织坏死现象。此外，NF-κB、PCNA 在肿瘤组织中表达增多。交界性浆液性卵巢肿瘤（SBOT）在生长方式和细胞学特征方面介于明显良性和明显恶性的同类肿瘤之间，被认为是 I 型浆液性卵巢癌（SCA）的前体，因两者的病理特征十分相似，将两者准确地区分开来也是一项临床挑战。采用 5～7 周龄的雌性 Sprague-Dawley 大鼠为实验对象，麻醉后，将 2 个卵巢暴露出来，放入涂满 DMBA（3mg）的布条，最后将手术区缝合，注射青霉素钾预防感染。70 天后，除死亡的 18 只大鼠，162 只大鼠产生肿瘤，其中 142 只为浆液性肿瘤，并且有 18 只为 SCA。MR 成像显示 SBOT 与 SCA 在肿瘤大小、囊性和实性比例等病理特征无明显差异，但是免疫组化表明 p53 的表达水平在两者中有明显差异，SCA 的 p53 表达水平约是 SBOT 的 2 倍，提示 p53 的表达水平可作为区别两者的生物标志物。此外，用含 4-硝基喹啉-1-氧化物（4-NQO，20ppm）的饮用水饲养大鼠 32 周，可诱发大鼠的舌部产生口腔鳞状细胞癌。

目前也建立了一系列转基因大鼠模型，可以提高大鼠对致癌物的敏感性，从而节省诱发肿瘤的时间，加快实验进程，是筛选致癌物质和研究致癌机制的良好模型。Hras128 转基因雌性大鼠对乳腺癌致癌物质 DMBA、MNU、PhIP 十分敏感，可以诱发雌激素依赖的乳腺癌。通过 RT-PCR 与免疫印迹检测发现，这些乳腺癌肿瘤高表达谷胱甘肽过氧化物酶 2（Gpx2）。与此一致的是，在人乳腺癌细胞系 MCF-7、T47D 与人乳腺癌样本中也存在 Gpx2 高表达的现象。进一步地，从 Hras128 转基因大鼠的乳腺癌中分离得到大鼠乳腺癌细胞，并敲除 Gpx2 基因，细胞增殖受到抑制；MCF-7、T47D 细胞敲除 Gpx2 基因后，也得到了同样的结果。以上结果提示 GPX2 可能参与了大鼠和人的乳腺癌变和乳腺癌细胞增殖过程，表明 GPX2 可能成为预防和治疗乳腺癌的新靶点。此外，还有原蛋白酶-SV40 抗原转基因雄性大鼠（TRAP）可用于研究相关致癌物质致前列腺癌发生的机制，以及探讨前列腺癌对雄性激素的依赖性；间隙连接蛋白 32-显性失活突变体转基因大鼠（Cx32Δ Tg）可用于筛选因影响细胞通讯而导致肝癌发生的致癌物质。

2. 树鼩肿瘤模型

非人灵长类动物作为人类的近亲，在生殖发育机制、生理解剖、生化代谢等方面与人非常相似，从非人灵长类实验动物身上得到的结果最容易推广到人，是极其珍贵且实用的研究人类生殖发育和疾病的动物模型。但是，非人灵长类动物资源严重匮乏，导致实验费用非常昂贵，所以很难大规模地推广用。树鼩是一类外形似松鼠，生活在东南亚热带地区的小型哺乳类动物，同时拥有食虫目和灵长目的混合特征，被认为是最低等的灵长类动物。树鼩因与灵长类动物具有较为接近的亲缘关系，且体积较小，容易饲养、管理、价廉等优点，在医学科研中的应用越来越受到重视。近几十年来，树鼩作为模式动物已广泛用于病毒、消化系统、神经、肿瘤等方面的研究。

原发性 HCC 是常见的恶性肿瘤之一，乙肝病毒（HBV）慢性感染和饮食中摄入黄曲霉毒素 B1（AFB1）是 HCC 形成的主要因素。其中，所有的肝炎病毒都具有种属特异性，只感染少数其本身种属的宿主，虽然黑猩猩能感染人 HBV，但是它是一种稀有、价格昂贵且受到保护的动物，因此并不适合作为实验动物。科学家尝试用土拨鼠、鸭、HBV 转基因小鼠作为动物模型来研究 HBV 感染，但因为土拨鼠、鸭肝炎病毒与 HBV 不完全相同，HBV 转基因小鼠感染模式不同于自然的 HBV 感染模式，因此以上动物模型在 HCC 研究方面均受到限制。

因树鼩与人类血缘关系较近，科学家尝试用树鼩作为动物模型来研究 HBV 感染。1984 年，我国科学家严瑞琪等用人 HBV 接种 10 只树鼩，3～4 周后陆续发现有 7 只树鼩的血清和肝细胞中有人 HBV 标志物，并进一步用 Southern blot 检测出 HBV-DNA 复制中间体，HBV 能在树鼩连续传代感染。在此基础上，严瑞琪等进行了人 HBV 与 AFB1 双因素在 HCC 形成中作用的研究。树鼩经 HBV 感染血清接种 12 周后，分为 2 组，其中一组喂 AFB1［200～400μg/（kg·d）］，每周喂 6 天，加入牛奶中由动物舔食。HBV 接种后第 83 周，经血清检测发现第 1 例 HCC。158 周后，AFB1 喂养 HBV 感染树鼩的 HCC 发生率是 55.94%，而 HBV 感染树鼩的 HCC 发生率仅为 11.11%，证实 HBV 和 AFB1 在 HCC 形成过程中有协同作用。随后，苏建家等通过动态观察 HBV 和 AFB1 在诱发树鼩 HCC 形成过程中一些癌基因及抑癌基因表达的变化，发现 cyclinD1、c-myc

和 *p16* 基因的突变主要参与了 HCC 的形成和演进，而 *CDK4*、*K-ras* 和 *p53* 基因的突变参与了 HCC 的发生、形成和演进过程，p21 和 c-fos 蛋白的过表达与 *p53* 基因的失活促进了 HCC 的发生和演进。可见树鼩是研究 HCC 生物学特性的重要动物模型。

树鼩乳腺的形态和结构与人类的十分相似，且存在自发乳腺癌的现象，是构建乳腺癌的理想模型。树鼩每 3 周应用 DMBA 20mg 灌胃 1 次，44 周后，12% 的树鼩可长出直径为 2cm 的乳腺癌；树鼩服用 DMBA 9 周后，再在其肩胛骨处放置 150mg 的醋酸甲羟孕酮（MPA）缓释片，可使乳腺癌的发生率提高至 50%。这些诱导的肿瘤可分为 2 类，分别是导管内乳头状癌和浸润性导管癌，导管内乳头状癌生长更快，且这些肿瘤中富含 *PTEN/PIK3CA* 基因突变，此模型适于研究含 *PTEN/PIK3CA* 基因突变的人乳腺癌生物学特性。因化学诱导树鼩发生乳腺癌的潜伏期较长，科学家进一步使用带有 GFP 标签的 PyMT 慢病毒感染树鼩乳腺，大多数树鼩感染乳腺癌的潜伏期是 3 周，在第 7 周全部产生直径约为 1.5cm 的乳腺癌。GFP 荧光定位显示，PyMT 慢病毒感染的是肌上皮细胞，病理分析表明 PyMT 慢病毒诱发的肿瘤主要为乳头状癌，且在一部分肿瘤中，磷酸化的 AKT、ERK 和 STAT3 表达水平较对照组上升了 41% ～ 68%。在化疗组实验中，在树鼩肿瘤体积大至 150mm³ 时，给予顺铂（10mg/kg）或多柔比星（10mg/kg），每周治疗 2 次，可明显抑制肿瘤的生长。

目前对树鼩的基因组测序结果证实树鼩与灵长类动物的亲缘关系最近，是代替黑猩猩、猴子等非人灵长类动物模型的理想模式动物。随着人工繁育树鼩的成功和对树鼩模型研究的不断深入，树鼩在肿瘤学等医学领域的应用前景将更加广阔。

3. 猪肿瘤模型

猪被人类用作生物医学模型已经有数十年的时间。猪在基因组序列和染色体结构方面与人类高度同源，同时在体型大小（特别是小型猪）、解剖学、生理病理学、器官发育和疾病特征等方面也与人类非常相似，能够利用普通的人体医学技术掌握机体内部的血管、各个器官的实时情况，因此猪成为人类医学的一种理想动物模型。

猪肿瘤的自然发生率较高，是肿瘤研究的良好动物模型。其中，猪黑色素瘤模型是一个已被大家接受的天然黑色素瘤模型，其特点是发生于子宫内和产后自发的皮肤恶性黑色素瘤，有典型的皮肤自发性退行性变，与人黑色素瘤病变和传播方式完全相同，临床表现与人黑色素瘤从良性到恶性变化过程相似。目前通过基因组学方法研究最详细的是辛克莱黑色素瘤（Sinclair melanoma）和小型猪黑色素母细胞瘤系（lanoma-bearing libechov minipig, MeLiM）。对辛克莱猪黑色素瘤模型的早期图谱研究显示，在猪的 7 号染色体的白细胞抗原单体 B 基因对于肿瘤的发生是必需的，而且只要有一个 B 单体存在，就可以引发肿瘤，利用复合分离分析确定了一个从属基因座，在已识别出许多黑色素瘤候选基因座的 MeLiM 模型上进行详细的数量性状遗传位点研究。利用 MeLiM 模型可以定位很多可能引起黑色素瘤的基因位点。有趣的是，*CDK4* 和 *BRAF* 基因在该模型中是不易引起黑色素瘤的，而它们在人体中却是高诱发性的。猪黑色素瘤模型用于正常黑色素细胞与局部肿瘤细胞的比较研究，可揭示肿瘤的具体控制途径。目前利用激光捕获显微切割技术研究已揭示了在结节性黑色素瘤细胞中，13 号染色体长臂上 36 ～ 49 区段缺失。此外，利用猪黑色素瘤模型可用于研究肿瘤微环境中免疫细胞，如淋巴细胞、NK 细胞、γδT 细胞在肿瘤退化中起到的作用。

因为猪的 ES 细胞缺乏生殖嵌合能力，不能像小鼠一样通过 ES 细胞同源重组实现基因组编辑。传统的猪基因组编辑依赖于受精卵注射或体细胞核移植技术来实现。受精卵注射方式建立基因编辑动物易产生嵌合体，但需要繁殖到第二代，甚至第三代，需 2 ～ 3 年的时间才能获得有实际用途的基因编辑猪。利用体细胞核移植技术制备基因编辑猪，因多种不可控因素的影响，体细胞克隆成功率非常低，并且耗时、耗力，成本极高。随着 *CRISPR/Cas9* 基因编辑技术的出现与飞速发展，可实现精确修饰猪的基因组，在短时间内获得基因编辑猪。利用 CRISPR/Cas9 技术对猪的抑癌或致癌基因进行精确打靶，可得到猪肿瘤模型。我国科学家赖良学等分离获得猪胎儿的成纤维细胞，并将 LSL-Cas9 载体电转染至细胞中，再通过体细胞核移植的方式得到 LSL-Cas9 工具猪。待工具猪出生 1 周后，将包装的含有 Cre 重组酶和靶向 6 种肿瘤相关基因（*TP53*、*PTEN*、*APC*、*BRCA1*、*BRCA2* 和 *KRAS*）的 sgRNA 慢病毒通过滴鼻方式感染猪的肺部。3 个月后，猪出现咳嗽、呼吸困难、体重减轻等典型的肺癌症状，病理分析表明该模型产生的肺癌主要为肺腺癌，这是首次建立的大动物原发性肺癌模型。

利用条件性表达 *Cas9* 基因猪模型，可高效实现大动物体内细胞单基因、多基因、超大片段基因的编辑，促进猪作为模式动物在肿瘤学研究中的广泛应用。

4. 犬肿瘤模型

犬类因营养的改善、常见疾病的疫苗接种等原因，寿命明显延长，肿瘤的发生率也随之增加。犬类肿瘤是在自然的免疫系统中缓慢地发生、发展，其类型也有很多，如黑色素瘤、非霍奇金淋巴瘤（NHL）、白血病、骨肉瘤、肺癌、膀胱癌等。犬类肿瘤也因免疫细胞与肿瘤细胞的相互作用、相互塑造而展现出肿瘤的异质性与基因的不稳定性，造成肿瘤耐药、复发。犬类肿瘤的这些特征与人类肿瘤的特征基本一致。2005 年对犬基因组的测序结果表明，犬基因组序列，特别是与肿瘤相关的基因序列与人类肿瘤有很高的相似性，这也证实了犬类与人类肿瘤生物学之间存在共同之处。此外，相比于小鼠，犬更容易观察到抗肿瘤药物的毒副作用，如嗜睡、虚弱、呕吐等。总的来说，将犬作为研究人类肿瘤学的模式动物，所获得的实验数据对肿瘤的发生与耐药机制的探索、治疗方案的确定、药物的研发、疗效与安全性评估等方面具有重要意义。

由于犬的体型、生理解剖结构与人类很相似，在一些实体瘤的外科切除手术中，会首先在相应肿瘤犬身上进行手术，以评估术前方案的可行性，这对于肿瘤外科手术治疗的发展至关重要。骨肉瘤切除手术就是一个典型的例子。犬类的骨肉瘤生物学特性与手术切除位置与人类的基本一致，因此科学家使用患骨肉瘤的犬来评估术前方案与优化保肢手术程序，以降低手术中存在的风险，实现在保肢的同时最大程度地切除肿瘤的治疗目的。犬肿瘤模型模拟人类肿瘤的外科手术，这在其他动物模型上不容易实现的。

犬肿瘤和人类肿瘤在生物学上的相似性也为研究人类肿瘤的新型治疗方法提供了重要的理论依据。布鲁顿酪氨酸激酶（BTK）是 B 细胞发育、激活、信号传导和存活的关键调节剂。依鲁替尼（ibrutinib）为小分子 BTK 抑制剂，在体外已证实可以抑制 B 细胞信号的激活，然而没有合适的小鼠 B 细胞淋巴瘤模型来证实这种抑制剂的疗效。犬自发性 B 细胞型 NHL 表现为持续性激活的 B 细胞信号，每天口服依鲁替尼胶囊 2.5～20mg/kg，共 7 天，然后镜检被标记的单核细胞，结果发现依鲁替尼能够与外周血液及肿瘤组织中的 BTK 结合，肿瘤斑块都有不同程度的减少。这对于确定人类临床试验的最小耐受量、生物有效剂量及生物标志物是至关重要的。半胱天冬酶 -3 酶原激活剂（PAC-1）是目前发现的第一个直接激活细胞凋亡下游关键蛋白引起细胞凋亡的抗肿瘤药物，现已被美国 FDA 批准为治疗人类晚期癌症的孤儿药。事实上，PAC1 的安全性、耐受性和抗肿瘤潜能，以及无论是作为单一药物使用，还是与传统药物联合使用，都是首次在肿瘤犬身上得到证实的，并很快应用于乳腺癌、淋巴瘤、黑色素瘤等晚期恶性肿瘤临床试验。此外，在肿瘤犬实验中，还发现 PAC-1 可以穿透血 - 脑屏障，表明这种药物可能有希望用于治疗中枢神经系统的癌症，这推动了 PAC-1 与替莫唑胺联合治疗胶质母细胞瘤临床试验的批准。

犬自发性肿瘤的发生受营养、环境、年龄、性别、遗传等多种因素的影响，真实地再现了相应的人类恶性肿瘤的基本特征，科学家也越来越将目光锁定在自发性犬类肿瘤模型上，将其作为人类肿瘤学的一个重要预测工具。此外，越来越多的人愿意为他们的宠物犬寻求创新性实验性疗法，这也促进了犬肿瘤模型在人类肿瘤学中的应用。

第三节　结　语

细胞系由于生存于体外环境，失去了在体内稳定的机体内环境，造成某些实验结果可能与机体状况不完全吻合。但细胞系在某些研究与生产领域仍是不可或缺的，特别是在肿瘤精准治疗研究中。而且细胞模型技术成熟、数量众多，其应用可降低实验动物的使用量及实验费用，实现高通量筛选。随着各种研究方法的不断进步及新方法的不断涌现，细胞模型将有更广阔的应用前景。

尽管细胞模型应用越广泛，但是未来需要发展更多好的细胞模型。例如，目前 NCI 面临着一个严重的问题，即对于任何一种癌症，只包含非常有限的细胞系（每种癌症类型最多6～7种）。此外，目前虽然肝癌、胰腺癌、食管癌等都有大量细胞系供选择，但是有一些癌症仍缺乏成熟的细胞模型，如鼻咽癌等。

肿瘤干细胞、CTC、原代培养细胞、动物来源癌细胞等在精准医学研究中越来越受到重视。

因肿瘤移植至小鼠体内技术与小鼠基因编辑技术的成熟，使得小鼠成为肿瘤研究中最常用的实验动物，成为肿瘤患者较理想的试药"替身"，促进了肿瘤精准治疗医学的发展。

由于小鼠存在与人类血缘关系较远，体型小等问题，使其试药结果的准确性遭到了巨大的挑战。树鼩、猪、犬等与人类血缘更为相近、生理解剖更相似的动物也在肿瘤学研究中慢慢受到重视，未来 *CRISPR/Cas9* 基因编辑技术的发展也将促进它们在肿瘤精准治疗医学中的应用。

（郑　敏　李　薇　陈策实）

参 考 文 献

Cai SQ, Li Y, Li YA, et al, 2019. A rat model of serous borderline ovarian tumors induced by 7, 12-dimethylbenz[a]anthracene. Exp Anim, 68(3): 257-265.

Du L, Li X, Zhen L, et al, 2018. Everolimus inhibits breast cancer cell growth through PI3K/AKT/mTOR signaling pathway. Mol Med Rep, 17(5): 7163-7169.

Horak V, Palanova A, Cizkova J, et al, 2019. Melanoma-bearing Libechov minipig(MeLiM): the unique swine model of hereditary metastatic melanoma. Genes(Basel), 10(11): 915.

Infante JR, Cassier PA, Gerecitano JF, et al, 2016. A phase I study of the cyclin-dependent kinase 4/6 inhibitor ribociclib(LEE011)in patients with advanced solid tumors and lymphomas. Clin Cancer Res, 22(23): 5696-5705.

Jiang YZ, Ma D, Suo C, et al, 2019. Genomic and transcriptomic landscape of triple-negative breast cancers: subtypes and treatment strategies. Cancer Cell, 35(3): 428-440, e5.

Jung J, Seol HS, Chang S, 2018. The generation and application of patient-derived xenograft model for cancer research. Cancer Res Treat, 50(1): 1-10.

Li S, Liu SW, Deng JH, et al, 2018. Assessing therapeutic efficacy of MEK inhibition in a KRAS(G12C)-driven mouse model of lung cancer. Clin Cancer Res, 24(19): 4854-4864.

Lin SH, Huang GH, Cheng L, et al, 2018. Establishment of peripheral blood mononuclear cell-derived humanized lung cancer mouse models for studying efficacy of PD-L1/PD-1 targeted immunotherapy. MAbs, 10(8): 1301-1311.

Meraz IM, Majidi M, Meng F, et al, 2019. An improved patient-derived xenograft humanized mouse model for evaluation of lung cancer immune responses. Cancer Immunol Res, 7(8): 1267-1279.

Nigjeh SE, Yeap SK, Nordin N, et al, 2019. In vivo anti-tumor effects of citral on 4T1 breast cancer cells via induction of apoptosis and downregulation of aldehyde dehydrogenase activity. Molecules, 24(18): 3241.

Robson M, Im SA, Senkus E, et al, 2017. Olaparib for metastatic breast cancer in patients with a germline BRCA mutation. N Engl J Med, 377(6): 523-533.

Schmid P, Adams S, Rugo HS, et al, 2018. Atezolizumab and nab-paclitaxel in advanced triple-negative breast cancer. N Engl J Med, 379(22): 2108-2121.

Schueler J, Tschuch C, Klingner K, et al, 2019. Induction of acquired resistance towards EGFR inhibitor gefitinib in a patient-derived xenograft model of non-small cell lung cancer and subsequent molecular characterization. Cells, 8(7): 740.

Tarone L, Barutello G, Iussich S, et al, 2019. Naturally occurring cancers in pet dogs as pre-clinical models for cancer immunotherapy. Cancer Immunol Immunother, 68(11): 1839-1853.

Wang B, Chu D, Feng Y, et al, 2016. Discovery and characterization of(8S, 9R)-5-fluoro-8-(4-fluorophenyl)-9-(1-methyl-1H-1, 2, 4-triazol-5-yl)-2, 7, 8, 9-te trahydro-3H-pyrido[4, 3, 2-de]phthalazin-3-one(BMN 673, Talazoparib), a novel, highly potent, and orally efficacious poly(ADP-ribose)polymerase-1/2 inhibitor, as an Aanticancer agent. J Med Chem, 59(1): 335-357.

Wilson FR, Varu A, Mitra D, et al, 2017. Systematic review and network meta-analysis comparing palbociclib with chemotherapy agents for the treatment of postmenopausal women with HR-positive and HER2-negative advanced/metastatic breast cancer. Breast Cancer Res Treat, 166(1): 167-177.

Wind S, Schnell D, Ebner T, et al, 2017 Clinical pharmacokinetics and pharmacodynamics of Afatinib. Clin Pharmacokinet7, 56(3): 235-250.

Yin P, Wang W, Zhang ZB, et al, 2018. Wnt signaling in human and mouse breast cancer: Focusing on Wnt ligands, receptors and antagonists. Cancer Sci, 109(11): 3368-3375.

Zavala WD, Foscolo MR, Kunda PE, et al, 2019. Changes in the expression of the potassium channels TASK1, TASK3 and TRESK in a rat model of oral squamous cell carcinoma and their relation to malignancy. Arch Oral Biol, 100: 75-85.

第 44 章

精准肿瘤学数据信息库的建立

第一节　建立肿瘤组学分析平台

一、概述

生物信息学是一门交叉学科，它综合运用数学、计算机科学和生物学的各种工具来阐明和理解大量数据所包含的生物学意义。生物信息学一开始主要是为了解决大量产生的生物学数据收集、存储、分发的问题，当数据的存储、分发逐渐解决后，开始转变为使用这些数据来获得新的生物学发现。

随着高通量检测技术和分析方法的发展，与肿瘤相关的生物学数据以指数级增长，数据涵盖基因组学、转录组学、蛋白组学、代谢组学、脂类组学、免疫组学等。利用数据挖掘的方法从海量数据中发现肿瘤驱动基因、寻找肿瘤分子标志物，将有助于阐明肿瘤发生、发展的分子机制，对指导临床用药、发展精准治疗具有重大意义。

随着肿瘤大数据时代的到来，通过大量肿瘤样本的数据分析得到单一样本实验难以获得的规律性结论，已经成为癌症研究的基础与重要方向。其中，生物信息学数据库的构建是数据分析的基础。以大量样本组学数据库的积累为前提，结合各种临床数据，通过数理统计、数据模型发现基因和表型、突变和肿瘤之间的关系，最终形成相对准确的临床决策。针对数据量大、数据处理过程复杂、计算资源要求高等需求，云计算提供了有效的解决方案，面向生物学、医学等生命科学领域的生信云计算平台，涉及生物信息学数据存储和分析的各个方面，是癌症研究生物信息学的技术发展方向（图 44-1）。

高质量的肿瘤数据库和分析平台，将为研究人员提供便捷的数据共享平台与数据分析服务，便于肿瘤生物学数据的管理和挖掘，为揭示癌症的发生、发展奠定基础。

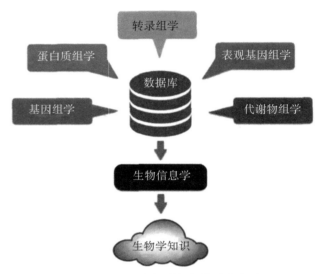

图 44-1　利用多组学数据构建数据库

二、肿瘤组学介绍

组学的概念针对的是不同层面的生物大分子高通量数据。基因组学的目标是测定和分析样本的全部 DNA，从底层探究和解决生物学问题。转录组是转录后所有 mRNA 的总称，转录组学研究这些能被翻译成蛋白质的编码部分，以及非编码部分的功能及其相互作用关系。蛋白质组学是研究一个生命体在其整个生命周期中发挥作用的全部蛋白质，或参与特定时间和空间范围内相关功能的全部蛋白质的情况。代谢组学则从分子性状及结果层面探究和解决生物学问题。

得益于高通量测序技术的发展，肿瘤等疾病相关的组学数据得到了大量积累。基于单个组学的肿瘤分子分型研究已经在多个肿瘤类型取得了一定的成果。而肿瘤的异质性并不仅仅表现在一个组学层面，而是在基因组、转录组、表观遗传组等组学层面都存在差异。任意单一组学的数据只能从单一视角反映肿瘤的内在分子特征，而整合多个组学的信息可以同时捕捉到肿瘤在不同组学上的异质性，识别更为准确的肿瘤分子分型。

从多个组学层面全面了解和认识肿瘤，结果更可靠、数据更丰富，成为肿瘤研究的一个新的趋势。

三、肿瘤组学的应用

1. 肿瘤基因组

癌症组学类技术主要包括基因组学、转录组学、蛋白组学、代谢组学、脂类组学、免疫组学等。其中，基因组学或基因突变及其检测方法研究已成为生物学研究和临床精准医疗的热点和基础。

肿瘤的发生源于基因突变的累积，可能通过胚系细胞遗传性获得，或在细胞生命周期产生体细胞突变。一些影响原癌基因、抑癌基因或 DNA 错配修复相关基因的突变将导致细胞脱离正常的生长和调控机制，进而产生肿瘤。肿瘤细胞有可能进一步突变，产生不同的亚克隆，侵袭周围组织或远端转移。

2005 年，美国 NCI 和美国 NHGRI 合作建立癌症和肿瘤基因图谱计划，利用大规模的基因组测序，绘制人类癌症基因组变异图谱，并进行系统分析，旨在找到所有致癌和抑癌基因的微小变异，了解癌细胞发生、发展的机制，从而取得新的诊断和治疗方法。

目前，针对肿瘤基因组测序的研究发现了很多癌症相关基因，如通过分析 TCGA 泛癌数据集，鉴别出 299 个癌症驱动基因，在高度转移的黑色素瘤中发现 *PREX2* 突变频率高，基因组研究揭示 24 个结直肠癌明显突变基因等。

结合临床和预后信息，部分癌症相关基因可作为靶向药物的生物标志物。当生物标志物有良好的靶向性时，基因组导向的肿瘤治疗确能改善患者的预后。对于晚期肿瘤患者基因组多会出现多种变异，联合靶向多个特异性突变基因的效果优于单试剂使用。

2. 肿瘤转录组

肿瘤分子机制研究除了基因组测序，还可以利用转录组测序技术映射整个转录组信息。转录组的研究对象为特定细胞在某一功能状态下所能转录出来的所有 RNA 的总和。

转录组学提供的基因表达信息可用于肿瘤的分子分型，或对比肿瘤组织及其邻近正常组织的表达情况，差异表达片段将有可能成为新的诊断及预后分子标志物。有研究根据结直肠癌转录组基因表达特征对样本进行分子分型，发现不同临床、分子特征与不同亚型存在关联，不同亚型在预后上存在明显差异，有助于为不同患者提供不同的治疗策略。

转录组学还可提供选择性剪接信息。癌症特异的选择性剪接是普遍存在的现象，也是主要的转录后调控机制，在肿瘤细胞中，一些重要基因通过可变剪接产生不同于正常细胞中的剪接异构体，并直接导致了肿瘤的发生、发展。基因融合也是癌症的一个重要特征，转录组测序可以提供基因融合的直接证据，以支持观察到的融合是否发生，同时提供融合基因表达丰度信息。此外，转录组学还可提供关于蛋白质表达状态的间接信息。

3. 肿瘤多组学

基于单一组学进行肿瘤研究已经发现了诸多新的致病因子，但肿瘤的发生、发展是一个复杂的过程，基因变异、表观遗传的改变、基因表达水平的异常等诸多因素都会影响生命体特征的改变。随着测序技术和分析方法的不断完善，多组学的方法逐渐进入研究人员的视线，它不仅对疾病机制研究、确定致病靶点起推动作用，也为疾病基础科学和精准医学研究提供了新的思路。

几乎所有的疾病都与基因相关，但并非所有的 DNA 水平变异都具有明确可应用的生物学意义与功能，多组学分析已然成为生信分析的主流趋势。

多组学是指结合 2 种或 2 种以上组学研究方法，如基因组、转录组、甲基化、蛋白组或代谢组，对生物样本进行系统研究，同时将各组学的数据加以整合分析，深入挖掘生物学数据。多组学联合分析将有助于人们更加系统全面地认识肿瘤的生物学行为，为寻找有价值的肿瘤标志物和探讨肿瘤相关机制提供新的线索，从而深入剖析肿瘤发病机制，发现可应用于临床的分子标志物，加快转化医学进程，迈向精准医学。

近年来，基因组学和转录组学联合分析的方法已应用在癌症相关信号通路、肿瘤微环境等研究中。通过整合基因组学和转录组学数据，对 DNA 层面筛选的候选基因在转录水平进行展示，对转录层面表达差异明显的基因在基因组突变的情况，如基因突变引起表达水平的变化，以及关键基因在通路的富集等进行分析，将基因组和转录组紧密联系起来，锁定致病靶点。

也有以转录组的数据入手，结合基因组数据和表观数据进行分析，直观、系统地解释表观遗传和基因变化的分子机制和生物学意义。例如，研究与肝癌的发生、发展密切相关的基因及通路。通过寻找 DNA 甲基化和 DNA 拷贝数变异差异表达基因，证明异常的甲基化和拷贝数变异的基因有明显的共调控作用。并将已有的肝癌样本分为 3 个亚型，在 TCGA 数据库中进行验证。通过多组学分析，找出侵袭性影响最大的基因变异 BAP1，其对肿瘤的侵袭有至关重要的作用。

另外，多组学还可以深层次挖掘候选致病因子，构建基因调控网络。生物体中的基因、mRNA、调控因子、蛋白之间的相互作用构成网状关系，捋清各个分子之间的调控及因果关系，构建基因调控网络并将其互相联系起来，从而更深入地认识遗传病中复杂性状的分子机制和遗传基础，为精准医学研究提供新思路。

生命过程都是相互关联的，肿瘤多组学研究的优势在于可以从不同的角度研究和理解疾病的发生、发展机制，将多维度的数据建立联系，一方面可以互相验证，增强说服力；另一方面多维度、全面理解生物学过程及机制，多组学联合分析技术已经广泛应用于疾病发病机制及个体发育等研究领域。

四、肿瘤组学数据库

高通量检测技术迅速发展，使得肿瘤相关的组学数据迅速积累，这些数据对研究肿瘤的发生、发展具有重要意义，对数据挖掘能够确定很多与疾病相关的基因，为治疗和发病机制的研究提供新的思路。肿瘤生物信息学数据库的建议提供了有利的平台，对肿瘤领域的研究具有很大的推进作用。

从数据库收录的数据类型层面来进行细分，主要包括 DNA 序列、RNA 序列、微阵列数据和基因表达、蛋白质序列与分子结构、蛋白质组学与蛋白质互作、代谢与信号通路、人类基因与疾病、生理与病理、药物与药物靶标等。

如肿瘤转录组数据库 GEO 建于 2000 年，收录了世界各研究机构的基因表达数据。一开始主要是表达芯片数据，随着数据库的流行，逐渐扩展到许多其他高通量数据。数据库的内容包括原始数据、处理过的数据及描述性资料等，还慢慢增加了可视化和数据分析等功能。

作为目前最大的癌症基因信息数据库，TCGA 共覆盖人体 67 个组织或器官，收录超过 8 万例患者的 52 万份数据文件，搭建了一个综合性肿瘤数据库，提供基因组突变信息、拷贝数变异、表观遗传、基因表达谱、miRNA 数据和临床预后信息。TCGA 为从多个组学层面了解肿瘤的发生和发展奠定了数据基础，同时为整合多组学分析带来机遇和挑战。

目前肿瘤生物信息学数据库发展迅速，而广泛应用的肿瘤数据库主要集中在欧美等国，面向我国特有高发肿瘤类型或针对亚洲人群的数据库资源需进一步开发。

五、肿瘤组学分析云平台

肿瘤组学云平台涉及生物信息学数据存储和分析的各个方面，如基因序列数据的压缩，基因序列的质量控制、比对、组装、查询，以及基因组序列点突变、结构变异的检测和注释及转录本定量、融合基因检测、可变剪接检测、多组学关联分析等，既可以是独立的分析模块，也可以是整合多个分析步骤的自动化分析流程，还包括最终的结果提取和报告展示。云平台的开发有利于让用户建立开放科学的思想，促进大数据的积累和共享，减少数据冗余存储造成的资源浪费，简化生信数据再利用的分析过程。建立在大数据基础上的分析云平台，将促进肿瘤数据挖掘、知识积累和医学转化。

Oncomine 是肿瘤领域中一个经典的样本数据库，它整合了 TCGA 和 GEO 的部分数据，还提供了一些简洁、易操作的分析工具，如差异表达分析、基因表达与临床相关性、共表达分析，可通过在线操作直接得到可视化图形结果。也有一些分析云平台支持上传个人研究数据，如华大基因 BGI-PETA 提供数据管理、分析及可视化服务。

云平台降低了复杂肿瘤组学数据的分析挖掘门槛。而如何快速上传、存储、分析测序数据，如何下载分析结果，如何将个人研究数据与公开数据库整合完成下游分析，如何在提供标准化分析流的同时兼顾个性化分析需求，如何在实现数据开放、共享的同时保障数据安全及个人隐私，都是肿瘤组学分析云平台面临的挑战及未来的发展方向。

六、肿瘤组学云平台搭建

肿瘤组学云平台依托公有云计算，继承了高性能计算、大规模存储、安全网络互联等基础设施，拥有强大的可靠的基础设施和一流的安全性，使用分布式计算和任务调度来加速数据分析速度和通量，极大提升了数据分析效率和定制化水平，从而实现大规模复杂肿瘤组学数据分析。

除了数据安全存储和计算资源调度优化，肿瘤组学云平台对软件操作界面进行了简单易学设计，提供上百个标准生信工具，可视化工作流编辑环境，分析参数可自由搭配，零生信基础 4 步即可实现数据深度挖掘。无须烦琐的代码即可体验到生物信息的魅力和自主分析的乐趣，在一个简洁自由的界面，拥有快速稳定的计算能力和安全的数据储存空间，极大提升了研发项目的管理水平，降低了生物信息分析难度和门槛，可根据自己的需求进行特定分析点进行个性化参数自定义分析内容自主使用。

第二节　建立肿瘤精准医学大数据平台

在癌症治疗领域，精准医学是创新的前沿。新一代测序技术和其他组学技术的发展加速了肿瘤患者肿瘤基因组学及其他分子特征数据的积累，这也导致了肿瘤数据呈爆发式增长。如何对这些数据进行管理和挖掘，是改进癌症患者治疗的关键；同时，这些数据也可驱动精准医学的进步。精准医学的实施依赖于大数据平台和技术，大数据平台专注于存储、访问、共享和研究这些数据，同时还需采取必要的预防措施来保护患者隐私。

一、肿瘤精准医学大数据概述

人类基因组计划的完成为我们深入了解癌症铺平了道路，有助于推进癌症治疗朝向"个性化"精准医学方向发展。得益于新一代测序技术的进步，癌症基因组测序逐渐应用于肿瘤研究，可帮助我们更好地了解肿瘤发生的遗传基础，并能够确定与临床相关的遗传变异，以指导癌症治疗。从技术上讲，当前肿瘤 DNA 测序技术已经非常简单、快捷和便宜，新一代测序技术能够同时检测多个或全局基因组改变，包括种系和体细胞变异，基于这些变异信息有可能预测癌症治疗的反应或耐药性。如今，DNA 变异检测已成为癌症研究和治疗的标准，这也符合精准医学的定义，即根据患者基因组变异、环境和生活方式来个性化定制治疗方式。

10 多年来，"大数据"一词用于描述信息在数量、种类和速度方面均迅速增长的趋势。随着医学的进步，源于个体的数据越来越丰富，包括组学数据、健康监护数据、影像数据等。我们现在有能力快速生成、存储和分析 10 多年前需要花费很长时间才能够处理的数据。"大数据"现在不仅仅指海量数据，还包括我们分析和解释这些数据的能力。另外，技术的进步能够让我们对单个样本进行多维度测量，对于癌症患者来说，我们可以同时对他们进行 DNA、RNA、蛋白质和临床特征检测，这通常会产生海量数据。

但是，目前数据收集的速度远快于数据处理和分析的速度，这表明我们当前在生物医学数据获取方面的技术进步远快于数据的功能解析。基于此，患者多组学数据的分子信息与患者电子病历的表型信息整合至关重要，大数据技术与平台建设是精准医疗的核心。接下来，我们从癌症精准医疗大数据平台的数据类型、基础设施、数据管理和数据分析方面进行介绍。

1. 数据类型

当前，在临床实践中，常规收集的患者信息越来越多，也越来越复杂。例如，神经影像学每年产生 10 PB 以上的数据，数据复杂性（即数据获取形态）也呈倍数增长。预计在未来数十年，仅基因组数据便会达到万亿级字节，远超过天文学等其他大数据领域。

在大数据类型中，成像数据体积最大，因为它不仅覆盖数十亿像素图像，以亚细胞分辨率显示组织和生物，还包括元数据和定量数据；数字格式的医疗信息还包括结构化和非结构化电子病历内容，它们最初的目的是用于临床医生之间的信息交流，如今为癌症研究和模型开发提供了宝贵资源；同时，大规模并行测序基因组数据，如全基因组测序和全外显子组测序，在加速数据驱动生物医学发现方面起关键作用。伴随的还有转录组测序、蛋白质组图谱和相互作用组检测等。

另外，基因组学的最新进展包括单细胞基因组和转录组测序、ct DNA 液体活检技术和宏基因组测序等，它们对医学产生了很大影响，有些已经整合到标准医疗实践中。特别地，长片段测序技术在微生物成分分析和基因组从头组装方面有许多成功例子，尤其是与短片段测序结合使用时。

连同成像、多组学数据和电子病历，以及可穿戴与可植入设备产生的患者健康数据正变成与精准医学相关的大数据类型。患者的健康和治疗史，以及生活方式选择可通过移动应用进行跟踪，对提高医疗服务质量至关重要。此外，实时生物特征测量传感器正在促进流计算等新领域的发展。

2. 基础设施

医疗机构有齐全的信息技术设施，但大部分用于支持临床环境和计费，并不支持大数据研究。建立与探究大数据需要一个独特的环境来存储、处理、合并、整理和分析大量数据。临床系统是用于隔离不同数据集，如影像学、病理学和实验室检测，而大数据则需要数据集成。电子病历可能会提供一些非结构化的交叉引用数据，但没有提供更多数据集衍生复杂数据的机制，如成像和病理学，除了形成书面报告，还为进一步分析提供了机会。为此，如上所述，数据仓库为存储各种数据提供了"第三空间"，能够收集通常位于其他地方的数据，并以常见的特征进行分组，允许同时处理多个个体数据，如根据疾病类型或影像学表征进行多患者分组分析，这与临床系统通常一次针对一例患者的多种数据相反。

当对病理和放射学中的图片进行注释和分割时，数据仓库能够二次处理生成更干净、信息更丰富的数据。为了实现这一点，数据仓库需要提供多个软件应用程序接口。在仓库内，研究人员可以收集大量、多维度、真实的数据，然后进行预处理，为大数据技术的应用做好准备，如人工智能和机器学习。数据仓库需要专门的高性能计算来实现快速处理。图形处理单元（GPU）允许处理大批量数据，并进行重复操作，与标准中央处理器（CPU）相比，它可将处理速度提高 100 倍。如前所述，当前的数据处理系统还没有配备这些处理器，需要升级硬件基础架构将这些新技术引入临床领域。可以通过包含预数据的中央数据仓库将这些超级计算堆栈与数据连接起来。

3. 数据管理

大数据应用的领域包括药物和生物标志物开发，以及癌症的基础研究等，个性化医学框架中的这些领域与社会和政府政策高度相关，需要进行大规模合作性努力、集成专业知识和分布式管理，目前已有很多国际研究平台致力于实现个性化医学解决方案的例子。

生物医学大数据具有独有的特征，如采集时高度分散，具有格式异质性，且需要考虑内容敏感度。在这方面，《通用数据保护条例（EU）2016/679（GDPR）》设置了伦理和匿名数据流程框架，将对生物医学研究活动设计产生重大影响。基于区块链加密技术对患者进行匿名化处理的技术非常具有研究前景，但还需要大量研究。此外，云计算正在成为构建和传输软件和存储解决方案的主流方式，使用者可以"按需"获取资源来提高生产效率，并能够提升限制安全威胁的需求。为了有效，生物医学数据必须是安全的，但也必须可查找、可访问、互操作和可重复使用。实际上，维持主要数据源的连续性对于防止出现孤岛数据至关重要。

在这种情况下，最基本的是高性能计算。超级计算机和并行处理对于解决复杂的问题至关重要。欧洲的举措包括大数据生态系统欧洲开放科学云（EOSC，https：//eosc-hub.eu/）和 EuroHPC（百亿美元）超级计算机的发展。这些举措旨在为行业和公共机构提供世界范围的一流的高性能计算解决方案，以及高级数据存储、管理和运输设施，在这方面，输入与输出硬件创新在促进有效的大数据处理创新方面起重要作用，一个有趣的例子是 IBM POWER9 / NVIDIA 架构旨在支持人工智能和深度学习。

4. 数据分析

生物医学研究的关键问题是如何从大数据中提取知识，虽然计算系统面临的一些最艰巨的挑战主要集中于极限数据分析和密集型数据模拟，但是对高维度的数据进行机器学习是关注的焦点。生物医学大数据需要整合不同来源的互补信息，这些互补信息可以称为多视图数据，代表数据实例多个不同要素空间中的各个方面。多视图数据可以通过多种数据驱动的集成工作流程来进行研究。

机器学习方法可以有效地为多视图数据提供集成解决方案，以解释事件或预测结果。例如，广义线性模型广泛用于模型制定，其中的结果与因子线性相关，通过关联函数建立联系，并可以通过最大似然或贝叶斯方法来估算模型参数。生物学数据特征经常表现出某种结构形式，如具有相似功能的一组基因，结构正则化是很常见的监督多视图特征选择的方法。与广义线性模型一起，常见的机器学习模型还包括贝叶斯模型，如朴素贝叶斯分类器，已用集成学习模型，如随机森林、神经网络和深度学习等。

二、美国癌症研究所的癌症精准医疗大数据建设

肿瘤精准医学的目标是利用每位患者独特的种系和体细胞突变来指导他们的诊断、预后和治疗，因此当前癌症研究也朝着利用测序研究肿瘤患者的生物标本进行包括全基因组测序在内的分子图谱分析方向推动，有助于我们加深对肿瘤驱动基因、分子分型、患癌风险，以及治疗应答和治疗结果的了解。NCI 支持的计划，如 TCGA TARGET 和 CPTAC 已生成大型数据集，其存储容量为 PB 级，这些与其他数据集和本文资源可供美国及国际上的研究人员使用。

2005 年 12 月，TCGA 作为 NCI 与国家人类基因组研究所新合作的项目宣布成立，该项目立足于开拓人类基因组计划的工作，探索人类癌症发生的基因组变化。TCGA 的总体目标是增加我们对不同癌症类型的了解，以改善癌症筛查和疗法，并以此数据为基础开发新的预防策略。TCGA 包括 33 种不同癌症的基因组分析，超过 11 000 例肿瘤患者，产生了数千篇文章。收集的数据类型包括 DNA 拷贝数阵列、DNA 甲基化、外显子组和全基因组测序、mRNA 阵列、microRNA 测序和反相蛋白阵列，总计约 2.5 PB 数据。

TARGET 于 2006 年发布，该项目的目标是阐明数百个样本的小儿急性淋巴细胞白血病、急性髓细胞性白血病、肾母细胞瘤、肾透明细胞肉瘤、横纹肌样肿瘤、神经母细胞瘤和骨肉瘤的基因组和转录组，通过基因组和转录组分析，探究 DNA 和 RNA 水平变化与癌症生长、进展和患者生存的关系。TARGET 项目对收集的大多数样本进行全基因组测序，数据集以 PB 计。

CPTAC 旨在从蛋白质水平研究癌症，将基因型与蛋白质型联系起来，目的是了解癌症表型的基础。CPTAC 的目标有 4 层：①检测肿瘤与正常组织的蛋白质组学特征；②对癌症生物标本进行蛋白质组学分析；③通过蛋白组学发现潜在的生物标志物候选物，并针对这些候选物开发有针对性的检测方法；④对目标结果进行验证。该项目第一阶段包括技术质量保证研究，第二阶段包括基于质谱的 TCGA 乳腺、卵巢和结直肠癌的蛋白质组学分析。最近启动的 CPTAC 第三阶段是蛋白质组学分析来自其他癌症类型前瞻性研究收集的组织。此外，为了支持精确肿瘤学，CPTAC 第三阶段建立了蛋白质组学转化研究中心，研究癌症疗法对个体的疗效，从而产生预测模型。目前，数据总量约为 16TB，在 CPTAC 完成后，数据总量预计将增加 3 倍，达到约 66TB 数据。

随着拜登癌症登月计划的宣布，APOLLO 网络在机构合作下建立，以使肿瘤科医生能够利用患者的蛋白质组学指导精准的肿瘤治疗。NCI 目标在于以蛋白质基因组分析 8000 个合作医疗保健系统中的癌症患者，这些分析将探究驱动癌症进展的突变和信号通路，推动靶向治疗和联合治疗的发展。未来 5 年，APOLLO 预计会积累 PB 级的基因组、蛋白质组学、影像学和临床数据。

随着组学科学的发展，数据收集量越来越大，对大数据解决方案的需求日益增加。为了解决这个问题，生物医学研究已朝着数据方向发展，研究人员共同努力进行数据质量的评估、注释和管理。这些工作将导致开发开源数据资源和用户界面。生物医学信息学已经达到了类似的转折点，必须进行数据存储、压缩算法、索引系统和云平台方面的创新。

大数据时代对癌症研究提出了重大挑战：结合各学科专业知识，在大型数据集上进行计算，以及发展所需的基础设施以增强研究效率。拜登癌症登月计划蓝丝带小组建议癌症研究界旨在收集、共享和互连广泛的大型数据集，以便研究人员、临床医生和患者能够贡献和分析数据，从而促进患者护理和疗效的改善。根据此建议，NCI 建立了 NCRDC，以 GDC 和云资源为基础。

GDC 和 Cloud Resources 当前支持基本的转化医学研究，主要使用基因组和临床数据。这些活动是基于云的 NCRDC。NCRDC 由多个"节

点"或数字知识库组成,如 GDC 和云资源的功能。NCRDC 节点将分别以不同的研究和临床数据类型为中心,如基因组学、蛋白质组学、影像学、癌症模型和流行病学。每个节点将容纳带注释的数据集、原始数据文件、元数据、分析和可视化工具,以及个人和协作工作区。NCRDC 用户能够访问由 NCI 资助计划生成的数据集,如 TCGA、TARGET、CPTAC、APOLLO 和 TCIA。每个节点还采用了标准化的数据提交流程和质量控制,能够协调新数据,包括用户生成的数据。每个 Data Commons 节点也支持部署集合化工具。每个节点将提供一致且定义明确的标识符及访问该节点中存储的数据的语义,以及提供广泛的计算支持以应对现代癌症研究和精准肿瘤学的需求。因此,Data Commons 支持癌症研究跨多个区域和平台,允许这些数据以集成、安全和跨域的方式进行查询和分析,在生成新的数据源时,通过整合机制将其合并。通过培养社区驱动的开放发展信息学计划,癌症研究数据共享中心将创建、维护和扩展信息学基础设施和标准,以改善不同信息系统之间的连通性。结合云计算和大数据,通过加速发现个体癌症的治疗靶标和疾病生物标志物,为 NCI 的肿瘤学精准医学计划和拜登癌症登月计划提供强大的基础架构。在生物医学研究和精准癌症的大数据时代,精准肿瘤学呼吁从多个领域和学科借鉴创新策略。GDC 和云资源是支持下一代数据驱动癌症研究的重要步骤。

三、总结

大数据范式正在明显改变医疗保健和生物医学研究,它具有激发系统化方式以处理临床和分子信息的潜力,同时它涵盖体积、速度、多样性和准确性 4 个维度,特指规模、生成数据的速率、形式和内容。如今,大量的多组学、成像、医疗设备和电子医疗数据可从大规模队列和群体研究中获得,能够揭示人类遗传学之间的细微差异,并允许个性化医学干预,这需要基础设施和研究管理的创新和可持续性。大数据分析面临的挑战在于向某些特定领域发展有效的应用,如由于数据冗余和生物系统复杂性原因很难找到联系和产生见解的领域。深度学习等高级机器学习方法和认知计算平台代表着未来数据驱动生物医学大数据分析工具箱。在这些领域,对个性化医学的未来创新将必不可少。

第三节　数学模型与机器学习的应用

数学模型是运用数理逻辑方法和数学语言构建的工程或科学模型。随着人类使用数字,就不断地建立各种数学模型,以解决各种各样的实际问题。建立数学模型是沟通摆在面前的实际问题和数学工具之间一座不可少的桥梁。

数学建模的方法主要包括机器学习、深度学习、回归、统计、灰色预测、主成分分析、神经网络和时间序列分析等。其中,机器学习(machine learning,ML)是一门多领域交叉学科,涉及概率论、统计学、逼近论、算法复杂度等多门学科。机器学习是在一些算法的辅助下,让机器可以模仿人类的学习方式,获得新的知识和技能,并且不断地完善自身的性能,因此机器学习是人工智能技术的核心。

机器学习的应用十分广泛,在互联网、医学、生物、交通、教育和金融等行业的应用均有被报道过,如互联网的拍照识图、语音识别、语言翻译、搜索引擎、广告推广,医学方面关于疾病的诊断和筛查、用药指导和预后检测,生物方面的人体基因序列分析、蛋白质结构预测、DNA 序列测序等。

一、机器学习算法介绍

机器学习有建模和预测 2 个步骤:首先使用训练集对模型进行建立并完善,训练得到的结果成为模型(model);然后根据训练得到的模型对新的数据进行预测,成为预测(prediction)。

在同一数学问题上,对于不同的数据类型,采用的数学建模也不同,进而使用的机器学习的算法也不同。机器学习涉及三类学习方法:监督学习、无监督学习和半监督学习。监督学习主要用于决策支持,它利用有标识的历史数据进行训练,以实现对新数据的预测;无监督学习主要是用于知识学习,它在历史数据中发现隐藏的模式或内在结构;半监督学习主要用于学习数据的内在结构以便合理的组织数据来进行预测。

1. 监督学习

在监督学习模型下,输入数据被称为"训练

数据"，每组训练数据有一个明确的标识或结果。在建立预测模型的时候，监督学习建立一个学习过程，将预测结果与"训练数据"的实际结果进行比较，不断调整预测模型，直到模型的预测结果达到一个预期的准确率监督学习主要包括回归分析和分类分析。

（1）回归分析（regression analysis）：是通过研究因变量和自变量之间的关系，从而实现预测性的建模。通常使用曲线来拟合数据点，目标是使曲线到数据点的距离差异最小。回归模型包括一元回归、多元回归、线性回归和非线性回归。下面主要介绍回归分析中的经典算法——线性回归。

线性回归（linear regression）是回归问题中的一种，它假设目标值与特征之间线性相关，进而构造一个多元一次方程，并绘制一条尽可能地拟合图中数据点的直线。但是，如果仅根据数据点来绘制直线，那么将有无数种结果。因此在绘制直线之后需要有一种办法在众多解法中寻得最优解，这种办法就是构造损失函数。在线性回归模型中，损失函数是训练集中的值与真实值差距的函数，当损失函数的值最小的时候，就可以得到拟合函数的最优解。

线性回归可以处理数值型的数据，并且预测目标数据为连续型数据。它在日常生活中应用广泛，如预测患者恶性程度的恶性系数。如果我们有一组乳腺癌数据集，包括与癌症相关的一些特征指标，肿瘤厚度、细胞大小的均匀性、细胞形状的均匀性、边际附着力、有无结节等，通过回归分析，我们可以得到一个模型，通过对以上特征筛选、计算，得到一个 $0 \sim 1$ 的肿瘤恶性系数。

（2）分类分析：分类技术预测的数据对象是离散值，它是根据数据的特征或属性，将数据划分到已有的类别中。例如，利用肿块厚度和细胞尺寸等特征来判断肿瘤的类型（良性或恶性）。典型应用包括医学成像、信用评分、分子分型等，主要的分类算法包括支持向量机、朴素贝叶斯、分类树、逻辑回归等。

K 最近邻（K-nearest neighbor，KNN）分类算法便是典型的一种分类算法，该算法的思想是：如果一个样本在特征空间中有 k 个最相似的样本，且这 k 个样本大多数属于某一个类别，则该样本也属于这个类别。

该算法实现的步骤为：首先计算测试数据与各个训练数据之间的距离，而后将计算得到的距离结果进行排序，进一步选择测试数据附近的 k 个点，根据这 k 个点所在的类别，选定出现频率最高的那个类别作为该测试数据的预测分类。

在 K 最近邻算法中，分类效果的好坏取决于 k 的取值及计算距离公式的选择。如果选择的 k 值较小，则选取的训练数据过少，相应的算法学习的近似误差会减少。但是由于只对测试数据的较少邻近点进行学习，算法学习的估计误差会增大。如果训练数据恰巧是噪声，预测就会产生误差。因此，k 值减小意味着整体模型变得复杂，容易发生过拟合。

相对应，如果选择的 k 值较大，则选取的训练数据较多，将会增大学习误差而减小估计误差，对输入实例预测不准确。因此 k 值的增大意味着整体模型变简单，容易发生欠拟合。所以 k 值的选择至关重要，在应用中，k 值一般取一个比较小的数值，而后采用交叉验证法来选取最优的 k 值。

K 最近邻算法中常用到的距离计算公式有欧式距离、曼哈顿距离、切比雪夫距离、余弦距离等。可以根据具体问题中的不同情况选取合适的计算公式。

回归与分类算法都属于监督学习，所以他们都需要从标记的训练数据来推断一个功能。训练数据包括一套训练实例，每个实例都是由一个输入对象和一个期望的输出值组成。而他们的区别是若输出结果为连续型数据，则该算法属于回归算法；若输出结果为离散型数据，则该算法属于分类算法。

2. 无监督学习

在无监督学习中，数据并不被特别标识，学习模型是为了推断出数据的一些内在结构。在建立模型的时候，无监督学习不需要进行训练数据，常见的应用场景主要是聚类。

聚类分析（cluster analysis）是按照某个特定标准把一个数据集分割成不同的类或簇（cluster），使得同一个簇内的数据相似性尽可能大，而不在同一个簇中的数据的相似性尽可能小。聚类建模的相似度衡量可以通过欧几里得距离、概率距离或其他指标进行定义。常见的聚类算法有 K 均值聚类、层次聚类、高斯混合模型等。

K 均值聚类 (K-means) 便是聚类分析的一种，其原理是首先在一堆数据中随机选定 k 个点作为 k 个簇的中心，而后根据距离公式（通常选用欧拉公式）将剩下的点划分到距离他们最近的簇内，再通过计算从新的簇内选择出 k 个簇中心，不断地进行迭代直至达到簇内的数据都足够近，而簇间的数据都足够远的结果。

K 均值聚类算法是一种无监督学习，虽然和 K 近邻算法都需要设定 k 的大小，但是 K 均值聚类算法并不需要人为地给出各个类别的标签，这也就是监督学习和无监督学习的区别——无监督学习不需要使用训练数据进行学习，计算机只需要知道如何计算相似度即可。

聚类分析在肿瘤的分子分型中也有较多应用，如我们通过转录组测序，发现一些差异基因，可以基于这些基因的功能属性或表达量进行聚类分析，从而在不同分子亚型中发现不同的生物学差异，为患者的精准治疗和肿瘤异质性研究提供重要的依据。

3. 半监督学习

半监督学习在训练阶段结合了大量未标记的数据和少量标签数据。与分类模型相比，半监督学习由于使用的训练集少，所以训练的成本更低，且使用训练集的训练模型也可以更加准确。但是半监督在利用没有进行标记的数据时，需要加上未标记的数据所揭示的数据分布信息与类别标记存在联系。

半监督学习的典型应用是语音识别和网页标记。在语音识别被投入使用之前，机器需要有大量的数据来完成语音到文字的转换，这个过程就需要由对数据进行标记。而半监督学习算法的使用可以极大减少人力的使用，并且提高效率。网页标记也是同样的原理。

半监督学习在生物学上的应用，就是生物学领域对蛋白质序列的分类问题（蛋白质结构预测）。对一种蛋白质的结构进行预测或功能鉴定需要耗费生物学家很长时间的工作，知道一个蛋白质表示序列，半监督学习技术可以利用少有的有标记样本及大量蛋白质序列来预测蛋白质的结构。例如，利用聚类核方法对蛋白质的序列进行半监督分类，以及利用基于图的半监督学习算法对蛋白质的功能进行预测。

4. 深度学习

深度学习（deep learning，DL）是机器学习领域中一个新的研究方向。源于人工神经网络的研究，神经网络是一种由大脑工作的方式，包括许多节点（或神经元）通常层层连接在一起形成一个网络。一个神经网络必须有至少 2 层：一层输入和另一层输出。在输入层和输出层之间可能有许多隐藏层，这些用于提取数据中的结构来获得更多信息。如果一个网络有多个隐藏层，则认为它是"深"的。神经网络擅长解决数据量大的问题，但它是一种黑盒子算法。

深度学习算法通过学习样本数据的内在规律和表示层次，最终让机器能够像人一样具有分析学习能力，能够识别文字、图像和声音等数据，进而实现人工智能的目标。

二、机器学习在肿瘤学中的应用

随着技术的发展，新一代的生物分析平台不仅有基因测序数据，还有实时动态图像系统，为生物医学研究提供大量的数据信息，而机器学习算法的不断优化，以及计算机本身所拥有的计算速度快，精确度高，处理的数据量大等优势，使得机器学习算法被越来越多地被使用到生物医疗行业。如今，机器学习算法在肿瘤学中的应用主要有诊断肿瘤分型、肿瘤筛查、提供治疗方案和预后监测等几个方面。

1. 肿瘤诊断

目前在肿瘤学诊断使用到的机器学习算法主要以回归、分类和卷积神经网络算法为主。

分类算法在建立诊断模型的时候将一些已经确认了结节良性或恶性的样本作为输入，根据结节的形状、大小、位置和密度与肿瘤标志物相结合，加上患者的性别、年龄和吸烟史作为诊断模型的特征，良性结节和恶性结节作为诊断模型中的分类标签，而后经过大量样本的训练使得模型越来越精确。在使用诊断模型的过程中只需要输入结节的医学影像图像，计算机在经过诊断模型的计算之后，就会给出图像中的结节属于良性结节或恶性结节的判断结果。

卷积神经网络同样也可以应用于肿瘤学诊断，如斯坦福大学的研究团体使用了卷积神经网络算法训练一种诊断皮肤癌的算法，并且经过训练后可以在超过 2000 种不同疾病的 130 000 张图片中实现皮肤癌和黑色素瘤的诊断和区分。在经过 21 名资深的皮肤科医生的测试之后，证明该算法已经具备对这些患病照片进行诊断的能力。

2. 肿瘤筛查

Nature 在 2020 年发布了一篇将机器学习与分子技术相结合的文章，文中提到利用机器学习检测血样中的肿瘤源性 DNA（即液体活检）可以鉴别出早期的肺癌患者，该方法的提出和使用有助于增加高危人群的筛选率。

现阶段，高危群体进行肺癌筛查的一般方法是 CT 扫描。虽然 CT 扫描能够减少肺癌的相关死亡，但是它仍然存在费用高、筛查项目少和假阳性等缺点，因此 CT 扫描的使用率并不高。而由于晚期患者和可能比早期患者拥有更高水平的肿瘤相关 DNA 标记，所以大部分液体活检研究主要监测的仍然是晚期患者。

在目前的临床研究中，液体活检技术主要包括血液中游离 CTC 检测、ct DNA 检测、外泌体及循环 RNA 检测等。美国斯坦福大学马克西米兰·戴恩教授及其同事对现有的评估 ctDNA 的测序方法进行优化，而后利用数据对一种机器学习的算法进行改进，并将这个算法用来预测血液样本中存在的肺癌源性 DNA。

3. 用药指导

药物发现和开发需要取决于许多因素，是一个漫长而复杂的过程。传统的用药模式需要依赖于医生的长期的观察和经验总结，医生在用药过程中，通过不断地调整用药量使得治疗效果达到最优。如今将机器学习运用于用药指导，可以进行靶点验证、预后生物标志物的识别及临床试验中数字病理数据的分析。

例如，肿瘤突变负荷（TMB）是预测癌症患者免疫治疗反应的重要生物标志物，但是目前肿瘤突变负荷的金标准是进行全外显子组测序（WES）。在实际生活中，全外显子组测序的方法存在成本高和周期长等特点，因此在临床上的使用并不十分广泛。而 Image2TMB 的深度学习方法，可以从现成的肺腺癌组织病理学图像中提取肿瘤突变负荷。Image2TMB 将 3 种不同分辨率（放大倍数为 ×5、×10 和 ×20）的深度学习模型的预测结果进行整合，以确定肿瘤突变负荷是高还是低。该算法将图像随机分为 3 个数据集合：训练集、验证集和测试集。使用训练集和验证集进行模型的建立和训练，测试集则被使用于最后的结果报告。基于 Inception v3 架构的卷积神经网络预测每个图片高肿瘤突变负荷的概率，而随机森林则用于预测患者的肿瘤突变负荷是高于还是低于给定的阈值。

该研究表明，从组织病理学图像推断基因组特征是可能的，并且有潜在的开放性探索基因型-表型关系的途径。

4. 预后监测

机器学习算法建立的模型可以学习患者的个人健康轨迹，从而进行个体化的预后预测和检测。例如，计算患者复发的概率，预测疾病的发展趋势等。这些可以作为辅助信息帮助医生诊断和决策。

斯坦福大学的科学家就建立了一个"连续个体化风险指标"的癌症预后预测模型。该模型可以根据患者的实时检测指标，对癌症患者进行 12 ～ 60 个月的癌症进展风险的预测，并且还能够根据不同患者给出个性化的治疗方案。目前该模型已经在弥漫性大 B 细胞淋巴瘤、慢性淋巴细胞白血病及乳腺癌等肿瘤疾病中取得良好的效果。

三、总结与展望

在过去的几年，机器学习在肿瘤学领域的应用十分广泛，其中包括建立疾病诊断、治疗反应的预测模型和决策自动化。在最新的机器学习算法的帮助下，图像信息学有潜力为癌症患者们提供更好的精准医疗服务，并且更进一步揭示潜在的生物模式。但是，现阶段的机器学习的输出更适合在决策中作为辅助意见，而不是最后结果。随着机器学习方法和技术的不断发展，人们可以期待机器学习在肿瘤学的应用延伸至癌症管理领域，医院将改变患者接受治疗和医生做出临床决定的方式，诊断将比现在更加便宜、快速且精确。

（许明炎）

参 考 文 献

Bailey MH, Tokheim C, Porta-Pardo, et al, 2018. Comprehensive characterization of cancer driver genes and mutations. Cell, 173(2): 371-385, e18.

Chabon JJ, Hamilton EG, Kurtz DM, et al, 2020. Integrating genomic features for non-invasive early lung cancer detection. Nature, 580(7802): 245-251.

Chen J, Zaidi S, Rao SY, et al, 2018. Analysis of genomes and transcriptomes of hepatocellular carcinomas identifies mutations and gene expression changes in the transforming growth factor-β pathway. Gastroenterology, 154(1): 195-210.

Kurtz DM, Esfahani MS, Scherer F, et al, 2019. Dynamic risk profiling using serial tumor biomarkers for personalized outcome prediction. Cell, 178(3): 699-713, e19.

Vamathevan J, Clark D, Czodrowski P, et al, 2019. Applications of machine learning in drug discovery and development. Nat Rev Drug Discov, 18(6): 463-477.

Woo HG, Choi JH, Yoon S, et al, 2017. Integrative analysis of genomic and epigenomic regulation of the transcriptome in liver cancer. Nat Commun, 8(1): 839.

第45章 | 建设肿瘤精准医学中心

随着肿瘤分子诊断、肿瘤精准预防和治疗业务的蓬勃发展，建设肿瘤精准医学中心已成为实现肿瘤精准治疗的标配。肿瘤精准医学中心的关键在于搭建肿瘤分子诊断平台、肿瘤精准治疗平台，整合生物信息分析关键技术，构建精准医学数据库，这对后期肿瘤疾病风险评估、早诊早筛、分类分型、诊断治疗有极大的辅助作用。

为了实现肿瘤精准医学，需要建设医学检验及分析的实验室，主要包括生物样本库、细胞培养、肿瘤病理学、分子诊断、病原微生物检测、信息及大数据分析等，建设要求需要根据主要检测项目开展，基本原则要合规建设，并能够使实验室工作有序开展。具体实施细则大体可分为硬件建设和软件建设，实验室建设、仪器设备等属于硬件建设，人员、资质等属于软件建设。

第一节 基本要求

实验室建设需要满足安全基本要求、进行人性化设计，具有完善的质量体系，并且要具有前瞻性，处理量具有可开拓性，依据国家及当地法规开展检测项目。

实验室外部建设基本原则为安全、可预防。外部建设是指实验室在运转过程中与社会环境、人、事物的链接，这直接影响实验室的高效运转。需要从场地选择、消防要求、用电、排污等多方面进行考量。由于医学实验室处理样本的特殊性，存在一定的生物安全隐患，出于预防措施，选地应在非住宅区/生活区，有专门设置的医疗垃圾运输通道，消防通道，与人行通道区分开；一旦供电故障，建筑有预防和解决措施，以免造成更大损失；同时要远离污染源及噪声，避免影响实验室内部环境及人员良好的工作环境，影响精密设备的稳定性。

实验室内部建设应符合基本原则即工作有序、互不干扰、防止污染、报告及时。合理的实验室布局需充分利用空间设计，目的明确。设置人流通道、物流通道、废弃物通道、标本流通通道，安全通道，做好区分和规划。符合国家和地区的质量体系，覆盖人、机、料、法、环等方面。根据开展项目规划需求空间，同时为后期改造预留升级空间。具体实施细节可依据《国家卫生计生委关于印发医学检验实验室基本标准和管理规范（试行）的通知》（国卫医发〔2016〕37号）等规范性文件。

第二节 肿瘤病理学实验室建设

病理学是研究疾病状态下致病因子与机体相互反应中患病机体的有关组织或器官的代谢、功能和形态结构的改变，其目的是认识和掌握疾病的本质和发生、发展的规律，从而为防治疾病提供必要的理论基础和实践依据。

肿瘤标本涵盖肿瘤组织、细胞和体液标本，包括肿瘤组织标本（通过手术切除、内镜活检、穿刺活检、遗体解剖等取得的标本）和细胞学标本（通过针吸、刷片、刮片、印片或收集体液获得的细胞学标本等）。

肿瘤病理诊断是由执业病理医师对肿瘤标本进行病理学检查（包括大体、组织病理、电镜、组织化学、免疫组织化学、分子病理等），结合有关临床资料，通过分析、综合，做出关于肿瘤部位、性质、类型、分级、分期、预测指标、预后指标等信息的诊断，以病理学诊断报告书（简称病理诊断报告）的形式签发。此外，作为肿瘤病理诊断一部分的分子病理，为那些从组织形态学上无法区分良恶性的病变提供有力的诊断依据，以及为肿瘤的精准靶向治疗寻找可用的特异靶点。

实验室应满足《国家卫生计生委关于印发医学检验实验室基本标准和管理规范（试行）的通知》（国卫医发〔2016〕37号）。医学检验实验室是指以提供人类疾病诊断、管理、预防和治疗或健康评估的相关信息为目的，对来自人体的标本进行临床检验，包括临床血液与体液检验、临床化学检验、临床免疫检验、临床微生物检验、临

床细胞分子遗传学检验和临床病理检查等，并出具检验结果，具有独立法人资质的医疗机构。从事分子病理诊断的实验室，应通过卫生计生行政部门认可的临床基因扩增实验室的审核验收，并在相关证件有效期内。

病理实验室人员资质要求如下。病理医师首先应为临床医学专业毕业，必须具有临床执业医师资格、注册病理医师资格和相应的专业技术任职资格；病理技术人员应当具有相应的专业学历（病理检验或分子生物学）；手术中快速病理诊断的医师应由具有较丰富诊断经验的病理医师担当。没有病理执业证书和病理专业技术任职资格的人员不能出具病理诊断报告，包括细胞病理学报告。

第三节　病原微生物实验室建设

国家根据病原微生物的传染性、感染后对个体的危害程度将病原微生物分为4类；根据实验室对病原微生物的生物安全防护水平，并依照实验室生物安全国家标准的规定，将实验室分为一至四级，主要区别在于实验室的结构和设施、安全操作规程、安全设备等级，与拟从事的实验活动相适应。

新建、改建、扩建病原微生物实验室需要遵循以下原则：①符合国家生物安全实验室体系规划并依法履行有关审批手续，需要经过审查同意；②符合国家生物安全实验室建筑技术规范；③依照《中华人民共和国环境影响评价法》（2018修正版）的规定进行环境影响评价并经环境保护主管部门审查批准；④生物安全防护级别与其拟从事的实验活动相适应。

一、标准要求

基于肿瘤精准医疗，肿瘤精准医学中心，主要涉及处理的样本具有潜在病原风险，实验室建设需要满足二级生物安全实验室的需要。二级生物安全实验室布局基本要求如下。

（1）实验室独立：独立于其他超过区间，有自己独立的生物样本库和操作区间。

（2）功能区独立：物病原实验室各区间进行物理性隔断，不相互干扰，空间密闭。

（3）环境温度独立：各区间独立的空调管理系统。

（4）排风独立：上送下排的原则，区间独立

排风，区间之间不互通；实验室宜有不少于每小时3~4次的通风换气次数。

（5）清洁设置：每个实验室应设洗手池，宜设置在靠近出口处；设置标准消毒装置及试剂。

（6）设备要求：实验室配置二级生物安全柜，保护操作人员安全；设备与墙面保持30cm距离。

（7）设施要求：实验室应易于清洁。地面应防滑、无缝隙，不得铺设地毯；实验台桌面及内部构造应不透水，耐腐蚀、耐热、防火；实验室如有可开启的窗户，应设置纱窗；设置洗眼装置。

（8）实验室设置门锁、自动关闭装置及缓冲间互锁装置。

二、质量体系要求

落实生物安全管理责任部门或责任人，责组织制（修）订和实施实验室生物安全手册、生物安全规章制度、操作规范和标准；负责组织跟踪国际国内实验室生物安全管理最新动态。

实验室应建立健全的生物安全管理制度，编写生物安全手册；设置实验室生物安全管理员。

（1）实验室资质：除了从事医疗行业必备的职业许可证，还需对病原微生物实验室资质向当地卫生监督所备案，明确潜在的病原微生物，并对生物因子进行危害评估。

（2）人员资质：规范人员生物安全行为，从事病原微生物人员需经过微生物安全培训，并取得上岗资格；所从事病原微生物技术种类，人员需要专业领域具备相应资质，如高通量测序及基

因扩增实验室具备 PCR 上岗证。

（3）医疗废物处理制度：有独立废弃物流通通道，严格的消毒隔离制度，并规范使用生物危险标识。

（4）实验室应急预案：是指实验室出现意外事故时，对相关人员及环境的保护及保障方案。

根据实验目的及所需技术所需，其他必要的管理性和技术性文件。

以上主要是二级病原微生物实验室管理主要实施细则，根据实验室功能和目的，可以参考《病原微生物实验室生物安全管理条例》（中华人民共和国国务院令第 424 号）、《实验室生物安全通用要求》（GB19489—2004）、《生物安全实验室建筑技术规范》（GB50346—2004）和《人间传染的病原微生物名录》（卫科教发〔2006〕15号）等。

第四节　肿瘤分子检测及生物信息实验室建设

肿瘤精准医学相关的分子诊断技术根据肿瘤标志物的不同也有不同的检测方法，高通量测序因其高灵敏度、准确性、高通量等优势成为目前主流检测技术，同时高通量测序实验室建设获得不断推进，国家卫生健康委员会也在高通量测序领域不断规范，引领高通量测序行业前进。同时高通量测序的快速发展使生物信息显现，并在专业领域有重要地位。肿瘤分子检测技术相关基础研究实验室规划可在高通量实验室基础上实施，因此完成高通量实验室建设，基本上可以实现多种基础研究实验室运作，如基因扩增实验室。

肿瘤精准医学中心建设的高通量测序实验室为本节主要内容。

肿瘤精准医学是一种基于肿瘤患者个体化定制的医疗模式，针对每一个肿瘤患者个体特征来定制和实施医疗决策，主要集中在临床疾病的预防、诊断及辅助诊断和辅助治疗。根据检测项目开展实验室规划，目前肿瘤 panel 应用广泛，本章就基于肿瘤探针方案进行实验室建设。

1. 明确技术流程

实验流程分为"湿"实验和"干"实验。明确医学中心计划选择哪种技术平台和技术流程。常见的技术流程有样本分离及处理，包括血液离心分离、组织破碎、切片染色等；核酸抽提及质控，根据核酸的特点选择生物分析进行条带及质量的分析；文库构建及质控，加标签及扩增，文库条带的大小及产出是质控关键；靶基因富集及测序；对应工作流程需要具备对应的实验区间。

2. 明确检测项目种类及工作量

明确技术流程，还需要确定肿瘤医学中心具体的项目需求，包括肿瘤精准医学中心待开展项目的工作量，检测样本类型，并以此为依据进行实验室设计，使实验室有可拓展的空间。因此肿瘤精准医学中心实验室建设需要综合项目种类、临床需求量（包括近期、中期、远期的评估），根据需求结合实际情况，确定满足要求的实验室建设方案。

3. 明确人员资质

分子检测报告出具人必须具有临床执业医师资格和相应的专业技术任职资格。

实验技术人员需要具备检验资格证，同时具备上岗资格证书。

4. 高通量测序实验室分区设计原则

根据李金明在《高通量测序技术》一书的描述，高通量测序实验室建设分区设计应遵循"各区独立、注意风向、因地制宜、方便工作"原则。

5. 高通量测序实验室环境要求

高通量测序实验室宜建设成恒温恒湿实验室，在高通量测序过程中，有大量仪器设备对环境温湿度较为敏感，如测序仪、PCR 仪等仪器，环境温湿度的变化有可能会对仪器检测结果造成影响。一般来说，高通量测序实验室温度控制在 18 ～ 26℃，相对湿度控制在 20% ～ 60%，2 小时内温度波动需 < 2℃。需要特别注意的是，Illumina 平台要求的环境温度为 19 ～ 25℃，1 小时内温度变化需 < 2℃。

除恒温恒湿系统外，实验室还应安装新风系统，保证各区域内的通风换气 > 10 次 / 小时，保证实验室内空气流通，减少前一次检测实验对下一次检测实验结果的影响。同时，实验室内应该注意洁净度控制，一般来说，各实验区间只要控制好新风系统，保证各区域间没有空气流通即可。但是，由于测序仪等仪器较为敏感，实验室需增设空调净化系统（包含初效过滤及中效过滤），否则测序仪有可能因为仪器内部积压灰尘而影响测序结果。

在实验室布置过程中，还需要考虑震动对仪器运行的影响。除了人员操作、进出导致的震动影响，还需要考虑某些仪器设备运行所产生的震动对周围其他仪器的影响。所以实验区域仪器的摆放需要注意控制仪器与仪器之间的距离，部分精密仪器应放置在远离人员频繁活动的区域。

6. 实验室仪器配置

高通量测序实验室的功能区划分是根据实验步骤进行划分，故仪器也应该按功能区的划分进行放置，才能保证人员在规定的功能区完成实验任务。

第五节　生物样本库建设

生物样本库又称生物银行，是指收集、存储人体生物样本及与其相关的临床资料的资源库。生物样本包括人体组织、细胞、全血、血浆、血清、体液及经过处理的生物大分子（核酸、蛋白质等）。

肿瘤精准医学中心主要处理的是人的血液、体液、组织及经过处理的核酸样本。一个运转的医学中心将涉及大批量样本出入库，建立一个成熟的生物样本库将对肿瘤精准医学中心纵向追踪样本提供了极大便利。特别是肿瘤患者在不同时期的临床表现、基因突变情况都有较大变化。一个成熟的生物样本库，除了协助精准医学中心实验开展及完成样本转用和存储工作，还需收集汇总检测样本的基本信息，包括但不限于患者的生活情况（如是否酗酒、吸烟）、家族史，以及疾病确诊后的临床治疗情况。通过资料收集与汇总，尽可能反映疾病治疗的完整过程，并通过数据积累，了解疾病发生、发展的病理过程，后期可为医学中心在疾病预防、早期诊断和治疗提供宝贵的数据。

肿瘤精准医学中心的生物样本库主要用于存储医学中心检测的样本，样本库的建设需要根据医学中心的规划，即医学中心规划开展的项目，计划完成的日检测样本量进行设计。一般来说，普通医学中心样本库按照小型样本库标准进行设计。小型生物样本库分成 2 个区域即可，一个是样本接收区，另一个是样本存储区。样本接收区专门接收样本，样本的快递拆分、信息登记、标签打印等工作均可在样本接收区进行，样本接收区可根据医学中心的样本接收范围，摆放医用冷藏箱、－20℃医用冷冻箱、－80℃整理冰箱，如有需要还可以放一个小型液氮罐，以便工作人员在整理样本期间有样本暂存箱。整理好的样本需精确定位，在样本存储区，需注意样本多数存储于－80℃冰箱或液氮罐中，温度较低，在入库期

间应注意样本要精确定位，做好分类归纳，否则会对后期使用产生较大影响。若精准医学中心检测任务较大，可适当扩大生物样本库的规模，生物样本库的分区可根据存储条件进行区分，如可细分至样本接收区、样本出入库区、常温区、4℃ /－20℃存储区、－80℃存储区、液氮存储区等，如若样本库达到大规模，需要建立专门的资料档案室用于存放样本相关的资料。需注意，样本库的设计规划时，需要充分考虑样本库设施扩容的便捷性，以便于当精准医学中心业务夸张时，样本库可满足医学中心的可持续发展需求。

在样本库的区域设计和设施规划过程中，需注意，生物样本库的建设需要满足《生物安全实验室建筑技术规范》（GB 50346—2011）。样本库的温湿度控制、通风系统、照明、门禁系统、消防系统和监控报警系统等均需要与医学中心实验区域维持一致。另外需要特别注意两点，第一，样本库区域存放大量的冰箱等大功率设备，需要考虑设备的散热问题。需要注意冰箱与墙壁或冰箱之间应保持一定的距离，一般情况下－80℃冰柜应保证大于 40cm，其他冰箱和冰柜应大于 30cm。同时样本接收区和液氮存放区有有害气体产生，需要保证以上两个区域有良好的通风和监测系统，保证房间空气质量和工作环境。第二，为保证样本的稳定存储，样本库需设有备用电源，保证样本存储区用电可靠性。

除环境建设外，生物样本库的建设还需要做好人员培训和质量管理。样本库管理需建立样本库管理机构，以专门负责样本库的规划、协调和运营。为规范人员工作的开展，样本库需要建立质量管理体系，内容需包括样本库工作人员和运营人员的工作职责和标准操作程序。所有的日常操作需要制定相应的标准操作规程，以指导和规范样本库人员的工作。另外，样本库工作人员需接受专业的培训，掌握必备的岗位技能。

由于肿瘤精准医学中心存储的绝大部分样本属于人类遗传资源材料，自 2019 年 7 月 1 日起，国务院施行《中华人民共和国人类遗传资源管理条例》（第 717 号国务院令），对人类遗传资源管理做出了系列规定。该条例规定，肿瘤精准医学中心生物样本库的管理需保证：①建立适当的行为伦理准则；②建立相关制度以保证将收集到的人类遗传资源和个人数据的信息充分告知人类遗传资源主体；③建立相关制度，以保护其所持有的人类遗传资源。肿瘤精准医学中心需要先获得中华人民共和国科学技术部"中国人类遗传资源采集审批"和"中国人类遗传资源保藏审批"许可，才可进行标本的采集和存储。

（许明炎）

参 考 文 献

Hulsen T, Jamuar SS, Moody AR, et al, 2019. Form big data to precision medicine. Front Med(Lausanne), 6:34.

第一节 临床前研究数据及要求

一、药物的靶点和化学机制

多年来笔者致力于对肿瘤的生物学基础的研究，对肿瘤的分子改变的认识逐渐加深，这些分子改变被认为是促进或维持肿瘤恶性行为的主要原因，这些分子改变也成为潜在的治疗靶点，用于抗肿瘤药物的研发。因此，当研究者准备开始获取大量信息来研究一种新的治疗药物时，首先必须要搞清楚这种新的治疗药物的靶点是什么。证明肿瘤的治疗靶点是否正确的证据来自各种实验数据：①治疗靶点的表达与预后的相关性，或该靶点对那些已证明与肿瘤明确相关的信号通路是否有关联；②在实验研究中该靶点的活化或抑制的结果；③该靶点在成瘤实验中的作用；④该靶点在各类型肿瘤中的表达频率或表达模式；⑤临床上是否已经存在有效的药物作用于相同的靶点。

除了验证靶点，在临床前试验中对药物靶点的鉴定同时引发的另一个问题是药物是否能对其靶点产生预期效应。对于专门设计的用于抑制某种特异性蛋白（如蛋白激酶）的药物，药物靶点的鉴定应该包括蛋白抑制剂在体外和体内试验中的详细作用过程，以及靶点抑制过程中伴随的抗肿痛疗效。药物评价的另一个关键问题是它的化学结构和作用，这并不意味着研究者必须懂某药的化学合成过程，而是要求研究者必须了解该药的一般化学类型和结构，并能从中汲取对研究有用的知识。临床研究的目的是确定药物的推荐剂量，所以期望某种新药在临床研究时出现明显的抗肿瘤效应是不合理的，但是在临床前数据的基础上，我们会期望在接下来的临床研究中该新药应该是有效的。这个期望主要是基于体内和体外疗效试验的结果。临床前疗效研究中的理想范例

也就是在新药评估的时候要重视科学性，同时还要考虑新药研发的商业利益，尤其是在评估一个新治疗方法或一个针对新靶点药物的时候。对于任何新药，我们必须评估其所有可用的支持人体试验的临床前信息和资料，有效的动物模型只是临床前实验数据的一个方面。

二、靶向效应的证据

许多药物都是针对恶性肿瘤中的异常蛋白和酶系统，从而达到抑制肿瘤恶性行为的目的，因此常用的评估方法是从确定药物抑制其靶酶清仍需的浓度开始的，其结果一般用 IC50 来表示。药物抑制浓度的评估不仅应该包括确定的药物靶点，还应该包括其他与该靶点相同类型或家族的分子，以便测定药物的抑制谱和相对功效。在移植肿瘤中显示靶向抑制效应，检测给药剂量与抑制程度的相关性，如果可能的话，测量产生抗肿瘤效应（如肿瘤生长延缓、生存期延长等）时药物的血浆浓度，这些都是非常有用的药物评估试验。这些试验虽然复杂，但是与 I 期临床研究设计的 4 个关键参数紧密联系，这 4 个关键参数是剂量、血浆水平、最大效能、靶点抑制程度。

三、单药体外研究

体外研究通常是评估新的抗肿瘤药物疗效的起点。体外细胞试验可验证药物机制问题，评估新药在恶性细胞系或新鲜肿瘤标本中的抗肿瘤效应。期望大多数可能在临床试验中有效的新药在许多体外试验系统中显示抗增殖和（或）细胞毒效应是合理的。如果这种新药的作用机制需要第二生物系统的参与（如生物效应调节剂、血管生成抑制剂）或其效能仅来自调节其他抗癌药的活

性（如化疗耐药调节剂），在这些情况下，需要开展适当的体内（对于生物活化制剂）或体外联合研究（对于调节剂）。

四、单药体内疗效研究

在大多数情况下，临床前体内试验是评估新药是否有效和安全的一个关键的、必不可少的步骤。此外，新药的动物体内研究使我们有机会在临床试验前评估给药途径和给药方案，从而进一步了解给药途径和给药方案对药物抗肿瘤效应及药物针对分子靶点的药效学（PD）效应的影响。

五、模型系统的选择

当人肿瘤异种移植鼠模型技术可代替鼠肿瘤同种移植模型技术用于新药研发时，这项技术得到了广泛的应用，因为人肿瘤异种移植鼠模型可更准确地评估新药在患者体内是否有效，以及可能对何种组织病理学类型的肿瘤最有效。但是，尽管异种移植模型在预测药物临床活性方面优于同种移植模型，可这种效果并不明显。用人类异种移植物模型来预测药物在临床应用中的活性仅

获得极少数成功，这样的结果使很多该领域的研究者都很失望。因此研究者正在开发更具预测性动物模型的方法，包括原位移植技术（肿瘤植入相关器官）的应用、自然发生肿瘤模型的应用及将药理学与体内模型进行整合来加强它们的阳性预测值。

此外，临床前数据还包括实验设计和实验终点的选择、药物作用于靶点的效应及其与体内活性的关系、与其他药物比较的数据、联合用药的有效数据、体内疗效试验概要、临床前毒理学研究、动物药动学研究等。

至今仍没有一系列标准的体内模型疗效试验能够对临床疗效进行完美的预测，以下研究有助于决定药物是否有期望的疗效而进入临床研究：多重异种移植物模型；进行处理之前建立的肿瘤动物模型；经静脉给药或口服给药的动物模型；靶点抑制效应的确认。临床前毒理学研究包括单剂量毒理学研究、重复剂量和慢性毒性研究、特异性毒理学研究、安全药理学研究、联合用药的毒理学研究。

第二节 设计 I 期研究的基本理论：首次人体试验

一、患者人群

入组首次人体抗肿瘤新药研究的人群通常是没有治愈性或标准治疗方法的肿瘤患者。其原因在于绝大多数抗肿瘤药物不管是细胞毒性药物或靶向非细胞毒性药物，对正常组织有毒性时才可能有效。毒性通常是这些研究的主要观察指标，因此这些研究一般在肿瘤患者中进行，剂量递增到最大耐受剂量。而且这些人群能提供机会观察记录新药与抗肿瘤生物效应的关系，可能有助于决定新药的进一步研究方向。尽管有争议，但仍有一些抗肿瘤药物的首次人体试验入组健康志愿者，如激素类药物、已知毒性谱的药物、评价靶向效应机制（激素水平）和对健康志愿者不太可能有毒性的药物。入组人群必须在方案上提前确定。一般来说，描述可入组人群分为以下几个主要方面（表46-1）。

二、终点目标

I 期试验的终点指标是进行剂量递增并确定

推荐剂量。一般来说，评价药物剂量疗效的方法是药效学，即研究药物对机体的作用。药效学包括许多方面，如分子生物学的改变抗肿瘤作用和毒性。抗肿瘤药物的剂量传统上是能接受的可逆毒性的最高药物剂量，因此几十年来，毒性是 I 期试验的主要终点指标。分子靶向药物的作用机制与细胞毒性的化疗药物不同，毒性作为终点目标是否合适，无论选择何种终点指标，其他的检测方法已整合到首次人体试验，包括药动学方法、有效率。

单药细胞毒性药物的 I 期试验的标准主要终点指标是毒性。在后续进行的 II 期试验和用期研究中给予最大耐受剂量也是为了确保不要错过高剂量可能存在的抗肿瘤活性，因为人们通常认为高剂量不太可能比低剂量疗效更差。毒性评价对确定剂量及描述肿瘤治疗的安全性有重要作用，已建立标准的评估方法（毒性评估标准）以确保使用统一的方法描述治疗的不良事件。研究者在评价毒性或不良事件与治疗关系的同时，通常也会描述其持续时间，但本身没有整合到分级系统，

表 46-1　患者入组标准

项目	说明	备注
疾病特征	实体瘤或血液肿瘤	有些反感的入组标准更严格：特定肿瘤
	疾病程度	大部分入组不可治愈疾病，低风险患者
	既往全身治疗数	既往多线治疗次数
患者特征	既往手术和放疗是否允许的年龄	一般成年人
	功能状态	ECOG 或 WHO 0 分、1 分或 2 分
	器官功能：血液学、生化（肝、肾）、心脏、神经	正常或轻度异常
	妊娠	排除
特殊要求	组织标本获取	获取可行性及知情同意
	血液标本	Ⅰ 期研究不能参与药动学研究患者不能参加
	口服给药	口服药需胃肠功能基本正常
知情同意	只有知情同意的患者才能入组	知情同意需伦理批准
随访	患者必须可以并且愿意回参与研究的肿瘤中心随访	交通不便患者可排除

而是在有要求的情况下才记录并作为补充信息。Ⅰ 期肿瘤临床研究中药物剂量在队列人群中递增直到满足预先设定的标准。如果毒性反应是主要终点指标，其标准是剂量限制性毒性反应。剂量限制性毒性（dose limiting toxicity，DLT）通常的定义是严重但可逆的器官毒性。Ⅰ 期试验的方案必须明确定义限制剂量的事件及其严重程度分级。一般来说，精确的实验室数据用于血液、肾功能和肝功能事件的分级，其他剂量限制性事件（其他重要器官的事件分级）只用普遍的术语描述（如其他 3 度重要器官毒性）。

许多新的抗肿瘤药物的靶点是多种细胞内和细胞外通路（又称非细胞毒药物，有时也称细胞稳定剂、分子靶向药物或生物制剂）。大量的有效靶点被证实，针对这些靶点的药物正在或即将进入临床研究。不言而喻，未来几十年针对新靶点的抗肿瘤新药将被大量发现并得到验证。这些新药可能与细胞毒性药物临床前的量效关系不同。如果足够的药物使假定的靶点"饱和"后，预计抗肿瘤效应将达到平台。如果正常组织的靶点水平更高或药物的非靶点效应产生的毒性反应不同，可能不会出现细胞毒性药物的量效关系，如反义单脱氧核苷酸，高剂量产生互补活性，其效应与结构类型有关，而与药物靶点无关。与细胞毒性药物的量效关系不同，因为达到最大耐受毒性对于确定最大疗效（逻辑上，靶向药物取得最大疗效的剂量是使靶点饱和的剂量）可能不是必需的，因此方案需明确哪些研究终点可替代毒性来确定靶向药物的推荐剂量。非毒性指标作为终点主要包括靶点效应的评价、药动学检测、功能成像。

非细胞毒性靶向药物已经大量进入临床，很多靶向治疗药物已经通过了首次人体试验，在未来的 10 ～ 20 年将会有更多的靶向药物临床试验启动。总结那些已经完成的 Ⅰ 期临床试验，从中获取一些经验，可以指导未来靶向药物临床试验的设计。传统的 Ⅰ 期临床研究以毒性作为主要终点指标来决定停止剂量递增及确定推荐剂量。然而，新的分子靶向治疗时代（非细胞毒性药物）需要我们重新考虑是否继续以毒性作为 Ⅰ 期临床研究中确定推荐剂量的主要依据。在确定靶向药物的最佳剂量时，药物对肿瘤组织和正常组织的靶向效应、功能影像学评估、与剂量相关的 PK 指标等，都是应该考虑的因素。

三、试验设计

当一个新药首次开始人体试验时，除非临床前资料显示只有一个给药方案值得探讨，多数情况下需要评价多种给药方案哪个更好。因此，对于静脉给药的药物，要评价单次给药方案和多次重复给药方案。对于口服药物，要评价连续给药方案及间断给药方案，而且通常采用多个临床试验来评价一种给药方案。人体首次 I 期临床试验的设计多种多样，但它们有以下共同的特点：选择一个安全的起始剂量，在连续的多组患者进行剂量递增（偶尔也在组内进行剂量递增），根据预先设定的终点指标决定药物推荐剂量。

首次人体 I 期临床试验的初始剂量基于动物的毒理学，动物模型的给药模式与之后的体内试验一致。一般来说，先识别 2 种最敏感的动物。因常规动物给药以体重为基础，而患者给药剂量几乎总是以毫克每平方米（mg/m²）为基础，故需要进行转换。I 期试验的剂量递增设计已经对历史上常见的"改良 Fibonacci 计划"有所演变，纳入较高剂量的新患者群，使用数学模式不断减少增量。大多数新的设计，入组的患者队列，在剂量递增之初，应用较大的剂量间距，而在接近 MTD 时应用较小的剂量间距，但剂量间距的大小不是任意切换的，这需要毒性、药理或其他指标来指引递增的下个步骤。如果主要终点是药理学指标，剂量递增将继续直至事先在方案描述的患者比例所达到的最低水平，而其他事件（如毒性）并不干预。

I 期临床试验中患者入组的一个重要方面是入组不是所有的患者一次入组而是分步骤的。因为其安全性或其他终点指标信息是逐步出现的。虽然经典是每种剂量水平招募 3 例患者，至少每级招募 1 例患者，但是决定进入不同剂量水平的患者数量还是依靠经验。当毒性是主要终点，在最初一些剂量水平，每个剂量水平入组 1 例患者是很普遍的。不过，如果正在研究新的药物已预先报道毒副作用在患者间存在很大差异，这种病例数的选择并不推荐。患者在 I 期临床试验的最初阶段，将被分配到接受亚治疗剂量。这已被列为与 I 期临床试验相关的伦理问题之一，因为大多数进入研究的患者希望所提供的治疗至少对他们有好处。提高 I 期临床试验中所有患者接受"治疗"剂量水平的比例，不仅包括限制较低剂量水平的入组例数，还包括允许剂量递增发生在个体患者身上（同 1 例患者的剂量递增）。许多 I 期临床试验方案仍注明禁止进行同一患者的剂量递增，因其被认为对试验效率仅有很小的作用，却可能带来实际的问题或安全隐患。

I 期临床试验的主要目标是为一个新药或新的联合用药方案建立推荐剂量。入组这类试验的人群通常是癌症患者，但在某些情况下，在特定药物首次人体试验前，可能会在健康志愿者身上做简单试验。入组受试对象必须有足够的器官功能储备及体力状态以应对研究的知情同意，包括附加研究要求及随访。I 期试验的其他重要方面包括：①道德方面的考虑；②特殊人群试验的设计（年龄处于 2 个极端或有器官功能异常的患者）；③相关的统计设计的选择。

第三节　I 期临床研究中的伦理学问题

国际及国内有很多关于临床试验的伦理问题指导原则和保护受试者的标准。1947 年发布的纽伦堡法典及 1964 年首次发表，此后多次修订的赫尔辛基宣言定义了监管生物医学试验及保护试验对象权利、安全和利益的准则。美国贝尔蒙特报道在此文献的基础上，定义了人体研究的三条伦理标准：尊重个人原则（将试验对象作为自主的个体对待，能根据情况做出相应的选择，对剥夺自主权利的个人必须予以保护），获益原则（将利益最大化，危害最小化）及公正原则（平等对待试验参与者，平均分配实验中的利益及风险）。

抗肿瘤药物首次人体 I 期临床试验因为多种原因已成为被伦理审查特别关注的焦点，阿格拉瓦尔和伊曼纽尔在最近的一份综述中总结了以下几点：①值得关注的是，许多抗肿瘤药物的风险/获益比并不能证明 I 期临床试验的合理性；②信息的公开，即知情同意的过程不充分；③由于作为试验对象的肿瘤患者其疾病不能治愈，且其他治疗选择极其有限，他们被视为一个需要特殊保护的"弱势"群体。

设计一个首次人体 I 期临床试验时必须谨慎地制定入组标准和排除标准。即使新药可能只有微小的作用，仅限定一小部分患者能够入组 I 期临床试验也被认为是不道德的。联合国教科文组织（UNESCO）在关于进行人体试验和试验性治疗道德思考的报告中讨论了这个问题。首先，入选标准必须满足两方面的要求：①确保患者安全（如进行药物代谢的主要器官损害的话可能导致严重的毒性反应）；②让在主要研究问题上（制定推荐剂量）最可能具代表性群体入组试验。其次，更重要的是，如果没有证据表明试验"治疗"是有效的话，限制性入组试验就不能被认为是歧视性的。最后，从实际角度来说，首次人体 I 期临床试验从一开始，药物的供应量就是很有限的。

众所周知，I 期临床试验通常包含一些额外的检查，如更加频繁地抽取血样及进行影像学检查，但侵入性操作越来越多的现象值得我们三思。有 2 个关键问题：第一个问题，进行非治疗性侵入性操作的道德和许可问题，特别是对肿瘤或正常组织的反复活检；第二个问题，对组织的研究及为了将来可能进行的、未知的研究而储存组织的道德和许可问题。

伦理审批和知情同意是一个不断发展的过程，这是很重要的一点，它不是研究本身或患者本身的一次性事件，尤其是对于首次应用于人体的抗肿瘤药物临床试验，对于让伦理委员会及时了解试验中的安全信息是很重要的。

因此，I 期肿瘤试验必须以 3 个基本的道德原则为基础：个人尊重原则、获益原则、公正原则。

第四节　特殊人群和交互作用研究

符合进入首次人体 I 期临床试验的患者通常具有相对正常的肝肾功能，但在临床实践中，肿瘤患者通常合并肾功能损害和肝生化异常。在蒽环类药物试验中显示了这些问题，对于肝转移患者的最佳蒽环药物剂量尚未确定，但很多医生并没有遵照建议的方法进行。本杰明等研究发现，在 8 例肝转移肝功能异常的患者中多柔比星的毒性增加，而随后 6 例患者降低了药物剂量，毒性减少。虽然剂量减少主要根据血清胆红素的水平进行，随后的研究没有能够确定肝功能异常与毒性或药动学之间的关系。有学者认为，有些患者可能暴露了毒性过高的剂量，而这个剂量对于其他一些患者可能还不是最佳剂量，因此不同研究采用了不同的蒽环药物剂量策略。同样的年龄分布也出现在 II 期和 III 期临床试验中。未满 18 岁的肿瘤患者通常排除在试验之外，其原因更多为，在争取年轻人知情同意的过程中，也许会遭遇复杂的法律问题，而非仅因为年轻人对剂量的要求不同。因为在临床实践中患者平均年龄实际上高于临床试验建立给药、耐受性和疗效数据的受试者人群，因此我们需要对儿童和老年人群进行单独的剂量试验。

小儿肿瘤的发病率相对较低，1 岁内儿童患肿瘤率是 1：600。在过去的 40 年，儿童的癌症治愈率也高于成年人，但是肿瘤仍然是儿童死亡的一大主因。虽然剂量限制性毒性（DLT）在儿童和成年人体内通常是一样的，但也有例外，骨髓抑制为成年人的剂量限制提供依据，而肝为儿童的剂量限制性毒性提供主要限制依据。由于在人体发展的不同阶段，药物分布和药物作用有可能存在差异，药动学研究就显得尤为重要。

老年人很少成为试验对象，可能是由以下几个原因造成的：在一些国家参加试验性治疗没有补偿金，还有一些试验要求患者在治疗之余待在医院，让很多需要照料的老年患者望而却步。另外，严格的试验对象入组标准使得很多老年患者由于器官功能不正常或患有疾病而丧失了入组资格。老年人易患其他疾病，可能同时服用多种药物，使得药物相互作用的风险增加。所有这些因素都使得老年人成为一个特殊群体。

在儿童和老年人中评估抗肿瘤药物的药动学和耐受性极为重要，尤其是在抗肿瘤药物治疗指数很低的情况下。对于儿童，应该展开具有针对性的特殊临床试验，而不应该把他们看作是"小成年人"。在儿童临床试验中还应该考虑到一些伦理道德因素，对于老年人，应该把他们引入标准临床试验中。

抗肿瘤药物很少单独使用，所以在真正的临床实际背景下确定他们的耐受性和剂量尤为重要。越来越多的试验要求受试药物首先通过审批，所以正式的联合剂量探索就显得更加重要，虽然生物疗法和靶向治疗可以单独起作用，但是大多数情况下他们会和细胞毒性药物一起使用。新的生物制剂的结合，以及新药与放射性疗法的结合也越来越重要。将新型制剂加入现有药品中受到了诸多伦理和实际的挑战。

食物可以通过几种机制影响药物吸收。食物可提高人体胃内 pH，从而影响药物稳定性，延缓胃排空；人体饭后的胆汁流量和内脏血流量增高；食物和药物之间还可能发生直接的物理或化学反应。如果饭后立即服药，食物对药物吸收的影响可能达到最大。食物性质（热量及营养含量、食物成分、食物体积）也可以影响食物与药物相互作用的性质及程度。美国 FDA 推荐相关研究采用高热量、高脂肪的饮食，因为这样的饮食可能对药物吸收影响最大。同样的，药物的理化性质和剂型也会影响食物效应。能快速溶出的药物具有高溶解性、高渗透性的特点，所以不易受食物效应的影响，相反，即释与缓释药物在药物溶出和吸收方面更为复杂，所以它们更容易与食物发生相互作用。

许多已确定的抗肿瘤药物的代谢都涉及 CYPP450 家族。这些酶主要存在肝内，负责药物清除，也存在于肠道黏膜中，影响药物的吸收。当考虑到药物相互作用时，正在使用肝酶潜在诱导剂 / 抑制剂的患者不适合参加 I 期临床研究。许多药物都可以抑制或诱导 CYP3A4，它们很可能会明显增加或减少 CYP3A4 代谢的抗肿瘤药物的作用。研究潜在的药物相互作用时，CYP3A4 的诱导剂和（或）抑制剂可分别和研究药物及该药物的药动学一起研究。

大部分抗肿瘤药物都是联合使用的，根据既往事实，这些联合用药非常有效，但主要是凭经验得来的。然而，相关规章要求正在变得越来越多，现在药物通常必须符合特定的指征才能在某联合用药中使用。除此之外，人们还希望以更合理的方式把新型、靶向、合理设计的抗肿瘤药物和现有的药物结合起来使用。压力和期望使 I 期试验变得越来越重要。联合形式包括 2～3 种药物之间的联合，以及药物和放射疗法的联合。它们可分为：①新型细胞毒药物和已确定的细胞毒药物（或放疗）；②新型"生物制剂"和已确定的细胞毒药物（或放疗）；③"生物制剂"与"生物制剂"联合。首次人体 I 期试验和联合 I 期试验之间存在明显差别，就疾病阶段、随后治疗方案和预后而言，进入两种不同类型的 I 期试验患者的结果也可能截然不同。诚然，由于这样的结果，在药物联合研究中使用"I 期试验"这个术语没有多大意义，用"剂量探索"或许更加合适。在这里描述联合试验的原因是，这些研究的一个重要目标是为了鉴定新型药物和已确定药物间的潜在相互作用。

第五节　如何撰写研究方案

构思严密，书写规范的研究方案对任何试验的开展和实施都至关重要，I 期临床试验也不例外。对于一份研究方案而言，研究的理论依据、药物的背景资料、研究人群、初始剂量的选择、如何增加剂量及研究终点的确定都是至关重要的部分。此外，一份合格的研究方案还应该包括数据分析方案、有关增加剂量的判断及 II 期临床试验的推荐剂量等内容。

关于临床试验研究方案的格式，国际上并无统一的标准，研究方案的内容、各部分的顺序及标题都有很多种类。一份完整的研究方案应包括研究所针对的疾病及试验药物的背景介绍、研究的入选/排除标准、试验设计、治疗计划、试验流程、研究终点及其指标评价、对试验药物药动学（PK）和其他研究情况的说明不良事件的报告、分析计划、数据收集过程及对项目参与人员应承担的责任和项目管理方面问题的详细说明。

以某种抗肿瘤药物为例，研究背景的具体内容包括：①药物的化学结构和物理性质；②对研发该药物的原因进行简单的阐述；③对药物分子靶点的描述；④药物的抗肿瘤效果；⑤动物毒理学；⑥临床前药理学；⑦临床试验结果；⑧总结并阐述确定初始剂量及试验方案的依据。

研究目的的表述要简洁，且要分为 2 个部分进行阐述：首要研究目的和次要研究目的。临床试验的首要研究目的通常是"在规定的给药方式下，确定新药的推荐剂量"。根据试验药物的不同，研究的次要目的可以包括以下全部或部分内容：①结合给药剂量与 PK 实验结果，确定新药的毒理学效应及其可逆性；②确定新药的药代动力学特点；③通过某种试验，在分子水平上确定新药在某类组织 / 靶点上的效果；④研究药物剂量或药代动力学测量结果与其毒性及分子水平上疗效变化的情况之间的关系；⑤建立在人体内新药对靶点抑制作用的机制；⑥通过标准的客观缓解率来评价在可测量的疾病中的初步抗肿瘤效应。

研究对象需要明确定义试验纳入的研究对象（通常是患者）。对于研究对象的入选标准，一部分研究方案倾向于将所有标准都写在"入选标准"里，而另一部分研究方案则将其作为"入选标准"和"排除标准"分开描述。

研究设计是展示临床试验如何开展的重要部

分。以下内容需要申请者阐述：初始剂量（简单地重申研究背景中这部分内容）、每一个剂量水平需要纳入多少研究对象、每个剂量水平的研究对象要观察得到剂量限制事件的随访时间、哪些观察结果会限制或允许剂量增加、剂量调整至下一个剂量水平的时间和方式。在试验周期很长的情况下，允许额外的患者参加治疗有时对试验也是有帮助的。

第六节　实施研究

研究实施的时候，应考虑到研究者和研究机构的责任，以及如何为I期试验招募受试者，并应向受试者说明有关试验的详细情况，数据收集和校对时，对于没有与制药公司合作的单中心试验，此工作就由采集数据的试验人员承担；如果要收集的数据并不是很多，只用简单的电子表格程序就足够。同时应注意起始和终止药物剂量、意料中和意料外事件，定期开展小组会议和交流。

（姜　曼　张晓春）

参考文献

Goss G, Hirte H, Miller WH, et al, 2005. A phase I study of oral ZD 1839 given daily in patients with solid tumors: IND. 122, a study of the Investigational New Drug Program of the National Cance Institute of Canada clinical Trials Group. Invest New Orgus, 23:147-155.

Roberts TG, Goulart BH, Squitieri L, et al, 2004. Trends in the risks and benefits to patients with cancer participating in phase I clinical trials. JAMA, 292:2130-2140.